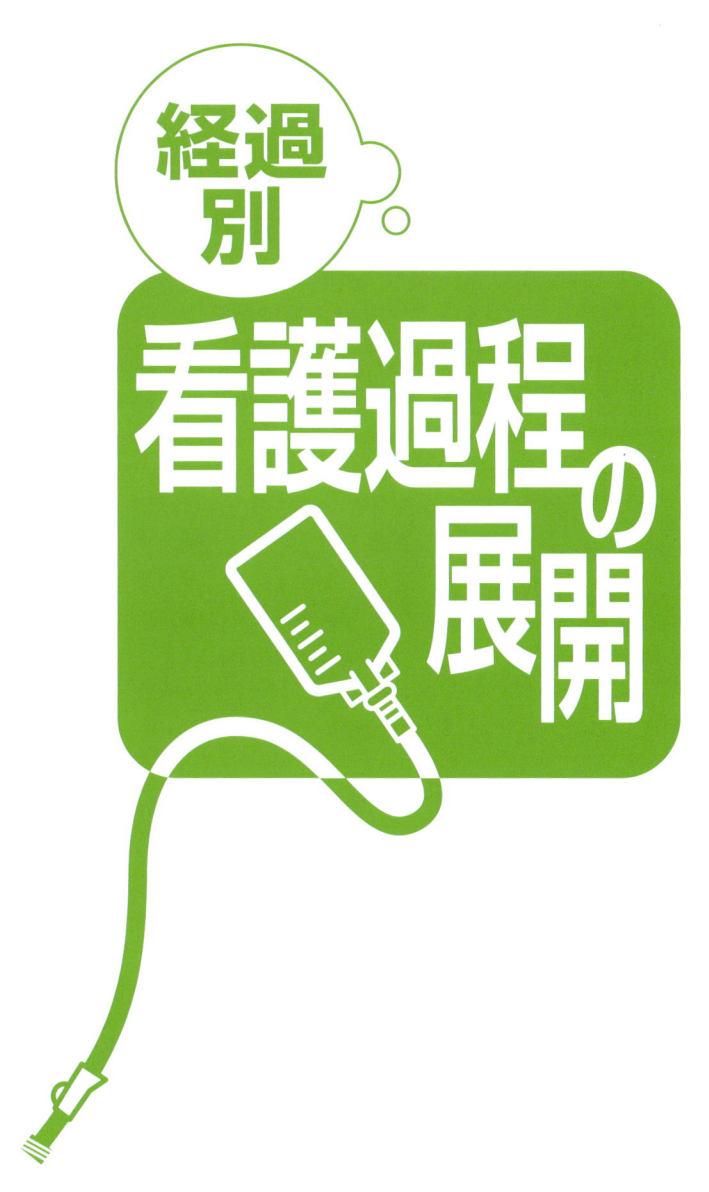

●監修

関口　恵子　元弘前医療福祉大学保健学部看護学科教授
　　　　　　元東京厚生年金看護専門学校教務部長

●執筆者（五十音順）

寺江　智子　元東邦大学医学部看護学科成人看護学助手
井澤　晴美　東京厚生年金看護専門学校専任教員
石川ふみよ　東京工科大学医療保健学部看護学科教授
大隈　直子　東京厚生年金看護専門学校専任教員
尾﨑　道江　茨城キリスト教大学看護学部看護学科准教授
北川さなえ　東京厚生年金看護専門学校教務部長
窪田　マキ　国立療養所奄美和光園看護師
倉持　亨子　筑波大学附属病院看護部副看護部長
島村　純子　東京厚生年金病院看護師長
関口　恵子　前掲
高野　　操　国立国際医療研究センター戸山病院エイズ治療・研究開発センター/（財）エイズ予防財団流動研究員
三井美恵子　東京厚生年金看護専門学校専任教員
村岡　宏子　東邦大学医学部看護学科成人看護学教授
村上　敦子　東京厚生年金病院看護師長
百瀬　千尋　東京厚生年金病院看護師長
藤野　秀美　東邦大学医学部看護学科成人看護学准教授

編集担当─────田口由利
編集協力─────小野文江
カバー・表紙デザイン───持田　哲
本文イラスト─────マウスワークス

はじめに

　少子高齢社会を迎え，医療を取り巻く状況も大きく変化する現代，看護師の果たす役割や重要度が増しています．社会のニーズに対応するため，看護基礎教育においても，専門職としての判断，実践能力の育成がさらに求められています．しかし，学生の臨地実習においては，在院日数の短縮，医療の高度化などにより，健康の回復過程に十分にかかわれない状況にあります．

　そこで，本書は看護師として回復過程への理解を深め，状況にあった援助を行うための学習書として発刊されました．

　第Ⅰ章（概論）では，回復過程としての急性期，慢性期，回復期，ターミナル期の総論と，事例をふまえた各期の看護過程のポイントを明確にしました．また，第Ⅱ章（各論）での事例紹介を *BASIS* とし，事例の特徴を簡潔にしました．これは，事例の基本情報をコンパクトにまとめることで，事例の把握に活用できるのではないか，また，情報収集段階として各パターンで情報を記述するほうが，実際的ではないかと考えたからです．

　なお，本書ではカルペニートの看護診断名を採用し，看護診断だけでは困難な場合は共同問題を使用しているものもあります．

　できるだけ臨床で活用できるように事例を検討しましたが，不十分な面もあるかと思います．皆様の忌憚のないご意見をいただき，今後さらに充実したものにしたいと思っております．本書を看護実践・教育に広く活用していただくことを期待しています．

　最後に，ご協力いただいた学習研究社メディカル出版事業部の皆様に厚くお礼申し上げます．

2006年12月

監修　　関口　恵子

本書の構成パターン

本書は「第Ⅰ章 経過別看護の概論」と「第Ⅱ章 経過別看護過程の展開（CASE STUDY）」からなる．

第Ⅰ章

急性期，慢性期，回復期，ターミナル期それぞれについての総論を述べる．内容は大きく2編に区分し，前半に特色と看護のポイントの概要，後半にはアセスメントの視点，患者の問題/看護診断，患者・家族の目標と看護師の行う援助について解説している．後半については，第Ⅱ章と同様にゴードンの機能的健康パターンにのっとり，第Ⅱ章で取り上げた事例より，具体例をあげて示した．

第Ⅱ章

系統別に13領域に区分した．

基礎知識

それぞれの領域ごとに最初に該当疾患の**患者の理解**に**必要な基礎知識**を掲載し，それに続いて急性期，慢性期，回復期，ターミナル期の事例を1例ずつ紹介した．該当領域の看護に必要な知識は膨大であるが，ここでは，つづいて取り上げる4つの事例のアセスメントや看護計画，援助のうえで必要となる知識を網羅することを主眼とした．各領域にかかわる解剖生理および病態生理，主な疾患と症状，診察と検査，治療法を中心に構成している．

事例紹介

各事例紹介の冒頭には，*BASIS*として事例の特徴，基本情報をコンパクトにまとめている．
実際の看護過程の展開は，以下のように，アセスメント→優先順位決定→看護計画立案という3ステップで構成されている．

①情報収集とアセスメント

該当疾患の**患者の理解**に**必要な情報**として，ゴードンの機能的健康パターンの枠組みに沿って情報収集，アセスメントする．**必要な情報項目**に沿って患者情報を収集し，その情報をもとに**アセスメントの視点**を考案し，実際に**アセスメント**を行うという思考過程は，表組みの左欄から右欄への流れをたどっている．

②看護診断リスト

アセスメントの結果，抽出された看護問題を**看護診断リスト**にまとめ，対策の優先順位を決定する．

③看護計画

前項で抽出されたそれぞれの問題について，最後に**看護計画**を立案している．看護計画は以下のように分けて対策を立てることとした．

- **DP** diagnostic plan：観察・診断計画
- **TP** treatment plan：看護実践計画
- **EP** educational plan：教育・指導・情報提供計画

また，根拠や留意点を各計画の右欄に記しているので，参考にされたい．

本書における各期のとらえ方

		急性期	慢性期
特徴	経過/状態	・症状の変化が著しい時期 ・生命の危険に直結する.	・回復力がピークを過ぎ急激な変化はないが，長期化し徐々に進行していくことが多い. ・生活習慣と密接な関連をもつ症状が多くみられる.
	援助	・周手術期，ICU，CCU，急変時，救急などではクリティカルケアが必要とされる.	・生活様式の変更と生涯にわたるコントロールが必要とされる.
	治療	・医学的治療で症状がある程度改善する.	・医学的治療は疾患・外傷などの症状が安定している段階で提供される．症状のコントロールおよび悪化の予防が主となる.
看護の視点		・救命・救急処置による生命の維持 ・生理的機能の安定 ・苦痛の緩和 ・危機に対する情緒的安定 ・悪化・合併症の予防 ・家族への支援 ＊成人の場合，患者のもつ自然治癒力にはたらきかける. ＊高齢者では，免疫機能が低下し予備力が乏しいことをふまえて全身状態を観察・評価する.	・疾患コントロールと悪化・合併症の予防 ・自己管理能力の維持・拡大への援助 ・疾患や生活様式の変更の受容への援助 ・闘病意欲の維持・促進への援助 ・社会的資源・サポートシステムの効果的活用と家族支援 ＊成人の場合，社会的役割と責任をもつことに留意する. ＊高齢者では個人差を考慮する.
第Ⅱ章で取り上げる患者の問題/看護診断の例		＃　急性疼痛 ＃　ガス交換障害 ＃　感染リスク状態 PC：出血 PC：深部静脈血栓症	＃　非効果的治療計画管理 ＃　身体損傷リスク状態 ＃　便秘 ＃　慢性疼痛 ＃　自己尊重慢性的低下 ＃　家族介護者役割緊張リスク状態

● 看護診断名はカルペニート「看護診断ハンドブック」第6版による．　● PC：共同問題，＃：看護診断

本書では，急性期，慢性期，回復期，ターミナル期について，看護過程を展開するうえで必要なポイントをこの表のようにとらえている．

回 復 期	ターミナル期
・身体的・精神的障害の回復の時期であるが，なんらかの機能障害が残る可能性がある．	・死を余儀なくされる状態
・回復への不安や機能障害の受容，生活再構築への援助が必要とされる．	・QOLを尊重したトータルケアが必要とされる．
・運動機能，呼吸機能，循環機能などの医学的リハビリテーションが必要となることが多い．	・疼痛コントロールなどの症状緩和が主となる．
・自立・回復意欲の促進 ・機能障害の改善および回復の促進 ・残存・代償機能の強化，応用能力の強化 ・ADLの拡大，自立への援助 ・障害や生活様式の変更の受容，社会参加への援助 ＊高齢者では，加齢に伴う健康障害や合併症（廃用症候群）に注意する．	・疼痛緩和 ・QOLを尊重したADLへの援助 ・トータルケア（身体的・精神的・社会的・スピリチュアルケア） ・家族への支援
＃　非効果的治療計画管理 ＃　身体損傷リスク状態 ＃　皮膚統合性障害リスク状態 ＃　栄養摂取消費バランス異常：必要量以下 ＃　便秘 ＃　排尿障害 ＃　活動耐性低下 ＃　知識不足 ＃　ボディイメージ混乱 ＃　非効果的コーピング	＃　死の不安 ＃　予期悲嘆 ＃　慢性疼痛 ＃　身体損傷リスク状態 ＃　感染リスク状態 ＃　皮膚統合性障害リスク状態 ＃　便秘 ＃　ガス交換障害 ＃　消耗性疲労

第 I 章　経過別看護の概論

- 健康状態，疾患，看護における経過 ……………………………………… 関口恵子　2
- ❶ 急性期の概念と看護の基本 ………………………………………………… 関口恵子　4
- ❷ 慢性期の概念と看護の基本 ………………………………………………… 関口恵子　19
- ❸ 回復期の概念と看護の基本 ………………………………………………… 関口恵子　34
- ❹ ターミナル期の概念と看護の基本 ………………………………………… 関口恵子　51

第 II 章　経過別看護過程の展開（CASE STUDY）

1　呼吸器疾患

呼吸器疾患患者の理解に必要な基礎知識 ……………………………………… 島村純子　74

急性期　　　緊張性気胸患者の看護過程の展開
23歳，男性．救急車で搬送され胸腔鏡下手術を行う予定 ……………………… 島村純子　86

慢性期　　　小児喘息患者の看護過程の展開
6歳7か月，男児．薬物療法により発作は小康状態となり退院予定 …………… 島村純子　98

回復期　　　慢性閉塞性肺疾患患者の看護過程の展開
72歳，男性．急性増悪で入院後軽快．在宅酸素療法を導入予定 ……………… 島村純子　112

ターミナル期　　肺がん患者の看護過程の展開
70歳，男性．化学療法，放射線療法を受けるが効果がなく，緩和ケア病棟へ入院 ……… 島村純子　125

2　循環器疾患

循環器疾患患者の理解に必要な基礎知識 ……………………………………… 百瀬千尋　142

急性期　　　閉塞性動脈硬化症患者の看護過程の展開
65歳，男性．再発により入院 ……………………………………………………… 百瀬千尋　155

慢性期　　　狭心症患者の看護過程の展開
70歳，女性．冠動脈の有意狭窄があり経皮的冠動脈形成術施行 ……………… 百瀬千尋　169

回復期　　　心筋梗塞患者の看護過程の展開
47歳，男性．保存的治療後，心臓リハビリテーション中 ……………………… 百瀬千尋　180

ターミナル期　　拡張型心筋症患者の看護過程の展開
29歳，男性．慢性腎不全，心不全増悪 …………………………………………… 百瀬千尋　191

3　血液・造血器疾患

血液・造血器疾患患者の理解に必要な基礎知識 ……………………………… 三井美恵子　210

急性期　　　急性骨髄性白血病患者の看護過程の展開
49歳，男性．化学療法開始後7日目 ……………………………………………… 百瀬千尋　222

慢性期	悪性リンパ腫患者の看護過程の展開	
64歳, 男性. 再発に伴い維持療法 (化学療法) 実施目的で入院	北川さなえ	238

回復期	再生不良性貧血患者の看護過程の展開	
35歳, 女性. 抗胸腺細胞グロブリン療法終了後20日目	百瀬千尋	249

ターミナル期	多発性骨髄腫患者の看護過程の展開	
76歳, 男性. 疼痛コントロール目的で入院	百瀬千尋	264

④ 消化器疾患

消化器疾患患者の理解に必要な基礎知識	村上敦子	280

急性期	胃がん患者の看護過程の展開	
65歳, 男性. 内視鏡下胃切除術後1日目	大隈直子	295

慢性期	C型肝炎患者の看護過程の展開	
55歳, 男性. インターフェロン療法開始後10日目	村上敦子	307

回復期	潰瘍性大腸炎患者の看護過程の展開	
28歳, 男性. 薬物療法により症状は改善傾向	三井美恵子	315

ターミナル期	肝硬変患者の看護過程の展開	
70歳, 男性. 腹水・胸水貯留, 肝性脳症による意識レベルの低下あり	村上敦子	327

⑤ 内分泌・代謝疾患

内分泌・代謝疾患患者の理解に必要な基礎知識	窪田マキ	342

急性期	バセドウ病患者の看護過程の展開	
28歳, 女性. 甲状腺亜全摘術後1日目	窪田マキ	353

慢性期	2型糖尿病患者 (2回目の教育入院) の看護過程の展開	
50歳, 男性. 血糖コントロール不良で2回目の教育入院	窪田マキ	364

回復期	2型糖尿病患者 (足病変) の看護過程の展開	
63歳, 女性. 右足の切創が潰瘍化していたが, 改善傾向	窪田マキ	373

ターミナル期	甲状腺がん患者の看護過程の展開	
75歳, 女性. 甲状腺亜全摘術後の肺・頸部リンパ節転移, 反回神経浸潤	窪田マキ	383

⑥ 脳・神経疾患

脳・神経疾患患者の理解に必要な基礎知識	井澤晴美	394

急性期	クモ膜下出血患者の看護過程の展開	
50歳, 女性. 開頭クリッピング術施行, 術後1日目. ICU入室中	井澤晴美	409

慢性期	パーキンソン病患者の看護過程の展開	
64歳, 男性. 薬物の調整目的で入院	井澤晴美	420

回復期	脳梗塞患者の看護過程の展開	
55歳, 女性. 脳梗塞発症15日目, リハビリテーション中	井澤晴美	435

ターミナル期	脳腫瘍患者の看護過程の展開	
45歳, 男性. DNRを希望, 緩和ケア病棟に入院	井澤晴美	449

⑦ 運動器疾患

運動器疾患患者の理解に必要な基礎知識 ……………………………… 村上敦子 464

急性期　　大腿骨頸部骨折患者の看護過程の展開
80歳，女性．右大腿骨頸部骨折，人工骨頭置換術後3日目 ……………………………… 村上敦子 474

慢性期　　椎間板ヘルニア患者の看護過程の展開
40歳，男性．疼痛コントロールのため入院 ……………………………………………… 村上敦子 485

回復期　　脊髄損傷患者の看護過程の展開
25歳，男性．第7頸髄完全損傷，受傷後2か月目 ………………………………………… 村上敦子 496

ターミナル期　骨肉腫患者の看護過程の展開
20歳，女性．肺転移および後腹膜転移あり …………………………………………… 村上敦子 509

⑧ 腎・泌尿器疾患

腎・泌尿器疾患患者の理解に必要な基礎知識 ……………………… 北川さなえ 528

急性期　　尿路結石症患者の看護過程の展開
50歳，男性．体外衝撃波結石破砕術施行予定 ………………………………………… 北川さなえ 538

慢性期　　慢性腎不全患者の看護過程の展開
67歳，男性．3年前より血液透析治療中 ……………………………………………… 北川さなえ 545

回復期　　ネフローゼ症候群患者(小児)の看護過程の展開
11歳，女児．タンパク尿，低タンパク血症，浮腫など改善 ………………………… 北川さなえ 554

ターミナル期　膀胱がん患者の看護過程の展開
75歳，男性．膀胱タンポナーデで入院 ………………………………………………… 北川さなえ 567

⑨ 女性生殖器・婦人科疾患

女性生殖器・婦人科疾患患者の理解に必要な基礎知識 …………… 三井美恵子 580

急性期　　子宮筋腫患者の看護過程の展開
38歳，女性．腹式単純子宮全摘術施行，術後1日目 ………………………………… 三井美恵子 592

慢性期　　卵巣嚢腫患者の看護過程の展開
36歳，女性．半年前に右側嚢腫核出術施行，観察中．強い挙児希望あり ………… 三井美恵子 603

回復期　　乳がん患者の看護過程の展開
45歳，女性．胸筋温存乳房切除術，リンパ節郭清術を施行 ………………………… 三井美恵子 610

ターミナル期　子宮がん患者の看護過程の展開
62歳，女性．骨盤腔内リンパ節転移，播種性腹膜転移，骨盤腔内浸潤に伴う直腸腟瘻形成 … 三井美恵子 620

⑩ 自己免疫疾患・難病

自己免疫疾患・難病患者の理解に必要な基礎知識 ………………… 村岡宏子 636

急性期　　全身性エリテマトーデス患者の看護過程の展開
37歳，女性．再燃のため2回目の入院．ループス腎炎，胸膜炎合併 ……………… 村岡宏子 646

慢性期　　関節リウマチ患者の看護過程の展開
66歳，男性．間質性肺炎を繰り返し，3回目の入院 ……………………… 村岡宏子・朝妻智子 658

| 回復期 | 多発性筋炎患者の看護過程の展開 |
52歳，女性．骨頭壊死で左人工骨頭置換術施行．リハビリテーション中 …………… 藤野秀美 **673**

| ターミナル期 | 筋萎縮性側索硬化症患者の看護過程の展開 |
62歳，男性．診断を受けて4年目．コミュニケーション手段がほとんどない …………… 村岡宏子 **684**

11 感染症（ここではHIV感染症を中心とした）

感染症患者の理解に必要な基礎知識 …………………………………………………… 高野 操 **698**

| 急性期 | ニューモシスチス肺炎患者（AIDS患者）の看護過程の展開 |
52歳，男性．呼吸困難の増悪があり救急搬送．HIV陽性 …………………… 高野 操・石川ふみよ **711**

| 慢性期 | HIV感染症患者の看護過程の展開 |
36歳，男性．$CD4^+$リンパ球数低下，抗HIV薬による治療を検討中 ………… 高野 操・石川ふみよ **720**

| 回復期 | HIV脳症患者の看護過程の展開 |
58歳，男性．服薬を自己判断で中断，肺炎を併発したが軽快し，退院検討中 …… 高野 操・石川ふみよ **729**

| ターミナル期 | 進行性多巣性白質脳症患者（AIDS患者）の看護過程の展開 |
32歳，男性．認知機能障害あり ………………………………………… 高野 操・石川ふみよ **736**

12 感覚器疾患

感覚器疾患患者の理解に必要な基礎知識 ………………………………… 尾﨑道江・倉持亨子 **748**

| 急性期 | 熱傷患者（小児）の看護過程の展開 |
4歳2か月，女児．前胸部から腹部，両大腿前面に熱傷 ……………………………… 倉持亨子 **757**

| 慢性期 | 角化型疥癬患者の看護過程の展開 |
78歳，男性．2週間の予定で個室隔離のため入院中 ………………………………… 倉持亨子 **772**

| 回復期 | 中途失明患者の看護過程の展開 |
48歳，男性．事故により両眼失明．リハビリテーション中 ……………………………… 尾﨑道江 **786**

| ターミナル期 | 喉頭がん患者の看護過程の展開 |
72歳，男性．喉頭全摘出後の肺・頸部リンパ節転移 …………………………………… 尾﨑道江 **795**

13 精神疾患

精神疾患患者の理解に必要な基礎知識 …………………………………………………… 関口恵子 **806**

| 急性期 | 統合失調症患者の看護過程の展開 |
20歳，男性．幻覚・妄想，暴力的言動の出現で医療保護入院3日目 ………………… 関口恵子 **815**

| 慢性期 | うつ病患者の看護過程の展開 |
78歳，女性．10年前うつ病と診断され3回目の入院 ………………………………… 関口恵子 **824**

| 回復期 | 神経症性障害患者の看護過程の展開 |
60歳，女性．疲労感，歩行困難の訴えで入院．訴えはやや減少 …………………… 関口恵子 **835**

| ターミナル期 | アルツハイマー病患者の看護過程の展開 |
86歳，女性．長期臥床状態．老人介護施設入居中 ………………………………… 関口恵子 **846**

INDEX …………………………………………………………………………………………… **859**

個人情報保護のため，患者情報を一部変更しております．

第 I 章
経過別看護の概論

- 健康状態，疾患，看護における経過
1. 急性期の概念と看護の基本
2. 慢性期の概念と看護の基本
3. 回復期の概念と看護の基本
4. ターミナル期の概念と看護の基本

健康状態，疾患，看護における経過

　人間は生まれ，成長発達し，そして死を迎える．人生とは生きるプロセス，経過といえる．また，生きるうえでさまざまな出来事に遭遇する．そのなかでも疾患は避けられないものといえる．「完全なる健康」というものは存在しない．
　経過別看護における経過とは，時間の観点からみた健康状態，疾患の経過といえる．

健康とは

■健康とは
　「健康とは，単に疾病や虚弱がないというばかりでなく，身体的にも，精神的にも，社会的にも完全に良好(安寧)な状態である」(WHO憲章前文の定義，1948年)

■健康の概念
①健康と疾患は連続的な概念である．
②健康は主観的あるいは客観的なものだけで決められない．
③健康とは全人的な生活概念であり，身体的・精神的・社会的・霊的側面が統合されたものである．
④健康は個別的なものである．
⑤健康は人間一人ひとりの人生の目的を達成する手段である．
⑥健康水準は時間とともに生活過程のなかで変動するものである．
⑦健康水準の認識は疾患の重症度とは必ずしも一致しない．

■健康の水準
　標準的な健康水準のフローチャートを図1に示す．

発症と疾患の経過(病期)

■発症とは
　心身状態や外部環境の変化によりホメオスタシス(homeostasis：身体の恒常性)が破綻して発症する．

発症した場合，発見が遅れ，適切な治療がなされないと，ほとんどの疾患は進行する．しかし，放置しても自然治癒する場合もある．
①脳内におけるホメオスタシスの維持
　・延髄：生命維持(呼吸・循環)に関連
　・下垂体：内分泌機能を調節し，成長・成熟・生殖に関連
　・網様体：心臓・血管系，呼吸器系の反射機能を調節
②フィードバック機構
　・ホメオスタシスの乱れを察知し，乱れに対する人体の反応を調節・修復する．

■疾患の経過(病期)
　疾患の経過は，遺伝的要因や傾向性，病識によって影響される．疾患は動的であり，患者や患者自身を取り巻く環境によって変化する(図2)．

看護における「経過」

　医学の概念としての「病期」では慢性期，ターミナル期の概念はない．
　一方，看護はさまざまな健康状態にある人の生活を整える援助である．
　したがって「健康水準とその経過」の概念から，臨床看護領域においては，急性期，慢性期，回復期，ターミナル期という経過の表現が一般的に用いられている(図3)．

経過別看護の概論

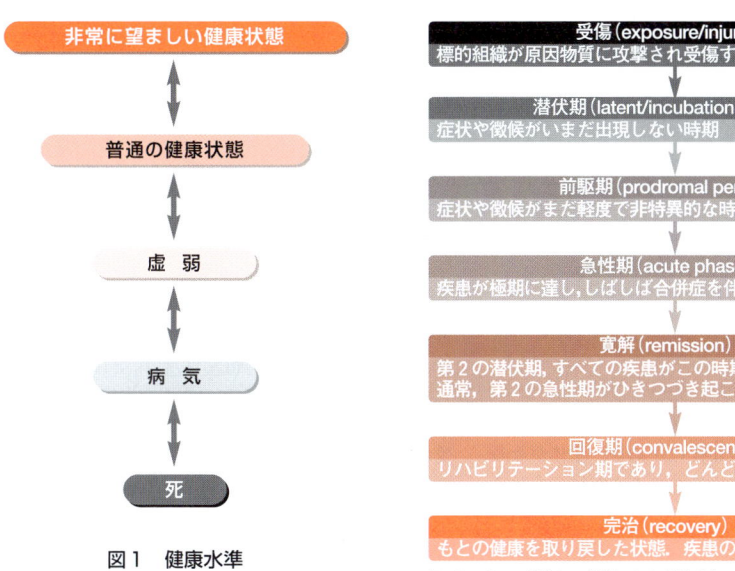

図1　健康水準

図2　疾患の一般的な経過（病期）

（Becker, D. et al.［井上　泰訳］：これだけは知っておきたい疾病のなりたち，p.10～11，医学書院，2000）

健康水準	対象/経過	看護の主な目的
健康群：全く健康で，現在は直接的なヘルスケアシステムの介入は不要		健康の保持増進 ／ 疾病の予防
健康支援群：健康ではあるが，成長発達上の自然な経過として，専門家の援助や自己管理が必要	高齢期，小児期，周産期，妊娠準備期	
疾患予備群：現在は疾患に罹患していないが，将来は罹患する可能性が高く，特定の疾患についての予防行動が必要	前罹患期（罹患ハイリスク）	
疾患自己管理群：長期の通院が必要で，日常生活においても疾患の自己管理のための保健行動が必要	慢性期	健康の回復 ／ 苦痛の緩和
積極治療群：疾患に罹患し，入院治療が必要	急性期	
クリティカルケア群：生命が危ぶまれるほど疾患が重篤で，集中治療と厳格な全身管理が必要	超急性期	
リハビリテーション群：疾患の急性期を乗り越えて，障害をかかえながら社会生活や家庭での生活への復帰をめざす	回復期	
ターミナルケア群：予後不良の疾患に罹患し，積極的治療や延命治療よりも安らかな死への援助が必要	ターミナル期	

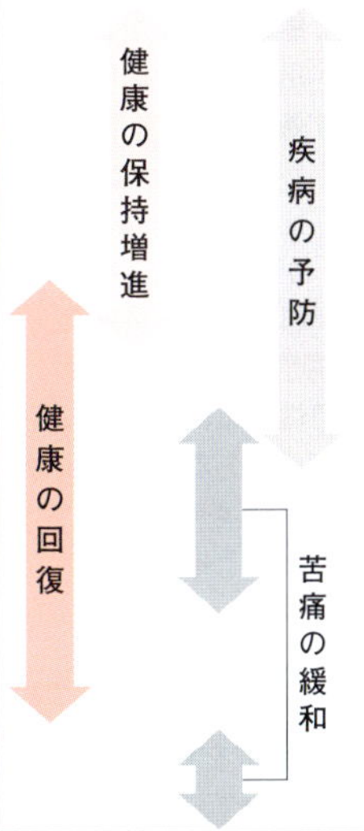

（藤崎　郁ほか：基礎看護学1．系統看護学講座 専門1，第14版，p.37，医学書院，2006より改変）

図3　健康水準と看護の主な目的

3

1 急性期の概念と看護の基本

A．急性期看護概論

急性期について

■急性期の定義
① 「健康状態の急激な変化があり，生体がその変化に対応するためにさまざまな反応を起こしている時期」(川島みどり，菱沼典子)[1)]
② 「病気が急激に発症し，強くて激しい症状を伴い，進行が速い状態である時期」(ストラウス：Strauss, A.L)

■急性期の特徴
① 急に発症する．
② 症状の変化が著しい．
③ 身体侵襲が大であり，侵襲期間の持続により，健康レベルが著しく低下する．
④ 迅速かつ適切な治療が必要である．
⑤ 適切な治療が行われないと，多くの場合は合併症を起こし，さまざまな障害を残す．
⑥ 比較的短期間でなんらかの決着を迎えることが多い．完全に治癒するか，慢性化し，さらに生体の不可逆的変化，死に至ることもある．

■急性疾患と急性期
急性疾患は，急激に発症し，進行が速く変化する疾患である．急性疾患のなかにも強くて激しい症状が出現せず，自然治癒する場合もある．

また，手術や救急処置，クリティカルケアなどを必要としない場合もあり，必ずしも急性期とはいえない疾患もある．しかし，急性疾患の多くは急性期の状態にあり，手術をはじめとする多くの治療・処置を要する．

身体的な反応と回復（身体的症状）

生体は，全身の細胞や臓器の一連の営みにより体内の環境を，動的で一定の状態（ホメオスタシス [homeostasis]：身体の恒常性）に保たれている．これは生命を維持するための重要な生体反応である．生体が身体的・精神的ストレスにより侵襲を受け，ホメオスタシスが障害されると疾患が発症する（図1）．

急性期あるいは急性の状態は，侵襲が大であり，また侵襲期間の持続により，健康レベルが著しく低下する．適切な治療が行われないと，多くの場合は合併症を起こし，さまざまな障害を残す．一般的には，3か月を経過しても症状の改善がみられない場合は，慢性期に移行したとみなされる．さらには生体の不可逆的変化，死に至る場合もある．

■侵襲に対する生体反応
中毒，感染，物理的な傷害，水，酸素，栄養の欠乏など急激な侵襲により細胞が傷害された際に，身体の防衛機制がはたらかず，さまざまな身体反応が出現する（図2）．

＜細胞傷害の原因＞
① 中毒性傷害：体内または体外因子により起こる．体内因子は，遺伝性代謝疾患，高度な奇形，過敏性反応などであり，体外因子はアルコール，鉛，一酸化炭素，抗がん薬，免疫抑制薬をはじめとした細胞機能に影響を及ぼす薬物などである．
② 感染性傷害：ウイルス，真菌，原虫，細菌による感染は細胞を傷害し，細胞の壊死を引き起こす．
③ 物理的傷害：熱傷（電気的または放射線障害を含む）と機械的損傷（外傷または手術）により，細胞あるいは細胞内小器官の相互連関を破壊する．
④ 欠乏性傷害：水，酸素，栄養の欠乏や体温の

経過別看護の概論

急性期

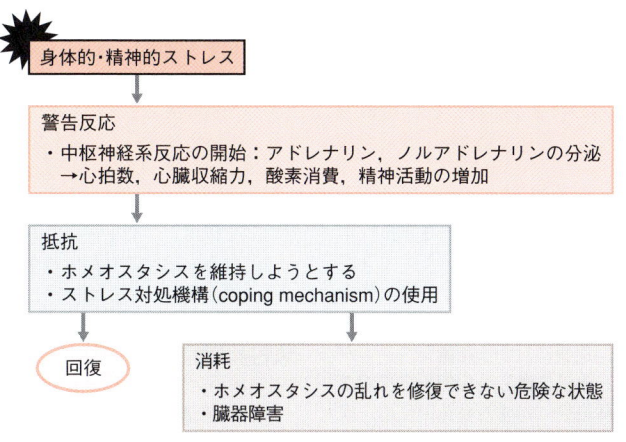

(Becker, D. et al.[井上　泰訳]：これだけは知っておきたい疾病のなりたち．p.12，医学書院，2000より改変)

図1　ストレスに対する身体の反応（ハンス・セリエの適応モデル）

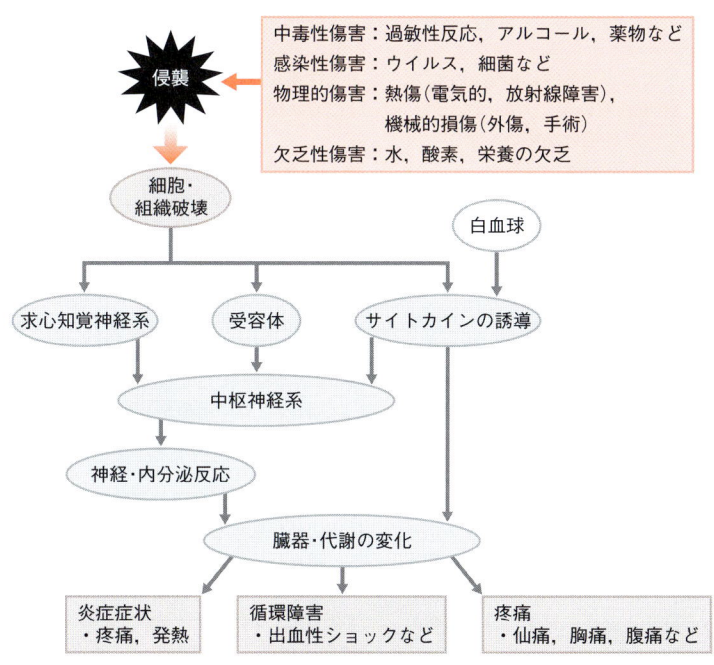

(小柳　仁監[小川道雄]：標準外科学．第10版，p.9，医学書院，2004より改変)

図2　侵襲による生体反応

5

ホメオスタシスが乱れ，老廃物の適切な処理がなされないと，細胞は再生不能となる．

<身体反応>

急激で強い生体への侵襲が加わると，神経・内分泌反応が中心となって複雑で全身的な反応が起こる．

侵襲が非常に大きい場合は，サイトカイン（細胞間情報伝達物質）が白血球から放出される．本来は自己防衛するためにはたらくサイトカインが大量に放出されると，自己を攻撃し，臓器・代謝障害を促進する．

成人においては，侵襲に対する防御システムが成熟しているため，とくに激しい侵襲反応を起こす．手術による生体侵襲に対する身体の反応，回復過程を，ムーア（Moore）は手術に伴う4相に分類している（表1）．

心理的な反応と回復（心理的症状）

急性期あるいは急性の状態は，侵襲が大であり，心理的・状況的危機状態といえる．しかし，手術や外傷を受けたときなど，身体的に損傷を受けた直後（損傷期）は，循環動態の変化，疼痛などで，現状を適切に認識できない場合が多い．家族や周囲の人の心理的打撃，不安が強い．

急性期の心理状態を示す理論として，フィンクの危機理論がある．危機とは「個々人のもっている通常の対処能力が，その状況の要求を満たすのに不十分な出来事」[2]である．

フィンクは永久的な機能障害をもつ人々の観察を基礎としてモデルをつくった．がん告知を受けた患者や永久的な障害をもつ患者の心理の理解に使用される理論であるが，手術など急激な損傷を受けた場合にも有効である．

<フィンクの危機モデル>

①衝撃の段階：最初の心理的衝撃の時期
・重度の不安，無力感をもち，パニック状態となり，現実に起こっていることを論理的に思考・判断することは困難な時期である．

②防御的退行の段階：危機に対する自己防衛の時期
・無関心，現実の否認，現実逃避する状態であり，現実に立ち向かうための心理的エネルギーを蓄えている時期である．

③承認の段階：危機の現実に直面する時期
・現実を認識し，自己イメージの喪失，精神的動揺，抑うつ状態，悲哀の体験をする．危機介入として最も重要な段階であり，援助者のサポートが最も必要な時期である．

④適応の段階：受容，建設的な対処の時期
・自己イメージの再構築，現在の能力や資源を活用し，ある程度の満足感，体験が得られる．徐々に不安や抑うつが減少する時期である．

急性期看護の対象

急性期看護の対象は，生体への侵襲により臓器・代謝障害，恐怖や不安，苦悩などの反応を示し，すみやかな治療・看護が必要な患者・家族である．

生体への侵襲の原因や種類から考えると，中毒性・感染性・物理的・欠乏性傷害のある状況が考えられるが，臨床的には，①急性疾患の発症，②手術療法，放射線療法，化学療法などの侵襲的治療，③慢性疾患の急性増悪，④中毒・感染，⑤外傷，などの状況下にある患者・家族が主な対象といえる．

■急性疾患の発症

急性疾患は，急に発症し，進行が速く変化する疾患である．完全に治癒するか，死の転帰をとる場合もある．代表的な疾患としては，急性心筋梗塞，急性膵炎，脳梗塞，脳出血，急性肺炎などである．こうした状態は，呼吸・循環・代謝機能の重篤な障害や多臓器不全の危険性があり，生命の危機に直結する．したがってICU（集中治療室），CCU（冠動脈疾患集中治療室），CRCU（呼吸・循環集中治療室）などの超急性期のクリティカルケアが必要となる．

高齢者では加齢により諸臓器機能が低下し，自覚症状の乏しさなどにより正確な診断が困難なため，脱水などは重症化して発見される場合が多い．

例として，急性心筋梗塞と急性膵炎の全体関連図を図3，4に示す．

■手術療法，放射線療法，化学療法などの侵襲的治療

治療は，健康障害の回復に向けて行われるものである．しかし，急性疾患に対して行われる手術

経過別看護の概論

急性期

表1　ムーア(Moore)の手術に伴う4相の分類

①損傷期(手術直後より2～4日間)	[循環動態の変化] ・神経・内分泌反応として循環動態が変化する．まず、異常に対する防御反応として交感神経が緊張する．頻脈となり、心臓収縮力が増加するとともに末梢血管が収縮する ・臨床症状としては、血圧が上昇し、末梢の皮膚は白っぽく、冷たくなる．腸蠕動も低下する ・交感神経の緊張が長く続くと、心臓に負担がかかり、末梢循環の障害から、胃粘膜のびらんを起こし、出血することがある ・外傷や手術などによる出血で、循環血液量の減少や臓器・組織に血液が供給されない場合、一過性の場合は軽度で回復する．しかし長時間の持続は、全身に影響を与え、出血性ショックを引き起こす．また、脳内や胸腔内の出血は臓器を圧迫し、機能障害を起こす ・血栓・塞栓が生じて血液が供給できないことにより、血管の閉塞による局所の循環障害が生じ、組織の酸素や栄養が不足して壊死に陥り、心筋梗塞、脳梗塞などが起こる ・腎血流量の減少により糸球体濾過値(GFR)が20mL/分以下になると、腎は外因性の毒物や薬物を排出する機能が低下し、尿毒症になる危険性が高くなる [炎症反応:発熱、疼痛] ・細菌などによる感染が原因で細胞が傷害されると、血管拡張や化学物質の放出により傷害された臓器の機能が低下し、疼痛が生じる ・臓器により程度、緊急性も異なる．心筋炎を起こした場合などは、心臓の収縮機能を低下させ、心不全になり生命の危機に直結する．とくに注意深い観察と判断が必要となる ・全身的な発熱は、炎症反応により白血球から放出されるサイトカイン(細胞間情報伝達物質)や病原微生物から放出される毒素が、脳の体温調節中枢を刺激することにより生じる．とくに細菌感染の場合が著しい [疼痛] ・急激な生体損傷は痛みを伴うことが多い．炎症に伴う疼痛、血栓・塞栓の虚血による疼痛、結石による仙痛、外傷などによる知覚神経末端の直接刺激による疼痛、などがある ・内臓の異常を示す胸痛や腹痛は、重症度と緊急性が高い．内臓から痛みを伝達する神経は交感神経と平行しているので、交感神経緊張症状(内臓性の疼痛:血圧・心拍数の上昇、末梢血管が収縮して手足が白っぽくなる、冷汗など)を示す
②転換期(損傷期に続く1～3日間、手術後3～6日)	・内分泌系の調節が正常化すると循環動態も安定し、尿量も正常に戻る．水分・電解質のバランスも改善される
③筋力回復期(転換期から2～5週間)	・この時期はタンパクの同化傾向がみられ、筋力が回復する．体重の増加もみられる
④体脂肪回復期(侵襲から回復の最終段階)	・タンパクの増加は停止し、脂肪が蓄積し、体重が増加する．体力も回復して社会復帰が可能となる

療法や大量の放射線療法、がん化学療法などは、生体を侵襲し細胞傷害を起こす危険性がある．

＜手術療法＞

手術は外傷、炎症、腫瘍、奇形などによる健康障害のある患者に対しては、病巣を除去し、あるいは機能回復のために組織や臓器を再建する治療法である．

しかし、手術は細胞に機械的損傷を与え、細胞あるいは細胞内小器官の相互連関を破壊する．体内にメスを入れて病巣に達するために、健常な皮膚や組織に損傷を加えることは避けられない．

さらに生体に侵襲を加える要因として、麻酔、さまざまな処置、出血、脱水、手術前の手術・検査に対する不安や恐怖、疾患に罹患したことによる心理的ストレス、手術後の疼痛、低酸素状態、喪失感などがある．

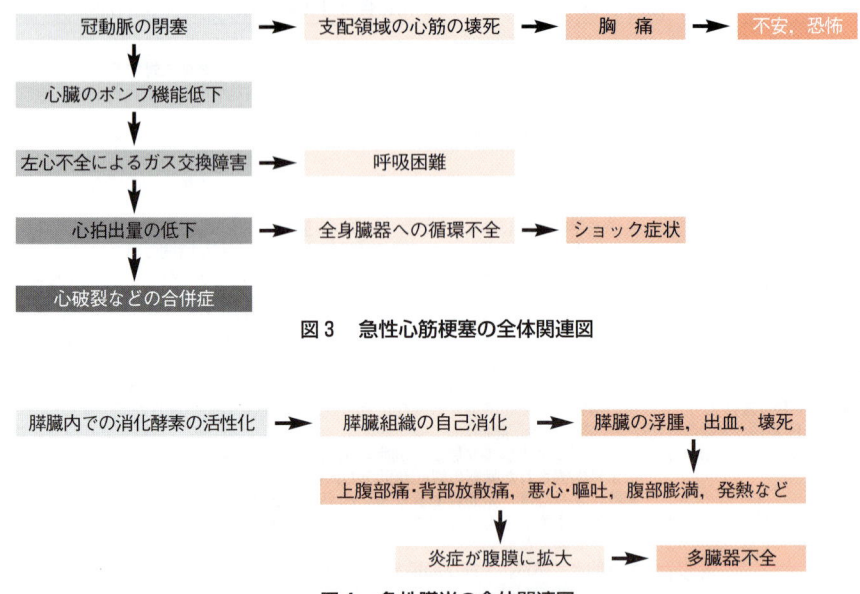

図3　急性心筋梗塞の全体関連図

図4　急性膵炎の全体関連図

侵襲の程度は手術方式，手術時間，出血量などにより大きく影響されるが，さらに手術を受ける患者の循環・呼吸・腎機能などの全身状態や年齢，侵襲に対する生体反応によっても異なる．

近年，内視鏡，超音波などを用いて手術や検査が行われるようになっている．また，除痛を目的とした持続硬膜外麻酔などが開発され，生体への侵襲の軽減がはかられてきている．

<がん化学療法>

がん化学療法は，抗腫瘍効果を期待して抗がん薬を使用する治療である．がん患者に，手術療法や放射線療法とともに集学的治療の一部として行われる．

抗がん薬は生体の細胞機能に影響を与える薬物である．がん細胞のみならず，正常な細胞にも影響を与える．そのため，全身倦怠感，易感染性などの全身性障害や，脱毛，口内炎などの皮膚・粘膜障害，悪心・嘔吐などの消化器障害をはじめとする，抗がん薬の副作用が出現する．

また，根治手術が不可能な状態や再発・転移の場合も化学療法が行われることが多い．これらの場合，がんの進行により健康状態がすでに低下している場合が多く，化学療法による侵襲のリスクは高い．

<放射線療法>

放射線療法は放射線を腫瘍に照射し，がん細胞を死滅させることを目的とする治療法である．放射線療法単独の治療が適応となるのは，早期がんに対する根治療法や悪性リンパ腫・未分化がんなどの放射線感受性の高いもの，子宮がん，喉頭がん，口腔がんなどで腫瘍が小さく進行していないものである．

手術療法と併用して行われる場合は，術前に腫瘍を縮小したり，術後に再発と転移を抑える目的で行われる．また，進行がんに対して症状を緩和し，QOLの向上をはかる目的でも行われる．

副作用として悪心・嘔吐，食欲低下，全身倦怠感などの放射線宿酔，白血球数減少，血小板数減少などの骨髄障害が出現する．また，照射部位により脱毛や皮膚の熱傷などさまざまな局所症状が出現する．

放射線療法において，腫瘍細胞をできるだけ死滅させ，正常細胞に回復不可能な傷害を与えないためには，放射線をできるだけ分割して照射する

ことが肝要である．

■ 慢性疾患の急性増悪

慢性疾患，慢性の経過のなかで，急激に健康状態が悪化し，さまざまな症状が出現する場合がある（急性増悪）．このような場合も，急性疾患と同様に呼吸・循環・代謝機能の重篤な障害や多臓器不全の危険性がある．

急性増悪の原因は，病状の進行や合併症の併発，長期にわたる生活自己管理の困難，複雑で複合的な治療管理の維持困難などである．慢性呼吸不全を例にとると，長年の呼吸機能障害により，徐々に全身的な酸素欠乏状態となる．また，免疫力や予備力も低下しているため，疲労や感冒などが引き金となり症状が悪化し，さらに重篤となりやすい．高齢者では加齢によるリスクも加わり，とくに急性増悪する危険性が高い．

■ 中毒・感染

中毒性傷害は体内および体外因子により起こる．体内因子により起こる中毒性傷害は，遺伝性代謝疾患，高度の奇形，過敏性反応などであり，体外因子は自然界に存在するすべての物質といえる．

重篤な中毒症状を示す急性期看護の対象は，火災による一酸化炭素中毒，自傷目的で農薬や過剰な向精神薬を服用し，意識障害を起こした患者などである．有害な薬物の吸収を阻害し，排除するための救急処置をできるだけ早期に行う．胃内の薬物は時間が経つと体内に吸収されるため，催吐や胃洗浄などは3～4時間以内に行う．

ウイルス，真菌，原虫，細菌感染では細胞の壊死を引き起こす．感染症は病原微生物と生体の感染防御力の相対的力関係により起こる．衛生状態，住居，栄養状態など住んでいる環境によっても感染症の頻度や発生状況は異なる．

急性期看護においてとくに重篤な感染症は，敗血症である．手術を行った場合はとくに，IVHカテーテル治療などに際して敗血症を起こす危険性は高い．敗血症は細菌毒素によりエンドトキシンショックを引き起こす．さらには，全身性炎症反応症候群（SIRS）などの呼吸・循環障害を起こす場合もある．すみやかな呼吸・循環管理，抗菌薬による治療が必要となる．

■ 外傷

外傷は，機械的な外力による生体組織，臓器への損傷である．交通事故や転倒・転落などによる外傷が多い．とくに気道損傷，緊張性気胸・血胸，心タンポナーデ，横隔膜破裂，急性頭蓋内圧亢進，腹腔内出血，頭蓋内出血を伴う外傷は緊急治療を要する．

一般的に体重の30％以上の出血がある重篤な外傷では，痛みや興奮などによる神経原性ショック，出血性ショック，心原性ショックなどを合併する．

ショックは，多臓器不全（MOF），播種性血管内凝固症候群（DIC），急性呼吸促迫症候群（ARDS）などを引き起こし，放置すれば致命的となる．迅速な救急処置（気道確保，心肺蘇生，輸血，輸液，薬物による循環補助など）が重要となる．

本書第Ⅱ章で急性期を取り上げる疾患を表2に示す．

表2 第Ⅱ章で急性期を取り上げる疾患一覧

	系統別	疾患名		系統別	疾患名
1	呼吸器疾患	緊張性気胸	8	腎・泌尿器疾患	尿路結石症
2	循環器疾患	閉塞性動脈硬化症	9	女性生殖器・婦人科疾患	子宮筋腫
3	血液・造血器疾患	急性骨髄性白血病	10	自己免疫疾患・難病	全身性エリテマトーデス
4	消化器疾患	胃がん	11	感染症	ニューモシスチス肺炎
5	内分泌・代謝疾患	バセドウ病	12	感覚器疾患	熱傷
6	脳・神経疾患	クモ膜下出血	13	精神疾患	統合失調症
7	運動器疾患	大腿骨頸部骨折			

B. 急性期にある患者の看護過程に必要な基礎知識

アセスメントの視点

看護過程におけるアセスメントは，必要な情報を収集し，整理・分析を行い，看護診断する過程である．

急性期にある患者のアセスメントでは，急激な症状，苦痛に焦点をあて，身体状態の変化をモニタリングし情報収集する．

情報より，患者が生命の危険がある状態かどうか，その重症度を把握する．さらに変化する情報を患者の病態，行われる治療などとの関連でとらえ，病状の進行や合併症リスクの程度から今後の予測／成り行きを考え，看護診断し，援助の必要性があるかどうか分析する．

急性期にある患者の特徴である，急激な発症と変化する病状に伴う身体的・心理的反応，検査・治療・処置や家族の反応をふまえたアセスメントの視点をゴードン（Gordon, M.）の機能的健康パターンに沿って示す．また，本書の第Ⅱ章で展開する事例のアセスメント例の一部を＊で示す．

パターン	アセスメントの視点
健康知覚-健康管理	急性期の健康状態は，急激な身体侵襲により生命の危険がある．意識レベルが低下し，出血性ショック，呼吸困難や急性疼痛がある場合も多く，患者自身での健康管理は困難である．したがって，生理的機能の安定に向けて医療従事者による健康管理への援助が必要となる． 健康知覚においては，意識レベルの低下がなければ，患者は自己の健康を知覚できる状況にあるといえる．
●身体損傷のリスクはないか．	＊幻覚・妄想による興奮状態はどうか． ＊過鎮静による意識障害に伴う事故の危険性はないか． ＊向精神薬の使用による錐体外路症状の出現はないか． ＊術後の脱臼の危険性はないか．
●手術に対する認識，自己管理能力はあるか．	急性期では侵襲的治療である手術療法が行われる場合が多い．手術療法に対する認識を把握することにより，手術前の適切な援助を行うことができる．また，自己管理能力についてアセスメントすることにより，術後の合併症予防，早期離床などの自己管理能力に合わせた援助ができる． ＊術後の自己管理についての認識と実践能力はあるか．
●化学療法，放射線療法など治療に対する認識，自己管理能力はあるか．	急性期では化学療法，放射線療法などの治療が，発症から症状がある程度改善する段階までに提供される．急性期においても症状の軽減後は，認識や自己管理能力に合わせた援助ができる．また，慢性疾患の急性増悪の場合は，増悪以前の自己管理能力を把握することができる． ＊化学療法の副作用（感染や出血傾向）を予防するためのセルフケア行動がとれていたか． ＊治療（服薬継続）を自己管理できる能力があるか．

パターン	アセスメントの視点	
	● 健康管理に影響する因子はないか.	症状の変化，合併症の出現や治療の副作用などの身体的因子や情緒的不安定などの心理的因子，経済的問題などの社会的因子は健康を認識，管理するうえで影響する. ＊治療継続が可能な環境にあるか. ＊治療継続に影響を及ぼすような行動パターンがあるか. ＊疾患をかかえながら仕事をしていくうえで，必要な健康管理行動がとれているか. ＊入院や治療をどのように理解しているか.
栄養-代謝	急性期においては，炎症反応により栄養素消費の増加，消化管出血や腎疾患，熱傷などにより栄養素の消失などが生じる．また，とくに消化器疾患の場合は，消化・吸収や栄養素の摂取障害により，栄養状態は低下する． 　手術療法，化学療法，放射線療法などの治療の副作用(悪心，口腔粘膜の荒れなど)により栄養状態は悪化しやすい．さらに栄養状態の低下に伴い水分・電解質・代謝異常，免疫力の低下も生じるため，感染のリスクも高くなる．	
	● 疾患に伴う栄養状態の低下はないか.	＊ニューモシスチス肺炎の発症に伴い栄養障害が起こっていないか. ＊免疫力の低下に伴い，口腔カンジダ症や食道カンジダ症が発生し，摂食状況に影響を及ぼしていないか.
	● 治療に伴う栄養状態の低下はないか.	＊手術による栄養状態の変調はないか. ＊化学療法の副作用による食事摂取状況，栄養状態への影響はあるか.
	● 水分・電解質の異常はないか.	＊意識状態，幻覚・妄想による栄養状態の低下，水分・電解質の異常はないか.
	● 感染の危険性はないか.	＊感染症が生じていないか. ＊感染症のリスクはないか. ＊ループス腹膜炎の徴候はないか. ＊感染のリスクを高める因子はあるか.
	● 栄養状態が治療に及ぼす影響はないか.	＊貧血が術後の回復に影響を及ぼさないか.
排泄	手術などの損傷により循環血液量の変化に伴って腎血流量が減少する．糸球体濾過値(GFR)が20mL/分以下になると，排泄機能は低下する．また，損傷により腸蠕動は低下し，胃腸機能は低下することが多い．とくに腹腔内に機械的刺激を与える消化器の手術を受けた場合，機能回復に時間を要する．	

パターン	アセスメントの視点
●治療に伴う排尿状態の変化はないか.	＊子宮全摘術による排尿困難をきたしていないか.
●病状に伴う排尿状態の変化はないか.	＊尿路結石に伴い排泄状態に変調はないか.
●治療に伴う排便状態の変化はないか.	＊手術による便秘は増強していないか. ＊術後の腸管麻痺は回復しているか. ＊化学療法の副作用による排泄への影響はないか. ＊向精神薬の使用による便秘はないか.
●病状に伴う排便状態の変化はないか.	＊免疫力低下に伴い，ほかの日和見感染による下痢が発生していないか. ＊肛門性交による肛門周囲の異常，性感染症が排泄に影響を及ぼしていないか. ＊ペニス周辺の異常が排尿に影響を及ぼしていないか.
活動-運動	活動の源はエネルギーであり，生活行動としての運動は，心肺機能が重要となる．急性期では身体への急激な侵襲に伴い，エネルギー源，循環動態が変化する．また，疼痛，発熱などの炎症状により，活動・運動が障害される.
●（症状，治療に伴う）呼吸機能の変化はないか.	＊全身麻酔に伴う呼吸機能への影響はないか. ＊ニューモシスチス肺炎による呼吸機能の障害はどの程度か，悪化していないか. ＊気胸が起こっていないか. ＊胸水が呼吸状態へ影響を及ぼしているか. ＊化学療法の副作用による呼吸器系への影響はあるか.
●（症状，治療に伴う）循環機能の変化はないか.	＊術後の出血状態に異常がないか. ＊人工骨頭置換術に伴う末梢性神経血管性機能障害がないか. ＊四肢末梢の血流の停滞（腓骨神経麻痺）はないか. ＊血尿による貧血はないか. ＊化学療法の副作用による循環器系への影響はあるか.
●ADLへの影響はないか.	＊術後の早期離床は可能か. ＊運動機能に対する手術の影響はないか. ＊化学療法の副作用によるセルフケアへの影響はあるか. ＊ニューモシスチス肺炎に伴う，体力の消耗・疲労感の程度はADLにどの程度影響を及ぼしているか. ＊幻覚・妄想状態による生活行動への支障はないか.

経過別看護の概論

急性期

パターン	アセスメントの視点	
睡眠-休息	急性期は疼痛や治療に伴うドレーン類の挿入など，さまざまな苦痛があり，睡眠，休息に支障をきたすことが多い．しかし，原因を取り除くことにより解決されることが多く，急性期においてはとくに他のパターン，診断と統合されることが多い．	
	●症状に伴う睡眠への影響はないか．	＊幻覚・妄想，興奮状態による睡眠への影響はないか． ＊症状の悪化，不安などにより，睡眠が障害されていないか．
	●治療に伴う睡眠への影響はないか．	＊術後の身体的苦痛により睡眠が阻害されていないか． ＊副腎皮質ステロイド薬の副作用による睡眠への影響はあるか．
認知-知覚	意識状態，感覚状態などの生理的変化が生じ，疼痛も強く，心理的にも重度の不安，パニック状態となる．	
	●疼痛はどうか．	＊疼痛コントロールははかられているか． ＊化学療法の副作用による身体的苦痛はあるか．
	●意識状態，見当識，記憶はどうか．	＊現実見当識はあるか． ＊認知障害はないか． ＊日和見感染症による中枢神経症状の発現はないか．
	●感覚はどうか．	＊サイトメガロウイルス網膜炎による視力低下の徴候はないか．
自己知覚-自己概念	急激な侵襲は自己像を低下させ，自己を守ることができず，幻覚・妄想などの精神症状を示す場合がある．フィンクの危機モデルによる衝撃の段階，防御的退行の段階における不安，無力感，現実否認，現実逃避などの心理的な問題が出現する．	
	●自分に対する認識の変化がないか．	＊術後のボディイメージをどのようにとらえているか． ＊疾患の発症に伴う患者自身の知覚の変化や自己概念への影響はあるか． ＊スクリーニング検査でHIV陽性，ニューモシスチス肺炎の疑いがあることを告げられたことによる自己像の変化はどうか． ＊術後の安静，思うように動けないことによる自己概念の変化はないか．
	●不安の表出はあるか．	＊不安や悩みを誰かに表出できているか． ＊副腎皮質ステロイド薬の副作用への不安や恐怖はあるか．
役割-関係	急激な発症により患者と同様に，家族の不安や衝撃は大きい．とくに生命の危機に直結する重篤な症状，治療によりコミュニケーションがはかれないことも多く，患者・家族の社会的役割に影響を与える．	
	●家族関係や役割の	＊入院や手術により役割の変調をきたさないか．

パターン		アセスメントの視点
	変化による危機はないか.	＊家族関係に影響はないか. ＊疾患, 入院による社会的・経済的立場に影響はないか. ＊家族の協力はあるか. ＊今回の入院, 今後の療養に対し, 身のまわりの援助をしてくれる支援者はいるか.
	●対人関係, コミュニケーションに問題はないか.	＊疾患, 治療による対人関係, コミュニケーションに支障はないか.
性-生殖	急性期では性・生殖に影響を及ぼす手術療法や放射線療法が行われる. とくに生殖年齢にある場合, 今後の生活に支障となる.	
	●性機能障害, 性的な問題はないか.	＊子宮摘出により性の問題が生じていないか. ＊退院後の性機能や性生活について不安はないか. ＊家族計画に変更をきたさないか. ＊全身性エリテマトーデスが月経に影響を及ぼしているか.
コーピング-ストレス耐性	急性期にはさまざまな治療・処置が行われ, 他者に多くの援助を委ねる状態にある. また疼痛などの症状も強く, ストレスを多く受ける.	
	●ストレスをどのように受けとめて反応しているか.	＊スクリーニング検査でHIV陽性, ニューモシスチス肺炎の疑いがあることを告げられたこと, 症状の持続・悪化, 入院加療の受けとめ方と対処はどうか.
	●ストレスにどのように対処しているか.	＊初めての入院, 手術というストレスに対処していけるか. ＊入院生活に適応しているか. ＊入院前の対処法は有効か. 入院後に変更の必要があるか.
	●感情やストレスが適切に表出されているか.	＊興奮状態による自傷, 他傷の危険性はないか. ＊患児のストレスは適切に表現されているか.
価値-信念	急性期は生命の危機に直結する場合もあり, 生きるうえでの価値観・信念・信仰が治療に影響する場合がある.	
	●価値・信念への影響はあるか.	＊治療に影響を及ぼす価値観, 信念があるか.

経過別看護の概論

急性期

患者の問題/看護診断

　アセスメントの結果が患者の問題/看護診断となる．第Ⅱ章で取り上げる急性期事例の看護診断より，急性期の特徴を示す各パターンの主な看護診断名をあげ，その関連句を＊で示す．

　なお，救急処置や合併症予防の処置が必要とされるときには，カルペニートによる共同問題（PC）も使われる．その場合，最も適したパターンで便宜上PCを扱うことが多い．とくに急性期は侵襲が大であり，生命の危機に直結することも多いため，PCとして扱われる問題がしばしばみられる．

目標

　急性期にある患者の当面の目標は，①生命の危機を脱し，②合併症を併発・増悪せず，③苦痛が軽減することである．

　看護診断においては，患者の問題/看護診断が解決した状態として，患者の状態で示す．第Ⅱ章で取り上げる急性期事例の看護診断に対する目標を＊で示す．

パターン	患者の問題/看護診断		目標
健康知覚-健康管理	＃　身体損傷リスク状態	＊化学療法後の骨髄抑制に伴う貧血症状，出血傾向に関連した	＊転倒や打撲による身体損傷を起こさない． ＊出血の危険性を理解し，身体損傷を起こさないための予防行動がとれる． ・ゆっくりと歩行する． ・ふらつきがあるときは1人で歩行せず，医療従事者に伝えることができる． ＊皮膚・粘膜からの出血がない． ＊皮膚・粘膜からの出血を起こさないための予防行動がとれる ・軟らかい歯ブラシを使用する，強く磨かない． ・鼻を強くかまない． ・皮膚を強く掻いたり，こすったりしない． ＊便が出にくいときは医療従事者に伝える．
		＊人工骨頭置換術および術前の筋力低下に関連した ＊幻覚・妄想による興奮状態，向精神薬の使用による過鎮静に伴う意識の低下，錐体外路症状の出現に関連した	＊危険肢位について言える． ＊脱臼を起こさない． ＊幻覚・妄想による興奮状態が長引かない． ＊点滴静脈注射のラインを抜去しない． ＊ベッドから転落しない．
栄養-代謝	＃　感染リスク状態	＊化学療法後の骨髄抑制に伴う好中球数の減少，口内炎，肛門部の損傷に関連した	＊感染予防行動がとれる（6回/日のポビドンヨードでの含嗽，排泄後と食前の手洗い，排便後の温水洗浄便座の使用，アムホテリシンBシロップ

パターン	患者の問題/看護診断		目標
			の服用). ＊感染徴候(悪寒，体熱感，咳嗽・痰，頻尿，排尿時痛)がない． ＊口内炎が悪化しない． ＊肛門部の損傷が悪化しない． ＊尿路感染症の徴候がない． ・38℃以上の発熱がない． ・排尿時痛，尿混濁がない． ＊術後1週間が過ぎても感染徴候がみられない． ＊滲出液が減少し，抜糸できる．
		＊結石による尿管の閉塞や通過障害，尿のうっ滞に関連した ＊人工骨頭置換術，貧血，低栄養，ドレーン挿入に関連した	
排泄	＃ 便秘	＊幻覚・妄想状態により便意の訴えがないこと，向精神薬による腸蠕動の抑制に関連した	＊緩下剤の使用により1回/2～3日，普通便，中等量の排便がみられる．
活動-運動	＃ ガス交換障害	＊肺の虚脱に関連した	＊SpO₂ 97%以上を維持でき，低酸素血症をきたさない． ＊肺の虚脱が改善し，正常な呼吸状態となる．
	＃ 末梢性神経血管性機能障害リスク状態	＊疼痛および筋力低下による肢位の調節困難，外転枕使用に伴う外旋位による腓骨小頭圧迫に関連した	＊腓骨神経麻痺の徴候がみられない． ・足関節と第1指の背屈障害がみられない． ・足背部の腫脹や知覚障害がみられない． ＊腓骨神経麻痺を起こす原因や予防について理解し，足関節と第1指の背屈運動が行える．
	PC：出血		＊術後2日目までに後出血を起こさない． ＊術後2日目までに出血性ショックの徴候がない．
	PC：深部静脈血栓症		＊術後1日目の離床までに深部静脈血栓症の徴候がない．
認知-知覚	＃ 急性疼痛	＊結石の移動による平滑筋の攣縮に関連した ＊手術操作による組織損傷に	＊結石が排出されるまで，援助によって疼痛が軽減する． ＊術後4日目までに鎮痛薬を使用しな

パターン	患者の問題/看護診断	目標
	関連した	くても創痛が自制内となる．
自己知覚-自己概念	# 消耗性疲労	*化学療法後の骨髄抑制に伴う全身倦怠感に関連した	*全身倦怠感が少ないときに活動できる． *全身倦怠感によるつらい感情を表出できる．

援助

■ 看護援助の方向・ポイント

①生命の維持
- 救命処置，クリティカルケア，患者のもつ自然治癒力にはたらきかける．

②ホメオスタシスの回復促進
- 生理的機能の安定

③症状悪化，合併症の予防

④苦痛の緩和

⑤危機に対する情緒的安定への支援

⑥家族への支援

■ 看護計画

＜観察・診断計画 DP ＞

急性期は生命の危機に直結する重篤な症状の出現や変化があるため，正確かつ迅速な状態把握（モニタリング）がとくに重要である．異常状態，合併症のリスクなどを理解して観察・判断する．

①方法
- モニタ機器による方法：心電図モニタ，自動血圧計，パルオキシメータ，動脈圧モニタ，バルン付き動脈圧カテーテル（スワン-ガンツカテーテル），脳波計など
- 五感による方法：看護師の視覚，聴覚，嗅覚，触覚などを使用．患者の痛み，不安などの心理的な状態を観察・判断する．

②内容
- バイタルサインと全身状態：意識レベル，呼吸数，脈拍数，血圧，体温，瞳孔，尿，運動機能
- 出血徴候：出血性ショック，手術療法の後出血など
- 合併症のリスク：感染症（肺炎，尿路感染など），腓骨神経麻痺の徴候，腓骨神経麻痺の二次的障害，深部静脈血栓症，脱臼など
- 損傷のリスク
- 疼痛
- 症状増悪の徴候
- 治療の副作用：抗がん薬，向精神薬など

＜看護実践計画 TP ＞

①指示の検査，治療の確実な施行
- 状態の変化とともにさまざまな検査・治療・処置が行われる．
- 指示に対しても時間の経過，患者の状態の変化などを考慮して判断・確認する．

②安全と安静のための環境調整
- 急性期は，治療のためのカテーテル類やモニタ類が装着され，周囲もモニタ音や見慣れない環境に取り囲まれている場合がある．とくにICU，CCUでは，見当識障害などを起こしやすい．
- 患者にとって落ち着いた，安全な環境となるように環境調整をする．
- また，免疫機能も低下しているため，感染防止のための清潔な環境調整が必要となる．

③疼痛緩和
- 手術後の創痛，外傷後の疼痛などの急性疼痛では，病態と痛みの部位の関連が深い．疼痛は呼吸・循環の抑制，睡眠・休息の阻害，免疫力の低下などに影響を与える．さらに不安や恐怖をまねき，抑うつ，情緒の不安定も引き起こし，人間らしさを損なうため，疼痛コントロールが必要である．

④家族への精神的支援
- 急性期の患者の症状は重篤であり，症状が刻々と変化するため，看護師は患者に注意

を集中する傾向にある．しかし，家族も急な症状の出現，さまざまな治療・処置が行われるなか，不安であり，衝撃を受けている．
・家族の一員が非常に不安定な健康状態にあると，家族全体に影響を与える．また家族の精神的動揺は，患者にも影響を与える．患者の状態や実施している治療・処置についての情報を提供し，家族へ支援を行うことが重要である．

＜教育・指導・情報提供計画 EP ＞
①危機に対する情緒的安定への支援
・手術直後や損傷が強い時期には，生命の維持やホメオスタシスの回復に対する援助が優先される．しかし，意識レベルが低下していなければ，自分自身の状態や行われている治療・処置についての不安は強い．
・指示の治療を実施しながら，患者に声をかけ，簡潔に説明することは患者に安心を与える．
②治療・処置，合併症予防についての情報提供と指導
・状態が安定してきたら患者が自分の状態を正しく認識し，健康を回復できるように，装着されているカテーテル類やモニタ類，使用薬物について，感染などの合併症予防に対する情報提供をする．
・患者が不安に思っていること，今後の生活に影響を及ぼすことに焦点をあてて説明する．

●引用文献
1）川島みどり，菱沼典子監：経過別看護．臨床看護学叢書2，p.21，メヂカルフレンド社，1997．
2）Fink, S. L.：Crisis and Motivation ; A Theoretical Model. Care Western Reserve Univ., 1973.

●参考文献
1）池松裕子，山勢善江：急性期看護論．成人看護学，ヌーヴェルヒロカワ，2005．
2）大西和子，岡部聡子：成人看護学概論．成人看護学，ヌーヴェルヒロカワ，2005．
3）川島みどり，菱沼典子監：経過別看護．臨床看護学叢書2，メヂカルフレンド社，1997．
4）小島操子：危機理論発展の背景と危機モデル．看護研究，21（5）：2～9，1988．
5）小柳　仁監：標準外科学．第10版，医学書院，2004．
6）藤崎　郁ほか：基礎看護学1．系統看護学講座 専門1，医学書院，2006．
7）松岡　緑編：臨床看護総論．廣川書店，1993．
8）山口瑞穂子ほか監：急性期．看護診断をふまえた経過別看護1，学習研究社，1995．
9）Becker, D. et al.（井上　泰訳）：これだけは知っておきたい疾病のなりたち．医学書院，2000．
10）Fink, S. L.：Crisis and Motivation ; A Theoretical Model. Care Western Reserve Univ., 1973.

2 慢性期の概念と看護の基本

A. 慢性期看護概論

慢性期について

■ 慢性期の定義

「慢性」chronicは，ギリシア語の「時間」chronosを語源とし，「長時間持続する」という意味をもつ．慢性期とは長い時間をかけて多様に変化する時期であり，症状がコントロールされて安定していたり，不安定な状態のときもある．

このように，「慢性」とは，全身的なさまざまな障害の結果，自覚症状がないか，または激しくなく軽い症状であり，状態がよくも悪くもならず，完全に治癒することもなく，経過が緩慢で長時間持続する状態である．

■ 慢性期の特徴

①初期は自覚症状がないか，またはあっても軽度であり，なかなか発見されない場合もある（潜伏期）．このように症状や徴候の発現する時間が一定せず，またその程度もさまざまであり予測しにくい．

②潜伏期を過ぎて，はじめから慢性的に症状が続き，長い経過をたどる場合がある．

③急性期の治療が過ぎ，その後治癒することなく（3か月を経過しても症状の改善がみられない場合を一般に慢性期という），また，死の転帰をとることなく軽快し，慢性的に健康問題をかかえて長い経過をたどる．

④治癒することはなくても，適切な治療・看護・生活管理によって疾患がコントロールされ，一時的に症状が寛解することもある．これを寛解期という．

⑤慢性経過のなかで，治療や療養の管理がうまくいかなかったり，体調の変化や強い精神的ストレスなどにより急激に症状が悪化することがある．これを急性増悪期という．

⑥疾患によりその経過は異なるが，寛解と増悪を繰り返しながら徐々に進行していく．

■ 慢性疾患と慢性期

慢性疾患は，長期にわたり治療・看護を必要とする疾患で完全治癒は望めない．症状は繰り返され，徐々に進行していき，その程度は患者により異なる．したがって，慢性期と慢性疾患はほぼ同じような意味をもつと考えられる．

慢性疾患について

■ 慢性疾患の定義

＜米国の慢性疾患委員会（委員長メーヨー：Mayo, L）による定義（1956年）＞

慢性疾患とは，次のような特徴を1つ，またはそれ以上に有するようなすべての損傷，もしくは正常からの逸脱である．

①永続的な障害，②以後，機能低下を残すもの，③不可逆的な病理的変質に起因するもの，④リハビリテーションのための患者の特別な訓練が必要なもの，⑤長期間の管理や観察およびケアが必要であることが予測されたもの．

■ 慢性疾患の特徴

慢性疾患は，原因疾患が徐々に進行し，長期にわたり，機能障害が生じる疾患をいう．慢性疾患の特徴は，基本的には，完治せず症状が落ち着いても，またなんらかの症状が出現するなどを繰り返す．また，治療の目的が治癒ではなく，疾患のコントロールである．慢性腎不全や慢性肝炎などが慢性疾患の代表である．

慢性疾患をもつ患者は，生きていく長い期間，

患者の自己管理能力を維持していく困難さがある．また，ともに生活している家族や周囲の人々を巻き込むことになる．

さらに，身体的・心理的・社会的要因が，家庭，職場，社会生活において複雑に交錯し，相互に密接に関連して，その及ぼす影響は大きい．

■ 慢性疾患の経過

患者自身が，疾患をもつことを自覚することから，慢性疾患とともに生きるプロセスが始まる．慢性疾患はさまざまな経過をたどるものがあり，疾患の種類，自己管理や支援の有無などの社会的環境などによっても経過は異なる．

①症状が緩慢に経過
②増悪，寛解を繰り返す．
③徐々に進行
④ターミナル期に至るがんなどの疾患の経過

■ 慢性疾患の動向

近年，生活習慣病といわれる高血圧性疾患，糖尿病，脳血管疾患などの慢性疾患の患者は増加しており，とくに先進国に多い．また医学の進歩で治療による延命は著しい．しかし，多様な治療の効果に関しては未知の部分も多く，慢性の経過をたどり，重症化する状況も多くなっている．

慢性疾患の治療の基本

■ 予防：健康的な生活習慣の確立（一次予防）

慢性疾患の多くは生活習慣が主な要因とされている．食習慣としての食品の内容，嗜好品，喫煙，生活様式による運動量の減少やストレスの増加などが発症に関与している．遺伝的要因などもあるが，疾患予防対策である一次予防としては，健康的な生活習慣の確立が重要である．そのためには，幼いころからの適切な生活習慣は重要であり，保健教育として社会全体が取り組むべき課題である．

■ 早期発見，早期治療：健康診断（二次予防）

慢性疾患は自覚症状がないか，またはあっても軽度のため放置することが多く，発見が遅れる場合が多い．年齢や家族の病歴などからも留意して，定期的な健康診断や，軽い症状でも早い時期での受診が大切となる（疾患予防対策としての二次予防）．

そして，早期の適切な治療や健康生活管理の指導を受け，それを実行していく努力がその後に大きく影響する．

■ 長期継続治療と療養生活の自己管理

慢性疾患は寛解と増悪を繰り返して進行し，生涯にわたり継続治療が必要となる．患者は，慢性経過のそれぞれの時期に症状と闘いながら病院，家庭，職場などで生活していく．

したがって疾患に対する正しい認識をもち，食事療法，薬物療法，運動療法などを長期にわたって自己管理していく必要がある．そのためには強い意志と確かな支援により，自己の健康観を築き，疾患と共存していく自立が重要となる．

慢性期における各種治療について以下に述べる．

＜食事療法＞

慢性疾患の治療は，日常生活と関連した治療が多い．食事療法の治療効果が期待できるものには，①食物の影響を受ける消化器疾患，②代謝性疾患（糖尿病，肥満，痛風，腎疾患，血管障害など），③栄養欠乏，④アレルギー性疾患，などがある．

とくに高血圧，糖尿病，多くの腎疾患などは，食事療法が治療の基本となる．高血圧や腎疾患における塩分制限，糖尿病におけるエネルギー制限，腎疾患におけるタンパク質制限などの治療が必要となる．

食は人間の基本的欲求であり，さらに長年にわたる食生活習慣の変更をすることは容易ではない．

＜薬物療法＞

薬物療法は，疾患の原因に直接的に作用して治療するほか，症状の緩和をはかる対症的な治療，感染症に対する予防・処置として行われる．薬物は本来，生体のもつ自然治癒力を前提として補助的役割を担うものであり，生活面での節制（食事，活動など）があってこそ，効果を発揮する．

薬物には主作用と副作用がある．また，複数の薬物が使用される場合が多いが，薬物の相互作用により治療効果を上げる場合と，拮抗作用により効果が減殺する場合とがある．

薬物療法は他の治療法に比べると，適用方法によっては患者にとって比較的簡便であることから，中断，誤用，ときには依存傾向につながり，有害な結果をまねくことがある．したがって薬物の自己管理への支援は重要である．

①主な薬物療法
・糖尿病：インスリン療法，糖尿病薬
・高血圧：降圧薬

- 慢性肺疾患：気管支拡張薬
- C型肝炎：インターフェロン療法
- HIV感染症：抗HIV薬
- 全身性エリテマトーデス，関節リウマチなど：副腎皮質ステロイド薬

② 外来がん化学療法，在宅がん化学療法

がん化学療法の多くは従来，入院治療を必要としたが，近年は多くが通院や在宅でも行えるようになった．外来化学療法センターを設置する病院も増加している．通院が可能となったのは，抗がん薬治療がガイドラインなどに基づいて標準化されたこと，抗がん薬の副作用予防・治療が支持療法の発達によって可能となったこと，医師・看護師・薬剤師など医療従事者がチームとして支援できるようになったこと，などによる．

支持療法は，がん看護専門看護師やがん化学療法認定看護師が中心となって行われている．これらの治療は仕事や家庭生活を行いながら継続することができる．

③ 在宅中心静脈栄養法

在宅療養中の患者が十分に経口摂取できない場合に，消化管を経由せずに必要な栄養（ブドウ糖，アミノ酸，ビタミン，ミネラル）を中心静脈より補給する方法である．腸からの栄養摂取が不十分または不可能な場合に適応となる．

在宅中心静脈栄養法は，カテーテル留置部位の細菌感染，カテーテルの閉塞，代謝障害などを引き起こす危険性があるので，清潔操作と観察が重要となる．

④ 在宅酸素療法（HOT）

在宅酸素療法とは，呼吸機能の低下により継続的に酸素投与が必要な慢性閉塞性肺疾患などの患者に，在宅で酸素療法を実施することをいう．在宅酸素療法に際しては，医学的な適応条件だけではなく，患者の自己管理能力，住まい，介護力，生活パターンなどの条件を考慮することも重要である．

日本では1985年に健康保険が適用され，高齢者の在宅療養患者の増加に伴い在宅酸素療法が広く行われるようになった．

最近では外出や旅行もできる携帯用の酸素供給器具も普及し，慢性呼吸不全患者の運動能力，生命予後の改善のみならず，QOLの向上に寄与している．

<運動療法>

運動療法は，心臓・肺・筋肉の機能を強化するほか，肥満を改善し，血糖や血圧を下げ，またHDLコレステロールを増やす効果がある．したがって高血圧，動脈硬化，虚血性心疾患，糖尿病，高脂血症などに有効とされている．

しかし，重度の糖尿病，高血圧や腎疾患，肝疾患や関節障害がある場合，体調不良の場合に運動をすることは危険である．運動療法の開始に際しては運動負荷試験を行うことが必要である．

<透析療法>

腎不全が進行すると，食事療法だけでは尿毒症症状がコントロールできなくなり，治療法は透析療法か腎移植のみとなる．

透析療法は，老廃物や過剰な水分や塩分，カリウム，リンなどを除去し，酸性に傾いた血液のpHを補正するために行われる．種類は血液透析（HD：hemodialysis）と持続的携帯式腹膜透析（CAPD：continuous ambulatory peritoneal dialysis）がある．HDは透析施設に3回/週ほど通院する必要があり，CAPDは自宅や職場でできる在宅治療の1つで，1～2回/月ほどの通院でよいので，社会復帰に適している．しかし4回/日のバッグ交換が必要であり，腹膜炎などの合併症のリスクもあり，自己管理が重要となる．

透析導入は患者・家族にとってきわめて大きな生活の転換点である．患者・家族の心理状態を十分ふまえ，身体的・精神的にスムーズに導入することが必要となる．

■ 対症療法

慢性疾患のほとんどは完治が難しい．慢性の経過のなかでそれぞれの時期に生じる強弱さまざまな症状に対する治療は，疾患とともに，その人らしく生活していくために重要である．

医療専門職として，対症療法を知識や技術を活用して適切に行うことは当然である．しかし，慢性疾患をもつ患者の場合，長い経過，疾患と向き合って自分なりに生活している．自分の症状のパターンを把握し，自分の生活様式，価値観に沿って症状をコントロールしている場合も多い．

■ 保健・医療・福祉の連携

医療の進歩，高齢化の進展，医療費の高騰など

により，医療提供体制は入院治療中心から在宅への転換がはかられている．したがって，在宅においても，慢性疾患や難病などで医療機器を装着している医療依存度の高い患者や，医学的管理・処置を継続して必要とする患者も少なくない．また，在宅で治療を継続していくためには生活への援助も必要となる．

したがって，保健・医療・福祉を従来のように分断して考えるのではなく，疾患の進行，症状や障害の程度，治療の状態などに応じて，それぞれの役割を認識し，連携して取り組むことが重要となる．

慢性期にある患者の特徴

■ 身体的特徴

① 症状が少ない場合もあるが，消失することのない不快な症状（慢性疼痛，全身倦怠感，呼吸困難など）が持続することが多い．
② 疾患が進行すると疼痛などの症状は増強し，睡眠障害やエネルギー減退による活動制限，身体機能障害（脳血管障害，糖尿病性末梢神経障害など）が出現する．
③ 薬物療法の影響による症状が出現することがある．ときには全身に及ぶ多様な症状が出現する（副腎皮質ステロイド薬の副作用など）．
④ 高齢者は慢性疾患に罹患しやすく，1つの疾患が全身的に影響し，合併症を併発しやすい（肺炎の発症など）．

■ 心理的特徴

① 発症時の衝撃は小さく，徐々に増大する．
　慢性疾患は徐々に進行し，自覚症状が出現し，病名を診断されて病識をもつに至ることが多い．急性期の突然な身体侵襲によるパニック状態となる心理的衝撃とは異なる．徐々に進行する病状とともに衝撃は増大する．
② 予期的悲嘆を経験する．
　長期にわたって食事や活動，薬物療法などの多くの規制を伴った治療法を余儀なくされる．それにもかかわらず，目に見える状態の変化・改善がないこともある．
　病状の見通しがつきにくく，徐々に悪化していくことが多いため，将来への生活への不安は大きく，抑うつ，無力感などの予期的悲嘆を経験することが多い．
③ 自己概念が変容する．
　病状の進行によるさまざまな障害の出現，糖尿病などの食事制限やエネルギー計算，透析療法のための通院など，慢性疾患の多くは日常生活を規制する．制限のあるなかで，他者の支援を受けながらの生活は人格にも影響を及ぼす．
　疾患とともに生きることにより，自尊感情が低下し，それまでの健康観や生きがいに関する価値観が変わる．
④ 疾患の受容のさまざまな心理プロセスをたどる．
　慢性疾患は生涯にわたる継続治療と自己管理が必要となる．しかしなかなか結果につながらないこともあり，意欲の喪失，療養への不信感にもつながり悪循環となる．家庭での療養生活と入院というサイクルを繰り返す．
　多くの患者は，不安や恐怖，否認，悲嘆，怒り，抑うつ，無力感，絶望などの感情を体験するなかで，強い意志と確かな支援により，疾患を受容し，自己の健康観を築き，疾患と共存することができる．
　一方，心身両面の長期間の苦痛や制限が大きく，周囲の支援が不足する場合などは，受容できず，疾患を否認しつづけ適切な治療行動がとれないこともある．

■ 社会的特徴

① 生活行動の変容とライフスタイルの再編成が必要となる．
　人生のどの段階の発症かによって異なるが，疾患の経過や予後の予測が立ちにくく，生活への影響が大きい．趣味や日常生活習慣を疾患とともに生活するスタイルに変更することが必要となる．
② 職業や役割の変更を余儀なくされる．
　長期療養に伴うADLの制限は，仕事や家庭内での役割遂行を困難にし，役割の移行，転職，失職などを余儀なくされることもある．経済的問題も生じる．
③ 社会的な疎外を受ける場合がある．
　役割の変更・喪失など社会的活動の変化により，社会的疎外，社会的孤立に陥る危険性がある．現代の競争社会において，高齢者や

慢性疾患患者および家族は社会的弱者として、社会的疎外（社会的差別や偏見）を受けることがある．
④家族関係が危機的状況となる．
　長期療養に伴い家族にもストレスが蓄積し，さまざまなかたちで表出され，家族関係は崩壊の危険性が高まる．

慢性期看護の対象

慢性期看護の対象は，慢性の経過をたどる患者およびその家族である．

本書第Ⅱ章で慢性期を取り上げる疾患を表1に示す．臨床的に多くみられる主な疾患，状況は以下のとおりである．

■ 症状経過と障害による分類

①症状を緩慢に経過させることができるもの
　　患者の生活の調整（コントロール）で症状の悪化を防ぐことができ，ADLにあまり大きな影響がない．しかし，なかなか治癒せず慢性の経過をたどる場合がある．
　・慢性中耳炎，慢性胃炎，慢性肝炎，慢性腎炎
②はじめは自覚症状がないか，または症状があっても軽度であり，検査などにより発見され，緩慢な状態が長期間持続する．急性増悪を繰り返しながら，症状と生活障害が進行していきやすいもの
　・糖尿病，高血圧，肝硬変，肺結核
③疾患の緩徐な進行とともに，ADLの障害が徐々に増大していき，重度の生活障害と生命の危機に陥りやすいもの
　・ベーチェット病，慢性白血病，膠原病，心疾患

■ 機能障害による分類

①呼吸器疾患：慢性閉塞性肺疾患，気管支喘息
②循環器疾患：うっ血性心不全，狭心症
③血液・造血器疾患：慢性白血病
④消化器疾患：C型肝炎，肝硬変
⑤内分泌・代謝疾患：糖尿病
⑥脳・神経疾患：脳血管障害，パーキンソン病
⑦運動器疾患：椎間板ヘルニア
⑧腎・泌尿器疾患：慢性腎不全
⑨女性生殖器・婦人科疾患：卵巣嚢腫
⑩感覚器疾患：角化型疥癬
⑪精神疾患：うつ病

■ 難病

難病とは，ある種の疾患群を示す一般的な概念である．どの疾患が難病であるかは時代によって異なる．

現在の厚生労働省難病対策委員会における特定疾患の定義は，①症例数が少ない，②原因不明，③効果的な治療法が未確定，④生活面における長期にわたる支障（長期療養を必要とする）である．特定疾患調査研究の対象疾患は，121疾患である（2005年）．

■ がんの慢性的経過

悪性リンパ腫などがあげられる．

■ 機器使用によるADL制限

①腎・泌尿器疾患（腎不全）：血液透析，腹膜透

表1　第Ⅱ章で慢性期を取り上げる疾患一覧

	系統別	疾患名		系統別	疾患名
1	呼吸器疾患	小児喘息	7	運動器疾患	椎間板ヘルニア
2	循環器疾患	狭心症	8	腎・泌尿器疾患	慢性腎不全
3	血液・造血器疾患	悪性リンパ腫	9	女性生殖器・婦人科疾患	卵巣嚢腫
4	消化器疾患	C型肝炎	10	自己免疫疾患・難病	関節リウマチ
5	内分泌・代謝疾患	2型糖尿病（2回目の教育入院）	11	感染症	HIV感染症
			12	感覚器疾患	角化型疥癬
6	脳・神経疾患	パーキンソン病	13	精神疾患	うつ病

析
②呼吸器疾患：在宅酸素療法，痰の吸引，酸素吸入，気管カニューレ挿入
③循環器疾患(心不全)：ペースメーカ装着
④消化器疾患：ストーマ，中心静脈栄養，経管栄養
⑤泌尿器疾患：ストーマ，膀胱カテーテル

B. 慢性期にある患者の看護過程に必要な基礎知識

アセスメントの視点

慢性期にある患者のアセスメントでは，病状の進行や治療が生活行動や自己概念に及ぼす影響，疾患に対する認識と自己管理能力に焦点をあて，情報収集する．

情報より，①慢性疼痛や全身倦怠感，呼吸困難などの不快な身体症状はないか，②症状や治療に伴う活動制限，身体機能障害などADLへの影響はないか，③病識や自己管理能力はどうか，④自己概念，ライフスタイルへの変化など心理的・社会的側面への影響はないか，などをアセスメントし，その程度，今後の予測・成り行きを考え，看護診断し，援助の必要性があるかどうか分析する．

慢性期にある患者の看護に必要なアセスメントの視点を，ゴードンの機能的健康パターンに沿って示す．また，本書の第Ⅱ章で展開する事例のアセスメント例の一部を＊で示す．

パターン		アセスメントの視点
健康知覚-健康管理		慢性期では疾患の進行をできるだけ遅らせ，現存する機能を維持することが必要となる．したがって，食事療法，薬物療法，規則的な生活を長期にわたり，いかに自己管理するかが重要となる．自己管理に際しては周囲の支援が必要となる．
	●疾患，治療に対する認識，自己管理能力はあるか．	＊自己管理能力はどの程度か． ＊疾患，治療に関して正しい知識が得られているか． ＊家族の支援体制はどうか． ＊健康管理についての認識と実践力はあるか． ＊発作の誘因や動脈硬化促進因子となる生活習慣があるか． ＊発作の予防に対する管理能力はあるか． ＊患児の健康状態を管理する保護者の理解力や管理能力はどの程度か． ＊今後自己管理していくうえで，不足する知識や間違った認識がないか． ＊指示された安静や運動療法を実施できるか． ＊指示された食事・運動・薬物療法を適切に実施できているか． ＊体重・脈拍数の自己測定，食事，内シャント，内服薬などの自己管理能力はどうか． ＊治療(服薬の継続)を自己管理できるか． ＊健康管理能力に影響を及ぼす身体的・情緒的問題が生じていないか．
	●健康管理能力に影	＊食事・運動・薬物療法を阻害する因子がないか．

パターン	アセスメントの視点	
	響する因子はないか.	＊継続した治療が可能な環境にあるか. ＊治療継続に影響を及ぼすような行動パターンがあるか. ＊治療を継続するうえで支障をきたす要因はないか.
栄養-代謝	慢性期では，疾患による悪心・嘔吐，腹痛，下痢などのさまざまな二次症状や薬物療法による副作用が起こりやすい．また，患者の嗜好や味覚と合わない治療食が出されることが多いため，食欲が低下する．さらに長期にわたるADLの制限は，身体の原因とともに精神的なストレスを生じさせ，食への興味が減退しやすい．症状の悪化は，全身的に大きく影響し，食事摂取量の低下につながる．食事摂取量が不十分で栄養状態が不良になると，感染のリスクが高まる．そのほか，糖尿病などの疾患，化学療法の副作用（骨髄抑制）がある場合にも易感染状態となる． 一方，疾患によってはホルモン異常，薬物療法の副作用，また，長期にわたるADLの制限は，身体的・精神的ストレスとなり，食への異常な執着ともなり，過剰な摂取につながる．	
	●病状に伴う栄養状態の低下はないか.	＊HIV感染症の進行に伴い，栄養障害が起こっていないか. ＊現在の症状や栄養状態データから，代謝上必要とする食事摂取ができているか. ＊免疫力の低下に伴い，口腔カンジダ症が発生し，摂食状況に影響を及ぼしていないか. ＊うつ状態，排便へのこだわりによる栄養状態の低下，水分・電解質の異常はないか.
	●治療に伴う栄養状態の低下はないか.	＊インターフェロン療法による食欲低下はないか.
	●状況に伴う栄養状態への影響はないか.	＊食事の消化・吸収に問題はないか. ＊嚥下状態に問題はないか. ＊食欲はあるか. ＊自宅での食生活が継続できているか. ＊改善すべき食習慣はないか.
	●水分・電解質の異常はないか.	＊食事・水分摂取状態に問題はないか. ＊水分バランスに問題はないか. ＊高浸透圧利尿による脱水はないか.
	●感染の危険性はないか.	＊感染徴候はないか.
	●栄養状態，食習慣が治療に及ぼす影響はないか.	＊食習慣のなかに動脈硬化促進因子があるか. ＊血糖コントロールを不良にするエネルギー摂取状況はないか. ＊栄養状態の低下，老廃物の排泄障害による影響はないか.

パターン	アセスメントの視点	
		＊水・電解質の代謝はどうか．
排泄	腎・泌尿器疾患，消化器疾患や神経系に障害がある場合，排泄に影響する．また，治療的・状況的制限により，身体活動の減少に伴い腸蠕動が低下して便秘を起こし，水分の不足や吸収低下により，排尿に問題が生じる．	
	●病状に伴う排尿・排便状態の変化はないか．	＊自律神経障害による排尿・排便障害はないか． ＊椎間板ヘルニアによる直腸膀胱障害はないか． ＊糖尿病性腎症による排尿障害はないか． ＊便秘は続いていないか． ＊発作の誘因となる便秘はあるか． ＊全身倦怠感や食事摂取量の低下が排泄に影響を及ぼしていないか． ＊肛門部の損傷，性感染症が排泄に影響を及ぼしていないか．
	●治療に伴う排尿・排便状態の変化はないか．	＊透析による排尿・排便への影響はないか． ＊抗うつ薬の使用による便秘はないか． ＊薬物の副作用による排尿・排便障害はないか．
	●状況に伴う排尿・排便状態の変化はないか．	＊食事内容や量の変化，運動不足，ストレスによる便秘を生じていないか． ＊性交による肛門周囲の異常はないか．
	●排尿・排便異常が及ぼす影響はないか．	＊高浸透圧利尿による脱水はないか． ＊努責による腰痛が生じていないか． ＊便秘による生活行動への影響はないか．
活動-運動	慢性期では，心疾患，肺疾患，腎疾患や内分泌障害などの症状による生理機能的制限や運動器疾患における形態的制限，あるいはその他治療的・状況的制限により，必要な身体活動や，希望する活動ができなかったり，活動に耐えられなかったりする．心理的には，長期治療によるさまざまな情緒的要因が活動しようとする動機を失わせる． 　生活習慣病では生活様式が活動に関連することも多い．	
	●（症状，治療に伴う）呼吸機能の変化はないか．	＊発作時の呼吸困難はどの程度か． ＊内服や吸入の管理状態と発作の関連はないか． ＊高血糖症状が呼吸機能に及ぼす影響はないか．
	●（症状，治療に伴う）循環機能の変化はないか．	＊透析による循環機能の変化はないか． ＊高血糖症状が循環機能に及ぼす影響はないか．
	●ADLへの影響はな	＊運動機能，ADLは発症当時と比べてどの程度変化したか，そ

経過別看護の概論

パターン		アセスメントの視点
	いか.	れによるQOLの低下はみられたか. ＊腰痛によるADLへの影響はないか. ＊発作によるADLへの影響はないか. ＊インターフェロンの副作用が活動を阻害するか. ＊運動療法を行う身体能力はあるか. ＊規則的な服薬治療が可能な日常生活をおくっているか. ＊うつ状態がADLに及ぼす影響はないか. ＊化学療法による副作用のリスクはどの程度か．ADLへの影響はどの程度か.
睡眠-休息	\multicolumn{2}{l	}{慢性期では，不快な症状が持続し，症状も徐々に進行することが多い．心理的にも不安や絶望感をいだきやすい．さらにADLの制限による運動不足や副腎皮質ステロイド薬などの副作用もあり，睡眠障害を起こすことがある.}
	●症状に伴う睡眠への影響はないか.	＊腰痛による睡眠への影響はないか. ＊疾患の経過，妊娠，出産などについて不安が生じ，睡眠に影響を及ぼしていないか. ＊喘息発作によって睡眠が妨げられているか. ＊症状の悪化，不安などにより，睡眠が障害されていないか. ＊うつ症状による睡眠障害はないか. ＊休息はとれているか.
	●治療に伴う睡眠への影響はないか.	＊検査，治療に伴う安静による睡眠への支障はないか. ＊副作用やそれに伴う不安などが，睡眠を阻害する原因となっていないか. ＊副腎皮質ステロイド薬の副作用による心理面への影響があるか.
	●状況に伴う睡眠への影響はないか.	＊入院により睡眠・休息に問題が生じていないか.
認知-知覚	\multicolumn{2}{l	}{慢性期では，生理機能低下に関連してさまざまな全身症状が出現する．症状そのものによる苦痛や不快感と，長期療養生活に伴う心理的・社会的問題が相乗して，患者にとって長くつらい状態となる．また，精神障害や高齢者では，意識状態，見当識，記憶力，認知力が低下する場合も多い.}
	●疼痛・苦痛はどうか.	＊疼痛の程度はどうか. ＊インターフェロンの副作用による苦痛はどの程度か. ＊関節痛が生活に及ぼす影響はどの程度か. ＊高血糖症状による苦痛はないか. ＊かゆみの程度はどうか

慢性期

パターン	アセスメントの視点	
	●意識状態，見当識，記憶はどうか．	＊疾患の進行による精神的変化，認知障害，うつ状態はみられないか． ＊梅毒や日和見感染症による中枢神経症状の出現はないか．
	●感覚はどうか．	＊感覚障害はみられないか．
自己知覚-自己概念	慢性期においては，ときとして不可逆的な病状の進行と闘い，ADLの制限とライフスタイルの変更を余儀なくされる．これは自己の生き方の大きな転換となる否定的体験であり，自己価値，自己是認，自信などの価値体系がくずされうるものである．	
	●自分自身に対する認識の変化がないか．	＊パーキンソン病の症状や薬物の副作用によるボディイメージの変化，長期にわたる闘病生活が自己尊重の低下につながっていないか． ＊自己評価が今後の治療に影響を及ぼさないか． ＊抗HIV薬開始に伴い自己像の変化はないか． ＊うつ状態による自己否定がないか． ＊ボディイメージの混乱があるか．
	●不安，悲嘆，無力感などがないか．	＊不安や悩みを誰かに表出できているか． ＊疾患や治療に対する不安はあるか． ＊不安などの心理的要因から発作を起こすことはないか． ＊母親の不安が患児に影響を与えていないか． ＊自己管理の難しさによる絶望・無力感はないか． ＊疾患，治療，予後に関する不安・恐怖はないか．
役割-関係	長期にわたる経過のなかで，職業や役割の変更を余儀なくされる．また，社会的活動の変化・喪失に伴い，社会的疎外，社会的孤立に陥る．原因不明の難病，精神疾患患者などではとくにその傾向が強い．	
	●家族関係や役割の変化による危機はないか．	＊仕事上の役割に影響がないか． ＊家族の役割に影響がないか． ＊家族の協力はあるか． ＊入院による学業への影響はないか． ＊職業の継続や経済上の問題はないか．
	●対人関係，コミュニケーションに問題はないか．	＊構音障害によるコミュニケーションへの影響はないか． ＊今後の療養に対し，精神的な支援者はいるか． ＊医療従事者との関係はどうか．
性-生殖	糖尿病，泌尿器疾患，女性生殖器疾患などや，治療によっては，性的障害が生じる．とくに生殖年齢にある場合，今後の生活に支障となる．	

経過別看護の概論

パターン	アセスメントの視点	
	●性機能障害, 性的な問題はないか.	＊家族計画に変更をきたさないか. ＊性機能や性生活について不安はないか. ＊狭心症の発症が患者の性に及ぼす影響はないか. ＊糖尿病の進行に伴う性機能障害はないか. ＊今後, 他者へ感染を拡大する危険性があるか.
コーピング-ストレス耐性	慢性期は, 治療や予後, 規制される生活とすべてが長期であり, 不確かである. それらは絶え間ない大きなストレスとなり, 個人の処理能力を超えることも多く, 患者・家族のコーピング障害をきたす.	
	●ストレスをどのように受けとめて反応しているか.	＊疼痛やしびれによるストレスはあるか. ＊入院, 症状の変化によるストレスが表出されているか. ＊ストレスに対する反応はどうか. ＊入院生活への適応はどうか. ＊家族が介護を行っていくうえで負担はないか.
	●ストレスにどのように対処しているか.	＊ストレスに対する対処能力はあるか. ＊ストレス対処法は効果的か. ＊ストレスと発作の要因が関連しているか.
	●感情が強く表出されているか.	＊自傷行為の危険性はないか.
価値-信念	慢性期においては, 長期にわたり疾患とともに生きていく. そのため人生の苦難, 生きる意味, 死に対するさまざまな感情は, 自己の価値・信念システムの障害となり, 自分の存在に疑問をもつことになる. 宗教に救いを求める場合も多い.	
	●価値・信念に関する葛藤があるか.	＊価値観に影響を及ぼすことがあるか. ＊治療に影響を及ぼす価値観, 信念はあるか. ＊意思決定や行動変容の原因となるものがあるか. ＊両親の信仰や価値観が患児に与える影響はどうか. ＊いままでの価値観, 信念が入院生活に影響しているか.

慢性期

患者の問題/看護診断

アセスメントの結果が患者の問題/看護診断となる．第Ⅱ章で取り上げる慢性期事例の看護診断より，慢性期の特徴を示す各パターンの主な看護診断名をあげ，その関連句を＊で示す．

目標

慢性期にある患者・家族の目標は，①疾患を受容し，②自立・自己管理できる，③苦痛が軽減する，④家族の負担が軽減する，ことである．

看護診断においては，患者の問題/看護診断が解決した状態として，患者の状態で示す．第Ⅱ章で取り上げる慢性期事例の看護診断に対する目標を＊で示す．また，第Ⅱ章で看護計画を立案していない看護診断に対しては，一般的な目標の例を◆で示す．

パターン	患者の問題/看護診断		目標
健康知覚-健康管理	＃　身体損傷リスク状態	＊抗パーキンソン病薬の長期服用，変更により症状が不安定であること，自分で排泄したいという思いに関連した	＊歩行時に転倒しない． ＊トイレへ看護師と一緒に行くことができる．
	＃　非効果的治療計画管理	＊腰部の負担を軽減するための方法および減量についての知識不足に関連した	＊ライフスタイルに合った自己管理の方法について具体策が見出せる． ＊腰痛が悪化しないための方法を日常生活に取り入れることができる．
		＊生活習慣における動脈硬化促進因子の保持(塩分・糖質過剰摂取，運動不足)，加齢に伴う物忘れ，嗜好を優先する傾向に関連した	＊日常生活のなかでの冠危険因子(塩分・糖質過剰摂取，運動不足)が言える． ＊食生活における具体的な減塩策が言える． ＊発作の誘因とならない入浴方法が言える．
		＊生活環境の改善・薬物の管理が困難であること，患児の自己管理へ向けた指導の開始に関連した	＊母親が発作時の対策を言葉で表すことができる． ＊母親が生活環境の問題点と改善策を言葉で表すことができる． ＊母親の指導のもとで患児がピークフロー値測定を継続できる．
		＊インターフェロン療法継続のための生活調整の知識不足に関連した	＊インターフェロン療法を納得し，継続して受けられる．
		＊治療継続への適応困難，家族の協力不足，病状進行への危機感の不足に関連した	＊経口薬の飲み忘れがない． ＊空腹時血糖を100mg/dL以内にコントロールできる．

パターン	患者の問題/看護診断		目標
		*長い経過による慣れ，水分を制限する必要性や方法の知識不足に関連した	*1か月後までに透析前の体重増加を2.9kg以内にする． *水分摂取による影響を理解し，水分制限の行動をとることができる．
		*化学療法に伴う副作用対策の知識不足に関連した	*定期的に指示薬を内服することができる．
栄養-代謝	# 感染リスク状態	*副腎皮質ステロイド薬および免疫抑制薬の副作用に関連した	*感染の徴候なく経過する． *感染の徴候と症状について理解できる． *感染の危険因子と必要な生活上の注意点を言える． *感染予防のための行動を身につけ，実施できる．
排泄	# 便秘	*薬物の変更，水分摂取不足に関連した	*1回/2～3日普通便がみられる． *水分摂取が1,200～1,500mL/日できる．
認知-知覚	# 慢性疼痛	*腰部の負担，同一体位による椎間板の変性および突出したヘルニアによる神経の圧迫に関連した	*疼痛が減少し，日常の活動が増加する． *夜間，十分に睡眠をとることができる． *疼痛をコントロールできる．
自己知覚-自己概念	# 自己尊重慢性的低下	*うつ状態による劣等感や自己否定的な発言，病状を受けとめていないことに関連した	*話をしているときやレクリエーション時に笑顔がみられ，楽しめたとの発言がある．
役割-関係	# コミュニケーション障害	*構音障害，個室隔離による人間関係の狭小化に関連した	◆文字板など補助的な手段を用いてコミュニケーションをはかる． ◆家族や親しい人へ思いを伝えることができる． ◆担当医師，受け持ち看護師に思いを伝えることができる． ◆単語をゆっくり話すことができる．
性-生殖	# 非効果的セクシュアリティパターン	*術後の卵巣機能に関する知識不足，性生活への不安に関連した	*術後の卵巣機能について正しい認識ができる． *夫とともに術前の性生活を取り戻すことができる．

パターン	患者の問題/看護診断		目標
コーピング-ストレス耐性	# 家族介護者役割緊張リスク状態	＊妻が1人で介護を引き受けていること，長期的な療養生活が予測されることに関連した	＊心身ともに妻の介護負担を軽減した療養生活をおくる準備ができる．

援助

■看護援助の方向，ポイント
①疾患受容への援助
②苦痛緩和
③セルフケア能力拡大への援助
・自立・自己管理への支援，動機づけへのはたらきかけ，セルフケア技術の指導
④心理的支援
⑤QOLの維持
⑥医療の継続
⑦患者を取り巻く人々への援助
⑧医療チームの連携
⑨社会福祉制度の活用と保証

■看護計画
<観察・診断計画 DP >

慢性期にある場合，時期により症状の現れ方，治療の状況，患者を取り巻く環境もさまざまである．症状は苦痛を伴うことが多く，日常生活や社会生活になんらかの支障をきたし，患者の自己管理，QOLに影響する．

したがって，とくに症状コントロール，QOL，疾患受容過程とストレス対処法を理解し，診断・観察することが必要である．

①症状コントロール
　症状の原因となっている生理的・病理的・心理的機序を理解して，症状の現れ方を観察する．
　患者自身がどのように症状を理解・評価・反応（対処）しているかを把握する．
［症状の患者の理解に影響を与える要因］
・個人的要因：性別や年齢，結婚歴，性格や傾向，認知能力，動機づけ，家族，文化や宗教など
・環境要因：家庭や職場，社会的なサポート，倫理観など
・健康・疾患要因：患者の健康や疾患，危険因子の状態
［症状の評価］
　症状の強度や部位，持続時間や頻度，その症状によりできなくなること，体験している症状の性質，症状出現に対する恐怖，脅威など
［症状に対する反応］
・身体的反応：呼吸数の変化，発汗，顔色不良など，症状の発生機序に相応した徴候
・心理的反応：抑うつ，悲嘆，集中力の低下，自尊心の低下など
・行動的反応：言葉での訴え，泣くなど
　患者自身が望む症状コントロール方法や状態について，傾聴する．

②QOL
　WHOは，QOLについて「一個人が生活する文化や価値観のなかで，目標と期待，基準，関心に関連した自分自身の人生の状況に対する認識」と定義している．
［QOLを左右する要因］
　以下の要因がQOLに否定的な影響を与える．
・身体的要因：慢性疾患による身体症状や治療，医療への高い依存度
・心理的要因：喪失体験による否定的な感情（不安，おそれ，悲嘆，抑うつ，無力感，絶望感，あきらめなど）
・社会的要因：人間関係・情緒的な支援の低下
・環境：経済状態の悪化，継続した医療サービスの提供や余暇活動に参加できない状況

③ストレスへの対処
［ストレス対処］
・認知的評価：有害性，コントロールの可能性を評価（障害/喪失，脅威，挑戦）
・コーピング（ストレスへの対処）：問題焦点型（ストレスが小，問題への直接的はたら

きかけ），情動焦点型（ストレスが大，否定的感情を調整）

＜看護実践計画 TP ＞

①症状コントロールへの援助

　長い経過における病状の変化，薬物の副作用による症状，機械・器具の装着などのさまざまな苦痛に対する緩和ケアが必要である．医療専門職として，知識や技術を活用して適切に行うことは当然である．しかし慢性疾患をもつ患者の場合，自分の症状のパターンを把握し，症状をコントロールしている場合も多い．したがって，医療従事者は，常に患者，家族に適した対症療法となるように支援していくことが重要である．

②不足するセルフケアへの援助

　病状の進行や治療による生活行動の制限，身体機能障害などがある場合などは，日常生活を行ううえで，不足するセルフケアへの援助が必要となる．また，慢性疾患患者は高齢者が多く，援助が必要な場合も多い．ただし，援助は患者がセルフケアができるようになるまでとし，環境を整え，患者のセルフケア能力を高めていくことが重要である．

③心理的支援

　疾患を受容し，ストレスコーピングを促すために，傾聴などの情緒的サポートをすることがまず大切である．また，よくなっていることやできていることを伝え，自尊心や自信を高めることも効果的である．

④患者を取り巻く人々への援助

　長い経過のなかで，家族関係が崩壊の危機に陥る場合がある．家庭内に危機状態が起こった場合の家族の反応は，その家族のもつ日常の人間関係，健康観，コーピング能力，過去の体験などにより，動揺を示したり，冷静に対応するなどさまざまである．ストレスによる反応がある場合は，家族間の調整をして，家族個々人の負担のバランスを工夫できるとよい．

　家族の発症という危機状態の体験が，家族の崩壊につながらないように，互いに助け合い，家族の結束がより強くなるように支援する．

＜教育・指導・情報提供計画 EP ＞

①自己管理への支援

［動機づけへのはたらきかけ］

　学習ニーズや病状などを考慮して疾患や治療について情報提供を行う．現実認識を高め，自分なりの対処法を獲得することは，コーピングにもつながる．その際は，患者・家族とともに学習・工夫していく姿勢が必要である．

　患者会などのセルフヘルプグループを紹介することも効果的である．同じ体験をもつ者同士で語り合うことで，自己管理への動機づけも高まる．

［ケア技術の指導］

　長期にわたる療養においては，病状の変化や薬物の副作用による症状が出現する．患者・家族は，症状や治療，自己管理技術について知識をもち，予測と判断，危険予防および対処の能力をもつことが重要となる．そのためには，十分な知識と技術を習得できるように指導することが必要である．

　病状の変化，薬物の副作用による症状，危機状態，透析，ストーマ管理，導尿，酸素療法，インスリン自己注射，ペースメーカ，痰の吸引，酸素吸入などの機械・器具の操作方法とアクシデントへの対処法などを指導する．

②医療継続への支援

　治療を継続できるように，医療従事者側は病棟と外来との連携，また訪問看護による援助，地域の支援システムへの仲介などが必要となる．また医療ソーシャルワーカー（MSW）と連携し，社会資源を活用する．

●参考文献

1）鈴木志津枝，藤田佐和編：慢性期看護論．成人看護学，ヌーヴェルヒロカワ，2005．
2）山口瑞穂子ほか監：慢性期．看護診断をふまえた経過別看護2，学習研究社，1995．
3）Strauss, A. L. et al.（南　裕子監訳）：慢性疾患を生きる――ケアとクォリティ・ライフの接点．医学書院，1987．
4）Woog, P.（黒江ゆり子ほか訳）：慢性疾患の病みの軌跡――コービンとストラウスによる看護モデル．医学書院，1995．

3 回復期の概念と看護の基本

A. 回復期看護概論

回復期について

■回復期とは
　健康障害が回復していく時期を回復期とよぶが，回復期の厳密な定義で一般的なものはない．

　急性期や慢性期でも回復段階はある．しかし急性期の回復は急速で，期間も短い．慢性期でもある時期においては回復する過程があるが，回復は一時的なものであり，とくに回復期として位置づけられていない．

　さらに近年，疾病構造の変化，医療の進歩，高齢化などにより，慢性疾患患者が増加し，障害・疾患を有したまま生活しなければならない場合も多い．慢性疾患でも増悪と寛解を繰り返し，回復期と慢性期の区別が難しい場合もある．

　回復期とは，急性期の危機状態や慢性期の急性増悪から脱した治癒過程にあり，合併症や二次的障害を予防しながら，生活機能と障害・疾患の回復をめざし，社会復帰をするための，一定の準備期間といえる．

　本書では，慢性期のあとの回復過程を回復期として取り上げる．

■回復期とリハビリテーション
　生活機能と障害・疾患の回復をめざし，社会復帰を行うためには，リハビリテーションが重要である．リハビリテーションは，急性期，慢性期においても行われるが，障害・疾患をもち生活の再構築を必要とする回復期において，強化，実行される．回復期はリハビリテーションと密接に関係する時期といえる．

リハビリテーションについて

■リハビリテーションの定義
　リハビリテーションとは，「再び，人間としてふさわしい状態にする」という意味をもつ．したがって，生活機能になんらかの障害をもつ人が，残存機能を最大限に発揮して，「全人格的復権」を果たすことをいう．身体的な回復だけでなく，人格的・社会的に人間としての権利や名誉を回復し，その人らしい生活と人生を取り戻すプロセスである．

　リハビリテーションには種々の定義があるが，主なものを以下に示す．

> ＜WHO（1981年）＞
> 　リハビリテーションとは，能力障害あるいは社会的不利を起こす諸条件の悪影響を軽減させ，障害者の社会統合を実現することをめざすあらゆる手段を含むものである．リハビリテーションは，障害者を訓練してその環境に適応させるだけでなく，障害者の直接的環境および社会全体に介入して彼らの社会統合を容易にすることを目的とする．障害者自身，その家族，そして彼らの住む地域社会はリハビリテーションに関係する諸種のサービスの計画と実施に関与しなければならない．

> ＜国連障害者世界行動計画（1982年）＞
> 　リハビリテーションとは，身体的，精神的かつ社会的に最も適した機能水準の達成を可能とすることによって，各個人が自らの人生を変革していくための手段を提供していくことをめざし，かつ時間を限定したプロセスである．

経過別看護の概論

■リハビリテーションの基本となる考え方，関係する法律

＜国際生活機能分類(2001年)＞

障害に関する国際的な分類としては，これまで，WHOが1980年に国際疾病分類(ICD)の補助として発表したWHO国際障害分類(ICIDH)が用いられてきた．この分類は，障害を「機能・形態障害」「能力障害」「社会的不利」という3つの次元でとらえるものであった．

2001年5月のWHO総会では，その改訂版として国際生活機能分類(ICF)が採択された．ICFは，障害というマイナス面ではなく，生活機能というプラス面からみた分類である．人間の生活機能と障害について「心身機能・身体構造」「活動」「参加」の3つの次元および「環境因子」「個人因子」で構成されている(図1)．この分類は，今後のリハビリテーションの方向を示唆するとともに，障害や疾患をもつ人やその家族，保健・医療・福祉に携わ

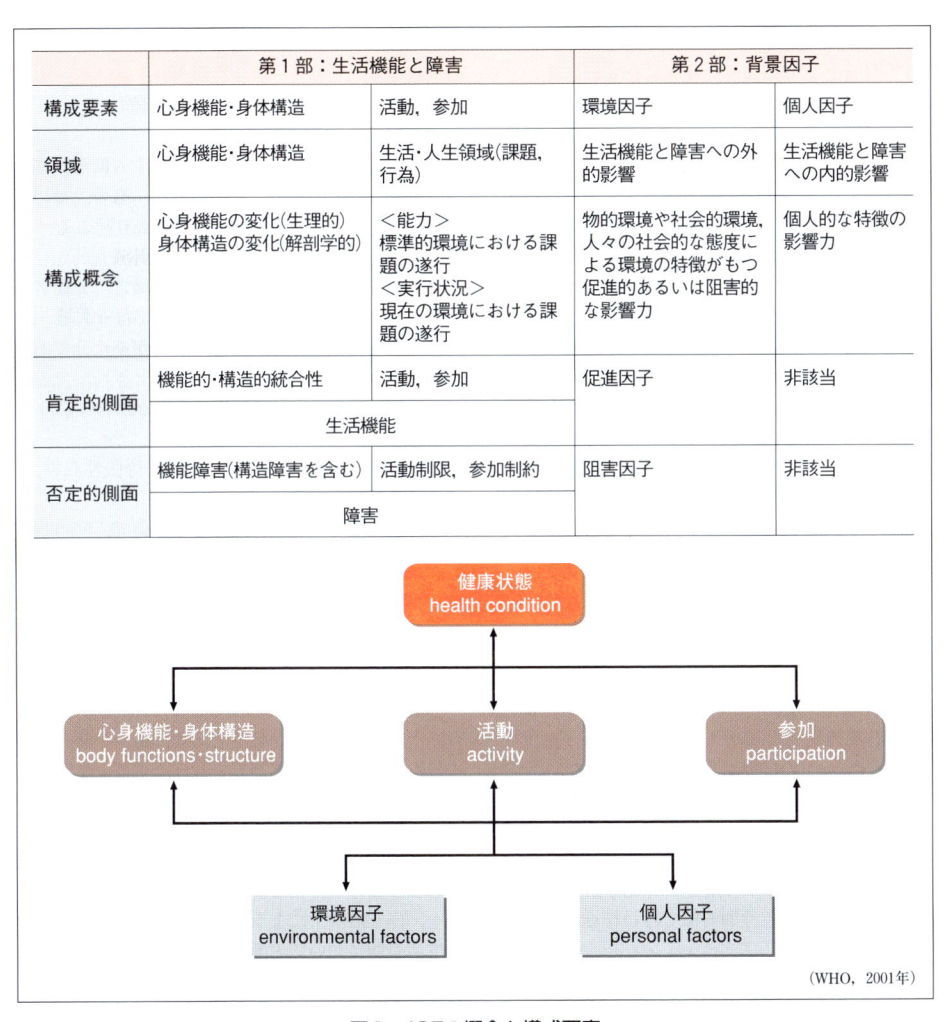

	第1部：生活機能と障害		第2部：背景因子	
構成要素	心身機能・身体構造	活動，参加	環境因子	個人因子
領域	心身機能・身体構造	生活・人生領域(課題，行為)	生活機能と障害への外的影響	生活機能と障害への内的影響
構成概念	心身機能の変化(生理的) 身体構造の変化(解剖学的)	＜能力＞ 標準的環境における課題の遂行 ＜実行状況＞ 現在の環境における課題の遂行	物的環境や社会的環境，人々の社会的な態度による環境の特徴がもつ促進的あるいは阻害的な影響力	個人的な特徴の影響力
肯定的側面	機能的・構造的統合性	活動，参加	促進因子	非該当
	生活機能			
否定的側面	機能障害(構造障害を含む)	活動制限，参加制約	阻害因子	非該当
	障害			

健康状態
health condition

心身機能・身体構造
body functions・structure

活動
activity

参加
participation

環境因子
environmental factors

個人因子
personal factors

(WHO, 2001年)

図1　ICFの概念と構成要素

る人々のあいだでの，障害・疾患の状態についての共通認識を深めると思われる．

<障害者基本法(1993年)，障害者自立支援法(2005年)>

障害者基本法は，身体障害，知的障害，精神障害を包括し，障害者の定義を「身体障害，知的障害又は精神障害があるため，長期にわたって日常生活又は社会生活に相当な制限を受ける者」と規定した．また「てんかん及び自閉症を有する者並びに難病に起因する身体又は精神上の障害を有する者であって長期にわたり生活上の支障があるもの」も付帯として障害者の範囲に含まれることとした．

障害者自立支援法は，障害者の地域生活と就労を進め，自立を支援する観点から，障害者基本法の理念にのっとり，さらに障害種別に異なる法律に基づいて行われていた自立支援の福祉サービス，公費負担医療などについて，一元化したものである．

<ノーマライゼーション>

ノーマライゼーションとは，1960年代に北欧諸国から始まった社会福祉をめぐる社会理念の1つであり，障害者，高齢者福祉のキーワードとして広く用いられている．障害者と健常者とは，互いにとくに区別されることなく，社会生活をともにすることが普通（ノーマル）であり，望ましい社会であるという考え方である．こういった社会を実現するために，障害者のこうむる不自由，参加制約の緩和が必要であり，バリアフリー化が求められている．

■経過別リハビリテーション

介護保険制度(2000年4月施行，2005年改正)，第五次医療法の改正(2006年度)により，急性期・回復期・維持期リハビリテーションといったリハビリテーションの区分が明確となってきた．

疾患の各期とリハビリテーションの区分は必ずしも一致していないが，一般的に以下のように区分している．

①急性期リハビリテーション：発症から約2週間のあいだに急性期病棟で行われる．医療保険によるリハビリテーション
②回復期リハビリテーション：病院と在宅またはリハビリテーション施設のあいだにある回復期リハビリテーション病棟で行われる．医療保険によるリハビリテーション
③維持期リハビリテーション：入院・入所施設や在宅で行われる．主に介護保険による通院・通所および訪問リハビリテーション

回復期における主な治療

回復期は，健康障害の治癒過程にあるが，不安定な状態であり，合併症や二次的障害を起こす危険性もある．原因疾患，合併症や二次的障害に対する治療も行われるが，ここでは主として行われる回復期リハビリテーションの内容を述べる．

■身体機能の維持・回復のための訓練

<関節可動域(ROM)訓練>

関節可動域の制限は，関節を構成する軟部組織や骨の異常による強直と，皮膚や筋，靱帯，神経などの関節以外の異常による拘縮により起こる．

①自動運動訓練：患者自身で行う訓練
②他動運動訓練：自力で行えない場合，介助者により，重り，器械などを用いて行う訓練
③自動介助運動訓練：患者の筋力が不十分であったり，自動運動で痛みがあるときに，できるだけ少ない介助で動かせるように行う訓練

<筋力増強訓練>

筋力増強運動には，等尺性収縮，等張性収縮，等運動性収縮がある．

①等尺性収縮：関節の運動をしないで，筋の収縮を行う運動．ギプス固定中でも行える．
②等張性収縮：関節の運動をして筋を収縮させる運動
③等運動性収縮：筋の収縮速度を一定に制御する器械を用いて，筋を収縮させる運動

脊髄損傷により両下肢の麻痺（対麻痺）がある場合，上肢の筋力強化が必要であり，褥瘡予防のためにもプッシュアップ訓練を行う．車椅子生活自立のためにも車椅子の乗降，操作訓練を行う．

■ADL訓練

日常生活に必要な歩行や，更衣，食事，入浴時に必要な動作が行えるように訓練を行う．理学療法士，作業療法士による訓練が主となるが，実際の生活援助において看護師，家族などの支援者は，その訓練を活用し，患者の能力を最大限活用できるようにかかわることが重要である．

経過別看護の概論

■ 言語・作業訓練を中心とした認知リハビリテーション

高次脳機能障害である失語，記憶障害，半側空間無視，注意障害などがある場合，総合的な視点で言語聴覚士，作業療法士などによる訓練が行われる．認知リハビリテーションは，最近注目されてきた分野であり，今後さらに効果的な治療法の開発が期待されている．脳損傷の程度，年齢，意識障害や記憶障害の程度などにより回復状況は異なる．

■ 摂食・嚥下障害のリハビリテーション

脳卒中や脳性麻痺，神経難病などの中枢神経系疾患，口腔・咽頭・喉頭の機能低下などで摂食・嚥下障害が生じる．食べることは人間の最も基本的な生命維持機能であり，基本的な欲求である．QOLに大きく関与するため，摂食・嚥下機能の維持は重要性が高い．

摂食・嚥下障害の評価は，嚥下造影検査，内視鏡検査，反復唾液嚥下テスト，水飲みテスト，フードテストなどにより行う．その結果より，食事のしかた，食物の種類，補助的な栄養法，歯科的管理など，言語聴覚士，歯科医師，看護師，医師，歯科衛生士，栄養士，作業療法士，理学療法士などによるチーム医療が行われる．

■ 呼吸リハビリテーション

慢性閉塞性肺疾患，神経や筋肉の疾患による呼吸機能低下がある場合などに行われる．呼吸に合わせて胸郭を押すことによって，胸郭を動かしやすくする呼吸介助法や，呼吸筋の筋力増強運動，リラクセーション，呼吸訓練などが行われる．

回復期にある患者・家族の特徴

■ 身体的特徴

＜生活機能の障害＞

回復期は不安定な状態であり，運動，感覚，嚥下，排泄，言語，認知，呼吸，循環などの機能障害が残存する．疾患，障害の部位，程度などにより異なるが，生活機能の障害があり，ADLや家事，外出，服薬管理などの社会生活行為（手段的ADL：IADL）を自力だけで行うことは困難である．

＜合併症・二次的障害の危険性＞

意識障害，ショック状態や病状が不安定な場合，治療上の必要性から長期臥床を余儀なくされた場合に，合併症として廃用症候群（不使用性シンドローム）を起こす危険性がある．それらは，筋萎縮，筋力低下，関節拘縮，褥瘡，尿路感染症，肺炎，深部静脈血栓症などの身体症状や抑うつなどの心理的症状を示す．

これらの症状は回復期のリハビリテーションを遅らせ，また転倒などのリスクが高くなり，安全を阻害する．

＜活動耐性の低下＞

回復期は，健康破綻によるホメオスタシスの維持に使用したエネルギーを回復する過程でもある．また治療であるリハビリテーションも，活動によりエネルギーを消費する．したがって，活動耐性は低下している状態であり，少しの活動でも脈拍数や呼吸数が増加し，息切れや動悸が出現する．

■ 心理的特徴

＜情緒的不安定＞

疾患や障害が完全に回復し，もとの生活に復帰できるかという不安や現在の状態を受けとめられずに，怒り，いらだちなどを周囲に表出することが多い．これは障害受容過程における一般的な心理状態である．とくにADL拡大に向けての訓練が開始される時期には，身体状態を自覚すること，退院が目の前に迫った時期には社会的な状態を自覚することで，不安が強くなり抑うつ的になることが多い．とくに青年期にある場合は，環境への適応が困難となり，情緒的不安定に陥りやすい．

＜防御的退行＞

生活機能の障害により他者の援助を必要とする生活が長く続くために，依存的な生活から抜け出せず，心理的には防衛反応としての退行である依存的言動が出現することがある．

＜自己尊重の低下＞

障害・疾患によるボディイメージの変化，生活機能の低下により他者に依存する生活を余儀なくされることなどより，「なさけない」と自己を否定的にとらえ，自尊感情は低下する．現実的な生活を考える退院前などは，無力感，挫折感により自殺企図などの追いつめられた心理的状況に陥る危険性もある．

■ 社会的特徴

＜社会的役割の変更・喪失＞

運動機能，言語機能，認知機能などの障害が残存する場合は，仕事，家庭内の役割など，発症前

の社会的な役割の変更や喪失を余儀なくされる．とくに成人の場合は，職業が継続できなくなると経済的な問題が生じる．家事を担う主婦の場合は，別の家族が代行することになり，家族への影響も避けられない．

＜社会的参加の制約＞

生活機能の障害により，市民として地域社会で暮らし，生きていくことに困難さを伴う．たとえば旅行，スポーツ，芸術鑑賞などレクリエーション活動，市民講座，地域の集会への参加などさまざまな面で制約を受ける．

■ 家族の特徴

＜障害受容の困難さ＞

患者と同様に，家族も障害・疾患を受けとめ，役割の変更，生活を再構築していくことに困難を伴う．言語障害や感情失禁などをもった患者を発症前と比較し，その落差に苦悩し，すぐには受け入れられない場合も多い．家族にとっても障害・疾患の受容過程があり，受けとめるにはある程度の時間が必要となる．

＜家族の負担の増加＞

長期的な入院・入所療養や在宅療養に移行した場合は，家族間の役割変更や介護による負担が生じる．また一家の経済を支える者が障害・疾患をもった場合，家族は経済的な負担も受ける．

＜家族関係の危機＞

患者と家族の関係は，発症前までの生活，家族の障害・疾患の受容，障害・疾患の程度，経済的状況，介護負担などにより異なる．家族間の役割変更がスムーズにできなかった場合，家族関係が悪化し，危機状況に陥る．

表1　医療保険によるリハビリテーション

疾患別リハビリテーション	算定日数
①脳血管疾患等リハビリテーション 　脳血管疾患，脳外傷，脳腫瘍，神経筋疾患，脊髄損傷，高次脳機能障害など	180日
②運動器リハビリテーション 　上・下肢の複合損傷，上・下肢の外傷・骨折の手術後，四肢の切断・義肢，熱傷瘢痕による関節拘縮など	150日
③呼吸器リハビリテーション 　肺炎・無気肺，開胸手術後，肺梗塞，慢性閉塞性肺疾患であって重症度分類Ⅱ以上の状態患者など	90日
④心大血管疾患リハビリテーション 　急性心筋梗塞，狭心症，開胸手術後，慢性心不全で左心駆出率40％以下，冠動脈バイパス術後，大血管術後など	150日
回復期リハビリテーション	算定日数
①脳血管疾患，脊髄損傷などの発症または手術後2か月以内の状態 　（高次脳機能障害を伴った重症脳血管障害，重度の頸髄損傷および頭部外傷を含む多発外傷の場合）	150日 180日
②大腿骨，骨盤，脊椎，股関節または膝関節の骨折または手術後2か月以内の状態	90日
③外科手術または肺炎などの治療時の安静により生じた廃用症候群を有しており手術後または発症後2か月以内の状態	90日
④大腿骨，骨盤，脊椎，股関節または膝関節の神経・筋・靱帯損傷後1か月以内の状態	60日

※なお，算定日数の制限から除外する疾患として，失語症・失認および失行症，高次脳機能障害，重度の頸髄損傷，頭部外傷または多部位外傷などが示されている．

回復期看護の対象

回復期看護の対象は，ICFにのっとって考えると「心身機能・身体構造」が急性期の危機状態から脱した過程にあり，「活動」「参加」に制約があり，生活機能の障害の回復に努め社会復帰をめざす，患者とその家族である．したがって健康障害をもつ多くの患者・家族が対象となる．障害・疾患の種類や，とくに病院，施設で行われる医療リハビリテーションの主な対象は以下である．

①障害の種類
- 身体障害：視覚障害，聴覚・言語障害，肢体不自由，内部障害
- 知的障害
- 精神障害

障害者自立支援法（2006年度より施行）により，身体障害，知的障害，精神障害といった障害種別に異なっていた福祉サービスや，公費負担医療の利用の仕組み・内容が一元化された．

②医療リハビリテーションの対象

第五次医療法の改正（2006年度）により，医療保険によるリハビリテーションは，**表1**のように規定されている．また長期にわたる効果が明らかでないリハビリテーションが行われているという指摘（2004年度，高齢者リハビリテーション研究会）により，診療報酬の算定日数の上限が設けられた．

本書第Ⅱ章で回復期を取り上げる疾患を**表2**に示す．

表2　第Ⅱ章で回復期を取り上げる疾患一覧

	系統別	疾患名		系統別	疾患名
1	呼吸器疾患	慢性閉塞性肺疾患	8	腎・泌尿器疾患	ネフローゼ症候群
2	循環器疾患	心筋梗塞	9	女性生殖器・婦人科疾患	乳がん
3	血液・造血器疾患	再生不良性貧血	10	自己免疫疾患・難病	多発性筋炎
4	消化器疾患	潰瘍性大腸炎	11	感染症	HIV脳症
5	内分泌・代謝疾患	2型糖尿病（足病変）	12	感覚器疾患	中途失明
6	脳・神経疾患	脳梗塞	13	精神疾患	神経症性障害
7	運動器疾患	脊髄損傷			

B. 回復期にある患者の看護過程に必要な基礎知識

アセスメントの視点

回復期にある患者のアセスメントでは，①心身機能・身体構造について（疾患の性質や健康回復の段階，予後はどうか，心身機能・身体構造はどのような状態か），②活動（ADLや家事，職業上の活動，余暇活動はどうか），③社会生活への参加状況はどうか（役割の遂行，余暇活動への参加など），④患者を取り巻く環境条件はどうか（支援状況，経済状況など），⑤個人的背景にはどんなことがあるか，などをアセスメントする．そして不健康な状態，障害については，その原因・誘因，程度，今後の予測・成り行きを考え，看護診断し，援助の必要性があるかどうか分析する．

回復期にある患者の看護に必要なアセスメントの視点を，ゴードンの機能的健康パターンに沿って示す．また，本書の第Ⅱ章で展開する事例のアセスメント例の一部を＊で示す．

パターン	アセスメントの視点	
健康知覚-健康管理	回復期は健康状態が不安定な時期であり，合併症や二次的障害を防止し，治癒過程を促進するために健康管理が重要である．	
	●健康回復の状態，予後はどうか．	＊損傷の程度，回復状態はどうか．
	●健康回復に影響する因子はないか．	＊健康管理能力に影響を及ぼす身体的・情緒的問題が生じていないか． ＊治療を阻害する因子はないか． ＊再梗塞を起こしやすい生活習慣はあるか． ＊HOTの管理を行っていくうえで問題はないか． ＊指示された運動療法を実施できるか． ＊成長・発達に障害はないか．
	●健康回復を促進する治療に対する認識，自己管理能力はあるか．	＊指示された治療法を適切に実施できているか． ＊自己管理についての認識と実践能力はあるか． ＊術後のリハビリテーションに必要な自己管理についての認識と実践能力はあるか． ＊心臓のポンプ機能の回復に合わせたADLをセルフコントロールできるか． ＊失明による身体損傷の危険性について認識しているか． ＊疾患，治療，予後に対して正しい知識が得られているか． ＊健康状態を維持するために用いている方法は何か． ＊自分で危険を察知し，対処する能力があるか．
栄養-代謝	回復期は，健康破綻の際にホメオスタシスの維持に使用したエネルギーを補充する時期でもある．また，治療であるリハビリテーション活動においても，多くのエネルギーを必要とする．さらに摂食・嚥下障害がある場合などは，適正な栄養を保持するのが困難となる．栄養不良は免疫機能を低下させ感染のリスクが生じる．したがって，できるだけ栄養状態を良好に保つように援助が必要となる．	
	●栄養状態はどうか．	＊栄養状態の低下はないか．
	●栄養状態，食習慣が治療に及ぼす影響はないか．	＊術後の栄養状態がリハビリテーションに影響を与えていないか． ＊血糖コントロール不良の原因・悪化因子は何か．
	●状況に伴う栄養状態への影響はないか．	＊嚥下障害はどの程度か． ＊食欲はあるか．
	●二次的障害，感染	＊副腎皮質ステロイド薬の使用に伴う感染リスクはないか．

パターン		アセスメントの視点
	の危険性はないか.	＊神経障害，感染など，糖尿病性足病変の徴候はないか. ＊血管内腔を狭くする因子(高脂血症，糖尿病など)があるか. ＊同一部位に圧迫はないか. ＊皮膚の損傷が悪化する因子はないか.
	●水分・電解質の異常はないか.	＊水分代謝異常はないか.
排泄	回復期は不安定な状態であり，脊髄損傷，脳・神経疾患，高次脳機能障害などの場合，排泄障害が残存する．排泄に問題がある場合，不衛生になりがちであり，尿路感染や褥瘡などの二次感染の要因ともなる．また自尊心を傷つけ，意欲の低下や行動抑制となり，リハビリテーションにも影響を与え，社会復帰を遅らせる．	
	●病状に伴う排尿・排便状態の変化はないか.	＊脊髄損傷による排泄への影響はどの程度か. ＊糖尿病性腎症による排尿障害はないか. ＊下痢は持続しているか. ＊呼吸困難が排泄に及ぼす影響はないか. ＊脳梗塞による排尿・排便障害はないか. ＊運動量減少に伴う便秘はないか.
	●治療に伴う排尿・排便状態の変化はないか.	＊向精神薬の副作用による便秘はないか. ＊呼吸困難が治療に及ぼす影響はないか.
	●状況に伴う排尿・排便状態の変化はないか.	＊食事内容や量の変化，運動不足，ストレスによる便秘を生じていないか.
	●排尿・排便異常が及ぼす影響はないか.	＊高浸透圧利尿による脱水はないか. ＊血管収縮の要因となる便秘はあるか.
活動-運動	回復期は病状の治癒過程にあり，症状や身体機能の障害が残存しており，ADLが自力で行えない場合が多い．身体機能の維持・回復のための訓練が行われるが，日常生活においても訓練を生かし，セルフケア能力をできるだけ発揮できるように支援する．	
	●障害によるADLへの影響はないか.	＊運動機能障害や高次脳機能障害によるADLへの影響はどの程度か. ＊障害レベルによるADLの自立はどの程度か. ＊視力障害がADLにどのように影響しているか. ＊右上肢の可動範囲はどうか. ＊術後，右上肢のリハビリテーションは進んでいるか.

パターン		アセスメントの視点
		*心臓のポンプ機能低下が活動にどのような影響を与えるか. *疲労感,歩行困難が,ADLに及ぼす影響はないか.
	●(症状,治療に伴う)呼吸機能の変化はないか.	*活動による呼吸状態への影響はどうか. *酸素吸入を行いながらどのくらい活動できるか. *リハビリテーションを行っていくうえで,呼吸機能に問題はないか.
	●(症状,治療に伴う)循環機能の変化はないか.	*梗塞部位から循環動態に影響を与える合併症として何が考えられるか. *心臓リハビリテーションが心臓への負荷になっていないか. *リハビリテーションを行っていくうえで,循環機能に問題はないか.
睡眠-休息	回復期では,睡眠に影響を与える症状もしばしば残存している.また障害・疾患が完全に回復し,もとの生活に復帰できるかという不安が強く,そのために睡眠が十分にとれないことも多い.睡眠を阻害する因子をアセスメントし,回復を促進しリハビリテーションを行ううえでも,十分な睡眠・休息がはかれるように援助が必要となる.	
	●症状に伴う睡眠への影響はないか.	*下痢による睡眠への影響はないか. *右上肢の疼痛により睡眠が阻害されていないか. *呼吸困難による睡眠への影響はないか. *しびれが睡眠に与える影響はないか. *不安による睡眠障害はないか.休息はとれているか.
	●治療に伴う睡眠への影響はないか.	*ADLの訓練が睡眠に及ぼす影響はないか. *夜間の体位変換が睡眠に及ぼす影響はどうか.
	●状況に伴う睡眠への影響はないか.	*疾患の予後,乳房の喪失による不安が生じ,睡眠に影響を及ぼしていないか. *ボディイメージの変化により睡眠や休息への影響はないか. *将来への不安が睡眠に与える影響はどうか.
認知-知覚	回復期は麻痺やしびれ,慢性的な疼痛が残在する場合がある.とくに高次脳機能障害では,記憶障害,半側空間無視,注意障害など,認知・知覚するうえで支障となるさまざまな症状が残存する.	
	●疼痛・苦痛はどうか.	*高血糖症状,神経障害による苦痛はないか. *疼痛にどのような対処を望んでいるか. *疼痛コントロールはされているか. *麻痺の範囲やしびれが心身に与える影響はどの程度か.

パターン	アセスメントの視点	
	● 意識状態, 見当識, 記憶はどうか.	＊判断, 記憶, 意思決定能力はどうか.
	● 疾患, 障害, 検査, 治療に関する自覚・知識はどうか.	＊疾患, 検査, 治療に対する知識はあるか. ＊疾患, 治療過程における知識不足, 誤認はないか. ＊治療についてどのように認識しているか. ＊新たな知識を獲得するにあたって障害となることはないか. ＊医療従事者の助言をどのように認識しているか.
	● 感覚はどうか.	＊活動するための情報をどのように収集しているか. ＊感覚障害はみられないか. ＊感覚障害がリハビリテーションの妨げになっていないか.
自己知覚-自己概念	回復期においては，疾患や病状が完全に回復しもとの生活に復帰できるかという不安が強く，障害・疾患によるボディイメージの変化，生活機能の低下により，自尊感情は低下する.	
	● 自分に対する認識の変化がないか.	＊副腎皮質ステロイド薬の副作用が自己概念に及ぼす影響はないか. ＊術後のボディイメージをどのようにとらえているか. ＊酸素をつけて生活する自己に対する認識の変化はないか. ＊視覚障害のある自己をどのように感じているか. ＊障害や身体に関して否定的な感情表出はないか. ＊自己の見方に対する変化はあるか.
	● 不安，悲嘆，無力感などがあるか.	＊疾患，治療，予後に関する不安，悲嘆はないか. ＊自己管理の難しさによる絶望，無力感はないか. ＊不安や悩みを表出できているか. ＊乳房の喪失についてどのように認識しているか. ＊今後の生活に対して不安はないか. ＊リハビリテーションに対する無力感はないか.
役割-関係	健康障害の回復過程においては，思うようにリハビリテーションなどの治療が進まないことも多く，もとの生活に完全には戻れない場合もある．運動障害，言語障害，認知障害などの障害が残存することもあり，仕事や家庭内の役割の変更や喪失を余儀なくされる．	
	● 家族関係や役割の変化による危機はないか.	＊障害により社会的立場への影響はないか. ＊障害により家族関係や役割の変化はないか. ＊今後の療養により家族の役割にどのような変化があるか. ＊患児の役割の変化はないか. ＊入院，治療継続に伴う家族関係，社会生活，経済状況への影

経過別看護の概論

回復期

パターン		アセスメントの視点
		響はないか． ＊家族の協力はあるか． ＊入院や治療により役割の変調をきたさないか． ＊入院による家族への影響はあるか． ＊入院による経済的問題はあるか． ＊HOT導入に対する家族の支援体制はどうか． ＊職場環境はどのようになっているか． ＊家族関係，家族の機能は変化していないか． ＊家族の介護負担はどの程度か．
	●対人関係，コミュニケーションに問題はないか．	＊人間関係に問題はないか． ＊コミュニケーション障害があるか． ＊視力障害による対人関係への影響はどうか．
性-生殖	\multicolumn{2}{l|}{生殖段階にある場合，とくに青年期の交通事故などによる脊髄損傷などの場合などは，性的問題が生じることが多い．}
	●性機能障害，性的な問題はないか．	＊退院後の性機能や性生活について不安はないか． ＊家族計画に変更をきたさないか． ＊病状が性に影響を及ぼす影響があるか． ＊視覚障害による性生活への影響はないか． ＊障害に伴う性機能障害による影響があるか．
コーピング-ストレス耐性	\multicolumn{2}{l|}{ADL拡大に向けて訓練が開始され，自分の身体状況を自覚する時期や，退院が決定し社会的状況を自覚する時期は，とくにストレスを強く感じる．回復期は，患者が障害を受容し適応できるような支援が重要となる．}
	●ストレスをどのように受けとめて反応しているか．	＊ストレスが十分表出されているか． ＊酸素チューブの装着に対する反応はどうか． ＊失明に対する反応はどうか． ＊入院，症状，リハビリテーション進行に伴うストレスが表出されているか．
	●ストレスにどのように対処しているか．	＊ストレス対処法は効果的か． ＊病名の告知，入院というストレスに対処できているか． ＊治療に影響を及ぼすような対処行動はあるか． ＊ストレスの原因や対処できないことを自覚しているか．
価値-信念	\multicolumn{2}{l|}{回復期においては障害が残存し，思うように回復しない場合は葛藤も多い．人生の苦難，生きる意味，死に対するさまざまな感情など，自己の価値・信念を揺るがし，自分自身の存在に疑問をもつことになる．宗教に救いを求める場合も多い．}

パターン	アセスメントの視点
● 価値・信念に対する葛藤があるか.	＊価値観に影響を及ぼすことがあるか. ＊いままでの価値観，信念が障害受容にどう影響するか. ＊治療に影響を及ぼす価値観，信念があるか. ＊人生に対して否定的ではないか. ＊価値観，信念が治療に与える影響はないか.

患者の問題/看護診断

アセスメントの結果が患者の問題/看護診断となる．第Ⅱ章で取り上げる回復期事例の看護診断より，回復期の特徴を示す各パターンの主な看護診断名をあげ，その関連句を＊で示す．

目標

回復期にある患者・家族の目標は，①体力が回復し二次的障害を起こさない，②ADLが自立し，③患者・家族が障害・疾患に適応することである．

看護診断においては，患者の問題/看護診断が解決した状態として，患者の状態で示す．第Ⅱ章で取り上げる回復期事例の看護診断に対する目標を＊で示す．

パターン	患者の問題/看護診断		目標
健康知覚-健康管理	＃ 身体損傷リスク状態	＊情報の入手困難・慣れない環境に関連した ＊注意力・集中力の低下，左片麻痺による運動障害に関連した	＊転倒，転落，衝突を起こさない． ＊車椅子での事故を起こさない． ・1回の声かけにより，左右のブレーキ操作が行える． ・介助が必要であっても，車椅子移乗時に左側のフットレスト操作に意識が向く． ・車椅子駆動のとき，声かけにより左側を確認し，衝突せずに進むことができる． ＊窒息しない． ・声かけにより左口腔内への食物の詰め込みに気づく．
		＊両下肢の知覚鈍麻，易感染性，糖尿病の合併症に関する知識不足に関連した	＊両足の観察，洗浄(足浴)が毎日実施できる． ＊患者が自分でフットケアを具体的に計画できる．
	＃ 非効果的治療計画管理	＊自己管理の知識不足，薬物の飲み忘れ，偏食，副腎皮質ステロイド薬の副作用に	＊食事を残さず摂取できる． ＊飲み忘れることなく薬物を内服できる．

パターン	患者の問題/看護診断		目標
		＊よる空腹感に関連した ＊疾患，ATG療法終了後の汎血球減少に伴う感染予防・外傷予防の具体的行動の知識不足，無理をする傾向に関連した	＊感染予防行動について説明ができ，日常生活で実践できる． ＊外傷予防行動について説明ができ，日常生活で実践できる． ＊症状がみられた際には，無理をせず適切な行動がとれる．
栄養-代謝	＃ 栄養摂取消費バランス異常：必要量以下	＊腸管の炎症による粘膜病変に伴う吸収障害に関連した	＊毎回8割程度，食事摂取できる． ＊徐々に体重が増加し，再び体重が減少しない．
	＃ 皮膚統合性障害	＊下痢の持続に伴う肛門周囲の皮膚，粘膜への機械的刺激に関連した	＊肛門周囲の発赤が消失する． ＊排便時の肛門痛が消失する．
	＃ 皮膚統合性障害リスク状態	＊知覚麻痺，同一体位による皮膚の圧迫，栄養状態の低下および尿の取りこぼしによる皮膚汚染に関連した	＊皮膚の発赤が改善する． ＊新たな皮膚の異常がない．
排泄	＃ 排尿障害	＊神経因性膀胱による残尿に関連した	＊尿路感染症を起こさない． ＊正しい手順で自己導尿が行える．
	＃ 便秘	＊治療上必要な安静による腸蠕動の低下，排泄環境の変化に関連した ＊移動および排便後の処理に伴う心理的要因に関連した	＊排便が1回/日以上ある． ＊努責をしないでも排便がある． ＊自然排便がある． ＊排便を抑制しない．
活動-運動	＃ セルフケア不足シンドローム	＊視覚的情報不足に関連した	＊基本的なADLが自立して安全にできる． ＊日常生活に関する情報を自ら得ようとする．
	＃ 活動耐性低下	＊心筋の虚血による不十分な酸素化と病識の不足に関連した	＊許可された活動の実施により心臓の機械的・電気的合併症徴候がみられない． ・収縮期血圧の30mmHg以上の上昇，20mmHg以上の下降がみられない． ・心拍数が120回/分以上にならない．

経過別看護の概論

パターン	患者の問題/看護診断		目標
		＊活動に不十分な酸素化に関連した	・心電図上の異常(ST波形)，不整脈がみられない． ・胸痛，動悸，息切れ，めまいが起こらない． ＊心機能に適した活動量が守れる． ＊活動耐性を改善する方法についての発言があり，行動できる． ＊活動時のSpO$_2$が90％以下にならない． ＊口すぼめ呼吸を実施して呼吸を整えることができる． ＊休息を取り入れ，呼吸を整えながら活動できる．
	＃　身体可動性障害	＊手術侵襲に伴う右肩関節可動域の減少，リンパ流障害に伴う疼痛に関連した ＊左片麻痺による移動動作の低下や左上肢の関節拘縮，左半身の知覚障害，左側への注意力低下に関連した	＊リハビリテーションのスケジュールに沿って運動療法を行える． ＊退院までに右肩関節挙上ができる． ＊リハビリテーション開始10日後までに，右手でベッド柵を把持して3分間端坐位を保持することができる． ＊リハビリテーション開始10日後までに，声かけにより起き上がり動作が行える． ・ベッドから足を下ろし自力で起き上がることができる．
認知-知覚	＃　知識不足	＊初めてのHOTに関連した	＊HOTに対する知識を獲得できる． ＊新たな治療法をライフスタイルに組み込むことができる．
自己知覚-自己概念	＃　ボディイメージ混乱	＊副腎皮質ステロイド薬の副作用による外観の変化，思春期の不安定な情緒に関連した ＊乳房喪失に関連した ＊身体機能の喪失に関連した	＊ムーンフェイスに関して否定的な言動がみられない． ＊創部を見て，触れることができる． ＊乳房喪失の事実を受けとめる言動がある． ＊身体機能の障害に対する自分の感情を表出できる． ＊身体的変化を受けとめ受容したことを言葉や態度で表出できる． ＊リハビリテーションを積極的に行える．

回復期

パターン	患者の問題/看護診断		目標
コーピング-ストレス耐性	# 非効果的コーピング	*心的葛藤と身体症状との関係を認識していないこと,疲労によるストレス耐性の低下,ストレス対処法の欠如に関連した	*歩行困難の訴えが軽減する. *現在行っているADLが維持・拡大できる. *「よく眠れた」という発言がある. *言葉による感情の表出がある. *「リラックスできている」という発言がある.

援助

■看護援助の方向,ポイント
①体力の回復,二次的障害の予防
②セルフケア能力拡大への援助:自立・自己管理への支援,動機づけへのはたらきかけ,環境調整,ケア技術の指導
③患者・家族への障害・疾患受容への援助
④社会生活再適応に向けての支援:社会資源の活用
⑤リハビリテーションチームの連携

■看護計画
回復期にある患者・家族の身体的・心理的・社会的特徴や看護の目的をふまえ,援助に際しては以下のことに留意する.

<観察・診断計画 DP>
生活機能・障害の回復状態と程度,合併症・二次的障害の危険性,患者・家族の障害・疾患の受容状態および障害・疾患に対する認識についてアセスメントするための援助計画が必要となる.

①生活機能・障害の回復状態と程度
［身体機能についてのアセスメント］
・バイタルサイン,外観の観察,身体各部の観察
［障害がある場合］
・麻痺:不全麻痺,片麻痺(片麻痺回復グレード法),対麻痺,四肢麻痺
・筋力:徒手筋力テスト(6段階評価)
・関節可動域:日本整形外科学会,日本リハビリテーション医学会による関節可動域評価
・高次脳機能障害:改定長谷川式簡易知能評価スケール(HDS-R)
・脊髄損傷に随伴する機能障害:呼吸機能障害(肺炎などの呼吸器合併症を起こす危険性),神経因性膀胱,排便障害(麻痺性イレウスを起こしやすい),自律神経機能障害(起立性低血圧,発汗障害),性機能障害
［日常生活行動のアセスメントツール］
・Barthel index(BI)や,ICFの「活動」「参加」の第2レベル(コミュニケーション,運動・移動,セルフケア,家庭生活,対人関係,コミュニティライフなど)の分類による評価がある.

②合併症・二次的障害
［運動麻痺や床上安静による廃用症候群］
・関節拘縮,尿路感染症,起立性低血圧,肺炎,褥瘡,深部静脈血栓症

③障害・疾患に対する認識,患者・家族の障害・疾患受容
患者・家族が,身体状態をどのように自覚し,障害・疾患をどのようにとらえているか,表情や話し方などの言動や食事,睡眠,排泄,活動状況などのADLをとおして観察する.

<看護実践計画 TP>
①合併症予防への援助
［関節拘縮予防］
・筋力増強訓練:等尺性収縮,等張性収縮,等運動性収縮
・関節可動域訓練:自動運動訓練,他動運動訓練,自動介助運動訓練
［尿路感染症予防］
・膀胱カテーテルの管理:固定,カテーテル交換,逆流・停滞防止
・陰部の清潔保持:陰部洗浄

[起立性低血圧予防]
- 急に起き上がらせないようにする．臥位→ファウラー位→坐位→立位と徐々に行う．

[肺炎予防]
- 口腔ケア，体位変換，体位ドレナージ，インセンティブ・スパイロメトリ（呼吸訓練器）を用いた呼吸，誤嚥の防止（食事時体位は40〜60°ギャッチアップ）

[褥瘡予防]
- 2時間ごとの体位変換，栄養状態の改善，皮膚の保護

②安全を守るための環境調整
- 転倒，転落防止：ベッド周囲は整理整頓し，危険なものは置かない．床は滑らないようにする．
- 履物は滑ったり，つまずいたりしないものを使用する．

③ADLの自立への援助と不足するセルフケアの援助

　セルフケア自立のための訓練を，日常生活の場でも活用するように指導する．訓練の場ではできたことを生活の場では行えず，看護師や家族に依頼する場面もある．患者は訓練で精一杯がんばって，疲労が強い場合や気分がすぐれない場合もある．回復期は身体的・精神的に不安定な状況である．援助が過度になると患者の自立を妨げるが，状態を観察し，ときには患者の要求に応じて，援助する．

④患者への心理的支援

　障害の種類，重症度や個別的な背景などにより，患者の心理状態はさまざまである．また回復期の訓練が開始されたのちは，身体状況を自覚し，抑うつ状態に陥ることが多い．患者の訓練に参加し，日常生活へのケアをとおして，患者の体験，苦しみを感じとり，声かけや励まし，見守っていく．

⑤家族への心理的支援

　障害・疾患は，患者だけでなく家族にも及ぶ体験である．患者の発症に対して，責任を感じる家族も多い．予後に対する不安も大きい．家族のこのような思いに耳を傾け，共感することが重要である．また，家族とともに患者の援助を行うことにより，家族もケアに参加しているという連帯感が生まれ，看護師との信頼関係も深まる．

<教育・指導・情報提供計画 EP >
①自己管理への支援
[患者・家族へのケア技術の指導]

　回復期はADLを取り戻し，自己管理できるように，ケア技術の指導が重要となる．生活行動は運動能力だけではなく，知的機能の連携が必要である．高次脳機能障害などの場合は，知的機能も障害を受けているため，自己管理をはかるうえで困難を伴う．

　指導に際しては，個々の患者の身体機能の程度とともに意欲，心理状態を把握し，タイミングを考えて，根気強く，繰り返し，できていることを評価してかかわる．

　また，脊髄損傷などでは，障害の状態により目標，ゴールも異なる．医療チーム，患者・家族を交えたカンファレンスでゴールの設定について検討する．

　ADL自立への指導，訓練は，ADLの評価結果に基づき，理学療法士，作業療法士，言語聴覚士などとともに行う．看護師は，生活の場での指導，援助とともに，訓練に活用できるように，患者の状態について医療チームに情報提供することが必要となる．

- 移動動作：寝返り・起き上がり動作，立ち上がり動作，坐位保持，車椅子への移乗動作，歩行動作（歩行器，松葉杖）の訓練
- 食事動作，嚥下訓練
- 排泄動作，自己導尿，膀胱訓練
- 更衣，清潔，整容動作の訓練

②生活の再構築を支える社会的資源，情報の提供

　障害・疾患をもち社会で自立した生活をおくるためには，患者・家族が社会資源を活用することが重要となる．看護師は，患者・家族が対象となる医療，生活，就労などの諸制度を理解することが必要である．そして医療ソーシャルワーカー（MSW）をはじめ医療福祉チームと連携し，情報提供，訪問看護師，介護支援専門員などの専門職への仲介を行う．主な制度を以下に示す．

- 日常生活の自立を支える制度：身体障害者手帳の交付，補装具の交付，日常生活用具（ベッド，移動用リフトなど）の給付，身体

障害者居宅生活支援事業（ホームヘルプ，デイサービス，ショートステイなど）
・医療制度：自立支援医療，重度心身障害者医療費助成，訪問看護制度
・就労を支える制度：障害者雇用率制度，障害者職業センター，障害者就業・生活支援センター
・経済的支援制度：障害者基礎年金，特別障害者手当等支給制度，税金面その他優遇制度
・更生援護施設：更生施設，生活施設，作業施設，地域利用施設

● 参考文献
1）伊藤晴夫編：運動器疾患ナーシング．Nursing Mook 5，学習研究社，2001．
2）厚生統計協会：国民衛生の動向．厚生の指標，53（臨時増刊），2006．
3）中西純子，石川ふみよ編：リハビリテーション看護論．成人看護学，ヌーヴェルヒロカワ，2005．
4）森田夏実，大西和子：経過別看護．臨床看護学叢書 2，メヂカルフレンド社，1997．
5）山口瑞穂子ほか監：回復期．看護診断をふまえた経過別看護 3，学習研究社，1995．

4 ターミナル期の概念と看護の基本

A. ターミナル期看護概論

ターミナル期について

■ターミナル期とは

ターミナル(terminal)とは終着駅を意味する．ターミナル期とは，身体的，精神的，社会的にも健康段階の終末の時期であり，人生の最終の時期(end of life)といえる．

人は死を避けることはできない．健康で天寿をまっとうすることは誰しもの願いであるが，予後不良の疾患や長い苦しみのなかで死を迎える場合もある．

医療分野においてターミナル期とは，現在の医学において死を余儀なくされている状態であり，余命数週間ないし数か月(6か月とされることが多い)と予期される時期である．

この時期は医学的治療(cure)よりQOLを尊重した，人間としてのトータルな(全人的あるいは包括的)ケア(care)が重要となる．

■ターミナル期と終末期

ターミナル期と終末期は同じように解釈，使用されている．臨床場面では，「ターミナルケア」という表現が多く使用される．それは，「終末」という表現には否定的イメージがあり，「ターミナル」は目的地・目標にたどり着く，人生を完成するという肯定的な視点でとらえた概念という理由によると思われる．

■ターミナル期看護の場

＜一般病棟＞

死を余儀なくされる患者・家族にとって，一般病棟はさまざまな制約があり，必ずしも安心感や満足感が得られる場ではない．日本においても後述する緩和ケア病棟は徐々に増加しているが，ターミナル期の患者の多くは，まだ一般病棟で死を迎える．

2002年の診療報酬改定により「緩和ケアチーム」のケアで，1日1人の患者につき250点が算定されるようになり，一般病棟での「緩和ケア」が注目されてきた．緩和ケアチームは医師，看護師，薬剤師，栄養士など専門職種から構成され，一般病棟に入院する悪性腫瘍またはAIDS(後天性免疫不全症候群)患者の身体的苦痛や抑うつなどの精神症状を緩和する専従チームである．

さらに，日本看護協会による認定看護師・専門看護師制度が1996年より導入された．ホスピスケア，がん性疼痛看護，がん化学療法看護などの認定看護師や，がん看護専門看護師が誕生し，緩和ケア病棟だけでなく，一般病棟でも活躍している．

＜緩和ケア病棟＞

緩和ケア病棟は，ターミナル期にある患者・家族のQOLの向上のために，さまざまな専門家によるチームでケアすることを目的として設置されている．

厚生省(現厚生労働省)が1990年に定めた基準は，悪性新生物またはAIDS患者と限定されている．看護師配置基準は，患者1.5人に対して看護師1人以上．患者1人8㎡以上の病室床面積や患者家族の控室，台所設置などの施設基準がある．診療報酬は人件費，薬剤費，手術費などすべてを含んだ定額制である．

死を余儀なくされる状態にある患者は，がんやAIDS患者だけでなく，難病，慢性疾患，感染症，老衰などによる場合も多い．緩和ケア病棟は近年増加しているが，まだまだ不足している．

＜ホスピス＞

ホスピスは，「温かく迎える」という意味のラテン語を語源とし，ターミナルケアを行う施設をいう．中世ヨーロッパでは，旅の巡礼者などを宿泊

させる教会や修道院が運営する施設をホスピスといった．20世紀に入ってからは，イギリスのソンダース(Saunders, C.)の指導した聖クリストファー・ホスピスが，治療の見込みがなく余命少ない患者に，最後の安息に満ちたケアをする施設として有名である．

日本では1981年に聖隷三方原病院，1984年に淀川キリスト教病院，1987年には国立病院として初めて，国立療養所松戸病院(現国立がんセンター東病院)でホスピスが開始された．日本においては，ホスピスは独立した施設だけではなく，緩和ケア病棟も含まれている．

＜在宅＞

死を余儀なくされている患者が，残された時間と日常生活を大切にしながら，住み慣れた家で自分らしく生きるには，在宅がいちばん適している．しかし，症状緩和，疼痛コントロール，患者の精神的ケア，家族の負担など多くの困難がある．在宅でのターミナルケアを支えるためには，24時間体制の医師の往診，看護師の訪問看護と連携が必須である．

＜介護老人福祉施設など＞

介護保険制度による介護老人福祉施設(特別養護老人ホーム)，グループホームなどは，高齢者が「終のすみか」として最期まで生活することも多くなっている．とくに認知症をもつ高齢者が死を迎える場ともなる．看護師は介護職者とともに，ターミナルケアに取り組むことが必要となる．

ターミナル期看護における基本的な考え方

■病名，病状，予後について真実を伝える

ターミナル期の患者・家族は，経過や症状から，病名，病状，予後について予想している場合も多い．以前は患者自身も病名を知ることをおそれ，また医療従事者も病名を告知することで，患者が生きる希望を失うとして，伝えない場合が多かった．現在では，疼痛コントロールなどの症状緩和も不完全ながら可能となり，ターミナル期を有意義に過ごせるようになってきたこと，またインフォームド・コンセント，セカンドオピニオンなど患者の「自己決定権」「知る権利」への認識が高まったことで，真実を告げることが不可欠となっている．ただし，患者の判断能力が十分でない場合は，慎重な対応が必要となる．

また，患者・家族と専門職である医療従事者のもつ情報は，必然的に不均衡となる．そのことを十分に肝に銘じ，一方的に伝えるのではなく，患者・家族の思いや話に耳を傾け，誠実に対応することが重要である．

患者・家族は悪い知らせ(bad news)を予測している場合でも，心の奥では希望をいだいているため，真実を伝えられたのちは強い衝撃を受ける．継続的な支援が重要である．

■患者の意思表示，自己決定

患者の自己決定には，後述するリビングウィル(living will)のような事前の意思表示・指示書を作成する権利，治療を拒否する権利，治療を中止する権利がある．

患者自身が治療を選択・決定するためには，正しい情報をもち，判断能力があることが必須となる．説明の理解や現状と起こりうる結果の認識ができず，患者の価値観に基づいた理由のある決定ができない場合は，家族・後見人が決定権をもつ．

■リビングウィル

リビングウィルは，生前の意思表示，遺言書である．その具体的な内容は，人工呼吸器，輸血，手術，透析などの治療の希望について，また心肺蘇生術をしない指示(DNR：do not resuscitate)などがある．

リビングウィルが世界で初めて認められたのは，アメリカの「カリフォルニア州自然死法」(1976年)においてである．日本ではいまだ法制化されておらず，現在は日本尊厳死協会が会員のリビングウィルを登録・保管している．法制化されていないため，リビングウィルを医師に強要することはできない．しかし，患者・家族が延命治療の中止を希望する場合に，日本尊厳死協会のリビングウィルを受け入れる医師も増加している．

■尊厳死，安楽死

＜尊厳死＞

尊厳死の考え方は，カリフォルニア州自然死法制定のきっかけとなったカレン裁判によって広がった．この法律でいう「自然死」とは，「持続的植物状態にある場合，生命維持装置を使用せずに，自然に息をひきとるように自分らしい尊厳ある死を迎える」というものである．したがって，自然

死と尊厳死は同義語として使用されている．1981年，世界医師会総会でも「患者は尊厳のうちに死ぬ権利をもつ」というリスボン宣言が採択された．

＜安楽死＞

安楽死は，激痛に苦しむ患者の持続する要請により，患者の希望する死の手助けをすることである．オランダでは1970年代から論議され，2001年，世界で初めて安楽死法が制定された．しかし，ローマ法王庁はじめ各方面から反対が表明されており，さまざまな論議がある．

日本における安楽死の考え方について，1995年の横浜地方裁判所における公判（東海大学安楽死事件）で，①耐えがたい肉体的苦痛があること，②死が避けられず，その死期が迫っていること，③肉体的苦痛を除去・緩和するために方法を尽くし，代替手段がないこと，④生命の短縮を承諾する患者の明示の意思表示があること，の4要件が示された．

ターミナル期にある患者・家族の特徴

■ 身体的特徴

死（心臓死）とは，細胞の死や変性により臓器の機能が低下し，「自発呼吸の不可逆的停止」「心拍動の不可逆的停止」「瞳孔散大，対光反射消失」という3徴候のみられる状態をいう．

ターミナル期の患者の身体的変化は，死に至る原因，年齢，性別，社会的背景などにより異なり，必ずしも同じような身体症状が出現するわけではない．しかし，ある一定の経過をたどり死に至るがん患者のターミナル期には，共通した症状が出現する．以下では，がん患者の身体症状を中心に述べる．

日本ホスピス・緩和ケア研究振興財団によると，がん患者における死の直前の身体的苦痛には全身倦怠感，食欲不振，痛み，便秘，不眠，呼吸困難，悪心・嘔吐，せん妄などが多い（図1）．また死が近づくにつれ，ADLの障害も出現し，最後の1か月くらいで増悪する（図2）．

＜全身倦怠感＞

全身倦怠感は死の直前では最も多い症状であり，生命活動へのエネルギー不足による患者の身のおきどころがない，なんともいえない苦痛を表す訴えといえる．エネルギー不足となる原因として，食欲不振や悪心・嘔吐などによる栄養摂取量の低下，疼痛，不眠などが考えられる．

＜食欲不振＞

ターミナル期においては，ほとんどの患者に出現する．腸蠕動の低下や腹水による圧迫に伴う悪心，胃内容物の停滞，便秘による腹部膨満感，不安・抑うつなどの心理的要因など，複数の要因が重なっていることが多い．患者・家族にとっては，食欲があり食べることは健康の証という思いがある．その思いを考慮して，できるだけ経口的な摂取ができるように援助する．

＜痛み＞

ターミナル期のがん患者では，2/3以上で痛みが主症状となり，持続性の複数の部位の痛みを訴える．50％は強い痛み，30％は耐えがたい痛みであり，不眠，食欲低下を引き起こす．がん性疼痛の耐えがたい痛みは，人間としての尊厳を失わせ，周囲との交流を困難にし，QOLの大きな障害となる．

がん性疼痛は身体的な疼痛のみならず，絶望感や死に対する恐怖，抑うつなどの精神的痛み，孤独感などの社会的な痛み，スピリチュアルペイン（spiritual pain：霊的痛み）があるといわれ，トータルペイン（total pain：全人的痛み）となる．トータルペインは，鎮痛薬だけでは解決できないことも多く，全人的にとらえた緩和ケアが重要である．

＜便秘＞

疼痛コントロールのために使用するオピオイド鎮痛薬の副作用として出現することが多い．また進行がん患者の場合，自律神経機能異常による腸蠕動の低下，排便反射の低下により便秘が出現する．便秘により硬便となると，排出困難で苦痛を伴い，ときに水様便を伴う宿便となるため，早期対応が必要である．

＜不眠＞

がん患者の不眠は，いままで重要視されない傾向があった．不眠は二次的な症状であり，直接的な原因，状態にアプローチすることで，改善がはかれると考えられていた．しかし，死の30日前からは30〜50％という多くのがん患者が，不眠による苦痛を訴えている．不眠改善への適切な薬物の使用やリラクセーションを組み合わせた集学的治療が必要である．

がん患者の不眠には，①身体的要因（がん性疼

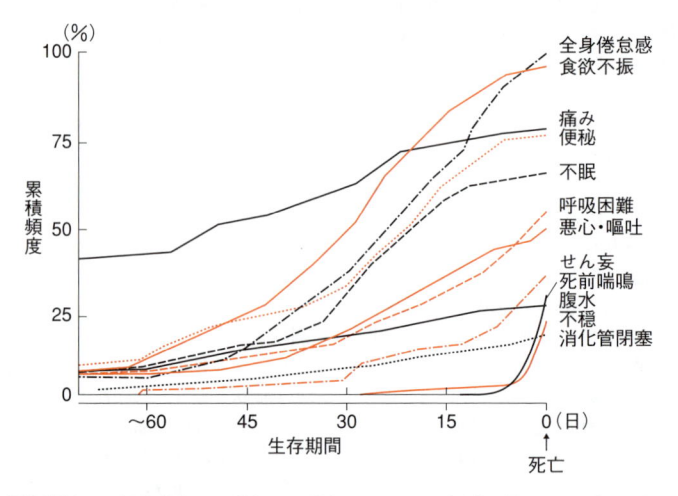

(厚生労働省，日本医師会監：がん緩和ケアに関するマニュアル．改訂第2版，p.4，日本ホスピス・緩和ケア研究振興財団，2005)

図1　身体的苦しみ

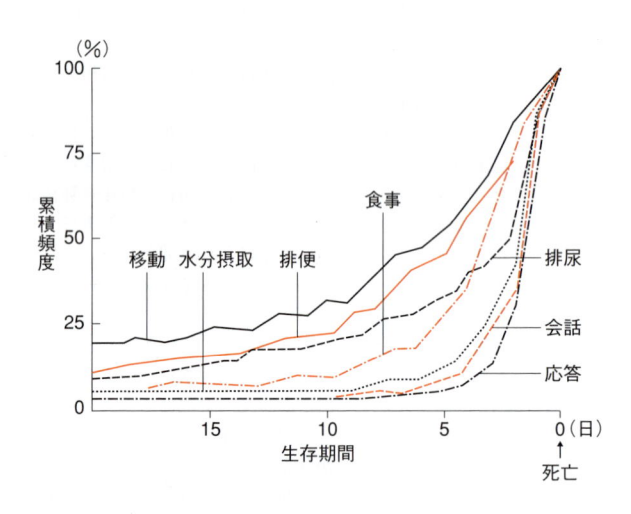

(厚生労働省，日本医師会監：がん緩和ケアに関するマニュアル．改訂第2版，p.6，日本ホスピス・緩和ケア研究振興財団，2005)

図2　ADLの障害

痛, 呼吸困難, 悪心, 腹水貯留など), ②薬物要因(抗がん薬, 副腎皮質ステロイド薬, 鎮痛薬, 向精神薬など), ③精神的要因(抑うつ, 不安, 医療従事者・家族とのコミュニケーション障害など), ④器質的要因(せん妄など)などが関与し, 多くの要因が絡みあっている.

<呼吸困難>

呼吸困難はがん性疼痛とともに, とくに苦痛が強い自覚症状である.

がん患者の呼吸困難は, 原発性・転移性肺がんなどの肺病変がなくても生じ, 不安などの精神的ストレスと密接に関係することが指摘されている. がん性疼痛とともに多面的な評価を行い, 援助する.

<せん妄>

せん妄とは, 主として意識, 注意, 認知, 知覚が障害される状態であるが, それとともに睡眠, 精神活動, 情動が障害される場合もある. ターミナル期のがん患者では多く出現する.

せん妄の主な要因として, 薬物要因(オピオイド鎮痛薬, 向精神薬の使用)や病態要因(肝不全, 腎不全, 高カルシウム血症, 敗血症, 脳転移)などがある.

■ **心理的特徴**

ターミナル期は身体的苦痛と同様に精神的苦痛が大きい. ほとんどの患者が, 不安, 抑うつ, 悲嘆, スピリチュアルペインを体験する.

<不安>

ターミナル期の患者にはさまざまな内容と強度の不安が生じる. ターミナル期の身体的苦痛が強まり, 根治的治療がないことを伝えられたときに, とくに不安を強く感じる. 患者は病状の変化に伴い, 心身の不安定さや将来の不確実さを体験する.

不安が身体症状に影響を与えることもあるが, 不安により生じる身体症状と病状の進行による身体症状は判別が難しく, また, 正常範囲内の不安と病的な不安との境界も不明瞭である. また, 患者自身が不安を自覚していない場合もある.

不安は主に以下のように分類できる.

①状況的不安：疼痛コントロールなどの治療の副作用や, 経済的・職業的・家庭的な問題に関する不安
②実存的不安：過去, 現在, 未来にわたる生き方に関する不安
③さまざまな身体症状に関する不安：コントロール不良の疼痛, 身体的不調(低栄養, 電解質異常, 感染症, 心不全, 低酸素血症など)による中枢神経機能の低下
④治療薬, 鎮痛薬の使用による副作用の不安：副腎皮質ステロイド薬や化学療法薬, モルヒネ, ベンゾジアゼピン系の抗不安薬や睡眠薬
⑤精神医学的不安：はっきりとした対象がなく漠然とした不安

<抑うつ>

抑うつは, 無力感, 憂うつ, 悲しみ, 寂しさなどを伴う症状である. 患者の病状により抑うつに陥るのはしかたがないと, 患者・家族だけでなく医療従事者もあきらめている場合もあるが, ターミナル期で抑うつが重症化すると, 希死念慮, 自殺企図につながることもある. また, 身体的症状のマネジメントの不十分により抑うつに陥っている場合もあるので, 十分な観察が必要である. 抗うつ薬などで治療可能な場合もある.

<悲嘆>

死を余儀なくされるターミナル期の患者は, 落胆, 絶望などの情緒的体験である悲嘆の感情をいだく. キューブラー・ロス(Kübler-Ross, E.)は死にゆく過程の5段階(図3)を以下のように述べている.

①第1段階(否認)：事実を否定することで心理的防衛をはかる.
②第2段階(怒り)：「なぜ私なのか」という怒り, 恨みが表出される.
③第3段階(取り引き)：死を先延ばしにしようとする.
④第4段階(抑うつ)：死が避けられないことを認めざるをえなくなり, 無口になり引きこもり状態となる.
⑤第5段階(受容)：死を運命として受け入れる.

<スピリチュアルペイン>

英語の「spirit」は, ラテン語の「息」「風」を意味する語に由来し, 「生命の根源をなすもの」という意味をもつ. したがって, スピリチュアルペインとは, 人間としてのなすべきことの気づき, 悩みといえる. 不公平感(なぜ私が？), 無価値感(家族に負担をかけたくない), 絶望感(そんなことをしても意味がない), 罪悪感(ばちがあたった), 孤独感(誰もわかってくれない)などの広範な苦悩

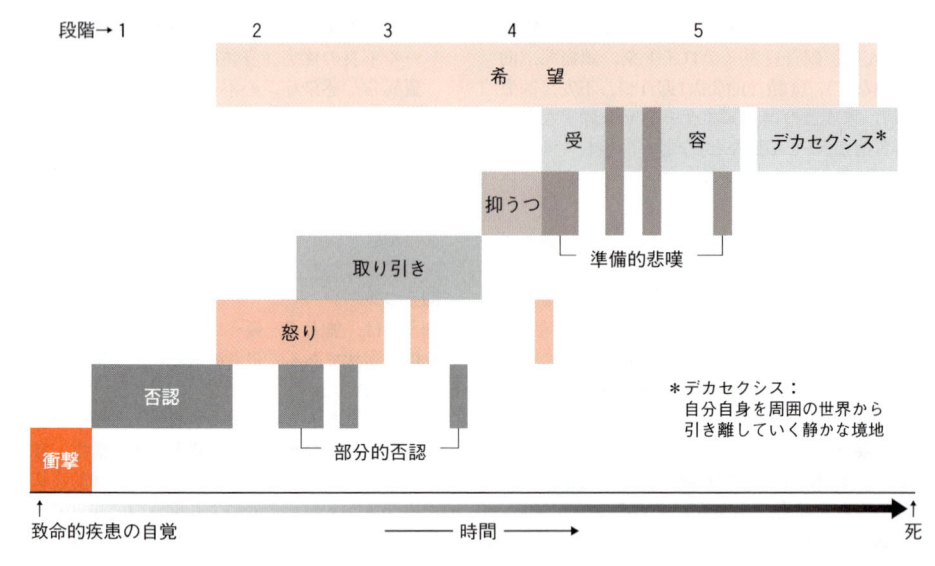

図3 キューブラー・ロスの死にゆく過程の5段階
（キューブラー・ロス，1971年を参考に作成）

＊デカセクシス：自分自身を周囲の世界から引き離していく静かな境地

である．

死を余儀なくされるターミナル期の患者は，人生や自己の存在の意味を失って苦悩する．人間にとっての根源的な苦悩は，身体的苦痛と同様に耐えがたいものである．

■ 社会的特徴

人間は社会的な役割をもち，社会のなかで生きている．社会生活における基本的な欲求として，経済的安定，職業的安定，家族的安定，社会的参加などがある．人は，役割をもち価値の高い人間と認識されるときに，限りある生命が有意義に使われていると実感がもてる．

ターミナル期においては，役割の変更・喪失を余儀なくされ，さらに経済的な影響も生じる．友人・知人との社会的な交流もはかれない．また，家族関係や親族間の人間関係など，複雑な問題も絡んでくる．したがって，社会生活の基本的な欲求が満たされず，社会的な苦痛をもつ．ターミナル期では，社会的な側面は重要視されない傾向にあるが，QOLを高める意味からも，医療チームで情報・問題を共有するなど，連携した支援が重要である．

■ 家族の特徴

ターミナル期にある患者の家族を理解していくうえで，家族の負担，苦悩，悲嘆について理解する必要がある．

＜家族の負担＞

さまざまな治療法の発達とともに，疾患の治療過程は複雑に長期化し，家族の負担が増大している．

ターミナル期では家族の疲労も蓄積されている．患者の役割変更・喪失に伴う家事や介護負担が重くなり，患者が家族のなかで果たしてきた役割を肩代わりするメンバーの負担は深刻なものになる．さらに経済的な問題も生じる．

＜苦悩＞

ターミナル期では，親類や友人など周囲の人々からのサポートが減少した場合はとくに，家族は怒り，嫉妬などの感情も生まれ，苦しみが増す場合も多くなる．さらに恥，おそれ，怒り，抑うつなどにより自ら孤立していく危険性もある．

＜悲嘆＞

家族も患者と同じように落胆，絶望などの情緒的体験である悲嘆の感情をいだく．

患者の死が予期される場合，喪失を想定して予期悲嘆をいだく．この過程は，死別を受容するための準備期間であり，喪失の精神的打撃を比較的軽くし，回復を早める傾向がある．

デーケン(Deeken, A.)は，死別を経験した家族の正常な悲嘆過程を以下のように12の段階に分けている．

① 精神的打撃と麻痺状態
② 否認
③ パニック
④ 怒りと不当感
⑤ 敵意と恨み
⑥ 罪意識
⑦ 空想形成，幻想
⑧ 孤独感と抑うつ
⑨ 精神的混乱とアパシー（無関心）
⑩ あきらめ：受容
⑪ 新しい希望：ユーモアと笑いの再発見
⑫ 立ち直りの段階：新しいアイデンティティの誕生

悲嘆に対する不適応，あるいは病的な反応のために，正常な悲嘆の過程をたどれない場合，病的な悲嘆となる．悲嘆の認識の欠如や遅延，あるいはゆがみ，誇張などである．強い悲嘆が持続すると，抑うつや引きこもり，自己破壊などの身体的・精神的症状を示し，対人関係や社会適応障害を起こす．

これらの悲嘆反応は段階を追って進むのではなく，各段階を行きつ戻りつしながら進む．また個人によって悲嘆反応は異なり，正常な悲嘆と病的な悲嘆との区別は難しい．その個人の価値観，思想，対処能力，先行経験などが影響する．

ターミナル期における主なケア

■ 疼痛緩和

がんの浸潤，転移などによる侵害受容性疼痛には，鎮痛薬の効果が高い．神経組織の損傷や機能障害による神経因性疼痛（しびれ感があるにもかかわらず，焼けるような，またはぴりぴり，ひりひりするような痛みが表在性に放散する）には，鎮痛薬の効果は低く，鎮痛補助薬の併用が有効とされる．

痛みの治療の基本は，痛みの訴えにはただちに対応し，痛みを直接対象とした治療を行うこと，痛みの強さや治療効果の判定は患者自身により行うことである．

<痛みの治療目標>
① 第1目標：痛みに妨げられず夜間に睡眠がとれること
② 第2目標：昼間の安静時の痛みの消失
③ 第3目標：体動時の痛みの消失

<主な鎮痛薬>
痛みの強さの程度により使用する鎮痛薬は異なる．図4に，WHOがん疼痛治療ラダーを示す．

強い痛みに対して使用されるモルヒネには，便秘，悪心，眠気などの副作用がある．副作用対策のための薬物も使用することが多い．

■ 対症療法

ターミナル期は疾患の進行や全身の衰弱，鎮痛薬の副作用などのさまざまな要因が絡みあって，全身倦怠感，食欲不振，便秘，悪心・嘔吐，不眠，呼吸困難，せん妄などの多様な症状が出現する．対症療法は症状を消失・緩和させ，患者・家族が絶望感から抜け出し，日常生活上の自律性を可能なかぎり維持できることをめざす．治療に際しては，患者にできるだけ負担のかからないような診察・検査を行い，患者・家族や医療従事者間のチームワークで治療を決定していく．治療法は以下のように分類できる．

① 薬物療法：できるかぎり経口的に，定期的に規則正しく，個別的な与薬量で，処方内容は簡潔に，を原則とする．
② 薬物以外の治療法：安心感を与えるための十分な説明，心理的因子を軽減するための支持的な精神療法など

■ セデーション

患者の尊厳を尊重するうえで，苦痛の緩和をはかることが重要となる．緩和医療において，激痛を緩和するために意識レベルを低下させること，すなわちセデーション（鎮静）が行われる場合がある．セデーションは，患者・家族の合意に基づいて行われるが，患者は眠りの世界に入り，家族との会話もできなくなる．ときに呼吸抑制などが生じ，死を早めることもあり，「セデーションも消極的な安楽死ではないか」という論議もある．セデーションの導入に際しては，患者・家族および医療チームでの慎重な検討が必要である．

	疼痛治療ラダー	基本薬	代替薬
第3段階	強オピオイド鎮痛薬 ＋非オピオイド鎮痛薬 ±鎮痛補助薬	モルヒネ	フェンタニル 塩酸オキシコドン 塩酸ブプレノルフィン
第2段階	弱オピオイド鎮痛薬 ＋非オピオイド鎮痛薬 ±鎮痛補助薬	リン酸コデイン	塩酸オキシコドン
第1段階	非オピオイド鎮痛薬±鎮痛補助薬	アスピリン アセトアミノフェン	ジクロフェナクナトリウム イブプロフェン インドメタシン

塩酸ブプレノルフィンは，天井効果(有効限界)があるため最近ではモルヒネの代替薬としてあまり使用されない．ペンタゾシンは精神症状が出現しやすく，依存性も高いため推奨されていない．また，モルヒネと拮抗するので併用はしない．

(WHO, 1996年より改変)

図4　WHOがん疼痛治療ラダー

■精神的ケア

＜ケアリング(caring：気づかい)＞

ケアリングは，ケアの対象との関係をより強調するものであり，看護の中心となる概念である．

モンゴメリー(Montgomery, C. L)は「本質的には1つの生き方であり，他者に対して自然な反応を示す態度である」[1]と述べている．

レイニンガー(Leiningar, M. M.)はケアリング行動として，安楽，共感，そばにいる，信頼，ストレス緩和などの27項目をあげている．

ターミナル期の患者は，痛みや不安，苦悩により心を閉ざしていることが多い．また内容が重大すぎて，容易に思いを語ることは少ない．看護師として必要な援助を自然に行うとともに，定期的にベッドサイドを訪れ，患者の状態のよいときを見計らって，患者が思いを打ち明けやすいようにかかわることは，ケアリングといえる．看護師の自然なかかわりや訪問は，患者が重大なことを話せなかったとしても，患者に安らぎと信頼を与える．

＜意思決定を支える支援＞

患者の意思決定には正確な情報が必須である．看護師は，患者が医師の説明を正確に理解し，自分の思いを伝えられているかを把握することが必要である．患者の希望する情報が得られ，思いが十分表出できるように支援することは，看護師の役割である．

患者や家族・代理人が治療の拒否や中止を決定する場合，それが本当に患者のQOLの向上や幸福につながるのか，医療従事者はジレンマを感じる場合も多い．看護師は必要な情報が十分提供され，理解されたうえの判断なのかを見極めていく必要がある．そして医療従事者側の見解や治療を一方的に押しつけないように配慮しながら，不足の情報があれば提供し，誤解があれば正しく理解を得るように説明することが必要である．

＜予期悲嘆への援助＞

看護師の基本的な態度は，患者とかかわるその瞬間の自分の感情に誠実な態度や，患者の思考・感情・行動に対して評価的な態度ではなく，無条件の肯定的態度，共感的態度である．

悲嘆が激しい場合は，そばに付き添い孤立感から保護する．また温かい飲み物，毛布，優しく肩に手をかけるなどのタッチングなど，心身両面か

らのケアを行う．

＜スピリチュアルケア＞

スピリチュアルケアとは，人間存在の本質である，その人らしく生きることを援助することである．身体的・精神的・社会的ケアにも増して重要かつ難しいケアである．

ケアとしては，①患者の訴えに耳を傾けスピリチュアルペインを分かちあうこと，②実現可能な目標の設定（患者の日常生活の自己決定の可能性を広げること），③家族や希望する人と過ごす時間の確保，④瞑想や祈り，リラクセーションのためのプライバシーの提供，⑤宗教的介入（信仰する宗教があれば宗教的行為や儀式への参加の配慮，宗教家の紹介）である．

スピリチュアルケアは看護の本質といえる．スピリチュアルケアについて考えることは，家族や看護師自身の価値観や死生観を育てる機会ともなる．

■ADLの援助

病状の進行に伴い疼痛やさまざまな苦痛も強くなり，それまでの生活習慣を維持できなくなるが，多くの患者は，できるかぎり自分のことは自分で行いたいと思っている．こうした患者の自律性を維持したいという心理を理解し，患者が自分でADLを維持できるように援助することは，ターミナル期の看護として重要である．

■家族への援助

近年，家族に関する考え方が変化している．家族とは，従来の血縁や法的な関係だけでなく，互いに家族と認識しサポートしあう人々とされている．ターミナル期にある患者自身が，誰とともに過ごしたいかを尊重して援助する．

＜患者の状況を理解するための情報提供＞

患者の状態は日々変化する．家族は患者の状態を常に心配している．医師から病状や治療の説明が十分行われることは当然であるが，看護師は家族の不在時の患者の状態について，きめこまかく説明する必要がある．

＜ケアに参加できるように配慮する＞

家族は「患者のそばにいて役に立ちたい」というニーズをもっている．限られた時間のなかで，患者にできるかぎりのことをすることは，家族の満足感にもつながり，死別後の悲嘆のプロセスによい影響を与えるといわれる．

家族とともにADLの援助を行い，できるだけ家族がケアに参加できたと思えるように，ケアを調整していく．

＜家族への精神的支援＞

患者ととくに密接な関係にある家族や世話をする家族は精神的苦痛が強い．家族の思いを受けとめ，家族の感情を表出できるように支援する．

＜疲労への配慮＞

長期間にわたる患者の入院，療養により，家族の負担，疲労が増大する．家族は，緊張やがまんをして疲労を訴えないこともあるが，必要な休息がとれるように配慮する．

＜支援ネットワーク・社会的資源活用への支援＞

家族には，構成員に問題が生じた場合，有形・無形の資源を活用して自律的に問題を解決する機能がある．しかしターミナル期にある場合，家族内部の機能だけでは解決が困難な場合が多い．家族内部の資源に加え，支援ネットワークなどの社会的資源を活用できるように支援する．

＜意思決定への支援＞

患者の意識レベルが低下している場合は，家族によって意思決定が行われるため，家族への十分な説明が不可欠である．できれば家族全員が説明の場に参加することが望ましいが，少なくともキーパーソン（直接世話をする家族）の出席は必要となる．家族がストレス状況にある場合，情報が家族で共有されていない場合もあるため，支援が必要となる．

＜予期悲嘆への援助＞

家族らしい看取りができるように実践していくうえで，家族の悲嘆のプロセスの各段階で支援を行い，正常な悲嘆のプロセスを促進することが重要である．悲嘆への対応が十分にできない場合，グリーフカウンセリングなども必要になる．

死別後の家族の悲嘆へのケア（グリーフケア）はホスピス，在宅ホスピスケアで取り組みが始められているが，一般病院では行われていないのが現状であり，今後の課題である．

ターミナル期看護の対象

ターミナル期とは，先に述べたように，現在の医学において死を余儀なくされている状態である．したがってターミナル期看護の対象は，それらの

時期にあり，病状が増悪・進行し，人間としてのトータルケアを必要とするすべての患者・家族といえる．主な対象は以下である．
　①がんの末期
　②病状の増悪・進行
　　・慢性疾患の増悪を繰り返し，徐々に進行し死を余儀なくされた状態
　　・難病で，徐々に進行し死を余儀なくされた状態
　　・加齢現象に伴い，死を余儀なくされた状態
　　・認知症のターミナル期など

本書第Ⅱ章でターミナル期を取り上げる疾患を表1に示す．

表1　第Ⅱ章でターミナル期を取り上げる疾患一覧

	系統別	疾患名		系統別	疾患名
1	呼吸器疾患	肺がん	8	腎・泌尿器疾患	膀胱がん
2	循環器疾患	拡張型心筋症	9	女性生殖器・婦人科疾患	子宮がん
3	血液・造血器疾患	多発性骨髄腫	10	自己免疫疾患・難病	筋萎縮性側索硬化症
4	消化器疾患	肝硬変	11	感染症	進行性多巣性白質脳症
5	内分泌・代謝疾患	甲状腺がん	12	感覚器疾患	喉頭がん
6	脳・神経疾患	脳腫瘍	13	精神疾患	アルツハイマー病
7	運動器疾患	骨肉腫			

● B．ターミナル期にある患者の看護過程に必要な基礎知識

アセスメントの視点

　ターミナル期においては，患者のQOLに支障となる苦痛の状態（疼痛，病状の進行や全身状態の低下，合併症などに伴う身体症状，精神的・社会的苦痛）および家族の状態についてアセスメントする．そしてQOLを妨げる状態について，その原因・誘因，程度，今後の予測・成り行きを考え，看護診断し，援助の必要性があるかどうか分析する．

　ターミナル期にある患者の看護に必要なアセスメントの視点を，ゴードンの機能的健康パターンに沿って示す．また，本書の第Ⅱ章で展開する事例のアセスメント例の一部を＊で示す．

パターン	アセスメントの視点	
健康知覚-健康管理	ターミナル期ではとくに，治療，予後に関する認識，治療に対する自己決定能力，QOLに支障をきたす病状の程度についてのアセスメントが重要となる．	
	● 治療，予後に対する認識はどうか．	＊治療，予後に対する認識はどうか． ＊疾患や治療をどのように認識しているか． ＊病状の悪化をどのように認識しているか． ＊現在の健康状態をどう考えているか． ＊予後について現実的な認識がされているか．

パターン	アセスメントの視点
	● 自己管理能力はどうか.	＊疼痛，貧血による健康管理能力への影響はあるか. ＊疾患による健康管理能力への影響はあるか. ＊身体的管理能力はあるか.
	● 予後に影響を及ぼす状態の変化はないか.	＊希望する予後をおくるうえで身体的・情緒的問題が生じていないか. ＊急性増悪の危険性はないか.
	● 治療に対する自己決定能力はどうか.	＊治療に対して自己決定するための情報は十分か. ＊自分の病状を知り，予後の過ごし方を自己決定することができるか.
	● 病状，予後に対する家族の認識はどうか.	＊疾患に対する家族の認識はどうか.
	● 家族の支援体制はどうか.	＊家族の支援体制は十分か.
栄養-代謝	ターミナル期においては，病状の進行，鎮痛薬などの副作用，不安・抑うつなどの心理的要因が栄養状態に及ぼす影響と，栄養状態不良による二次的障害（感染，皮膚への影響）をアセスメントする.	
	● 栄養状態はどうか.	＊栄養状態の低下はないか.
	● 病状に伴う栄養状態への影響はないか.	＊心機能低下による栄養，代謝への影響はあるか. ＊症状や治療が栄養状態に影響を及ぼす要因はないか. ＊嚥下障害はないか. ＊腹部膨満による食欲低下はないか.
	● 治療に伴う栄養状態への影響はないか.	＊硫酸モルヒネ（徐放錠）の副作用はないか.
	● 二次的障害はないか.	＊栄養状態から起こる二次的障害はないか. ＊低栄養による皮膚の問題はないか. ＊疼痛に伴う体重減少が皮膚に影響を及ぼしているか. ＊リンパ浮腫に伴う皮膚の損傷の危険性はないか. ＊リンパ浮腫，腹水に変化はないか. ＊免疫機能低下，易感染性の程度はどうか. ＊感染のリスク因子はあるか.

パターン	アセスメントの視点	
排泄	病状の進行や疼痛コントロールのための麻薬性鎮痛薬の副作用により，便秘が出現することが多いので，とくに注意してアセスメントする．	
	●病状に伴う排尿・排便状態の変化はないか．	＊疼痛や呼吸困難が排便に与える影響はないか．
	●治療に伴う排尿・排便状態の変化はないか．	＊麻薬性鎮痛薬の副作用による腸蠕動の低下はないか． ＊薬物による排泄への障害はないか．
	●状況に伴う排尿・排便状態の変化はないか．	＊全身倦怠感や食事摂取量の低下が排泄に及ぼす影響はないか． ＊直腸腟瘻からの排便状態はどうか．
	●排尿・排便異常が及ぼす影響はないか．	＊腹部膨満感はないか． ＊心負荷の要因となる便秘はあるか．
活動-運動	ターミナル期においては，死の直前数週間にADLへの支障が増悪することが多い．患者の尊厳を守るためにも，どのように受けとめ，どのような援助を希望するのか，また，家族の希望についてもアセスメントする．	
	●病状によるADLへの影響はないか．	＊疼痛が活動に与える影響はあるか． ＊心機能の低下が活動にどのような影響を与えるか． ＊貧血に伴う全身倦怠感，腹水貯留や下肢浮腫により，ADLに支障をきたしているか． ＊下肢の浮腫や疼痛がADLにどのように影響しているか． ＊現在のADLと体力，呼吸困難との関連はどうか． ＊身のまわりの行為は自立しているか． ＊ADLはどの程度か． ＊ADLを低下させている要因は何か．
	●（症状，治療に伴う）呼吸機能，循環機能の変化はないか．	＊ガス交換は問題なくできているか． ＊呼吸器系，循環器系の変調はないか． ＊腹部膨満により，呼吸器系，循環器系への影響はないか． ＊疾患が呼吸器系，循環器系に与える影響はあるか．
	●患者・家族の希望または援助の必要性，方法はどうか．	＊活動に対する意欲はどうか． ＊心地よい生活環境とするにはどのようなADLの援助が必要か．

パターン	アセスメントの視点	
睡眠-休息	睡眠は栄養,排泄と同様に,人間の基本的・生理的な欲求である.ターミナル期にある多くの患者には,不眠が出現する.睡眠状態について,疼痛,病状,薬物の使用状況,精神・心理状態などと関連してアセスメントする.	
	●疼痛による睡眠への影響はないか.	＊睡眠を妨げる痛み,呼吸困難,違和感などはないか. ＊腰背部痛による不眠はないか.
	●病状に伴う睡眠への影響はないか.	＊生活リズムの乱れはないか. ＊不快感,身体不動性による睡眠への影響はないか. ＊睡眠・休息が十分にとれているか. ＊心負荷の要因となる不眠はないか.
	●治療に伴う睡眠への影響はないか.	＊塩酸モルヒネの使用による睡眠への影響はどうか.
	●精神・心理状態による睡眠への影響はないか.	＊予後,迫りくる死の恐怖などについて不安が生じ,睡眠に影響を及ぼしていないか. ＊不安などの心理的問題はないか. ＊改善しない病状への不安による睡眠への影響はないか.
認知-知覚	ターミナル期では,感覚,知覚,疼痛,病状,予後などの説明に対する理解力・認識力に焦点をあててアセスメントする.	
	●疼痛・苦痛はどうか.	＊疼痛コントロールがはかられているか. ＊疼痛により安楽が障害されていないか. ＊鎮痛薬の効果はどうか. ＊不安や恐怖が疼痛を増強させていないか. ＊がん浸潤による疼痛はないか.
	●意識状態,見当識,記憶はどうか.	＊疼痛が感覚,知覚に影響を及ぼすことがあるか. ＊意識レベルはどうか. ＊記憶,認知はどうか.
	●感覚はどうか.	＊感覚障害はみられないか. ＊永久気管孔造設に伴う嗅覚障害の継続はないか.
自己知覚-自己概念	ターミナル期においては,しばしば自己概念に混乱をきたす.不安,恐怖,無力感などが出現していないかアセスメントする.	
	●自分に対する認識の変化がないか.	＊疾患や治療についてどのように認識しているか. ＊自分の身体に対して,拒否的な言動はないか. ＊自分の存在に対する意識,思いはどうか.

パターン		アセスメントの視点
	●不安, 恐怖, 無力感などがあるか.	＊死に対する恐怖, 不安はあるか. ＊疾患, 治療に関する不安, 恐怖はないか. ＊疾患や迫りくる死についてどのように認識しているか. ＊改善が困難な心機能状態が, 患者の自己知覚にどのような影響を及ぼしているか. ＊病状の悪化に伴う治療, 予後に対する不安, 自己概念への影響はあるか. ＊絶望感, 無力感はないか.
役割-関係	\multicolumn{2}{l|}{患者の社会的な役割, 他者との交流をはかるうえで重要なコミュニケーション能力や家族関係への影響, 患者・家族の悲嘆に焦点をあててアセスメントする.}
	●家族関係や役割の変化による危機はないか.	＊病状悪化に伴い, 家族の役割機能に変化はあるか. ＊家族関係や役割の変化などによる家族の危機はないか. ＊役割中断・喪失による葛藤はないか. ＊患者を支持する家族の能力は十分か. ＊家族へのサポートの必要性はあるか. ＊入院による経済的な問題はあるか. ＊入院による家族への影響はあるか. ＊家族の協力はあるか. ＊家族はどのようなターミナル期を望んでいるか. ＊家族は迫りくる患者の死を受け入れられているか.
	●対人関係, コミュニケーションに問題はないか.	＊コミュニケーションに問題はないか. ＊家族関係に問題はないか.
性-生殖	\multicolumn{2}{l|}{日本の文化では性に関することはタブー視されがちである. しかしターミナル期, とくに生殖期にある患者の場合, 限られた時間を性的パートナーと過ごすことができるような援助が必要である. 患者のQOLを尊重するうえで性的な問題はないかアセスメントする.}
	●性機能障害, 性的な問題はないか.	＊疾患や治療に伴う性障害因子があるか. ＊病状, 入院, 治療による性的問題はないか. ＊性に関する問題が生じていないか. ＊性的異常言動はないか.
コーピング-ストレス耐性	\multicolumn{2}{l|}{ターミナル期は死と向き合う, 厳しい状況にある. 患者・家族の現在の状態への対処, 適応に焦点をあててアセスメントする.}
	●ストレスをどのように受けとめて反	＊感情は表出されているか. ＊病状悪化によるストレスはあるか.

経過別看護の概論

パターン	アセスメントの視点	
	応しているか.	＊死を受容する適応段階はどうか.
	● ストレスにどのように対処しているか.	＊ストレスへの対処能力はあるか. ＊子宮がんの告知，再発というストレスに対処していけるか. ＊ストレス対処法は効果的か.
	● 家族の思い，心理的問題はどうか.	＊家族のストレスはないか. ＊患者の病状悪化への家族の対処はどうか.
価値-信念	ターミナル期では，その人らしく生きることを援助する，スピリチュアルケアが重要となる．患者の思い，葛藤に心を寄せ，生きるうえでの価値観，信念，信仰，目標についてアセスメントする．	
	● 価値・信念に関する葛藤があるか．	＊価値観，信念からくる生活への影響があるか. ＊治療に影響を及ぼす信仰，信念はあるか. ＊治療に影響を及ぼす価値観，信念があるか. ＊病状の悪化が患者の生活の価値に影響を及ぼしているか. ＊信仰は闘病の支えになるか. ＊生きていくうえでの支えは何か. ＊いままでの価値観，信念が闘病生活に影響しているか. ＊価値観，信念，理想が低下していないか. ＊心理的安定が維持されているか. ＊ターミナル期をどのように生きたいと思っているか.

ターミナル期

患者の問題/看護診断

アセスメントの結果が患者の問題/看護診断となる．第Ⅱ章で取り上げるターミナル期事例の看護診断より，ターミナル期の特徴を示す各パターンの主な看護診断名をあげ，その関連句を＊で示す.

目標

ターミナル期にある患者・家族の目標は，身体的・精神的・社会的痛みおよびスピリチュアルペインを緩和することにより安寧をはかり，QOLの向上をめざすことである.

看護診断においては，患者の問題/看護診断が解決した状態として，患者の状態で示す．第Ⅱ章で取り上げるターミナル期事例の看護診断に対する目標を＊で示す．また，第Ⅱ章で看護計画を立案していない看護診断に対しては，一般的な目標の例を◆で示す.

パターン	患者の問題/看護診断		目標
健康知覚-健康管理	＃ 身体損傷リスク状態	＊腫瘍の増大による見当識障害，記銘力障害，右半身麻痺に関連した	＊事故を起こさない ・ベッドから転落しない. ・転倒しない.

パターン	患者の問題/看護診断		目標
		＊肝性脳症（アンモニア処理能力の低下）による認知力の低下および低栄養状態による筋力低下に関連した	＊転倒・転落しない． ・危険な行動が減少する．
	＃　窒息リスク状態	＊反回神経浸潤，誤嚥予防の知識不足に関連した	＊患者・家族が誤嚥の少ない食事内容を理解，実施できる．
栄養-代謝	＃　皮膚統合性障害リスク状態	＊心収縮力の低下に伴う活動耐性低下，消化管のうっ血に続発する食欲不振による低栄養，浮腫による皮膚の脆弱化に関連した	◆褥瘡が生じない．
		＊低栄養状態，疼痛による自力体動への消極性に関連した	＊仰臥位，左側臥位での褥瘡好発部位（仙骨部，左大転子部）に発赤を生じない．
	＃　嚥下障害	＊がん浸潤による頸部への圧迫・疼痛に関連した	＊食物を少量ずつ摂取できる． ＊食事を楽しめる．
	＃　感染リスク状態	＊造血機能・免疫力の低下，低栄養状態に続発する抵抗力の低下に関連した	◆感染の徴候がない． ◆尿路感染を起こさない． ◆敗血症を起こさない． ◆肺合併症を起こさない．
		＊帯状疱疹の出現に関連した	＊二次感染を起こさない． ＊帯状疱疹の疼痛を軽減できる．
排泄	＃　便秘	＊硫酸モルヒネの副作用・永久気管孔造設により努責が困難なことに関連した	◆1回／2〜3日は排便がある．
活動-運動	＃　気分転換活動不足	＊筋力低下に伴うコミュニケーション障害および不動状態に関連した	＊1日1つでも楽しい出来事を家族で共有できる． ＊コミュニケーション手段を見出す．
認知-知覚	＃　安楽障害	＊腹部膨満や浮腫による呼吸困難，疲労感および黄疸による瘙痒感に関連した	＊苦痛の訴えが減少する． ＊脈拍数や呼吸数が増加することなく，苦痛様顔貌をみせる回数が減少する． ＊夜間，十分に睡眠をとることができる．
		＊骨盤内のがん浸潤に伴うリンパ節・管の圧迫，リンパ	＊両下肢のリンパ浮腫がマッサージにより改善する．

パターン		患者の問題/看護診断	目標
		流障害に関連した	*両下肢のだるさと重苦しさが改善したと表現できる. *夜間，両下肢のだるさと重苦しさのために中途覚醒しない.
		*腫瘍の増大，胸水貯留による胸痛と呼吸困難および骨転移による腰背部痛に関連した	*鎮痛薬の効果により，日中の疼痛の程度がフェイススケールで0～1で過ごせる. *リラクセーションがはかれ，夜間の睡眠で熟睡感が得られる.
	# 慢性疼痛	*下肢リンパ性浮腫，がん細胞の骨盤腔内浸潤に関連した *がん再発による頸部への浸潤に関連した *骨髄腫細胞増殖に伴う胸椎，腰椎の破骨の進行に関連した	*疼痛が軽減したことを言葉で表現できる. *1回/日，車椅子に乗車することができる. *疼痛によりQOLを低下させない. *8時間/日以上の睡眠時間（昼寝を含む）が得られ，不眠の訴えがない.
	# 慢性混乱	*大脳皮質の進行性退化により意思の疎通がはかれないことに関連した	*苦痛様表情が減少する. *落ち着きのない体動が減少する. *落ち着いて夜間を過ごす（昼夜逆転しない）.
自己知覚-自己概念	# 消耗性疲労	*持続する不正性器出血による貧血に伴う全身倦怠感，発熱に関連した *改善が困難な心機能低下による易疲労感，呼吸困難，浮腫，全身倦怠感に関連した	*症状の変化に合わせて生活パターンを変更できる. *自分の体調を考慮し無理をしない. *ADL援助の提供により，心負荷の症状がみられず，易疲労感，全身倦怠感が増強しない. *心負荷となるような活動をせず，負担となるようなADLを看護師に依頼することができる.
	# 死の不安	*迫りくる家族との別れに関連した *改善しない症状，予後の不確かさ，残された治療法に	*迫りくる死について自分の気持ちを表現することができる. *家族が今後の生活のなかで，自分のことを忘れないと信じることができる. *疾患の予後に対する患者の気持ちを表出できる.

ターミナル期

経過別看護の概論

パターン	患者の問題/看護診断		目標
		関する厳しい現実に関連した	＊夜間に睡眠が得られる．
役割-関係	＃　予期悲嘆	＊患者の状態の悪化および死期が近いことに対する家族の動揺に関連した	＊家族が現在いだいている心理的苦痛，不安を表出でき，患者と前向きにかかわることができる．
	＃　言語的コミュニケーション障害	＊がん再発に伴う食道発声困難に関連した	＊文字，ジェスチャーなどにより意思の疎通がはかれる． ＊いらいらした様子，あせり，落胆した様子がみられない．

援助

■看護援助の方向，ポイント
①疼痛緩和
②ADLの援助
③トータルケア（身体的・精神的・社会的・スピリチュアルケア）
④家族への支援

■看護計画
＜観察・診断計画　DP ＞
病状の進行に伴い，疼痛などのさまざまな苦痛や精神症状が出現・増強し，ADLに影響する．したがって，以下の項目について焦点をあてて診断・観察を行う．
①苦痛の程度とその原因・誘因
・疼痛：訴え，表情，ペインスケール（p.84 図6参照）などの利用
・全身倦怠感，食欲不振，便秘，不眠，呼吸困難，悪心・嘔吐，せん妄などの身体症状の出現の有無と程度
・精神症状（表2），社会的苦痛，スピリチュアルペイン
②治療の効果，副作用
③ADLへの影響
④病状，予後，治療に対する認識，思い
⑤家族の病状，予後，治療に対する認識，思い

＜看護実践計画　TP ＞
①疼痛緩和への援助
・痛みの訴えに対するすみやかな対応
・疼痛緩和，副作用防止のための指示の薬物の確実な施行
・対症療法として指示されている薬物の確実な施行
・安心を与えるように十分な説明を行う．
・支持的な精神療法の実施
②ADLの援助
・食事への援助：栄養価の高いものを少量でもよいので，無理しない程度に勧める．
・排泄への援助：疼痛コントロールでオピオイド鎮痛薬を使用することが多く，とくに便秘への対応が重要となる．
・睡眠の援助：睡眠を阻害する心理的要因，環境要因の除去に努め，就寝前の口腔ケア

表2　精神症状の主な評価尺度

不安	STAI（state-trait anxiety inventory）
抑うつ	HRSD（Hamilton rating scale for depression）
抑うつと不安	HADS（hospital anxiety and depression scale）
複数の感情	POMS（profile of mood states）
全般的認知障害	改訂長谷川式簡易知能評価スケール：HDS-R（Hasegawa's dementia scale-revised）
せん妄	DRS（delirium rating scale）

や清潔援助などを行う．睡眠を助ける薬物を効果的に使用する．
③精神的支援，スピリチュアルケア
　［病状，予後について真実を説明されたあとの支援］
　・安易な励ましは避ける．
　・できるかぎり患者のそばで，必要な援助を誠実に行う．
　・さりげない気遣いと言葉かけを行う．
　［スピリチュアルケア］
　・患者の訴えを傾聴する．
　・実現可能な目標を設定する．
　・家族や希望する人と過ごす時間をつくる．
　・瞑想や祈り，リラクセーションのためのプライバシーを提供する．
④家族への精神的支援
　・家族の負担，苦悩，悲嘆，意思決定への援助を行う．
　・家族の思いを傾聴する．
　・ケアに参加できるように配慮する．
　・ねぎらいの言葉かけを行う．
　・家族の感情の表出を促す．
　・必要な休息がとれるように配慮する．

＜教育・指導・情報提供計画 EP ＞
①患者の意思決定，自己決定への支援
　・患者・家族の思い，話に耳を傾け，誠実に対応する．
　・病名，病状，予後についての医師の説明に必ず同席する．
　・患者が希望する者も同席して説明を受けられるように仲介・調整する．
　・医師の説明に患者・同席者はどう反応し，理解しているか十分に観察する．
　・必要に応じて補足説明をし，医師に再度説明を求める．
②家族への情報提供
　［患者の状況を理解するための情報提供］
　・家族が不在時の患者の状態をきめこまかく説明する．
　［意思決定への支援］
　・家族間の正確な情報の共有，オープンなコミュニケーションがはかれるように支援する．
　［支援ネットワーク・社会的資源活用への支援］
　・入院している場合は医療相談室などの医療ソーシャルワーカー（MSW）に相談
　・障害者手帳，介護保険などの利用：2006年4月より40歳以上のターミナル期のがん患者にも介護保険が適用
　・ボランティア：社会福祉協議会，在宅ホスピスや介護のボランティア組織など
　・在宅ホスピスを助ける治療・有料サービス：在宅酸素療法，ベッド，食品関係，生活用品のレンタルなど

●**引用文献**
1）Montgomery, C. L.（神群　博，濱畑章子訳）：ケアリングの理論と実際――コミュニケーションによる癒し．p.13, 医学書院，1995.

●**参考文献**
1）川越　厚編：在宅ホスピスケアを始める人のために．医学書院，1996.
2）川越博美監：終末期の自己決定を支える訪問看護．日本看護協会出版会，2003.
3）厚生統計協会：国民衛生の動向．厚生の指標，53（臨時増刊），2006.
4）厚生労働省，日本医師会監：がん緩和ケアに関するマニュアル．改訂第2版，日本ホスピス・緩和ケア研究振興財団，2005.
5）佐藤禮子監：絵でみるターミナルケア――人生の最期を生き抜く人へのかぎりない援助．学習研究社，2006.
6）下山直人ほか：TECHNICAL TERM 緩和医療．先端医学社，2002.
7）鈴木志津枝，内布敦子編：緩和・ターミナルケア看護論．成人看護学，ヌーヴェルヒロカワ，2005.
8）山口瑞穂子ほか監：終末期．看護診断をふまえた経過別看護4，学習研究社，1995.
9）Montgomery, C. L.（神群　博，濱畑章子訳）：ケアリングの理論と実際――コミュニケーションによる癒し．医学書院，1995.
10）Leiningar, M. M.（稲岡文昭監訳）：レイニンガー看護論――文化ケアの多様性と普遍．医学書院，1995.

第Ⅱ章
経過別看護過程の展開
(CASE STUDY)

- ① 呼吸器疾患
- ② 循環器疾患
- ③ 血液・造血器疾患
- ④ 消化器疾患
- ⑤ 内分泌・代謝疾患
- ⑥ 脳・神経疾患
- ⑦ 運動器疾患
- ⑧ 腎・泌尿器疾患
- ⑨ 女性生殖器・婦人科疾患
- ⑩ 自己免疫疾患・難病
- ⑪ 感染症
- ⑫ 感覚器疾患
- ⑬ 精神疾患

■「機能的健康パターン」について

　ゴードン(Gordon, M.)によって開発された，患者情報をアセスメントし，看護診断を導くための枠組み．人間を全体としてとらえ，健康が生活機能に及ぼす影響をみるようにつくられているため，対象の年齢，性別，疾患を選ばず適用できる．
　下の表のような11の領域からなる．

1. 健康知覚-健康管理	患者の健康に対する認識，管理能力，管理状況をみる．
2. 栄養-代謝	栄養・水分の摂取状況，代謝状況をみる．
3. 排泄	排尿・排便状況(動作以外)をみる．
4. 活動-運動	日常生活動作(ADL)や活動状況，活動・運動を維持するための呼吸・循環機能をみる．
5. 睡眠-休息	睡眠・休息・リラクセーションの状況をみる．
6. 認知-知覚	感覚や知覚，認知力をみる．
7. 自己知覚-自己概念	自己に対する理解や受けとめ方をみる．
8. 役割-関係	家庭・社会における患者の役割と人間関係をみる．
9. 性-生殖	性機能，性に関する問題をみる．
10. コーピング-ストレス耐性	ストレス要因と患者の反応，対処法をみる．
11. 価値-信念	意思決定や行動の規範となる価値観，信念をみる．

第Ⅱ章
経過別看護過程の展開（CASE STUDY）

1 呼吸器疾患

1 呼吸器疾患

▶ 呼吸器疾患患者の理解に必要な基礎知識

▶ ［急性期］緊張性気胸患者の看護過程の展開

▶ ［慢性期］小児喘息患者の看護過程の展開

▶ ［回復期］慢性閉塞性肺疾患患者の看護過程の展開

▶ ［ターミナル期］肺がん患者の看護過程の展開

呼吸器疾患患者の理解に必要な基礎知識

1. 呼吸・呼吸器系とは	(1)呼吸とは 　生体が酸素を取り込み，二酸化炭素を排出する機能を呼吸という．空気中の酸素は吸気として肺に吸い込まれ，血液循環をとおして生体の各組織に運ばれる．各組織に運ばれた酸素はエネルギー代謝に利用され，その結果，二酸化炭素が生じる．二酸化炭素は血液循環をとおして肺に運ばれ，呼気として空気中に排出される． 　呼吸は外呼吸と内呼吸に分けられる． 　①外呼吸：肺において，肺胞と毛細血管とのあいだで酸素と二酸化炭素のガス交換が行われること 　②内呼吸：血液と組織・細胞間でガス交換が行われること．組織呼吸ともいう． (2)呼吸器系とは 　呼吸器系はガス交換にかかわる器官で，気道，肺，胸郭，血管からなる．体外から酸素を取り込み，体外に二酸化炭素を排出する機能を担う．酸素と二酸化炭素の運搬を担うのは心臓および血液・血管などからなる循環器系である．
2. 構造	(1)気道 　気道は，ガスを肺に送るための通路であり，外気に開く鼻腔，咽頭，喉頭，気管・気管支によって構成されている．通常，鼻腔から喉頭までを上気道，気管から終末細気管支までを下気道とよぶ（図1）． 　①気管・気管支：気管は喉頭に続いており，長さ約10cm，直径約2cmの管である．気管分岐部（第4～6胸椎の高さ）で左右主気管支に分岐し，左右の肺内に入り葉気管支に分岐する．葉気管支はさらに分岐を繰り返し，区域気管支，亜区域気管支，細気管支，終末細気管支，呼吸細気管支となり肺胞へ至る（図2）． (2)肺 　①肺：心臓を挟み，左右1対となった含気性の臓器である．右肺は上・中・下の3葉，左肺は上・下の2葉からなり，肺の上端の突出部を肺尖，下端部を肺底と

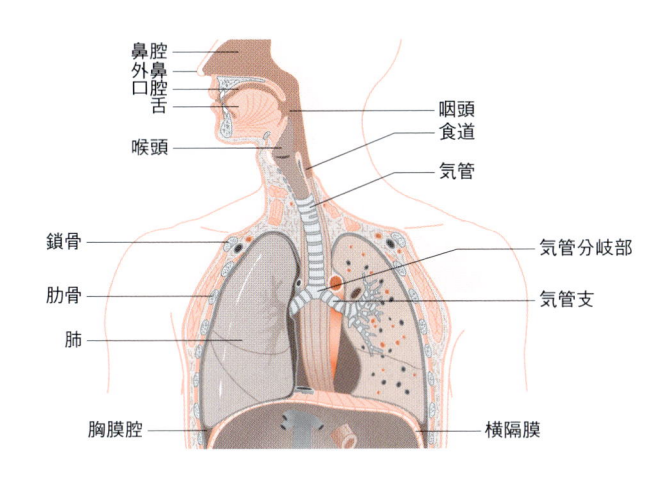

図1　呼吸器系の全体

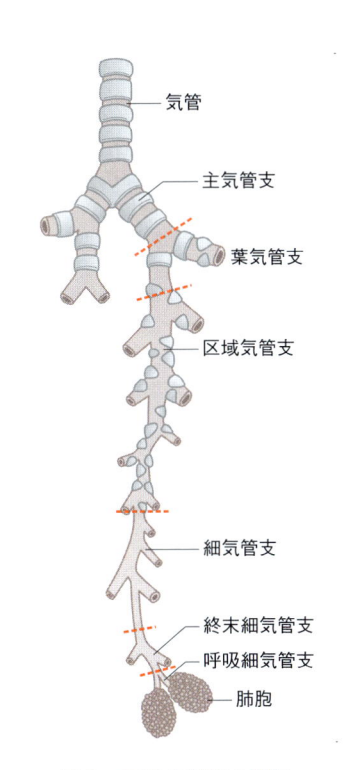

図2　気管・気管支の構造

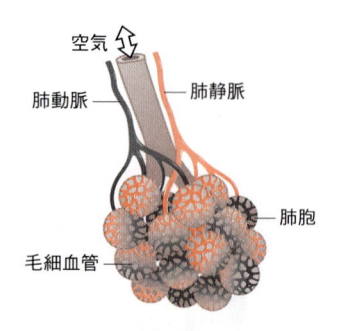

図3　肺胞と血管

　　いう．肺底下面にあたる横隔膜の上下運動によって，空気の吸入と排出（換気）が行われる．
　②肺胞：直径およそ0.1〜0.2mmで，袋状をしており，枝分かれした気管の先にブドウの房のようにつながっている．肺胞は左右両肺合わせて約3億〜6億個で，総表面積は成人で40〜80m^2とされる．肺胞の内面は肺胞上皮細胞で覆われている．肺胞の周囲は毛細血管が網目状に取り囲み（図3），肺胞の空気と血管内の血液とのあいだでガス交換を行う．

(3) 胸郭，胸膜腔，縦隔
　①胸郭：脊椎，肋骨，胸骨で構成され，これらに囲まれた内腔が胸腔である．胸郭は上方が狭い樽状で，前後径より左右径が大きい．吸気時には肋骨が広がり，胸郭の前後径，左右径とも拡大する．
　②胸膜腔：胸郭内面を覆う壁側胸膜と肺表面を覆う臓側胸膜がある．両者の膜のあいだのわずかな空間を胸膜腔とよぶ．この胸膜腔にはごく少量の胸水があり，呼吸運動時の摩擦を防ぐはたらきをする．
　③縦隔：左右の2つの肺を隔てる部分で，胸郭の中央に位置する．前方は胸骨，後方は脊椎，下方は横隔膜でふさがれており，縦隔の中には心臓，気道，胸腺，食道，血管など重要な器官が集まっている．

(4) 血管
　肺の循環系は肺循環系（小循環系）と体循環系（大循環系）に分けられる．
　①肺循環系：右心房，右心室から肺動脈，肺静脈を経て左心房へ至る循環回路．肺動脈は肺に入るとこまかく分岐して毛細血管となり，肺胞を取り巻いてガス交換に関与する．酸素化された血液は肺静脈を通って左心房へ戻る．
　②体循環系：左心室より動脈系を介し，全身の各組織をめぐったのち静脈系を通り，右心房へ戻る循環経路．気管や気管支は，体循環系の気管支動脈によって栄養を供給されている．気管支動脈は胸部大動脈から分岐し，左右の気管支に沿って肺内に入り，主に気管支壁周囲に分布する．

3．機能

(1) 呼吸機能
　①換気：肺に空気を出入させることを換気という．吸気時には呼吸筋（肋間筋，横隔膜など）がはたらいて胸郭内の容積が広がり，胸郭内が陰圧となった結果，

酸素を多く含む空気が気管から肺内に流入する．呼気時には筋が弛緩し，胸郭の容積がもとに戻るため肺が縮み，肺内のガスが呼出される．
- 1回換気量：1回の呼吸で出入する空気の量．健康な成人では，安静呼吸時に500mLである．
- 解剖学的死腔量：吸気時に吸い込まれた空気のうち，口腔，気管・気管支に残って肺胞に到達せず，直接ガス交換に関与しない空気の量．通常150mL程度とされる．

②ガス交換：酸素を血液中に取り込み，二酸化炭素を血液から放出することをいう．
- 肺胞でのガス交換：肺胞気は，肺動脈血より酸素分圧が高く，二酸化炭素分圧が低い．この分圧の較差を是正するようにガス交換が行われ(拡散)，酸素は肺胞気から血液中に，二酸化炭素は血液中から肺胞気に移動する(図4)．肺胞上皮細胞壁と肺胞を囲む毛細血管壁は非常に薄いため，ガス交換はすみやかに行われる．
- 組織におけるガス交換：組織と血液のあいだでも，肺胞同様にガス分圧の較差によってガス交換が行われる．組織においては動脈血より酸素分圧が低いため，酸素は血液から組織へ移動する．逆に，二酸化炭素分圧は動脈血より高いため，二酸化炭素は組織から血液へ移動する．

(2) 酸塩基平衡

生体内では，代謝によって酸が産生されるが，酸塩基平衡によって細胞外液のpHが一定(7.35〜7.45)に保たれる．pHを一定に保つため，血液や体液の緩衝機構および肺や腎臓によって調節される．動脈血のpHが低下した状態をアシドーシス，上昇した状態をアルカローシスという．
① 呼吸性アシドーシス：肺からの二酸化炭素呼出障害により，二酸化炭素が体内に蓄積してpHが低下する．
② 呼吸性アルカローシス：過換気症候群などにより二酸化炭素の呼出が過剰となり，pHが上昇する．
③ 代謝性アシドーシス：二酸化炭素以外の酸性物質の体内への蓄積などにより，生体内の重炭酸イオンが減少し，pHが低下する．

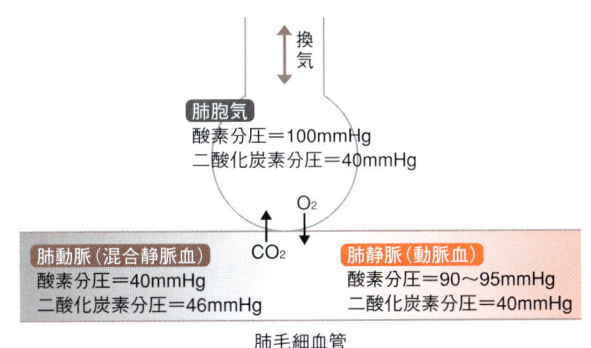

換気

肺胞気
酸素分圧＝100mmHg
二酸化炭素分圧＝40mmHg

O_2
CO_2

肺動脈(混合静脈血)
酸素分圧＝40mmHg
二酸化炭素分圧＝46mmHg

肺静脈(動脈血)
酸素分圧＝90〜95mmHg
二酸化炭素分圧＝40mmHg

肺毛細血管

図4　肺胞でのガス交換

　　　　　④代謝性アルカローシス：生体内の重炭酸イオンが増加し，pHが上昇する．
　(3)防御機構
　　呼吸器系は外界とつながっているため，異物や有害物質などが肺胞内まで侵入するのを防ぐための防御機構が備わっている．
　　粉塵や微生物などが鼻腔を通過すると，気道の線毛運動と咳嗽によって痰として排出される．また，物理的防御機構によって排除されなかった抗原物質は免疫学的防御機構によって処理される．

4．調節

(1)呼吸中枢

　呼吸は覚醒時，睡眠時を問わず常時無意識に行われている．さらに運動時には呼吸運動が亢進し，より多くの酸素を体内に取り入れ，二酸化炭素を排出する仕組みになっている．このように無意識に行われている呼吸運動の調節は，脳幹の呼吸中枢のはたらきによる．延髄には呼吸中枢があり，橋には延髄での呼吸中枢のはたらきを調節する呼吸調節中枢がある．また，呼吸は自らの意志でコントロールすることも可能であり，意識的に行う呼吸運動は大脳皮質からの指令によって行われる．

(2)呼吸に影響を与える因子

　①ヘーリング-ブロイエル反射：吸気から呼気への切り替えを促進させる反射である．吸気終末時に肺が伸展すると肺の伸展受容器が興奮し，その興奮が迷走神経を介して呼吸中枢へと伝えられ，吸気が抑制されて呼気へ移行する．逆に呼気により肺が縮小すると，興奮が減少し，その情報が迷走神経を介して呼吸中枢へ伝えられ，呼気が抑制されて吸気に移行する．

　②頸動脈洞および大動脈弓には血圧に対する受容器(圧受容器)があり，血圧低下によって呼吸中枢を促進，血圧上昇で抑制する．

　③動脈血二酸化炭素分圧の上昇，酸素分圧の低下，pHの低下は化学受容器(頸動脈小体，大動脈小体)を刺激し，呼吸中枢にはたらきかけて呼吸を促進する．さらに，延髄には中枢化学受容野とよばれる部位があり，脳脊髄液中の水素イオン濃度を感受して呼吸中枢に情報を送り，呼吸を調節する．

5．主な症状

(1)咳嗽

　咳嗽は，有害物質の吸入を防ぎ，気道内の異物や炎症による分泌物を排出しようとする生体防御反応の1つである．喉頭，咽頭，気管支，肺などにある咳受容体が刺激され，その刺激が迷走神経を通って延髄の咳中枢へ伝達され，咳嗽が起こる．

　咳嗽は深い吸気に始まり，続いて声門が閉じ，急激な呼吸筋の収縮により胸腔内圧が上昇する．声門が開くと強い呼気が起こり，咳嗽となる．

　咳嗽は，継続する期間により急性咳嗽と慢性咳嗽に区別される．また，痰を伴う湿性咳嗽と痰を伴わない乾性咳嗽に分けられる(表1)．

(2)痰

　痰の主な成分は気道分泌物であり，剝離した上皮細胞や炎症などによる滲出液，外界から入った細菌や埃などを含んでいる．通常，気道分泌物は無意識に嚥下されるが，過分泌となると咳受容体を刺激し，咳嗽とともに痰として排出される．痰は，肺や気管支などの呼吸器からの分泌物であるため，呼吸器の異常を示す重要なサインとなる(表2)．

(3)血痰，喀血

表1 咳嗽の原因となる主要疾患

急性湿性咳嗽	慢性湿性咳嗽
急性気管支炎 急性肺炎 肺水腫 肺膿瘍	気管支喘息 慢性閉塞性肺疾患 副鼻腔気管支症候群 びまん性汎細気管支炎 気管支拡張症 後鼻漏（アレルギー性鼻炎など） 肺結核 塵肺
急性乾性咳嗽	慢性乾性咳嗽
かぜ症候群 胸膜炎 自然気胸 肺血栓塞栓症 気道異物	咳喘息 アトピー咳嗽 薬物性咳嗽 胃食道逆流による咳嗽 肺がん・がん性リンパ管症 肺結核（初期） 間質性肺炎 過敏性肺臓炎 心因性咳嗽

表2 痰の種類と主な疾患

外観（性状）	発生機序	主な疾患
泡沫性	肺の毛細血管からの体液漏出	肺水腫に特有
漿液性	毛細血管の透過性亢進	細気管支肺胞上皮がん，肺水腫，気管支喘息など
粘液性	杯細胞・粘膜下分泌腺からの過剰分泌	非細菌性の急性咽頭炎・喉頭炎・気管支炎，慢性閉塞性肺疾患，気管支喘息，肺がん，塵肺など
膿性	感染に伴う気道分泌物増加，細菌，好中球などの細胞成分の混入	細菌性肺炎，肺膿瘍，気管支拡張症，びまん性汎細気管支炎など感染性疾患
血性	肺血管の破綻による痰への血液混入	肺がん，肺梗塞，肺結核，肺水腫など

粘液性，膿性の性状が混在する場合は，粘液膿性痰などと表現する．粘液の過剰分泌に感染が加わったもので，粘液性痰のみられる疾患に加え感染性疾患でみられる．

痰に血液が混在したものを血痰，血液そのもの（2 mL以上）が喀出されることを喀血という．血痰，喀血は，気道の炎症（気管支拡張症，気管支炎）や腫瘍（肺がんなど），肺の炎症（肺炎，肺結核など），肺梗塞などの疾患でみられる．臨床的には吐血と喀血の判別が<u>重要</u>となる．

(4) **胸痛**

胸部に感じる痛みであり，さまざまな原因で生じる．呼吸器疾患に伴う胸痛は，胸膜疾患（壁側胸膜），肺内病変が胸膜に波及したために知覚神経が刺激されて起こる痛みが多い．肺実質と臓側胸膜には知覚神経がないため，痛みを感知しにくい．

表3 ヒュー-ジョーンズ分類

Ⅰ度	同年齢の健常者と同様の労作ができ，歩行，階段の昇降も健常者なみにできる
Ⅱ度	同年齢の健常者と同様に歩行できるが，坂，階段の昇降は健常者なみにはできない
Ⅲ度	平地でさえ健常者なみには歩けないが，自分のペースでなら1.6 km以上歩ける
Ⅳ度	休みながらでなければ50 m以上歩けない
Ⅴ度	会話，着物の着脱にも息切れがし，息切れのために外出できない

(5)喘鳴

呼吸時に聴取される，ゼイゼイあるいはヒューヒューという音．気管・気管支の病変や気管支喘息によって気管支が肥厚したり，分泌物が貯留して気道の内腔が狭くなると，狭窄部位を空気が通過するときに，空気の振動と分泌物の振動によって喘鳴が生じる．

(6)呼吸困難

呼吸のしにくさについての自覚症状であり，努力性呼吸が他覚的にも観察される状態である．必ずしも動脈血ガスの異常を伴うとはかぎらない．

呼吸困難の程度を測定するために，運動の強度によって呼吸困難の程度を5段階に分けたヒュー-ジョーンズ(Hugh-Jones)分類(表3)が用いられる．

(7)チアノーゼ

血液中の還元ヘモグロビンが5 g/dL以上になり，皮膚や粘膜が暗赤色，青紫色を呈する状態．主として指趾先端，口唇，爪床，耳朶，頬に現れる．低酸素血症によって起こる中枢性チアノーゼと，末梢循環不全による末梢性チアノーゼとがある．

6．主な診察と検査

(1)問診

呼吸困難，喘鳴の有無・程度，胸痛，咳嗽，痰の有無・程度・性状

(2)視診，聴診

呼吸状態(回数，深さ，リズム)，胸郭の動き，呼吸音の減弱や副雑音の有無，体位・姿勢，胸部・腹部の動き，意識レベル，頸静脈の怒張の有無，チアノーゼの有無

(3)触診

皮膚・筋肉の状態，圧痛，頸部・胸部の握雪感の有無，腫瘤，リンパ節腫大の有無，胸郭の動き，声音伝達

(4)打診

鼓音，濁音の有無

(5)血液ガス

①動脈血ガス分析：動脈血を採取して全自動分析器にかけ，動脈血酸素分圧(PaO_2)，動脈血二酸化炭素分圧($PaCO_2$)，pHを測定し，重炭酸イオン(HCO_3^-)，塩基余剰(BE：base excess)などを算出する(表4)．肺の酸素化能，ガス交換や酸塩基平衡の状態を直接的に調べることができる．

②酸素飽和度：血液中のヘモグロビン（酸素の運搬にかかわる）と酸素がどのくらいの割合で結合しているかを示す．動脈血酸素飽和度（SaO_2）を非観血的に測定できるパルスオキシメータが広く用いられており，これを使って計測した場合はSpO_2と表記する．PaO_2の変化とSaO_2との関係を示した曲線を，ヘモグロビンの酸素解離曲線という（図5）．この曲線は，体温や$PaCO_2$の上昇，pHの低下により右方へ移動する．

(6) 画像検査

①胸部単純X線検査：身体への侵襲度が低く，安価であること，しかも情報量が多いことから，呼吸器疾患の診断には重要な検査である．異常陰影の有無，性状から診断する．簡便であるためスクリーニングや経過観察に適している．

②CT検査：胸部単純X線検査より病変の描出能が高い．単純X線写真では複数の器官が重なって写るが，CT画像では重なりがない．胸部単純X線検査で検出された，あるいは疑わしい所見の確認や，より精密な情報が必要になったときなどに行われる．

③MRI検査：肺がんの浸潤範囲や肺血管病変の診断の際に，CT検査に情報を付加する目的で行われることが多い．

(7) 気管支鏡検査

自在に曲げることのできる気管支鏡を，気管・気管支内へ挿入して観察を行う．画像診断にて異常陰影がみとめられた場合や，血痰がある場合，喀痰検査で異常がみとめられた場合などに検査として適応されるほか，痰の吸引や異物の除去，ステント挿入など治療としても適応される．

喉頭に局所麻酔として塩酸リドカインを使用するため，アレルギーや中毒に注意する．また，診断のために経気管支肺生検（TBLB：transbronchial lung biopsy）を行う際は，出血や気胸などの合併症に注意する．

表4 動脈血ガス分析の基準値

pH	7.35〜7.45
PaO_2	80〜100mmHg
$PaCO_2$	35〜45mmHg
HCO_3^-	22〜26 mEq/L
BE	−2〜+2mEq/L

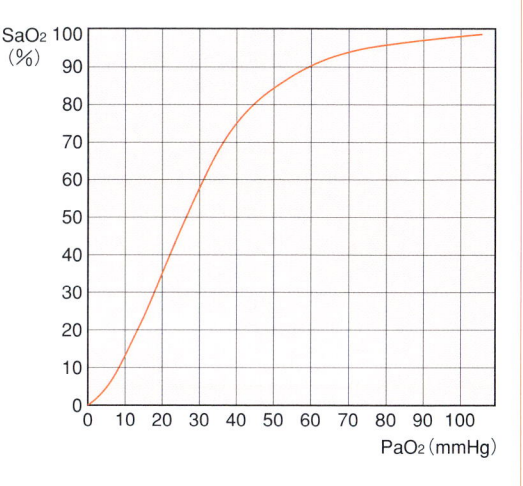

※pH＝7.40，$PaCO_2$＝40mmHgのときの曲線

図5 ヘモグロビンの酸素解離曲線

(8) 呼吸機能検査

換気，ガス交換の障害について，種類と程度を調べる諸検査．肺活量，1秒率，最大換気量を測定して換気能力をみるスパイログラムのほか，肺気量分画，肺拡散能の測定などさまざまな検査法がある．

(9) 喀痰検査

一般細菌や抗酸菌の塗抹，培養，PCR（ポリメラーゼ連鎖反応）法によって，痰の原因となる菌を確定する．また，喀痰細胞診は肺がんの診断に重要である．

(10) 血液検査

呼吸器感染症の診断に必要である．炎症反応として，末梢血白血球数やC反応タンパク（CRP），赤血球沈降速度などが診断の指標となる．

7．主な治療

(1) 酸素療法

① 目的と適応：低酸素血症の患者に対して行われる．一般的には$PaO_2 \leqq 60mmHg$の状態が適応とされている．自宅で過ごす慢性呼吸不全患者などには在宅酸素療法（HOT：home oxygen therapy）が適応となる．

② 方法：低酸素血症の程度や呼吸状態に応じて方法を選択する（医師が決定する）．酸素濃度は酸素の投与法によって異なる．吸入装置には経鼻カニューレ，酸素マスク，ベンチュリマスク，リザーババッグ付きマスク，酸素濃度調整装置付きネブライザなどがある．

③ 副作用

・気道粘膜の乾燥：乾燥に伴い分泌物の粘稠度が増し，気道狭窄・閉塞をきたすことがある．

・酸素中毒：高濃度酸素を長時間吸入すると，活性酸素の発生により肺障害が生じ，胸骨下の不快感，咳嗽，悪心，呼吸困難などの症状を呈する．酸素中毒は一般に吸入酸素濃度が60％以上で出現しやすいといわれている．

・無気肺：酸素は窒素より速く拡散するために，高濃度酸素を吸入した際，酸素が肺胞内で吸収されて肺含気量が低下し，無気肺を生じることがある．

・二酸化炭素（CO_2）ナルコーシス：重度の二酸化炭素中毒で，呼吸性アシドーシスから意識障害を呈する．慢性的に二酸化炭素が蓄積されている慢性呼吸不全患者では，二酸化炭素の変化に対する感受性が低くなっているため，低酸素状態によって呼吸中枢を刺激して呼吸調節を行っている．こうした患者に高濃度の酸素を投与した場合，低酸素刺激が低下して呼吸が減弱し，二酸化炭素ナルコーシスを引き起こす．二酸化炭素ナルコーシスはパルスオキシメータの数値からは判断できないため，その他の症状（傾眠，見当識障害，頭痛，全身倦怠感，注意力低下，血圧上昇，頻脈など）から判断する．

(2) 気管内吸引

① 目的と適応：気道に分泌物が貯留し，自分で喀出できない患者に対して，気道の開存と清浄化を目的として行う．

② 注意点：吸引中の低酸素血症などの合併症に注意する．

(3) 胸腔穿刺，胸腔ドレナージ

① 目的と適応：気胸，血胸，膿胸，胸水の貯留，乳糜胸などに対して，胸腔内の排液や脱気を行い，肺の膨張を促す．検体の採取や薬液の注入など，診断・治療いずれの目的でも行われる．

②方法
- 排液や脱気を目的とする場合：気体，液体の貯留部位をあらかじめ確認し，穿刺する部位を決定する．脱気目的の場合は16〜22Frの細めのチューブ，排液目的の場合は24〜32Frとやや太めのチューブを挿入する．挿入したカテーテルの先を低圧持続吸引器に接続し，吸引圧は-10〜$-15cmH_2O$の陰圧で吸引する．
- 胸膜癒着術：ダブルルーメンチューブを用いる．
- 胸水の検体採取を目的とする場合：胸水の貯留部位を確定し，中腋窩線を穿刺し必要量を注射器で吸引する．

③注意点
- 脱気後に肺が再膨張する際に，肺水腫を生じることがある．また，大量の胸水を急激に排出するとショック症状をきたすことがある．ドレナージ直後の観察が重要である．
- ドレーンが抜けたり，接続部がはずれたりすると，空気が流入し気胸をきたす．挿入部および接続部の固定を確実に行う．

(4) **薬物療法**

呼吸器疾患患者に用いられる薬物には，去痰薬，鎮咳薬，気管支拡張薬，副腎皮質ステロイド薬，抗結核薬，抗生物質，抗真菌薬，抗がん薬，鎮痛薬などがあげられる．投与方法としては，内服，吸入（ネブライザ，スペーサ），静脈内注射，点滴静脈内注射などの方法がある．それぞれの薬物の目的，副作用を理解し，副作用の予防，発見に努める．

①肺がんに対する化学療法：抗がん薬に対する感受性が高い小細胞がんでは，化学療法が治療の主体となる．化学療法単独の場合の第一選択であるIP（塩酸イリノテカン＋シスプラチン）療法，放射線療法と併用されるPE（シスプラチン＋エトポシド）療法などがある．一方，非小細胞がん（腺がん，扁平上皮がん，大細胞がん）では，化学療法は手術療法が不能な場合や，手術療法との併用で行われる．CDDP/GEM（シスプラチン＋塩酸ゲムシタビン）療法，CBDCA/PTX（カルボプラチン＋パクリタキセル）療法が代表的である．抗がん薬の副作用には全身倦怠感，骨髄抑制，悪心・嘔吐などがあり，これらの副作用のために治療中止を余儀なくされることもあるため，副作用対策が重要となる．

②疼痛コントロールに用いられる薬物：WHOがん疼痛治療ラダー（p.58図4参照）を参考に，段階的に鎮痛薬を投与する．疼痛の程度を示す指標として，各種スケール（図6）を用いると鎮痛薬の効果を評価しやすい．

③呼吸困難に対して用いられる薬物：呼吸器疾患のターミナルケアでは，疼痛とともに呼吸困難が患者の苦痛となり，その軽減にはモルヒネが用いられる．モルヒネは呼吸中枢における呼吸困難の感受性を低下させ，さらに呼吸数を減らし換気運動による酸素消費量を減少させ，呼吸困難の緩和に効果的であるといわれている．

(5) **放射線療法**

肺がん，悪性の縦隔腫瘍に対して行われる．抗がん薬による化学療法を併用することも多い．

(6) **呼吸理学療法**

①目的と適応：排痰の促進と呼吸運動の補助を目的として行われる呼吸管理の1

手段として，急性期から慢性期に至るまで行われる．呼吸リハビリテーションの1つとして位置づけられる．

②方法
- 呼吸訓練(腹式呼吸，口すぼめ呼吸)：効率的な呼吸によって，換気量の増大や胸郭可動域の拡大，呼吸筋強化をはかる．
- 排痰法：体位排痰法(ドレナージ)，呼気時胸郭圧迫法(スクイージング)，バイブレーションなど
- 運動療法：上下肢の筋や呼吸筋を鍛える．患者の状態に合わせて，運動の種類，強度，頻度，持続時間を決定する．
- リラクセーション：全身の筋の緊張を緩めることにより，呼吸仕事量を軽減させる．

(7) **手術療法**

肺がん，縦隔腫瘍で切除が可能な状態と診断された場合，また気胸，膿胸，肺結核などでは手術療法が行われる．開胸手術以外に，侵襲の少ない胸腔鏡下手術がある．開胸手術の術後は胸腔ドレーンの管理，排痰へのケア，疼痛管理が重要となる．

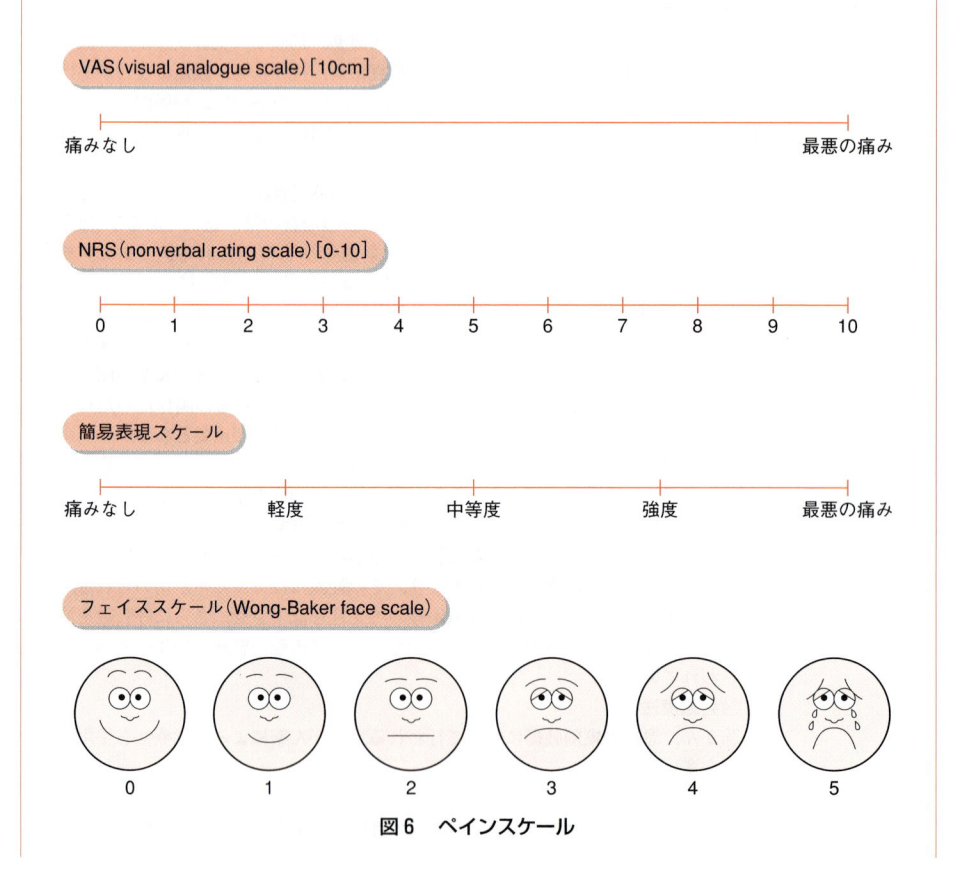

VAS (visual analogue scale) [10cm]

痛みなし ─────────────────── 最悪の痛み

NRS (nonverbal rating scale) [0-10]

0　1　2　3　4　5　6　7　8　9　10

簡易表現スケール

痛みなし　軽度　中等度　強度　最悪の痛み

フェイススケール (Wong-Baker face scale)

0　1　2　3　4　5

図6　ペインスケール

(8) **人工呼吸療法**
① 目的と適応：呼吸機能が十分に維持できず，$PaCO_2$ や SpO_2 の低下，呼吸様式の異常，意識レベル低下などがみられる患者に対して，人為的にガス交換を行う．救急蘇生，術前・術後，神経・筋疾患などが適応となるが，呼吸器領域では呼吸不全に対して機械的な人工呼吸が行われる．

② 人工呼吸器の種類
・気道内に陽圧をかけるものと，胸郭周囲に陰圧をかけて胸郭を拡張させるものがあるが，前者がほとんどである．
・気管内挿管や気管切開を行い，人工気道に接続する方法が従来行われてきたが，近年は非侵襲的陽圧換気(NPPV：non-invasive positive pressure ventilation)が注目され，適応疾患も拡大してきている．これは気道確保を行わず，マスクを使用して換気を行う方法である．自発呼吸があり，自力で排痰可能であること，誤嚥の危険性が低いこと，患者の協力が得られることなどが適応の条件となるが，患者への侵襲が少ないため有用性が高い．

急性期

緊張性気胸患者の看護過程の展開

BASIS

患者：23歳，男性
患者の状況：右肺自然気胸から緊張性気胸に至る．呼吸困難と胸痛の訴えにより救急車で搬送．胸腔ドレナージによる治療後，エアリークが続くならば，胸腔鏡下手術を行う予定である．

緊張性気胸患者の理解に必要な情報

パターン	必要な情報項目	患者情報	アセスメントの視点	アセスメント
健康知覚-健康管理	・指示された治療，日常生活上の注意 ・身体的管理能力 ・知的・情緒的準備状態	・21歳時，初めて自然気胸で入院したが，脱気と安静で軽快．1年後に再発し，胸腔ドレナージを行い軽快．今回は3回目の再発である． ・疾患について理解しているが，再発の予防対策は実施していなかった． ・20歳より喫煙（20本/日） ・会社の健診時以外は，健康管理に気をつけていない．	・疾患に対する認識はどうか． ・健康管理能力はあるか．	既往歴に自然気胸があり，疾患に対する理解はある．治療・処置に対しては緊急性があることや安静については理解できる． 　気胸を繰り返しながら，再発を防ぐための禁煙などの健康管理を行っていなかった．治癒を待って，今後の再発防止に向けた生活指導を実施する．
栄養-代謝	・身長，体重，BMI ・食事摂取状況 ・栄養状態データ ・感染徴候	・身長178cm，体重58kg，BMI 18.3 ・偏食傾向があり，食事を規則正しく摂取していない． ・T 37.2℃，TP 7.2g/dL，Alb 3.6g/dL，Hb 13.5g/dL，WBC 8,100/μL，CRP 0.4mg/dL，BUN 9.3mg/dL，Cr 0.6mg/dL	・栄養状態はどうか． ・感染リスクはどうか．	やせ型だが栄養状態の著明な低下はない．胸痛や呼吸困難により，食事が摂取できないことも考えられる．そのため，動作や呼吸状態，疼痛の程度を確認したうえで，食事摂取に影響を及ぼさないように効果的に鎮痛薬を使用する． 　現在，感染徴候はみられないが，カテーテル挿

パターン	必要な情報項目	患者情報	アセスメントの視点	アセスメント
				入部位から感染を生じないように，感染管理を徹底する．
排泄	・排尿状態 ・排便状態	・排尿4～5回/日 ・排便1回/日 ・入院後はベッド上安静のため，ベッド上排泄	・排泄パターンに関連する問題はあるか．	排泄機能についてはこれまで問題はなかったが，ショック状態を呈すると尿量が低下するため，尿量を確認し，異常の早期発見に努める． 　ベッド上排泄のため，排泄動作が制限されている．慣れない排泄動作による尿閉・便秘の出現に注意する．
活動-運動	・運動機能障害の程度 ・ADLの状態 ・呼吸器系 ・循環器系	・運動機能障害なし ・ADLは自立しているが，現在はベッド上安静 ・R 35回/分(浅い) ・入院時，右肺呼吸音減弱，胸痛，呼吸困難著明 ・カテーテル(トロッカーカテーテル20Fr)挿入，持続吸引(−10cmH_2O)開始 ・カテーテル挿入後の胸部X線写真では肺の拡張がみられたが，十分ではなく，エアリーク(気泡)が続いている． ・カテーテル挿入後，呼吸音右＜左 ・頸部から右胸部に皮下気腫がみられ，徐々に範囲が拡大 ・入院時動脈血ガス：pH 7.35，$PaCO_2$ 40.8 mmHg，PaO_2 60.5 mmHg，HCO_3^- 26mEq/L	・肺の虚脱による呼吸状態の変化はどうか． ・呼吸状態の改善のためにどのような援助が必要か． ・緊急性のある状態はどのようなことか． ・患側肺(右肺)の虚脱により，循環動態にどのような影響をきたしているか． ・現在の状態はどうか． ・今後の問題はどのようなことか．	胸痛，呼吸困難，カテーテル挿入による体動制限がある．また，肺の内圧が高まる活動を制限することで治癒を促進させるため，安静が必要である．セルフケアが制限されるため，疼痛や呼吸状態を確認しながら援助する． 　右肺が虚脱し，また縦隔偏位により左肺が圧迫されて，換気障害をきたしていた． 　胸腔ドレナージにより胸腔内に貯留した空気を排出し，陽圧を解除しているが，肺の拡張は完全ではなく，エアリークが続いている．それにより，ガス交換障害をきたしている．酸素吸入によりSpO_2は97％を維持しているが，エアリークがなくならず，肺の拡張が進まないためにガス交換は改

パターン	必要な情報項目	患者情報	アセスメントの視点	アセスメント
		・入院時より酸素療法（酸素マスク：6L/分）を開始し，現在は2L/分で経皮的動脈血酸素飽和度（SpO₂）97%と安定．呼吸困難は軽減している． ・胸部CTにて肺尖部に囊胞（ブラ）がみとめられた． ・入院時BP 76/30mmHg，現在120/78 mmHg ・P 106回/分 ・入院時，チアノーゼがみられたが，胸腔ドレナージからの排液（血液など）はみられない．		善されていない． 　今後のエアリークの有無や肺の拡張状態を観察し，低酸素症に至らないように援助する．皮下気腫が増悪した場合は，損傷部位からエアリークが続いている状態のため，皮下気腫の拡張と程度を観察する． # **肺の虚脱に関連したガス交換障害** 　損傷部位がこのまま閉鎖せず，エアリークが続くようならば，胸腔鏡下手術で破裂部位の縫合を行う．呼吸状態と胸腔ドレナージによるエアリークの状態および皮下気腫の拡張の程度などを観察する． 　右肺の虚脱により胸腔内圧が上昇し，心臓の拡張制限，縦隔臓器による下大静脈の圧迫から静脈還流の阻害が起こり，心拍出量の減少やショック状態を起こしていた． 　現在は，胸腔ドレナージにより胸腔内圧が改善され，循環動態は安定している．しかし，エアリークが続き，肺の虚脱も十分改善されてはいないため，循環動態の変化に注意する．
睡眠-休息	・睡眠時間 ・睡眠への満足度 ・睡眠を妨げる要因	夜間6～7時間入眠しているが，中途覚醒が多く浅眠である．日中1時間程度の昼寝をとっている．	・疼痛による睡眠への影響はどうか．	現在はカテーテル挿入による疼痛で睡眠障害をきたしている．疼痛に対しては入眠前に鎮痛薬を使用し，効果は得られて

1 呼吸器疾患

パターン	必要な情報項目	患者情報	アセスメントの視点	アセスメント
		・カテーテル挿入による疼痛があるため，入眠前に鎮痛薬を使用している． ・体動制限と疼痛に対するストレスや，現在の病状に対する不安がある．		いるが，睡眠が浅く，単に疼痛が緩和されたから眠れるという状況ではない． 　現在の状態や今後の治療に対する不安もみられているため，不安を軽減し，安心して入眠できるように，必要時，睡眠薬を使用するなどの対策を検討する． 　日中昼寝できる時間は十分あるので，睡眠不足による疲労を蓄積しないように，いつでも休める環境を提供する．
認知-知覚	・意識状態，見当識，理解力 ・疼痛の程度 ・呼吸困難の程度 ・治療への理解，期待	・入院時ジャパン・コーマスケール（JCS）Ⅰ-10，現在はクリア ・胸痛は軽度続いているが，改善がみられる．しかし，胸腔ドレナージを実施しているので，カテーテル挿入部位の疼痛がある．鎮痛薬（ジクロフェナクナトリウム［ボルタレン坐薬］50mg）を2回/日程度使用 ・疼痛時は苦痛様表情が強く，体動制限もある． ・治療の必要性は十分理解している．	・意識レベルはどうか． ・現在の疼痛の状態と鎮痛薬の効果はどうか．	入院時はショック状態であったため，意識レベルが低下していたが，現在は清明である．状態の変化と意識レベルの観察を続ける． 　カテーテル挿入による疼痛があり，苦痛が強い．鎮痛薬を使用しているが，安楽な状態には改善されていない． 　胸腔ドレナージの必要性を理解しているが，強い疼痛が続くことはストレスの蓄積や睡眠障害をまねき，回復に支障をきたす．そのため，鎮痛薬の量・回数・使用時間などを考慮し，できるだけ安楽に過ごせて，治療に支障がないように援助する． 　体動によって疼痛が増強するため，体動時は緊張感から余計な筋緊張をまねき，疼痛を増強させ

急性期・緊張性気胸

パターン	必要な情報項目	患者情報	アセスメントの視点	アセスメント
				る要因となる．疼痛が増強しないように，安楽物品の使用，体動方法の工夫などを援助する． # 肺の虚脱および胸腔ドレーン挿入に関連した急性疼痛
自己知覚-自己概念	・自分についての患者の表現 ・不安の訴え	・現在の状態に対する理解はあるが，呼吸困難，胸痛などの症状が強く，手術については初めての経験であるため，不安がある．	・現在の状態や今後の治療に不安や心配はないか．	呼吸困難，胸痛などの症状が強く，また，皮下気腫などの症状に対しても不安が強い．現在は安静の重要性を理解していることから，余計に重症感をもち，不安の増強も考えられる．苦痛が強くなると不安も増強するため，苦痛の緩和をはかるとともに，治療により順調な回復経過をたどることができるように援助する． 　病状・治療の必要性についてはそのつどわかりやすく説明し，不安の軽減に努める．
役割-関係	・社会的・経済的立場 ・家族，支援者 ・対人関係 ・コミュニケーション能力	・会社員（営業職） ・大学生のころから1人暮らし ・家族は両親と妹がいるが，現在は近くに住んでいない．入院中は，母親，妹，パートナーの協力が得られる． ・母親の心配が大きい． ・疼痛，呼吸困難があるため，会話自体が苦痛である．	・入院中や退院後の生活の支援者はいるか． ・コミュニケーションをはかるうえで問題はないか．	家族関係は良好で，入院中の協力は得られる．再発で，病状が前回より重いことで，家族にも不安が生じている．看護師も家族の面会時にはコミュニケーションをはかり，家族の不安の軽減に努める．さらに，今後の生活管理について，支援が可能かを確認し，患者と一緒に退院後の協力体制を考える． 　苦痛がコミュニケーションの妨げになっている

パターン	必要な情報項目	患者情報	アセスメントの視点	アセスメント
				ため，会話の程度などから苦痛の状態を把握し，軽減できるように援助する．現在は安静が必要であるため，負担になる不必要な会話は避け，心身の安静を保持できるように援助する．
性-生殖	・配偶者（パートナー）	・未婚，特定のパートナーあり	・性・生殖機能の問題はないか．	生殖機能に現在問題はない．退院後はしばらく安静が必要となるため，疾患の状態が性生活に支障をきたす場合は医師と相談し，パートナーとの関係を維持しながら適切な性生活が可能になるように援助する．
コーピング-ストレス耐性	・疼痛，治療，入院生活などのストレスに対する反応	・胸腔ドレナージ，安静などの治療に関連するストレスがある．	・ストレスによって問題となることはないか．	治療がスムーズに行われ，今後順調な経過をたどり，治療が終了することでストレスが軽減されると考える．苦痛の除去によって現在のストレスを軽減するとともに，胸腔ドレナージ，安静などの行動制限によるセルフケア不足から生じるストレスが増強しないように援助する．
価値-信念	・信仰の有無 ・重要視する価値	・信仰している宗教はとくにない． ・健康観は「これまでどおりの生活がおくれればよい」と話している．	・価値・信念について配慮すべきことがあるか．	これまでは，自然気胸での入院以外は一般青年と同様に生活ができていたため，健康を意識することはなかったと考える．現在は，再度生命の危機に陥ることがないように支援することが最優先であるが，今後，患者が健康に関心をもてるように

パターン	必要な情報項目	患者情報	アセスメントの視点	アセスメント
				援助する.

看護診断リスト

看護診断名	パターン	診断・優先の根拠
#1 肺の虚脱に関連したガス交換障害	活動-運動	胸腔ドレナージを行っているが肺の拡張が十分ではなく,右肺の呼吸音は弱い.肺の拡張が進まず,破裂部位の回復がみられなければ,再度肺の虚脱によって呼吸窮迫や低酸素血症が起こることが予測される.現在は呼吸状態,胸腔ドレナージの状態を注意深く観察し,異常の早期発見に努める.生命の危険に直結する問題であり,緊急性を要する状態であるため,優先順位1位とする.
#2 肺の虚脱および胸腔ドレーン挿入に関連した急性疼痛	認知-知覚	カテーテル挿入により疼痛を生じている.疼痛が増強すると呼吸を抑制することがあるため,呼吸困難が増強するなどの悪循環をきたすおそれがある.カテーテル挿入中,安楽に過ごすことができるように疼痛の軽減をはかる必要があるため,診断を立案する.生命の危険に直結する問題ではないが,疼痛が精神・身体にストレスとなるため,優先順位2位とする.

看護計画

看護診断	目標とする患者の状態
#1 肺の虚脱に関連したガス交換障害	●SpO₂が97%以上を維持でき,低酸素血症をきたさない. ●肺の虚脱が改善し,正常な呼吸状態となる.

対策	根拠および留意点
DP (1)現在のガス交換の状態についてアセスメントする. 　①呼吸状態:回数,深さ,リズム,努力呼吸の有無 　②低酸素血症の有無:SpO₂,チアノーゼ,冷感の有無 　③呼吸音の左右差	▶呼吸困難時は浅く,速い呼吸となる.肩呼吸,鼻翼呼吸になっていないか,吸気時に鎖骨上窩陥没がないかなどを観察する. ▶虚脱側の肺は呼吸音が弱いため,左右差を確認す

対　策	根拠および留意点
④胸腔ドレーンからのエアリークの有無 ⑤乾性咳嗽の有無と程度 ⑥胸痛の有無と程度	▶吸気時に胸腔内の陰圧が上昇し，胸腔ドレーンから空気が排出される．胸腔内から排出された空気は，ドレーンバッグの水封室内の間欠的なエアリークで確認する．エアリークが増強する場合は，胸腔内に異常があるか，胸腔ドレナージのルートに漏れがあることが考えられる．また，エアリークが消失した場合は，肺の十分な再拡張か，カテーテルの閉塞が考えられる．エアリークの状態が変化した場合は，胸腔ドレナージのルートなどの状態を観察し，異常がなければ，胸腔内の変化が考えられるため，医師に報告する．
⑦皮下気腫の状態 ⑧呼吸困難による随伴症状の有無：頻脈，動悸 ⑨酸素吸入の状態と症状の変化 ⑩動脈血ガス分析，胸部X線所見 ⑪休息はとれているか． ⑫不安・精神的混乱の有無	▶皮下気腫自体に疼痛はないが，患部に触ると握雪感や捻髪音を感知する．皮下気腫の治療はとくにないが，皮下へのエアリークの程度を把握するため，時間ごとに増減を確認する．油性ペンで皮下気腫の範囲をマーキングする．
	▶現在の状態や今後の治療法，予後の見通しなど，不安なことが多いため，医師と協力し，患者が理解しやすいように説明する．
(2)ガス交換障害をきたす要因についてアセスメントする． 　①肺の拡張が不十分 　　・破裂部位の治癒の遅延 　　・ブラの再破裂	▶胸腔ドレナージにより胸腔内の陽圧は改善されたが，破裂部位の治癒が進まなければ，胸腔ドレナージだけでは治療が困難である．そのため，エアリークの状態を確認し，減少がみとめられない場合は，胸腔鏡下手術で破裂部位を縫合する．
・胸腔ドレナージの不足・異常(カテーテルの閉鎖，不十分な吸引圧)	▶チューブの屈曲・閉塞があると効果的なドレナージができないため，十分にルート管理を行う． ▶胸腔ドレナージの吸引圧は現在−10cmH₂Oであるが，肺の拡張が不十分であれば圧を変更する．
②吸入酸素量の不足	▶現在は酸素吸入2L/分下で，SpO₂は保たれているが，呼吸困難やSpO₂の低下がある場合は酸素吸入量を増加する．しかし，それは対症療法であるため，SpO₂がこれ以上低下する場合には，胸腔ドレナージの吸引圧をより強くするか，手術療法に切り替える．
(3)ガス交換障害による二次的障害についてアセスメントする． 　①低酸素血症 　②胸痛・呼吸困難の悪化	▶肺の虚脱が改善されないとさらに症状が悪化する．ドレナージの状態や呼吸状態の観察を行い，異常の早期発見に努める．

対　策	根拠および留意点
TP (1)ガス交換を促進するための援助 　①酸素吸入：医師の指示に基づき酸素吸入を行う． 　②安楽な姿勢：呼吸がしやすい安楽な体位とする． 　③ドレナージの管理 　　・1時間ごとの吸引状態の確認 　　・屈曲・閉塞を起こさない（1時間ごとに観察）． 　　・固定状態の確認 　　・カテーテルが抜けないように，ガーゼ交換時に縫合状態を確認し，テープ固定を2か所以上行う． 　　・接続部位がはずれないように糸で固定し，訪室のたびに確認する． 　　・移動の際は持続吸引器が充電されている状態で電源をはずす．エアリークがある場合はクレンメでとめない． (2)安静を保持するための援助 　①セルフケア動作への援助 　　・ベッド上安静によって制限されているADLに対する援助を行う． 　　・呼吸困難，疼痛，カテーテル・チューブ類に注意して患者の負担にならない方法で実施する． 　②便秘の予防 　　・必要時医師の指示を得て，緩下剤などを使用する． **EP** (1)酸素吸入の必要性について 　①肺の拡張状態や呼吸困難状態から，現在は換気が不十分な状態であり，吸入が必要であることを説明する． (2)ベッド上安静の必要性と注意事項を説明する． 　①強い咳嗽や努責，意識的な深呼吸を避ける． 　②体位の調整：呼吸しやすい体位をとる． 　③動作を制限し，介助を行う． (3)呼吸困難時には腹式呼吸を行うように説明す	▶SpO_2の状態によって医師に報告し，低酸素血症をきたさないようにする． ▶肺の虚脱を改善することがガス交換障害を改善することにつながるため，ドレナージの管理が重要である． ▶カテーテル内に排液がある場合は，性状，量を観察する． ▶カテーテルは，体位変換に支障のない長さに調整する． ▶接続部が抜けたり，はずれたりすると，胸腔内に空気が入り込むため，カテーテルはしっかり胸壁に固定する． ▶エアリークがある場合にクレンメでとめると，拡張した肺が虚脱することがある．さらに，胸腔内が再度陽圧となり，循環動態に変調をきたす危険性がある． ▶心身を安静にすることで酸素消費量を減少させ，ADLによる身体的な負担を軽減する．検査などで移動を要する際は車椅子（状況に応じてストレッチャー）を使用する． ▶努責を避けるため，便秘を予防する． ▶効果的な酸素供給ができるように理解を得る． ▶無理な力をかけると肺の拡張が妨げられることや，酸素の消費を抑え循環動態の安定をはかるためにベッド上安静にする必要があることを説明する． ▶肺に過度な負担をかけないために腹式呼吸を行う

1 呼吸器疾患

対　策	根拠および留意点
る．	ように説明する．まず，患者と一緒に実施し，無理なく自然に行えるかを確認する．
(4)自覚症状が出現したら，すぐに医師に報告する．	▶異常を早期に発見し対処するために，自覚症状を訴えるように患者に説明する．

看護診断	目標とする患者の状態
#2 肺の虚脱および胸腔ドレーン挿入に関連した急性疼痛	●胸腔ドレーン抜去まで，疼痛の増強がない． ●肺が十分に拡張し，疼痛が消失する．

対　策	根拠および留意点
DP (1)現在の疼痛の状態についてアセスメントする． 　①疼痛の有無・部位・程度 　②呼吸状態，呼吸音 　③カテーテル挿入部の状態 　　・挿入部の固定の状態 　　・挿入部の腫脹・発赤の有無 　　・挿入部のガーゼの汚染状態，清潔保持の状態 　④カテーテル先端の挿入位置，肺拡張の状態 　⑤随伴症状：意識レベル，低酸素血症，ショック状態 　⑥安楽な体位と体動時の疼痛の変化 (2)疼痛を増強させる要因についてアセスメントする． 　①カテーテルの固定状態による影響 　　・刺激となりやすいカテーテルの固定位置 　　・固定が不十分であることによるカテーテルの動き 　②体動，体位 　③肺の再虚脱 　④不安，緊張 (3)疼痛の増強による二次的障害についてアセスメントする． 　①呼吸を抑制することによる，呼吸・循環動態への影響 　②不眠・不安の増大 　③ストレスの蓄積 　④治療に対する負担感の増強	▶疼痛の程度を客観的にとらえるため，一定のスケールを用いて測定し，経時的に観察する． ▶カテーテル挿入部は，カテーテルが多少動くだけでも疼痛を生じる．患者自身で可能な動きを考慮し，動作の範囲に支障がないように固定をしっかり行う． ▶カテーテル挿入部の感染がある場合は，疼痛が増強するため，感染予防に努める． ▶胸部X線写真で確認する． ▶肺の虚脱による疼痛は，緊張性気胸を再発させてショック症状が出現し，生命の危機状態に陥る危険性がある．#1の診断と関連させて観察する． ▶疼痛の種類を明確にする．患者を十分観察し，カテーテルによる刺激からの疼痛なのか，肺の虚脱による疼痛なのかを明確にしたうえで対応できるようにする． ▶疼痛が強いと呼吸を抑制し，ガス交換に障害をきたす危険性がある． ▶不安やストレスの増大は治療への取り組みに支障をきたす危険性がある．疼痛を緩和することで，不安を軽減し，余計なストレスがたまらないように援助する．

対　策	根拠および留意点
TP (1) 疼痛の増強を避けるための援助 　①カテーテルの固定・管理 　　・患者に疼痛の状態を確認しながら，カテーテルの固定位置を決める． 　　・固定したカテーテルが体動時に動いたり，引っ張られたりしないように，また，閉塞しないような位置に置く． 　　・カテーテル挿入部は1回/1〜2日消毒し，ガーゼ交換を行う． (2) **体位変換・ADLの介助** 　①疼痛の状態を確認しながら，患者の希望時に安楽な向きに体位変換する． 　②体位変換時，体動時は呼吸を整え，患者の呼吸に合わせながら行う． 　③寝衣は着脱しやすく，動きに支障がないタイプのものを選択する． 　④清拭時は疼痛部位に刺激を与えないように注意する． 　⑤移動時は車椅子を使用する．車椅子乗車が困難な場合はストレッチャーを使用する． (3) 疼痛を緩和するための援助 　①疼痛時は医師の指示で鎮痛薬を使用する． 　②安楽物品を使用した体位の工夫 　　・患者に確認しながら，患者に合った安楽な体位が保てるようにこまめに調整する． (4) 精神的な支援 　①疼痛の訴えをじっくり聴き，苦痛に共感する． 　②夜間は，安心して眠れるようにカテーテルやナースコールの位置などの環境を整備する．	▶胸痛が増強し，肺の虚脱がみとめられた場合は，ただちに医師に報告し，緊急処置の介助を実施する． ▶吸引状態に支障がない範囲で固定位置を調整する． ▶カテーテルが閉塞することで胸腔内の空気が吸引されず，再度肺が虚脱してしまう．吸引の状態が保たれるように注意する． ▶カテーテルからの感染を予防する． ▶疼痛に配慮しながら体動やADLの介助を行い，疼痛の増強がないように援助する．身体を動かすと疼痛が出現するという意識がはたらくと緊張し，さらに疼痛が増強する．患者の呼吸と体動の状態に合わせながら行う． ▶疼痛が生じる援助の場合は，患者の負担が少ないように，鎮痛薬の効果がある時間帯に行うなど配慮する． ▶鎮痛薬の効果が得られない場合は医師に報告し，鎮痛薬の種類の変更などを検討してもらう． ▶安楽物品を使用して体位を調整することで，筋の緊張をとり，疼痛の緩和をはかる． ▶疼痛が増強すると不安や恐怖感も強くなる．胸腔ドレナージは治療上の処置でも，患者にとっては苦痛であること，胸痛の増強は恐怖感を患者に与えることを理解して援助する．
EP (1) 疼痛に対しては鎮痛薬を使用したり，カテーテルの固定位置を調整することによって緩和できるため，がまんせずに伝えることを説明する． (2) 体動の方法について 　①身体を動かす際は，カテーテル挿入部位を押さえながら動くとよいことを説明する．	▶がまんすることの弊害と，鎮痛薬を使用することの効果，さらに副作用の不安があれば，副作用についても十分説明する． ▶体動や咳嗽の方法は言葉による説明だけでなく，まず看護師が見本を示し，実践しやすいようにする．

対　策	根拠および留意点
②カテーテルを引っ張ったり，圧迫しないために，看護師とともに体位変換をしたほうがよい． (3) **咳嗽の方法について** 　①患者自身でカテーテル挿入部位を軽く押さえて行うなどの方法を説明する． (4) **疼痛の程度や部位が変化したり，呼吸困難や気分不快などが出現した場合は，すぐに医療従事者に報告するように説明する．**	▶胸腔ドレナージのトラブルや肺の再虚脱は，生命を脅かす状態となるため，症状の変化を患者自身が感じたらすぐに伝えるように説明する．

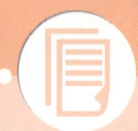

慢性期
小児喘息患者の看護過程の展開

> **BASIS**
> 患者：6歳7か月，男児
> 患者の状況：3歳で小児喘息と診断される．喘息発作で入院4日目．副腎皮質ステロイド薬，気管支拡張薬の点滴および吸入（ネブライザ）によって発作は小康状態となり退院予定．小学校に就学したばかりである．

小児喘息患者の理解に必要な情報

パターン	必要な情報項目	患者情報	アセスメントの視点	アセスメント
健康知覚-健康管理	・指示された治療，日常生活上の注意 ・患児の健康状態・喘息発作に対する母親の認識 ・母親の知的・情緒的準備状態	・ハウスダスト，ダニによるアレルギー反応から喘息発作が誘発されると診断を受けている．3歳時に診断を受けてから，かぜ症状とともに喘鳴が出現する程度で，大きな発作を起こすことはなかった． ・母親はアレルゲンの認識はできているが，十分に除去できていない．仕事をもっており，家の掃除などは毎日実施できていない．アレルゲンへの配慮としては休日の晴れた日に布団を干す程度である． ・これまで母親が疾患を管理していた．疾患をもつことへの思いからか，やや過保護，過干渉で患児が自分でできることにも手を出す傾向がある． ・症状が強いとき（かぜをひいたとき）にのみ受診し，抗アレルギー	・患児の健康状態を管理する保護者の理解力や管理能力はどの程度か． ・アレルゲンの除去方法は明確になっているか． ・発作を予防するための健康管理は実施できているか．	3歳からの罹患で，「息が苦しい」という自覚症状は小児ながら感覚として理解している．学童前期であり生活習慣の自立を含め，自己管理を徐々に身につける必要がある．疾患をコントロールしながら学校生活をおくれるように，まず両親に自己管理に対する理解を得る必要がある．両親（とくに母親）の協力を得ながら，患児の生活習慣の自立から自己管理へ向けた援助を少しずつ実施する． 　タバコの煙は気道に刺激を与えるため，受動喫煙がないように，父親に喫煙場所の配慮と協力を得る． 　アレルゲンはハウスダスト，ダニによるものが大きいことを母親が認識し，再発作予防のために，環境改善へ向けた援助を行う． 　母親は仕事をもち忙し

パターン	必要な情報項目	患者情報	アセスメントの視点	アセスメント
		薬の内服,β₂刺激薬の貼用を実施していたが,症状が軽減すると中止していた. ・両親とも仕事をもち,患児は学校終了後学童クラブで18時まで過ごす. ・学童クラブの床はカーペットになっている. ・ペットの飼育なし ・父親は喫煙習慣あり		いこと,発作がこれまで軽度であったことから,喘息に対する健康管理の重要性を認識できていなかったと思われる.しかし,今回大きな発作を起こし,入院治療が必要となったことが,健康管理への動機づけになると考えられる. 　喘息はすぐには改善せず,長期的な管理が必要である.無理のない範囲で継続できる生活習慣,健康管理方法を考えられるように支援する. # 生活環境の改善・薬物の管理が困難であること,および患児の自己管理へ向けた指導の開始に関連した非効果的治療計画管理:家族
栄養-代謝	・身長,体重,ローレル指数 ・体重の増減 ・食事・水分摂取量 ・消化・吸収機能 ・栄養状態データ ・皮膚の状態 ・食物アレルギー	・身長115cm,体重18kg,ローレル指数118(基準値内),体重変化の異常はみられない. ・3食を規則正しく摂取しているが,菓子類の間食もする. ・水分摂取量1,000mL/日 ・咳嗽が強いときは食べたものを嘔吐することもある. ・特定の野菜が嫌いで食べ残す. ・TP 7.2g/dL,Alb 4.6g/dL ・食物アレルギーは現在のところなし ・アトピー性皮膚炎と診断されている.	・食欲はあるか. ・食事・水分摂取状態に問題はないか.	身長,体重から成長発達に関する問題は現在のところない. 　現在,食欲低下はみられない.食欲の有無は呼吸困難の指標になるため,食事が普通に摂取できるかを確認する. 　発作が起こると呼吸困難に伴い不感蒸泄が増大し,水分摂取が困難となり脱水に陥りやすい.脱水によって気道内の痰の粘稠度が高まり喀出しにくくなると,さらに呼吸困難が増す.発作時は,可能であれば飲水を促し,水分を多く含む食物の摂取に努め,脱水を予防す

パターン	必要な情報項目	患者情報	アセスメントの視点	アセスメント
				る.　著明な食物アレルギーは現在みられないが，喘息はアレルギーの関与が大きく，アトピー性皮膚炎もある．今後は食事とアレルギーの関連に注意し，アレルゲンの除去に努める． 　小児は免疫が未発達で，かぜなどの気道感染を起こすウイルスに感染しやすく発作を起こしやすい．日ごろからの感染予防対策を習慣化する．
排泄	・排尿・排便の自立状態 ・排尿・排便の回数	・排尿・排便行動とも自立している． ・排尿7回/日 ・排便1回/日	・排泄行動に問題はないか．	排泄行動は自立しているが，発作時は排泄行動が困難になるため，状況に合わせて援助する． 　発作を起こしているときは脱水に陥りやすいため，排尿の有無を確認し，脱水予防に努める．
活動-運動	・基本的生活習慣 ・ふだんの遊び場の状態 ・遊びの程度 ・呼吸器系 ・循環器系	・食事は出されたものを自分で摂取できる． ・排泄はほぼ自立（ときどきトイレを汚す） ・衣服の着脱は自立．自分で洋服を選ぶことはない． ・自宅にいるときは促さないと更衣，洗面，歯磨きなどを行わない． ・歯磨きは母親の指導のもとで行う． ・入浴は母親と一緒でないとできない． ・発作の誘発を懸念し，戸外で遊ぶより室内で遊ぶことが多い．	・年齢に合った生活習慣が確立しているか． ・喘息のコントロールを自己管理していくうえで問題はないか． ・運動と発作の関連はないか． ・発作時の呼吸困難はどの程度か． ・内服や吸入	基本的生活習慣はほぼ自立している．幼児期からの喘息の発症で生活習慣が確立する過程でとくに支障はなかったと思われる．母親の促しがないと行動できない面もあるが，健康な児童との差はないと思われる．今後小学校での学習・生活の変化から，喘息をコントロールしていくうえで問題がないかを確認する． 　室内での遊びが多く，運動に対する耐性は十分ではないと考える．EIA（運動誘発喘息）は高度で

パターン	必要な情報項目	患者情報	アセスメントの視点	アセスメント
		・季節の変わり目，気温，天気の変化があると朝方に軽い喘鳴が出現する．体育の授業でも軽度喘鳴が出現する． ・入院時 R 42回/分，SpO₂ 93%，陥没呼吸をみとめた．酸素吸入，アミノフィリン点滴，β₂刺激薬吸入を実施．現在は R 30回/分，SpO₂ 97%，喘鳴は朝方のみで発作は軽減している． ・今後は吸入ステロイド薬の実施と抗アレルギー薬の内服，β₂刺激薬の貼用をしばらく継続することとなる．ピークフロー値の測定指示あり ・3歳のときに初めて喘鳴が出現し，小児喘息と診断された．その後，2～3回/年かぜをひいたときに咳嗽・喘鳴がみられたが，日常生活に支障をきたすことはなかった．外来通院で対症療法を受けていた． ・P 90回/分(整), BP 110/70 mmHg	の管理状態と発作の関連はないか．	はないが，今後発作を繰り返さないために，運動を継続して実施できるように体力を強化する．生活習慣や遊びのなかに運動を新たに取り入れられるように援助する． 　喘息発作時の呼吸困難は気管支平滑筋の攣縮，炎症，気管内分泌物の増加，気管支粘膜の浮腫などにより，気道狭窄，気道閉塞が起こることで生じる．入院時は中発作の状態であった．気管支拡張薬，副腎皮質ステロイド薬の点滴投与によって改善したが，今後は発作の徴候を早めにとらえて対処できるように，自宅でのピークフロー値を測定し，さらに喘息日誌を記載してモニタリングを実施する． 　発作の要因となるアレルゲンを除去する方法を家族に説明し，重篤な状態に陥らないように援助する． 　呼吸困難時は脈拍数が上昇し，循環器系に影響を及ぼす．また，喘息治療薬による副作用や輸液により循環動態に変化をきたしやすいため，発作時のモニタリングの際は呼吸・循環を密に観察する． 　発作時は脱水に陥る危険性があるので，尿量のモニタリングとともに水分の摂取を促す．

パターン	必要な情報項目	患者情報	アセスメントの視点	アセスメント
睡眠-休息	・睡眠時間 ・睡眠の満足度 ・睡眠を妨げる要因	・睡眠時間10～11時間 ・呼吸困難を自覚すると夜間に熟睡できない． ・発作が明け方に起こることが多く，早朝に覚醒する． ・寝具は特別な素材のものを使用しているわけではない．主に使用するのは羊毛や羽毛素材で患児専用である．	・喘息発作によって睡眠が妨げられているか． ・夜間に熟睡できているか． ・寝具による発作への影響はないか．	発作がないときは夜間熟睡できているが，夜間から朝方にかけて起こる発作によって睡眠が阻害されている．睡眠障害は基本的生活リズムの変調をきたすとともに，不安も増強する．さらに，夜間の不眠は成長ホルモンの分泌に影響するため，発作を起こさず，夜間の十分な睡眠が確保できるように健康管理を行う． 　羊毛や羽毛素材の布団にはダニが発生しやすい．寝具の天日干し，掃除機のかけ方によってアレルゲンを最小限に抑制できるように，環境整備の方法を具体的に提示する．
認知-知覚	・説明に対する理解 ・読み書きの理解 ・呼吸困難の程度	・自分の名前をひらがなで書ける．年齢相当の文字を読むことができる． ・左右の区別が難しい． ・外での遊びが制限される． ・ネブライザ吸入がうまく行えない．吸入方法の説明をしてもふざけて実施できない． ・吸入開始となるが，吸気のタイミングに合わせて，吸入ステロイド薬を吸い込むことが難しい． ・呼吸困難時は会話が続かない．	・成長過程のなかで発作以外に就学に問題となることはあるか．	知的状態は健康な児童と差異がないと考える．小学校に就学したばかりで，これから集団生活に慣れていくところであるが，生活習慣の確立に加え，喘息発作を予防するための自己管理も少しずつ覚える必要がある．新たな取り組みに混乱をきたさないように，遊びを交えながら実施する． 　患児への指導は患児の状況に合わせて行い，まず家族(とくに母親)への指導を中心に行う．母親から患児へ無理のない教育が行えるように支援する． 　発作による呼吸困難が増悪すると会話が困難に

パターン	必要な情報項目	患者情報	アセスメントの視点	アセスメント
				なる．会話は呼吸困難の程度を判断する指標となるため，会話の継続状態を観察する． 　吸入ステロイド薬を呼吸に合わせて吸い込めないため，効果が得られにくい．患児の様子をみながら実施できるかどうか判断する．
自己知覚-自己概念	・自分についての患児の表現 ・不安の訴え	・これまでの喘息症状については慣れがあるが，今回の発作による呼吸困難で不安が生じている． ・母親に甘えている． ・母親の不安が大きい．	・不安などの心理的要因から発作を起こすことはないか． ・学校での健康管理に対する不安はあるか． ・母親の不安が患児に影響していないか．	今回の発作で不安がみられる．喘息や発作を起こさない方法について理解できる範囲でわかりやすく説明し，不安の軽減に努める． 　予想外の大きな発作に母親の動揺がみられる．母親の不安は患児に心理的な影響を与えるため，母親にも今後の健康管理に向けた指導を行い，対処できることで自信がもてるようにかかわる．
役割-関係	・学校の出欠状況 ・両親の社会的立場 ・家族の生活時間，母親と父親の仕事と家庭の役割 ・両親以外の家族，支援者の協力関係	・欠席なし ・両親は共働きである（母親：8時半出勤，18時帰宅．父親：8時出勤，20〜21時ころ帰宅）． ・住居は都心にある父親の会社の社宅(団地) ・自宅から歩いて(患児の歩行で)7〜8分の距離に学校がある． ・患児は学校の友人と遊ぶ． ・きょうだいなし ・祖父母は近所には住んでおらず，協力が得に	・療養に適切な生活環境か． ・両親の社会的立場から健康管理を行っていくことに問題はないか． ・入院による学業への支障はないか． ・学校で発作が起こったときの対処に関する準	都心に住んでいるが，いまのところ大気の影響による発作はないものと考える．しかし，気道粘膜への刺激を最小限にするために，自宅内では空気清浄器を使用するなど，生活環境の整備に努める． 　身近に支援者はいないが，家族内で話しあい，生活環境の改善を含めて喘息をコントロールするための家族の生活時間の使い方や方法を調整できるように支援する． 　小学校に就学したばか

パターン	必要な情報項目	患者情報	アセスメントの視点	アセスメント
		くい． ・近所・地域でのサポートなどに利用できるものは，いまのところ見つかっていない． ・社宅内の人とは挨拶程度のつきあいである． ・学校へ喘息に関する情報をまだ伝えていない．	備は整っているか．	りで，現在のところ学業に支障はない． 　学校での健康管理については学校側の理解を得る．とくに担任，校医には発作時の対処法を理解してもらう必要がある．緊急連絡先を明確にし，何かあったときに相談できる医療機関との連携がとれるように調整する．
性-生殖	・性的問題	・とくに情報なし	・性的問題はないか．	現在のところ性的問題に関して注目すべき情報はなく，問題はない．
コーピング-ストレス耐性	・疾患，治療に対するストレス ・ストレス時の患児の行動	・小学校へ就学したばかりで，生活環境の変化があった． ・発作以外は日常生活上の変化はとくになく，元気に遊んでいた．	・ストレスと発作の要因が関連しているか．	喘息発作は不安やストレスなどが誘因となるため，ストレスの有無，内容について把握する．小学校に就学したばかりで環境の変化がストレスとなる可能性もあるため，情報を得る． 　患児はストレスを明確に表現できないため，日常の様子から把握する． 　母親のストレスは患児の精神状態に影響するため，母親のストレスコーピングにも注目し，援助する．
価値-信念	・信仰の有無	・両親とも信仰している宗教はとくにない．	・両親の信仰や価値観が患児へ与える影響はどうか．	両親は教育方針や子育てにどのような価値観をもっているか情報を得て，その考えを支えていく．さらに，疾患をもつ子どもを育てる苦労を理解し，疾患をコントロールしながら，健全な子育てができるように支援する．

看護診断リスト

看護診断名	パターン	診断・優先の根拠
#1 生活環境の改善・薬物の管理が困難であること，および患児の自己管理へ向けた指導の開始に関連した非効果的治療計画管理：家族	健康知覚-健康管理	喘息をコントロールし，発作を予防するためには日常生活の管理が重要である．自宅での健康管理が適切に行えるようになると，肺機能の改善や発作頻度の低下，救急外来の受診や入院回数減少などの効果がある．健康児と同じような日常生活をおくれるようになることも可能である．家族や患児が健康管理を行えるように適切な指導を行い，効果的な治療計画管理が実施できるようにするため，**最優先**とする．

看護計画

看護診断	目標とする患者の状態
#1 生活環境の改善・薬物の管理が困難であること，および患児の自己管理へ向けた指導の開始に関連した非効果的治療計画管理：家族	●母親が生活環境の問題点と改善策を言葉で表すことができる． ●母親が喘息日誌記載の目的と方法を理解できる． ●母親が薬物管理の方法を理解できる． ●母親が発作時の対策を言葉で表すことができる． ●母親の指導のもとで患児がピークフロー値測定を継続できる．

対　策	根拠および留意点
DP (1) **疾患に対する母親の認識についてアセスメントする．** 　①病態生理 　②症状 　③発作が起こる原因・増悪因子 　④経過	▶母親は喘息がどのような疾患でどのような経過をたどるか，どのように理解しているかを把握し，説明する内容・方法を考える．
(2) **喘息治療に対する母親の理解の程度をアセスメントする．** 　①治療方法（薬物，生活環境の改善，ピークフロー値の測定，喘息日誌） 　②治療目的 　③治療期間 　④継続管理の必要性	▶疾患に対する理解だけでなく，今後の健康管理に関して正しい知識をもつことが必要である．これまで取り組みをしなかった要因を把握しながら，今後どのような方法で継続する必要があるのか，母親が明確に認識できるようにする．
(3) **治療・健康管理への母親の意欲についてアセスメントする．** 　①母親が知りたい治療・健康管理の内容 　②説明に対する反応 　③質問や相談の有無	▶今後の健康管理への意欲ばかりでなく，症状が落ち着いていても継続することが必要であり，継続意思が重要になる．

対　策	根拠および留意点
④不安や疑問の有無 (4)家族と患児の生活習慣から発作の要因についてアセスメントする． 　①生活環境：カーペットかフローリングか，ソファ・クッションの素材や使用状況，カーテンの種類，埃やカビの程度，遊び道具の状態，空気清浄器の有無，ペットや観葉植物などの有無，室内の装飾品，寝室・寝具の状態 　②学校・学童クラブの環境：学校での道具の使用（埃やカビなどが多くないか），学童クラブでの遊び場の環境（カーペットの清掃状況など） 　③家族の生活時間（患児，母親，父親） 　④生活環境の清掃状況，ハウスダストやダニへの対策 　⑤受動喫煙を避ける環境にあるか． (5)患児の取り組みと母親との関係についてアセスメントする． 　①患児の基本的生活習慣の自立状況 　②母親の過保護，過干渉の程度 　③指示された事柄に対する患児の姿勢・取り組み (6)効果的な治療計画管理が実施できない場合の患児の全身状態・成長発達への影響についてアセスメントする． 　①喘息発作の増悪（回数，発作の程度，期間） 　②学校を休みがちになることによる学習の遅れ 　③不登校 　④呼吸機能の低下 　⑤使用する薬物の増量（副作用への懸念） 　⑥両親の社会的立場への影響	▶カーペットはダニの温床になるので，床はフローリングやビニールタイルなどがよい． ▶イヌ，ネコ，ハムスターなど毛のある動物は飼わない．どうしても飼いたい場合は金魚や熱帯魚，亀などがよい． ▶観葉植物は水やりなどで湿気を高めるため，カビが発生しやすい環境をつくる． ▶額縁や置物などには埃がたまりやすいため，なるべく置かない． ▶ベッドは床より高い位置にあるため，埃がたまりやすい．カバーをかけるとよい． ▶自宅以外での環境が要因となる可能性も高い．学校やその他の施設で使用している物品を把握する．アレルゲンの原因となる可能性が高い物品があれば，学校職員や学童クラブ職員と話しあい，対策を講じるとよい． ▶生活時間の把握は，健康管理を調整するための情報とする． ▶母親のかかわりが過保護，過干渉であると患児が自立できず，喘息がコントロールできないだけでなく成長発達の遅れにも影響する．徐々に適切なかかわりに改善されるように見守る． ▶患児は遊び盛りであり，治療の必要性を認識できないため，ふざけたり継続できないなど，管理は困難である．母親の管理が中心になるが，いうことをきかない患児に母親のストレスがたまることも予測される．親子関係に注目し，説明の方法やかかわり方などについてアドバイスする． ▶効果的な健康管理が実施できないことで，喘息発作が繰り返され，徐々に重篤化し，治療も困難になるとともに生命の危機も大きくなる．また，学習の遅れ，不登校などを含め成長発達が遅れる可能性がある．管理がうまくいかない場合には母親の手が離れず，仕事や家族関係にも影響するおそれがある．

対　策	根拠および留意点
TP (1)健康管理を実施するための援助 　①認識を高めるための援助 　　・喘息についての基本的知識と現在の状態をパンフレットなどを用いて説明する． 　　・治療の必要性，内容についても同様に説明する（薬物管理，アレルゲンの除去など）． 　②継続できる健康管理への工夫への援助 　　・疾患管理について，喘息のパンフレットや現物（治療・管理の器具や日誌）を用いて説明する． 　　・ピークフローメータを使って患児に測定してもらいながら，方法を説明し，確認しながら行う．徐々に母親の指示のもとで実施するようにしていく． 　　・喘息日誌の記入：記入例を提示し，最初は一緒につける．母親面会時は母親とともに記入する． (2)母親のストレスを軽減するための援助 　①母親が心理的・身体的に落ち着いている面会時間に説明する． 　②ほかの患児や面会者がいない静かな場所で説明する． 　③家庭の状況について問題点をともに見出せるようにかかわり，可能なことから実施できるように支援する． 　④相談窓口の紹介 　⑤患者会の紹介：ホームページや集まりなど 　⑥患児のために努力している母親の気持ちを支援する． **EP** (1)健康管理に対する認識を高めるように指導する． 　①発作の誘因 　　・発作を起こす誘因には，かぜなどの感染や，生活環境での埃やダニなどがある．また，花火やタバコの煙，運動なども誘因になることを説明する． 　②環境の調整 　　［掃除のしかた］	▶指導内容がこまかく多いため，個別にパンフレットを作成し，いつでも読み返せたり，チェックしながら実施できるように工夫する． ▶自覚症状に頼った管理では，苦しくなってから治療を受けるため薬物も多く使用され，軽快するまでの期間を長く要する．日々の状態を記録してモニタリングをすることで，不安定な状態や，悪化した状態を早期にとらえ，早めに治療を受けることができる．これは，大きな発作を引き起こさないためにも有効である． ▶喘息の治療薬には，気道の炎症を改善させ発作を予防するための薬物（長期管理薬：コントローラー）と，発作時に気道を拡張させてすみやかに発作を軽減するための薬物（発作治療薬：レリーバー）がある．患者の使用している薬の種類，使用方法と効果を理解し，正しく管理できるように援助する． ▶喘息は，患児だけでなく保護者にも影響を与える．これまで過保護，過干渉であったため，患児自身が自己管理をすることへの不安もあると思われる．また，働きながら子どもを育てて，生活環境を改善していくことは容易ではない．不安やストレスを受けとめながら，健全な親子関係が維持できるように支援する． ▶生活環境の改善をあわてなくてすむように，優先順位や計画を立案してともに考えながらアドバイスし，具体的かつ経済的な方法を紹介する． ▶患児が発作を起こす誘因を知ることは，予防対策をとるうえでも重要である． ▶室内が湿度が高い状態で保たれると，ダニが増え

対　策	根拠および留意点
・家の中に湿気がこもらないように，窓を開け，風を通す． ・寝室は毎日掃除機をかける．1回/3日は1m²につき20秒以上の時間をかける．カーペットは使用しないことが望ましいが，使用する場合はていねいに掃除機をかける． ・自宅以外(学童クラブなど)の環境については担当職員に患児の状況を伝え協力してもらう． [寝具] ・同じ寝具は同じ人が使うようにする． ・こまめに天日に干し(または布団乾燥機を使用)，その後，布団用ノズルを使用して掃除機をかける．干したのち掃除機をかけない場合は，布団を叩かないように気をつける． ・布団のカバーは1回/週洗濯する． ③薬物療法 ・医師の指示どおりに薬物を使用する． ・副作用と思われる症状が出現したときはすみやかに医師に報告してもらう． [吸入ステロイド薬] ・気道粘膜の炎症を抑える．吸入することで発作を予防する． ・医師の指示どおりの量・回数を必ず継続して実施する． ・正しい方法で吸入しないと効果が得られないことがある．深呼吸しながら息を吸い込むタイミングに合わせて吸入できるように介助する． ・実施後は必ずうがいをする． [抗アレルギー薬] ・医師の指示どおりの量・回数を必ず継続して実施する． [β_2刺激薬] ・気管支を広げて呼吸をしやすくする効果がある．皮膚から吸収するテープタイプを使用する． ・毎日就寝時に交換する．胸部や背部，腕などに貼り，入浴時もはがさない．	る原因になるため，風通しをよくし湿気を外に出すようにする． ▶掃除機をかけるときは窓を開け，掃除機の排気が室内に充満しないようにする． ▶カーペットはダニの温床になりやすい． ▶学童クラブの環境を変えることは難しいため，掃除の徹底など，協力が得られる部分を確認する． ▶布団などの寝具はダニの温床である．また，ベッドには埃がたまりやすいので，カバーをかけたり，ベッドの上もこまめに掃除をする． ▶布団を叩くと埃やダニなどのアレルゲンが布団の表面に上がってくるため，掃除機で除去しないと直接吸い込むことになり，逆効果になる． ▶ダニアレルゲンの通過阻止効果があるとされている高密度繊維布団カバーの使用を勧める． ▶吸入ステロイド薬は内服や点滴などの投与方法に比べ，全身性の副作用が少ないが，咽頭への刺激感や嗄声，咽頭部のカンジダ症に注意する． ▶経皮吸収型β_2刺激薬は1回/日就寝前に貼付することで，夜間症状および明け方に増悪する喘息のコントロールに有効である． ▶年齢や重症度によって選択される薬物の種類・使用量は異なる．薬物の使用は，喘息のコントロール状態をみながら医師と相談して調整する必要が

対　策	根拠および留意点
④運動 ・少しずつ運動を行って身体を鍛え，肺機能を強くしていくほうが発作を予防できるため，軽い運動から徐々に始めることを勧める．しかし，急激な運動は発作を誘発するため，準備運動を十分に行う． ・好きな運動に取り組めると，継続して身体を鍛えることにつながる． ・喘息児の運動として，水泳は発作が起こりにくく，肺機能を強くするので勧められる． ・運動の前に医師に相談し，身体の状態を確認してから始める．	あるため，自己判断で中止したり増量しないように管理方法を守ることが大切である． ▶運動によって気管支平滑筋が攣縮を起こし，発作が誘発されたり，息苦しくなることがある（運動誘発喘息）．適度な運動によって身体を鍛え，発作を起こしにくくするための身体づくりが長期的な喘息のコントロールとして有効とされている．運動誘発喘息が強く起こる場合は医師の指示のもとで行う． ▶以前は，鍛錬療法が勧められていたが，この療法は患者にとってつらい治療法と考えられ，いまでは発作を止めて，肺機能を正常に近づけた状態で，好きな運動を楽に行うことが勧められている．これにより，身体が丈夫になり，肺活量や筋力が増強することで発作が起こらない状態をつくる． ▶運動の30分～1時間前に気管支拡張薬を吸入することも発作の予防に有効である．
(2)健康管理を実施できるように指導する． ①喘息のコントロールのためのモニタリング方法 ［モニタリングの必要性］ ・ピークフロー値を毎日測定する． ・ピークフロー値の測定・モニタリング方法：立位で測定する．メータの目盛りを0に合わせる．片手でメータを持ち，口で大きく息を吸い込み，マウスピースをくわえる．できるかぎり速く息を吐き出す．舌やのどを使って「トゥー」や「カー」という息の吐き方はしない．針の止まった目盛りを読む．同様に全部で3回測定する．3回測ったうち最高値を喘息日誌に記載する．ピークフロー値だけでなく，その日の天気や体調，何を行ったかなども喘息日誌に記載する．以上を3回/日（朝・昼・晩）に実施する． ・ピークフローメータの手入れ：マウスピースは最低でも1回/日は水洗いする．本体は汚れ具合にもよるが，最低でも1回/月は食器用洗剤に30分程度浸したあと水でよくすすぎ，水を切って，自然に乾燥させる．熱湯につけたり，ドライヤーによる乾燥は変形するおそれがあるの	▶ピークフロー値を毎日測定することによって，喘息発作の徴候がわかる．徴候が現れた時点で治療を強化することで，発作を最小限に抑えることができる．また，発作が現れてから治療を開始したのでは，薬物の使用量も多く，よい状態に戻るまでの時間が長くかかる．そのためピークフロー値の継続的な測定が必要となる． ▶息の吐き方で値が高く出ることがある．息の吐き方が難しければ何回か練習する． ▶日誌をつけることで病状経過が医師にも患児・母親にも明確になる．症状変化のパターンをつかめ，コントロールの目安になる． ▶β_2刺激薬の吸入を行う際は，吸入前後でピークフロー値を測定する． ▶正確な値を出すために手入れをきちんと行う．

対　策	根拠および留意点
で行わない． 　②発作徴候の観察方法 　　・喘息日誌・ピークフロー値の変化：ピークフロー値が低くなってきたときは発作に注意する．ピークフロー値が低いときには自覚症状や喘鳴の有無を確認する．変動が大きいときは気管支の状態が不安定と考えられるため，注意する． 　　・ピークフロー値だけに左右されず，患児の活動変化にも注意する． 　　・受診時には喘息日誌を持参し，医師に経過を報告してもらう． (3) **発作時の対処方法を指導する．** 　①あわてないで患児の様子を観察する． 　②安楽な体位の工夫：ファウラー位（約45°挙上）にして衣服をゆるめる． 　③一緒にタイミングをはかりながら腹式呼吸を行う． 　④痰が出にくい場合は背中をさすったり，うがいを行い痰の喀出を促す． 　⑤飲水を促す． 　⑥呼吸状態の観察方法の指導：喘鳴の程度（呼吸のときに「ゼーゼー」という音がするか，その強さはどうか），鼻翼呼吸，陥没呼吸などの努力呼吸の有無と程度を観察する． 　⑦発作の誘因による家庭での対応 　　・感染が誘因の場合：37.5℃以上の発熱があるときや咳とともに痰が多いとき，また呼吸状態がおかしいときにはすぐに受診することを説明する．市販の薬を自己判断で飲まないようにする． 　　・埃やダニが誘因の場合：布団の上で遊んだときに発作が起こった場合は，あわてずゆっくりと深呼吸して外の空気を吸う． 　　・煙が誘因の場合：花火やタバコ，蚊取り線香などの煙は吸わないように注意し，	▶喘息日誌は2～3週間継続して記載し，自己最良値を知り，目安とできるようにする． ▶喘息日誌は独立行政法人環境再生保全機構で無償配布されている．また，各施設独自で工夫されている日誌があるので利用するとよい． ▶日誌を記載することは患児の喘息コントロールの状態把握，治療効果の評価につながり，今後の治療計画立案に役立つ． ▶記録している母親と患児の努力を認め，継続できるようにかかわることが大切である． ▶受診時に持参した喘息日誌の見方を母親と患児に説明し，継続管理の動機づけをする． ▶ファウラー位は横隔膜が下がるため，呼吸困難時には呼吸が楽になる．衣服をゆるめ，物理的な状況で呼吸が制限されないようにする． ▶発作時は呼吸困難に伴って不感蒸泄が増大し，脱水に陥りやすい．発作が軽く，可能であれば飲水を促し，脱水を予防する． ▶鼻翼呼吸とは吸気時に鼻翼が膨らむ状態で，重度の呼吸困難のときに生じる． ▶陥没呼吸とは気道が狭くなるために，肺に十分な空気が流れ込まず，胸腔内圧が強く陰圧の状態となる．そのため，吸気時に胸郭（胸部上窩，剣状突起部，肋間）が陥没する．小児は胸郭が脆弱で，肺が未熟なために起こる． ▶かぜによって発作が出現した場合は，医師の診察を受け，適切な治療を受ける． ▶埃やダニが舞う環境では遊ばないように注意する．また，定期的に室内の空気を入れ替えて発作が誘発されないようにする． ▶父親が喫煙者であるため，患児の生活範囲内では禁煙するように協力してもらう．

対　策	根拠および留意点
近づかないようにする．空気のきれいな場所で深呼吸し，改善しないときは受診する． ・運動が誘因の場合：急激な運動は避ける．運動の内容は医師と相談する． ⑧発作を繰り返すときは受診する．	▶運動によって発作が繰り返されるときは受診し，発作を抑える吸入β_2刺激薬の使用を検討し，運動ができるようにする．運動時の発作だけでなく，時間が経過してから起こる発作もあるため，運動後も注意する．

回復期

慢性閉塞性肺疾患患者の看護過程の展開

BASIS
患者：72歳，男性
患者の状況：慢性閉塞性肺疾患（COPD）の急性増悪で入院後，治療により軽快．在宅酸素療法（HOT）を導入することとなる．

慢性閉塞性肺疾患患者の理解に必要な情報

パターン	必要な情報項目	患者情報	アセスメントの視点	アセスメント
健康知覚-健康管理	・指示された治療，日常生活上の注意 ・身体的管理能力 ・知的・情緒的準備状態	・喫煙：20〜70歳，30本/日，現在は禁煙 ・内服薬は自己管理できている． ・入院中は治療方針についてきちんと理解し，医師の指示を守って療養している． ・活動時の呼吸困難がある． ・酸素吸入1L/分	・健康管理への認識に問題はないか． ・HOTの管理を行っていくうえで問題はないか．	発症を機に禁煙できており，疾患と喫煙の関連も理解しているため，今後も禁煙を続けていけると考える． 　健康管理に対する認識は高く，入院中も医師の指示を守り酸素療法を正しく行い療養できている．今後導入されるHOTについては，初めてのことであるが，正しい知識をもつことによって管理できると考える．呼吸機能の衰えにより，体力的には心配な点もあるが，退院後は家族の協力が得られるため，HOTについては家族とともに管理できるように説明を行う．
栄養-代謝	・身長，体重，BMI ・食事摂取量 ・皮膚の状態 ・歯，口腔粘膜，消化・吸収機能，嚥下状態	・身長160cm，体重50kg，BMI 19.5 ・常食をほぼ毎食全量摂取（2,000kcal/日）．時間をかけてゆっくり摂取している．食事中に経皮的酸素飽和度（SpO_2）が90％前半に低	・必要な栄養状態は維持できているか． ・感染のリスクはないか．	食欲の低下はなく，必要なエネルギーは摂取できている．食事動作が呼吸困難の増強をきたしているため，ゆっくりと呼吸を整えながら摂取できるように促し，低酸素血症をきたさないように注

パターン	必要な情報項目	患者情報	アセスメントの視点	アセスメント
	・栄養状態データ	下 ・食欲はある．嚥下状態は良好 ・TP 6.5g/dL，Alb 3.5g/dL，WBC 6,800/μL，CRP 0.7mg/dL，Hb 13.5g/dL		意する．また，食事中，食後は腹部膨満により横隔膜が挙上するため，呼吸面積が減少し，さらなる呼吸困難をきたすことが考えられる．状況をみながら必要によって分食することを勧めていく． 　呼吸困難はエネルギーを消耗するため，栄養状態がこれ以上低下しないように留意するとともに，感染や二次的障害をきたさないように観察する．
排泄	・排尿状態 ・排便状態	・排尿7〜8回/日(夜間1〜2回)．残尿感なし ・排便1〜2回/2日 ・排便後，呼吸困難の増強あり ・便秘傾向あり．眠前にピコスルファートナトリウム(ラキソベロン)を内服して排便コントロールを行っている．	・呼吸困難や治療が排泄に及ぼす影響はないか． ・排泄の状態が呼吸へ及ぼす影響はないか．	排尿回数は多いが，酸素吸入によって排尿時の呼吸困難は軽減している．とくに問題はない． 　便秘が続くと腹部膨満により呼吸面積が減少し，呼吸に影響をきたす．さらに排便困難になると努責による負担が大きく，低酸素血症，呼吸困難をきたす．現在は下剤の使用によりほぼ毎日排便があるため，維持できるように排便状態を観察する．
活動-運動	・運動機能障害の程度 ・ADLの状態 ・呼吸器系 ・循環器系	・酸素吸入下でADLは自立できるが，息切れが生じ，SpO₂の低下がある． ・筋力の低下あり ・5年前よりCOPDと診断されている．急性増悪で入院 ・酸素投与：安静時1L/分，活動時1.5L/分の指示 ・白色粘稠痰の喀出あり	・活動と呼吸状態との関係はどうか． ・活動による呼吸状態への影響はどうか． ・酸素吸入を行いながらどのくらい活動できるか．	酸素吸入下でも活動時のSpO₂低下があり，ADLに耐えられる呼吸機能が十分ではない．呼吸機能の低下とともに，増悪時のエネルギーの消耗と安静期間が長かったことで筋力が低下している．呼吸状態に合わせてADLの範囲を拡大し，徐々に活動耐性をつけて，社会復帰できるように援助する．

パターン	必要な情報項目	患者情報	アセスメントの視点	アセスメント
		・安静時R 24/分．活動時は40回/分に上昇する． ・HOT導入予定 ・呼吸筋力の低下に対して呼吸リハビリテーション開始 ・動脈血ガス（酸素吸入1 L/分下）：pH 7.41，PaO_2 72.0mmHg，$PaCO_2$ 42.0mmHg ・安静時P 80/分，BP 120/70mmHg．活動により頻脈（110回/分，整），BPの上昇（収縮期圧140mmHg）		低酸素血症に注意するため，活動時には呼吸状態を観察し，SpO_2の測定を行いながら進めていく． # **活動に不十分な酸素化に関連した活動耐性低下** 　肺の弾性収縮力の低下により呼気の流速が低下し，十分に吐き出せないために持続的な呼吸困難を生じる．酸素吸入によりガス交換障害は改善できているが，活動時には酸素の消費に見合った換気が行えず，SpO_2の低下をきたしている．HOTが導入されるため，呼吸状態に合った換気が継続できるように支援する． 　COPDは肺のガス交換障害を生じるため，肺高血圧から右心室肥大となり，肺性心を合併しやすい．ガス交換障害をきたさないように酸素吸入の管理を行う． 　活動により心機能への負担が生じるため，活動時は呼吸状態だけでなく，脈拍や血圧の変動にも注意し，負荷をかけすぎないように注意する．
睡眠-休息	・睡眠時間 ・睡眠の満足度 ・睡眠を妨げる要因	・排泄による覚醒 ・呼吸困難による睡眠障害あり． ・昼寝1時間程度あり	・呼吸困難による睡眠への影響はないか．	呼吸困難や排泄が中途覚醒の要因となっているが，断続的に睡眠はとれており，現在のところとくに問題はない．日中も休息をとり，疲労を蓄積しないように援助する．

パターン	必要な情報項目	患者情報	アセスメントの視点	アセスメント
認知-知覚	・意識状態，見当識，理解力 ・呼吸困難の程度 ・治療への理解，期待	・活動時の呼吸困難あり（ヒュー-ジョーンズ分類Ⅲ度） ・酸素吸入の必要性を理解している．酸素チューブを自分で装着すること以外の自己管理はまだ行っていない． ・見当識障害はない． ・説明に対する理解力は良好 ・HOTの詳細については知識がない．	・苦痛に感じていることは何か． ・苦痛が日常生活へ影響していることは何か． ・新たな知識を獲得するにあたって障害となることはないか．	不適切なHOTの自己管理は，病状に影響を与える．酸素不足による低酸素血症や過剰吸入によるCO_2ナルコーシスについても知識を深め，正しく使用し，病状が安定するように支援する．また，誤った情報や情報不足による混乱，不安をきたさないようにする． 　HOTの知識を深めたうえで自己管理が可能かどうかを確認し，状況によっては必要時に訪問看護の導入なども検討する． #　初めてのHOTに関連した知識不足
自己知覚-自己概念	・自分についての患者の表現 ・不安の訴え	・「酸素チューブをつけたまま外出するのは恥ずかしい」 ・治療としてHOTを行うことに抵抗はない．	・酸素をつけて生活する自己に対する認識の変化はないか．	酸素療法が日常生活の一部となることでボディイメージの変化をきたすことが考えられる．酸素吸入しながらの外出に対する思いや，日常生活へのイメージを確認しながら，社会復帰への意欲が低下しないように支援する．
役割-関係	・社会的・経済的立場 ・家族，支援者 ・コミュニケーション能力	・無職 ・要介護認定は受けていない． ・一軒家に妻（66歳）と2人暮らし．妻の健康状態は良好．面会も毎日あり，協力体制は良好 ・子ども（長男40歳，次男36歳），孫は近くに住んでいる． ・コミュニケーションは	・HOT導入に対する家族の支援体制はどうか． ・社会的支援の必要性があるか．	HOTを含め，今後も健康管理に関しては妻の協力が得られる．患者の活動耐性が高まり，セルフケア能力が向上すれば，家族にかかる介護負担は少なくなるため，妻の協力があればHOTを行っていくうえでの問題はないと考える． 　しかし，病状は再燃を繰り返す危険性もあり，

パターン	必要な情報項目	患者情報	アセスメントの視点	アセスメント
		可能だが，会話中に息切れを生じることがある．		今後は訪問看護の導入や要介護認定の申請を検討する．
性-生殖	・配偶者（パートナー），子ども	・妻，子ども2人あり．関係は良好である．	・病状が性に及ぼす影響があるか．	現在は疾患のコントロールが優先される．性に関する大きな問題はないと考える．
コーピング-ストレス耐性	・治療，入院生活などのストレスに対する反応 ・ストレス対処法	・趣味：カラオケ ・いまのところストレスによる情緒的な変化はみられない． ・指示どおりの酸素吸入は実施できている． ・「家に帰ってからも酸素吸入を続けていく」との発言あり	・ストレスとなる要因は何か． ・コーピング行動がとれているか． ・酸素チューブの装着に対する反応はどうか．	酸素チューブによるわずらわしさや，行動制限によるストレスは多少はあると思われるが，とくに表出せず，状況を受け入れ，ライフスタイルに組み込もうという姿勢がうかがわれる． 　患者の姿勢を支持し，必要時，表出に対処していけるように援助する． 　趣味のカラオケを続けられるように，呼吸困難をきたさない呼吸法の説明を併せて行っていく．
価値-信念	・信仰の有無 ・重要視する価値	・仏教だが信仰はあついほうではない． ・医師の指示は守って健康的に生活したいが，好きなことは続けたい．	・治療に影響する信仰や信念，価値観があるか．	宗教や価値観がこれからの療養に影響する可能性は低いと考える． 　今後継続的に行っていくHOTに対しての受け入れはできているが，ライフスタイルにうまく組み込んでいくことができるように，長期的に支援する．

1 呼吸器疾患

看護診断リスト

看護診断名	パターン	診断・優先の根拠
#1 活動に不十分な酸素化に関連した活動耐性低下	活動-運動	現在体力が回復してきており，呼吸状態も安定しているため，呼吸機能の低下によって妨げられていた清潔，食事，排泄などのセルフケアを徐々に行えるように援助し，社会復帰をめざす．肺の残存機能を補うための呼吸筋訓練および機能に合わせた活動の調整，効果的な咳嗽・排痰方法，四肢の運動などのリハビリテーションプログラムへの参加を促し，徐々に活動耐性をつける． 　HOTを管理するうえでも，活動耐性をつけていくことは優先される援助である．また，呼吸状態が安定しているとはいえ，活動範囲の拡大は身体へ負荷をかけることとなるため，呼吸状態を常に観察し，危険を予測したかかわりが必要となる．したがって，**優先順位1位**とする．
#2 初めてのHOTに関連した知識不足	認知-知覚	HOTの開始にあたり，自己管理するための新たな知識を獲得する必要がある．セルフケア能力が低下すると呼吸状態のコントロールにも影響をきたすため，理解の状態を確認しながら自己管理できるように援助する．呼吸状態の変化により患者の管理能力が低下することも考えられるため，家族にも同時に説明を行う．病状に合わせて指導を進めていくため，**優先順位2位**とする．

回復期・慢性閉塞性肺疾患

看護計画

看護診断	目標とする患者の状態
#1 活動に不十分な酸素化に関連した活動耐性低下	● 活動時のSpO₂が90％以下にならない． ● 口すぼめ呼吸を実施して呼吸を整えることができる． ● 休息を取り入れ，呼吸を整えながら活動できる．

対　策	根拠および留意点
DP (1) 現在の活動耐性についてアセスメントする． 　①活動の内容・量と呼吸困難の状態，SpO₂の変化 　②疲労感，全身倦怠感の程度	

対　策	根拠および留意点
③活動前・中・後のバイタルサインの変化 ④活動と休息のバランス 　・活動後の休息と呼吸状態回復の状況 　・活動中の呼吸状態に合わせた休息の方法 ⑤活動の実施状況 ⑥1日の生活リズムと活動の内容・量 ⑦活動への意欲 ⑧活動による食欲，睡眠への影響 (2)活動耐性を低下させる要因についてアセスメントする． 　①呼吸機能の低下 　　・感染，誤嚥による影響 　　・栄養状態の低下，活動量の低下による呼吸筋力の低下 　②呼吸機能に合っていない過剰な活動の実施による呼吸困難，疲労感の増強 　③不適切な酸素吸入 　　・酸素吸入の量の不足：呼吸機能に合っていない． 　　・酸素チューブの管理不備：閉塞 　　・呼吸方法に合っていない酸素チューブ，マスクの選択 　　・患者自身の酸素吸入の実施が不適切（酸素チューブ，マスクを装着しない） 　④呼吸法や運動の実施時の呼吸パターンの混乱 　⑤不眠 　⑥食欲不振による食事摂取量の低下，体力の低下 　⑦ストレスの蓄積 (3)活動耐性低下に伴う二次的障害についてアセスメントする． 　①呼吸筋力のさらなる低下による呼吸状態の悪化 　②体力の低下に伴う身体機能の低下 　③肺炎 　④呼吸不全 　⑤循環不全	▶活動時と安静時のバイタルサイン・呼吸状態の変化を観察し，現在の呼吸機能に合った活動や適切な負荷量を判断する．さらに，活動中の呼吸困難の程度によって，介助や運動の中止を客観的に評価する． ▶低酸素血症に慣れていると，呼吸困難の自覚症状の訴えを表出しなくなるため，観察によって客観的に判断する． ▶呼吸機能や栄養状態が現在より低下することによって，活動性を高めることが困難となってくる．その場合，呼吸機能の低下が要因か，体力的なことが要因かを判断して，援助内容を検討する．さらに，現在の状態に呼吸器感染が合併すると容易に呼吸状態の悪化をまねき，活動を行うことが生命の危機に直結する危険性があるため，安静が必要となり，優先される援助が異なってくる． ▶安静時でも酸素吸入は必須の状態である．また，酸素吸入下での活動状態を呼吸状態と併せて評価しながら酸素吸入量を決定していくことも必要である．そのため，負荷をかける際はとくに酸素吸入が適切に行われているかを確認する．

対　策	根拠および留意点
TP (1) **呼吸を整えながら活動を行うための援助** 　①呼吸管理 　　・活動時，安静時の酸素吸入が適切に行えるように，吸入状態を確認する． 　　・活動前・中・後，安静時にSpO₂を測定する． 　②活動に対する援助 　　・活動時は付き添い，休息，呼吸を整えることを説明し，ともに実施する． 　［食事］ 　　・呼吸をゆっくり整えながら摂取できるように促す． 　　・1回の食事で過剰摂取しないようにする． 　　・エネルギー不足にならないように分食を勧める． 　［排泄］ 　　・必要時，緩下剤などを用いて排便をコントロールする． 　［清潔］ 　　・入浴は短時間とし，半身浴とする． 　　・身体を洗う，洗髪，更衣などの動作は，状態に合わせて介助する． 　　・洗髪時は顔にできるだけ湯がかからないように行う． 　　・洗面時（歯磨きなど）はなるべく腕を下げた状態で行うと楽に行える． 　③休息のとり方 　　・活動後は呼吸が安定するまでベッド上で休息をとる． 　　・夜間の睡眠は十分確保できるように環境を調整する． (2) **呼吸機能の回復へ向けた援助** 　呼吸理学療法の実施：1回/日，次に述べる訓練をともに実施する．	▶活動中には呼吸困難により口呼吸となることがあるため，酸素チューブからの酸素吸入ができるように促し，低酸素血症を予防する． ▶活動時は酸素ボンベの残量が足りなくならないように確認してから行う． ▶SpO₂が90％以下のときには休息を促す． ▶必要に応じて休息を入れる． ▶食べすぎると胃が膨隆し，横隔膜運動が妨げられて呼吸困難を生じるため，食事は腹八分目程度がよい． ▶排便は努責時に息を止めることから，低酸素血症に陥りやすくなる． ▶全身浴では静水圧の影響によって横隔膜が押し上げられ，胸筋や腹筋も圧迫されるため，呼吸運動が抑制される． ▶入浴時の身体を洗う動作は酸素の消費が激しいため，呼吸困難や疲労をまねく． ▶前かがみになる姿勢では，顔に湯がかかると息を止めてしまうため，注意する．また，酸素チューブに湯が入ると酸素が流れなくなる． ▶呼吸のために呼吸補助筋として肩や上腕の筋肉も使われるため，腕を使う動作によって呼吸困難や疲労が増す．そのため，腕を上げる動作によって呼吸困難が生じるときは下げるように促す． ▶翌日に疲労感を残さないようにする．活動の内容とそのときの呼吸状態に合わせて休息をとれるように調整する． ▶呼吸困難が強いときは，実施可能か判断しながら口すぼめ呼吸およびリラクセーションのみの実施

対　策	根拠および留意点
①呼吸法 　［口すぼめ呼吸］ 　　・鼻で息を吸い，吐くときは口をすぼめてゆっくり長く吐く． 　　・最初は，吸気と呼気の比率を1：2で行い，徐々に呼気を長くするようにし，1：5を目標にする． 　［腹式呼吸］ 　　・仰臥位で膝を立てる． 　　・吸気時に腹部が膨らむように鼻で息を吸う（このとき腹部に手を置き，軽く圧をかけるようにして行う）． 　　・呼気は口すぼめ呼吸と併用して行う． ②筋力トレーニング 　　・上肢のトレーニング 　　・下肢のトレーニング ③リラクセーション 　　・呼吸筋ストレッチ体操 　　・呼吸筋のマッサージ ④体位ドレナージ (3)呼吸困難，低酸素血症時の援助 ①活動時 　　・活動中に呼吸困難，SpO_2の低下が生じた場合は，座って（または臥床して）呼吸を整える． 　　・口呼吸になっているときは，鼻からの吸気と口すぼめ呼吸を促し，酸素吸入が行えるようにする． 　　・SpO_2の回復と呼吸困難の軽減をみとめたら，ゆっくり活動を再開する． 　　・呼吸困難が悪化したり，低酸素血症となった場合は，ベッドに戻り安楽な体位に整え，すみやかに医師に報告する． ②安静時 　　・安楽な体位にして，酸素吸入の状態を確認後，医師にすみやかに報告し指示を得る．	とする． ▶呼気時に口をすぼめて呼気の初期流速を低下させることで，気道内圧が上昇し，気道の閉塞を予防できる．その結果，呼気時間が延長し呼吸数が減り，1回換気量を増やすことができる． ▶吸気時に腹部が膨らみ，呼気時に腹部がへこむ呼吸方法が腹式呼吸である．これは横隔膜の運動によるもので，呼吸運動に大きな役割を担っている横隔膜を鍛えることによって，換気効率を上げることができる． ▶全身の筋力低下をきたしているため，筋力，持久力を含めた全身の運動能力を改善することにより，日常生活および社会生活への適応をはかる． ▶リラクセーションによって全身の筋緊張をほぐし，呼吸仕事量の軽減をはかる． ▶呼吸筋のストレッチやマッサージは収縮して硬くなっている肋間筋を広げて柔軟性を引き出し，呼吸困難を軽減させることにつながる．また，胸郭の可動性を高めて吸気・呼気流速を高めることにより，痰を排出しやすくする． ▶体位を変え，重力の方向に移動させることにより，貯留している痰を排出しやすくする． ▶歩行練習をする際は休憩場所があるコースを選択する． ▶呼吸困難によってパニックに陥らないように落ち着いて呼吸法を促す． ▶SpO_2 90%でPaO_2 60mmHg，SpO_2 75%でPaO_2 40mmHgである．PaO_2 40～60mmHgは中等度低酸素血症で呼吸困難，心悸亢進が現れる．PaO_2 40mmHg以下は重度低酸素血症といい，チアノーゼ，不整脈，精神症状（見当識障害，不穏，興奮）が現れる．SpO_2 90%以下の状態で活動を続けることは危険である．

対策	根拠および留意点
EP (1)呼吸機能の程度に合わせた活動方法の説明 　①活動中は動作だけに集中せず，呼吸を整えながら実施することを意識する． 　②食後1時間以内は避けて活動を行う． 　③活動と活動のあいだで休息する． 　④活動中に呼吸困難があったら，その場で休息をとり，口すぼめ呼吸を行う． (2)呼吸機能を回復するための呼吸リハビリテーションについての説明 　①呼吸理学療法の目的，方法，注意点の説明 　②呼吸法 　　・口すぼめ呼吸 　　・腹式呼吸 　③筋力トレーニング 　　・全身の筋力を高めることで活動に耐える力をつける．できる動作から始め，徐々に運動の回数を増やし，継続することで呼吸機能の回復をめざす． 　④マッサージなどのリラクセーション 　　・呼吸に関与する筋肉の緊張や疲労を緩和することで，呼吸しやすくなる．他者の手によって実施しているあいだ，リラックスし，効果を高める． 　⑤体位ドレナージ 　　・痰の貯留部位を上にした体位をとる． (3)二次的障害を予防するための説明 　①感染予防：含嗽，手洗いを行う． 　②外出時はマスクを装着する． 　③疲労を最小限にするために，運動しやすい服装，靴を使用する． 　④指示されている薬物は確実に内服する．	▶活動中に呼気・吸気を意識して行うことで，低酸素状態を防ぐ． ▶そのときの体調や呼吸困難の程度に合わせて，前日実施した活動内容を基準に実施する． ▶呼吸リハビリテーションについては医師の指示によってプログラムを決める． ▶呼吸状態に合わせた運動を始め，耐性が強化されてきたら，状態に合わせて運動負荷を増やしていく． ▶運動中はSpO_2の変化をみながら進める． ▶呼吸困難のために腹式呼吸がうまく行えない場合は，混乱による呼吸困難を起こさないためにも，無理に実施しない． ▶看護師が行うが，妻の協力状況を観察しながら，妻にも実施できるように配慮する． ▶排痰しやすくするために，重力方向に移動させる．呼吸困難が増強しないように体位を変換する． ▶気道感染は急性増悪をまねくため，感染予防は重要である．この患者の場合，COPDと診断されてから5年が経過しているが，左記の内容については説明を受け，実施できているため，今後も継続するように伝える．

看護診断	目標とする患者の状態
#2　初めてのHOTに関連した知識不足	●HOTに対する知識を獲得できる． ●新たな治療法をライフスタイルに組み込むことができる．

対策	根拠および留意点
DP (1)HOTに関する知識の状態についてアセスメントする．	

対　策	根拠および留意点
①現在もっている知識，その情報を得た手段 ②知識・理解の正確さ ③指示された行動の実施状況 ④HOTに関する興味・関心 ⑤学習意欲 ⑥妻の協力，理解，関心 (2)知識の獲得を阻害する要因についてアセスメントする． 　①呼吸困難や疲労により学習準備状態が整わない． 　②上記以外の身体的要因(便秘や不眠など)による準備状態の不足 　③ボディイメージの変化による不安などにより精神的に準備状態が整っていない． 　④理解力に合わない説明の内容・量 　⑤対象のニーズに合っていない説明の内容・量 (3)知識不足による二次的障害をアセスメントする． 　①不適切な酸素吸入(不足)による低酸素血症 　②不適切な酸素吸入(過剰)による高二酸化炭素血症 　③自己管理困難により在宅療養に移行できない． 　④ストレスの蓄積による治療の拒否 **TP** (1)HOT管理についての援助 　①HOTの導入日に合わせ，機器の仕組み，使用方法を説明し，実際に使用を開始する． 　②酸素機器の手入れ方法，携帯酸素ボンベの交換方法を説明する． 　③説明に合わせて一緒に行い，徐々に1人で実施できるようにする． (2)退院後，自宅でのライフスタイルを組み立てるための援助 　①退院前に一度外泊し，酸素濃縮器を生活動線に合わせて設定できるように準備をする． 　②日常生活上の不安がある場合は，適宜話し	▶新たな取り組みであるため，患者の理解度をそのつど評価しながら実施する． ▶協力者への指導も同時に実施することで在宅療養にスムーズに移行でき，患者・家族とも不安が軽減できる． ▶活動耐性もまだ十分についていない時期であり，呼吸困難となる状況があるため，♯1のプランと並行して進め，負担のないように指導を実施する． ▶安静時と活動時の酸素供給量の指示が違うため，患者が酸素量を調節することとなる．そのため，誤った調節による酸素不足のために低酸素血症となったり，酸素過剰によってCO_2ナルコーシスに陥るおそれがある． ▶自宅に設置する酸素濃縮器，携帯酸素ボンベと同じものを入院中から使用し，慣れておくとよい． ▶携帯酸素ボンベの交換や栓を開ける動作は，ある程度の力を必要とするため，患者が自分でできるかを確認する． ▶ADLの範囲(トイレ，風呂場，食堂，居間，寝室など)に移動できる酸素チューブの長さがあるとよい． ▶まずは酸素の使用が正しくできるかを確認してか

対　策	根拠および留意点
あい，よい方法が導き出せるように情報提供し，支援する． ③妻同席のもとで説明をする．不在の場合は患者に説明後，妻に確認する． ④要介護認定の申請や訪問看護の導入について検討できるように情報提供する． (3)**知識を確実に獲得するための支援** ①いつでも確認できるようにパンフレットを作成する． ②ボディイメージの変化をきたしているため，不安や羞恥心に配慮してかかわる． 🟧 **EP** (1)**酸素機器の取り扱い(家族にも同様に説明)** ①設定方法(メーカーの方法に合わせて説明) 　・酸素濃縮器の流量設定 　・携帯酸素ボンベ，呼吸同調式酸素供給装置(酸素セーバー)の仕組み 　・酸素ボンベの交換方法：圧力計のメータが赤い範囲を指したら交換する． ②酸素吸入の方法 　・酸素濃縮器 　・酸素ボンベ ③日常の管理方法 　・酸素機器には火気を近づけない． 　・酸素を使用している部屋は禁煙とする． 　・定期的に室内を換気する． 　・鼻腔カニューレは１回/週水洗いをし，１回/月交換する． 　・酸素濃縮器のフィルタは１回/日掃除機で埃や汚れを吸い取り，１回/週洗剤で洗い，陰干しをする． (2)**酸素機器を使用しながらの生活指導(家族にも同様に説明)** ①活動時，安静時，睡眠時の指示の酸素流量を守る． 　・酸素吸入をしていれば，生活リズムを大きく変える必要はない． 　・動作は呼吸を整えながら行う． 　・洗面などにより一時的に酸素チューブを	ら次のステップに進むと，混乱が少なくてすむ．ただし，患者の理解力やニーズに合わせて指導内容の優先順位を変更する． ▶患者は72歳であり，要介護認定を受けることができる．医療保険でも訪問看護を導入できるため，患者・家族と相談し，導入を進めることが望ましいと思われる．患者・家族のニーズに合わせて進める． ▶機器の管理方法などについては業者が作成しているパンフレットもある．理解力に合わせて内容を増やしたり，修正しながら自宅に戻ってから活用できるものを提示する． ▶業者によって使用方法や管理方法が異なるため，導入される業者のものに合わせて説明する． ▶酸素セーバーは吸気を感知して，そのときに酸素が流れるようにしたもの．連続で流れるときより酸素消費量が1/3～1/2になる． ▶酸素チューブの先から酸素が出ていることを確認する． ▶コップなどに水を入れ，その中に鼻腔カニューレの出口をつけて酸素を流し，水泡が出るかを確認する． ▶交換時，閉塞がないか，破損がないかを確認する．

対策	根拠および留意点
はずした場合には，つけ忘れがないかを確認する． ②環境の調整 　・主な居室は1階がよい． (3)緊急時の対応について(家族にも同様に説明) 　・停電時は酸素ボンベに切り換える． 　・身体的な変化については医師，酸素供給装置のトラブルに関しては業者へ連絡するように説明する． 　・緊急連絡先をすぐ見えるところに書いておく(病院または主治医，家族，業者)． (4)二次的障害を予防するための説明 ①呼吸困難が強く，安静にしても改善しない場合は，自己判断で酸素の量を調整しない．病院または主治医に連絡する． ②HOTは長期的に継続していくこととなる．不安や心配事，ストレスとなることが出てきたら，そのつど相談し，解決するための行動がとれるように説明する． ③趣味のカラオケや旅行なども可能であることを説明する．	▶階段の昇降をできるだけ避け，身体的な負担を軽減する． ▶酸素濃縮器は電源を必要とする． ▶どんな状況が起こるかを予測し，緊急時に混乱がないように準備しておく． ▶電話のある場所や，酸素供給装置のある場所に書いておくとよい． ▶苦しいからといって酸素量を増やすと，生命に直結する危険が生じる． ▶旅行の際は主治医に確認し，病状に問題がなければ海外旅行も可能である．酸素機器はホテルや旅館にも設置できる．事前に確認し，診断書や手続きが必要な場合は準備する．

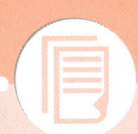

ターミナル期

肺がん患者の看護過程の展開

BASIS

患者：70歳，男性
患者の状況：肺がん（小細胞がんⅣ期，肺門部），骨転移（腰椎，肋骨），肝転移．半年前に診断され，化学療法，放射線療法を受けるが効果がなくターミナル期の状態となり，緩和ケア病棟へ入院となる．

肺がん患者の理解に必要な情報

パターン	必要な情報項目	患者情報	アセスメントの視点	アセスメント
健康知覚-健康管理	・指示された治療，日常生活上の注意への認識と実態 ・身体的管理能力 ・知的・情緒的準備状態	・1回/年，会社の健診を受けていた．健診でがんが疑われ，入院となった． ・タバコは30本/日（入院前） ・肺がんと喫煙の関連について知識がある． ・体動時に増強する呼吸困難および腰背部痛により体動の制限がある．現在は排便時のトイレ移動以外はベッド上で過ごしている． ・病状は理解しており情緒的には落ち着いている．	・今後の健康管理が行えるか．	身体的には呼吸困難，疼痛，さらにこれまでの治療による体力低下から健康管理能力は低下している．自力でできない面は看護師，家族の協力によりサポートできるため，ADL面に関する介助および健康管理については苦痛が増強しないように配慮しながら行う．
栄養-代謝	・身長，体重，BMI ・食事摂取量 ・歯，口腔粘膜，消化・吸収機能，嚥下状態 ・栄養状態データ	・身長172cm，体重50kg（2か月前より8kg減少），BMI 16.9 ・肝転移あり ・抗がん薬治療時に，口内炎があったが，現在は改善している． ・嚥下状態良好 ・全粥食（1,600kcal/日）のうち全体の3〜4割	・現在の栄養状態はどうか． ・褥瘡のおそれはないか． ・骨髄抑制，栄養状態より感染増悪のリスクはないか．	呼吸困難，咳嗽によりエネルギーの消耗が大きいため，十分な栄養摂取が必要である．しかし，味覚変化，食欲の低下がある．BMIではやせ型であり，筋肉，皮下脂肪も少ない．TP，Albから栄養状態はよいとはいえない．このままでは栄養状

パターン	必要な情報項目	患者情報	アセスメントの視点	アセスメント
		摂取 ・さっぱりとした食品を好む． ・食欲低下，味覚変化あり ・呼吸困難，咳嗽あり，胸水貯留あり ・輸液量1,000mL/日 ・TP 6.0g/dL，Alb 3.0g/dL，WBC 4,300/μL，CRP 2.7mg/dL		態がさらに低下すると考えられ，感染，褥瘡のリスクが高まる．今後は悪液質による浮腫，るいそうの進行，全身衰弱，貧血など，予後に大きく影響する状態も予測される． 　現在CRP値から感染徴候が明らかで，今後感染状態が悪化すれば生命の危機に直結する．苦痛を軽減し，嗜好を考慮しながら，栄養状態が維持できるように援助する．脱水状態にも陥りやすいため，飲水ができているかを確認する． 　肝転移がみとめられ，全身倦怠感や疲労感が肝機能の悪化からくるとも考えられるため，適宜データを確認しながら異常の早期発見に努める．
排泄	・排尿状態 ・排便状態	・排尿5〜6回/日 ・尿量1,000mL/日 ・排尿はベッド上で尿器を使用している． ・排便1回/2〜3日（硬便） ・酸化マグネシウム0.5g×3Pを毎食後，ピコスルファートナトリウム（ラキソベロン）液5〜6滴を1回/日内服 ・排便だけはトイレですませたいという希望が強く，全介助で行う．	・疼痛の排泄への影響はないか． ・排泄コントロールを阻害する要因は何か． ・鎮痛薬の使用による排泄への影響はどうか．	排尿は，現在ベッド上で尿器を使用しており問題ない．今後神経障害から直腸膀胱障害の出現が予測されるため，残尿，尿閉の出現を注意して観察する．現在は尿量も問題ないが，尿量の変化は循環動態を示すため，排尿時は1回尿量を確認する． 　ADLによる呼吸への負担が大きく，排便時は低酸素血症を伴うリスクが大きい．さらに腰背部痛により十分に腹圧がかからず，排便困難となることが予測される．硫酸モ

パターン	必要な情報項目	患者情報	アセスメントの視点	アセスメント
				ルヒネ（MSコンチン）の使用は副作用である腸蠕動の低下からさらに排便困難をきたす危険性がある．呼吸困難，疼痛を増強しないように便の性状を軟らかく保ち，排便しやすいようにコントロールする． 　今後は，脊椎転移による神経障害から直腸膀胱障害が起こる危険性もあるため，排便パターンの把握に努める．
活動-運動	・呼吸器系 ・循環器系 ・ADLの状態	・肺がん（小細胞がん，肺門部）．胸水貯留あり ・入院時動脈血ガス（room air）：pH 7.37，PaO_2 50.4 mmHg，$PaCO_2$ 29.6 mmHg，BE−7.4 ・酸素流量：安静時3 L/分（酸素マスク），食事・排泄時6 L/分（鼻腔カニューレ） ・酸素吸入（3 L/分）下，安静時の経皮的動脈血酸素飽和度（SpO_2）95〜96％ ・入院後すぐに胸水ドレナージと胸膜癒着術を行い，呼吸困難の緩和がみられた．しかし，胸水は徐々に増加している． ・白色粘稠痰の排出が多量．疼痛の影響もあり，咳嗽は弱く，自己排出が困難なことが多い． ・右肺の呼吸音は左肺に比べやや弱い．	・今後症状の悪化によりどのような影響が生じてくるか． ・現在のADLと体力，呼吸困難との関連はどうか．	がんの肺門部，胸水貯留のため有効な呼吸面積が減少し呼吸困難が生じている．呼吸困難に対して硫酸モルヒネの投与を開始している．モルヒネは呼吸中枢における呼吸困難の感受性を低下させ，さらに呼吸数を減らし換気運動による酸素消費量を減少させるので，呼吸困難の緩和に効果的といわれている．現在，硫酸モルヒネの効果により呼吸困難は軽減しているが，呼吸困難と疼痛の状況をみながら，適切な投与量をコントロールする． 　頻回な痰排出による咳嗽が増強し苦痛が強い．痰の量が多いことから排出が追いつかず，気道閉塞から低酸素血症に陥ることがある．苦痛の状態と併せて観察し，苦痛の緩和に努める． 　症状の悪化は体液バラ

ターミナル期 ● 肺がん

1　呼吸器疾患

パターン	必要な情報項目	患者情報	アセスメントの視点	アセスメント
		・3回/日ネブライザ実施 ・胸水貯留あり ・呼吸困難時，頻脈となる． ・安静時のBP 120/70 mmHg程度 ・抗がん薬治療中より強い悪心の影響で立ち上がりや歩行にふらつきがみられるようになった．3か月前より呼吸困難が増強し酸素療法開始．徐々に活動範囲が狭くなった．現在はベッド上でファウラー位で過ごすことが多い． ・排便時は全介助で，車椅子用トイレで行っているが，排便時は呼吸困難が増強し，SpO₂が80％台に低下する． ・食事介助はセッティングのみで，あとは自力で摂取するが，呼吸困難が生じる． ・清拭・更衣時は体動により呼吸困難が出現するため，入浴はできない．		ンスの異常をまねき，胸水の貯留や末梢循環の障害から全身浮腫の出現が予測される．水分出納バランスを観察し，循環動態の変化をとらえ，苦痛が増強しないように十分注意する． 　現在，患者はADLを自分で行うことが困難な状況であり，今後さらに悪化することが予測される．自力で可能なADLは無理をしないように促すが，患者の了解を得て，必ずそばで見守り，呼吸困難，疼痛の悪化に対処できるようにする．今後，肺がんの進行に伴い呼吸困難は悪化の一途をたどることが予測される．患者の苦痛に応じて，安楽物品を使用して安楽な体位を工夫し，苦痛を最小限に抑え，家族との時間を過ごせるように配慮する．
睡眠-休息	・睡眠時間 ・睡眠の満足度 ・睡眠を妨げる要因	・腰背部痛あり ・呼吸困難，咳嗽，排痰が夜間も多い． ・夜間の睡眠には熟睡感がない（6時間は眠っている）．日中は傾眠のことが多い．	・呼吸困難による睡眠への影響はないか． ・腰背部痛による不眠はないか．	夜間の熟睡感がないためストレスとなりやすい．また，今後，呼吸困難，疼痛の増強によって睡眠を妨げられることが考えられる．安眠できるように睡眠環境を整えてストレスや疲労が蓄積しないように援助する．
認知-知覚	・意識状態，見当識，理	・意識レベルは清明だが日中は傾眠のことが多	・現在の呼吸困難，疼痛	硫酸モルヒネの投与は呼吸困難に効果が得られ

パターン	必要な情報項目	患者情報	アセスメントの視点	アセスメント
	解力 ・疼痛の程度 ・呼吸困難の程度 ・反射，視覚，聴覚などの感覚	い． ・右胸痛，腰椎転移に伴う腰背部痛あり．硫酸モルヒネ（60 mg/日，分2）を内服．ジクロフェナクナトリウム（ボルタレン坐薬）25 mg 2回/日使用．疼痛増強時は塩酸モルヒネ水（5 mg/回）を内服する． ・呼吸困難，頻回の咳嗽あり	による苦痛の状態と鎮痛薬の使用状況，効果はどうか． ・今後疼痛がどのように変化するか．	ているが，今後，症状の進行とともに悪化が予測されるので，呼吸困難の軽減をはかる． 　疼痛の悪化とともに硫酸モルヒネを増量すると呼吸抑制をまねくため，増量後は呼吸状態を観察し，適切なコントロールが行えるように調整する． 　がんの浸潤，胸水貯留による右側の胸痛，椎骨骨髄に転移した悪性腫瘍が骨・骨膜を破壊し，脊髄圧迫を起こし，腰背部痛が出現している．鎮痛薬の効果により疼痛は軽減されているが，体動時には出現する．今後も痛みの程度に応じて鎮痛薬の増量を検討し，疼痛の軽減に努める． ＃　腫瘍の増大，胸水貯留による胸痛と呼吸困難および骨転移による腰背部痛に関連した安楽障害
自己知覚-自己概念	・自分についての患者の表現 ・不安の訴え	・「健診を受けていたのに，なぜもっと早くわからなかったのか」と疑問をもっている． ・喫煙していたことを悔いている． ・肺がんで入院治療を行い，効果が十分に得られていないことを理解している． ・抗がん薬治療時は悪心が強く，つらかったため，「治療の効果が期待できないなら今後は	・現在の状態をどのように受けとめているか． ・今後の治療についてどのように考えているか． ・自分の思いを表出できているか．	健診を定期的に受診していたのに，肺がんが発見されたときには治療効果も見込めない状態であったため，疑問をいだいている．患者は喫煙習慣があり自己の健康管理を悔いている．これまでの健康管理による後悔の念が闘病意欲に影響しないように患者の思いを十分に受けとめ，混乱をきたさないように援助する． 　苦痛に対する不安はあ

パターン	必要な情報項目	患者情報	アセスメントの視点	アセスメント
		行いたくない．呼吸困難と痛みを軽減して退院したい」と話している．緩和ケア病棟への入院を受け入れている． ・患者自身から希望を言うことは少ない．		るものの疼痛コントロールに期待しており，自宅に帰ることを希望している．しかし，肺がんの治療効果が得られていないことは理解しているため，予後に対する覚悟の言葉とも考えられる．現状を受け入れているが，症状の増悪とともに精神的な動揺が予測される．
役割-関係	・社会的・経済的立場 ・家族，支援者 ・対人関係 ・コミュニケーション能力	・印刷会社の管理職として65歳まで働き，定年後は顧問をしていた． ・妻（65歳，専業主婦），長女（車で1時間ほどのところに在住），次女は遠方在住 ・妻，娘2人は余命1〜2か月と医師から説明を受けている．説明後妻は泣き崩れていた． ・妻は退院を考えているが，自宅で1人で介護をすること，看取ることに不安を感じている．緩和ケア病棟への付き添い，面会は毎日ある． ・嗄声はあるが会話は可能 ・家族は死への覚悟がある．	・家族関係はどうか． ・疾患に対する家族の受けとめはどうか． ・家族の協力体制はどうか． ・患者の思い，家族の思いはどうか．	あまりに短い余命の宣告を受容できる状態に至っていない．患者と死についての会話をもっておらず，受け入れられないまま肺がんの進行をきたし，十分心の整理がつかないまま最期を迎え，後悔の念が生じたり悲嘆にくれることが考えられる． 　家族への精神的ケアを重視し，現状と向き合えるように少しでも悲しみを表出し，患者・家族の希望に沿える最期を迎えられるように援助する．このままでは家族の衝撃，否認の感情が整理できないままとなり，残りの時間を有意義にもてないことが予測される．死をとおして患者・家族が互いに向き合い，よい人生の終焉を迎えることができるように援助していく． ＃　家族の余命宣告への動揺と死への準備状態が整っていないことに関連した予期悲嘆

パターン	必要な情報項目	患者情報	アセスメントの視点	アセスメント
性-生殖	・配偶者（パートナー），子ども	・妻，娘2人，孫1人	・夫婦関係はどうか． ・性・生殖に関する問題はあるか．	夫婦の年齢と家族構成を考えると家族計画は達成されていると考えられる．しかし，夫婦2人の生活が長く，絆が断ち切れることは精神的な不安要素となりうる．患者の希望に沿い，できるかぎり夫婦，家族で過ごせるように個室での病室環境を整える．
コーピング-ストレス耐性	・疼痛，治療，入院生活などのストレスへの反応	・点滴，酸素吸入による拘束感あり ・呼吸困難，疼痛がストレス因子となる． ・ゴルフ，温泉旅行が趣味	・ストレスの程度はどうか． ・今後趣味をどのような形で療養のなかに取り入れられるか．	ストレスは苦痛を伴うものだが，これらに関してはパターン"認知-知覚"で介入する苦痛の緩和に対する援助を実施することで軽減できると考える． 　ストレスコーピングとして趣味を現在行うことは難しいが，ゴルフに関してはテレビや本などでの情報にふれることを勧めたり，温泉旅行に関しては妻との時間をもつことで思い出を語るなど，思い残すことがないように工夫する．
価値-信念	・信仰の有無 ・重要視する価値 ・死に対する希望	・仏教徒だが信仰はあつくない． ・死に対する思いは聞かれていない．症状についてはすべてを理解しこれまで療養してきたため，死に対する心の準備は全くないわけではない．しかし，現在は呼吸困難による苦痛が強いため，呼吸困難に恐怖を感じ，「呼吸	・患者の死生観，人生観はどうか． ・どのようにして死を迎えたいか，最期をどのように過ごしたいか． ・家族の死に対する思いはどうか．	とくにあつい信仰はもっていないが，自分の信念をしっかりもっている．多くを語ることはないが，これまで築いてきた人生を振り返り，死を自分のこととしてとらえようとしている様子がうかがえる．患者は余命を予期しつつも，あとどのくらいかはわからない状況であり，患者の望みである安楽を

パターン	必要な情報項目	患者情報	アセスメントの視点	アセスメント
		困難の増強時には死と直結する感覚を覚える」と話す.		第一に考え，苦痛によって自分らしさが失われないように援助する．家族は患者らしさを支える心のゆとりがもてるように支援し，よい家族関係が保てるように支援する．死と向き合うにあたって患者・家族ともに動揺，混乱をきたすことを予測し，時期をみながら準備できるようにかかわる．

看護診断リスト

看護診断名	パターン	診断・優先の根拠
#1 腫瘍の増大，胸水貯留による胸痛と呼吸困難および骨転移による腰背部痛に関連した安楽障害	認知-知覚	胸痛と腰背部痛により，苦痛が強い状態である．さらに呼吸面積の減少により呼吸困難が強い．ターミナル期であり，呼吸困難，疼痛は今後も増強すると予測される．硫酸モルヒネ服用や酸素吸入を行っているが，状態の変化に対応しながら，適切に増量するなど変更し，安楽に過ごせるように，**優先順位1位**とする．今後は状態悪化を予測しながら計画を立案し，状況の変化に迅速に対応し，安楽な状態を保てるようにする．
#2 家族の余命宣告への動揺と死への準備状態が整っていないことに関連した予期悲嘆	役割-関係	愛する家族を失う悲しみを受け入れる困難に立ち向かい，現在の状況を受けとめることは，少しでも悔いの残らない最期を迎えるために重要である．患者・家族は死への準備が十分ではなく，今後混乱することが予測される．十分な悲嘆の経過をたどることで，死別の準備ができるように予後の状態を見極めながら支援する．家族の崩壊をきたさず，患者・家族のQOL向上へ向けて援助する時期であるため，**優先順位2位**とする．

看 護 計 画

看 護 診 断	目標とする患者の状態
#1 腫瘍の増大，胸水貯留による胸痛と呼吸困難および骨転移による腰背部痛に関連した安楽障害	● 鎮痛薬の効果により，日中の疼痛の程度がフェイススケールで0～1で過ごせる． ● リラクセーションがはかれ，夜間の睡眠で熟睡感が得られる．

対　策	根拠および留意点
DP (1) 現在の安楽障害の状態についてアセスメントする． 　① 疼痛 　　・疼痛の部位，程度，種類（疼痛の程度はフェイススケールで測定する） 　　・鎮痛薬の使用状況と効果 　　・バイタルサインの変動 　　・安静時，動作時の疼痛の状態：体位・動作による疼痛の変化 　② 呼吸困難 　　・呼吸困難の程度（表情，言動） 　　・呼吸状態（回数，深さ，リズム） 　　・SpO_2の変動，チアノーゼの有無 　　・体位・動作による呼吸困難の変化 　　・呼吸困難が強くなる時間帯に特徴があるか． 　　・モルヒネの使用状況と効果 　　・酸素吸入量の調整による呼吸困難の変化 　　・痰の貯留の有無 　③ 夜間の睡眠状態 　④ 食事摂取状況 　⑤ 随伴症状 　⑥ 心理的状態，不安の有無・程度 (2) 安楽を阻害する要因についてアセスメントする． 　① 症状の悪化 　　・腫瘍の増大 　　・胸水の増強 　　・転移部位の拡大 　　・感染 　　・がんの進行に伴う多臓器不全状態 　② 鎮痛薬の使用量の不足，状態に合わない種	▶ 疼痛はフェイススケールを用いて測定すると経時的な変化がとらえやすくなる．また，鎮痛薬を調整する指標となる． ▶ 疼痛は体位や体動によって増強するので，その状態をアセスメントし，患者に確認しながら安楽な体位や体位変換の援助などを統一した方法で実施できるようにする． ▶ 呼吸面積の減少や痰の増量により，呼吸困難の増強が今後も予測される．呼吸の性状とSpO_2の変動などを密に観察し，苦痛増強時には軽減できるようにする． ▶ ターミナル期における呼吸困難は，死への恐怖感を増強させる．さらに低酸素血症を伴う場合は，生命にかかわる状態でもあるため，冷静にフェイススケールで評価することは難しい．そのため，観察しながら呼吸困難の程度を把握する． ▶ 今後症状は，二次的な全身状態の変化によって悪化の一途をたどる．状態を確認するための検査実施は苦痛となるため，ターミナル期には検査も最小限となる．患者の症状の変化から状態の悪化をとらえ適切に状況を見極める．疼痛，苦痛に対しては鎮痛薬を効果的に使用するとともに，患者を全人的にとらえ，残りの人生をまっとうできるよ

対　策	根拠および留意点
類や使用時間 　③検査・治療，ADLなどによる呼吸困難，疼痛の悪化 　④排痰時，咳嗽時の呼吸困難，疼痛の悪化 　⑤便秘による排便時の呼吸困難の増強 　⑥不安・緊張状態 (3)安楽障害による二次的障害についてアセスメントする． 　①睡眠の阻害，緊張の持続によるエネルギーの消耗 　②心理的不安，恐怖の増大 　③QOLの低下 　④体動困難による褥瘡リスクの増大 **TP** (1)呼吸困難，疼痛を軽減するための援助 　①鎮痛薬による調整 　　・医師の指示による定期的な鎮痛薬の使用 　　・疼痛増強時は塩酸モルヒネ水を使用する． 　　・フェイススケールが3以上を示す場合は鎮痛薬の増量について医師に相談する． 　②安楽な体位の工夫 　　・安楽な体位を確認しながら体位変換を実施する． 　　・安楽物品を用いて体位を保持するための筋の緊張の緩和をはかる． 　　・衣服をゆるめ，呼吸運動が妨げられないようにする． 　③酸素吸入の管理 　　・安静時，活動時の状態に応じて，酸素吸入量を適切に調整する． 　　・活動によって呼吸困難が増強したり，SpO_2低下やチアノーゼがみられたら，医師に報告し，酸素吸入量を増やす． 　　・酸素マスクが正しく装着できているかを確認する． 　④安静の保持 　　・室内の環境整備：必要なものを身のまわ	うに身体的な痛み以外のニーズに注目し支援する．予後をできるだけリラックスした状態で過ごせるようにかかわる． ▶苦痛の継続によるエネルギーの消耗を最小限に防ぐことが予後への充実にもつながるため，安楽な状態を保てるように援助する． ▶呼吸困難，疼痛により体動が困難になると褥瘡が形成される．褥瘡による二次的な苦痛が増強しないように予防する必要があるが，体位や体動によって苦痛が増強するため，安楽物品を活用し，制限の範囲で体位変換を実施する． ▶WHOの3段階除痛ラダーでは第3段階の強オピオイドを使用している．骨転移による痛みは非ステロイド性抗炎症薬（NSAIDs）が効果的で現在も併用している．痛みの種類に応じてモルヒネ，NSAIDsの使用を調整する．モルヒネは，痛みの増強に合わせて増量するが副作用に注意する．さらに内服が困難になった場合には，持続的な皮下注入や持続点滴静脈注射に切り替える． ▶胸水貯留のため，水平体位では呼吸困難が増強する．セミファウラー位程度に上半身をギャッチアップしたほうがよい．また，自力で体位変換が可能な場合，自然と安楽な体位を患者自身でとっていることが多いため，観察しながら安楽な体位を把握する．しかし，同一体位を続けると褥瘡が生じる危険性があるため，安楽物品やわずかな角度で向きを変えるなど，除圧にも配慮する． ▶呼吸困難が緩和されない場合は，気道浄化の状態や体位を確認したうえで，改善の見込みがなければモルヒネの増量を検討する． ▶患者が動作を制限されないように環境を整える．

対　策	根拠および留意点
りに置き，不要なものを片づける．患者自身で体動を補助するための力紐や，ベッドコントローラを手の届くところに配置する． ・ADLの介助：排尿は尿器での実施が苦痛となった場合，膀胱カテーテルの留置を検討する．清拭，寝衣交換は体動を最小限にする．排便は体動による苦痛が増強しない体位にし，状況に応じベッド上で排泄できるようにする．排便困難にならないように，軟便となるようにコントロールする． ・検査などの移動は最小限とし，病室でできるものは病室で行う． ・移送が必要な場合はストレッチャーを使用する． (2) リラクセーションをはかるための援助 　① 病室内の環境 　　・患者が好きなものを周囲に置く． 　　・医療器具などの設置は必要最小限とする． 　　・リラックスできる音楽や香りなど，患者と家族の好みを聞き，音楽によるリラクセーションやアロマセラピーを行う． 　② 足浴や手浴などを実施する． 　③ マッサージなどにより，心身の緊張を緩和する． (3) 不安を緩和するための援助 　① 呼吸困難，疼痛が強いときは手を握ったり，身体をさするなどしながら付き添う． **EP** (1) 呼吸困難，疼痛は鎮痛薬や酸素療法などで調整し，コントロールしていくことを説明する． (2) 鎮痛薬の増量による不安があるときは，その思いを受けとめ，鎮痛薬の作用・副作用について不安を軽減できるように説明する． (3) 呼吸困難，疼痛が強いときは自分1人での活動は無理せず，看護師がともに実施することを説明する．	▶排尿動作が呼吸困難，疼痛を増強させる場合は，安楽目的で膀胱カテーテルを留置する場合もある．患者の状態に合わせて実施を検討する． ▶排便時は努責時に呼吸をとめてしまうため，呼吸困難を増強することがある．モルヒネを使用しており，副作用により便秘に傾きやすい．腰背部痛により努責も困難であるため，便秘にならないように排便をコントロールする． ▶病室内の環境を自宅の雰囲気に近づけ，好きなものに囲まれて満足した状態で過ごすことで，リラックスできると考える．リラックスすると緊張が緩和され，疼痛も緩和される． ▶足浴を実施する際には好みの入浴剤などを用いてもよい．さらに，爪切りや，ローションの塗布などで皮膚の爽快感からリラックスをもたらすようにする．足浴は寝る前に実施するとスムーズな入眠効果が期待できる． ▶呼吸困難が強いときは死の恐怖を感じさせる．疼痛増強は症状が改善しないことへの不安となる．そのため，孤独感を感じさせないようにそばにいて不安を軽減する． ▶ **TP** 実施時は，そのつど内容，方法を説明する．

ターミナル期・肺がん

看護診断	目標とする患者の状態
#2　家族の余命宣告への動揺と死への準備状態が整っていないことに関連した予期悲嘆	● 死別に対する心の準備ができる． ● 正常な悲嘆のプロセスをたどることができ，病的悲嘆に陥らない．

対　策	根拠および留意点
DP (1) 家族の現在の悲嘆の状態についてアセスメントする． 　① 家族の表情言動，感情表出の状態 　　・患者・家族のコミュニケーションの状態 　　・面会の程度，面会時の過ごし方 　　・家族内の関係 　　・悲しみからくる身体症状の出現の有無 　　・フィンクの危機モデルをもとに家族の心理状態を分析する． (2) 家族の死への準備状態についてアセスメントする． 　① 現在の症状の理解 　② 死を迎えるまでにたどる経過への理解，イメージができているか． 　③ 死の受けとめ 　④ 患者への思い 　⑤ 家族の思い 　⑥ 家族それぞれのこれまでの死別経験の有無 　⑦ これからの時間をどのように過ごしたいと考えているか． 　⑧ 別れにあたって，思い残しがないようにするためには，どうすればよいかを考えることができているか． (3) 悲嘆のプロセスを阻害する要因についてアセスメントする． 　① 急激な症状の変化 　② 患者の症状が不安定なことによる緊張感の持続 　③ 家族が思いを表出する場がない． 　④ 家族関係の悪化 　⑤ 不十分な説明，共感的態度の不足 　⑥ 家族の疲労やストレスの蓄積 (4) 十分な悲嘆ができないときの二次的障害についてアセスメントする． 　① 家族の病的悲嘆の持続 　② 患者が安心して死を迎えることが困難	▶ 予後の告知を受けてから家族それぞれの思いがどのように変化しているか，また，患者・家族を交えた家族内の関係がどのように変化しているかをとらえ，支援方法を検討する． ▶ 予後1～2か月という期間は，大切な人を失うという悲しみを整理するにはあまりに短い．家族それぞれの思いを整理しながら，患者との時間をもつことが必要であり，そこでのかかわりが重要である．そのときどきの家族の思いを十分時間をかけて傾聴する． ▶ 家族の表情や言葉などから現在の心情をとらえ，時期にあった死の準備教育を進める． ▶ 予後1～2か月といわれても状態によっては前後することが予想される．急激な悪化により短くなる場合は精神的動揺が大きいことが考えられるため，患者の症状の変化を正確にとらえ，家族が準備できるように説明する． ▶ 思いを表出する場を家族はどこに求めたらよいかわからない場合もある．看護師から積極的に傾聴するようにかかわる． ▶ 十分悲嘆ができず，混乱をきたしたり，抑うつ状態となることによって，患者との別れが困難になることが考えられる．

対　策	根拠および留意点
③面会・付き添いの減少 ④家族機能の破綻 **TP** (1) 危機状態の分析に基づき，危機的状態に合わせて優先すべきケアを実施する． 　①強い不安や混乱，パニック状態にあるときは，家族のそばに付き添う． 　②不眠や抑うつ状態が強い場合は心療内科の受診を勧める． 　③表情の変化から思いつめた状況ではないか注意深く観察する． (2) 十分な悲嘆のプロセスをたどるための援助 　①家族の状況を理解し，受けとめる． 　②家族の気持ちに傾聴・共感し，支持する姿勢で接する． 　③症状や予後についての家族の不安やとまどいの気持ちを家族が納得できるまで十分聴く． 　④必要時には説明を繰り返し行う． 　⑤家族間での話しあいができるように支援する． 　⑥患者とのかかわり方，言葉のかけ方などについてアドバイスする． 　⑦家族へねぎらいの言葉をかける． 　⑧家族不在時の状況や症状の変化などについて，家族にわかりやすく説明する． 　⑨疲労やストレスが蓄積する前に，気分転換や休養ができるように配慮する． 　⑩心理的状態を察知しながら，適切な時期に適切なタイミングで死への準備教育を行う． 　⑪家族ができることを伝え，家族・患者の希望に基づき，ケアをともに実施する． (3) 予後を思い残しのないように過ごすための援助 　①面会時間に落ち着いてともに過ごせる環境の調整 　②患者がしたいことや好きなものにふれることができるように希望を取り入れる． 　③院内でできることを説明する． 　④自宅に近い環境がつくれるように家族とと	▶落ち着いた状態がみられない場合は，家族のそばに付き添い，タッチングなどにより不安の軽減に努める． ▶必要時に家族間の調整ができるように，2〜3か所の連絡先を確認しておく． ▶家族の精神的ストレスが強く看護介入では困難な場合は，心療内科の受診やカウンセリングなどを勧める． ▶家族の面会や付き添いの状況に合わせて，時間を十分に設けて現在の思いを表出できるようにかかわる．まわりに気兼ねなく話ができるように環境を整え，看護師は腰を落ち着けじっくり向き合い，支援する姿勢が伝わるようにする． ▶患者に対して何をどのようにしたらよいのか家族でもとまどうことは多い．入院している環境ではさらに手を出せなくなることがある．言葉をかけるタイミングやかかわり方などについて具体的に提示し，実際に一緒に実施してみることで，家族が主体的にかかわれるようになり満足感が得られる．また，家族の手によるケアは，患者が安心感をもつことにもつながる． ▶緩和ケア病棟では面会に制限がないため付き添いが可能である．患者・家族がどのように過ごしたいかを把握し，家族の生活時間や体力を考え，休息ができるような環境を調整する． ▶病室内の環境は可能なかぎり，患者・家族が心身ともに安楽に過ごせるように好きなものを飾ったり病室内の配置を変えるなど，できることを提案

対　策	根拠および留意点
もに工夫する． **EP** (1)思いを表出できるための説明 　①死に対する正直な感情は表出したほうがよいことを説明する． 　②看護師は話を聴かせてほしいこと，相談などをいつでも待っていることを話す． 　③症状や治療・処置などについて変化があるときは，あらかじめ十分に説明するが，わからないことがあればいつでも何度でも尋ねるように説明する．	して患者・家族の意見を聴く． ▶死を受け入れられない状況では，死に対する感情を明確に表現することが難しい．家族が打ち明けられるタイミングを逃さないように観察し，話したいタイミングで傾聴し，表出できるようにかかわる．思いを表出することで徐々に受けとめられるようになることもあるため，傾聴することが重要である．

● 参考文献

1) 青木照明, 小路美喜子編：臨床外科看護総論. 系統看護学講座 別巻1, 医学書院, 2006.
2) 芦川和高監：New 図解救急ケア. 学習研究社, 2006.
3) 阿蘇品スミ子：初心者も活用できるがん医療・がん看護――集学的治療・全人的ケアをめざして. 南山堂, 2002.
4) 内薗耕二, 小坂樹徳監：看護学大辞典. 第5版, メヂカルフレンド社, 2002.
5) 大岡良枝, 大谷眞千子編：NEWなぜ？がわかる看護技術LESSON. 学習研究社, 2006.
6) 奥宮暁子：呼吸器系疾患をもつ人への看護. ナーシングレクチャー, 中央法規出版, 1997.
7) 角田直枝編：スキルアップのための在宅看護マニュアル. Nursing Mook 30, 学習研究社, 2005.
8) 柏木哲夫, 藤腹明子編：ターミナルケア. 系統看護学講座 別巻10, 医学書院, 2002.
9) 木村謙太郎, 松尾ミヨ子監：呼吸器疾患. Nursing Selection 1, 学習研究社, 2003.
10) 近藤哲理監：症例シミュレーション――呼吸器疾患の治療と管理. 呼吸器ケア, 2(夏季増刊号), 2004.
11) 佐藤昭夫, 佐伯由香編：人体の構造と機能. 第2版, 医歯薬出版, 2003.
12) 杉本恒明, 小俣政男総編：内科学. 第6版, 朝倉書店, 1995.
13) 鈴木恵子：実践ロイ理論――酸素の摂取. アクティブ・ナーシング, 講談社, 2004.
14) 鈴木志津枝, 内布敦子編：緩和・ターミナルケア看護論. 成人看護学, ヌーヴェルヒロカワ, 2005.
15) 関口恵子編著：あなたも書けるパーフェクトレポート――課題レポートからケーススタディまで. クリニカルスタディ・ブック7, メヂカルフレンド社, 2001.
16) 高木永子：New 看護過程に沿った対症看護――病態生理と看護のポイント. 学習研究社, 2005.
17) 竹尾惠子監：Latest 看護技術プラクティス. 学習研究社, 2005.
18) 竹田津文俊：ひと目でナルホド, 読んでナットク 看護に活かす病態生理. 月刊ナーシング, 24(10月増刊号), 2004.
19) 田勢長一郎, 石原英樹監：ナースのための呼吸療法. 医学芸術社, 2005.
20) 田中一正監：メディカルスタッフのためのトータル呼吸ケア――気管支喘息. 呼吸ケアセミナー編, メジカルビュー社, 2004.
21) 奈良間美保ほか著：小児看護学2. 系統看護学講座 専門23, 医学書院, 2003.
22) 日野原重明総監：呼吸器疾患看護マニュアル. ナーシング・マニュアル4, 学習研究社, 1987.
23) 日野原重明, 井村裕夫監：呼吸器疾患. 看護のための最新医学講座7, 第2版, 中山書店, 2005.
24) 藤澤隆major：気管支喘息の治療・管理の実際――非発作時. 小児看護, 26(11)：1506～1508, 2003.
25) 古庄吏史, 西間三馨監：小児気管支喘息治療・管理ガイドライン2002(2004年改訂版). 協和企画, 2004.
26) 松岡 愛ほか：重症喘息児をもつ母親への指導――母親のセルフケアへの関心を高めるために. 小児看護, 26(11)：1457～1466, 2003.
27) 三上れつ, 小松万喜子編：演習・実習に役立つ基礎看護技術――根拠に基づいた実践をめざして. ヌーヴェルヒロカワ, 2004.
28) 水島 裕監：疾患・症状別今日の治療と看護――ナース・看護学生へ贈る専門医からのメッセージ. 南江堂, 1996.
29) 道又元裕：人工呼吸ケア「なぜ・何」大百科. 照林社, 2005.
30) 宮川哲夫監：ベッドサイドで活かす呼吸理学療法. ナース専科BOOKS, ディジットブレーン, 2003.
31) 森川昭廣, 西間三馨監：小児気管支喘息治療・管理ガイドライン2005. 協和企画, 2005.
32) 山口 求編著：小児看護過程展開＆関連図――発達段階の特徴と疾患の理解から看護過程の展開を学ぶ. 日総研出版, 1999.
33) 山下香枝子ほか：成人看護学2. 系統看護学講座 専門6, 医学書院, 2003.
34) 山勢博彰ほか：救急看護学. 系統看護学講座 別巻4, 医学書院, 2006.
35) 吉田 聰, 高野義久編：実践 呼吸器ケア. JJNスペシャル71, 医学書院, 2002.
36) Comer, S.(塚原正人, 河野庸二監訳)：看護診断にもとづく急性期看護ケアプラン. 医学書院, 2000.

第Ⅱ章
経過別看護過程の展開 (CASE STUDY)

循環器疾患

2 循環器疾患

▶ 循環器疾患患者の理解に必要な基礎知識
▶ ［急性期］閉塞性動脈硬化症患者の看護過程の展開
▶ ［慢性期］狭心症患者の看護過程の展開
▶ ［回復期］心筋梗塞患者の看護過程の展開
▶ ［ターミナル期］拡張型心筋症患者の看護過程の展開

循環器疾患患者の理解に必要な基礎知識

1. 循環・循環器系とは	(1)循環とは 　個々の細胞が機能を維持していくためには，酸素や栄養素を細胞内に取り込み，二酸化炭素や老廃物を細胞外へ排出する必要がある．そのため，体内のいたるところに脈管とよばれる管が分布し，その中を体液が一定方向に流れることで物質の交換が行われている．これを循環という．循環は内部環境の恒常性を維持する役割を果たしている． (2)循環器系とは（図1） 　循環器系とは，循環に関与する心臓，動脈，毛細血管，静脈，リンパ管の総称であり，血液循環経路には，体循環（大循環），肺循環（小循環）がある． 　①体循環：心臓のポンプ機能により，心臓の左心室から拍出した動脈血（酸素や栄養素を含んだ血液）を全身に送り出し，各臓器や組織へ酸素と栄養素を供給する．その後，各臓器から産出された代謝産物を受け取った静脈血（二酸化炭素を多く含んだ血液）は大静脈を介して再び右心系に回収される． 　②肺循環：静脈血を回収した右心系は，右心室から静脈血を拍出して肺動脈を通って肺へ送り込む．肺胞で二酸化炭素を放出し，酸素を受け取った（ガス交換）動脈血は肺静脈を介して左心房に回収される．
2. 主な構造	(1)心臓の構造 　心臓は握りこぶしほどの大きさで，心膜に包まれて左右の肺のあいだに位置する．横隔膜の上に乗っており，後方には食道が位置する．心臓の内部は中腔で，右心房，左心房，右心室，左心室の4つに分かれている．それぞれの隣接部分には血液が逆流しないように弁がついている．左心房と左心室のあいだの弁を僧帽弁，右心房と右心室のあいだの弁を三尖弁という．また，肺動脈口にある弁を肺動脈弁，大動脈口にある弁を大動脈弁とよび，この2つは3枚の半月弁からなる． (2)心筋と冠動脈（図2）

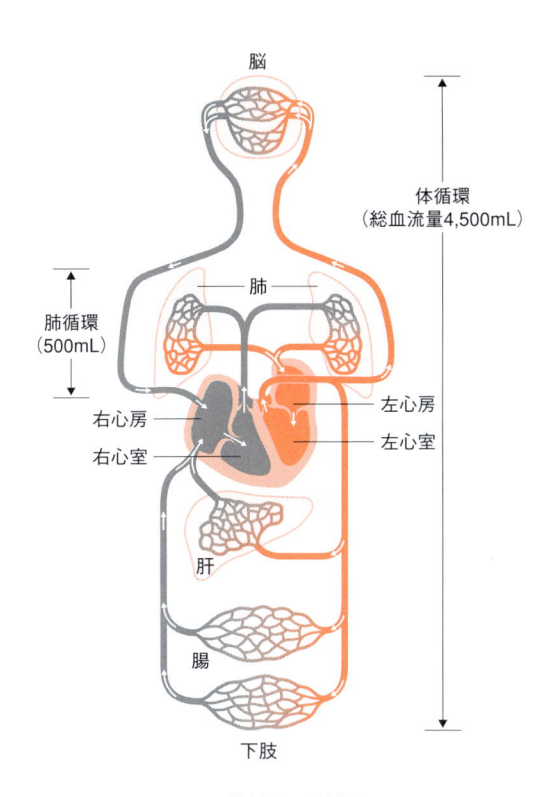

図1　体循環と肺循環

図2　冠動脈

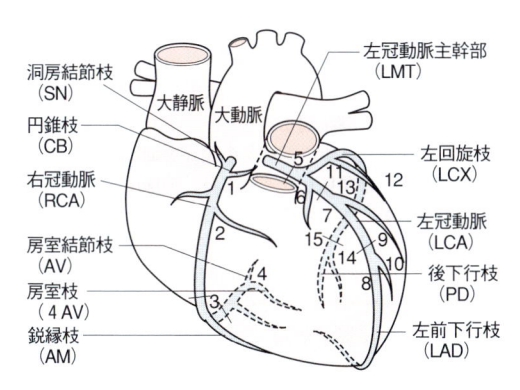

＊図中の数字はアメリカ心臓協会による記載法

心臓の筋肉(心筋)はポンプとして大きな力を発揮するため，骨格筋と同じ性質をもつ横紋筋で構成されている．ただし，骨格筋のように運動神経に支配される随意筋ではなく，自律神経に支配される不随意筋である．
　心臓の内腔は血液で満たされているが，心筋は内腔の血液から直接栄養分を受け取ることができない．そのため，大動脈の基部から左右に枝分かれし，心臓を冠のように取り巻いている冠動脈によって酸素とエネルギーの供給を受けている．
　①左冠動脈(LCA：left coronary artery)は，左心室の前面を走る左前下行枝(LAD：left anterior descending artery)と左心室後面を走る左回旋枝(LCX：left circumflex artery)の2つに分岐する．左冠動脈が左前下行枝と左回旋枝に分岐するまでを左冠動脈主幹部(LMT：left main trunk)という．左前下行枝は心室中隔の一部と左心室の前壁に血液を供給している．左回旋枝は左心室の側壁と後・下壁の一部に血液を供給している．
　②右冠動脈(RCA：right coronary artery)は，心臓の前面から裏面へ，右心房と右心室の境を走り心尖に向かう枝を出し，主に心臓の右心室壁と左心室の後・下壁へ血液を供給している．

(3) **血管系**
　①動脈：心臓から拍出される血液を肺や全身に送る弾力性のある血管である．心臓より末梢に向かって弾性動脈，筋性動脈，細動脈に分けられる．動脈は内膜，中膜，外膜の3層からなる．
　②静脈：肺および末梢から心臓へ血液を還流するための血管である．動脈と同様に3層からなる．構造的特徴として，中静脈以上の太い静脈，四肢の静脈に静脈弁を有する．静脈弁は血管を心臓方向へのみ送り，逆流を防止する役割を担っている．

3．主な機能

(1) **心臓のポンプ機能**
　心臓は循環系の原動力となるポンプ機能をもつ．心筋が収縮すると血液を動脈に押し出し，弛緩すると静脈から血液を受け入れている．
　健康な心臓では，一定のリズムで心房と心室が連動し，約70回/分で収縮と弛緩を繰り返している(心拍動)．1回の心拍動で送り出される血液(1回拍出量)は60～80mLで，1分間に5Lの血液を送り出す．血流速度は大動脈で最も速く，毛細血管で最も遅い．平均50～60秒で全身を一巡する．
　①スターリングの心臓法則：スターリング(Starling, E. H.)は，心臓の1回拍出量の変化，静脈還流と駆出抵抗との関係を研究し，心筋が伸展すればするほど収縮力を増すことを発見した．つまり，静脈圧がある程度高ければ流入血が増加して心拍出量が増加することになる．
　②心拍出量，1回拍出量，心拍数の関係：心拍出量は"1回拍出量×心拍数(1分間)"によって求められ，1回拍出量と心拍数に比例する．しかし，心拍出量は無限に増加するわけでなく，ある限度を超えると下降する．

(2) **拍動のメカニズム(刺激伝導系)**
　心臓は，心臓に入る神経を切断しても，また体外に取り出しても，一定のリズムで心拍を繰り返す自動性をもっている．
　心臓の自動性は刺激伝導系(図3)を通して伝達される．健康な心臓では洞結節が「歩調とり(ペースメーカ)」としての役割を果たす．洞結節で発生した興奮は心房壁

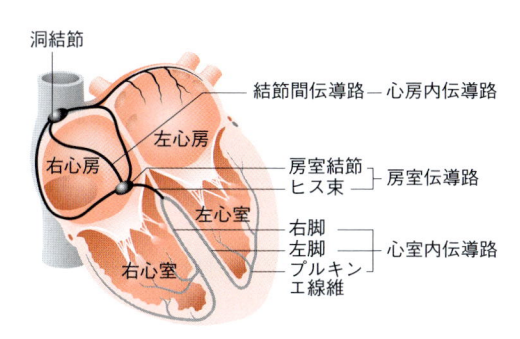

図3 刺激伝導系

全体に広がり，心房が収縮し，興奮の一部は房室結節に伝わる．房室結節からヒス束を介し左右の脚，プルキンエ線維を経て全心室筋へほぼ同時に伝わり，心室全体が収縮する．

心拍数は洞結節の「歩調とり」の興奮の頻度によって決まる．

4．主な調節

心臓に分布する遠心性神経には，抑制的にはたらく副交感神経(迷走神経)と，促進作用をもつ交感神経がある．交感神経の緊張は，心拍数の増加，興奮伝導速度の促進，心筋の収縮力増強と刺激性増大など心臓の機能を促進するようにはたらく．副交感神経の緊張は心拍数の減少など心臓の機能を抑制する．副交感神経と交感神経の中枢は延髄にあり，両神経の平衡が保たれることで機能を一定に維持している．

(1) 神経性の調節

① 心房反射(ベインブリッジ反射[Bainbridge's reflex])：右心房への静脈還流が増加すると心房壁が伸展される．これが，大静脈の基部や右心房の入り口にある圧受容器を刺激し，迷走神経を介して延髄にある心臓抑制中枢に伝えられ，心拍数が増加する．

② 大動脈(神経)反射，頸動脈洞(神経)反射：大動脈および頸動脈の圧が上昇すると，大動脈弓や頸動脈洞にある圧受容器が刺激され興奮するが，心臓抑制中枢にはたらいて心拍数が減少する．

③ 感覚刺激による反射：疼痛，寒冷刺激，眼球の圧迫，鼻粘膜の刺激などの感覚刺激は心臓抑制中枢にはたらいて，心拍数が減少する．

④ 高位中枢の刺激：一般的に情動の激しい変化は，交感神経を緊張させ，心拍数が増加する．

⑤ 頸動脈小体反射：頸動脈分岐部に位置する化学受容器で，主に血液中の酸素分圧に感受性を示し，低下すると反射的に心拍数が増加する．

(2) 体液性の調節

交感神経の興奮によって，副腎髄質からアドレナリン，ノルアドレナリンが分泌される．アドレナリンは心機能を促進し，一部の末梢血管を収縮させる．ノルアドレナリンは全身の末梢血管を収縮させ，血圧を上昇させる．

血圧が下降すると腎糸球体からレニンが分泌される．レニンは最終的にアンジオ

テンシンⅡに変換され，副腎皮質に作用する．これがアルドステロンの分泌を促し，尿細管のナトリウムの再吸収を促進させ，それに伴い水分再吸収量が増加し，血圧を上昇させるようにはたらく．

下垂体後葉から分泌されるバソプレシン(抗利尿ホルモン)は，腎臓では水分再吸収を促進し抗利尿作用をもつ．また，高濃度では血管を収縮させ血圧を上昇させる．

5．主な症状

(1) 胸痛

①心臓由来の胸痛
- 狭心症の胸痛：労作性狭心症の胸痛は労作時に生じる．部位は前胸部や胸骨裏側が多い．痛みに絞扼感や圧迫感を伴うこともある．痛みは顎，左肩，胃部に放散することもある(放散痛)．痛みの持続はほとんどが1～2分間，長くても15分間くらいである．安静にすると改善し，ニトログリセリン舌下錠投与が効果的である．
- 心筋梗塞の胸痛：突然に起こり，「心臓を焼かれるような痛み」と表現することもあれば，高齢者では「息苦しい」と感じるだけのこともある．狭心症とは異なり，胸痛は数時間から数日続くこともあり，ニトログリセリン舌下錠は効果がなく，麻薬のみ効果がある．

②心臓以外の胸郭内臓器由来の胸痛
- 解離性大動脈瘤による胸痛：前胸部から背部に放散する激烈な痛みを伴うことが多い．

(2) 呼吸困難

①労作性呼吸困難：歩行時・階段昇降などの運動時にみられる．左心不全の患者では，左心室充満圧や左心房圧の上昇によって肺静脈および肺毛細血管圧が上昇し，間質・肺胞に血液中の水分が漏出する．そのため肺自身の膨張性が失われ，肺を膨らませる際の抵抗が増大し，肋間腔内の圧力を高める必要が生じることから努力呼吸するようになる．

②起坐呼吸：仰臥位では呼吸が苦しく，坐位または半坐位により呼吸が楽になる状態で，肺うっ血に伴う症状である．仰臥位よりも坐位のほうが静脈還流の増大を軽減でき，重力の影響も加わるので肺が膨らみやすくなる．

③発作性夜間呼吸困難：夜間睡眠時に突然起こる呼吸困難で，患者は起坐呼吸をとる．臥床すると下肢からの心臓への静脈還流量が増加するため，心臓の仕事量が増加して呼吸困難が生じる．

④心臓性喘息：急激に肺うっ血が起こり，喘鳴を伴う呼吸困難を心臓性喘息という．肺うっ血が増強し，肺の広範囲に水分が貯留すると肺水腫となる．激しい呼吸困難とともに血性痰をみることもある．

(3) 動悸(心悸亢進)

動悸とは，心臓の拍動が速くなったり遅くなったりと不規則な場合に感じる違和感ないし不快感をいう．心拍動の異常によるものと心拍動の増強によるものがある．不整脈に対する感受性が高いと動悸として感じられるが，不整脈に慣れると感受性が低くなり動悸を意識しないこともある．

(4) 不整脈

正常洞調律以外の調律を不整脈という．一般に不整脈は刺激生成異常と興奮伝導異常に大別される．

①刺激生成異常による不整脈
- 洞性頻脈：心拍数100回/分以上．150回/分を超えることはまれである．運動，喫煙，精神的興奮，発熱などで発生する．
- 洞性徐脈：心拍数60回/分未満．健常者でもスポーツ選手，睡眠時などにみられる．迷走神経緊張の亢進によることが多く，洞房結節自体の病的変化でも生じる．
- 期外収縮：刺激伝導系の細胞が異常興奮を起こして，洞房結節からの興奮が伝達されるより早期に心房や心室が興奮することをいう．異常刺激（異所性刺激）が発生する部位により，上室性期外収縮，心室性期外収縮に分けられる．上室性期外収縮は健常者でも睡眠不足や疲労時にみられることがある．しかし，頻発する場合は心房内に病変があったり，心房細動に移行することがあるため注意する．心室性期外収縮も健常者でもみられるが，多発する場合には抗不整脈薬の投与が必要である．また，重篤な心疾患がある場合，危険な心室性期外収縮が現れやすいため注意する．
- 発作性頻拍：期外収縮が一定時間以上連発するものをいう．発作性上室性頻拍は突然発生し，突然止まるのが特徴である．心拍数は150〜250回/分に達する．発作性心室性頻拍は心室から異常刺激のある不整脈で，140〜180回/分の頻拍をきたす．心拍数が速いほど心拍出量が減って血液循環が悪くなり，心室細動に移行しやすい危険性な不整脈である．
- 心房細動：心房の各部位が異常かつ無秩序に興奮し，不規則なリズムを形成する状態．継続すると心房内に血栓ができることがある．
- 心房粗動：心房が250〜300回/分程度で規則的に興奮する状態．そのうちのいくつかが心室に伝導し心収縮を起こしている．
- 心室細動：心室筋の各部位が無秩序に収縮するため，心室全体が協調して血液を拍出することができない状態であり心停止の状態であるため，電気的除細動を行うまでの緊急処置として心臓マッサージを行う．

②刺激伝導異常による不整脈
- 洞房ブロック：洞房結節から心房への興奮が伝わりにくくなったもので，健常者でも迷走神経が過度に緊張したときにみられる．
- 房室ブロック：房室結節，ヒス束，左右の両脚同時伝導障害などにより，心房からの興奮が心室へ伝わりにくい状態．程度によって3段階に分けられる（第1度房室ブロック，第2度房室ブロック，第3度房室ブロック）．

(5) 浮腫

心拍出量低下に伴い静脈圧が上昇することで，毛細血管から体液が漏出して浮腫を生じる．主に心臓の位置よりも下方にある重力の影響を受けやすい部位（下肢・足背）に浮腫を生じやすい．

①腹水：肝静脈，腹膜の静脈，門脈系のうっ血により生じる．
②胸水：胸膜毛細血管内圧の上昇などによって生じる．胸膜からのリンパ液の還流は体循環系と肺循環系の両方の経路があるため，左心不全・右心不全いずれでも胸水貯留は生じる．

(6) チアノーゼ

毛細血管内に，酸素をもたない還元ヘモグロビン量が増加すること（5 g/dL以上）によって出現する皮膚および粘膜が暗青色を示す状態である．チアノーゼは中心性

と末梢性に大別される．末梢性チアノーゼは，末梢静脈局所の血液が停滞することで血液の酸素化低下や静脈圧上昇が生じ，毛細血管が拡張するために静脈血のうっ滞をきたして起こる．重症の心不全では，指先などの四肢末端や口唇，耳朶などにみられる．

(7)**疼痛，間欠性跛行**

動脈の閉塞性障害により，活動に必要な血液を供給できない場合に起こる．閉塞性動脈硬化症でみとめる症状で，臨床的病期分類としてフォンテイン[Fontaine]分類が知られている（表1）．間欠性跛行とは，ある一定の距離を歩行すると痛みが出現して歩行できなくなり，しばらく休息すると痛みが軽減して歩行が再開できるが，歩きはじめると再び歩行困難に陥り，これを繰り返すことをいう．

(8)**ショック**

組織への血液供給が不十分になって生じる症候群で，臓器機能に重篤な障害を及ぼす状態である．ショックの一般的症状は意識レベルの低下，蒼白，冷汗，四肢冷感，脈拍触知困難または不能，血圧低下，尿量減少などである．ショックはその原因によって，心原性ショック，出血性ショック，敗血症性ショック，神経原性ショックの4つに大別される．

(9)**血圧異常**

日本高血圧学会が公表している血圧値の分類を表2に示す．

①高血圧：原因が明らかでない本態性高血圧と腎臓や副腎などに器質的疾患があり，その結果高血圧をきたした二次性高血圧がある．本態性高血圧の原因は単一でなく，遺伝的素因，生活習慣，環境因子によって発生するといわれている．

②低血圧：とくに原因となる疾患がなく，収縮期血圧100mmHg以下を本態性低血圧という．薬物などを用いて無理に血圧を上げる必要はないことが多い．

表1　閉塞性動脈硬化症の症状分類（フォンテイン分類）

Ⅰ期	しびれ，冷感	急激な運動，連続歩行直後にしびれ，冷感がみられる
Ⅱ期	間欠性跛行	少し歩くと腓腹筋や足底部などに疼痛がみられ，休むと改善する
Ⅲ期	安静時疼痛	足を動かさなくても痛みを生じる．足を下垂すると軽快することがある
Ⅳ期	潰瘍，壊死	血流の悪いか所から潰瘍が生じ壊死に陥る．切断が必要な場合もある

表2　成人における血圧値の分類

分類	収縮期血圧		拡張期血圧(mmHg)
至適血圧	<120	かつ	<80
正常血圧	<130	かつ	<85
正常高値血圧	130～139	または	85～89
軽症高血圧	140～159	または	90～99
中等症高血圧	160～179	または	100～109
重症高血圧	≧180	または	≧110
収縮期高血圧	≧140	かつ	<90

（日本高血圧学会高血圧治療ガイドライン作成委員会編：高血圧治療ガイドライン2004，p.11，日本高血圧学会，2004）

6．主な診察と検査	(1)問診

(1)問診
　既往歴，現病歴，現在服用している薬物の有無を把握する．また，労作時の呼吸困難，動悸，高血圧などの有無を具体的に質問し，症状の初発時期，症状の様子，強さ，持続，変化した時期を確認する．

(2)視診
　浮腫，発汗の有無，蒼白，チアノーゼ，呼吸状態を観察する．

(3)触診
　皮膚の湿潤状態，下腿浮腫の有無，脈拍の触知状態をみる．また，腹壁では腹部大動脈の拍動や腫瘤の有無を確認する．

(4)聴診
　心音を聴取する．正常な心音はⅠ音，Ⅱ音からなる．
　①Ⅰ音：主に房室弁(僧房弁，三尖弁)の閉鎖音
　②Ⅱ音：主に半月弁(大動脈弁，肺動脈弁)の閉鎖音
　③Ⅲ音：Ⅱ音のあとに生じる異常音(心室性ギャロップ)．Ⅰ音，Ⅱ音より低音．左心不全，僧房弁閉鎖不全，三尖弁閉鎖不全，大動脈弁閉鎖不全などで聴取される．
　④Ⅳ音：Ⅰ音の前に生じる異常音(心房性ギャロップ)．心室壁の伸展性が低下した状態で生じる．心不全，大動脈弁狭窄症，肺動脈弁狭窄症などで聴取される．

(5)心電図(ECG：electrocardiogram)(表3)
　心筋の収縮・弛緩の心周期に応じて発生する活動電流の変化を記録する波形．体表部位に電極を貼付して測定する．不整脈の診断，心筋異常の判定と診断，電解質異常，治療効果を判定するために用いられる．変化した部位によって障害の部位や種類を特定できる．
　①標準12誘導心電図：一般に心電図といえばこれを指す．記録部位によって，標準肢誘導，単極肢誘導，単極胸部誘導の合計12の誘導が行われる．
　②負荷心電図：運動などの負荷を加えてとった心電図．安静時には異常をみとめ

表3　心電図変化による梗塞部位と責任冠動脈の関係

梗塞部位	標準12誘導心電図												責任冠動脈
	Ⅰ	Ⅱ	Ⅲ	aVR	aVL	aVF	V₁	V₂	V₃	V₄	V₅	V₆	
前壁および前壁中隔梗塞							★	★	★	★			LAD(seg6, 7, 8)
前側壁梗塞	★				★			★	★	★	★	★	LAD(seg6, 7, 8, 9, 10)
広汎前壁梗塞	★				★		★	★	★	★	★	(★)	LAD(seg6, 7, 8, 9, 10)
側壁梗塞	★				★						★	★	LCX(seg11, HL, 12, 24)
下壁梗塞		★	★			★							RCA(seg4PL)あるいはLCX(seg15)
後下壁梗塞		★	★			★	高いR波						RCAあるいはLCX

★：異常Q波やST-T変化が出現するところ

(山口瑞穂子，関口恵子監[百瀬千尋]：New疾患別看護過程の展開. 2nd, p.78, 学習研究社, 2006)

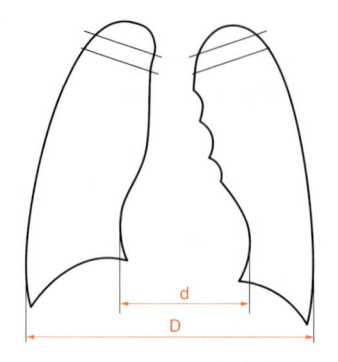

心胸比(CTR)＝(d/D)×100(％)
d：心横径，D＝胸郭最大内径

図4　心胸比

られない虚血性心疾患の診断，重症度の判定，治療効果の判定などに用いる．
③ホルター心電図：携帯型心電計を用いて長時間(24〜48時間)連続して記録をとり，短時間の心電図記録では発見できない不整脈や狭心症の発作をとらえる．
④モニタ心電図：長時間，監視装置によって監視するための心電図

(6) 画像検査
①胸部X線検査：心臓の大きさ，位置，心胸比(心胸郭係数[CTR：cardiothoracic ratio])，心陰影や肺うっ血の程度，胸水の程度などをみる．一般的に50％以上は異常と考えられている(図4)．
②心エコー図(UCG：ultrasonic cardiography)：超音波を用いて，心臓や大血管の形態・機能を非観血的に評価する検査法
③心臓カテーテル検査：カテーテルを血管に挿入し，造影による心血管の形態を評価する左心系の検査法
　・左心カテーテル検査：冠動脈造影法(CAG：coronary angiography)と左心室造影(LVG：left ventriculography)が主な造影検査である．CAGは虚血性心疾患の最終診断法で，冠動脈狭窄の有無，程度を評価する．LVGは左心機能を評価する．
④核医学検査：心筋梗塞などの有無の判定に用いられる心筋シンチグラフィがある．運動時と安静時の比較から運動負荷時の心筋虚血の程度を判定する．
⑤CT検査：心房内血栓，大動脈瘤，解離性大動脈瘤の診断に用いる．

(7) 血行動態モニタリング
心臓カテーテル検査では心血管系の血行動態や心機能を評価する．心内圧，熱希釈法による心拍出量(CO：cardiac output)，肺動脈圧(PAP：pulmonary arterial pressure)，肺動脈楔入圧(PCWP：pulmonary capillary wedge pressure)，中心静脈圧(CVP：central venous pressure)などを測定する．循環不全における重症度の判定や治療指針となるフォレスター(Forrester)分類を図5に示す．
①肺動脈圧(PAP)，肺動脈楔入圧(PCWP)測定：スワン-ガンツカテーテルを肺動脈末梢まで挿入する．カテーテルの先端にはバルンがついており，バルン収縮時に肺動脈圧を測定(収縮期圧基準値15〜30mmHg，拡張期圧基準値5〜13mmHg)し，バルン拡張時に肺動脈楔入圧を測定(基準値1〜15mmHg)する．
②中心静脈圧(CVP)測定：スワン-ガンツカテーテルによる血行動態モニタリング

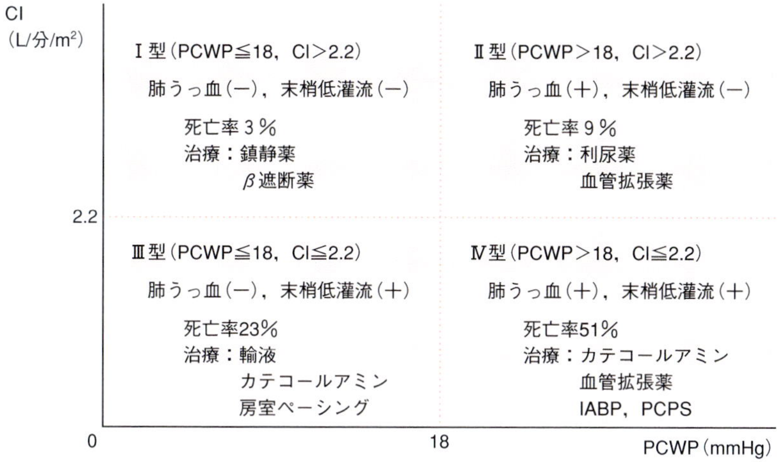

```
CI
(L/分/m²)
          Ⅰ型(PCWP≦18, CI>2.2)           Ⅱ型(PCWP>18, CI>2.2)

          肺うっ血(-), 末梢低灌流(-)        肺うっ血(+), 末梢低灌流(-)

              死亡率3%                         死亡率9%
              治療:鎮静薬                      治療:利尿薬
                  β遮断薬                          血管拡張薬
2.2
          Ⅲ型(PCWP≦18, CI≦2.2)           Ⅳ型(PCWP>18, CI≦2.2)

          肺うっ血(-), 末梢低灌流(+)        肺うっ血(+), 末梢低灌流(+)

              死亡率23%                        死亡率51%
              治療:輸液                        治療:カテコールアミン
                  カテコールアミン                  血管拡張薬
                  房室ペーシング                    IABP, PCPS
0                                   18      PCWP(mmHg)
```

スワン-ガンツカテーテルによって測定された肺動脈楔入圧(PCWP)と心係数(CI:cardic index)によりⅠ型(正常), Ⅱ型(肺うっ血), Ⅲ型(左心室前負荷不足), Ⅳ型(重症ポンプ失調)に分類するIABP:大動脈内バルンパンピング, PCPS:経皮的心肺補助

(Forrester, J.S. et al.: Medical therapy of acute myocardial infarction by application of hemodynamic subsets (first of two parts). N Engl J Med, 295(24):1356~1362, 1976より改変)

図5　フォレスター分類

ができない場合に, CVPカテーテルを用いて中心静脈圧を測定する. CVPの基準値は3~10cmH₂Oであり, ショック状態では低値を示し, 心不全では高値を示す.

(8)血液検査

心筋が壊死すると, 心筋細胞からさまざまな酵素が血液中に出現する. ミオグロビンが上昇し, ついでCK(クレアチンキナーゼ), MLCⅠ(ミオシン軽鎖Ⅰ), AST(GOT), LDH(乳酸脱水素酵素)の順に上昇する. 壊死量の推定には一般にCKが用いられるが, 6時間ごとの測定が必要である. MLCⅠは1回/日の測定で壊死量を評価できる. 回復の経過や梗塞部位拡大の評価にはCK, ミオグロビンを用いる.

7. 主な治療

(1)安静療法

心身の安静は酸素の消費量を減少させ, 酸素供給のための心臓の仕事量を軽減する.

(2)薬物療法

原因疾患の治療, 血行動態の改善を目的に行う. 使用する主な薬物には, ①強心薬, ②利尿薬, ③抗血栓薬, ④血管拡張薬, ⑤抗不整脈薬, ⑥降圧薬などがある.

①強心薬
・ジギタリス製剤:心不全に用いられ, 心筋の収縮力を高め心拍出量を増加させる. ジギタリス製剤服用により中毒症状(食欲不振, 消化器症状, 徐脈など)を起こすことがある.
・カテコールアミン製剤:心筋収縮力の増加作用などがあり, 血管には末梢血

管収縮作用による血圧上昇，腎血管拡張による利尿作用などがある．ショックや心不全に用いる．
②利尿薬：腎臓からのナトリウム，カリウムなどの電解質排泄を増加させ，過剰な水分排泄を促すことで循環血液量を減少させ，各組織・臓器の浮腫やうっ血を改善する．副作用により低カリウム血症を起こしやすいため，注意する．
③抗血栓薬：ヘパリンナトリウムやワルファリンカリウムなどがある．血液凝固因子の生成を阻止することで血液を固まりにくくし，血栓形成を抑える．副作用に出血傾向がある．
④血管拡張薬：末梢小動脈を拡張して心臓の負荷を軽減する．また，静脈系を拡張して心臓への還流血液量を減少させる効果がある．
⑤抗不整脈薬：刺激伝導系の興奮伝導性を低下・変化させる．
⑥降圧薬：高血圧の治療に用いられ，高血圧による動脈硬化などの進行抑制などの効果が期待できる．降圧薬作用を有するものには，利尿薬，Ca拮抗薬，交感神経抑制薬（α遮断薬，β遮断薬），血管拡張薬，アンジオテンシン変換酵素（ACE）阻害薬，アンジオテンシンⅡ（AⅡ）受容体拮抗薬などがある．

(3) **食事療法**
①塩分制限：ナトリウムは血液の浸透圧を高めるため，循環血液量を増加させ，浮腫やうっ血を助長するので摂取量を制限する．
②摂取エネルギー制限，脂質制限：肥満は心臓の負担を増大させるので，摂取エネルギー制限が必要である．また，動脈硬化を予防するためには，動物性脂肪を制限し，植物性脂肪を摂取するようにする．
③水分制限：重症の心不全では，循環血液量の増加を抑制するために水分摂取を制限する．

(4) **酸素療法**
心肺の仕事量を軽減する目的で行う．

(5) **心臓カテーテル治療**
①経皮的冠動脈インターベンション（PCI：percutaneous coronary intervention）
・経皮的冠動脈形成術（PTCA：percutaneous transluminal coronary angioplasty）：バルン付きカテーテルを大腿動脈などから挿入し，冠動脈の狭窄部位までカテーテルを進めてバルンを膨らませて血管を広げ，血流を再疎通する術式
・ステント留置術：金属製のコイル状チューブ（ステント）をバルンとともにカテーテルで冠動脈の狭窄部位に挿入し，バルンを膨らませることによって拡張したステントを留置して狭窄部位を広げる術式．PTCAに比べ再狭窄率が10％前後と改善したといわれる．
②カテーテルアブレーション（カテーテル焼灼術）：心腔内に電極カテーテルを挿入し，不整脈の根源となる心筋組織に電流を流して焼灼する処置

(6) **ペースメーカ治療（心臓ペーシング）**
心臓の刺激伝導系に障害が生じた場合に，ペースメーカという機器を用いて，外部から人工的に電気刺激を与えて心臓収縮を回復する治療．体外に電気刺激発生装置を置く体外式ペースメーカと，体内に電気刺激発生装置を植え込む恒久的ペースメーカがある．

(7) **心臓リハビリテーション**
急性心筋梗塞などの患者に対して，失われた心機能の回復，心理的・社会的な状

表4　心筋梗塞急性期リハビリテーションプログラム（2週間プログラム）の例

ステージ	病日	安静度	運動負荷	飲水・食事	排泄	身体の清潔	面会	娯楽
S1	1	絶対安静 ギャッチアップ0°		絶飲食	ベッド上（膀胱カテーテル）		家族のみ短時間可	ラジオ可
S2	2	自己ローリング可	ギャッチアップ45°	流動食か三分粥		部分清拭可 ベッド上洗面可		
S3	3		ギャッチアップ90° 午後〜 自力坐位15分	五分粥	膀胱カテーテル抜去可（尿器）	全身清拭可		新聞・雑誌可
S4	4	ベッド上フリー	立位10分 1セット	全粥（塩分7g）	ポータブルトイレ可	自力清拭可 介助洗髪可	短時間自由	テレビ可
S5	5	検査時車椅子移送	室内歩行 20m 1セット		車椅子トイレ可			
S6	6	室内歩行	室内歩行 50m 1セット	米飯（塩分7g）				
S7	7	トイレ歩行	病棟内歩行 100m 1セット					
S8	8	病棟内歩行	病棟内歩行 200m 1セット		病棟トイレ可	洗面所洗面可	自由	
S9	9	検査時歩行	病棟内歩行 400m 1セット		シャワー可			
S10	10		階段 10段昇降		入浴可			
S11	11	院内フリー	階段 20段昇降			自力洗髪可		
S12	12		階段 40段昇降					
S13	13							
S14	14							

※運動負荷前後にバイタルサイン測定，心電図チェック
※ステージ進行の基準
1．胸痛，動悸，息切れなどの自覚症状が出現しないこと
2．心拍数が120/分以上，安静時より40/分増加しないこと
3．危険な不整脈が出現しないこと
4．STの1mm以上の低下，または著明な上昇がないこと
5．収縮期血圧の30mmHg以上の上昇，20mmHg以上の下降がないこと

（東京厚生年金病院　循環器科）

況の改善,冠動脈疾患危険因子の是正,動脈硬化進展の予防を目的として行う.
　心筋梗塞などの発症から退院までの第1期,退院後から社会復帰までの第2期,社会復帰後生涯を通じて行われる第3期に分類される.心筋梗塞急性期リハビリテーションプログラム(2週間プログラム)の例を表4に示す.

(8) **手術療法**
①冠動脈バイパス術(CABG:coronary artery bypass grafting):多枝病変や左冠動脈主幹部の狭窄,閉塞を含む重症例で,内科的療法が限界である場合に行われる血行再建術
②弁置換術:弁膜症患者に行われる.障害された弁膜の全部または一部を切除して人工弁を置換する術式.僧房弁閉鎖不全,三尖弁閉鎖不全,軽度の大動脈弁閉鎖不全には,自己弁を温存・修復する弁形成術が行われる場合もある.
③人工血管置換術:大動脈瘤,急性大動脈解離に対して行う.
④補助循環装置
　・大動脈内バルンパンピング(IABP:intra-aortic balloon pumping):バルン付きカテーテルを血管に挿入してバルンを膨張・収縮させ,冠循環の改善と心仕事量の減少をはかる経皮的補助心肺装置.手術療法へのつなぎや心機能改善までの一時的な治療として用いる.
　・経皮的心肺補助(PCPS:percutaneous cardiopulmonary support):IABP補助の限界を超える重症心不全やポンプ失調に適応する.カテーテルを挿入して経皮的に静脈血を脱血し,人工肺を通過させて酸素化し,経皮的にポンプを使用して動脈に返血する.
　・補助人工心臓(VAS:ventricular assist system):心臓ポンプ機能を補助する血液ポンプシステム.心臓移植待機患者に対する補助循環装置として用いられる.

急性期
閉塞性動脈硬化症患者の看護過程の展開

BASIS
患者：65歳，男性
患者の状況：閉塞性動脈硬化症（フォンテイン分類Ⅲ度），下肢痛などが再発し入院．入院3日目

閉塞性動脈硬化症患者の理解に必要な情報

パターン	必要な情報項目	患者情報	アセスメントの視点	アセスメント
健康知覚-健康管理	・健康状態の認識（疾患の理解，入院の理由・目的） ・日常の健康管理 ・指示された治療，日常生活上の注意 ・身体的管理能力 ・知的・情緒的準備状態 ・家族，支援者 ・性格	・3年ほど前から冬になると両下肢に冷感があったが，年のせいだと放置していた． ・6か月前，歩行すると下肢痛があり，長い距離の歩行が困難となったため受診．閉塞性動脈硬化症と診断され，抗血栓薬（ウロキナーゼ，ヘパリンナトリウム[ヘパリン]），血管拡張薬（アルプロスタジルアルファデクス[プロスタンディン]）による薬物療法により症状が改善し退院．退院後も内服治療を続けていた． ・入院1週間前より再び下肢痛が増強し，間欠性跛行がみられ，歩行に支障がみられる状態となり，加療目的で入院する． ・食事は妻が低脂肪，減塩に心がけてつくっていたが，妻の話では妻の留守のときは塩分の	・自分の健康状態をどのように認識しているか． ・健康管理に影響を及ぼす生活習慣はあるか，また改善のための行動がとれているか．	疾患に関しては医師の説明により理解しているが，生活習慣の改善の必要性についての認識が不十分である．前回退院後の不適切な食行動や喫煙行動の継続から，適切な健康管理行動がとれていない．現在の状態では退院後も適切な健康管理行動がとれないと推測される．したがって，患者の改善すべき生活行動に焦点を絞り指導をする． ＃　疾患の再発予防行動の知識不足，不十分な病識に関連した非効果的治療計画管理

パターン	必要な情報項目	患者情報	アセスメントの視点	アセスメント
		多いもの，菓子類を食べていた様子（妻の言） ・入院中は禁煙できるが退院すると続かず，20〜30本/日喫煙していた．「動ければタバコが吸えるのに」 ・なるべく歩行するように指導されていたが「痛みが出るような気がする」と話し，発症以前よりも歩行する機会が減っている．		
栄養-代謝	・身長，体重，BMI ・入院前の食事（回数，摂取内容，量） ・入院中の食事，補食の有無 ・食欲の有無 ・皮膚の状態 ・栄養状態データ ・体温 ・治療内容	・身長165cm，体重70kg（前回退院後4kg増えている），BMI 25.7 ・入院前は妻が低脂肪，減塩食を調理し3回/日摂取．ただし妻が留守のときに塩分の多いもの（カップラーメン，漬物，塩辛），菓子類（ケーキ，まんじゅう）などを食べていた． ・現在は高血圧食（1,600kcal/日，塩分7g/日），補食なし ・下肢痛のため食欲なし ・右下腿乾燥あり，冷感は左下肢より右下肢が強．潰瘍形成なし ・TP 7.2g/dL，Alb 3.8g/dL，Hb 13.0g/dL，TC 240 mg/dL，LDL-C 150 mg/dL，HDL-C 40 mg/dL，TG 150mg/dL，HbA$_{1c}$ 4.7％，WBC 7,800/μL，CRP 0.13 mg/dL ・T 36.0〜36.8℃ ・血管拡張薬（アルプロ	・栄養摂取のバランスはどうか．疾患の悪化につながるようなものはないか． ・疾患により下腿の皮膚への影響はあるか．	検査データ上高脂血症がみとめられる．前回退院後，妻は食事療法に協力していたが，患者は自分の嗜好を優先し，食事療法ができなかったことや発症後，徒歩で外出する機会が減り，活動量が減少したことが原因と考えられる．前回退院後より体重増加がみられ，肥満や高脂血症は動脈硬化の増悪因子となり，疾患の悪化や冠動脈疾患，脳血管疾患，糖尿病などをまねくおそれがある．ひきつづき妻の協力を得ながら，患者に疾患と食事の関係について再度指導していく．パターン"健康知覚-健康管理"で展開する． 　右大腿動脈にアテローム性（粥状）硬化による狭窄があり，虚血により右下肢に疼痛がみられる．現在，間欠性跛行もみられ歩行に支障をきたし，

パターン	必要な情報項目	患者情報	アセスメントの視点	アセスメント
		スタジル［パルクス］），抗血栓薬（ヘパリンナトリウム）を経静脈点滴投与，改善しなければ血行再建術を検討する． ・発症後，徒歩で外出することがなくなった． ・右大腿動脈に3～4cmにわたり狭窄あり，間欠性跛行あり，安静時に痛むことがある．		ベッド上で過ごす状態である．虚血による循環障害に加えて，下肢痛が増強したことで右下腿を動かすことに消極的になる可能性が考えられ，右足部の皮膚統合性が破綻する可能性がある．したがって虚血状態が改善するまでは皮膚統合性障害を予防する． # 大腿動脈の狭窄による右下肢の循環障害，疼痛による体動への消極性に関連した皮膚統合性障害リスク状態
排泄	・通常の排尿・排便状態 ・入院後の排尿・排便状態 ・便通のための対策 ・排泄支障因子の有無	・入院前：排尿7回/日，排便1回/日 ・入院後：排尿6回/日，排便1回/1～2日 ・便通のための対策はとくになし ・間欠性跛行あり．排尿はベッド上尿器使用，排便時のみ車椅子でトイレへ行く．	・排尿，排便に支障をきたしていないか．	現在，排泄コントロールに関する問題はない．疾患による間欠性跛行がみられることから，トイレへの歩行が困難であるため，排泄環境を整えていく．
活動-運動	・ADLの状態 ・循環器系 ・治療・処置：薬物療法の内容 ・既往歴	・食事：ベッド上．自力摂取可 ・入浴：不可 ・清拭：一部介助 ・更衣：ズボンのみ介助 ・整容：ベッド上．セッティングすれば可 ・排泄：ベッド上 ・移動：安静時に疼痛がみられる状況であるため，増強を防ぐため安静の指示．下肢痛のため歩行困難．検査室への移動は車椅子使用	・下肢動脈の狭窄が患者の日常生活にどのような影響を与えているか． ・疾患の程度から循環器系にどのような影響を与えているか．	右大腿動脈にアテローム性硬化による狭窄がみられ，虚血により右下肢に疼痛がある．歩行距離は約30m程度で間欠性跛行がみられ，虚血状態が強いと考えられる．閉塞性動脈硬化症の場合，歩行することによって側副血行路を発達させ，虚血状態が改善される効果がある．しかし虚血状態が強い場合は，歩行することで逆に局所の乏血が生

パターン	必要な情報項目	患者情報	アセスメントの視点	アセスメント
		・右下肢後面から足部に痛みあり，間欠性跛行あり（歩行可能距離約30m）．安静時にもときどき痛み，右下肢に軽度しびれあり，麻痺なし（フォンテイン分類Ⅲ度） ・発症前，囲碁が趣味で碁会所に毎日徒歩で通っていたが，発症後は1回/月車で行くようになった． ・P 70〜80回/分（不整脈なし）．右足背動脈，右膝窩動脈は触知微弱 ・BP 140〜150/74〜90mmHg ・足関節上腕血圧比（ABI）右0.6，血管造影結果，右大腿動脈に3〜4cmにわたり狭窄がみられる． ・左下肢より右下肢に強い冷感あり．皮膚色は下腿よりやや不良 ・血管拡張薬（アルプロスタジル），抗血栓薬（ヘパリンナトリウム）を経静脈点滴投与．改善がみられなければ血行再建術を検討する． ・高血圧症で，50歳よりカルシウム拮抗薬（ベシル酸アムロジピン［アムロジン］）で内服治療中		じ，安静時痛を増強させる可能性が高い．したがって虚血状態が改善するまでは疼痛の程度をみながらの歩行とし，安静が望ましい．また，患者自身で行うことができないADLを介助する． 　右大腿動脈の狭窄により右下肢に疼痛，しびれがある．現在，虚血状態改善のために治療が開始されたが，効果がみられなければ血行再建術を検討する予定であり，自覚症状を含め，右下肢の虚血状態を注意して観察する必要がある．また，退院後患者自身も下肢の観察ができるように指導する． 　前回退院後，痛みへの恐れからか意識的に歩行しないようにしていたため，下肢の血液循環に悪影響を及ぼしたと考えられる．患者自身が血管拡張を促進できる活動を適切に行えるように指導する． # 大腿動脈の狭窄による下肢痛，歩行することへの不安に関連した非効果的末梢血管組織循環
睡眠-休息	・睡眠状態 ・睡眠を妨げる要因	・下肢痛で夜間中途覚醒あり．発症後，7時間/日程度は眠れているが	・睡眠状態に支障はないか．	発症後熟睡感が得られないのは，活動量が減少していることが要因と考

パターン	必要な情報項目	患者情報	アセスメントの視点	アセスメント
	・睡眠を促す手段	熟睡感はなし ・右大腿動脈の狭窄による下肢痛あり ・不眠時，睡眠薬の指示はあるが使用はしていない． ・禁煙によるいらいら感あり．発症後，徒歩での外出が減り，自宅にいることが多かった．		えられる．現在は右大腿動脈の狭窄による下肢痛により中途覚醒がみられるが，治療が開始され虚血状態が改善されることが期待できるので，不眠の訴えがある場合には，指示された睡眠薬を使用し様子をみていく．
認知-知覚	・説明に対する理解力 ・感覚・知覚異常の有無，程度 ・疼痛の有無，部位，程度 ・疾患，検査，治療に対する自覚，認識	・説明に対する理解力はある． ・右下肢にしびれ感あり，知覚障害なし ・右下肢後面から足部に痛みあり，間欠性跛行あり．安静時に痛むことがある． ・今回入院時「前回よりもひどくなっていると説明を受けた．薬物を使ってだめなら血管を広げる処置をすると言われた」，「治ったと思ったのに治ってなかったようだ」と発言あり．前回退院後，不適切な食行動，喫煙行動の継続あり	・下肢の動脈狭窄による感覚・知覚への影響はあるか． ・疾患，治療について理解しているか．	右下肢に疼痛がみられている．これは右大腿動脈にアテローム性硬化による狭窄がみられ，虚血により下肢筋の酸素需要の増大に対応した血流供給がされないことが原因である．虚血状態が進行すれば知覚障害の出現も考えられる．現在，しびれがあるが知覚障害はみられず，治療が開始され虚血状態が改善されることが期待できるため様子を観察していく．疼痛に関してはパターン"活動-運動"で展開する． 　理解力はあるが，患者の言動から生活習慣改善に対する認識は不十分であったと考えられる．生活習慣の改善が再発予防に重要であるという認識がもてるように援助する．パターン"健康知覚-健康管理"で展開する．
自己知覚-自己概念	・自分についての患者の表現 ・心理的・社	・「若いころから健康にだけは自信があった．年をとって杖をついたり歩けなくなったりす	・疾患に伴う歩行障害が患者の自己概念にどの	患者は健康に自信をもっていた．また歩行が困難になったことから，健康に対する喪失感は大き

急性期・閉塞性動脈硬化症

パターン	必要な情報項目	患者情報	アセスメントの視点	アセスメント
	会的側面 ・対人関係	ることはなさけないと思い，日ごろからなるべく歩くようにしていたが，発症後痛くなってしまうのではないかと心配で外出を控えるようになった」と発言あり． ・息子より「これから先どんどん歩けなくなるのではないか，歩けなくなったら人間はおしまいだ」という情報あり ・医療従事者に不安やいらいらした感じをみせることはない．妻にはいらいらした発言をぶつけていることがある． ・夜間，遠方に住む息子に電話をかけたいと希望することあり ・友人とは面会しないと妻に伝えている．	ような影響を及ぼしているか．	いと推測される．下肢痛への不安から意識的に歩行を避けている様子がうかがえる．症状が増強し今回入院したことで，今後歩行できなくなることへの不安が強いと考えられる．しかし，身近にいる妻や医療従事者には不安を表出せず，友人の面会を避けるなど弱い自分を見せたくないという思いがあると推測できる．ただし，息子には思いを表出しているようである．したがって，息子からの情報を得ながら，患者のかかえている不安が少しでも軽減できるように援助する． # 疾患の再発に伴う下肢痛の増強，歩行障害に関連した不安
役割-関係	・現在の仕事（職位，仕事・経済状態への支障） ・地域での役割 ・家族，支援者の有無，協力 ・対人関係	・無職．定年退職後，主に年金で生計を立てている． ・地域の自治会の世話役などをしていたが，発症後，自ら交代を申し出ている． ・妻（62歳），息子（36歳） ・妻は患者の食事に気をつけ，協力している．面会にも毎日来ている． ・妻より「勝手に塩分の多いものなどをとってしまったり，タバコをやめないことを注意すると口もきかない」「亭主関白で頑固で他	・疾患による役割の変化はあるか． ・疾患，治療が対人関係に影響を及ぼしているか．	閉塞性動脈硬化症の発症に伴い，下肢痛への恐れから活動に対して消極的となり，社会的役割を果たす機会を自ら避けていると考えられる．再発予防のための健康管理ができれば社会生活を営むことは十分できるため，患者に適切な知識を提供していく．パターン"健康知覚-健康管理""活動-運動"で展開する． 　妻は患者の健康管理に関して協力的であるが，患者の性格やそれまでの夫婦の関係性から，妻の

パターン	必要な情報項目	患者情報	アセスメントの視点	アセスメント
		人の言うことをきかない面がある．夫の態度が許せず，自分も口をきかなくなってしまうことがある．息子の話は聞く様子がある」		注意が逆効果になっている面があると考えられ，両者がいらいら感を募らせ夫婦関係に悪影響を及ぼす可能性がある．したがって，健康管理について話をする場合には，両者を同席させ気持ちを十分くみとり，また両者の気持ちを代弁しながら指導する．
性-生殖	・配偶者(パートナー)，子ども	・妻，子ども1人 ・「妻は口うるさくてしかたがない．毎日面会に来なくていいと言っているのに」など，妻に関する発言が多い．	・疾患による患者の性への影響はあるか．	妻に対してぐちや文句のような表現が多い．妻に関する発言が多いことから，かえって，妻の存在を認めているとも考えられる．現在のところ問題はないと考える．
コーピング-ストレス耐性	・通常のストレスへの対処法 ・薬物，アルコールへの依存度 ・現在のストレス要因 ・入院，疾患についての心配事	・発症前は，地域での活動にも積極的に参加していた．また，囲碁が趣味で，碁会所に毎日徒歩で通っていたが，発症後は1回/月車で行くようになった． ・前回入院中は禁煙できていたが，退院後20～30本/日喫煙していた．入院後も「動ければタバコが吸えるのに」と発言あり ・右下肢の疼痛が増強．禁煙 ・「治療してもまた痛くなってしまうのではないか」 ・性格：「亭主関白で頑固で他人の言うことをきかない面がある」．妻が食事や喫煙のこと	・ストレスの対処法は適切に行えているか．	発症前は社会的活動の機会や趣味をもっていた．発症後，下肢痛に対する不安からそれらの機会を意識的に減らしており，気分転換がはかりにくい状態であったと考えられる．また，疾患の再発予防のために禁煙や食生活の制限があり，守れないことを妻に注意されるなどストレスが増していたと考えられる．したがって，再発予防に必要な禁煙や食生活の改善に理解が得られるように指導する．趣味や社会的活動への参加に伴う活動量は継続してよいことを伝え，患者が適切に気分転換できるように援助していく．

2　循環器疾患

急性期●閉塞性動脈硬化症

パターン	必要な情報項目	患者情報	アセスメントの視点	アセスメント
		を注意すると口もきかなくなる(妻の言).		
価値-信念	・信仰の有無 ・重要視する価値	・仏教を信仰している. ・「年をとって杖をついたり歩けなくなったりすることはなさけないと思っている.歩けなくなることは本当につらい」「早く退院したい」「これから先どんどん歩けなくなるのではないか,歩けなくなったら人間はおしまいだ」と話していた.	・治療に影響を及ぼすような信仰,信念があるか.	患者の言動から,歩行できることに価値を高くおいていると考えられる.今後の健康管理への動機づけに有効と考えられる.治療に悪影響を及ぼすような価値観はない.

看 護 診 断 リ ス ト

看護診断名	パターン	診断・優先の根拠
#1　大腿動脈の狭窄による下肢痛,歩行することへの不安に関連した非効果的末梢血管組織循環	活動-運動	右大腿動脈にアテローム性硬化による狭窄がみられ,虚血により右下肢に疼痛がみられている.虚血状態改善のために治療が開始されたが,効果がみられなければ血行再建術を検討する予定である.進行度を確実に把握するため,自覚症状を含め,右下肢の虚血状態を注意して観察する. 　また,前回退院後,痛みへの恐れからか意識的に歩行しないようにしていた様子がうかがえ,下肢の血液循環に悪影響を及ぼしていたと考えられる.患者自身が血管拡張を促進できる活動を適切に行えるように指導する必要があるため,**優先順位1位**とする.
#2　大腿動脈の狭窄による右下肢の循環障害,疼痛による体動への消極性に関連した皮膚統合性障害リスク状態	栄養-代謝	右大腿動脈にアテローム性硬化による狭窄がみられ,虚血により右下肢に疼痛がみられている.現在,間欠性跛行もあり歩行困難で,ベッド上で過ごす状態である.虚血による循環障害に加えて下肢痛があることで,右下肢を動かすことに消極的になる可能性が考えられ,右足部の皮膚統合性が破綻する可能性がある.

看護診断名	パターン	診断・優先の根拠
		患肢の皮膚に損傷がみられた場合，循環障害があることから，創傷治癒の遅延，創感染を起こし，症状が重篤になる可能性がある．したがって，虚血状態が改善するまでは皮膚統合性障害を予防する必要があるため，**優先順位2位**とする．
＃3　疾患の再発に伴う下肢痛の増強，歩行障害に関連した不安	自己知覚-自己概念	患者は健康に自信をもっていたが，発症後，歩行が困難になり，健康に対する喪失感は大きいと推測される．下肢痛への不安から意識的に歩行を避けている様子がうかがえ，今後歩行できなくなることへの不安が強いと考えられる．したがって，患者のかかえている不安が少しでも軽減できるように援助する必要があるため，**優先順位3位**とする．
＃4　疾患の再発予防行動の知識不足，不十分な病識に関連した非効果的治療計画管理	健康知覚-健康管理	疾患については医師の説明により理解している．閉塞性動脈硬化症は心筋梗塞や脳血管障害などと異なり，患者が生命の危機感をもつことが少ないため，生活習慣の改善の必要性についての認識が不十分で，前回退院後の不適切な食行動や喫煙行動の継続から，適切な健康管理行動がとれなかったと考えられる． 　疾患の再発予防，ほかの動脈硬化性疾患の発症予防のためにも禁煙，食生活の改善，運動療法について指導する必要があるため，**優先順位4位**とする．

ここでは，＃1，＃3について以下に展開する．

看護計画

看護診断	目標とする患者の状態
＃1　大腿動脈の狭窄による下肢痛，歩行することへの不安に関連した非効果的末梢血管組織循環	● 右下肢の疼痛，冷感の増強がみられない． ● 循環障害の問題を自分の言葉で表現できる． ● 血管拡張を促進する活動について理解を示す言動がみられる．

対　策	根拠および留意点
DP ⑴**下肢の循環状態についてアセスメントする．** 　①疼痛の有無，部位，程度，状況(歩行時，	▶閉塞性動脈硬化症では，動脈硬化の進行状態によって患肢の動脈が狭窄または閉塞し，組織に栄養

対策	根拠および留意点
安静時)	や酸素を提供できない状態になる．そのため，虚血が進行すると組織の壊死を起こし，切断を余儀なくされることがある．患肢の虚血の状態，進行度を把握することはとくに重要である．
②間欠性跛行の有無	▶間欠性跛行とは一定の距離を歩行すると，疼痛，こわばりが出現し歩行不能になる状態をいう．歩行可能距離が一定しており，休息し疼痛が消失したあとに歩行を開始しても再び同じ距離で症状が出現する．
③動脈拍動の触知 　・大腿動脈，膝窩動脈，足背動脈，後脛骨動脈の触知状態(減弱，消失) 　・左右差 ④皮膚状態 　・色調(蒼白，阻血性充血，チアノーゼの有無，部位，程度) 　・冷感の有無，部位，程度 　・損傷の有無(発赤，びらん，創傷) ⑤知覚障害の有無，程度 ⑥ABI	▶下肢動脈の脈拍触知は必ず左記の4か所について，拍動，左右差，動脈の硬さを触診する．腹部大動脈から腸骨動脈の閉塞例で大腿動脈以下の動脈拍動が減弱，消失し，右大腿動脈閉塞例では膝窩動脈以下，また，膝窩動脈から脛骨動脈の閉塞例では，足背および後脛骨動脈の拍動の減弱，消失がみられる．
(2)下肢の循環を阻害する因子についてアセスメントする． ①入院前の生活状況(食生活，嗜好，活動) ②入院中の補食(高塩分，高エネルギー食品) ③入院中の喫煙行動(タバコ臭，タバコの携帯) ④疾患の悪化をまねく合併症の有無，程度 　・血液データ(TC，LDL-C，HDL-C，TG，Glu，HbA₁c，BUN，Cr，電解質) ⑤疾患や治療に関する認識 ⑥指導に対する反応 ⑦心理状態	▶ドップラー血流計を用いて足関節血圧を測定する．ABIは虚血の重症度の指標となる．ABIの基準値は0.9以上であり，0.6以下で間欠性跛行が現れ，0.3以下では虚血が重症であり，下肢喪失の危険性がある． ▶禁煙のみで歩行距離が延長するケースもあり，禁煙は必須である．
(3)治療の効果についてアセスメントする． ①薬物療法の内容 ②検査データの改善(ABI，血管造影など) ③副作用(出血傾向) 　・血液データ(PLT，トロンボテスト) 　・出血斑の有無	▶禁煙，食事療法，運動療法，保温が重要である． ▶薬物としては抗血栓薬，血管拡張薬が用いられる．薬物で効果不十分であれば，バルンによる拡張やステント留置など経皮的血管形成術(PTA)が行われ，完全閉塞などで症状が重度の場合はバイパス手術が行われる． ▶抗血栓薬の副作用には出血傾向があるので注意する．

対　策	根拠および留意点
TP (1)下肢の循環状態の変化を早期に発見するための援助 　①定期的に下肢の状態を観察する． 　②下肢の観察は患者とともに行い，患者自身が下肢状態の変化に気づけるようにする． 　③下肢動脈の触知を患者とともに行う． 　④安静時の疼痛が強い場合は指示された鎮痛薬を使用する． (2)下肢の循環状態を改善するための援助 　①安静時に痛みがなく，歩行可能な場合は，歩行可能な距離の8割を目安に医療従事者が同行し歩行する． 　②歩行時に痛みがみられた場合はいったん休息し，症状が消失したら歩行し，距離を徐々に伸ばす． 　③歩行する場合はつま先にゆとりのある靴を選ぶ． 　④足浴を1回/日実施する． (3)患者の認識を高める援助 　①指導は患者の反応をみながら進める． 　②指導には妻が同席できるように配慮する． 　③補食や喫煙行動がみられた場合には行動を否定するのではなく，疾患と関連させて説明する． 　④検査結果を患者に伝え，患者の行動(禁煙や食事療法)が状態の改善に効果があることを伝える． (4)指示された薬物療法の確実な実施 　①点滴実施中は定期的に患者の様子を観察する． 　②副作用(出血傾向)がみられた場合は医師に報告し対応する． **EP** (1)症状の変化(下肢痛，しびれなどの自覚症状の増強など)がみられる場合には知らせるように説明する． (2)喫煙が血管に及ぼす影響を説明し，禁煙の継続を促す． (3)日常生活の注意事項について説明する．	▶安易な鎮痛薬の使用は依存を引き起こす場合があるため，注意して使用する． ▶閉塞性動脈硬化症では，歩行することによって側副血行路を発達させ，虚血状態を改善させる効果がある．患者は，現在歩行距離も30m程度で間欠性跛行がみられ，強い虚血状態と考えられる．虚血状態が強い場合は歩行することで逆に局所の乏血が生じ，安静時痛を増強させる可能性が高いため，虚血状態が改善するまでは疼痛の程度をみながら歩行を進めていく． ▶足圧迫する靴を避ける． ▶血行状態の改善と清潔に努める． ▶閉塞性動脈硬化症は男性に多く発症し，好発年齢が60〜70歳であるため，社会的立場や自己の健康観が確立していることがある．長年のライフスタイルを変更することは容易なことではないため，その心情を十分理解し対応する． ▶タバコに含まれている物質のなかでも，主にニコチンと一酸化炭素が動脈硬化を悪化させる．

対　策	根拠および留意点
①下肢の観察点（足背動脈の触知，皮膚色，皮膚温，爪の発育状態，痛み，しびれ，間欠性跛行の有無） ②運動の効果と注意 　・歩行は下肢の血管の側副血行路を発達させ血液循環を改善するので，虚血状態が改善したら毎日歩行を励行するように説明する． 　・歩行途中で疼痛が出現したら休息をとり，症状が消失したら，再び歩行するように説明する． ③寒冷刺激を避け保温に努める． 　・家のなかでも靴下を着用する． 　・着用する靴下はきつくないものとする． 　・カイロなど局所を保温するものは使用しない． ④食事療法の継続 　・コレステロールの多い食事を避け，ナトリウム摂取量を減らす． 　・食事をつくる家族にも食生活の改善点を説明する． 　・BMIを22〜25以下になるようにする． ⑤薬物療法の継続 　・抗血栓薬使用中の注意事項を説明する．	▶今後も再発する可能性があるため，虚血の進行に気づけるように，患者自身が下肢の状態を観察できるように指導する． ▶間欠性跛行の症状がみられた患者は痛みに恐れをいだいたり，歩行がよくないと考え，歩行しなくなることがある．重症の虚血状態の下肢や皮膚組織に潰瘍がなければ症状が悪化することはないことを十分説明し，必要性を理解させる． ▶下肢の保護のためにも靴下の着用は必要である． ▶虚血により，感覚・知覚異常がみられる患者の場合は，低温熱傷を起こしやすいため，カイロの使用は避けたほうが望ましい． ▶個々の患者の食生活の改善点に焦点を絞り，退院後も継続可能な方法をともに考えていく． ▶虚血状態が改善しても動脈硬化が治癒することはなく，再発予防のために薬物療法の継続が必要であることを説明する．また，抗血栓薬の内服の継続が必要となることが多いため，使用する薬物の特徴をふまえた指導を行う．

看護診断	目標とする患者の状態
#3　疾患の再発に伴う下肢痛の増強，歩行障害に関連した不安	●疾患に関する自分の気持ちを表出できる．

対　策	根拠および留意点
DP ⑴不安の程度についてアセスメントする． 　①患者の訴え（表現）とその内容 　②患者の表情や態度の変化 　③食欲と食事摂取量 　④精神症状の有無 　⑤夜間の睡眠状態	▶閉塞性動脈硬化症の虚血状態で最も多い症状が間欠性跛行であり，7〜8割を占めるといわれる．歩行すると腓腹部や大腿部の筋肉が重くなったり，痛くなったりするため，歩行に不安をいだいたり，歩行できなくなってしまうのではないかと感じる患者が多い．患者のかかえている不安と程度を観察する．

対　策	根拠および留意点
(2)**不安の原因，増強させる因子についてアセスメントする．** 　①症状の増強（下肢痛，しびれ感，冷感など） 　②歩行時の症状の出現（間欠性跛行） 　③不眠 　④治療に対する知識と理解力 　⑤以前受けた治療の効果との比較 　⑥家族との関係	▶症状の程度や再発の場合，前回の経過との比較などにより不安の原因や増強因子はさまざまである．
TP (1)**不安の表出をはかるための援助** 　①傾聴的に接する． 　②症状が増強した場合は患者のそばにいて症状の緩和に努める． 　③患者の表出した感情を否定しない． 　④患者がかかえている不安を推測しコミュニケーションをはかる．	▶閉塞性動脈硬化症は男性に多く発症し，老年期に多いため，この事例の患者のように，性格的要素や自己の価値観などによって，他者に不安を表出することに抵抗を示すことがある．患者がかかえている不安を推測し，不安の表出がはかれるようにコミュニケーションをとる．
(2)**不安を軽減するための援助** 　①歩行時には看護師が同行し，痛みが出現する前に歩行をとめて，休息をとってから再歩行する． 　②歩行距離が長くなった場合は，状態の改善を伝え，歩行することが症状悪化につながらないことを伝える． 　③治療計画について患者の理解力に応じた説明を行う． 　　・医師からの説明で理解できなかった内容の情報提供 　④夜間の睡眠確保への援助 　　・可能であれば就寝前に足浴を行う．状況によって家族の協力を得る． 　　・必要時，指示された睡眠薬を使用する． 　⑤家族の面会の協力を得る．	▶痛みが出現することを恐れ，歩行に不安をもっている場合，がまんの限界まで歩行させるのではなく，歩行可能な距離の8割程度を目安に歩行し，いったん休息をとってから歩行するようにすると痛みの出現がない． ▶血液循環改善の効果と睡眠導入のために実施する．
EP (1)**疾患や治療，今後の状態について不安なこと，疑問に思うことを看護師に伝えるように説明する．**	

対　策	根拠および留意点
(2)再発予防のための生活改善について説明する． 　（#1 EP 参照） 　①歩行するとなぜ疼痛が出現するのか，再発予防には歩行の励行がなぜ必要なのかを説明する．	▶心筋梗塞や脳血管障害などのほかの動脈硬化性疾患とは違い，見た目には元気であり，歩行すると痛いということから，動脈硬化と下肢痛が結びつかないことがある．そのため，歩行に対して誤った認識をし，歩行することに不安をもち，歩行を控える場合がある．歩行することの必要性を患者が正しく認識できるように指導する．

慢性期

狭心症患者の看護過程の展開

> **BASIS**
>
> **患者**：70歳，女性
> **患者の状況**：労作性狭心症．冠動脈造影法（CAG）にて冠動脈の有意狭窄をみとめた．検査後も胸部症状を頻回に繰り返すため，経皮的冠動脈形成術（PTCA）およびステント術施行，術後5日目

狭心症患者の理解に必要な情報

パターン	必要な情報項目	患者情報	アセスメントの視点	アセスメント
健康知覚-健康管理	・既往歴 ・日常の健康管理（生活習慣） ・健康状態の認識 ・指示された治療，日常生活上の注意 ・身体的管理能力 ・知的・情緒的準備状態 ・家族，支援者 ・生活習慣病の有無 ・社会的背景 ・性格特性	・1か月前，調理中に息の詰まる感じがあったが2～3分で消失した．約2週間前，トイレに行ったときに左胸を押される感じが約3分続き，冷汗をかくこともあった．近医を受診し，狭心症の疑いがあるため精査を勧められ入院 ・40歳から高血圧症のため服薬治療中（定期受診：1回/1～2か月）51歳で胆石症手術 ・生活習慣：飲酒，喫煙習慣はない．1日3食を規則的に摂取．漬けもの，タラコ，イクラなど塩辛いものが好き．果物は健康によいと聞き，たくさん食べていた． ・運動習慣：動くことが嫌いで，商店街に1回/3日買い物に行くだけ（片道徒歩3分） ・患者は胸部症状の原因	・発作の誘因や動脈硬化促進因子となる生活習慣があるか． ・発作の予防に対する管理能力があるか．	30年来の高血圧症に定期的な受診行動はとれていたが，食生活における減塩が望ましいことを理解していても実践できなかった．これは，自覚症状が乏しかったことや加齢による味覚の低下もあり嗜好を優先していたためと考えられる．また，果物は健康によいと過剰摂取するなど誤った知識がある． 　塩分のとりすぎは高血圧症を悪化させ，果物の過剰摂取は肥満の一因となる．この生活を続けることは，動脈硬化の進行をまねき，冠動脈の再狭窄，再発作を起こす危険性が高い． 　食事をつくるのは患者本人であり，誤った知識を修正し，退院後自己管理できるように指導する． 　動くことが嫌いで，これも肥満の一因と考えられ，動脈硬化促進の要因

パターン	必要な情報項目	患者情報	アセスメントの視点	アセスメント
		を明らかにするために検査入院したと認識している．入院後，胸部症状の訴えが具体的に表現できている． ・胸部症状が現れた場合はすみやかにナースコールで伝えることができる． ・生活上の制限（食事，安静）は守られている．「入院中は発作が起こっても怖くないから安心した」という発言がある．夫も高血圧症であり，薄味にしなければいけないのは知っているが，「ついつい濃い味になってしまう」．家族の食事は患者がつくっていた． ・入院中，服薬の自己管理は正しくできている． ・PTCA後「発作がなくなって安心した」という発言あり．説明に対して「難しいことはわからないからお任せします」と言うことが多い． ・「最近物忘れが多くなった」（長女の言） ・夫（高血圧症），長女夫婦，孫と同居．キーパーソンは夫と長女 ・「きょうだいも狭心症でいろいろ話を聞いていたので，私もそうだろうと思っていた」 ・「せっかちで心配性」（患者の言）		となる．年齢を考えると新たに運動を習慣化することは難しいため，現在の生活に適切な運動を取り入れるように指導する． 　入院中の説明内容は理解・実施できているため，理解力に問題はないと考えられる．しかし，説明に対して「難しいことはわからない」という発言や加齢による物忘れがある．したがって，理解力に応じてわかりやすく指導する．また，「ついつい濃い味になってしまう」など，嗜好を優先する傾向がある．同居している長女に協力を得られるように指導する． # 生活習慣における動脈硬化促進因子の保持（塩分・糖質過剰摂取，運動不足），加齢に伴う物忘れ，嗜好を優先する傾向に関連した非効果的治療計画管理
栄養-代謝	・身長，体重，	・身長151cm，体重66kg	・食習慣のな	BMIでは肥満1度であ

パターン	必要な情報項目	患者情報	アセスメントの視点	アセスメント
	BMI ・偏食の有無 ・入院中の食事内容，食事摂取量 ・栄養状態データ	（入院時68kg），BMI 28.8（入院時29.7） ・タラコやイクラなどの塩辛い海産物が好き．果物は健康によいと聞き，たくさん食べる．ドライフルーツも好き（例：リンゴ１個/日，干し柿２個/日，バナナ１本/日） ・高血圧食（塩分７g/日，1,600kcal/日）．間食はなく，毎食全量摂取している． ・TC 198mg/dL，TG 140mg/dL，HDL-C 45mg/dL	かに動脈硬化促進因子があるか．	る．また検査データから高脂血症まではいかないが，血清脂質が高値である．これは，果物（糖質）の過剰摂取の影響と考えられる．現在の食習慣の継続は動脈硬化を促進し再狭窄，再発作の要因となる．入院中は間食せず食事療法が継続できているので検査データの改善が見込まれるが，退院後も継続できるように食生活を指導する必要がある．パターン"健康知覚-健康管理"で展開する． 　入院前から塩分過剰摂取だったと思われる．塩分過剰摂取は，体内の塩分を薄めるために体内の水分が増え，その結果，血液量と脈拍数が増加し，血圧を上昇させる因子となる．また，ナトリウムは血管の収縮・交感神経の刺激によって血圧を上昇させる． 　患者は高血圧症であり，減塩が望ましいことは理解していたが実践できなかったようである．自宅で実践可能な減塩方法をともに考え食習慣を改善する．パターン"健康知覚-健康管理"で展開する．
排泄	・排尿の支障因子の有無 ・通常の排便状態 ・入院後の排便状態	・ベッド上で問題なく排尿できる． ・通常の排便１回/日（普通便） ・入院後の排便１回/２〜３日	・発作の誘因となる便秘はあるか．	入院後，便秘傾向である．これは，検査前後の安静や環境の変化によるものと推測される．緩下剤の服用によって排便あり，現在発作の誘因はな

慢性期・狭心症

パターン	必要な情報項目	患者情報	アセスメントの視点	アセスメント
	・便通のための対策 ・排便の支障因子の有無	・入院前はとくに対策なし．2日間排便がない場合はセンノシド（プルゼニド）12mg 1錠服用 ・PTCA当日，翌日はベッド上排泄		い．入院前は便秘ではなかったため問題はないと考えられる．
活動-運動	・ADLの状態（安静度，安静に対する患者の認識，発作の誘因となるような生活習慣） ・循環器系 ・運動習慣，余暇活動	・PTCA当日ベッド上仰臥位安静．翌日シース抜去後1時間圧迫止血，3時間後側臥位．6時間後自力座位．翌々日より病棟内歩行フリー ・安静の必要性は理解し守られている． ・入院前：毎日入浴，熱めの湯が好き．気分転換のための温泉旅行でも熱い湯が好き ・P 70～80回/分（不整脈なし）．BP 140～150/90mmHg ・心電図：入院後胸部症状出現時には12誘導心電図上ST低下あり ・CAG：冠動脈左前下行枝（LAD）#6に75％の有意狭窄あり，ステント留置後5％に開存 ・入院当日に軽い胸部症状が1回みられたが，安静を促すことで軽快．CAG後も食後に胸部症状が出現し，ニトログリセリン（ニトロペン）0.3mg 1錠舌下により改善．その後も食後やトイレ歩行後に胸部症状がみられ，予防的にヘパリン，硝酸イソソ	・生活習慣に発作を誘発する因子があるか． ・発作によるADLへの影響はないか．	PTCA前まで，胸部症状の訴えが頻回にみられた．これは，左冠動脈の硬化によって血管内腔が狭くなり，労作により虚血状態になったためと考えられる．PTCAによって狭窄部位が5％になり，トイレ歩行や病棟内歩行でも胸部症状はみられなくなった．しかし，入院前と同じような生活を今後も続けると，動脈硬化によって冠動脈の再狭窄，再発作を起こす危険性が考えられる． 　入浴では熱めの湯を好むが，熱い湯の入浴は血圧の急激な変動をまねき，冠動脈を収縮させて発作につながる危険性がある．したがって，これらについて指導する必要がある．パターン"健康知覚-健康管理"で展開する． 　入院前は動くことが嫌いで運動習慣はほとんどなく，それが肥満の一因になっている．体重の増加は心臓に負担をかけるため，適度な運動も必要である．

パターン	必要な情報項目	患者情報	アセスメントの視点	アセスメント
		ルビド(ニトロール)持続点滴を開始. PTCA後の胸部症状の訴えはない. ・内服薬:抗血小板薬アスピリン(バイアスピリン)100mg/日, β遮断薬アテノロール(テノーミン)25mg/日 ・動くことが嫌いな性分		
睡眠-休息	・睡眠状態 ・睡眠を妨げる要因	・入院前の睡眠は6〜7時間, 入院後PTCAまでは不眠の訴えがあり, 睡眠薬を服用していた. ・自宅では布団使用. 入院後, 胸部症状が頻回にあり, PTCA後は症状の出現はない.	・睡眠状態に支障はないか.	入院後, 不眠の訴えがあり睡眠薬を服用していた. 入院後の頻回の胸部症状の出現による不安や検査・治療による安静, 環境の変化の影響と考えられる. CAG, PTCA後は症状が出現しないため, 不眠が増強するとは考えにくい. 睡眠状態を観察していく.
認知-知覚	・疾患, 検査, 治療に対する自覚, 認識 ・説明に対する理解	・「きょうだいも狭心症でいろいろ話を聞いていたので, 私もそうだろうと思っていた」「早く検査をして結果がわかれば治療してよくなりたい」 ・医師からの説明で「検査の結果, 心臓の太い血管が狭くなっているため, 何度も発作を起こしている. このままだと心筋梗塞になってしまう危険性があるので早めに治療する」と理解している. ・説明したこと(症状出現時にナースコールすること, 安静)は守ら	・疾患, 検査, 治療に対する知識はあるか. ・理解を阻む要因はあるか.	医師の説明を理解し症状出現時のナースコールや安静は実施できており, 年齢相応の理解力はあると考えられる. しかし, 説明に対して「難しいことはわからない」との発言や物忘れなどがあるため, 指導はわかりやすい言葉を用い, 患者がどのように理解したかを確認しながら進める.

慢性期・狭心症

パターン	必要な情報項目	患者情報	アセスメントの視点	アセスメント
		れている. ・説明に対し「難しいことはわからないからお任せします」と言うことが多い. ・長女の話では,最近物忘れが多くなった.		
自己知覚-自己概念	・自分についての患者の表現 ・日常生活面の行動 ・心理的・社会的側面	・「たびたび胸が苦しくなるのは心配だけれど,治療すればよくなると思う」「医師はよく説明してくれる」 ・指示された安静は守られている.入院後PTCAまでは不眠を訴え,睡眠薬を服用していた. ・専業主婦.長女夫婦と同居しているが食事は患者がつくっている. ・「せっかちで心配性」（患者の言）	・疾患や治療に対する不安はあるか.	医師とのコミュニケーションがとれており,過度な不安の訴えはない.現在CAG, PTCAを終え,胸部症状の出現もないことから,不安を増強する要因はないと考えられる.
役割-関係	・現在の仕事（職位,仕事・経済状態への支障） ・家族,支援者 ・対人関係	・専業主婦.就業経験はない.経済状態の心配はない. ・夫（72歳,高血圧症）,長女夫婦と同居（婚45歳,長女43歳,孫2人）.キーパーソンは夫と長女 ・夫は1回/週,長女は隔日に面会がある.家族内のコミュニケーションは良好	・患者の入院による経済的問題はあるか. ・患者の入院による家族への影響はあるか.	患者は家族の食事をつくる役割を担っていた.入院中の協力もあり,今回の入院が患者の役割に影響を及ぼすことはない.退院後もいままでの生活に戻れるため,大きな役割の変化はない. 入院は10日～2週間程度と考えられ,経済的な問題はないと思われる.
性-生殖	・配偶者（パートナー）,子ども	・夫,子ども1人あり	・狭心症の発症が患者の性に及ぼす影響はないか.	患者は老年期にあり,患者からも性に関する不安などの言動はみられていない.今回の疾患が患者の性に強く影響することはないと考えられる.

2　循環器疾患

パターン	必要な情報項目	患者情報	アセスメントの視点	アセスメント
コーピング-ストレス耐性	・通常のストレス対処法 ・現在のストレス要因 ・入院・疾患についての不安	・1回/週のカラオケ教室でストレスを発散している．1回/月の温泉旅行も気分転換になっている． ・必要な安静の指示は理解し守ることができている． ・入院時に胸部症状がみられた際には不安を訴えていたが，PTCA後は「発作がなくなってよかった」と話している．	・ストレス要因があるか． ・治療に影響を及ぼすような対処行動があるか． ・ストレスへの対処ができているか．	CAG，PTCA前まで胸部症状がありストレス要因になっていたと思われるが，現在は症状はなく，大きなストレス要因はないと考えられる． 　患者はカラオケ教室や温泉旅行などを楽しむことができる．これはストレス発散になり再発作予防のためにも効果的と考える．これらが発作の誘因とならないように指導していく必要がある．
価値-信念	・信仰の有無 ・生活上の価値	・信仰している宗教はとくにない． ・夫と2人，健康に生活したい．	・治療に影響を及ぼすような価値観や信念があるか．	治療に影響を及ぼすような価値観や信念はみられず，問題はない．

慢性期　●　狭心症

看護診断リスト

看護診断名	パターン	診断・優先の根拠
#1　生活習慣における動脈硬化促進因子の保持(塩分・糖質過剰摂取，運動不足)，加齢に伴う物忘れ，嗜好を優先する傾向に関連した非効果的治療計画管理	健康知覚-知覚管理	40歳から高血圧症を指摘され受診行動はとれていたが，生活習慣において，塩分・糖質過剰摂取，運動不足であり，肥満，動脈硬化が進行し，労作性狭心症に至ったと考えられる．減塩に関しては理解していたが，自覚症状がないことから，嗜好を優先し改善できなかったと考えられる．また，果物の過剰摂取が健康によいという誤った知識をもっている． 　今後，これらの習慣が改善されなければ，動脈硬化が促進し冠動脈の再狭窄，再発作を起こすと考えられるため，**最優先**とする．退院後は不適切な生活習慣を改善し自己管理できるように指導していく．食事をつくっているのは患者であるため，指導は患者に行うが，年齢を考慮し理解力に応じた指導を行うとともに，同居している長女を含めて指導することが望ましい．

看 護 計 画

看 護 診 断	目標とする患者の状態
#1 生活習慣における動脈硬化促進因子の保持(塩分・糖質過剰摂取,運動不足),加齢に伴う物忘れ,嗜好を優先する傾向に関連した非効果的治療計画管理	● 日常生活のなかでの冠危険因子(塩分・糖質過剰摂取,運動不足)が言える. ● 食生活における具体的な減塩策が言える. ● 発作の誘因とならない入浴方法が言える.

対　策	根拠および留意点
DP (1) 日常生活のなかでの冠危険因子の理解についてアセスメントする. 　①塩分摂取量 　②食事内容(果物,脂質摂取) 　③入浴温度・時間 　④活動量 　⑤肥満 (2) 冠危険因子除去対策の理解についてアセスメントする. 　①食生活のなかでの減塩策 　②食事内容の変更策 　③入浴時の注意点 　④日常の運動習慣・体重測定 　⑤薬物療法の継続 (3) 指導内容の理解の程度についてアセスメントする. 　①指導中の患者の表情・言動 　②指導後の患者の行動の変化 　③服薬状況 (4) 協力体制についてアセスメントする. 　①患者に必要な自己管理内容の理解 　②協力内容 **TP** (1) 冠危険因子の理解,冠危険因子除去のための対策の理解を促す援助	▶ 狭心症発作の誘因を除去する生活習慣を獲得できるように指導する.一般的な誘因には,喫煙習慣や寒暖の差,急激な運動や過食などがある.また高脂血症,高血圧症,糖尿病などの動脈硬化を進展させる冠危険因子を除去するように,脂質やアルコール,塩分の過剰摂取を控え,適正体重を維持することが必要である.患者に応じた要因を明確にし,指導する. ▶ 肥満は冠危険因子の1つである.患者は,運動習慣がなく,さらに果物は健康によいとたくさん摂取していたようである.果物の過剰摂取がどのような影響を及ぼすか,また日常活動量不足が与える影響について指導する.

対　策	根拠および留意点
①食習慣 ・食後に病院食の味つけと自宅での味つけの違いを確認する． ・自宅で摂取していた食材の塩分量を食品成分表などを用いて一緒に確認する． ・自宅で行っていた減塩策について確認する． ・自宅でよく摂取していた果物の量を確認し，カロリーブックを用いて摂取量を算出する． ②入浴温度・時間 ・入浴許可後，適切な湯温（38〜40℃）に設定し，入浴を促す． ③運動習慣 ・食後1時間は避け病棟内の散歩を促す． ・散歩中の脈拍を測定する． ④体重測定 ・毎朝体重測定を行う． ・減量した場合には，食事療法の効果であることを伝える． ⑤服薬管理 ・内服薬は自己管理とし，服薬状況を確認する． ・ニトログリセリンを常に携帯しているかを確認する． (2)指導内容の理解を高める援助 ①視覚的な効果と患者自身が反復できる点からパンフレットを用いるとよい． ②使用するパンフレットは，できるだけ文字量が少なくイラストを効果的に用いたものが好ましい． ③指導するときは専門用語をできるだけ避け，わかりやすい言葉を用いる． ④カロリーブックなどを用い，一緒に考える方法をとる． ⑤指導中は患者の反応を観察し，患者の理解力を確認しながら行う． ⑥患者の訴えや心配事には，そのつど対処し，放置しない． ⑦指導の場は，気楽に話せるデイルームなどを活用する．	▶減塩や食事摂取量制限については一方的に説明するのではなく，食品成分表などを一緒に見て確認することで，患者自らがその程度について知ることができる． ▶運動習慣のなかった患者は，運動することで発作が起こるのではないかという不安をいだくこともある．運動中の脈拍を測定し，安心できるようにする． ▶毎朝体重を測定することで体重に関心がもてるようにし，また，入院中は食事療法を守っていることで若干の減量は期待できるため，食事療法の効果を認識できる場ともなる． ▶指導は患者の理解力などに配慮して行う．

対　策	根拠および留意点
(3)家族の協力体制を調整するための援助 　①長女が面会に来る時間に合わせて指導を行う．	

EP

(1)食事
　①減塩(血圧と塩分の関係について説明する．塩分制限の具体的方法について説明する)
　・タラコやイクラは高塩分の食材であり，少量でも摂取しないようにする．どうしても食べたいときには低塩分のものを少量食べる．
　・カマボコ，ハンペンなどの練り製品やベーコン，ハムなどの肉の加工食品は高塩分の食材であることを伝え，使用するときは注意する．
　・煮物やスープ類は味つけに塩分を多く必要とするため注意する．だしを十分にとり薄味にする．
　・調味料はかけて使用するのではなく，小皿につけて食べるようにするとよい．
　・香味野菜やカツオブシ，ノリなど，香りを調理に生かすとよい．
　・減塩しょうゆ，減塩みそなどの減塩調味料を使用しても，多く使えば意味がないことを説明する．
　②果物の適切な摂取
　・果物は水分を多く含むが，主な栄養成分は糖質で主食と同様である．食べ過ぎないようにする(1個/日の果物の摂取)．

(2)入浴
　①湯温は38～40℃とする．
　②浴槽につかっている時間は5～10分とする．
　③脱衣室と浴室に寒暖の差がないようにする．
　④温泉では何度も入浴することは避け(2回程度)，早朝の入浴はやめる．心臓への負担を減らすために半身浴をするとよい．

(3)運動
　①日常生活での活動量を増やしていく．
　②自己検脈の方法を指導する．運動時の脈拍を測定し120回/分以下であれば心臓に負担がかかっていないことを説明する．

▶塩分を過剰に摂取すると，体内の水分が塩分を薄めるために増加し，その結果，血液量と脈拍数が増え，血圧が上昇する因子となる．また，食塩に含まれるナトリウムは血管を収縮させたり，交感神経を刺激することで血圧を上昇させる．高血圧症の悪化は，動脈硬化につながり，再狭窄，再発作の要因となるため，患者が冠危険因子ととらえ，具体的に日常生活のなかで減塩策が実践できるように指導する必要がある．なかには，塩分の高い食材や加工品を用いる患者もいるので，患者の食習慣に応じて指導する．

▶健康によいと聞いたという理由で1つの食品を多くとっている場合がある．果物は少量であれば問題ないが，多く摂取することで肥満につながる場合もあるため，適切な摂取量を指導する．

▶入浴時の寒暖の差，湯温による血圧上昇は発作の誘因になる．また，動脈硬化がある患者では，血圧の急激な変動により心筋梗塞や脳梗塞を発症する危険性もあるため，負担のかからない入浴方法について指導する．

▶日常の運動習慣がなかった患者にとっては難しいことであるが，運動不足はLDLコレステロールを増加させ，動脈硬化の進展因子となるため，日常生活のなかで徐々に活動量が増えるように指導する．ただし，過度な運動は発作の誘因となるため，

対　策	根拠および留意点
(4)**体重測定** 　①体重を1回/日測定する習慣をつける． 　②標準体重を伝え，標準体重を意識し，食べ過ぎに注意するように説明する． (5)**服薬管理** 　①服用している薬物の作用を説明し，継続することを指導する． 　②自覚症状がなくても治癒したわけではないので，自己判断で用量を変更したり，中断することがないように説明する． 　③常にニトログリセリンを携帯する． (6)**家族(長女)への指導** 　①減塩の必要性 　②定期受診，服薬管理	運動量については医師の指示に従う． ▶狭心症の薬物療法には，血管拡張薬(冠動脈を広げて血流をよくする，全身の血管を同時に広げ心臓の負担を軽くする)，β遮断薬(交感神経の活動を抑え，血圧を下げ，脈拍数を減らし，心臓の負担を軽減する)，抗血小板薬(血栓・塞栓形成抑制)が用いられる．自覚症状がなくてもこれらの服用を継続することが重要である． ▶高齢者では，加齢による記銘力の低下があり，そのときは了解しても忘れてしまうことがある．必要な内容はキーパーソンである家族にも指導するように心がける．

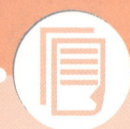

回復期
心筋梗塞患者の看護過程の展開

> **BASIS**
> 患者：47歳，男性
> 患者の状況：突然の胸痛発作により，救急車で搬送され，心筋梗塞と診断された．保存的治療後，心臓リハビリテーションを開始

心筋梗塞患者の理解に必要な情報

パターン	必要な情報項目	患者情報	アセスメントの視点	アセスメント
健康知覚-健康管理	・日常の健康管理，生活習慣 ・指示された治療，日常生活上の注意 ・身体的管理能力 ・知的・情緒的準備状態 ・家族，支援者 ・社会的背景 ・性格特性	・とくに健康のために気をつけていることはなく，会社の健診を受けるだけだった． ・飲酒なし．喫煙(30〜40本/日×30年) ・食生活は主食中心であり，「主食をたくさん食べないと満足感がない」と話している． ・1年半前，会社の健診で高血圧および高脂血症を指摘されたが放置 ・起床後，洗面中に胸痛が出現．救急車で来院した． ・「高血圧と高脂血症を指摘されたが，大丈夫だと思っていた」「今回，胸が締めつけられるような痛みがあり，おしまいだと思った」と話している． ・「喫煙は悪いとはわかっているが，禁煙はできそうにない．喫煙したい」，ステント留置後には「もう大丈夫で	・生命の危機的状況における疾患を患者がどのように認識しているか． ・心臓のポンプ機能の回復に合わせたADLをセルフコントロールできるか． ・再梗塞を起こしやすい生活習慣はあるか． ・予防に対する管理能力はあるか．	生活習慣において，喫煙・糖質過剰摂取である．1年半前に高血圧，高脂血症を指摘されていたが，とくに症状はなく日常生活をおくれていたことから，受診行動に至っていない．適切な健康管理ができていなかったと考えられる． 　発作後の患者の言動から，突然の胸痛により生命の危機を感じたものの，症状が改善したことから楽観視していることがうかがえる． 　喫煙行動，糖質過剰摂取の食習慣の継続は，再梗塞を起こすリスクが高い． 　壮年期の社会生活をおくっている患者であり，理解力に問題はないため，患者自身が疾患の重大さに気づけるように支援する．そのうえで，ライフスタイルの変更の必要性を患者とともに考える． 　食事に関しては，食事

パターン	必要な情報項目	患者情報	アセスメントの視点	アセスメント
		すね」と話している． ・指示された安静度は守られている．心臓リハビリテーション開始後，症状の出現なし ・妻と息子．妻は働いている． ・会社では課長職に就いている． ・せっかちな性格(患者の言)		をつくっている妻の協力を得る． 　現在安静は守られているが，心臓リハビリテーション開始後症状がないことや，状態に対して楽観視している言動，せっかちな性格であることから，心臓のポンプ機能を上回る活動をすることも考えられる．回復の程度に見合った活動の必要性を説明し，理解を促す． ＃　生活習慣における冠危険因子の保持(喫煙・糖質過剰摂取)，不十分な病識に関連した非効果的治療計画管理
栄養-代謝	・身長，体重，BMI ・偏食の有無 ・入院中の食事摂取量 ・栄養状態データ	・身長176cm，体重80kg，BMI 25.9 ・スナック菓子を好んでよく食べる．主食を多く食べる． ・入院1日目より低エネルギー(1,600kcal)・減塩食を全量/毎食摂取している．「間食をいつもしていたので，食事の量が少ない」と話している． ・TC 280mg/dL，TG 160mg/dL，HDL-C 55mg/dL，LDL-C 120mg/dL	・血管内腔を狭くする因子(高脂血症，糖尿病など)があるか．	BMIは肥満傾向であり，栄養状態データから高脂血症がみられる．これは食習慣が原因と考えられる． 　高脂血症は不安定プラーク形成の危険因子であり，この食習慣の継続は動脈硬化を促進し，再梗塞の要因となる． 　入院中は食事療法を継続できていることからデータの改善が見込まれるが，退院後も継続できるように食生活の指導を行う．
排泄	・排尿の支障因子の有無 ・通常の排便状態 ・入院後の排便状態	・入院3日目まで膀胱カテーテル留置 ・通常の排便1回/日 ・入院3日目に排便があったのみ ・入院前の便通対策はと	・血管収縮の要因となる便秘はあるか．	入院後便秘がみられている．これは治療上必要な安静による腸蠕動の低下，排泄環境の変化，食事の変化などによるものと考えられる．

パターン	必要な情報項目	患者情報	アセスメントの視点	アセスメント
	・便通のための対策 ・排便の支障因子の有無	くになし．便秘時センノシド（プルゼニド 1 錠12mg）使用 ・入院後はベッド上排泄．入院 4 日目よりポータブルトイレ可．食事量は入院前より少ない．		排便時の努責は胸腔内圧を高め，心拍出量や血管収縮に大きな負担をかけることにつながり，再梗塞の要因となる． 　もともと便秘傾向ではないため，今後心臓リハビリテーションが進めば，ADLも拡大し，便秘が回避される可能性はある．しかし，活動量が増えるまでは，許可された範囲内で排便習慣が整うように，また患者自身が，排便コントロールの必要性について認識できるように援助する． ＃　治療上必要な安静による腸蠕動の低下，排泄環境の変化に関連した便秘
活動-運動	・ADLの状態 ・呼吸器系 ・循環器系 ・治療・処置（薬物療法の内容）	・心臓リハビリテーションプログラムに沿った安静度およびADL拡大の指示 ・指示された安静は守られている． ・入院 2 日目まで酸素吸入用フェイスマスク 3 L/分施行 ・経皮的動脈血酸素飽和度（SpO$_2$）は酸素吸入中止後も97〜98％ ・「ステントを入れて通ったから大丈夫だよね」と話している． ・P 90〜100回/分（不整脈なし） ・BP（入院時）：176/100 mmHg,（薬物療法開始後）：140〜150/80〜	・心臓のポンプ機能低下が活動にどのような影響を与えるか，どのような援助が必要か． ・梗塞部位から循環動態に影響を与える合併症として何が考えられるか，どのような観察が必要か． ・心臓リハビリテーションが心臓へ	LAD＃6 の狭窄で心電図・心エコー所見から心筋前壁部分の心筋梗塞を起こしたものと考えられる．急性期にステントが留置され，再疎通に成功しており，残存虚血もなく残存心機能は保たれている．適切な心臓リハビリテーションを進めながら回復を促す． 　指示された安静度は守られているが，患者の言動やせっかちな性格から心機能に合わせたADLが維持できない危険性がある．したがって，ADLの拡大に伴う不整脈出現に注意しながら，心機能に見合ったADLができるよ

パターン	必要な情報項目	患者情報	アセスメントの視点	アセスメント
		90mmHg ・心電図(入院時)：V₁〜V₃ ST上昇所見 ・心臓カテーテル検査：LAD(左前下行枝)#6が90%狭窄，ステント留置，留置後再疎通あり ・心エコー(入院時)：前壁運動低下，(入院4日目)：壁運動異常なし ・血液検査(入院時)：CK 920IU/L，LDH 420IU/L，AST 62IU/L，WBC 11,000/μL，CRP 1.2mg/dL，(入院6時間後)：CK 1,100IU/L(ピーク)，LDH 720IU/L，AST 130IU/L，WBC 14,500/μL，CRP 2.0mg/dL ・マレイン酸エナラプリル(レニベース) 5 mg/日，アスピリン(バイアスピリン)100mg/日	の負荷になっていないか.	うに援助する. 　ステント留置後のLADの再疎通と心エコー所見より残存心機能は保たれているが，症状が軽減したことに伴う楽観視した言動やせっかちな性格から，過度な活動を行う危険性がある. 　心臓リハビリテーション前後は血圧，脈拍数，心電図を測定し，ADLの拡大に伴う心臓への負荷がないかを確認する．また，この際に測定値を患者と一緒に確認し，患者自身の認識を高める. # 心筋の虚血による不十分な酸素化と病識の不足に関連した活動耐性低下
睡眠-休息	・睡眠状態 ・睡眠を妨げる要因	・入院前は6時間/日程度の睡眠．入院後不眠の訴えなし ・初めての入院	・心負荷の要因となる睡眠状態の支障はないか.	不眠によるストレスは心負荷の要因となる．現在のところ十分な睡眠がとれているので問題はない.
認知-知覚	・疾患，検査，治療に対する自覚，認識	・1年半前，会社の健診で高血圧および高脂血症を指摘されたが放置 ・「高血圧と高脂血症を指摘されたが，大丈夫だと思っていた」「今回，胸が締めつけられる痛みがあり，おしまいだと思った．でもステントを入れて通った	・疾患，検査，治療に対する知識はあるか. ・理解を阻む要因はあるか.	高血圧，高脂血症を指摘されていたが放置しており，発症後の言動からも患者の疾患に対する認識が不十分であると考えられる．今回の発症を機に病識が高まるように支援する.

パターン	必要な情報項目	患者情報	アセスメントの視点	アセスメント
		から大丈夫だよね」「喫煙は悪いとはわかっているが,禁煙はできそうにない.喫煙したい」と話している.		
自己知覚-自己概念	・自分についての患者の表現 ・日常生活面の行動 ・心理的・社会的側面	・「喫煙は悪いとはわかっているが,禁煙はできそうにない.喫煙したい」と話している. ・指示された安静度は守られている. ・「胸痛があったときはおしまいだと思った」という発言あり.加療後の不安言動はない.	・疾患や治療に対する不安や死への恐怖はあるか.	突然の胸痛により生命の危機を感じていたが,病識が不十分なことや治療により自覚症状がとれたことから「大丈夫」という感覚をもっている.疾患や今後の生活管理について指導をしていくなかで,不安をいだく可能性もあるため,生活習慣の変更を余儀なくされた患者の心理状態を十分理解し,ともに考える姿勢で支援する.
役割-関係	・現在の仕事(職位,仕事・経済状態への支障) ・家族,支援者 ・対人関係	・会社では課長職に就いている.経済状態の支障はない.患者が金銭の管理をしていた. ・妻(42歳),息子(17歳,高校生)の3人暮らし.妻は働いているが面会の協力は得られる.息子の面会もある. ・妻,息子とのコミュニケーションははかれている. ・妻は「子どもも大切な時期なので,発作が二度と起こらないように,食事はしっかり管理していきたい」と話している.	・入院による経済的問題はあるか. ・入院による家族への影響はあるか.	患者は壮年期にあり,子どもの養育過程の途中で,一家の経済機能を支える存在である.心臓リハビリテーションが順調に進めば2週間程度の入院で退院できると考えられるため,今回の入院が患者の役割,他者との関係性に影響を及ぼすことは少ないと考える.
性-生殖	・配偶者(パートナー),	・妻,子ども1人あり	・疾患の発症が患者の性	今回の疾患の発症により,患者の性に影響を及

パターン	必要な情報項目	患者情報	アセスメントの視点	アセスメント
	子ども		に影響を及ぼす可能性や問題はあるか.	ぼす可能性は少ないと考える.
コーピング-ストレス耐性	・通常のストレス対処法 ・現在のストレス要因 ・入院・疾患についての不安	・初めての入院 ・安静の指示（パターン"活動-運動"参照）. 食事療法1,600kcal/日・減塩食. ・喫煙習慣あり. 入院後「喫煙は悪いとはわかっているが, 禁煙はできそうにない. 喫煙したい」と話している. ・現在のところ不安の表出はない. 指示された治療は守られている.	・ストレス要因はあるか. ・ストレスに対処できているか. ・治療に影響を及ぼすような対処行動はあるか.	突然の疾患の発症により, 入院を余儀なくされ, 活動の制限によりADLに他者の介助を要するようになった. また, 食事制限, 禁煙と制限のある生活状況であり, ストレス要因が多い. 　現在のところ不安の表出はみられず, 治療も遂行できているが, ストレス要因の多い生活にあることを十分理解する. 患者の訴えを傾聴し, 患者が取り組もうとしているADLに変化がみられた場合には支持し, 維持できるように支援する.
価値-信念	・信仰の有無 ・生活上の価値	・信仰している宗教はとくにない. ・「禁煙はできそうにない. 喫煙したい」と話している.	・治療に影響を及ぼす価値観, 信念があるか.	喫煙をしたいという気持ちは病識が不十分なためとも考えられる. 長年喫煙習慣のあった患者にとって禁煙行動は困難なことと思われ, 患者の意思が中止・継続を決める大きな要素となるため, 説明を行い理解を促す.

回復期・心筋梗塞

看護診断リスト

看護診断名	パターン	診断・優先の根拠
#1　心筋の虚血による不十分な酸素化と病識の不足に関連した活動耐性低下	活動-運動	LAD#6の狭窄に伴い心筋前壁部分の心筋梗塞を起こしたものと考えられる．急性期にステントが留置され再疎通に成功しており，残存虚血もなく残存心機能は保たれている．しかし，患者は病識が不足していること，性格的にせっかちであることから，過度な活動をすることも考えられる．過度な活動による心負荷は再梗塞の誘因にもなるため，生命の危機に直結する問題を引き起こすリスクが高い．したがって，**優先順位1位**とし，患者の心機能に応じた活動拡大への援助を行う．
#2　治療上必要な安静による腸蠕動の低下，排泄環境の変化に関連した便秘	排泄	治療上必要な安静に伴う腸蠕動の低下，排泄環境や食事摂取量変化から便秘がみられる．排便時の努責は胸腔内圧を高め，心拍出量や血管収縮に大きな負担をかけることにつながり，再梗塞の要因となる．もともと便秘傾向ではないため，今後心臓リハビリテーションが進み，ADLの拡大に伴い便秘が回避される見込みはあるため，**優先順位2位**とし，許可された範囲内の排泄環境のなかで排便習慣が整うように援助し，患者自身が排便コントロールの必要性について認識できるように援助する．
#3　生活習慣における冠危険因子の保持（喫煙・糖質過剰摂取），不十分な病識に関連した非効果的治療計画管理	健康知覚-健康管理	1年半前より高血圧，高脂血症を指摘されていたが受診行動には至っていない．そのため適切な健康管理行動がとれず，喫煙・糖質過剰摂取を継続し，心筋梗塞の発症に至ったと考えられる．壮年期の社会生活を営んでいる患者であり，理解力に問題はないため，患者が自分の疾患や冠危険因子について理解し，生活習慣是正の必要性に気づけるように支援する．また，食事をつくっている妻にも協力を得る．したがって，**優先順位3位**とし，患者のADLに沿って指導する．

ここでは，#1，#2について以下に展開する．

看護計画

看護診断	目標とする患者の状態
#1 心筋の虚血による不十分な酸素化と病識の不足に関連した活動耐性低下	●許可された活動の実施により心臓の機械的・電気的合併症徴候がみられない. ・収縮期血圧の30mmHg以上の上昇，20mmHg以上の下降がみられない. ・心拍数が120回/分以上にならない. ・心電図上の異常(ST波形)，不整脈がみられない. ・胸痛，動悸，息切れ，めまいが起こらない. ●心機能に適した活動量が守れる. ●活動耐性を改善する方法についての発言があり，行動できる.

対　策	根拠および留意点
DP (1)現在の活動耐性の程度についてアセスメントする(各項目を活動前後にみる). 　①活動の状態と程度 　　・ADL 　　・移動動作，歩行距離 　②活動による生理的状態 　　・自覚症状(胸痛，動悸，息切れ，めまい，ふらつき，疲労感)の有無と程度 　　・呼吸器系 　　・循環器系 (2)活動耐性低下の要因についてアセスメントする. 　①心機能の低下 　　・水分摂取量，尿量，体重，浮腫の有無と程度 　　・心エコー所見 　　・胸部X線検査所見 　②前日より活動量が増加していないか. 　③患者自身の不十分な認識に伴う行動 　　・許可された範囲以上の活動 　　・病院食以外の補食や塩分の摂取 　　・喫煙	▶自覚症状や脈拍数120回/分以上，収縮期血圧30mmHg以上の上昇，20mmHg以上の下降，心電図上のST波形の異常は，不整脈，一過性の心筋虚血，心不全の前徴を示唆し，活動過負荷状態である．運動を中止し安静を促す． ▶過度の活動に伴う心仕事量増大は，心筋酸素消費量を増加させ，心筋壊死を拡大するなど，壊死部の治癒過程に影響を及ぼすリスクがあるため，呼吸状態の変動，低酸素血症の徴候を早期発見する． ▶水分や塩分が体内に貯留することにより心臓の負荷を増強させ，心不全などの合併症をまねくおそれがあるため，水分出納状態に注意する．また，心機能の程度，心不全所見をみるために左記の検査所見に注目する． ▶活動量を増やすことは心仕事量を増やすことであり，前日より活動量が増加する場合には十分注意して観察する． ▶活動耐性を高めていくためには，患者自身が心臓リハビリテーションや心機能を悪化させる要因について理解することが重要である． ▶高エネルギーの食品を摂取すると，消化のためにエネルギーが増大し，心仕事量が増すため，治療食を守ることが重要である． ▶喫煙は，ニコチンによる血圧の上昇，冠血流量の減少，血栓形成を助長させる作用がある．

対　策	根拠および留意点
④食欲低下に伴う食事摂取量の低下，体力低下 ⑤寒冷刺激 ⑥精神的ストレス 　・いらいら感などの情動の不安定さを示す言動，不眠	▶減塩やエネルギー制限により，患者の嗜好に合わない食事になることが多い．食欲低下に伴う食事摂取量の減少は栄養状態を低下させ，体力低下につながる．
(3)活動耐性低下に伴う二次的障害についてアセスメントする． ①心拍出量の減少 ②うっ血性心不全 ③再梗塞 　・自覚症状(胸痛，呼吸困難など) 　・血液検査所見(ミオグロビン，クレアチンキナーゼ)	▶心臓が全身に血液を送り出すことが困難になると，肺循環がうっ滞し，ガス交換が効果的に行えず，呼吸困難が生じる．また，消化器のうっ血により食欲不振，悪心・嘔吐などの消化器症状がみられる． ▶ミオグロビンはクレアチンキナーゼよりも心筋壊死に伴う上昇が早い．再梗塞発症の1〜3時間後にみられ，再梗塞が疑われた場合の指標となる．
TP (1)活動耐性を高め，活動過負荷徴候を防止するための援助 ①心臓リハビリテーションプログラムに沿って活動を実施する． 　・許可の範囲内でADLが実施できるように配慮し，必要な部分は介助する． 　・活動前後には必ずバイタルサインの測定，SpO₂の測定，自覚症状を確認する． 　・活動過負荷徴候がみられた場合には活動を中止し，安静を促す． 　・心臓リハビリテーション実施後は休息をとる．	▶心臓リハビリテーションはプログラム化されているが，単にプログラムに沿って実施すればよいものではない．患者の心仕事量に見合った活動の提供ができるように，活動前後にはバイタルサインの測定，SpO₂の測定，自覚症状を確認する．
(2)活動耐性低下の要因を除去するための援助 ①活動耐性に対する認識を高める援助 　・心臓リハビリテーション実施時には，脈拍数，血圧，SpO₂値を患者に伝え，そのときの活動耐性の状態を患者が認識できるようにする． ②食事摂取量減少による体力低下を防止する援助 　・許可された範囲内でできるだけ患者の嗜好に沿えるように配慮する． 　・食後1時間は安静を促す． ③寒冷刺激を避けるための援助 　・保温 ④精神的安定をはかるための援助	▶活動耐性低下に伴い，ADLの介助が必要となる．運動機能に支障をきたしているわけではないため，他者の援助を受けることに抵抗を感じる患者が多い．患者の性格，生活背景を考慮した基本的ニーズの充足をはかる． ▶寒冷刺激は血管の収縮につながり，血圧を上昇させ心負荷となる．

対　策	根拠および留意点
・患者の訴えを十分に傾聴する． ・疾患や治療に対する疑問には，医療従事者間で説明を統一する． ・夜間に安眠できるように環境を整備する．	
EP (1) 心臓リハビリテーションの必要性について説明する． (2) 活動過負荷徴候について説明し，活動中に徴候がみられた場合には活動を中止し安静にするように説明する． (3) 患者の心機能の程度，活動耐性を低下させる要因について説明する． 　①過度の活動 　②塩分過剰摂取 　③喫煙習慣 (4) 活動耐性を改善する方法について説明する． 　①活動後の休息の重要性 　②歩き方，体動のしかた，入浴方法 　③精神的ストレスの回避	▶心臓の活動耐性を徐々に強化することが重要であり，段階的なプログラムに沿って進めていくことの必要性を理解できるように援助する． ▶心機能の程度や増悪因子について患者自身が認識することにより，活動制限の必要性を理解できるように援助する． ▶心拍出量を維持・増加させる治療，心負荷を軽減させる方法を理解し，患者自身が実践できるように援助する．

看護診断	目標とする患者の状態
#2　治療上必要な安静による腸蠕動の低下，排泄環境の変化に関連した便秘	●排便が1回/日以上ある． ●努責をしないでも排便がある．

対　策	根拠および留意点
DP (1) 現在の排便状態についてアセスメントする． 　①最終排便の日時と量 　②残便感の有無 　③排便時の努責の有無 　④便意の有無 　⑤腹部膨満感の有無 　⑥腸音の有無と程度 　⑦放屁の有無と程度 (2) 便秘の原因，誘因についてアセスメントする． 　①食事摂取量，水分摂取量 　②活動量 　③排泄環境の変化に伴う便意の抑制 　④排便時の努責 　⑤便秘対策の認識の欠如	▶入院に伴う活動量の減少，食事内容の変化，排泄環境の変化などの要因により便秘になりやすい．排便時の努責は胸腔内圧を高め，一過性に冠血流量に変動をもたらし，心負荷につながるため，排便状態を把握し，排便習慣を確立する．

対　策	根拠および留意点
(3) 緩下剤の使用状況と効果についてアセスメントする． 　①緩下剤の使用頻度と量 　②緩下剤使用後の効果の有無と程度 (4) 便秘の随伴症状についてアセスメントする． 　①食欲不振 　②腹部膨満感 　③不眠 　④いらいら感	
TP (1) 心臓リハビリテーションプログラムに沿った排便しやすい環境の工夫 　①ベッド上排泄：許可されたギャッチアップの範囲内で，腹圧をかけやすい体位で行う． 　②ポータブルトイレ，車椅子移送によるトイレ使用：患者と相談して時間を決め，便意がなくてもトイレに移動することを促す． 　③温湯入り洗浄ビンや洗浄器付き便器を使用し，肛門に刺激を与える． (2) 腸蠕動を促すための援助 　①腹部の「の」の字マッサージを清拭や排便前に行う．患者にも実践してもらう． 　②仙骨部を中心とする腰部の温罨法を行う． 　③水分量を把握し，少なければ摂水を促す． 　④心臓リハビリテーションプログラムに沿い，可能な範囲の活動量を提供する． (3) 排便パターンを把握し，予測的に排便を促す． (4) 自然排便がみられない場合には，指示された緩下剤を使用し，その効果をみる．	▶活動量の低下も便秘の要因であるが，心筋梗塞患者のリハビリテーション時期は活動をむやみに増やすことはできない．許可された活動の範囲内で排便ができるように工夫する． ▶活動量を増やすことが難しい心臓リハビリテーション時期には，緩下剤を使用して努責することなく排便ができるようにする．
EP (1) 便秘が心臓に与える影響について説明する．そのうえで，排便習慣確立の必要性を説明する． 　①毎日一定の時間に排便を試みる． 　②便意を感じたらがまんせず，すぐに看護師に伝えるように説明する． (2) 腸蠕動を促進する方法について説明する． 　①腹部の「の」の字マッサージの目的と効果 　②腰部の温罨法の目的と効果 (3) 緩下剤使用の目的について説明する．	▶排便コントロールは回復期のみでなく，慢性期においても再梗塞予防のために重要である．患者が自然排便への対策について理解できるように援助する．

ターミナル期

拡張型心筋症患者の看護過程の展開

BASIS

患者：29歳，男性
患者の状況：拡張型心筋症，慢性腎不全，心不全の増悪により入院

拡張型心筋症患者の理解に必要な情報

パターン	必要な情報項目	患者情報	アセスメントの視点	アセスメント
健康知覚-健康管理	・健康状態の認識（疾患の理解，入院の理由・目的） ・指示された治療，日常生活上の注意 ・身体的管理能力 ・知的・情緒的準備状態	・高校時代の健診時，不整脈を指摘されるが自覚症状はなく放置 ・大学時代に軽度の心肥大と不整脈を指摘され，抗不整脈薬の服用開始 ・就職後(24歳)，精密検査を受け，拡張型心筋症と診断される．その後，不整脈，心不全の急性増悪で1〜2回/年のペースで入退院を繰り返していた． ・26歳時，頻発する不整脈に対して薬物療法の効果が得られなくなり，専門病院でカテーテルアブレーションを受ける．その後も心室頻拍(VT)発作，心不全の増悪のために入退院を繰り返したため，仕事を辞め，自宅療養に移行 ・医師から，「前回退院時に心機能は限界に達しており，心臓移植の適応である．再度心不全が増悪すると回復に	・病状の悪化などのように認識しているか． ・疾患による健康管理能力への影響はあるか．	拡張型心筋症と診断されてから入退院を繰り返している．医師から，心機能が限界に達しており心臓移植の適応であることを説明されている．また，患者の発言からも疾患や病期に対して正しく認識していると考えられる． 　拡張型心筋症と確定診断されてから5年と長い経過を経ている．ADLの多くを他者に依存しなければならない患者の気持ちを理解し，患者の状態に応じて基本的ニーズが充足できるように支援していく．

パターン	必要な情報項目	患者情報	アセスメントの視点	アセスメント
		時間を要し，困難なことがある」と説明されている． ・今回かぜを契機に肺炎を発症．心不全が増悪し治療目的で入院する． ・医師から，「肺炎は加療にて改善，心不全のコントロールを行っている．対症療法で治療を行い，左心室補助人工心臓（LVAS）を検討する」と説明されている． ・発症後，自己管理は行えていた．現在ベッド上安静．心不全，不整脈に対しては内科的治療を受けている．飲水制限あり．指示された治療は守られている． ・運動機能障害はない．軽度の活動による息切れや動悸が生じることがある．易疲労感がある． ・治療法，予後に対する知識がある． ・IT企業に勤務していたが，現在は離職している．		
栄養-代謝	・身長，体重，BMI ・食事内容，摂取量 ・食欲の有無 ・水分摂取量 ・体重の増減 ・口腔粘膜，皮膚の状態 ・栄養状態デ	・身長175cm，体重60kg，BMI 19.6 ・心不全食1,200kcal/日（塩分5g/日），2～5割程度摂取 ・食欲不振があるが，経口摂取の希望が強い． ・飲水制限（600mL/日）は守られている． ・入院時より体重増加あ	・心機能低下による栄養，代謝への影響はあるか．	食欲の低下がみられる．これは拡張型心筋症による左心室内腔の拡張により心拍出量が低下し，肺静脈圧が上昇し左心不全状態にあること，また肺静脈圧の上昇が肺動脈圧をも上昇させ，右心不全状態に陥り消化管のうっ血をまねいたと考えられ

パターン	必要な情報項目	患者情報	アセスメントの視点	アセスメント
	ータ ・体温 ・治療内容	り（約2kg） ・口腔粘膜，皮膚の乾燥なし．両下肢浮腫あり ・TP 6.2g/dL，Alb 3.3g/dL，Hb 13.0g/dL，WBC 6,800/μL，CRP 1.8mg/dL（入院時12.3mg/dL） ・T 36.0〜36.5℃ ・ダブルルーメンカテーテル留置（右鎖骨下），ルート確保のため5％ブドウ糖250mL/24時，塩酸ドパミン（イノバン）の持続的微量静注，フロセミド（ラシックス）静注		る．しかし，経口摂取に対する患者の希望が強いため，指示されている食事の範囲内で食形態などを工夫し，食のニーズの充足をはかる． 　検査データから，軽度の栄養状態低下がみられる．BMIも低値であり，心機能低下による体液量貯留を考えると，BMIはさらに低いと考えられる．拡張型心筋症による重症心不全の状態であり，急速な改善は見込めないこと，高カロリー輸液の実施が心負荷につながるので，現在は行えない状態と推測され，今後，栄養状態がさらに低下する危険性がある．栄養状態の低下は体力消耗につながり，抵抗力の低下・易感染状態をまねく．肺炎は改善しているが，上気道感染は心不全を増悪させる要因となるため，感染予防に努める． 　現在心機能が極度に低下しており，軽度の労作による息切れや易疲労感がみられる．ベッド上での体動も苦痛が伴うと考えられる．また，体静脈圧が上昇し，下肢の浮腫がみられる．浮腫のある下肢の皮膚は脆弱化していると考えられる．さらに，栄養状態低下から，褥瘡や皮膚の損傷をきたすおそれがある．スキンケアも含め褥瘡予防の援

ターミナル期・拡張型心筋症

パターン	必要な情報項目	患者情報	アセスメントの視点	アセスメント
				助を行う. # 心収縮力の低下に伴う活動耐性低下，消化管のうっ血に続発する食欲不振による低栄養，浮腫による皮膚の脆弱化に関連した皮膚統合性障害リスク状態
排泄	・通常の排尿・排便状態 ・入院後の排尿・排便状態 ・便通のための対策 ・排泄の支障因子の有無（治療・処置の影響など）	・通常：排尿5回/日，排便1回/日 ・入院後：尿量把握のため排尿は膀胱カテーテル留置中，排便1回/1～2日， ・入院前よりセンノシド（プルゼニド）にて排便コントロールをしていた．入院後も内服している．	・心負荷の要因となる便秘はあるか．	排尿は，現在，膀胱カテーテルが留置されているため問題はないが，感染リスクの要因の1つになるため，パターン"栄養-代謝"で展開していく． 　拡張型心筋症による心不全状態により，消化管のうっ血による腸蠕動運動の抑制が考えられる．そのため入院前より緩下剤を使用し，排便コントロールを行っていた．現在，食事摂取量も少ないため1回/1～2日の排便だが，排便はコントロールできている．排便時の努責は心仕事量を増すため，余分な心負荷が加わらないように努責せず排便できるような体位の工夫などをする．
活動-運動	・ADLの状態 ・呼吸器系 ・循環器系 ・日常生活に必要な体力（全身倦怠感の有無） ・運動機能障害の程度	・食事：ベッド上，自力摂取可 ・入浴：不可 ・清拭：要介助 ・更衣：要介助 ・整容：ベッド上．セッティングすれば自力可 ・排泄：ベッド上	・心機能の低下が活動にどのような影響を与えるか．どのような援助が必要か． ・疾患の特徴から呼吸器	軽度の活動でも息切れや動悸を生じる．これは拡張型心筋症により広範囲に心筋が変性し，脱落して収縮力が低下するため，左心室内腔が拡張し収縮・拡張障害が生じるためである．心収縮力の低下と左心室内腔の拡大

パターン	必要な情報項目	患者情報	アセスメントの視点	アセスメント
	・検査データ ・浮腫 ・治療・処置 （薬物療法の内容） ・レクリエーション，余暇活動	・移動：歩行不可．検査室移動のみストレッチャーで移動 ・R 22～24回/分．活動後R 28～30回/分と頻呼吸になり，息切れを生じることがある． ・咳嗽，乾性咳嗽軽度あり．喀痰なし ・酸素吸入（フェイスマスク）8 L/分（食事時：鼻腔カニューレ5～6 L/分） ・経皮的動脈血酸素飽和度（SpO₂）92～94%，活動後90%まで低下 ・入院時肺炎の所見あり，CRP 12.3mg/dL．抗生物質の点滴にて改善し，現在CRP 1.8mg/dL ・P 100～130回/分．入院後心室頻拍発作2回，電気的除細動実施 ・BP 96～110/56～68 mmHg ・胸部X線所見入院時心胸比 75%，現在68%．胸水貯留あり．心電図上 PVC（心室性期外収縮）散発にあり ・心ドップラー検査により，僧帽弁閉鎖不全Ⅳ度，三尖弁閉鎖不全あり ・軽度の活動でも息切れや動悸が生じることがある．易疲労感あり ・ファウラー位が安楽な体位である． ・運動機能の障害なし ・Hb 13.0g/dL，WBC 6,800/μL，Na 128mEq/	系，循環器系にどのような影響を与えるか．	によって心拍出量が低下し，左心房から左心室への流入が障害されるため左心房負荷が強まり，肺静脈圧が上昇し，その結果，肺うっ血の状態となり，呼吸困難を生じていると考えられる．患者の心機能はこれまでの経過，検査所見，NYHA心機能分類から活動に対する耐性がきわめて低く，心負荷につながる． 　したがって，ADLの援助は患者の疲労度を常に考慮し，全身状態に留意しながら過度な心負荷を加えないように行う．病期から考えて，心機能に見合う活動耐性をつける時期ではないため，患者の苦痛を軽減，緩和していく．パターン"自己知覚-自己概念"で展開する． 　心収縮力の低下，肺うっ血により，低酸素血症がみられる．低酸素血症による呼吸仕事量の増加は心負荷となるため，呼吸状態に注意し，酸素吸入が適切に行われるように援助する．また，ファウラー位や起坐位をとることで循環血液量が減少でき，重力により肺上部のうっ血が軽減し呼吸面積を広げられるため，患者が安楽と感じる体位をとれるように援助する． 　入院後心室頻拍発作があり，心室性期外収縮の

ターミナル期 ● 拡張型心筋症

パターン	必要な情報項目	患者情報	アセスメントの視点	アセスメント
		L，K 4.8 mEq/L，Cl 101mEq/L，BUN 54 mg/dL，Cr 2.1mg/dL ・尿量1,500mL/日前後，下肢の浮腫あり ・ダブルルーメンカテーテル留置（右鎖骨下）．ルート確保のため5％ブドウ糖250mL/24時．塩酸ドパミンの持続的微量静注．フロセミド静注．塩酸アミオダロン（アンカロン），ワルファリンカリウム（ワーファリン）内服 ・医師から，「前回退院時に心機能は限界に達しており，心臓移植の適応であること，再度心不全が増悪すると回復に時間を要し，回復が困難なことがある」と説明されている．今回は，拡張型心筋症による重症心不全の状態である．現在は対症療法で治療を行い，左心室補助人工心臓を検討すると説明されている． ・NYHA心機能分類Ⅲ～Ⅳ度 ・拡張型心筋症による慢性腎不全あり（BUN 54mg/dL以上，Cr 2.1mg/dL以上の持続） ・インターネット，ブログ作成が趣味		散発もみられる．拡張型心筋症では，心室壁だけでなく心房筋にも心筋病変が存在し，心負荷などの影響も加わり種々の不整脈が出現することが原因である．不整脈は心不全の増悪因子や突然死の原因にもなるため，注意してモニタリングする． 　心収縮の低下に伴い，左心室内に血栓が形成されるおそれがある．現在心収縮力はきわめて低下しており，そのリスクは高い．抗凝固療法を行っているが，注意して観察する．また，抗凝固療法に伴う出血性の合併症に注意し，血液凝固系データを把握する． 　現在，循環血液量を減少させ，前負荷を軽減させることにより肺うっ血の改善をはかるために，カテコールアミン系，利尿薬を使用している．しかし，過度な利尿による脱水や電解質異常をきたすことも考えられるため，水分出納，電解質データに注意をはらう． 　心収縮力の低下に伴い，腎血流量が減少しているため，慢性腎不全がある．今回，心不全の増悪によって腎機能の低下が進行している．今後，心機能の状況によってはさらに悪化し，多臓器不全に陥ることも考えられるため注意する．

2 循環器疾患

パターン	必要な情報項目	患者情報	アセスメントの視点	アセスメント
睡眠-休息	・睡眠状態 ・睡眠を妨げる要因 ・睡眠を促す手段	・夜間2〜3時間ごとに目が覚める．眠りが浅い（患者の言）． ・肺うっ血による呼吸困難あり ・「モニタの音が気になると眠れなくなる」「眠るのが怖いときがある」などの発言あり ・ナースステーションに近い病室である． ・医師から，「前回退院時に心機能は限界に達しており，心臓移植の適応である．再度心不全が増悪すると回復に時間を要し，困難なことがある」と，説明されている． ・不眠時睡眠薬の指示あり．しかし，患者の入院後の使用なし	・心負荷の要因となる不眠はないか．	心機能の状態は限界に達しており，心臓移植の適応とも説明され，患者の発言からも死と向き合っている状況と考えられる．不眠によるストレスは心負荷の要因にもなるため，患者の訴えを傾聴し，安眠ができる体位や環境の調整などの援助を行う．
認知-知覚	・疾患，検査，治療に対する自覚と知識 ・治療に対する期待	・心機能は限界に達しており，再度心不全が増悪すると回復の見込みが難しいこと，心臓移植の適応であること，現在は対症療法で心不全の改善をはかっている状況を理解している． ・「入院するたびに心不全の改善までに時間がかかっているからしかたない」「回復の見込みが100％ない，と言われたわけではない．でも補助人工心臓（ブリッジ）にしても僕の心臓はだめだと思う」	・心機能の程度，病状について理解しているか．	治療経過が長く，知識もあることや患者の発言から，心機能の程度，病状について理解していると考えられる．患者・家族が治療や疾患に対して不安や疑問がないかを確認し，表出をはかる援助を行う．
自己知覚-	・自分につい	・「僕の心臓もついに限	・改善が困難	心機能の低下により，

ターミナル期 ● 拡張型心筋症

パターン	必要な情報項目	患者情報	アセスメントの視点	アセスメント
自己概念	ての患者の表現 ・疾患や身体に関する症状・発言 ・不安や悩みの表現 ・心理的・社会的側面 ・面会者の有無と頻度	界がきちゃった」「したいことがたくさんあるのに，何もできないことが悔しい」「回復の見込みが100％ない，と言われたわけではない．でも補助人工心臓にしても僕の心臓はだめだと思う」「死にたくないけれど，僕にはどうすることもできない」「両親に迷惑ばかりかけて申しわけない」などの発言あり ・軽度の活動でも息切れや動悸が生じることがある．易疲労感あり．食欲低下があるが経口摂取したいという希望は強い． ・「眠るのが怖いときがある」などの発言があるが，淡々と語ることが多く，感情表出が少ない．真面目で優しい（母親の言） ・母親は毎日面会に来る．父親は仕事帰りに来て，面会時間終了時までいる．友人の面会も多い．	な心機能状態が，患者の自己知覚にどのような影響を及ぼしているか． ・病状の悪化に伴う治療，予後に対する不安，自己概念への影響はあるか．	全身の循環状態の保持が困難な状況である．心機能は限界に達しており，心機能低下による低酸素血症に伴う易疲労感，呼吸困難・浮腫による苦痛，全身倦怠感が生じている．また，軽度の活動でも心負荷につながり，症状の悪化をきたす可能性がある．患者の苦痛を少しでも緩和し，ニーズの充足がはかれるように援助する． 　疾患に対する知識があり，病歴も長いことから，症状，病期に関して理解し，死期を感じている様子がみられるが，感情表出が少ない．しかし，患者は青年期にあり，健康であれば働き盛りの時期で，自己実現に向けて自己を発展・拡大していく時期にある．発症から5年を経ており，疾患と向き合うなかで受容してきたこともあると考えられるが，現在重症の心不全状態であり，今後の治療法もかぎられている現実がある．また，日本では心臓移植実施例が少ない現状からも先がみえず，あきらめ，期待，怒り，恐れ，悲嘆などさまざまな感情をかかえ精神的な苦悩があると推測される．したがって，共感的姿勢でかかわり，予後に対する不安，苦しみや悲しみの感情が表出できるよう

パターン	必要な情報項目	患者情報	アセスメントの視点	アセスメント
				に援助する. # 改善が困難な心機能低下による易疲労感, 呼吸困難, 浮腫, 全身倦怠感に関連した消耗性疲労 # 改善しない症状, 予後の不確かさ, 残された治療法に関する厳しい現実に関連した死の不安
役割-関係	・現在の仕事（職位, 仕事・経済状態への支障） ・家族, 支援者の有無, 協力 ・対人関係	・無職（1年前までIT企業にプログラマーとして勤務）. 経済状態に支障はない（父親の言）. 国指定難病医療費等助成対象疾患であり, 助成を受けている. 身体障害者手帳（心臓機能障害3級） ・独身. 両親と3人暮らし. 両親の協力は十分に得られる. 面会に来る友人も多い. ・両親は, 医師の説明時必ず同席している. ・母親は医師に「親としてはできるだけのことをしてやりたい」「何をすればよいのか教えてほしい」と話すことがあり, 看護師の前で涙を流すことがある. ・医療従事者とは良好なコミュニケーションがとれている.	・治療経過が長いが, 経済的問題はあるか. ・病状の悪化による家族への影響はあるか.	患者自身は疾患の進行に伴い離職しており収入はないが, 医療費助成を受けていることや父親の収入もあることから, 現在経済的な問題はない. 　医師の説明の際には両親も必ず同席しており, 疾患, 厳しい予後については理解していると思われる. 母親の発言から, 患者の病状の悪化に伴い, 息子を失ってしまうかもしれない悲しみや不安が非常に大きいと考えられる. したがって, 家族の面会時に積極的にコミュニケーションをとり, 患者の状態に関する情報提供を適切に行うとともに, 家族の思いを尊重できるようなかかわりを行う.
性-生殖	・配偶者（パートナー）, 子ども	・未婚 ・友人は多いが, 親しく交際していた女性はいない.	・疾患, 病期による患者の性への影響はあるか.	青年期に発症し入退院を繰り返しており, 性的存在としての自己を見つめる機会は少なかったと

パターン	必要な情報項目	患者情報	アセスメントの視点	アセスメント
				考えられる．重症心不全の状態であり，性，生殖の訴えはないと考えられる．
コーピング-ストレス耐性	・通常のストレス対処法 ・現在のストレス要因 ・入院，疾患についての不安	・「人と話をするのが苦手なので，ブログにいろいろなことを書いてきた．会ったことのない同病者とやりとりができて，僕にとってはとても大切なものだ」 ・「僕の心臓もついに限界がきちゃった」「したいことがたくさんあるのに，何もできないことが悔しい」「死にたくないけれど，僕にはどうすることもできない」「両親に迷惑ばかりかけて申しわけない」などの発言がある．感情的になることはない． ・性格：真面目で優しい（母親の言） ・「親としてはできるだけのことをしてやりたい」「何をすればよいのか教えてほしい」（母親の言）	・病状の悪化による患者のストレス要因，ストレス対処法への影響はあるか． ・患者の病状悪化への家族の対処はどうか．	重症心不全によるさまざまな身体的苦痛に加えて，心機能は限界に達しており，精神的な苦痛が強いと考えられる． ブログを作成しており，そこに書き込むことをコーピング手段としているため，症状が比較的安定しているときには，実施できるように配慮する． 予後の厳しい現実から推測すると，あきらめ，期待，怒り，恐れ，悲嘆などさまざまな感情がわき起こっていると考えられるが，感情表出が少ない．人と話すことが苦手であることも影響していると考えられるが，患者が自分の思いを表出できるように傾聴的に接することが必要である．パターン"自己知覚-自己概念"で展開する． 母親の発言から，患者の疾患や病期は認識しているものの，息子を失うかもしれないという不安や悲しみなどのストレスがあると考えられる．家族の悲しみを受けとめ，家族が適切に対処できるように援助する．
価値-信念	・信仰の有無 ・重要視する	・信仰する宗教はとくにない．	・治療に影響を及ぼす信	治療に影響を及ぼすような信念はないため問題

2 循環器疾患

パターン	必要な情報項目	患者情報	アセスメントの視点	アセスメント
	価値	・「したいことがたくさんあるのに，何もできないことが悔しい」「死にたくないけれど，僕にはどうすることもできない」「両親に迷惑ばかりかけて申しわけない」などの発言がある．感情的になることはない．	仰，信念があるか． ・病状の悪化が患者の生活の価値観に影響を及ぼしているか．	はないが，予後の厳しい疾患であり，死と向かい合っている状況におかれているため，自分らしさの喪失，孤独感，社会からの疎外感などを感じると考えられる． 　患者を取り巻く人々との関係性が維持できるように，患者の訴えを傾聴し，患者の希望を尊重して援助する．

ターミナル期・拡張型心筋症

● 看 護 診 断 リ ス ト ●

看護診断名	パターン	診断・優先の根拠
#1　改善が困難な心機能低下による易疲労感，呼吸困難，浮腫，全身倦怠感に関連した消耗性疲労	自己知覚-自己概念	拡張型心筋症による著明な心機能の低下により，全身の循環状態の保持が困難な状況である．これに伴う呼吸困難・浮腫による苦痛，易疲労感，全身倦怠感など，身体的につらい状況と考えられる．心機能は限界に達しており，治療により改善することが困難な状況である．また，軽度の活動でも心負荷につながり，症状の悪化をきたす可能性がある．したがって，**優先順位1位**とし，患者が感じている苦痛を少しでも緩和し，ニーズの充足をはかり安寧な日々が過ごせるように援助する．
#2　改善しない症状，予後の不確かさ，残された治療法に関する厳しい現実に関連した死の不安	自己知覚-自己概念	患者の発言から死を予期している様子がみられるが，感情表出は少ない．発症から5年を経ており，自分の状態，病期を理解し，疾患と向き合うなかで受容してきたこともあると考えられるが，患者は青年期にあり，健康であれば自己実現に向けて自己を発展・拡大していく時期で，死に対する不安や悲しみは大きいものと予測される．したがって，**優先順位2位**として，共感的姿勢でかかわり，予後に対する不安，苦しみや悲しみの感情が表出できるように援助する．

看護診断名	パターン	診断・優先の根拠
＃3　心収縮力の低下に伴う活動耐性低下，消化管のうっ血に続発する食欲不振による低栄養，浮腫による皮膚の脆弱化に関連した皮膚統合性障害リスク状態	栄養代謝	拡張型心筋症により心機能がきわめて低下しており，軽度の労作によっても息切れや易疲労感がみられる状態である．そのため，ベッド上の体動も苦痛が伴うと考えられる．体循環のうっ血により，下肢の浮腫がみられる．浮腫のある下肢の皮膚は脆弱化していると考えられる．これに加え，消化管うっ血による食欲不振があり食事摂取量も少なく，さらなる栄養状態の低下が予測されることから，褥瘡や皮膚の損傷をきたすおそれもある．したがって，**優先順位3位**として，スキンケアも含め褥瘡予防の援助を行う．

ここでは，＃1，＃2について以下に展開する．

看護計画

看護診断	目標とする患者の状態
＃1　改善が困難な心機能低下による易疲労感，呼吸困難，浮腫，全身倦怠感に関連した消耗性疲労	●ADL援助の提供により，心負荷の症状がみられず，易疲労感，全身倦怠感が増強しない． ●心負荷となるような活動をせず，負担となるようなADLを看護師に依頼することができる．

対　策	根拠および留意点
DP (1)消耗性疲労の程度についてアセスメントする． 　①易疲労感，全身倦怠感の有無 　　・表情，訴え，動作 　②ADL援助後のバイタルサインなどの変動 　　・脈拍：頻脈，不整脈の出現，動悸などの自覚症状，心電図モニタ（不整脈の有無，種類） 　　・呼吸：回数，息切れ，呼吸困難などの自覚症状，肺ラ音，喘鳴の有無，起坐呼吸，咳嗽，喀痰の有無，SpO₂ 　　・血圧（著明な低下の有無） 　　・チアノーゼ，末梢冷感の有無 (2)消耗性疲労を増強する因子についてアセスメントする． 　①心機能のさらなる悪化	▶易疲労感や全身倦怠感は患者が自覚している症状であり，訴えに注意して観察する． ▶心房，心室の負荷により不整脈が出現しやすい．不整脈が出現すると，循環動態が急激に悪化する危険性があるため注意する．心機能が限界に達しており，致死的不整脈の出現の可能性が高い． ▶起坐呼吸は，肺への静脈還流を減らし横隔膜や呼吸筋の運動を楽にするために，心不全が進むと無意識にとる体位である．

対　策	根拠および留意点
・乏尿，浮腫の増強：水分出納バランス，浮腫の部位，程度 ・検査データの悪化：胸部X線所見(肺うっ血，心胸比拡大，胸水貯留など)，心エコー所見(壁運動の低下，駆出率の低下など)，血液検査所見(動脈血ガス分析，電解質異常(Na，K，Cl)，腎機能異常(BUN，Cr) ・自覚症状の増強：呼吸困難，消化器症状(悪心・嘔吐，腹満感)，心拍出量の著明な低下に伴う精神神経症状(失見当，意識障害) ②治療に対する効果 　・指示された治療の内容と実施状態 ③過度な活動 　・ADLの状態 　・患者の認識 ④不眠 　・睡眠状態(夜間，昼寝) 　・睡眠薬の使用の有無，患者の認識 ⑤栄養状態の低下 　・食事摂取量 　・検査データ(TP，Alb) ⑥精神状態	▶心拍出量低下により，腎血流量が減少しており，水分，ナトリウムの排泄に障害をきたすため，水分制限が必要である． ▶心機能が悪化している場合には，種々の症状が増強する可能性がある． ・心拍出量低下による低酸素血症，肺うっ血の増強，胸水貯留による呼吸困難の増強 ・心拍出量低下に伴う腎血流量の低下による腎不全の進行，乏尿 ・心拍出量低下と静脈系のうっ滞による消化管粘膜の酸素欠乏による消化器症状の悪化 ・肝静脈，門脈，腹膜の静脈のうっ滞により腹腔内への体液の貯留(腹水) ▶拡張型心筋症の場合，心不全による入退院を繰り返すことが多く，心機能の状態が限界に達している場合は，最終的には心臓移植が必要となる．現在は対症療法で治療していることから，治療の効果が得られているかを観察し，可能な範囲で最善のことができるようにする． ▶患者の心仕事量以上の活動は心負荷につながるため，患者が無理をしていないかを把握する．
TP (1)**易疲労感，全身倦怠感を増強しないための援助** ①心負荷とならない基本的ニーズの充足への援助 　・ADL援助の実施前には必ずバイタルサインを測定し，実施中も患者に症状を確認しながら行う．また心電図，SpO₂をモニタリングしながら行う． 　・体位変換，ADLの援助は状態が安定しているときに行う．また，二重負荷は避ける．	▶重症心不全の場合，患者の自覚症状の訴えに注意し，症状が増強しないように，心負荷に注意しながらADLの援助を行う．援助は心負荷を最小限とするために，実施前に状態を把握し，二重負荷(連続して2つの動作を行うことにより生じる心臓への負荷)を避ける．食後や排泄後も避ける．また，短時間で終わるように複数の医療従事者で行うことも必要である．

対　策	根拠および留意点
・援助後は必ず休息時間を確保する． ・食事時はフェイスマスクから鼻腔カニューレに変更し，酸素吸入が中断することがないようにする．また必要時にはフェイスマスクに切り替える． ・保清の援助は全面介助で行い，部分介助と心負荷を避ける． ・排泄の援助は適時腹部マッサージや温罨法を行い緩下剤を使用する．また，排泄しやすい体位がとれるようにする． ②苦痛の緩和 ・呼吸困難緩和の援助：体位の工夫（ファウラー位または起坐位がとれるように配慮する），確実な酸素投与，痰を排出しにくい状況があればネブライザを使用する． ・指示された治療内容の確実な実施 ・食事内容の工夫：可能な範囲で食事形態の配慮をする．病院食が摂取困難な場合は，医師に相談し，患者の嗜好を取り入れて補食も考慮する． ・安眠への援助：安楽物品を使用し，安楽な体位で休めるようにする．アラーム音は可能なかぎり睡眠の妨げとならないようにする．指示された睡眠薬の使用，患者・家族の希望を聴き，希望があれば家族や友人の付き添いによる安心感が得られるように配慮する．	▶鼻腔カニューレは同じ流量でもフェイスマスクより酸素濃度が低い．また，食事時には労作に伴う酸素消費もあることから，呼吸困難が出現する危険性があるため注意する． ▶心負荷の軽減のために指示された治療は効果を確認しながら確実に行う． ▶重症心不全状態の場合，胃・腸管浮腫，肝うっ血による食欲不振，悪心・嘔吐，腹部膨満感がみられる．場合によっては，食べられないことで死の不安を感じることがある．患者は食欲不振があるが経口摂取したいという希望が強い．患者の希望に少しでも沿えるように食事内容を工夫する． ▶循環器系の薬物は輸液ポンプや微量注入器などを使用することが多く，病状が悪化すればその使用頻度も増える．アラーム音は患者の睡眠の妨げとなるため，夜間はアラーム音が鳴る前に薬物を交換したり，アラーム音の音量を調節するなど配慮する．
EP (1)症状の増強がみられたときはナースコールをするように説明する． (2)病状について説明する． 　①疾患の状況，治療の反応 　②心負荷となる因子について	▶症状の悪化に対してはすみやかに対処できることを説明し，安心感を得る． ▶病識の程度，理解力，性格に合わせた説明を配慮する．

看護診断	目標とする患者の状態
#2 改善しない症状，予後の不確かさ，残された治療法に関する厳しい現実に関連した死の不安	● 疾患の予後に対する患者の気持ちを表出できる． ● 夜間に睡眠が得られる．

対策	根拠および留意点
DP (1)死の不安の程度についてアセスメントする． 　①患者の訴え（表現）とその内容 　②患者の表情や態度の変化 　③精神症状 　④夜間の睡眠状態 (2)死の不安を増強させる因子についてアセスメントする． 　①死を感じさせる身体症状の悪化 　②身体症状の悪化に伴う援助量の増加 　③緊急に行われる治療や処置の有無 　④家族や友人の面会の有無，頻度，面会時の発言や表情 　⑤病室内の医療機器，アラーム音 　⑥医療従事者の説明	▶患者の疾患，状態の受けとめ方により，死の不安の表現のしかたはさまざまである．直接医療従事者に伝えることもあれば，家族や友人に話す患者もいる．患者は，ブログという手段を用いて表現している．患者がいまどのように感じているのかを把握する．
TP (1)患者が思いを表出できるための援助 　①ゆったりと対応できる時間をもち，傾聴的に接する． 　②ベッドサイドに座り，視線を同じ高さにして会話する． 　③アイコンタクト，タッチングを効果的に取り入れる． 　④患者が思いを表出できる手段を実施できるように配慮する． 　⑤患者が表出する感情を否定しない． (2)死への不安を軽減するための援助 　①身体症状が悪化した場合は患者のそばにいて安心感を提供する． 　②現在の状況を患者が納得できるように説明	▶ADLの援助のみでなく，患者とゆっくり話ができる時間をもち信頼関係を構築する． ▶患者は，ブログという手段を用いて自分の思いを表現している．個々の患者によってその手段は異なるので，患者が思いを表出できる手段を可能なかぎり実施できるように援助する． ▶患者が表出した感情を否定することは感情表出の阻害因子となるばかりでなく，逆に，死の不安を増強させる危険性がある．患者が表出した感情を支持的に受けとめる． ▶死への不安を取り除くことはできないが，いま以上に増大させず，少しでも軽減できるように援助する．

対　策	根拠および留意点
する．また，病状の説明は統一しあいまいな返答をしない． ③夜間の睡眠の確保 ④家族の面会の協力を得る．患者・家族の希望を聴き，希望があれば家族や友人の付き添いによる安心感が得られるように配慮する． **EP** ⑴医療従事者はいつでも話を聴く姿勢があることを説明し，不安なことはなんでも話をするように説明する． ⑵家族に患者の状態を伝え，面会の継続を依頼する．	▶患者は感情表出が少ないほうなので，患者の様子をみて看護師から声をかけるなど配慮する．

● **参考文献**
1) 阿部光樹ほか：成人看護学3．系統看護学講座 専門7，医学書院，2003．
2) 内薗耕二，小坂樹徳監：看護学大辞典．第5版，メヂカルフレンド社，2002．
3) 大八木明：ナースのための冠動脈疾患の理解──CCU入門．改訂2版，金芳堂，1992．
4) 大矢雅宏：拡張型心筋症看護に必要な知識と看護の要点．呼吸器＆循環器ケア，5(4)：74〜82，2005．
5) 国立循環器病センター看護部循環器疾患ケアマニュアル作成研究会編：標準循環器疾患ケアマニュアル．日総研出版，2001．
6) 小柳 仁編：心臓・血管疾患の診療と看護．パートナーシング，4(夏季増刊)，1991．
7) 重松 宏：増えてきた閉塞性動脈硬化症(ASO)．エキスパートナース，18(12)：50〜53，2002．
8) 島田和幸，溝口秀昭編：疾病の成り立ちと回復の促進4．新体系看護学6，メヂカルフレンド社，2004．
9) 関口恵子編：根拠がわかる症状別看護過程──こころとからだの56症状・事例展開と関連図．南江堂，2002．
10) 遠山愼一：解剖生理＆病態生理 冠動脈の解剖生理と狭心症の病態生理．ナーシングカレッジ，3(7)：18〜26，1999．
11) 西出 薫：足の血流障害・神経障害のアセスメント．コミュニティケア，85(臨時増刊号)：78〜80，2005．
12) 日本高血圧学会高血圧治療ガイドライン作成委員会編：高血圧治療ガイドライン2004．日本高血圧学会，2004．
13) 根岸京田：閉塞性動脈硬化症の治療指針．看護実践の科学，28(13)：40〜44，2003．
14) 畑中保子：急激な状態の悪化を来し，生命の危機状態に陥った患者家族への看護．ハートナーシング，17(10)：43〜47，2004．
15) 村松 準：循環機能障害のある患者の看護．クリニカルスタディ，24(7)：4〜10，2003．
16) 矢吹省司：間欠跛行．臨牀看護，31(6)：872〜875，2005．
17) 山口瑞穂子，関口恵子監：New 疾患別看護過程の展開．2nd，学習研究社，2006．
18) 山口瑞穂子ほか監：急性期．看護診断をふまえた経過別看護1，学習研究社，1995．
19) 山口瑞穂子ほか監：慢性期．看護診断をふまえた経過別看護2，学習研究社，1995．
20) 山口瑞穂子ほか監：回復期．看護診断をふまえた経過別看護3，学習研究社，1995．
21) Forrester, J.S. et al.：Medical therapy of acute myocardial infarction by application of hemodynamic subsets (first of two parts). N Engl J Med, 295(24)：1356〜1362, 1976.
22) Marieb, E. N.(林正健二ほか訳)：人体の構造と機能．第2版，医学書院，2005．

第Ⅱ章 経過別看護過程の展開 (CASE STUDY)

3 血液・造血器疾患

3 血液・造血器疾患

▶ 血液・造血器疾患患者の理解に必要な基礎知識

▶ ［急性期］急性骨髄性白血病患者の看護過程の展開

▶ ［慢性期］悪性リンパ腫患者の看護過程の展開

▶ ［回復期］再生不良性貧血患者の看護過程の展開

▶ ［ターミナル期］多発性骨髄腫患者の看護過程の展開

血液・造血器疾患患者の理解に必要な基礎知識

1．血液・造血器とは	(1)血液とは 　血液は血管を通り体内のすみずみまで循環している．主に細胞に必要な酸素や栄養を運搬し，生命活動の結果生じた代謝老廃物や二酸化炭素を受け取り，体外に排泄するために肺，腎臓，肝臓などの器官を循環する． 　体内を循環する循環血液量は，成人男性80mL/kg，成人女性75mL/kgといわれ，総血液量は約4〜5Lである．体重の約8％を占める． (2)造血器とは 　血球は骨髄の造血幹細胞から産生される．造血幹細胞は，骨髄系幹細胞とリンパ系幹細胞からなる．骨髄系幹細胞は分化して種々の血液細胞を産生し，リンパ系幹細胞は分化してリンパ球を産生する．
2．血液の成分と機能	血液は液体成分である血漿と細胞成分である血球からなる．血球は，赤血球，白血球，血小板の3つに大別される．血漿の大部分(91％)は水分で，そのほかにタンパク質，脂質，糖質やアミノ酸などが含まれる． (1)赤血球(図1) 　酸素，二酸化炭素を運搬するはたらきをもつ．直径7〜8μm，厚さ2μmで，中央部がくぼんだ円板状の細胞である． 　赤血球は核をもたず，ヘモグロビンを含む．ヘモグロビンは，鉄を含む赤い血色素(ヘム)とタンパク質(グロビン)が結合した複合タンパク質である．ヘモグロビンは酸素と結合し，体内の細胞に酸素を運搬するはたらきをもつ．赤血球は中央にくぼみをもつため，表面積が大きく，酸素や二酸化炭素を効率的に取り込むことができる． (2)白血球(図1) 　白血球は生体防御機構に関与し，病原体から身体を守るはたらきをもつ．顆粒球(好中球，好酸球，好塩基球)，単球，リンパ球に大別される．

① 好中球：直径10〜14μmの細胞で，細菌侵入に対して血管外に出て組織内を遊走し（遊走能），感染巣に到達し貪食，殺菌（貪食能，殺菌能）する．
② 好酸球：直径13〜20μmの細胞で，好中球と同様に貪食能，殺菌能を有するが，特異的に寄生虫に対する菌作用がある．アレルギー反応に関与して過敏反応を抑制する．
③ 好塩基球：直径10〜16μmの細胞で，アレルギー反応の中心的役割をもつ．細胞表面には，抗原に対する抗体（IgE抗体）が結合している．IgE抗体に抗原が結合すると，好塩基球内の顆粒に存在しているヒスタミンやヘパリンなどを放出し，即時型アレルギー反応を引き起こす．
④ 単球：直径15〜20μmの大型細胞で，細菌に対して貪食能，殺菌能がある．血管内から組織に遊走し（遊走能），マクロファージとなる．マクロファージは強い貪食能をもち，貪食した抗原情報をT細胞に伝えるはたらき（抗原提示作用）がある．
⑤ リンパ球：機能上，T細胞，B細胞，NK（ナチュラルキラー）細胞などに分類される．免疫機能に深く関与する．

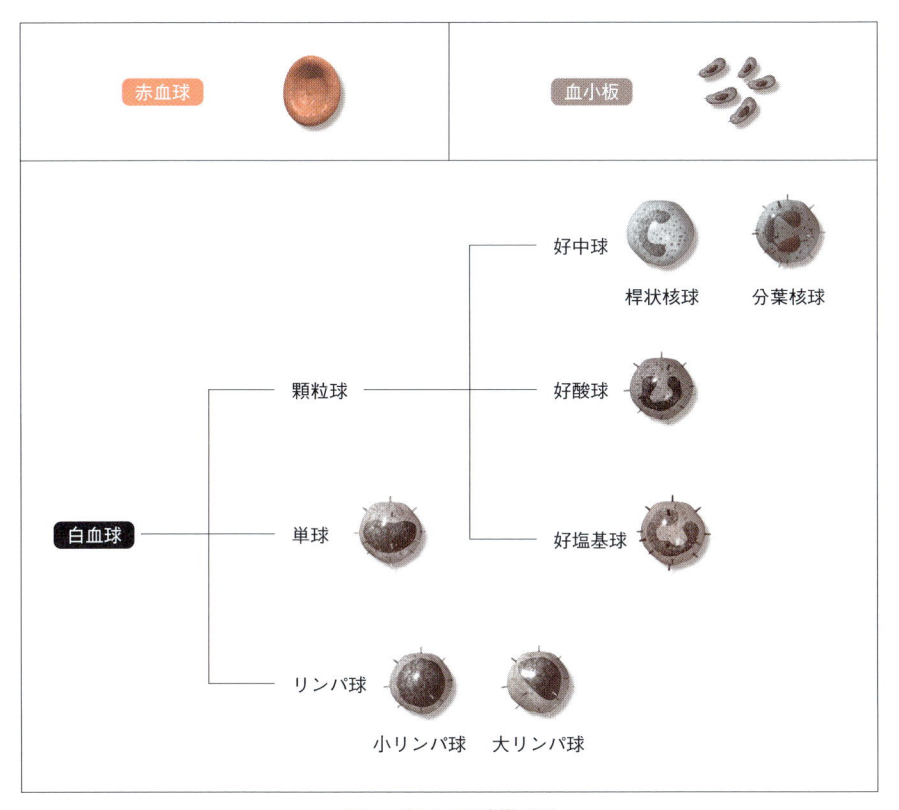

図1　血球の形態模式図

	・T細胞（Tリンパ球）：胸腺から分化し，細胞性免疫に関与する．抗原を認識し，分裂・増殖する． ・B細胞（Bリンパ球）：骨髄から分化し，抗体による液性免疫に関与する．抗原を単独またはT細胞と協力して認識し，分裂・増殖する．一部は免疫記憶細胞となり，ほかは免疫グロブリン（IgG, IgM, IgA, IgD, IgE）を産生する． ・NK細胞：腫瘍細胞やウイルスに感染した細胞を傷害するはたらきをもつ． (3) **血小板（図1）** 　血小板は直径2～4μmの円盤状の細胞で止血機構に関与する．血管が損傷すると活性化し，損傷部位の血管壁に粘着・凝集して血栓を形成する（一次止血）． 　一次止血後，血漿中の凝固因子が活性化し，フィブリンが網状に血小板血栓の周囲を取り囲み，完全に止血する（二次止血）．損傷した血管壁が修復されると，フィブリンはプラスミンによって溶解される（線溶［線維素溶解］現象）．血管内の血栓が溶解し，血管がもとの状態に戻る． (4) **血漿** 　血漿には，タンパク質，脂質，糖質，ミネラル，アミノ酸，ビタミン，ホルモンなどさまざまな物質が含まれている．血漿は細胞に必要な栄養素を運搬する媒体で，細胞から放出された老廃物や二酸化炭素を体外に運搬する役割も担う． 　血漿中のNa, Cl, K, Ca, Mgなどのミネラルはイオンとして存在し，pH，浸透圧の維持に関与している．血漿タンパク質であるアルブミンは血管外に拡散しないので，水分を血管内に保持しようと血漿膠質浸透圧が生じ，血液中の水分が保持される． 　血漿中には凝固因子とよばれるタンパク質が存在し，血管が損傷すると凝固因子が活性化し止血する．また，血漿中には免疫グロブリンが存在し，病原体侵入時の生体防御機能をもつ．
3．造血器の機能	(1) **造血幹細胞** 　造血幹細胞は，すべての血球に分化する能力をもつ．また，分化せず自己と同様の造血幹細胞を複製する能力が常にある（自己複製能）． (2) **血液細胞の分化** 　①赤血球：造血幹細胞から赤血球系前駆細胞に分化し，その後，分化・増殖を繰り返し，最終的に赤血球になる．未成熟な赤血球系細胞は，赤芽球とよばれる．赤芽球が成熟すると，核が消失して網赤血球となり，骨髄から血液中に入る．網赤血球は，約1～2日で成熟赤血球となる．赤血球の寿命は約120日である．赤血球産生は，主に腎臓で産生されるエリスロポエチン（EPO）という造血因子で調節されている． 　②白血球 　　・顆粒球：顆粒球系前駆細胞から産生される． 　　・好中球：顆粒球コロニー刺激因子（G-CSF），好酸球はインターロイキン5（IL5），好塩基球は幹細胞因子（SCF）などにより調節される． 　　・単球：マクロファージ系前駆細胞から産生される．マクロファージコロニー刺激因子（M-CSF）により調節される． 　③血小板：骨髄にある巨核球から産生される．巨核球は巨核球系前駆細胞から産生されるが，造血因子トロンボポエチン（TPO）により調整されている．

4．調節	(1) **恒常性の維持** 　血漿中のミネラル(Na, Cl, K, Ca, Mg)は，血漿中にイオンとして存在している．血液のpHの調節や浸透圧の維持に関与している． (2) **血漿膠質浸透圧** 　毛細血管が血漿タンパク質を透過させないことで，血液と細胞間液のあいだに生じる浸透圧をいう．血漿タンパク質の濃度が高値であれば，血漿膠質浸透圧が増加し，血管内に水分を維持しようとする力が高まる． 　血漿膠質浸透圧が低下すると，浮腫や循環血液量が減少する．	
5．主な症状	(1) **貧血** 　①病態：血液中のヘモグロビン量が基準値以下に低下した状態．WHOでは，ヘモグロビン量が男性13g/dL未満，女性12g/dL未満を貧血と定めている．貧血の鑑別には，赤血球数，ヘモグロビン濃度，ヘマトクリット値をもとにした赤血球指数が用いられる．血液中のヘモグロビン濃度が低下しているため，細胞組織への酸素供給が減少し，細胞組織が低酸素状態になる． 　②症状：動悸，息切れ，全身倦怠感，めまい，耳鳴り，顔色蒼白，頭痛などがある．ヘモグロビン量が基準値以下になっても症状が現れないことも多い．緩徐に進行する貧血では，生体の低酸素状態を改善する代償機構がはたらくため，自覚症状が乏しい．貧血が急激に進行した場合は自覚症状も強く生じる． (2) **白血球数減少** 　①病態：末梢血液中の白血球数が基準下限値を下回った状態を白血球減少症という．とくに，好中球数が基準下限値を下回った場合を無顆粒球症という．好中球減少症，リンパ球減少症があるが，好酸球，好塩基球，単球が減少する疾患はまれである． 　・好中球減少症：骨髄で好中球が産生される途中で障害されたり，異常によって好中球数が減少した状態をいう．抗がん薬などの薬物による破壊，消費が亢進したもの，脾機能亢進によるものなどがある．薬物性の好中球数減少は，薬物が好中球と結合して複合体となり，その複合体に抗体が産生され，その結果，好中球が破壊されるために生じる． 　・リンパ球減少症：末梢血液中のリンパ球数が1,500/μL以下に減少した状態をいう．リンパ球減少症には，先天性のリンパ球産生障害，感染症，自己免疫疾患，薬物性などがある． 　②症状：白血球分画で好中球数が1,000/μL以下に減少すると感染症を起こしやすく，好中球数が500/μL以下に減少すると敗血症などの重症感染症のリスクが高まる．リンパ球数が減少した場合も感染症のリスクが高い．リンパ球数減少は，免疫不全の状態であるため，自己免疫疾患や悪性腫瘍の合併もある． 　③治療：G-CSFを投与する．造血幹細胞から分化した好中球の前駆細胞にはたらき，増殖や成熟を促し，好中球数が増加する． (3) **白血球数増加** 　①病態：末梢血液中の白血球数が基準上限値を上回った状態を白血球増加症という．原因により増加する白血球の種類が異なるため，白血球分画に注意する．感染症や悪性疾患などの基礎疾患に伴い，顆粒球数が50,000/μL以上に増加した場合や芽球が出現した場合を類白血病反応という．基礎疾患が改善すると顆	基礎知識

　　　　粒球数も改善する．
　　②症状：白血病などの血液疾患を除き，白血球数増加による症状はほとんどない．
(4)出血傾向
　　①病態：出血症状が全身に出現する状態，また，出血が容易に止血しない状態を出血傾向という．出血傾向は，血小板数減少，血小板機能の低下，凝固能の低下，線溶の亢進，血管の異常により生じる．血小板数が10万/μL以下の状態を血小板減少症という．血小板数減少は，血小板の産生低下，血小板の破壊，消費の亢進，脾機能亢進により生じる．
　　②症状：全身の皮下に点状出血や斑状出血，紫斑が出現する．口腔粘膜出血，鼻出血，血尿，血便，性器出血などをみる．頭痛や悪心を訴える場合は脳出血の危険性が，意識レベルや血圧低下をみとめる場合は脳出血や消化管出血による出血性ショックの危険性がある．
(5)血栓傾向(凝固亢進状態)
　　①病態：血管内に血栓症を生じやすい状態をいう．動脈硬化などの血管壁の変化，血小板機能亢進や血液凝固亢進などの血液性状の変化，血流のうっ滞などが誘因となる．
　　②症状：血栓の生じた部位により異なるが，疼痛や腫脹を生じることがある．
(6)リンパ節腫脹
　　①病態：鼠径リンパ節を除き，健常な場合はリンパ節を触れないことが多い．直径約1cm以上のリンパ節を触れる場合は，リンパ節腫脹と判断する．有痛性，直径約1.5cm以上のリンパ節腫脹は病的と考えてよい．
　　②症状：直径約1cm以上のリンパ節腫脹は患者自身でも容易に触知できる．急性感染症や腫瘍の急激な増大によりリンパ節腫脹をきたした場合は，自発痛，圧痛を伴う．悪性リンパ腫などでは，自発痛，圧痛はあまりみられないが，全身症状として発熱や体重減少を伴うことがある．リンパ節腫脹により上大静脈が圧迫されると，顔面の腫脹が生じる(上大静脈症候群)．腹部リンパ節腫脹では，腹水や腸閉塞のリスクがある．骨盤内リンパ節腫脹では，下肢のリンパ液流が阻害されるため，下肢の腫脹が生じる．
(7)脾腫
　　①病態：脾臓が腫大した状態であり，左肋弓下に触知する場合は腫大が顕著である．感染症や炎症が生じると，免疫反応が活性化するため脾腫を生じやすい．リンパ腫や白血病などでは，脾内に腫瘍細胞が浸潤するため脾腫を生じやすい．また，脾臓での赤血球処理が亢進した場合も脾腫が生じる．
　　②症状：脾腫が軽度の場合は無症状であることが多い．脾腫が著明な場合には，上腹部の違和感や腹部膨満感が生じる．

6．主な診察と検査

(1)問診
　　主訴，現病歴，既往歴，生活歴，家庭環境，職業歴などを問診する．とくに，白血球数減少などの症状は薬物の影響によることもあるため，薬物の使用歴を問診する．
(2)視診
　　貧血による顔色蒼白や眼瞼結膜色の不良を観察する．出血傾向による点状出血や斑状出血，紫斑，粘膜の出血などに留意する．

(3) **触診**
リンパ節腫脹や脾腫に注意する．
(4) **末梢血液検査**
主な検査内容と基準値を表1に示す．
(5) **血液型検査**
輸血を安全に適正に行うために，血液型検査と交差適合試験は不可欠である．
①ABO式血液型：血球凝集反応により判定する．赤血球膜表面上のA抗原，B抗

表1　主な末梢血液検査

	検査項目	略語	検査内容とポイント	基準値
血球算定検査	赤血球数	RBC	末梢血1μL中の赤血球数 貧血や多血症の指標となる	男性410〜530万/μL 女性380〜480万/μL
	ヘモグロビン濃度	Hb	末梢血1mL中のヘモグロビン 貧血や多血症の指標となる	男性14〜18g/dL 女性12〜16g/dL
	ヘマトクリット値	Ht	赤血球の容積が全血液中に占める割合 貧血や多血症の指標となる	男性40〜48% 女性34〜42%
	網状赤血球数	Ret	赤血球の網状構造は1日で消失するため，赤血球産生亢進または低下を表す．急性白血病や再生不良性貧血，鉄欠乏性貧血の指標となる	2〜27‰
	血小板数	PLT	末梢血1μL中の血小板数 出血傾向の指標となる	15〜36万/μL
	白血球数 　好中球 　　（桿状核好中球） 　　（分節核好中球） 　好酸球 　好塩基球 　単球 　リンパ球	WBC NEUT St Sg EOS BASO MONO LYMP	末梢血1μL中の白血球数 感染症，骨髄抑制の指標となる	4,000〜8,000/μL — 0〜19% 25〜72% 2〜4% 0〜2% 3〜6% 26〜40%
	平均赤血球容積 平均赤血球ヘモグロビン量 平均赤血球ヘモグロビン濃度	MCV MCH MCHC	末梢血のRBC，Hb，Htから計算され，貧血の指標（赤血球指数）となる	81〜100fL 29〜35pg 30〜35%
凝固線溶検査	出血時間		皮膚毛細血管（耳朶や上腕）を穿刺し，止血するまでの時間．血小板機能低下，出血傾向の指標となる	1〜5分
	プロトロンビン時間	PT	延長すると外因系凝固異常が疑われる	12〜15秒
	活性化部分トロンボプラスチン時間	APTT	延長すると内因系凝固異常が疑われる	30〜40秒
	フィブリン分解産物	FDP	フィブリンの線溶による分解産物．線溶の亢進を表す．播種性血管内凝固症候群（DIC）では増加	<5μg/dL
	D-ダイマー		フィブリン分解（二次線溶）の指標となる	<1.5μg/dL

原を調べる表試験と，血清中の抗A抗体と抗B抗体の有無を調べる裏試験がある．
②Rh式血液型：赤血球膜表面上のD抗原の有無により，Rh陽性とRh陰性に分類される．D抗原は免疫原性が強く，D不適合輸血では50～70％に抗体が産生される．
③交差適合試験：受血者血清と供血者血球の反応性を調べる（主試験）．受血者血球と供血者血清の反応性を調べる（副試験）．

(6) **骨髄穿刺**

骨髄液を採取し，骨髄中の有核細胞を観察する．末梢血液検査で診断できない場合に行われる．骨髄穿刺は，血液疾患の診断だけでなく，治療効果の判定，造血機能の評価にも用いられる．

高齢や骨粗鬆症，多発性骨髄腫などで骨がもろくなっている場合は慎重に行う必要がある．

(7) **骨髄生検**

直接骨髄組織を採取し，組織学的に検索する．造血状態を正確に把握する．骨髄が線維化したり，白血病細胞が充満し吸引不能（ドライタップ）の場合は有用である．組織の病理学的観察ができるため，悪性リンパ腫，再生不良性貧血，悪性腫瘍の骨髄浸潤の検索に不可欠である．

(8) **リンパ節生検**

リンパ節を切除し組織学的に検索する．悪性リンパ腫の組織型を確定するためには不可欠である．採取した検体は，病理標本以外に細胞表面マーカー，染色体，遺伝子などの検査も必要とするので，できるかぎり大きな検体を採取する．

7．主な治療

(1) **薬物療法**

①化学療法
- 数種類の抗がん薬を組み合わせて治療する多剤併用療法が基本である．主に急性白血病，悪性リンパ腫，多発性骨髄腫などの根治療法として行われる．抗がん薬の主作用や作用機序，副作用と対症療法について十分に理解し，看護する．
- 主な抗がん薬の種類と特徴を表2に示す．
- 化学療法の主な副作用：抗がん薬は，がん細胞だけでなく，正常細胞にもダメージを与えるため，生体の安全を脅かす非常に強い副作用が出現する場合がある．抗がん薬の副作用は，症状によって発現時期が異なる．ほとんどの副作用は，抗がん薬投与終了後に消失する．

②免疫療法：T細胞の機能を抑制することで，免疫学的効果が得られる．再生不良性貧血に対する免疫抑制療法（抗リンパ球・抗胸腺細胞グロブリン療法）があげられる．

③ホルモン療法：再生不良性貧血に対するアンドロゲンが代表的である．免疫抑制効果よりも造血を期待して行われる．

④支持療法（補助療法）：血液疾患では血球減少をきたすため，さまざまな機能低下が生じる．その機能低下症状を補う治療である．化学療法によって引き起こされる副作用（骨髄抑制，感染症など）を抑制する目的で行われる．

⑤分化誘導療法：白血病は，なんらかの原因で細胞の分化が阻害されている状態

表2　主な抗がん薬の種類と特徴

抗がん薬の分類		特徴	主な副作用
アルキル化薬	ナイトロジェンマスタード系：イホスファミド、シクロホスファミドなど	肝臓で代謝活性化され、DNA合成を阻害する	白血球数減少、出血性膀胱炎、悪心・嘔吐、脱毛
	ニトロソウレア系：ラニムスチンなど	がん細胞のDNA、RNA、タンパク質と結合し、DNA合成を阻害する	白血球数減少、血小板数減少、貧血、悪心・嘔吐、肝障害
	プラチナ(白金)製剤：シスプラチンなど	DNA鎖と結合し、DNA合成と細胞分裂を阻害する(腎障害が強く出現するため、大量の補液が必要)	悪心・嘔吐、腎障害、骨髄抑制、聴力障害
代謝拮抗薬	葉酸代謝拮抗薬：メトトレキサート	感受性の高い腫瘍細胞に取り込まれ、核酸合成に必要な活性葉酸を枯渇させる(ロイコボリン救援療法は、阻害された葉酸代謝サイクルをバイパス的につなぎDNA合成を回復)	アナフィラキシー症状、ショック、肝障害、腎障害、骨髄抑制
	ピリミジン代謝拮抗薬：フルオロウラシル、シタラビンなど	DNAを重合するはたらき(DNAポリメラーゼ)を阻害することでDNA合成を抑制する	白血球数減少、血小板数減少、貧血、発熱、アナフィラキシー症状
抗がん性抗生物質	アントラサイクリン類：塩酸ドキソルビシンなど	がん細胞のDNAと複合体を形成、DNAポリメラーゼ、RNAポリメラーゼを阻害し、DNA、RNA合成を抑制する	心筋障害、不整脈、汎血球減少、脱毛
	ブレオマイシン類：塩酸ブレオマイシンなど	DNA結合、切断し、合成障害を起こす	肺線維症
植物アルカロイド	ビンカアルカロイド：硫酸ビンクリスチンなど	細胞の重合を阻害し、細胞分裂を阻害する	末梢神経炎、麻痺性イレウス、抗利尿ホルモン分泌異常
	ポドフィロトキシン属：エトポシドなど	DNA鎖を切断し、DNA合成を阻害する	白血球数減少、血小板数減少、貧血、脱毛
	タキサン系：パクリタキセルなど	細胞周期を分裂期、間期で阻害し、細胞分裂を阻害する(溶剤としてエタノールを使用しているため、アルコール過敏に注意)	骨髄抑制、過敏症状(呼吸困難、胸痛、低血圧、徐脈、頻脈)、脱毛、神経障害
	カンプトテシン類：塩酸イリノテカンなど	DNA鎖を切断し、DNA合成を阻害する	悪心・嘔吐、強い下痢、白血球数減少

である．レチノール(ビタミンAの1つ)の誘導体であるレチノイン酸(ATRA)がもつ細胞の分化・成熟を誘導するはたらきを利用して白血病を寛解導入する．殺細胞効果がないため，化学療法にみられる骨髄抑制や合併症はほとんどみられない．レチノール単独での寛解維持は困難であるため，寛解導入後は化学療法で寛解後療法を行う．

⑥分子標的療法：従来の抗がん薬と異なり，正常細胞にはたらかず選択的にがん細胞のみに作用する．がん細胞の増殖に必要な特異的酵素，増殖因子，細胞表面の抗原など特定の分子を標的にして，がん細胞の増殖を抑制し根絶する治療法である．

(2) **輸血療法**

血液中の成分の欠乏や機能低下をきたした場合に，その成分を補充する目的で行う．全血輸血と，必要な成分のみを輸血する成分輸血がある．

ABO式不適合輸血は激しい溶血，ショック状態となり致死的である．不適合以外でも，アレルギー反応やアナフィラキシーショックのリスクは高い．輸血後GVHD（移植片対宿主病）を予防するために，放射線照射血を輸血する．

(3) **移植療法**

化学療法や放射線療法による不可逆性の骨髄不全に対し，正常な骨髄を移植し骨髄機能を回復させる．造血機能が回復するまでは無菌室管理とし，移植後の副作用の予防，対処が不可欠である．

8．主な病態生理と治療

(1) **急性骨髄性白血病**

①病態生理：造血幹細胞の正常な分化・成熟が抑制され，異常増殖して腫瘍化する．骨髄，末梢血だけでなく，全身の臓器に浸潤する．増殖する細胞の種類により，急性骨髄性白血病(AML：acute myelogenous leukemia)と急性リンパ性白血病(ALL：acute lymphocytic leukemia)に分類される．

②分類：FAB分類では，急性骨髄性白血病はM0からM7までに，急性リンパ性白血病はL1からL3までに分類される(表3)．

③症状：白血病細胞が増殖し，正常な造血が妨げられるため生じる症状と，増殖した白血病細胞が臓器に浸潤することで生じる症状がある．正常な造血が妨げられると汎血球減少が生じる．そのため，貧血，感染，発熱，紫斑や出血などの出血傾向がみられる．播種性血管内凝固症候群(DIC)を合併することもあり，出血傾向が顕著となる．骨髄中で白血病細胞が増殖すると骨痛を生じる．白血病細胞の浸潤によりリンパ節腫脹や肝脾腫をきたす．

表3　FAB分類

● 急性骨髄性白血病(AML)
- M0：未分化骨髄芽球が主体．増殖した白血病細胞(腫瘍細胞)が骨髄系幹細胞に分化した直後の細胞の性状をもつ
- M1：少し分化した段階の細胞の性状をもつ．骨髄芽球が90％以上を占め，分化傾向が乏しい
- M2：M1より分化傾向がみとめられる．前骨髄球以降が10％以上である
- M3：さらに分化した細胞の性状をもつ．M3には急性前骨髄球性白血病の名称がつけられている
- M4：顆粒球系と単球系が混在している．増加した白血病細胞に単球の性状がある
- M5：単球系細胞が80％以上である
- M6：赤血球の性状がある．骨髄芽球と赤芽球が混在している
- M7：巨核球の性状がある．芽球の30％以上が巨核球系である

※M0，M1，M2，M3には単球，赤血球，巨核球の性状が出現していない

● 急性リンパ性白血病(ALL)
- L1：核小体に乏しい小型リンパ芽球が主体
- L2：核小体の明瞭な大型リンパ芽球が主体
- L3：大型で円形核と空胞を多数もつリンパ球が主体

④検査所見：末梢血では貧血と血小板数減少，好中球数減少をみとめる．白血球分画では未成熟な芽球と成熟顆粒球のみをみとめ，成熟途上の段階にある顆粒球はみとめない．この所見を白血病裂孔という．骨髄所見では，骨髄は過形成で白血病芽球が増加している．

⑤治療：治療の基本は，白血病細胞の根絶(根治)である．高齢者や臓器障害のある患者に対しては，患者に合わせた目標を設定し，治療を選択する．

・化学療法：抗がん薬を多剤併用し，骨髄中の白血病細胞を抑制する．正常な造血の回復をはかる寛解導入療法，寛解の状態を維持し白血病細胞をかぎりなく0に近づける寛解後療法に大別される．寛解後は，多剤併用の地固め療法を行い，続けて寛解維持療法を行う．

・分化誘導療法：AML M3(急性前骨髄球性白血病)に対してレチノイン酸が寛解導入に用いられる．

・支持療法(補助療法)：化学療法施行後，約2〜3週間は骨髄抑制が顕著で，正常造血が抑制されるため，感染症，出血のリスクが非常に高い．貧血や出血傾向に対しては赤血球や血小板など必要な血球の成分輸血を行う．感染症に対して抗菌薬，抗真菌薬の投与を行う．

・骨髄移植(造血幹細胞移植)：ヒト白血球抗原(HLA)型が一致した骨髄提供者がいる場合で50歳以下の患者に行う．強力な化学療法と全身放射線照射で白血病細胞を根絶し，その後骨髄移植を行う．造血骨髄機能が完全に破壊されるため，移植関連死のリスクがある．近年，移植の前処置を軽くした骨髄非破壊的移植(ミニ移植)も行われている．ミニ移植は，前処置の抗がん薬量が少なく，造血骨髄機能が完全に破壊されず，移植関連死が少ないため，年齢が高くても実施できる利点がある．

(2)悪性リンパ腫

①病態生理：リンパ球由来の悪性腫瘍の総称．リンパ節，脾臓，扁桃などが腫大する．悪性リンパ腫は，ホジキンリンパ腫と非ホジキンリンパ腫に大別される．

②ホジキンリンパ腫：リンパ節を原発とする腫瘍性疾患．病理組織に2〜多核の巨細胞(リード-ステルンベルグ細胞)や単核のホジキン細胞をみとめる(表4)．

・症状：無痛性のリンパ節腫脹をみとめ，全身症状では，発熱，盗汗(寝汗)，体重減少がみられる．周期的に発熱と解熱を繰り返すペル-エプスタイン型発熱が特徴的である．

・治療：病変が限局している場合には，放射線療法が適応になる．化学療法も奏効するため，多剤併用の化学療法を行う．

③非ホジキンリンパ腫：免疫系組織に発生するホジキンリンパ腫以外の悪性リンパ腫を指す．腫瘍細胞の起源によって，B細胞系，T細胞系に大別している．

・症状：ホジキンリンパ腫同様，無痛性のリンパ節腫脹をみとめる．リンパ節以外の消化管，皮膚，咽頭，中枢神経などに浸潤することも多い．

・分類：非ホジキンリンパ腫にはいくつかの分類があるが，ここでは病態(軽度，中等度，高度悪性度群)による分類を表5に示す．

・治療：軽度悪性度群は，治療を行わなくても比較的長期間生存を期待できるため，経過観察となる．治療を行う場合は，あまり強力な治療法を選択しない．中等度悪性度群では，CHOP(シクロホスファミド＋塩酸ドキソルビシン＋硫酸ビンクリスチン＋プレドニゾロン)療法と併用して放射線療法を行

表4 ホジキンリンパ腫の病期分類（Ann Arbor分類，Cotswolds修正案）

Ⅰ期	ただ1つのリンパ節領域の侵襲をⅠとし，ただ1つのリンパ節外臓器あるいは部位の限局性侵襲をⅠ$_E$とする
Ⅱ期	横隔膜の上下いずれか一側における2領域以上のリンパ節侵襲をⅡとし，ただ1つのリンパ節外臓器あるいは部位の限局性侵襲と，その領域リンパ節侵襲があれば，それらと横隔膜に対して同一側にあるほかのリンパ節領域の侵襲はあってもなくてもⅡ$_E$とする 注：侵されたリンパ節領域の数は下付き数字で示す（例：Ⅱ$_3$）
Ⅲ期	横隔膜の上下両側にあるリンパ節領域の侵襲をⅢとし，これと関連する1つのリンパ節外臓器あるいは部位の限局性侵襲を伴うものをⅢ$_E$，あるいは脾侵襲を伴うものをⅢ$_S$，あるいは両者を伴うものをⅢ$_{E+S}$とする
Ⅳ期	1つ以上のリンパ節外臓器の播種性（多発性）侵襲は，関連するリンパ節の侵襲があってもなくてもⅣとする．あるいは孤立性のリンパ節外臓器侵襲であっても遠隔（非領域）リンパ節の侵襲を伴えばⅣとする

各病期は以下に定義される全身症状のないAと全身症状のあるBに分けられる
  1 初診前6か月間にみられた原因不明の通常体重に比べて10％以上の体重減少
  2 38℃を超える原因不明の発熱
  3 盗汗

表5 非ホジキンリンパ腫のWF国際分類

軽度悪性度群	小リンパ型 濾胞性小くびれ細胞型 濾胞性混合細胞型
中等度悪性度群	濾胞性大細胞型 びまん性小くびれ細胞型 びまん性混合細胞型 びまん性大細胞型
高度悪性度群	免疫芽球型 リンパ芽球型 小くびれなし細胞型

　　う．高度悪性度群は予後不良で，化学療法に反応しても再発することが多い．
(3) 再生不良性貧血
　①病態生理：多能性造血幹細胞の障害により骨髄の造血能が低下し，末梢血液中の血球が減少する．骨髄が低形成であり，脂肪髄に置き換わっていることが多い．
　②分類：先天性（ファンコニ貧血）と後天性に分類される．後天性には一次性（原因不明）と二次性（薬物，放射線被曝）がある．再生不良性貧血の重症度分類を表6に示す．
　③症状：末梢血で汎血球減少（赤血球数減少，白血球数減少，血小板数減少）を呈する．貧血による動悸，息切れ，めまい，易疲労感が生じる．白血球数減少によって免疫機能が低下するため，易感染状態となる．また，血小板数減少により出血傾向となるため，皮膚，粘膜，消化管出血に留意する．

表6 再生不良性貧血の重症度分類

重症	骨髄が低形成で，少なくとも下記の2項目を満たすもの 　顆粒球　　　＜500/μL 　血小板数　　＜20,000/μL 　網赤血球数　＜20,000/μL
中等症	少なくとも下記の2項目を満たすもの 　顆粒球　　　＜1,000/μL 　血小板数　　＜50,000/μL 　網赤血球数　＜60,000/μL （ただし上記の重症に該当するものは除く）
軽症	それ以外のもの

（再生不良性貧血分科会報告．厚生省特定疾患特発性造血障害調査研究班平成元年度研究業績報告書．1990）

表7 多発性骨髄腫の病期分類（Durie & Salmon）

Ⅰ期	次のすべて満たすもの 　ヘモグロビン値　　　　＞10g/dL 　血清カルシウム値　　　正常 　骨X線写真上に1か所までの異常のみ 　Mタンパクが少量である 　　IgG　　　　　　　　　＜5g/dL 　　IgA　　　　　　　　　＜3g/dL 　　ベンス-ジョーンズタンパク　＜4g/日
Ⅱ期	Ⅰ期でもⅢ期でもないもの
Ⅲ期	次の1つ以上の基準を満たすもの 　ヘモグロビン値　　　　＜8.5g/dL 　血清カルシウム値　　　＞12mg/dL 　骨X線写真で広範な骨破壊および病的骨折 　Mタンパクが多量である 　　IgG　　　　　　　　　＞7g/dL 　　IgA　　　　　　　　　＞5g/dL 　　ベンス-ジョーンズタンパク　＞12g/日

・亜分類
　A：腎機能が比較的正常（血清クレアチニン値＜2.0mg/dL）
　B：腎機能異常（血清クレアチニン値≧2.0mg/dL）

④治療：若年者の重症患者では骨髄移植の適応となる．近年，免疫抑制療法の効果も得られている．中等症では，タンパク同化ホルモンのアンドロゲン経口投与が行われる．血球産生促進目的で，G-CSFやエリスロポエチン投与などのサイトカイン療法も行われる．支持療法として輸血療法を行う．

(4) 多発性骨髄腫

① 病態生理：B細胞分化の最終段階にある形質細胞が腫瘍化したものが骨髄腫細胞で，骨髄中に増殖する．骨髄腫細胞の多くは免疫グロブリンを産生し，Mタンパクとよばれる．病期分類を表7に示す．

② 分類：産生するMタンパクの種類により，IgG，IgA，IgD，IgE，ベンス-ジョーンズタンパク型に分類される．

③ 症状：特徴的な骨融解や病的骨折，X線所見に特徴的な頭蓋骨の打ち抜き像などの骨病変，貧血，高カルシウム血症，ベンス-ジョーンズタンパク増加例では尿細管が障害されるため腎障害を呈する．

④ 検査・診断：血液や尿の免疫電気泳動によるMタンパクの存在，骨髄穿刺による骨髄中の形質細胞の増加で診断される．

⑤ 治療：病期Ⅰ期では，臨床症状の出現や急激な病期の進行がなければ経過観察とすることが多い．病期Ⅱ期では化学療法を行う．基本はMP（メルファラン＋プレドニゾロン）療法である．MP療法が無効な場合，VCAP（硫酸ビンクリスチン＋シクロホスファミド＋塩酸ドキソルビシン＋プレドニゾロン）療法，VAD（硫酸ビンクリスチン＋塩酸ドキソルビシン＋デキサメタゾン）療法を選択する．

急性期
急性骨髄性白血病患者の看護過程の展開

> **BASIS**
> 患者：49歳，男性
> 患者の状況：急性骨髄性白血病（AML，FAB分類M4）．化学療法（寛解導入療法として塩酸イダルビシン［IDR］＋シタラビン［Ara-C］の併用療法）開始後7日目

急性骨髄性白血病患者の理解に必要な情報

パターン	必要な情報項目	患者情報	アセスメントの視点	アセスメント
健康知覚-健康管理	・指示された治療の認識，日常生活上の注意と実態 ・身体的管理能力 ・知的・情緒的準備状態 ・家族，支援者 ・社会的背景 ・性格特性	・かぜ症状のおり，市販の薬を服用していたが改善せず，息切れ，全身倦怠感があり，血液検査で異常を認めたため入院となった． ・入院後，骨髄検査で急性骨髄性白血病と診断され，入院後5日目より化学療法（5日間）開始．化学療法開始後5日目より骨髄抑制がみられる． ・患者の認識：「医師より病名は急性骨髄性白血病で抗がん薬の治療を行うと聞いた．約半年は入院が必要といわれ，休職しようと考えている」「抗がん薬を使用するので，吐き気が出たり，出血しやすくなったりすると説明された」「治療中は感染症がいちばん心配だと言われた」「5年生存率が40％前後と言われショックだったが，絶対治らない病気では	・化学療法の副作用（感染や出血）を予防するためのセルフケア行動がとれているか．	化学療法開始後7日目．骨髄機能が抑制され，顆粒球（好中球）数減少による易感染性，血小板数減少による出血傾向，ヘモグロビン減少による貧血がみられる．患者は理解力があり，血液検査データにも関心を示し，自ら感染予防に取り組んでいるため，継続できるように援助する．ただし，骨髄抑制が進行し，貧血症状が強くなると身体管理能力が低下するため，感染予防行動がとれるように援助する． 　骨髄抑制によるヘモグロビン減少に伴い，貧血症状がみられる．病室内の歩行時のふらつきはないが，貧血症状の増強も予測されるため，移動時のふらつきによる転倒や外傷のおそれがある． 　また，血小板数減少による出血傾向もみられるため，身体損傷は生命の危険につながることもあ

3 血液・造血器疾患

パターン	必要な情報項目	患者情報	アセスメントの視点	アセスメント
		ないので，感染予防の対策をしっかりしてがんばって治療を受けたい」 ・アムホテリシンB（ファンギゾン）・ポビドンヨード（イソジン）の含嗽・手洗いをしている．現在クリーンルーム入室中．症状や治療，毎日の採血の結果に対する質問あり ・全身倦怠感が強く，臥床していることが多い．起き上がる際にフワッと身体が浮くように感じることがある．病室のトイレ使用．歩行時のふらつきはない．夜間はベッドサイドで尿器を使用．化学療法開始後6日目より37.5℃台の発熱，口内炎による疼痛，軽度の肛門痛がある． ・妻，息子，実母の4人暮らし．娘は独立している．キーパーソンは妻．妻は会社員として就業 ・患者は中学校教諭．「性格は真面目で几帳面」（患者の言）		りうる．したがって，転倒や出血予防に対する援助を行う． # 化学療法後の骨髄抑制に伴う貧血症状，出血傾向に関連した身体損傷リスク状態
栄養-代謝	・身長，体重，BMI ・体重の変動 ・入院中の食事内容，食事摂取量 ・栄養摂取方法（経口，	・身長174cm，体重65kg，BMI 21.5 ・化学療法（IDR＋Ara-C）開始後2.0kg減量 ・化学療法開始後，1,800kcal/日の加熱全粥食に変更された．化学療法開始後4日目は	・化学療法の副作用による食事摂取状況，栄養状態への影響はあるか． ・化学療法に伴う骨髄抑	化学療法の副作用（悪心，口内炎）による食欲減退，食事摂取量の低下がみられる．現在，IVHによる栄養管理に変更となり，補食による経口摂取と輸液により約1,500kcal/日のエネルギーと

急性期・急性骨髄性白血病

パターン	必要な情報項目	患者情報	アセスメントの視点	アセスメント
	経管,輸液) ・水分摂取量 ・食欲の有無 ・補食の有無,内容 ・口腔粘膜 ・皮膚の状態 ・栄養状態データ ・感染徴候 ・体温	２割程度しか摂取できていない． ・現在はIVHより2,000mL（1,450kcal）/日の輸液を行っている．経口で少量補食する程度 ・輸液以外の水分として，服薬時に緑茶を飲んでいる． ・食欲なし．悪心軽度あり．「口から食べないと元気が出ないからがんばらないといけない」と話す． ・妻が持参した果物の缶詰，ゼリー，ヨーグルト，カップ麺などを少量摂取する． ・化学療法開始後3日目より口内炎がみられる．「食事がしみて痛い」 ・全身の皮膚に損傷なし．乾燥なし．「肛門痛がある．切れたかもしれない」 ・化学療法開始後7日目：TP 6.8g/dL, Alb 3.8g/dL, Hb 7.5g/dL, RBC 220万/μL, WBC 800/μL（好中球350/μL）, PLT 4.6万/μL, LDH 169IU/L, CRP 6.2mg/dL, 骨髄中芽球6％ ・入院時：Hb 8.5 g/dL, RBC 290万/μL, WBC 46,700/μL, PLT 22.7万/μL, LDH 440 IU/L, 骨髄中芽球76％ ・化学療法開始後6日目より37.5℃台の発熱あり	制がみられるか． ・感染のリスクを高める因子はあるか．	2,000mL/日の水分が確保され，栄養状態データに大きな影響はない． 　患者は経口摂取を希望しているため，患者が摂取できそうなときには配慮する． 　化学療法の副作用による骨髄抑制によって汎血球数減少がみられる．現在好中球は350/μLに減少し，重篤な感染症を起こすリスクが高い．今後さらに好中球の減少が予測され，口内炎や肛門部の損傷が感染巣となる危険性もある．感染症を引き起こすことは生命の危険につながる．したがって，保清の援助を含め，感染に対する予防対策を十分にとる必要がある． ＃　化学療法後の骨髄抑制に伴う好中球数の減少，口内炎，肛門部の損傷に関連した感染リスク状態

3 血液・造血器疾患

パターン	必要な情報項目	患者情報	アセスメントの視点	アセスメント
排泄	・現在の排尿状態 ・尿量 ・通常の排便状態 ・入院後の排便状態 ・便通のための対策 ・排便支障因子の有無 ・排泄に影響を与える治療	・排尿は問題なし．尿量1,800〜2,200mL/日．夜間はベッドサイドで尿器を使用 ・通常の排便1回/日 ・入院後の排便1回/2日 ・入院前の便通対策はとくになし．温水洗浄便座を使用している． ・普通便だが，なかなか出せない．「肛門痛がある．切れたかもしれない」 ・全身倦怠感が強いが，トイレは自室にあるのでゆっくり歩行していける． ・化学療法（IDR＋Ara-C）後である．	・化学療法の副作用による排泄への影響はないか．	現在，便秘になってないが，化学療法に伴う全身倦怠感で腹圧を十分にかけられないためか，なかなか便を出せない．また肛門部の損傷を訴えており，化学療法による骨髄抑制がみられ，傷が感染巣となる危険性が高い．したがって，排便状態を観察する必要がある． 　また，排便後の温水洗浄便座による洗浄を継続し，必要時，肛門部への軟膏塗布などを検討する．パターン"栄養-代謝"で展開する．
活動-運動	・ADLの状態 ・余暇活動，社会活動 ・呼吸器系 ・循環器系	・クリーンルーム入室中．ベッド上安静．トイレ歩行可．入浴不可，清拭は介助にて行っている．整容，含嗽は自室の洗面所を使用．排泄は自室のトイレを使用．夜間はベッドサイドで尿器を使用 ・病室内では点滴スタンドを持ちながらゆっくりと歩行している． ・全身倦怠感が強く，臥床していることが多い．起き上がる際にフワッと身体が浮くように感じることがある． ・入院前は出勤前に30分のジョギングをしていた．「体力があるといわれ自慢だった」	・化学療法の副作用によるセルフケアへの影響はあるか． ・化学療法の副作用による呼吸器系，循環器系への影響はあるか．	骨髄抑制によりヘモグロビンが減少．そのため全身倦怠感が強く起立時にフワッと身体が浮くように感じるなどの症状がみられる．過度の活動は患者にとって苦痛であり，全身倦怠感が増強するおそれがある．現在クリーンルームに入室中で，自室の洗面所，トイレは使用できているが，骨髄抑制は2週間程度継続すると考えられ，状態に応じてADLを介助する．パターン"自己知覚-自己概念"で展開する． 　現在，呼吸状態に問題はない．しかし，骨髄抑制に伴う顆粒球（好中球）数の減少により易感染状

パターン	必要な情報項目	患者情報	アセスメントの視点	アセスメント
		・R 18～24回/分（規則的）．経皮的動脈血酸素飽和度(SpO₂) 98～99％．呼吸困難なし．咳嗽・喀痰なし．喫煙歴なし ・P 80～100回/分（不整脈なし）．BP 116～120/60mmHg，変動なし．心機能検査（心電図所見）異常なし．循環器系の既往歴はない． ・化学療法開始後7日目（Hb 7.5 g/dL，WBC 800/μL（好中球350/μL），PLT 4.6万/μL）．Hb 7.0g/dL以下，PLT 2万/μL以下にならないように赤血球輸血，血小板輸血にて対応		態である．上気道感染などを発症しないために，含嗽や手洗いが徹底できるように介助する．パターン"栄養-代謝"で展開する． 　脈拍，呼吸に著明な変化はないが，貧血がみられており，活動時に注意する．また，血小板数が減少しているため，外傷に伴う出血，臓器出血のリスクがある．出血しやすい部位を観察するとともに出血の誘因をアセスメントし予防的な援助を行う．パターン"健康知覚-健康管理"で展開する．
睡眠-休息	・睡眠状態 ・睡眠を妨げる要因 ・昼寝の有無，時間帯 ・睡眠を促す手段	・入院前は6時間程度の睡眠．「入院後も6時間程度は睡眠をとっているが，眠りが浅く，夜間看護師が何回見回りに来たかがわかる．熟睡感があまりない」 ・初めての入院．化学療法による全身倦怠感がある．クリーンルーム入室中 ・日中も臥床し，閉眼していることが多い． ・医師が睡眠薬を勧めたが，薬物はあまり服用したくないとのことで様子をみている．	・睡眠に支障はないか． ・支障がある場合，その要因は何か．	睡眠時間はそれほど不足していないが，化学療法による貧血に伴い全身倦怠感があり，日中も臥床していることが多く，夜間は浅眠で熟睡感がない．睡眠薬の希望はいまのところないが，睡眠状態を観察し検討する． 　骨髄抑制による貧血は2週間程度継続すると考えられ，全身倦怠感も続くと予測される．活動後は休息がとれるように，また個室であるため，患者の生活ペースに合わせて援助する． 　クリーンルーム入室中であることから，疾患への不安，孤独感もあると考えられる．訴えを傾聴し，休息を妨げる要因を

パターン	必要な情報項目	患者情報	アセスメントの視点	アセスメント
				除去するように援助する.
認知-知覚	・疾患,治療による苦痛の有無 ・疾患,検査,治療に対する自覚,認識 ・治療への理解,期待 ・学習に対するレディネス	・化学療法開始後3日目より悪心,口内炎による苦痛あり.全身倦怠感が強い.アムホテリシンBシロップは飲みにくい. ・疾患,治療に関する医師の説明を理解している. ・感染や出血の予防に関する指導内容(マスク着用,含嗽や手洗いの励行,歯磨き)は理解し実践できている. ・「5年生存率が40％前後と言われショックだったが,絶対治らない病気ではないので,感染予防の対策をしっかりしてがんばって治療を受けたい」 ・疾患や治療について聞ける知り合いがいないため,妻に疾患に関する本を買ってくるように頼んでいる.	・化学療法の副作用による身体的苦痛はあるか. ・疾患,検査,治療に対する知識はあるか. ・理解を阻む要因はあるか.	化学療法の副作用により,全身倦怠感,口内炎などの身体的苦痛,感染予防のためのアムホテリシンBシロップの服用など治療上の苦痛がある. 　体力消耗は全身倦怠感の増強につながるため,患者の貧血や全身倦怠感の程度を観察しながら,必要時に援助する.パターン"自己知覚-自己概念"で展開する. 　口内炎に関しては,現在,IVH管理となり患者の希望による補食となったため,食事時の苦痛はそれほど強くないと考える.補食は痛みを感じやすいものを避け,軟らかく調理することを妻に伝える.疼痛が強い場合は,塩酸リドカイン(キシロカインビスカス)などの局所麻酔を検討する. 　疾患や治療を理解しようとする姿勢がみられ,説明内容も実践できている.患者が疾患や治療について正しく理解できるように援助する.
自己知覚-自己概念	・自分についての患者の表現 ・日常生活面の行動 ・心理的・社会的側面	・「医師から,半年間は入院が必要と言われた」「5年生存率が40％前後と言われショックだったが,絶対治らない病気ではないので,がんばって治療を受けたい」	・疾患や治療に対する受けとめはどうか. ・疾患の発症に伴う患者自身の知覚の変化や自	現在,情緒面では安定しており,医師からの説明を受けとめ,葛藤はあるものの治療に対して前向きに臨む姿勢がみられる.治療は長期にわたるため,患者自身が納得して治療を受けられるよう

パターン	必要な情報項目	患者情報	アセスメントの視点	アセスメント
		・顔色不良，化学療法後食欲低下，全身倦怠感が強い．日中は臥床していることが多い． ・穏やかに話すことが多い．相手の目をしっかり見て話す． ・感情の表出はあまりない．	己概念への影響はあるか．	に援助する． 　化学療法による骨髄抑制に伴い，貧血，全身倦怠感が生じている．骨髄抑制は2週間程度継続すると考えられ，過度な活動に伴う疲労感は，全身倦怠感増強の要因となる．全身倦怠感が増強しないように援助する． # 化学療法後の骨髄抑制に伴う全身倦怠感に関連した消耗性疲労
役割-関係	・現在の仕事（職位，仕事・経済状態への支障） ・家族，支援者 ・対人関係 ・入院期間	・中学校教諭．今年度から学年主任となった．経済上の不安の訴えはない．「職場には迷惑をかけるが，休職するしかない．生徒の受験時期には復帰したい」 ・妻(47歳)，息子(20歳)，実母(76歳)の4人暮らし．娘(24歳)は独立している．キーパーソンである妻は会社員として就業しており，会社の帰りに毎日，子どもは週末に面会に来ている．妻が来ないときは電話で連絡をとっている． ・疾患や治療に関して疑問に思ったことはそのつど質問できている．「先生からていねいな説明があるので安心している」という発言あり ・医師からは半年くらいの入院が必要であると説明を受けている．	・入院による経済的問題はあるか． ・入院による家族への影響はあるか．	入院による経済的な問題はない． 　職場では教師として責任ある役割を担っていた．発症により休職することになり，職場に迷惑をかけたと感じている．入院は長期になると思われるため，訴えを傾聴していく． 　家族関係は良好で，患者の精神的支えとなっている．長期の入院であり，家族，とくに妻の身体的・精神的疲労が蓄積する危険性がある．面会時には妻とコミュニケーションをとり，必要時は支援する．

パターン	必要な情報項目	患者情報	アセスメントの視点	アセスメント
性-生殖	・配偶者（パートナー）, 子ども	・妻(47歳), 子ども2人あり	・疾患が患者の性に影響を及ぼす可能性や問題はあるか.	妻子があり, 生殖年齢としては晩期にあたる. 今回の疾患が患者の性に影響を及ぼす可能性は低いと考えられる.
コーピング-ストレス耐性	・ストレスへの対応 ・通常のストレス対処法 ・現在のストレス要因 ・入院・疾患についての心配事 ・薬物やアルコールへの依存度 ・家族の協力	・「性格は真面目で几帳面」(患者の言). こまかいことが気になってしまうタイプ ・妻にぐちを言うことはあっても, 他人に相談することはせず, 自分で調べたりして解決する. ・趣味らしい趣味はない. 読書が好き. ・クリーンルーム入室中. 化学療法による身体症状がみられる(全身倦怠感, 口内炎など). ・話すときは穏やかなことが多い. 「健康に気をつけていたし, 体力には自信があった」「なぜこんな病気になってしまったのかわからない」「この年で人の世話になるのが心苦しい」「がんばって治療を受けたい」という発言あり ・症状や治療でわからないことは医師に質問する. ・薬物やアルコールへの依存はない. ・キーパーソンは妻. 妻は会社員として就業しており, 会社の帰りに, 子どもは週末に面会に来ている.	・ストレス要因があるか. ・ストレスへの対処ができているか.	患者は入院までは健康や体力に自信をもっていた. 突然の発症によるショックは大きいと考えられるが, 患者なりに受けとめ治療に臨んでおり, コーピング能力は高いと考えられる. 穏やかに話すことが多く, 感情の表出がないため, 感情を抑えていることも考えられる. 入院は長期にわたると予測され, 患者が納得して治療に臨めるように, コミュニケーションを十分にとり, 疾患や治療に関して説明する. また, 感情を表現しやすいようにかかわる.

パターン	必要な情報項目	患者情報	アセスメントの視点	アセスメント
価値-信念	・信仰の有無 ・健康への期待	・信仰している宗教はとくにない. ・「いままで健康に自信があったため,病気になって初めて健康のありがたさを実感している」	・治療に影響を及ぼすような価値観や信念があるか.	治療に影響を及ぼすような価値観や信念はなく,問題はないと考えられる.長期の入院が予測され,入院生活においても患者のQOLが保たれるように支援する.

看護診断リスト

看護診断名	パターン	診断・優先の根拠
#1　化学療法後の骨髄抑制に伴う好中球数の減少,口内炎,肛門部の損傷に関連した感染リスク状態	栄養-代謝	現在,化学療法後であり,骨髄抑制がみられる.好中球数は350/μLに減少し重篤な感染症を起こすリスクが非常に高い.今後さらに好中球が減少すると予測され,口内炎や肛門部の損傷が感染巣となる危険性もある.リスク型の診断であるが,感染症は生命の危険につながる.したがって,**優先順位1位**とし,保清を含め感染予防の援助を十分行う.
#2　化学療法後の骨髄抑制に伴う貧血症状,出血傾向に関連した身体損傷リスク状態	健康知覚-健康管理	骨髄抑制によるヘモグロビン減少に伴い,全身倦怠感や起き上がり時に貧血症状がみられる.今後,貧血症状の増強も予測される.血小板数は4.6万/μLに減少している.骨髄抑制は2週間程度続くと考えられ,今後も減少する危険性がある.これらにより,移動時のふらつきによる転倒や外傷のおそれ,刺激による粘膜からの出血の危険性がある.また,血小板数がさらに減少すれば臓器出血などのリスクも考えられる.リスク型の診断であるが,身体損傷は,場合によっては生命の危険につながる.したがって,**優先順位2位**とし,転倒予防や出血しやすい部位の観察を行うとともに出血の誘因をアセスメントし,予防的な援助を行う.
#3　化学療法後の骨髄抑制に伴う全身倦怠感に関連した消耗性疲労	自己知覚-自己概念	骨髄抑制に伴い,貧血に伴う全身倦怠感が生じている.骨髄抑制は2週間程度継続すると考えられ,過度な活動は患者にとって苦痛であり,全身倦怠感をさらに増強し,体力を消耗するおそれがある.したがって,**優先順位3位**とし,

看護診断名	パターン	診断・優先の根拠
		全身倦怠感が増強しないように援助する.

看 護 計 画

看 護 診 断	目標とする患者の状態
#1　化学療法後の骨髄抑制に伴う好中球数の減少，口内炎，肛門部の損傷に関連した感染リスク状態	● 感染予防行動がとれる（6回/日のポビドンヨードでの含嗽，排泄後と食前の手洗い，排便後の温水洗浄便座の使用，アムホテリシンBシロップの服用） ● 感染徴候（悪寒，体熱感，咳嗽・痰，頻尿，排尿時痛）出現時には，すみやかに医療従事者に伝えることができる. ● 口内炎が悪化しない. ● 肛門部の損傷が悪化しない.

対　　策	根拠および留意点
DP (1) 感染徴候についてアセスメントする. 　①バイタルサイン（発熱時は熱型を把握）を把握する. 　②悪寒，体熱感，関節痛など発熱に伴う随伴症状 　③咽頭痛，咳嗽・喀痰の有無と程度，呼吸音，胸部X線所見 　④口内炎・口内痛の程度，その他の皮膚状態 　⑤肛門痛の程度，肛門部の状態 　⑥排尿回数，排尿痛の有無，尿の性状 　⑦中心静脈カテーテル刺入部の発赤の有無 　⑧血液検査データ（WBC，CRP） (2) 感染リスクの要因と程度についてアセスメントする. 　①感染予防行動 　　・ポビドンヨードでの含嗽の方法と実施回数 　　・手洗いの方法と実施回数 　　・温水洗浄便座の使用 　　・アムホテリシンBシロップの服用状況 　②感染予防に関する理解 　③骨髄抑制 　　・顆粒球（好中球）数の減少 　　・貧血に伴う全身倦怠感の増強 　④栄養状態 　　・TP，Alb	▶ 早期に感染の徴候を把握し，症状の悪化を防ぐために観察は重要である．易感染状態では，外部から侵入する病原体による感染だけでなく，すでに存在している感染巣の悪化や，気道，消化管，腸管内の常在菌が病原性を現すこともある．したがって，その患者に予測される感染好発部位を含め，感染の考えられる部位については十分に観察する. ▶ 白血球は身体を感染から防ぐはたらきがある．好中球は細菌感染を防ぐ役割を担っている．細菌や真菌感染症の合併頻度や重症度は，好中球数が500/μL以下になると重篤な感染症を起こしやすくなり，100/μL以下では致死的な感染を起こすといわれているため検査データに注意する. ▶ 感染予防行動がとれている患者でも，骨髄抑制による貧血，全身倦怠感により実践できない場合がある．全身倦怠感の程度，感染予防行動の実施状況を観察する. ▶ 栄養状態の低下は感染のリスクをさらに高めるため，栄養状態を把握する.

対　策	根拠および留意点
・補食の程度 ⑤病室環境 🟧 **TP** (1) 感染徴候を早期に発見するための援助 　①バイタルサインは患者の状況に応じて測定する． 　②感染徴候がみられた場合には，すみやかに医師に報告し対処する． (2) 感染予防行動実施のための援助 　①身体の保清への援助 　　・清拭1回/日，発汗時は適時行う． 　　・寝衣は1回/日交換する． 　　・洗髪は1回/3日行う． 　　・歯磨きは2回/日，ポビドンヨードの含嗽は6回/日行う． 　　・肛門・陰部周囲の洗浄は1回/日行う． 　　・中心静脈カテーテル刺入部は定期的に消毒し，ドレッシング材を交換する． 　②貧血に伴う倦怠感が強い場合は感染予防行動を支援する． 　　・清潔の援助，更衣の介助 　　・洗面所での含嗽，手洗いが困難な場合は，ベッドサイドでできるようにセッティングする． (3) 栄養状態維持のための援助 　①IVH管理 　②経口的に摂取できるようであれば，妻の持参した補食を摂取 (4) 病室環境の清潔維持 　①個室管理とし，室内は清潔区域として扱い，簡易型の無菌層流装置を設置する． 　　・面会者のスクリーニングを行う． 　　・病室内に持ち込む物品は清潔なものとする．埃を吸着しやすいものは置かない． 🟧 **EP** (1) 感染症早期発見のための指導 　①感染徴候について説明し，徴候がみられた場合には，すみやかに医療従事者に知らせるように指導する． (2) 感染予防行動についての指導	▶皮膚粘膜は最も感染を受けやすいため，常に清潔な状態を保持する． ▶上気道感染者など感染症の危険性のある面会者の入室は制限する． ▶易感染状態にあるときは常在菌も起因菌となるため，生活環境を清潔に保つ． ▶感染予防に関しては，医療従事者のみでなく，患者本人の理解と実行の努力が必要である．

対策	根拠および留意点
①実施の必要性 ②手洗い・含嗽の実施時期と方法 ③排便後の温水洗浄便座の使用 ④家族・面会者に入室時の手洗いを指導する． (3)**感染リスクの現状理解のための指導** 　①血液検査の結果について説明する． 　②可能性のある感染経路や起こりうる感染症について説明する． (4)**補食の差し入れについての指導** 　①避けるべき食品について指導する．	▶患者のみでなく，家族や面会者にも指導し，理解を求める． ▶生野菜，生の果物，刺身や口腔内を損傷する危険性のある凹凸のある食品，調理後2時間以上経ったものは避ける．

看護診断	目標とする患者の状態
#2　化学療法後の骨髄抑制に伴う貧血症状，出血傾向に関連した身体損傷リスク状態	●転倒や打撲による身体損傷を起こさない． ●出血の危険性を理解し，身体損傷を起こさないための予防行動がとれる． 　・ゆっくりと歩行する． 　・ふらつきがあるときは1人で歩行せず，医療従事者に伝えることができる． ●皮膚・粘膜からの出血がない． ●皮膚・粘膜からの出血を起こさないための予防行動がとれる． 　・軟らかい歯ブラシを使用する．強く磨かない． 　・鼻を強くかんだりしない． 　・皮膚を強く掻いたり，こすったりしない． ●便が出にくい場合は医療従事者に伝えることができる．

対策	根拠および留意点
DP (1)**身体損傷のリスク要因とその程度についてアセスメントする．** 　①骨髄抑制に伴う血小板数減少 　　・検査データ：PLT，出血時間，凝固時間 　　・皮膚・粘膜の出血斑の有無 　　・消化管出血に伴う症状の有無（腹部症状，便の性状） 　　・中心静脈カテーテル刺入部からの出血の有無 　②骨髄抑制に伴う貧血 　　・全身倦怠感，めまい，気分不快などの自覚症状 　　・歩行時の下肢の脱力感，ふらつき	▶血小板数の基準値は12万～38万/μLで，10万/μL以下になると止血に時間がかかり，5万/μL以下では粘膜出血，皮下出血，3万/μL以下では消化管出血や尿路系出血などの臓器出血，また，1万/μL以下になると脳内出血などの致命的な出血が起こりやすくなるといわれている．出血傾向のある患者が出血を起こすと止血は困難で，出血および止血処置に伴う苦痛を生じ，場合によっては生命の危険につながることがある．したがって，検査データと外傷，出血の有無の程度を比較しながら十分な観察を行う．

対　策	根拠および留意点
・血液検査データ(Hb, RBC) (2)患者・家族の出血の予防行動の理解の程度についてアセスメントする． 　①転倒・出血の予防行動の必要性の理解 　　・検査データに関する関心 　　・予防行動の理解 　②生活上，出血の誘因となる因子の理解 　③予防行動の実施 　　・動作時の留意点 　　・めまい，ふらつきがある際の対処 　　・保清行動における留意点 🟠 **TP** (1)機械的・物理的刺激除去の援助 　①寝衣はゆとりがあるものを選び圧迫を避ける． 　②清拭時など身体を拭く際には，刺激となる高温を避け，タオルは柔らかいものを使用する．また強くこすらない． 　③歯ブラシは軟らかい毛質のものを用いる．血小板数が5万/μL以下の場合には，綿棒や水歯磨きを使用する． 　④便秘傾向になった場合には，腹部マッサージ，温罨法，水分摂取，緩下剤の使用など，努責をかけずに排便できるようにする． 　⑤粘膜損傷を防ぐために坐薬などの使用はできるかぎり避ける． 　⑥IVHの固定に用いる絆創膏は皮膚への刺激の少ないものを用いる． 　⑦医療行為による出血を避ける． 　　・血圧測定時のマンシェットの圧迫，採血時の駆血帯の圧迫は最小限とする． 　　・採血，静脈内注射は細い針を使用し，確実に圧迫止血する．静脈穿刺後は5分以上，動脈穿刺後は10分以上を目安とする． (2)全身倦怠感，めまい，ふらつきなどの症状が強い場合には，トイレ歩行などを見守り，介助する． (3)環境の整備 　①病室内の環境を整備し，つまずいて転倒することがないようにする． 　②ベッド柵など打撲しやすい場所はタオルや	▶出血傾向のある患者は，わずかな刺激によっても出血する危険性がある．個々の患者の生活で出血の要因となるものを把握し対策を考える． ▶排便時の肛門部の損傷は出血や感染にもつながるため，排便コントロールをはかる． ▶完全に止血してからベッドサイドを離れる． ▶転倒や打撲などの危険が予測されるものは，あらかじめ除去しておく．

対　策	根拠および留意点
スポンジなどで保護する． 　③口腔・鼻腔内の乾燥による出血を予防するため，湿度は一定に保つ． 　④滑り止めがついた履物を勧める． (4)早期発見，対処のための援助 　①患者の手が届きやすい場所にナースコールを置く． 　②外傷時，出血時はすみやかに対処し止血する．鼻出血・口腔内出血の止血物品をベッドサイドに設置しておく． (5)輸血 　①医師の指示のもと血小板・赤血球輸血を実施する． **EP** (1)外傷による出血の危険性を血液検査データと合わせて説明する． (2)外傷や出血を早期に発見する重要性を説明し，観察方法，連絡方法を指導する． (3)外傷や出血の防止法を患者の生活行動に応じて指導する． 　①ベッドから起き上がる際にめまいなどがあった場合は，1人で歩行することは危険なため，ナースコールで連絡するように説明する． 　②物にぶつからないようにゆっくり行動することを説明する． 　③清拭時は柔らかいタオルを用い，身体を強く拭かないように説明する． 　④歯肉出血を避けるため，軟らかい歯ブラシを使用する．血小板数が5万/μL以下では，歯ブラシを使用せず綿棒や水歯磨きを用いることを説明する．	 ▶外傷や出血は患者の生命の危険につながるため，患者自身が生活のなかで損傷を起こさないように注意する．

看護診断	目標とする患者の状態
#3　化学療法後の骨髄抑制に伴う全身倦怠感に関連した消耗性疲労	●全身倦怠感が少ないときに活動できる． ●全身倦怠感によるつらい感情を表出できる．

対　策	根拠および留意点
DP (1) 消耗性疲労の程度についてアセスメントする． 　①全身倦怠感に関連する訴え 　②姿勢，動作 　③ADL 　④1日の過ごし方と全身倦怠感の関係 　　・全身倦怠感の強いときはいつか，比較的軽いときはいつか． 　　・活動後，全身倦怠感の増強があるか． (2) **消耗性疲労の要因についてアセスメントする．** 　①貧血の程度 　　・血液検査データ(Hb，RBC) 　　・ふらつき，めまいなどの自覚症状 　　・顔色 　　・活動時の動悸，息苦しさ 　②身体的苦痛 　　・口内炎の痛み 　　・肛門痛 　③栄養状態 　　・栄養状態データ(TP，Alb) 　　・摂取エネルギー(IVH，経口摂取) 　④精神状態 　　・睡眠状態 　　・不安言動	▶患者が感じる消耗性疲労の原因は，疾患や治療による身体的影響のみでなく，精神状態や栄養状態など多岐にわたる．患者の訴え，精神状態，検査データなどと合わせ客観的にアセスメントする．
TP (1) **全身倦怠感が増強しないための援助** 　①ADLについて患者と相談し，保清の援助などは全身倦怠感が強くないときに実施する． 　②全身倦怠感が強い場合は，必要に応じてADLを介助する． 　③ADLなどの活動後は休息時間をつくる． 　④ADL(清拭，更衣など)は患者のペースに合わせて行う． (2) **消耗性疲労の要因を軽減するための援助** 　①貧血症状が強い場合は安静を保持し，安楽物品を使用して体位を工夫する． 　②身体的苦痛の軽減	▶貧血時は組織の酸素需要が高まるため，必要以上の体動は心臓への負担が大きく，全身倦怠感も増強する．患者の症状に応じて移動，ADLを介助していく． ▶援助する側のペースが患者の全身倦怠感が増強する要因となる．患者のペースに合わせて行う．

対　策	根拠および留意点
・口内炎：口腔内の保清に関しては#1 TP (2)参照．疼痛がひどい場合は，医師に塩酸リドカインなどの使用を相談する． ・肛門部の損傷：肛門部の保清に関しては#1 TP (2)参照 ③栄養状態の管理：#1 TP (3)参照 ④精神的支援 　・患者の訴えを傾聴する． 　・共感的姿勢でかかわる． 　・家族が十分に面会できるように配慮する． **EP** (1)全身倦怠感の原因や症状が継続する理由，改善する時期について説明する． (2)全身倦怠感が1日のうちで変化する場合は，できるかぎり全身倦怠感が少ないときにADLを実施するように指導する． (3)活動後は休息をとること，自覚症状があるときは転倒などの事故の危険性があるため，無理をせず支援を求めることを説明する． (4)家族には，現状を説明し，訴えを聴くことも全身倦怠感の軽減方法の1つになることを話す．	▶患者の自尊心を尊重し，1日の過ごし方をともに考え，ADLが行えるようにする． ▶患者によっては，自覚症状があっても無理をしてしまう場合がある．無理な行動は全身倦怠感を増強し，体力消耗のみでなく，転倒やふらつきによる打撲などの事故につながることを十分に説明する． ▶家族の精神的な支えは全身倦怠感の軽減につながる．

慢性期

悪性リンパ腫患者の看護過程の展開

> **BASIS**
> 患者：64歳，男性
> 患者の状況：悪性リンパ腫（非ホジキンリンパ腫：びまん性大細胞型B細胞性リンパ腫）が再発したため，維持療法（化学療法）実施目的で入院

悪性リンパ腫患者の理解に必要な情報

パターン	必要な情報項目	患者情報	アセスメントの視点	アセスメント
健康知覚-健康管理	・指示された治療，日常生活上の注意 ・知的・情緒的準備状態 ・生活習慣	・1年前に悪性リンパ腫と診断され，R（リツキシマブ）-CHOP（シクロホスファミド＋塩酸アドリアマイシン＋硫酸ビンクリスチン＋プレドニゾロン）療法を施行．1コース3週として8コース実施し，寛解した． ・退院時に感染予防策を指導したが，ほとんど実施していなかった．前回入院中に実施していた対策を確認すると「そんなことをしていたね」という反応であった．「やろうと思っていたが，かぜもひかなかったし，かまわないと思った．今回は薬が増えるので，やらなくてはいけないね．前回入院中に実施していたことは忘れてしまったので，また教えてほしい」と言っている． ・再発したため，薬物を増量してR-CHOP療法	・疾患や治療をどのように認識しているか． ・自己管理能力はどの程度か．	疾患を認識し，治療の必要性について納得しているようである． 　化学療法では副作用が重症化しないためのセルフケアが重要である．患者は理解力があり，前回の入院時には，指導されたことは実施できていた．しかし，退院後は継続して実施できず，対策方法についても忘れてしまっている． 　患者が副作用に対して適切なセルフケア行動がとれるように不足している知識を補い，セルフケア能力が高まるように支援する． # 化学療法に伴う副作用対策の知識不足に関連した非効果的治療計画管理

パターン	必要な情報項目	患者情報	アセスメントの視点	アセスメント
		再開となり入院する．自覚症状なし ・疾患について「再発の可能性があることは聞いていた．何も症状がないので再発した実感はないが，病気はきちんと治したい．薬を増量するということで副作用が心配」と言っている． ・回転寿司店経営．10〜22時ころまで寿司を握っている． ・食事は3回/日，時間は不規則，自分でつくったり妻がつくったりする．		
栄養-代謝	・身長，体重，BMI ・食事摂取量 ・栄養状態データ ・感染徴候	・身長168cm，体重72kg，体重減少なし，BMI 25.5 ・食欲減退はとくにない．食事は不規則だが3食とっている．職業上，寿司を食べることが多い． ・TP 7.2g/dL，Alb 4.5g/dL，WBC 7,500/μL，好中球3,300/μL，RBC 456万/μL，Hb 14.5g/dL，Ht 43.5%，PLT 25.5万/μL，CRP 0.2mg/dL ・発熱，かぜ症状，口内炎，う歯・歯周病症状，下痢などの徴候はみられない． ・感染予防策は実施していない． ・部分床義歯装着	・栄養状態は低下していないか． ・感染徴候はないか．	食欲減退はなく，検査データから栄養状態に問題はないと思われる．今後，化学療法開始によって副作用として悪心・嘔吐が出現し，食事摂取量が低下するおそれがある．嘔吐を繰り返すと，水分出納や電解質に異常をきたす危険性がある． 　現在，口腔内に問題はないようであるが，化学療法により口内炎，味覚異常が生じる危険性がある．プレドニゾロンの内服や義歯の使用により口内炎が生じやすくなる．口内炎や味覚異常は食事摂取量に影響し，摂取量の低下は栄養状態と抵抗力をともに低下させる．制吐薬で悪心・嘔吐の予防に努めるとともに，嘔

パターン	必要な情報項目	患者情報	アセスメントの視点	アセスメント
				吐に対する不安を軽減する．必要であれば医師から抗不安薬投与の指示を得る．口腔ケアとしてブラッシングを指導し，口腔内の保清に努め，歯科と連携をとって口腔ケアを行う． 　味覚異常に対しては栄養部と連携をとり，患者の好みを取り入れながら摂取できるようにする． 　現在，発熱，感染徴候はなく，白血球数や好中球数などからも易感染状態ではない．しかし，治療開始とともに，骨髄抑制のため易感染状態となりやすい．感染予防策を徹底して実施できるように援助する． 　感染予防策は，セルフケア行動として重要である．パターン"健康知覚-健康管理"で展開する．
排泄	・排尿状態 ・排便状態	・排尿7〜8回/日(うち夜間1回)．排尿障害なし．清澄尿．混濁・血尿なし ・排便1回/日，普通便．便秘，下痢なし．痔なし	・排尿状態に変調はないか． ・排便状態に変調はないか．	シクロホスファミドの副作用に出血性膀胱炎がある．現在，排尿障害，膀胱炎の症状はみられないが，膀胱炎を起こすと頻尿，排尿痛，残尿感などの排尿障害をきたしやすい．治療開始後より飲水を促し，陰部の保清に努める． 　硫酸ビンクリスチンの副作用に，腸蠕動の抑制がある．現在便秘はないが，治療によって食事摂取量や活動量が低下すると便秘のリスクは高まる．

パターン	必要な情報項目	患者情報	アセスメントの視点	アセスメント
				便秘は硫酸ビンクリスチン投与後早期に出現するので,治療開始直後より水分摂取,運動を促す.排便状態を観察し,便秘になったら早めに緩下剤を使用する.
活動-運動	・呼吸器系 ・循環器系 ・検査データ ・ADLの状態	・R 18回/分, 呼吸困難なし ・BP 138/72mmHg, P 64回/分(不整脈なし).心電図異常なし ・BUN 14.4 mg/dL, Cr 0.88mg/dL, LDH 390IU/L, AST 20IU/L, ALT 7 IU/L, γ-GTP 19IU/L ・ADLは自立している.	・化学療法による副作用のリスクはどの程度か.ADLへの影響はどの程度か.	検査データから腎機能・肝機能に問題はない.抗がん薬は薬物代謝や排泄に影響し,副作用として腎機能・肝機能が低下するため,検査データと水分出納量を観察する. 　また,化学療法は骨髄抑制を起こす.血小板数減少により出血傾向になる危険性があるため,血小板値に注意する.出血傾向時には採血や点滴後の確実な止血,転倒や打撲の予防,口腔ケア時の口腔粘膜損傷に注意する. 　現在ADLは自立しており問題はない.化学療法が開始されると,点滴による拘束感や副作用の出現により活動量低下が予測される.副作用を予防・低減するとともに点滴の確実な固定・投与に努める.また,点滴を実施しない時間帯に活動を促す.
睡眠-休息	・睡眠状態	・就寝0時,起床7時.睡眠障害なし	・睡眠状態に変調はないか.	プレドニゾロンには睡眠障害の副作用がある.現在,睡眠状態に問題はないが,今後出現する可能性があるので,睡眠状態を観察し,眠れないよ

パターン	必要な情報項目	患者情報	アセスメントの視点	アセスメント
				うであれば医師より睡眠薬使用の指示を受ける.
認知-知覚	・意識状態, 見当識, 記憶, 感覚, 理解力 ・自己管理に対する認識	・意識障害, 見当識障害, 感覚障害なし ・退院時に指導された感染症予防策はほとんど実施できていなかった.「やろうと思っていたが, かぜもひかなかったし, 構わないと思った. 今回は薬が増えるので, やらなくてはいけないね. 前回入院中に実施していたことは忘れてしまったので, また教えてほしい」と言っている.	・認知機能, 知覚機能に障害はないか. ・安楽が障害されていないか.	認知機能, 知覚機能に問題はない. 説明すれば理解でき行動につなげることができるので, セルフケア行動がとれるように指導する. 前回の入院から1年経過し, 忘れてしまっていることが多い. 退院後の生活に活用できるようなパンフレットの作成を検討する. 　現在は疾患による症状はなく, 安楽は障害されていない. 　化学療法により, 悪心・嘔吐, 頭痛, 発熱, 瘙痒感などさまざまな副作用の出現が予測される. 副作用症状を観察し, 患者の安楽が障害されていないか注意する.
自己知覚-自己概念	・患者自身についての知覚	・疾患について「再発の可能性があることは聞いていた. 何も症状がないので再発した実感はないが, 病気はきちんと治したい. 薬を増量するということで副作用が心配」と言っている. ・前回の治療時に脱毛があった.「仕事中は帽子をかぶっているので目立たないが, なじみの客からは髪の毛をどうしたのかと聞かれて困った. やっと生えそろったのに, また抜け	・自己概念の変調はないか.	疾患, 治療について理解, 納得している. しかし, 今回は再発で薬物を増量する予定であり, そのことに不安を感じていると考えられる. 自己概念が変調している徴候はなく, いますぐに看護介入するような状態ではないが, 患者が思いを表出できるようにかかわり, 不安の軽減に努める. 　化学療法の副作用に脱毛がある. 脱毛は可逆的であるが, 患者は客商売をしており外観が気になるようで, ボディイメー

パターン	必要な情報項目	患者情報	アセスメントの視点	アセスメント
		てしまうのか」と言っている.		ジが障害されないように注意する.頭皮や髪の保清に努めるとともに刺激の少ないシャンプーを使用し,ブラシは強くあてないように指導する.また,抜け毛が不快に感じないように粘着テープなどで頻回に清掃し,帽子やバンダナなどの使用を勧める.
役割-関係	・社会的地位・役割 ・経済状態 ・家族,支援者 ・キーパーソン	・回転寿司店経営.10〜22時ころまで寿司を握っている. ・「前回入院時と同様に臨時アルバイトを雇った.経済的に豊かではないが,がん保険もあるのでなんとかやっていけると思う.前回入院時になんとかなったので大丈夫だろう.しかし,前回は退院後しばらくは食欲がなく,身体がだるくて働くことができなかった.薬も増えるようなので働けない期間が長くなるとたいへんだ」と言っている. ・妻(64歳)と2人暮らし.長男(38歳)家族が近くに住んでいる.妻,長男は回転寿司店で働いている. ・キーパーソンは妻.1回/日は面会に来る.	・仕事上の役割に影響がないか. ・家族の役割に影響がないか.	入院経験もあり「大丈夫」という見通しがあるように思われる.経済的な不安は全くないわけではないが,副作用の症状を観察し,最小限に抑えられるように努める. 　家族関係は良好なようである.仕事をしながら面会に来る妻の負担とならないように,妻の身体・精神状態にも注意する. 　患者の副作用に対するセルフケア行動確立に向け,家族の協力が得られるように情報を提供していく.
性-生殖	・性的問題,性障害	・性的な問題,性障害に関する訴えなし	・性,生殖機能の変調はないか.	健康障害による性的な問題は生じていないと思われる.

パターン	必要な情報項目	患者情報	アセスメントの視点	アセスメント
コーピング-ストレス耐性	・ストレスへの反応	・疾患について「何も症状がないので再発した実感はないが，病気はきちんと治したい．薬を増量するということで副作用が心配」「病気のことについては，妻によくぐちをこぼしますが，妻は何も言わず聞いてくれるので助かります」と言っている．	・ストレスに対する反応，対処はどうか．	疾患や治療に伴う副作用は患者のストレスとなっているようであるが，妻に話すなどで感情を表現し，妻もそれを受けとめている．妻とコミュニケーションを十分にとれるように配慮する．また，患者が思いを表出できるようにかかわっていく．
価値-信念	・信仰の有無 ・重要視する価値	・信仰している宗教はとくにない．	・治療に影響を及ぼす価値観はないか．	現在，とくに治療に影響を及ぼすような価値観の問題はみられない．

看護診断リスト

看護診断名	パターン	診断・優先の根拠
#1　化学療法に伴う副作用対策の知識不足に関連した非効果的治療計画管理	健康知覚-健康管理	化学療法の副作用を重症化させないためにはセルフケア行動が必要になる．患者は理解力はあるので，不足している知識を補い，実施を促すことでセルフケア行動がとれると判断し，**最優先**とする．

看護計画

看護診断	目標とする患者の状態
#1　化学療法に伴う副作用対策の知識不足に関連した非効果的治療計画管理	●定期的に指示薬を内服することができる． ●感染予防行動がとれる． ●副作用の症状を観察できる．

対　策	根拠および留意点
DP (1)副作用に対するセルフケア行動についてアセスメントする． 　①感染症 　　・検査データ，症状の観察	▶患者自身が副作用に主体的に取り組むことは，治療に参加していることを実感でき，意欲の向上につながると思われる．

対　策	根拠および留意点
・予防行動：含嗽，口腔ケア，手洗い，身体の保清，衣類の交換，室内環境の保清，外出時のマスク着用，白血球数減少時の対策 ②便秘 　・排便状態，腹部状態の観察 　・予防行動：飲水，腹部マッサージ，運動，排便習慣の確立，腰背部温罨法，緩下剤の使用 　・腹部X線所見 ③内服薬：薬物名，用法，用量，作用，副作用 (2)副作用に対するセルフケア行動を妨げる原因・誘因についてアセスメントする． 　①知識不足 　②誤った解釈，知識 　③過剰な自信，慣れ 　④不安，意欲の低下	▶自覚症状がないと，「これぐらいは大丈夫だろう」「やってもやらなくても変わりはないだろう」などと自己判断して，自己管理が不十分になることが多い．また，必要だとわかっていても面倒になってしまい，行動に移せない場合もある．まず，患者の思いを十分に聴く必要がある．
TP (1)効果的な指導を行うための援助 　①ビデオ，パンフレットを活用する． 　②指導はできるかぎり妻と一緒に行う． 　③医療チームの連携をはかる． 　　・治療方針，検査結果についての患者への説明は担当医師へ依頼する． 　　・薬物についての患者への説明は薬剤師に依頼する． (2)副作用に対するセルフケア行動を妨げる原因・誘因に対する援助 　①患者の知識を確認しながら指導する． 　②患者の考えを頭から否定せず，傾聴的態度で接する． 　③悩み，不安，心配を表現できるように指導は個室で行う． 　④患者が努力していること，できていることを認める肯定的な発言をする． 　⑤患者が問題としていることと，看護師が問題としていることが一致しない場合，患者の問題を優先する．ただし，感染症などの重篤な副作用に関しては，患者が理解できるように繰り返し説明し理解してもらう．	▶説明は聞いただけではすぐに忘れてしまうので，パンフレットなどを活用する． ▶患者は，疾患，化学療法，予後に不安をいだいていると思われる．不安はないか常に観察し，不安の軽減に努めながら指導を進める．

対　策	根拠および留意点
EP (1)感染症の症状と対策について説明する． 　①症状：口腔粘膜，上気道感染，尿路感染 　②含嗽：頻回に行う．とくに起床時，就寝時，外出後は必ず実施する． 　③口腔ケア 　　・毎食後，歯磨きをする． 　　・軟らかい歯ブラシを使用し，強くこすらない． 　　・歯間ブラシ，糸ようじを使用し，汚れを取り除く． 　④流水と石けんによる手洗いを頻回に行う． 　　・石けんはポンプ式のものを使用する． 　　・両手全体を洗い，十分にすすぐ． 　　・洗浄後はハンドクリームを塗る． 　⑤陰部ケア 　　・毎日入浴時に外尿道口周囲を石けんでていねいに洗う． 　　・排便後は温水洗浄便座で洗浄する． 　⑥皮膚のケア 　　・入院中も毎日入浴する．ただし，発熱時，白血球数減少時は中止する． 　　・石けん，シャンプーは刺激の少ないものを使用する． 　　・頭皮を洗うときは爪を立てない． 　　・整髪料の使用は控える． 　　・皮膚にかゆみがあるときは爪を立てて引っ掻かないようにする． 　　・入浴後はボディ用保湿クリームを塗布する． 　⑦衣類 　　・下着は綿製品を着用し，毎日交換する． 　⑧室内環境の保清 　　・入院中はベッドとその周囲，床を毎日清掃する．退院後も，毎日清掃する． 　　・入院中はシーツを定期的に1回/週交換する．退院後もシーツは，1回/週交換するように指導する． 　⑨外出時はマスクを着用する． 　⑩白血球数減少時の対策 　　・食事は火を通して摂取し，なま野菜，なま肉，なま魚，果物を控える．	▶外傷は病原菌の侵入経路を増やすため，外傷の予防に努める． ▶口腔ケアはう歯や歯周病の予防のために必要である．しかし，ケアの際に歯肉を損傷すると感染症を起こしやすくなるため注意する． ▶固形石けんは細菌が繁殖し，汚染する可能性があるので，ポンプ式の液体石けんを使用する．液体石けんのつぎ足しはせず，なくなったら新しいものと交換する． ▶皮膚の乾燥，摩擦による損傷を防ぐ． ▶白血球数減少時は，食中毒による急性胃腸炎を生じやすいので，食事に注意する．

対　策	根拠および留意点
・野菜は流水下でよく洗う． ・賞味期限を守る． ・食材の保管は注意事項を守る． ・ペットボトルなどの飲料水は開栓当日のうちに飲みきる．開栓後24時間を経過したものは捨てる． ・果物を食べたいときは缶詰を利用する． (2)便秘の症状と対策について説明する． 　①症状：排便状態，腹部状態 　②飲水量が少ないと便が硬くなるので，1,000mL/日を目安に飲水する． 　③大腸の走行に沿って「の」の字マッサージを行う． 　④散歩などの適度な運動を行う． 　⑤毎日同じ時間にトイレへ行き，排便習慣を確立する． 　⑥ディスポーザブルカイロなどで腰背部に温罨法を行う． 　⑦2日間排便がなければ緩下剤を使用する． (3)内服薬について説明する． 　①イブプロフェン：解熱・鎮痛・抗炎症作用薬．リツキシマブ点滴によるアレルギー症状を抑える．点滴前に内服する．副作用は，消化性潰瘍，肝障害，頭痛，めまいなど 　②抗ヒスタミン薬：リツキシマブ点滴による皮膚などのアレルギー症状を抑える．点滴前に内服する．副作用は，眠気，頭痛，口渇，胸やけなど 　③副腎皮質ステロイド薬：症状によって，用法・用量の変更があるので間違えないように注意する．副作用は，消化性潰瘍，中心性肥満，満月様顔貌，多毛，感染症，睡眠障害など (4)点滴薬の作用，副作用について説明する． 　①リツキシマブ：抗がん薬．副作用は，発熱，悪寒，頭痛，発疹，瘙痒感，咽頭炎，咳嗽，悪心・嘔吐など 　②シクロホスファミド：抗がん薬．副作用は，脱毛，頭痛，めまい，骨髄抑制，出血性膀胱炎，イレウス，肝障害など 　③塩酸ドキソルビシン：抗がん薬．副作用は，悪心・嘔吐，口内炎，脱毛，全身倦怠感，	▶ためた水ではなく，流水下で洗うことで，ゴミ，虫の卵などを洗い流すことができる． ▶緩下剤の効果には個人差があるため，慎重に使用する．腹痛や下痢を起こして苦痛とならないようにする． ▶内服薬を点滴(抗がん薬)との関連性をもって理解してもらうため，点滴薬についても説明する．点滴薬の投与時間を前もって説明しておくと，拘束感の軽減につながる．

対　策	根拠および留意点
頭痛，骨髄抑制，不整脈，胸痛，肝障害，腎障害など ④硫酸ビンクリスチン：抗がん薬．副作用は，骨髄抑制，便秘，悪心・嘔吐，脱毛，末梢神経障害，消化管出血，肝障害など ⑤塩酸グラニセトロン：制吐薬．抗がん薬を投与する前に点滴	

回復期

再生不良性貧血患者の看護過程の展開

BASIS

患者：35歳，女性
患者の状況：再生不良性貧血．シクロスポリンを併用した抗胸腺細胞グロブリン（ATG）療法終了後20日目

再生不良性貧血患者の理解に必要な情報

パターン	必要な情報項目	患者情報	アセスメントの視点	アセスメント
健康知覚-健康管理	・健康状態の認識 ・指示された治療，日常生活上の注意 ・身体的管理能力 ・知的・情緒的準備状態 ・家族，支援者 ・社会的背景 ・性格特性	・半年前から労作時に息切れ，ときどき皮下出血もあったが放置していた．症状が改善しないため長期休暇を機に受診したところ，汎血球減少を指摘され，骨髄生検などの結果より重度の再生不良性貧血と診断され入院となる． ・入院時に医師から「検査の結果，重度の再生不良性貧血であり，治療には骨髄移植と免疫抑制療法があるが，血縁者に骨髄移植適合者がいないため免疫抑制療法を実施する」と説明され同意した． ・ATG療法終了直後〜2週間は一時的に血球が減少し，感染や出血の危険性が高く，血清病が生じやすいこと，その予防として副腎皮質ステロイド薬を使用することを説明され理解している． ・治療開始時に安静，感	・患者は疾患，治療をどのように認識しているか． ・汎血球減少による貧血，出血傾向，易感染性を理解し，セルフコントロールができるか． ・どのような援助が必要か．	患者は疾患，治療に関して，書籍やインターネットで学習するなど疾患に対する認識は十分あると考えられる． 　治療のリスクや副作用について理解し，易感染状態に対する感染予防行動がとれている．しかし，トイレ歩行時にふらつきがあっても介助を断る姿がみられる．これは患者自身が「他人に依存せず自力でなんでも行うタイプ」と言っていることや，いままで1人で生計を立て，暮らしてきた自立心が強い性格であるためと考えられる． 　ATG療法によって造血機能（赤血球数，白血球数，血小板数）が完全に回復することはまれで，ほとんどの場合ある程度の汎血球減少は残るといわれている．今後赤血球数減少に伴う貧血，白血球数減少に伴う易感染状態，血小板数減少に伴う

パターン	必要な情報項目	患者情報	アセスメントの視点	アセスメント
		染予防について説明され，含嗽や出血に注意した歯磨きが実施できている． ・トイレ歩行時に「頭がくらくらして足に力の入らない感じがある」と訴え，ふらつきがみられることがある．歩行介助の説明をすると「1人で大丈夫」と断ることがたびたびある．治療効果は治療後3〜4か月して現れること，ATG療法によって造血機能が完全に回復することはまれで，ある程度の汎血球減少は残ることを説明され理解している． ・ATG療法終了後20日目，汎血球減少は続いている． ・入院後，再生不良性貧血に関する書籍やインターネットなどを活用して学習している．また治療予定や検査データをPCに入力し，まとめている． ・入院時に「難病と言われて頭が真っ白になった」と困惑している様子がみられた．治療開始後「治療にはどのくらい時間がかかるのか」「治療の効果は本当にあるのか」などの質問がある． ・両親，兄は遠方在住で，頻繁な面会は得られない．会社の同僚の面会		出血傾向が継続する危険性がある．患者は無理をする可能性があるため，入院生活だけでなく家庭や社会生活上での感染予防・外傷予防の必要性を十分認識でき，予防行動が具体的にとれるように支援する． #　疾患，ATG療法終了後の汎血球減少に伴う感染予防・外傷予防の具体的行動の知識不足，無理をする傾向に関連した非効果的治療計画管理

パターン	必要な情報項目	患者情報	アセスメントの視点	アセスメント
		と協力は得られる. ・旅行会社勤務.ツアーコンダクター(旅程管理主任者)をしている.明朗快活で「がんばればなんとかなる」と思う性格,「他人に依存せず自力でなんでも行うタイプ」(患者の言)		
栄養-代謝	・身長,体重,BMI ・入院中の食事内容・摂取量 ・水分摂取量 ・口腔粘膜 ・皮膚の状態 ・栄養状態データ ・治療内容	・身長163cm,体重52kg,BMI 19.6 ・ATG療法終了後1週間は悪心があり,食事がほとんど摂取できず中心静脈栄養を施行.好中球数が500/μL以下のときは生もの禁止.現在は常食(2,000kcal/日)を8割程度摂取 ・水分摂取量1,500mL/日程度 ・口腔粘膜は適度に湿潤している.口腔粘膜からの出血,口内炎なし ・全身の皮膚の乾燥なし ・入院時検査データ:TP 5.8g/dL, Alb 3.2g/dL, Hb 6.0g/dL(網赤血球18,000/μL), WBC 1,200/μL, PLT 2万/μL ・ATG療法2日目検査データ:Hb 7.0g/dL, WBC 140/μL, 好中球5%, PLT 1.7万/μL ・現在(ATG療法終了後20日目)の検査データ:TP 6.5g/dL, Alb 3.2g/dL, Hb 7.0〜8.0g/dL, WBC 2,000〜2,200/μL, 好中球40%, PLT	・感染のリスク因子はあるか. ・皮膚・粘膜の状態はどうか.	血液検査データは入院時より改善したが,ひきつづき汎血球減少がみられる.再生不良性貧血に行うATG療法は,治療3〜4か月後に効果が現れることが一般的であるためと考えられる. 　今後血球成分の回復する時期に入るが,ATG療法によって造血機能が完全に回復することはまれで,ほとんどの場合,ある程度の汎血球減少が残ると考えられ,白血球数減少による抵抗力の減弱,易感染状態が長期にわたり継続する危険性がある. 　また,副腎皮質ステロイド薬の使用で高血糖になるリスクがあり,血糖値によりインスリン投与などが行われていたが,現在,副腎皮質ステロイド薬が中止され,これによる易感染状態への影響は少ないと考える. 　感染予防の援助を継続するとともに,退院後も患者自身が感染予防行動をとれるように援助する. 　入院時の栄養状態は不

パターン	必要な情報項目	患者情報	アセスメントの視点	アセスメント
		6万～8万/μL，空腹時血糖118mg/dL（血糖に対してスライディングスケールあり，高血糖の場合は速効性インスリン使用） ・ATG療法終了後3日目までは37.5～38.5℃と発熱がみられたが，その後発熱はない． ・ATG療法（入院後1週間目より5日間実施）にシクロスポリンを併用，副腎皮質ステロイド薬服用．副腎皮質ステロイド薬は3週間服用し，減量・中止となった．		良であったが，現在は食事摂取量も安定し，改善がみられている．今後もバランスのとれた栄養を摂取し抵抗力をつけていく必要がある． 　血小板数減少に伴う出血傾向が継続する危険性がある．現在皮膚粘膜の損傷はみられないが，患者自身が予防行動をとれるように支援する． 　感染予防・外傷予防の援助はパターン"健康知覚-健康管理"で展開する．
排泄	・排尿状態 ・排便状態 ・排便障害への対策 ・排便の支障因子の有無	・排尿はとくに問題なし ・入院前は1回/2～3日で便秘傾向あり，入院後も同様 ・入院前，2日間排便がない場合は市販の緩下剤を使用していた． ・入院後，便秘時にセンノシド（プルゼニド）1錠服用 ・再生不良性貧血，ATG療法後の汎血球減少がある． ・痔核なし	・排便コントロールの状態やそれによる影響はあるか．	現在，排便コントロール状態は緩下剤の使用により問題ない． 　汎血球減少による易感染状態，出血傾向があることから，肛門粘膜の損傷を予防するために排便コントロールは重要である．観察するとともに，患者自身の認識を高めていく必要がある．パターン"健康知覚-健康管理"で展開する．
活動-運動	・ADLの状態 ・呼吸器系 ・循環器系 ・検査データ ・治療・処置	・ATG療法終了後1週間はトイレ歩行のみ許可されベッド上安静が必要だったが，現在安静に制限はない． ・全身倦怠感がある．トイレ歩行時に「頭がくらくらして足に力の入	・疾患，治療による活動や循環器系への影響はあるか．	入院時の汎血球減少は，なんらかの原因により，T細胞（リンパ球の一種）が造血幹細胞を攻撃し造血幹細胞が減少したものと考えられる．現在は入院時より改善したもののひきつづき汎血球減少が

パターン	必要な情報項目	患者情報	アセスメントの視点	アセスメント
		らない感じがある」と訴えてる．歩行介助は「1人で大丈夫」と断ることがたびたびある． ・R 20回/分，現在ADL上での呼吸困難なし．経皮的動脈血酸素飽和度(SpO_2) 96〜98％ ・P 80〜90回/分(不整脈なし)．BP 100〜110/60〜70 mmHg ・腎機能検査データ：BUN 18mg/dL，Cr 0.8mg/dL ・四肢冷感軽度あり ・入院時検査データ：Hb 6.0g/dL(網赤血球18,000/μL)，WBC 1,200/μL，PLT 2万/μL ・ATG療法2日目検査データ：Hb 7.0g/dL，WBC 140/μL，好中球5％，PLT 1.7万/μL ・現在(ATG療法終了後20日目)の検査データ：TP 6.5g/dL，Alb 3.2g/dL，Hb 7.0〜8.0g/dL，WBC 2,000〜2,200/μL，好中球40％，PLT 6万〜8万/μL，多少の変動あり ・ATG療法(入院後1週間目より5日間実施)にシクロスポリンを併用，副腎皮質ステロイド薬服用．副腎皮質ステロイド薬は3週間服用し，減量・中止となった．貧血に対しては白血球除去赤血球輸血，血小板数減少に対して		みられる．これはATG療法の効果が治療3〜4か月後に現れることが一般的であるためと考えられる．今後，血球成分が回復する時期に入るが，ATG療法によって造血機能が完全に回復することはまれで，ほとんどの場合，ある程度の汎血球減少は残る．したがって，貧血の程度に合わせたADLを行う． 　患者は，トイレ歩行時にふらつきがみられるが介助を断るなど，自力で行おうとするタイプである．現在血小板数が6万〜8万/μLで，容易に出血する状況ではないが，打撲や外傷により出血をきたしやすく，出血が容易に止まらない危険性がある．観察を続けるとともに，患者自身が予防行動をとれるように援助する必要がある．パターン"健康知覚-健康管理"で展開する． 　ATGは，ヒトリンパ球やヒトリンパ球細胞株をウマあるいはウサギに免疫して得られた抗体で，異種タンパクである．そのため，ATG療法ではアレルギーや血清病などの副作用が現れることがあり，即時型アレルギーは投与開始から1〜2日目，血清病は投与後1〜2週間後に起こる危険性がある．現在治療後約3週間

回復期・再生不良性貧血

パターン	必要な情報項目	患者情報	アセスメントの視点	アセスメント
		は血小板輸血を実施. 現在データ上は安定しており, 輸血を実施していない.		が経ったため, それらが発生するリスクは少ないと考えられる. 　シクロスポリンを併用している. 副作用として腎機能障害の危険性があるが現在はみられず, 経過を観察していく.
睡眠-休息	・睡眠状態 ・睡眠を妨げる要因	・入院前は4〜5時間/日の睡眠. 「入院後のほうが全身倦怠感があり, 生活も規則的なのでよく眠れる」と言っている. ・初めての入院. 仕事のことが気がかりである. ・再生不良性貧血, ATG療法による汎血球減少により全身倦怠感がある.	・睡眠状態に支障はないか.	睡眠状態は, 入院前に比べて入院後のほうがよい様子である. 疾患に伴う汎血球減少により全身倦怠感があるため, 活動に対する耐性が低下している. 効果的な休息がとれるように援助する.
認知-知覚	・身体的苦痛の有無 ・疾患, 検査, 治療に対する自覚, 認識	・ATG療法終了直後は発熱, 発疹などがみられ苦痛があったが, 副腎皮質ステロイド薬の使用により軽減された. 現在身体的苦痛はない. 血清病の徴候もない. ・汎血球減少がみられる. ・医師から「治療には骨髄移植と免疫抑制療法があるが, 血縁者に骨髄移植の適合者がいないため免疫抑制療法を実施する」と説明され同意した. ・ATG療法終了直後〜2週間は感染や出血の危険性が高く, 血清病が生じやすいこと, その予防として副腎皮質ス	・疾患に伴う身体的苦痛はあるか. ・疾患, 治療に対する知識はあるか. また理解を阻害する要因はあるか.	ATG療法終了後約3週間が経ち, 汎血球減少に伴う貧血, 出血傾向, 易感染状態はあるが, 身体的苦痛はみられない. しかし, 汎血球減少は今後も継続すると考えられ, 二次的障害に注意する. 　発症後, 書籍やインターネットで学習するなど患者の疾患に対する認識は十分あると考えられる. 患者の疑問にはあいまいな返答ではなく, 医療従事者が統一した説明ができ, 患者が治療を納得して受けられるように支援する.

パターン	必要な情報項目	患者情報	アセスメントの視点	アセスメント
		テロイド薬を使用することを説明され，感染予防行動はとれている． ・治療の効果は治療後3〜4か月して現れることが一般的で，1年以上かかることもあると説明を受けている．また，ATG療法によって造血機能が完全回復することはまれで，ある程度の汎血球減少は残ると説明を受けている． ・再生不良性貧血に関する書籍やインターネットなどを活用して学習している． ・入院時に「難病と言われて頭が真っ白になった」．治療開始後は「治療にはどのくらい時間がかかるのか」「治療の効果は本当にあるのか」などの質問があり，そのつど説明をしている．		
自己知覚-自己概念	・自分についての患者の表現 ・日常生活面の行動 ・心理的・社会的側面	「入院前とは全く違った生活になってしまった」「ATG療法の効果のことは，いまは考えないようにしている」「いまの仕事は辞めなければならなくなるだろう」「いままでがんばりすぎたのかな．でも考えてもしかたない」 ・必要な感染予防行動はとれている．貧血による歩行時のふらつきがみられることがあるが，	・疾患の発症に伴う，自己概念への影響はあるか． ・疾患，治療，予後に対する不安はあるか．	入院時は新しい状況を受け入れることに必死だったと考えられるが，患者の言動から，疾患の発症によって入院前とは生活が大きく変化し，自己概念が揺らいでいる可能性がある． 　ATG療法の効果はすぐには得られず，今後血球成分が回復する時期になるが，検査データは安定しないことが多く，不安感は常にある状態だと考えられる．

回復期・再生不良性貧血

パターン	必要な情報項目	患者情報	アセスメントの視点	アセスメント
		介助に関して「1人で大丈夫」と断ることがたびたびある．会社の同僚には「面会に来てもらってもしかたないから来なくてもいい」と話している． ・家族は遠方在住のため，頻繁な面会は得られない．		家族は遠方在住で面会が頻繁に得られない状況で，会社の同僚の面会にも「来てもらってもしかたないから来なくてもいい」と話すことは孤立感の裏返しとも考えられる．患者の心理状態を十分理解し，共感的姿勢でかかわり支援していく．
役割-関係	・現在の仕事（職位，仕事・経済状態への支障） ・家族，支援者，同居者 ・対人関係	・旅行会社勤務，ツアーコンダクター（旅程管理主任者）をしている．「仕事は厳しいが充実している」「いまの仕事は辞めなければならなくなるだろう」と言っている． ・今回の入院には，両親の経済的な支援がある．難病医療費等助成対象疾病であり，申請中である． ・両親，兄は遠方在住で，頻繁な面会は得られない．会社の同僚の面会や協力は得られる． ・1人暮らし ・医療従事者とは良好なコミュニケーションがはかれている． ・治療効果は治療後3～4か月して現れることが一般的で，1年以上かかることもあると説明を受けている．また，ATG療法による造血機能の完全回復はまれで，ある程度の汎血球減少が残ると説明を受けている．	・入院による経済的問題はないか． ・疾患の発症による役割の変化はあるか． ・入院による家族への影響はあるか．	再生不良性貧血は難病医療費等助成対象疾病であり，両親の支援も受けられることから経済的な問題はないと考えられる． 　患者は仕事に生きがいをもち生活してきたが，再生不良性貧血の発症により，退院後も同じ業務量をこなすことは難しいと考えられる． 　患者なりに仕事について考えている様子だが，頻繁な面会は望めず孤立感をいだきやすい状況にある．共感的姿勢でかかわり，患者自身が今後の社会的役割を見出せるように支援する． 　家族は遠方在住のため頻繁に面会ができず，患者の病状の心配，今後の生活支援の不安などがあると考えられる．家族が面会に来る際には家族の希望に沿う対応ができるように配慮する．

3 血液・造血器疾患

回復期●再生不良性貧血

パターン	必要な情報項目	患者情報	アセスメントの視点	アセスメント
性-生殖	・配偶者(パートナー),子ども ・月経	・未婚,子どもなし ・月経不順なし,不正出血なし ・性に関する訴えはとくにない.	・疾患が患者の性に影響を及ぼす可能性や問題はあるか.	患者は未婚であり,"性-生殖"に関する将来への不安はあると思われるが,現在は身近な身体的問題や仕事の影響などへの不安の訴えが中心である.今後,状態が安定すれば訴えがある可能性もあるが,現在は問題ないと考えられる.
コーピング-ストレス耐性	・通常のストレス対処法 ・現在のストレス要因 ・入院,症状についての心配事	・「厳しい仕事だが,仕事自体がストレス発散にもなっていた」明朗快活で「がんばればなんとかなる」と思う性格,「他人に依存せず自力でなんでも行うタイプ」(患者の言) ・「入院前とは全く違った生活になってしまった」「いまの仕事は辞めなければならなくなるだろう」「いままでがんばりすぎたのかな.でも考えてもしかたない」との発言がある. ・初めての入院 ・「ATG療法の効果のことは,いまは考えないようにしている」.疾患,治療に関する質問は医療従事者に伝えている.	・ストレス要因はあるか. ・治療に影響を及ぼすような対処行動はあるか. ・ストレスの対処ができているか.	突然の発症により入院となり,汎血球減少に伴うADLの制限や他者の介助を要するようになった.また,副作用を伴う治療や治療の効果がすぐには現れないことなど,ストレス要因が多いと思われる. 現在「ATG療法の効果のことは考えないようにしている」「考えてもしかたない」と回避的なコーピングを行い,ストレスを対処していると考えられる.今後の生活に不安をかかえているが,医療従事者に感情を伝えることができているため,患者の訴えを傾聴し,支持的な姿勢で支援する.
価値-信念	・信仰の有無 ・生活上の価値	・信仰している宗教はとくにない. ・「がんばればなんとかなる」と思う性格で,自分のことは自分で決めてきた.	・治療に影響を及ぼすような価値観や信念はあるか.	患者の発言から,自立心が強く前向きな生き方をしてきたことがうかがえる.再生不良性貧血の発症による患者自身のライフスタイルへの影響は大きいと考えられるが,

パターン	必要な情報項目	患者情報	アセスメントの視点	アセスメント
				患者の前向きな姿勢を尊重し，患者が納得した治療が受けられるように支援する．

看護診断リスト

看護診断名	パターン	診断・優先の根拠
#1 疾患，ATG療法終了後の汎血球減少に伴う感染予防・外傷予防の具体的行動の知識不足，無理をする傾向に関連した非効果的治療計画管理	健康知覚-健康管理	ATG療法終了後20日が過ぎ，今後血球成分が回復する時期に入るが，ATG療法による造血機能の完全回復はまれであり，ほとんどの場合，ある程度の汎血球減少は残るといわれている．患者は易感染状態に対する感染予防行動はとれている．しかし，トイレ歩行時のふらつきがあっても介助を断ることがある．これは患者自身が他者に依存せず自力でなんでも行うタイプであり，自立心が強いためと考えられる．そのため無理をする可能性がある．患者が介助の必要性を十分認識でき，入院生活だけでなく家庭や社会生活上で感染予防・外傷予防行動が具体的にとれるように支援する必要があるため，最優先とする．

看護計画

看護診断	目標とする患者の状態
#1 疾患，ATG療法終了後の汎血球減少に伴う感染予防・外傷予防の具体的行動の知識不足，無理をする傾向に関連した非効果的治療計画管理	●感染予防行動について説明ができ，日常生活で実践できる． ●外傷予防行動について説明ができ，日常生活で実践できる． ●症状がみられた際には，無理をせず適切な行動がとれる．

対　策	根拠および留意点
DP (1)疾患，治療による現在の身体状況に対する患者の認識についてアセスメントする． 　①疾患に対する認識 　②治療に対する認識 　③汎血球減少に対する認識	▶ATG療法は，施行後すぐには効果がみられず慢性的な汎血球減少が継続することになる．患者が疾患，治療，現在の汎血球減少の程度をどのように受けとめているかを把握することは，患者のセルフケア行動を支援するうえで重要である．

対　策	根拠および留意点
④汎血球減少による症状や全身への影響（貧血，易感染状態，出血傾向）に対する認識 (2)**感染予防・外傷予防行動についてアセスメントする．** ①感染予防行動に対する患者の認識 ②日常生活における患者の感染予防に関する行動 　・含嗽，手洗い，歯磨き行動 　・病室外でのマスクの着用 　・清拭などの保清行動 　・排泄後の温水洗浄便座の使用 ③外傷予防行動に対する患者の認識 ④日常生活における患者の外傷予防に関する言動 　・臥床の頻度，活動範囲，貧血症状がある場合の患者の言動 　・皮膚・粘膜の観察 　・皮膚・粘膜の保護などの外傷予防行動 　・排便コントロール（飲水の励行，腹部マッサージ，適切な緩下剤の使用） (3)**自己管理行動の阻害要因についてアセスメントする．** ①汎血球減少による症状の悪化 　・貧血：症状の増強（動悸，息切れ，頭痛，めまい，全身倦怠感，立ちくらみ，歩行時のふらつき），検査データ（Hb, RBC減少） 　・易感染状態：検査データ（WBC減少），感染徴候の出現（発熱，上気道感染症状［咽頭痛，鼻汁，咳，痰］，尿路感染症状［頻尿，排尿時痛，尿混濁］，消化器系感染症状［下痢，腹痛］） 　・栄養状態の低下：食事摂取量，検査データ（TP, Alb） ②不安感の増強	▶汎血球減少の程度が強いときは，医療従事者が感染予防，外傷予防に対して援助していたが，回復期においては患者自身がADL上の感染予防・外傷予防行動の必要性を認識し，実際にできることが重要である． ▶Hbの減少は組織への酸素供給不足をまねき，低酸素血症の症状として全身倦怠感，疲労感が生じる．再生不良性貧血患者は慢性的な貧血状態のため，Hbが7g/dL以下でも症状が強く現れない場合がある．また，症状が軽度の場合には過信したり，他者の介助の必要性を感じずに無理をする危険性があるため，患者がどのように対処しているかを把握する． ▶清拭や更衣時は，全身の皮膚を確認できる機会となる．患者自身が観察できているかどうかについても確認する． ▶栄養状態の低下は易感染状態のリスク要因となる． ▶ATG療法は施行3〜4か月後に効果が現れる．そのため，「本当によくなるのだろうか」という不

対　策	根拠および留意点
 TP (1) 疾患，治療による現在の身体状況に対する認識を高めるための援助 　① 疾患，治療を患者がどのように受けとめているか，傾聴的に接し疑問に応じていく． 　② 血液検査の結果がわかりしだい患者に伝える． (2) 感染予防行動，外傷予防行動の実践力を高める援助 　① 感染予防行動 　　・含嗽，手洗い，歯磨きができているか確認し，不十分な場合には指導する． 　　・病室を出る場合はマスクの着用を促す． 　　・毎日清拭するように指導する． 　　・排便後には温水洗浄便座を使用しているか確認し，していない場合には使用して洗浄するように促す． 　② 外傷予防行動 　　・貧血の状態に応じた活動がとれているか確認し，不十分な場合にはそのつど促す． 　　・貧血症状があり歩行介助の必要性を伝えることができた場合は，その対応を支持する． 　　・清拭時，口腔保清時に皮膚・粘膜の観察ができているか確認し，不十分な場合は促す．また，自分で見えない部位については鏡を使用するように促す． 　　・清拭時に身体を強くこすり過ぎないように注意し，定期的な爪切りを促す． 　　・寝衣・肌着はきつすぎず柔らかい素材のものを勧める．足部の損傷予防のために靴下の着用を促す． 　　・ベッドの周辺に転倒や打撲の原因となるような物がないか，患者とともに確認する． 　　・打撲の危険性があるベッド柵などは，患者とともにスポンジやタオルで保護する． 　　・排便がない場合は水分摂取や腹部のマッサージ，腰部温罨法を促す． (3) 自己管理行動の阻害要因を除去する援助	安な状態が継続する．不安な気持ちが患者自身の自己管理行動にも影響を及ぼす可能性がある． ▶ 疾患，治療，現在の身体状況に対する患者の認識が深まることにより，患者が積極的に治療を受けたり，現在の身体状況に必要な行動をとることにつながる． ▶ 感染予防には皮膚・粘膜の清潔が重要である．なかでも不十分な保清による上気道感染や口腔内の炎症は，食事摂取に影響を与え低栄養状態にもつながる． ▶ 血小板数が5万/μL以下では，摩擦による点状出血や歯肉出血を起こしやすい．現在，血小板数が6万〜8万/μLで，異常出血を起こすリスクは低いが，打撲や外傷により出血しやすく，出血が容易に止まらない危険性がある．

対　策	根拠および留意点
①汎血球減少に伴う症状への援助 ・貧血症状がみられる場合は，ADLを援助する． ・感染徴候がみられた場合は，早期に医師に報告し対処する． ・食事摂取量が低下した場合は，患者の嗜好を取り入れられるように栄養部に相談する． ②不安軽減への援助 ・患者の訴えを傾聴し共感的姿勢で支持する． ・感染予防行動，外傷予防行動の実践ができている場合は，病状を患者自身がコントロールできていると評価し支持する． ・疾患，治療，現在の身体状況に対する患者の問いにあいまいな返答をせず，医療従事者で統一した返答をする． ・必要に応じて担当医から説明を受けられるように調整する．	▶貧血症状による歩行時のふらつきは転倒や打撲につながる．患者が自己管理行動をとれないときの支援は，慎重な対応の必要性について，患者自身の認識を深めることにつながる． ▶ATG療法はすぐに効果が得られない．今後血球成分が回復する時期に入るが，検査データは上がったり下がったりを繰り返し，安定しないため，常に不安な状態が続くと思われる．患者の不安を軽減し，自己管理行動に積極的に取り組めるように支援する．
EP (1) 疾患，治療による現在の身体状況に対する認識を高められるように指導する． ①ATG療法終了後の経過 ②汎血球減少の程度（検査データをもとに説明） ③退院後の定期受診の必要性 (2) 感染予防行動，外傷予防行動の理解を高められるように指導する． ①感染予防・外傷予防行動の必要性 ②感染予防行動について ・毎食前後，病室外から戻ったとき（退院後は外出から戻った際）は，ポビドンヨード（イソジンガーグル）で含嗽し，石けんを用いて流水下で手洗いする．	▶再生不良性貧血では，リンパ球の一種であるT細胞が造血を抑制することが明らかにされている．ATGにはT細胞のさまざまな表面抗原に対する抗体が含まれており，ATGの投与はT細胞を減少させ再生不良性貧血に効果を発揮する．しかし，ATG療法による効果は治療3～4か月後に現れることが一般的で，すぐに貧血の改善，血小板数の増加がみられないことに焦燥感を感じる患者も多い．そのため患者には治療後の経過について十分な理解が得られるように説明する． ▶自覚症状がなくなると定期受診を怠りがちである．症状の悪化防止と状態観察のために，外来への定期受診の必要性を説明し理解を得る．

対　策	根拠および留意点
・病室を出る場合（退院後は外出時）はマスクを着用する．使用するマスクは1回/日交換し清潔なものとする． ・感染症のある他者との接触を避ける． ・全身の皮膚の清潔のために毎日清拭をする（入浴許可後は，発熱や貧血症状がなければ普通に入浴してよい．ただし長時間の入浴は体力消耗が激しいので避ける）． ・排便後は温水洗浄便座を使用して，肛門・肛門周囲を清潔にするように説明する．	▶ 再生不良性貧血の発症によって，長期の療養が必要となった患者の多くは，ライフスタイルの変更を余儀なくされ，社会的な孤立感を味わう．そのうえ，感染を恐れ，他者との交流を避けるようになると，ますます孤立感を増強させる．感染予防としては，感染症患者との接触を避けるように指導する．
③外傷予防行動について ・貧血症状がある場合はできるだけ安静にするように説明し，歩行時にふらつきなどがみられる場合には，介助を求めるように説明する． ・動悸や息切れが生じない活動範囲を目安とし，ADLや仕事の範囲を決める． ・清拭時（入浴時）や更衣時，口腔保清時に皮膚・粘膜に損傷がないか，点状出血斑，打撲跡がないか確認する．また，見えない部位は鏡を利用する． ・清拭時は身体を強くこすり過ぎない．入浴時にボディタオルなどを使用する場合は，柔らかいものとする． ・爪は定期的に切り（深爪に注意），かゆみのあるときは掻かないようにする． ・肌着は綿の柔らかい素材のものとする．足部の外傷を予防するために靴下を着用する． ・寝衣（退院後は衣服）は，身体を締めつけるもの（ベルトできつく締めるなど）は避ける．糊づけされた衣服は避ける． ・歯ブラシは軟らかいものを使用する． ・肛門粘膜の損傷防止のため排便コントロールの必要性を説明する．自然排便が得られる方法として，腹部マッサージ，腰部温罨法，水分摂取励行を説明する． ・急な動作や激しい動作は外傷の原因になるため，急に立ち上がる，手足を不用意に出す，強く鼻をかむなどの行為を避け	▶ 自立心が強く他者から援助を受けることに抵抗がある患者の場合は，慢性的な貧血状態の継続により多少の症状があっても無理をすることがある．無理や過信による行動が生命に危険を及ぼすことを，患者が十分認識できるように指導する． ▶ 患者が自分の行動範囲の目安とできるような自覚症状と活動との関連が考えられるように指導する． ▶ 出血しやすい部位を説明する． ▶ 入院中は実践できても，退院後の生活とのギャップが大きいと実践できない可能性もある．自宅で用いているボディタオル，洗濯方法，着衣の種類などを患者に聞き，外傷のリスクとならないような指導を行う． ▶ 排便コントロールは肛門粘膜の損傷の点から重要であることを指導する． ▶ 日常生活上に起こりやすい事故を患者とともに考え指導する．

対　策	根拠および留意点
る． ・頭部や腹部の打撲には十分に注意するように説明する． (3) **自己管理行動の阻害要因に早期に対応できるように指導する．** ①汎血球減少 ・貧血症状(めまい，歩行時のふらつき)がみられた場合や増強した場合は安静にし，歩行時は介助を依頼する．退院後は放置せず受診する． ・食事はバランスよく摂取する． ・定期的に体温を測定する習慣をつける．退院後高熱が1日以上続く場合は受診する． ・出血がみられる場合はすみやかに伝えるように説明し，退院後に出血がみられた場合(不正性器出血，30分以上続く鼻出血など)は受診する． ②不安感 ・疾患，治療，それに伴う身体症状，今後の生活など心配事や疑問点はなんでも相談してよいことを伝える． ・同病者の患者会を紹介する．	▶頭部や腹部の打撲は脳や組織の損傷につながる危険性があるため，とくに注意する． ▶再生不良性貧血は，一般の貧血とは異なり鉄分を含む食品を摂取しても治らないため，鉄分摂取にこだわることはない．バランスのとれた食事を継続することで，体力をつけて感染に対する抵抗力をつける． ▶再生不良性貧血は難病医療費等助成対象疾病である．また，患者のように，家族が遠方にいて協力が得られず，会社の同僚に迷惑はかけたくないと思っていたり，身近に協力者が得られにくい場合には，医療従事者や患者会などの同病者が患者の精神的な支えとなることもある．共感的な姿勢でかかわるとともに，患者会を紹介することも1つの手段である．

ターミナル期

多発性骨髄腫患者の看護過程の展開

BASIS

患者：76歳，男性
患者の状況：多発性骨髄腫，疼痛コントロール目的で入院

多発性骨髄腫患者の理解に必要な情報

パターン	必要な情報項目	患者情報	アセスメントの視点	アセスメント
健康知覚-健康管理	・健康状態の認識（疾患の理解，入院の理由・目的） ・指示された治療，日常生活上の注意 ・身体的管理能力 ・知的・情緒的準備状態 ・家族，支援者 ・社会的背景 ・性格特性	・2年前に健診で貧血と血清タンパク高値を指摘され，精査の結果，多発性骨髄腫と診断された．そのときに患者・家族に病名が告知されている．入院し化学療法を2コース施行，その後輸血のみで外来でフォローしていた． ・1か月前，転倒を契機に背部痛，腰痛が徐々に増強．輸血目的の受診時検査データから，疾患の回復は望めない状態で疼痛コントロール目的で入院 ・疾患の回復が望めないことを家族のみ承知しており，患者に説明されていないが，フェンタニル（デュロテップ）使用時，医師から説明を受け「最後の薬ですね」と発言あり ・入院時，疼痛に対して非麻薬性鎮痛薬や塩酸モルヒネ坐薬を使用していた．現在はフェンタニル2.5mg貼付．終	・疾患や治療をどのように認識しているか． ・疼痛，貧血による健康管理能力への影響はあるか．	発症時に告知は受けており病名に関する認識はあると考えるが，回復が望めないことを患者に説明していないため，現在の状態をどのように理解しているかわからない．しかし，疼痛コントロールのために麻薬を使用する説明を受け，それに対する患者の発言からよい状態ではないと感じているようだ． 現在，疾患に対する積極的治療は行っておらず，今後疾患の進行に伴う不安などの表出が予測される． 骨髄腫細胞増殖により正常な造血が抑制され，貧血がある．背部痛，腰痛があり，終日ベッド上で過ごすことから身体的管理能力は低下している． 多発性骨髄腫は，主に骨髄で多発性に骨髄腫細胞が増殖して破骨細胞を活性化し，骨痛，病的骨折を起こしやすい状態である．疼痛もあることか

パターン	必要な情報項目	患者情報	アセスメントの視点	アセスメント
		日ベッド上の生活で，無理な体動はない． ・背部痛，腰痛が増強してからは立ち上がりは困難．頭部のギャッチアップ40°程度までの半坐位が可能，体位変換にも介助を要する．貧血による全身倦怠感がある． ・説明に対する理解力はある． ・疼痛が強いときはいらだちをみせることがあるが，疼痛の緩和がはかれているときは穏やかである． ・妻は数年前に亡くなっている．長女夫婦と孫2人の5人家族 ・植木職人を長年していた．職人気質で無口だが，穏やかな性格である（長女の言）．		ら無理な体動はないが，介助する際には十分に注意して援助する．
栄養-代謝	・身長，体重，BMI ・体重変動の有無 ・入院中の食事内容，摂取量 ・口腔粘膜，皮膚の状態 ・栄養状態データ ・体温 ・感染徴候	・身長160cm，体重47kg，BMI 18.4 ・3か月で7kgの体重減少 ・全粥食，摂取量5割程度 ・口腔粘膜の乾燥はない．全身の皮膚の乾燥あり．発赤なし ・TP 10.0g/dL，Alb 2.6g/dL，Hb 8.3g/dL，PLT 18万/μL，WBC 4,000/μL，CRP 4.5mg/dL ・T 37.0～37.5℃の微熱 ・自力で体位変換できるが，右側臥位では疼痛があり，仰臥位と左側	・感染のリスク因子はあるか． ・疼痛に伴う体重減少が皮膚に影響を及ぼしているか．	骨髄腫細胞増殖により正常な造血が抑制され貧血がある．TP高値は骨髄腫細胞増殖によってMタンパクが増加した結果で，食事摂取量，体重減少，Albなどから低栄養状態にあると考えられる． 　また，多発性骨髄腫では形質細胞が腫瘍化し増殖するため，正常な形質細胞が減少する．形質細胞は免疫グロブリン産生の役割をもつことから，正常な免疫グロブリンの産生低下が考えられる．患者の抵抗力は低下して

ターミナル期 ● 多発性骨髄腫

パターン	必要な情報項目	患者情報	アセスメントの視点	アセスメント
		臥位を交互にしている．自力での体動は少ない． ・膀胱カテーテル留置		おり，膀胱カテーテルを留置していることからも，感染を起こすリスクが高く，容易に敗血症に移行しやすく死につながることもある．尿路感染，上気道感染予防に努める． 　低栄養状態に加え，骨髄腫細胞増殖に伴う骨破壊による疼痛があり，体動に消極的である．また同一体位をとる傾向もみられる．BMIもやや低く，骨突出が推測され褥瘡が発生するリスクが高い．褥瘡は患者の苦痛を増強し，感染のリスクを高める結果につながるため，褥瘡の予防に努める． #　造血機能・免疫力の低下，低栄養状態に続発する抵抗力の低下に関連した感染リスク状態 #　低栄養状態，疼痛による自力体動への消極性に関連した皮膚統合性障害リスク状態
排泄	・入院前の排尿・排便状態 ・入院後の排尿・排便状態 ・便通のための対策 ・排泄支障因子の有無(治療，処置の影響など)	・入院前：排尿6回/日，排便1回/日 ・入院後：尿量把握のため，膀胱カテーテル留置，排便1回/1～2日 ・入院前に便秘はなく，とくに排便を意識した対策はない．フェンタニルの貼付開始後，緩下剤(酸化マグネシウム)を使用している． ・背部痛，腰痛がありベ	・疾患や治療(鎮痛薬の副作用)による排泄への影響はないか．	鎮痛薬のフェンタニルは麻薬で便秘を引き起こしやすい．現在，緩下剤の使用により便秘傾向はないが，疾患が進行し骨破壊が進めば疼痛が増強し，鎮痛薬の増量も考えられる．排便状態を把握し，安楽に排泄できるように援助する． 　現在，膀胱カテーテルが留置されており問題はないが，感染リスク要因

パターン	必要な情報項目	患者情報	アセスメントの視点	アセスメント
		ッド上で排泄		の1つになる．パターン"栄養代謝"で展開する．
活動-運動	・ADLの状態 ・日常生活に必要な体力（全身倦怠感の有無） ・身体機能障害 ・余暇活動 ・呼吸器系 ・循環器系 ・検査データ ・尿量 ・薬物療法の内容	・食事：頭部ギャッチアップ40°程度までの半坐位で自力で摂取可．入浴：不可．更衣：一部介助．整容：セッティングすれば可．排泄：ベッド上 ・背部痛，腰痛があり，検査時はストレッチャーを使用．自力で体位変換できるが，右側臥位では疼痛があり，仰臥位と左側臥位を交互にしている． ・全身倦怠感あり．骨シンチグラフィにて胸椎と腰椎に集積増強をみとめる． ・テレビ観賞を好む． ・R 20～24回/分，息苦しさの訴えはない． ・咳嗽なし．喀痰なし ・酸素療法などの治療はしていない．経皮的動脈血酸素飽和度（SpO$_2$）97～98％ ・P 80～90回/分（不整脈なし）．BP 100～110/60～70mmHg ・RBC 260万/μL，Hb 8.3g/dL，PLT 18万/μL ・BUN 40mg/dL，Cr 1.9mg/dL，Ca 10.3mg/dL ・尿量1,500mL/日前後 ・補液ソリタ-T1号500mL/日点滴．貧血には輸血で対応．入院時，疼痛には非麻薬性鎮痛	・疼痛が活動に与える影響はあるか．今後はどうか． ・疾患が呼吸器系，循環器系に与える影響はあるか．今後はどうか．	背部痛，腰痛がありADLに介助を要する．これは胸椎，腰椎の破骨が進んだためと思われる．現在，麻薬性鎮痛薬を使用し疼痛をコントロールしているが，疾患の進行に伴い活動に影響を及ぼすおそれがある． 　適度に身体を動かすことは骨代謝促進につながるため，疼痛の状態を観察しながら患者が安楽な日常生活を過ごせるようにADLを介助する．ただし，脊椎に負担をかける体位は圧迫骨折をまねくことがあるので注意する． 　検査データ上貧血がみられる．これは，骨髄腫細胞増殖によるためと考えられる．慢性的な貧血のために活動耐性が低下していると考えられ，患者の全身倦怠感が増強しないように症状を把握，観察しながら援助する． 　検査データ上腎機能低下がみとめられる．これは過剰産生されたMタンパクが腎臓に沈着して障害を起こしたと考えられる．疾患の進行とともに腎機能はさらに低下するので検査データ，水分出納に注意して観察していく． 　また，Mタンパクの増加により血液の粘稠度が

ターミナル期 ● 多発性骨髄腫

パターン	必要な情報項目	患者情報	アセスメントの視点	アセスメント
		薬や塩酸モルヒネ坐薬を使用していた．現在フェンタニル2.5mg貼付		増し（過粘稠症候群），循環障害を起こすことがあるので，出血傾向，眼底出血にも注意する． 　検査データ上カルシウム値の軽度増加がみとめられる．腎機能障害が進行すると容易に高カルシウム血症になりやすく，意識障害，痙攣などを起こすことも考えられるので，注意して観察する．
睡眠-休息	・睡眠状態 ・睡眠を妨げる要因 ・睡眠を促す手段 ・その他の関連情報	・ときどき不眠の訴えあり．睡眠時間は夜間6～7時間程度．昼寝2時間程度 ・背部痛，腰痛があり，入院時に非麻薬性鎮痛薬や塩酸モルヒネ坐薬を使用していた．現在フェンタニル2.5mg貼付 ・睡眠薬処方はない． ・個室入院．疾患の回復の見込みはなく，対症療法を行っている．	・睡眠状態に支障はあるか． ・睡眠状態に影響を及ぼす因子はあるか． ・改善しない病状への不安による睡眠への影響はないか．	ときどき不眠を訴えるが，睡眠時間はとれており様子をみてよい．不眠の原因は明確ではないが，背部痛，腰痛，疾患に対する不安などが考えられる．疾患の進行に伴う疼痛の増強，改善しない症状に対する不安などがあると考えられる． 　患者の睡眠状態や睡眠に対する満足感などを確認し援助していく．
認知-知覚	・疼痛（部位，強さ，特徴，持続時間など） ・疼痛緩和の手段 ・感覚，知覚 ・疾患の程度	・背部，腰部に疼痛あり．「じわーっと広がり締めつけられるような痛み」．右側臥位では疼痛があり，仰臥位と左側臥位を交互にしている． ・疼痛コントロールのため非麻薬性鎮痛薬（ロキソプロフェンナトリウム［ロキソニン］60mg/日，就寝時ジクロフェナクナトリウム［ボルタレン］坐薬	・疼痛が感覚，知覚に影響を及ぼすことがあるか．	背部痛，腰痛があり，胸椎，腰椎の破骨が進んだためと思われる．現在麻薬性鎮痛薬を使用し，疼痛がコントロールされているが，疾患の進行とともに疼痛が増強すると考えられる．疼痛は患者の心身の安寧を損なうため，疼痛の部位，鎮痛薬の効果を把握し，苦痛を軽減する援助を行う． 　現在知覚障害はないが，疾患の進行により骨髄腫

パターン	必要な情報項目	患者情報	アセスメントの視点	アセスメント
		50mg)を使用していたが，現在フェンタニル2.5mg貼付 ・知覚障害はない． ・多発性骨髄腫の回復の見込みはない．対症療法		細胞の脊髄圧迫による下肢の知覚障害や対麻痺をきたすことも考えられる．知覚障害や運動障害が生じていないか注意して観察する． # 骨髄腫細胞増殖に伴う胸椎，腰椎の破骨の進行に関連した慢性疼痛
自己知覚-自己概念	・自分についての患者の表現 ・心理的・社会的側面 ・その他の関連情報（医師の説明，面会の頻度）	・「2年間治療を受けてきたが腰の痛みがひどくなった」．フェンタニル使用時，医師から説明を受け「最後の薬ですね」と発言あり ・疼痛が強いときはいらだちをみせることがあるが，おおむね表情は穏やかで，面会に来た長女に「看護師さんたちがみんなきれいだから，ずっとここにいたくなっちゃったな」などと冗談混じりに語ることがある． ・日中はずっとテレビをつけている．消灯後にテレビをつけてほしいとナースコールが入ることがある． ・2年前に患者・家族に病名が告知されている．疾患の回復が望めないことは患者に説明されていない． ・長女が1回/2日夕方面会に来る．孫や長女の夫は1回/週程度	・改善しない症状や治療，予後に対して不安はあるか． ・疾患に伴う自己概念への影響，死への恐怖はあるか．	患者の言動から，症状の重さを実感している様子が見受けられる．しかし，現在情緒的には安定していると考えられる．疾患の進行とともに症状の増強や新たな症状の出現も予測され，不安が増すと考えられる．患者が安心して入院生活をおくれるように十分な説明と配慮が必要である． 　消灯後テレビをつけてほしいという訴えがある．元来テレビ好きということもあるが，家族の面会も毎日は得られない状況であり，個室環境でもあることから，寂しさや孤独感の現れと考えられる．孤独感は疼痛を増す要因ともなるため，患者の訴えを傾聴し，可能なかぎり患者の希望に添えるように援助し，家族にも協力を得る．
役割-関係	・現在の仕事	・無職（以前は植木職人），	・入院による	患者は現在無職で年金

パターン	必要な情報項目	患者情報	アセスメントの視点	アセスメント
	(職位，仕事・経済状態への支障) ・家族，支援者 ・対人関係	年金生活者 ・患者の2人の兄，妻はすでに他界している． ・長女(47歳)，長女の夫，孫2人と同居．キーパーソンは長女だが，仕事をもっており，1回/2日夕方のみ面会に来る． ・医療従事者と良好なコミュニケーションがはかれている．	経済的問題はあるか． ・入院による家族への影響はあるか．	生活をおくっているが，家族の協力も得られ経済的な問題はない． 　患者の入院は，同居している家族の生活になんらかの影響を与えていると考える．しかし，現在のところ面会などの協力も得られ問題はない．患者にとって，家族の支えは欠かせないものであり，キーパーソンである長女と十分にコミュニケーションをはかり，患者・家族の希望に添えるように支援する．
性-生殖	・配偶者(パートナー)，子ども	・妻は数年前に他界．子ども1人	・患者の性・生殖に及ぼす影響があるか．	患者には子どもがおり，現在老年期にあたる．性・生殖に関する問題は少ないと考えられる．
コーピング-ストレス耐性	・通常のストレス対処法 ・現在のストレス要因 ・入院，疾患についての心配事 ・薬物，アルコールへの依存度	・「ストレスはたまりにくい性格である．テレビ観賞が気分転換になる」(患者の言) ・背部痛，腰痛があり，ADLに介助を要する．右側臥位では疼痛があり，仰臥位と左側臥位を交互にしている． ・「2年間治療を受けてきたが腰の痛みがひどくなった」．フェンタニル使用時，医師から説明を受け「最後の薬ですね」と発言あり ・疼痛コントロール目的でフェンタニル貼付	・ストレス要因があるか． ・ストレスへの対処はできているか．	疾患による背部痛，腰痛のため，ADLに介助を要し，終日ベッド上で過ごしている．現在，いらいら感や情緒不安定などのストレス症状はみられていないが，疾患の進行とともに背部痛，腰痛の増強や新たな症状の出現が予測される．また，患者自らストレスを発散する手段を見出すことは難しい状況にある． 　患者の訴えを傾聴し，ストレス要因を把握し，可能な範囲で気分転換をはかりストレスが蓄積しないように支援する．
価値-信念	・信仰の有無	・信仰している宗教はと	・治療に影響	治療に影響を及ぼすよ

パターン	必要な情報項目	患者情報	アセスメントの視点	アセスメント
	・生活上の価値	くにない． ・「痛みがとれるように先生方が努力してくれているから安心」「痛みがないとほっとする」	を及ぼすような信仰，信念があるか． ・安寧が保たれているか．	うな価値観はない．苦痛がないことを望む患者の希望に添えるように，心身の安寧のための援助を行う．

看護診断リスト

看護診断名	パターン	診断・優先の根拠
#1　骨髄腫細胞増殖に伴う胸椎，腰椎の破骨の進行に関連した慢性疼痛	認知-知覚	形質細胞が腫瘍化した骨髄腫細胞の増殖によって破骨細胞が活性化したために，胸椎，腰椎の破骨が進み，背部痛，腰痛が出現している．現在，麻薬性鎮痛薬を使用し，疼痛コントロールがはかられているが，疾患の進行とともに破骨がさらに進行し，疼痛の増強が考えられる．疼痛は患者の心身の安寧を損なうため，**優先順位1位**とする．
#2　造血機能・免疫力の低下，低栄養状態に続発する抵抗力の低下に関連した感染リスク状態	栄養-代謝	骨髄腫細胞増殖によって正常な造血が抑制され貧血がみられる．食事摂取量，体重減少，Alb値などから低栄養状態にあると考えられる．また，正常な免疫グロブリン産生が低下し，免疫力の低下も予測される．これらのことから，患者の抵抗力は低下しており感染リスクが高い．抵抗力の低い患者の感染は容易に敗血症に移行しやすく死につながることもあるため，尿路感染，上気道感染予防に努める．したがって，**優先順位2位**とする．
#3　低栄養状態，疼痛による自力体動への消極性に関連した皮膚統合性障害リスク状態	栄養-代謝	低栄養状態であること，骨破壊による疼痛により，自力体動に消極的である．疼痛回避のため同一体位をとる傾向がみられる．BMIもやや低く，骨突出が推測され褥瘡を発生するリスクが高い．褥瘡は患者の苦痛を増強し，感染のリスク要因を増やす結果につながるため，褥瘡の予防に努める．したがって，**優先順位3位**とする．

ここでは，#1，#3について以下に展開する．

看 護 計 画

看護診断	目標とする患者の状態
#1　骨髄腫細胞増殖に伴う胸椎，腰椎の破骨の進行に関連した慢性疼痛	●緩和方法によって疼痛が緩和したことを表現する． ●8時間以上/日の睡眠時間(昼寝を含む)が得られ，不眠の訴えがない．

対　策	根拠および留意点
DP (1) **疼痛**についてアセスメントする． 　①疼痛の部位 　②疼痛の性質，強さ：疼痛の程度把握にはフェイススケールを用いる． 　③疼痛の時期(いつ，どのようなときに) 　④疼痛の持続時間や日内変化 (2) **疼痛による日常生活への影響**についてアセスメントする． 　①ADLの状態 　②体位変換，姿勢保持動作 　③食事摂取状況 　④排泄状況(鎮痛薬の影響) (3) **疼痛の閾値に影響する因子**についてアセスメントする． 　①睡眠状態，休息状態 　②全身倦怠感，気分不快などの疼痛以外の身体症状の有無，程度 　③心理状態 　④家族との関係(面会の有無など) 　⑤治療に対する認識 (4) **鎮痛薬の効果**についてアセスメントする． 　①鎮痛薬の効果 　②鎮痛薬に対する患者の認識 (5) **疾患の進行の程度**についてアセスメントする． 　①貧血の程度	▶多発性骨髄腫では骨髄腫細胞が増殖した結果，破骨細胞の活性化により骨がもろくなる．骨シンチグラフィ所見では胸椎，腰椎に集積の増強をみとめ，背部痛，腰痛が出現している．疾患の進行とともに現部位の破骨の進行や新たな部位(肋骨，骨盤など)の破骨が起こる危険性もあるため，注意して観察する． ▶疼痛は患者の主観的なものであるため，疼痛の部位，性質などの患者の訴えに耳を傾け，フェイススケールなどを用い，疼痛の程度を把握する． ▶ターミナル期に患者が苦痛なく過ごせるように支援する．疼痛が日常生活に支障をきたしている場合は介助する． ▶疼痛は疾患に由来するだけでなく，そのときの状況，心理的・社会的な要因が関与している．疼痛の閾値に影響する因子について観察し，患者の状況を把握する． ▶「痛み止めを長く使用することは身体によくない」「依存症になってしまう」「強い痛み止めを使用すると，この先使用する薬がなくなる」などと考え，増量に抵抗を示す患者もいるため，患者の鎮痛薬に対する認識について把握する．

対　策	根拠および留意点
②高カルシウム血症の有無，程度 ③骨シンチグラフィ所見 ④血清タンパク分画（γグロブリンの増加） **TP** (1)鎮痛薬を正確に服用するための援助 　①服用時間を正確に守る． 　②疼痛が増強した場合は，医師の指示を得て鎮痛薬を服用する． (2)**基本的ニーズ充足の援助** 　①体位の工夫 　　・胸椎，腰椎に過度な荷重をかけないように頭側ギャッチアップは30°とする．検査などで移送する場合は車椅子ではなくストレッチャーを使用する． 　　・身体はゆっくり動かし，不自然な体位や姿勢をとらないように配慮する． 　②食事は患者の希望を確認し，摂取しやすい形態となるように配慮する．また，患者の好物の差し入れを家族に依頼する． 　③麻薬性鎮痛薬の使用による腸蠕動の低下，排便反射の低下から便秘になりやすい．排便状態をみて緩下剤の量を調節する．また，便秘には腹部の「の」の字マッサージや腰部の温罨法などを実施する． (3)疼痛の閾値に影響する要因の除去，軽減のための援助(非侵襲的疼痛緩和の援助) 　①ADLや活動を援助する際には，前日の睡眠状態，疼痛，その他の症状の有無を確認し，鎮痛薬の効果が得られているときに行う． 　②活動後は疲労感がとれるように休息時間を確保する． 　③疼痛以外の症状が増強する場合には，医師の指示を得て薬物の使用を検討する． 　④傾聴的に接し，疼痛をがまんさせないような雰囲気づくりをする． 　⑤患者が好きなテレビの話をしたり，疼痛の少ないときには，ストレッチャーで病室外に出るなど，気分転換をはかる． 　⑥消灯後，テレビをつけたいという希望があれば，個室であるため患者の疲労につながらない範囲で許可する．	▶鎮痛薬の血中濃度が一定に維持できるように服用時間を正確に守る．また，疼痛の変化に迅速な対処ができるようにする． ▶骨髄腫細胞増殖により破骨がみられる部位は病的骨折を起こしやすい．病変部位に応じ，体位や体動の際に十分配慮する． ▶ターミナル期では，昨日までできていた活動が困難になったり，食事が摂取できなくなったりすることは，身体面のみならず精神面にも大きな影響を与える．基本的ニーズの充足をはかり，少しでも維持できるように援助する． ▶疼痛以外にも貧血症状や全身倦怠感などの症状が常に存在している状態である．ADLを援助する際には前日や当日の状況，鎮痛薬の効果を確認し，疼痛の軽減法を検討したうえで行う． ▶鎮痛補助薬として睡眠薬や抗不安薬などの使用を検討する． ▶骨破壊の進行により終日ベッド上で過ごすことになり，生活が単調となり刺激も少なくなる．可能な範囲で気分転換がはかれるように患者の趣味を取り入れたり，環境を調整する．

対　策	根拠および留意点
⑦家族の面会がなるべく得られるように家族に協力を得る．また，面会時には，家族との時間が過ごせるように配慮する． ⑧治療や検査に関する患者の質問には曖昧な返答を避け，医療従事者間で統一した説明をする．また，必要時には主治医との面談の場を設ける．	
EP (1)疼痛は不眠や食事摂取に影響を及ぼすため体力の消耗につながる．疼痛をがまんしないように説明する． (2)疼痛を除去，軽減するための薬物には種類があるため，効果がないときにはほかの薬物の検討もできることを説明する． (3)鎮痛薬による副作用を除去，軽減する手段があることを説明する． (4)不安やいらいらした気持ちは疼痛を増強する要因となるため，かかえこまずに話すように説明する． (5)疼痛が患者の体力を消耗させることを家族に説明し，面会時などに疼痛や不快な症状などに関する情報があれば，看護師に提供するように説明する．	▶患者の多くは麻薬に対してよい印象をもっていない．そのため適切な疼痛の治療が行えないこともある．患者が安心できるように情報を提供する． ▶患者は，医療従事者には症状を言えなくても家族には伝えていることがある．患者が訴える症状・苦痛に早期に対処するために，家族の協力を得ることが必要である．

看護診断	目標とする患者の状態
#3　低栄養状態，疼痛による自己体動への消極性に関連した皮膚統合性障害リスク状態	●仰臥位，左側臥位での褥瘡好発部位(仙骨部，左大転子部)に発赤を生じない．

対　策	根拠および留意点
DP (1)皮膚状態(とくに仙骨部，左大転子部)についてアセスメントする． 　①発赤の有無，大きさ 　②皮膚色の変化の有無 　③乾燥の有無，程度 　④湿潤の有無，湿軟状態(ふやけた状態)の程度 　⑤浮腫の有無，程度 (2)皮膚統合性を阻害する要因についてアセスメントする．	

対　策	根拠および留意点
①低栄養状態：食事摂取量，検査データ（Alb）の変動，体重減少 ②疼痛に伴う体動減少 ③同一体位：圧迫部位，持続時間 ④機械的刺激：体位変換，寝衣・シーツ交換時，ギャッチアップに伴う摩擦やずれ ⑤化学的刺激：不十分な排便処理 ⑥循環障害	▶血清中にはさまざまなタンパク成分が存在する．通常，TPの増減は血清タンパクの大部分を占めるAlbとγグロブリンの変化を反映している．多発性骨髄腫ではMタンパク（γグロブリン）の異常増加がみられるためTPは高値となるので，栄養状態の変動はAlbを指標としたほうがよい． ▶体動によって疼痛が増強することが多いため，患者は自力で動くことに消極的になる．また，疼痛が軽減する体位をとるため同一体位となりやすい．さらに疾患が進行し，体動で容易に骨折を起こしやすい状況になった場合には，同一体位をとらざるをえない場合もある．

🟠 TP

(1) 皮膚状態の観察は保清や排泄の援助時に行う．
(2) スキンケアの援助
　①保清の援助
　・体力の消耗を避けるために部分清拭とし，発汗や汚染がみられる部位を優先的に行う．
　・皮膚が乾燥する場合には，親水性のクリームや乳液を塗布する．
(3) 皮膚統合性を阻害する要因の除去，軽減のための援助
　①栄養状態維持の援助
　・食事は患者の希望を取り入れ，摂取しやすい形態にする．
　・患者に確認し，半消化態栄養剤の摂取を検討する．
　・水分は開閉しやすい容器に入れて，患者が手の届く位置に常に設置する．
　②疼痛緩和の援助
　③除圧の援助
　・体位変換は2時間ごとに行う．患者にとって右側臥位保持は疼痛増強につながるため，仰臥位，左側臥位とする．
　・側臥位は30°までとし，仙骨部，大転子部の圧迫を避ける．
　・安楽な体位になるように安楽枕を背部に当てる．
　・褥瘡予防マットレスを使用する．
　④皮膚への機械的刺激を除去する援助
　・体位変換，寝衣・シーツ交換時など，患

▶ターミナル期の患者にとっては，保清が体力消耗につながることがある．部分清拭，肘浴，足浴などを行い，2～3日で全身の清潔が保たれるような援助を行うことも必要である．

▶疾患が進行し，疼痛の増強，腎不全状態などになれば経口摂取困難も考えられる．可能なかぎり経口的に摂取できるように援助するが，経口摂取が難しくなってきた場合は無理に勧めないようにする．

▶体動による疼痛がみられるため，できるかぎり患者の苦痛が少ない体位を選択する．

▶安楽な体位が保持できるように安楽物品を効果的に用いる．

対　策	根拠および留意点
者の身体を動かすときは摩擦を最小限にするために看護師2人以上で行い，身体をこすらないようにする． ・寝衣は柔らかい綿素材とし，紐などが身体に直接当たらないように配慮する． ・頭側ギャッチアップを長時間する場合は30°までとし，膝もギャッチアップし，ずれを防止する． ・骨突出がみられる部位には，ハイドロコロイドドレッシング材やポリウレタンフィルムドレッシング材を貼り，摩擦を予防する． ⑤皮膚への化学的刺激を除去する援助：排便後はすみやかに液体石けんで洗浄する． ⑥循環を高めるための援助：疼痛がないときに足浴，肘浴などを行う．	▶筋力が低下している患者にとって，腰部や殿部に重力が集中する体位は重心がずれやすい．頭側をギャッチアップするときに仙骨部の皮膚と仙骨にずれが生じ，褥瘡の発生リスクが高くなる．ギャッチアップする際は，膝上げを軽度したあとに行うとよい． ▶部分浴は褥瘡予防に効果的といわれている．ターミナル期で入浴できない患者にとって，部分浴は心地よさを感じる援助でもある．苦痛がないときに効果的に取り入れていくとよい．
EP (1)褥瘡予防のための体位変換などの必要性，方法，時間について説明する． (2)同一体位による苦痛がある場合は看護師に伝えるように説明する． (3)体位変換に伴う苦痛を最小限にする方法について説明する．	▶患者・家族が納得できるように説明する．

3 血液・造血器疾患

●参考文献
1）芦川和高監：ナースのための図解検査の話．学習研究社，2004．
2）飯野京子ほか：成人看護学4．系統看護学講座 専門8，医学書院，2005．
3）池田康夫，押味和夫編：標準血液病学．医学書院，2000．
4）遠藤久美：がん化学療法の看護5──主な副作用とその対応2 骨髄抑制，月刊ナーシング，23(9)：60～63，2003．
5）大西潤子：急性期白血病の看護展開．プチナース，11(9)：58～65，2002．
6）神野正敏ほか：終末期に広範は皮膚髄外形質細胞腫を形成した多発性骨髄腫．臨床血液，42(7)：554～558，2001．
7）島田和幸，溝口秀昭：疾病の成り立ちと回復の促進4．新体系看護学6，メヂカルフレンド社，2003．
8）関口恵子編：根拠がわかる症状別看護過程──こころとからだの56症状・事例展開と関連図．南江堂，2002．
9）高橋 徹，今井浩三：IgG型，IgA型，BJP型骨髄腫．別冊日本臨牀 領域別症候群22，1998．
10）田近賢二：特集 知っておきたい難病の現況と対策 各種難病の診断と治療──再生不良性貧血．臨牀と研究，82(7)：1159～1162，2005．
11）東京厚生年金看護専門学校，東京厚生年金病院看護部編：看護診断と病態の関連図．下巻，日総研出版，2000．
12）中尾眞二：再生不良性貧血の病態と治療．日本内科学会雑誌，94(3)：142～147，2005．
13）中原保裕：やさしい薬理のメカニズム──薬のはたらきを知る．学習研究社，2005．
14）長場直子，本村茂樹編：がん化学療法の理解とケア．Nursing Mook 32，学習研究社，2005．
15）布宮 伸ほか編著：ポケット版 最新 ケアにいかす看護数値の事典．照林社，2003．
16）広田芳和：多発性骨髄腫の患者に対して全人的視点から疼痛コントロールを行った事例．整形外科看護，10(9)：852～855，2005．
17）古川裕之：ナースのための図解くすりの話．学習研究社，2006．
18）山口瑞穂子，関口恵子監：New 疾患別看護過程の展開．学習研究社，1999．
19）山口瑞穂子ほか監：急性期．看護診断をふまえた経過別看護1，学習研究社，1995．
20）Marieb, E. N.（林正健二ほか訳）：人体の構造と機能．第2版，医学書院，2005．

4 消化器疾患

第Ⅱ章
経過別看護過程の展開（CASE STUDY）

4 消化器疾患

▶ 消化器疾患患者の理解に必要な基礎知識

▶ ［急性期］胃がん患者の看護過程の展開

▶ ［慢性期］C型肝炎患者の看護過程の展開

▶ ［回復期］潰瘍性大腸炎患者の看護過程の展開

▶ ［ターミナル期］肝硬変患者の看護過程の展開

消化器疾患患者の理解に必要な基礎知識

1．消化器とは	私たちは生命を維持するために，外部から酸素や水分，栄養素を取り入れる必要がある．消化器は生体に必要な水分，栄養素，ミネラルなどを取り込み，消化，吸収，貯蔵する器官の総称であり，その供給経路は消化管である．消化管は，口腔から直腸まで食物を輸送する通路にあたる． 　消化とは，口腔で食物を咀しゃくし，嚥下した食物（大きな物質）を吸収可能な小さな物質にまで分解する過程である．平滑筋の消化管運動（蠕動運動，分節運動，振子運動）による機械的消化を行ったのち，消化液（胃液，腸液など）に含まれる酵素によって化学的消化が行われる． 　吸収とは，消化された栄養素が体内に取り込まれることで，主に小腸で行われる．タンパク質はアミノ酸に，糖質（炭水化物）は単糖類に，脂質は脂肪酸とグリセロールに分解されてから吸収される． 　消化・吸収は，自律神経系とホルモン系により自律的に調節されている．消化液の分泌，腸の蠕動運動などは随意にコントロールできない．
2．構造と機能	(1)消化器の構造（図1） 　消化器は，口腔から入った食物が，食道，胃，十二指腸，小腸，大腸へと輸送される消化管と，消化液を分泌する唾液腺，肝臓，膵臓，脾臓などの実質臓器からなっている． (2)消化管の運動 　①咀しゃくと嚥下 　　・咀しゃく：口腔に運ばれた食物は噛み砕かれ唾液と混和されて，飲み込みやすい塊（食塊）となり，咽頭から食道へと送られる． 　　・嚥下：咀しゃくされた食塊を，食道を経由して胃に送り込む運動を嚥下という．食塊が口から咽頭へと送り込まれる嚥下第一期（口腔期），食塊が咽頭に達すると，舌と同時に喉頭が上前方にもち上げられ喉頭蓋が下がり気管の入

4 消化器疾患

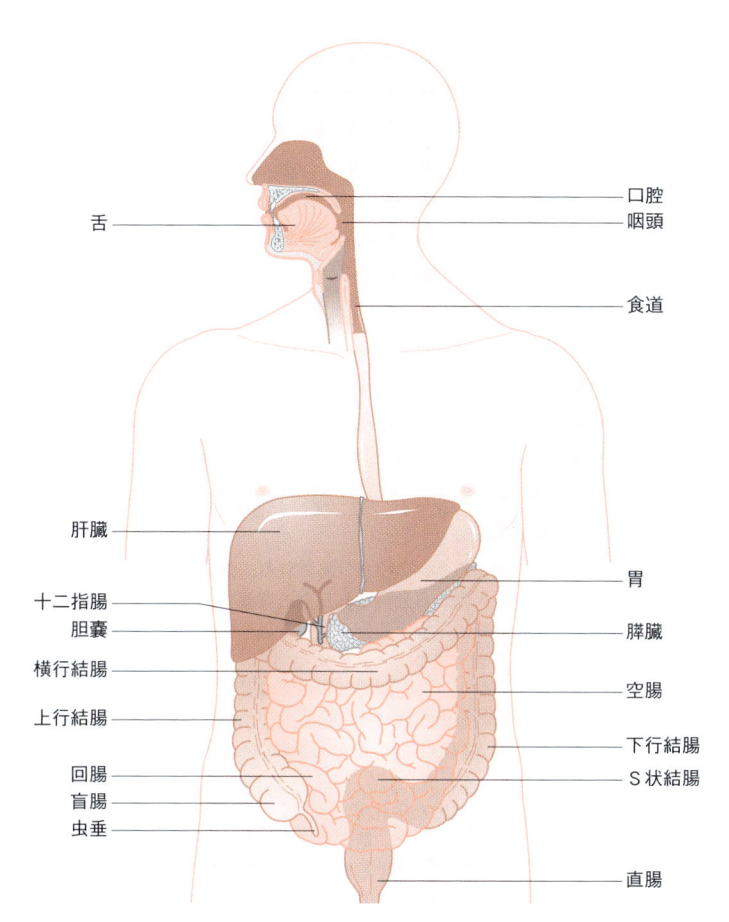

図1 消化器の構造

口をふさぐ嚥下第二期(咽頭期)、咽頭から食塊が送られてくると食道入口部が開き(呼吸はいったん停止)、食道に送る嚥下第三期(食道相)の3段階に分けられる．

②食道の運動：食塊を咽頭から胃へ送る．上部食道括約筋は嚥下に関与し、下部食道括約筋は胃内容物の食道への逆流を阻止する．

③胃の運動と排出機能：食塊が嚥下されると、胃は食塊を受け入れるために弛緩し、摂取した食塊の量に合わせて広がる．胃が充満すると蠕動運動が起こり、食塊は消化液と混和され、流動状態になって十二指腸に排出される．

④小腸の運動(機械的消化)：胃から排出された流動状態の食塊は小腸での消化管運動(蠕動運動、分節運動、振子運動)を受け、さらに消化液と混和され大腸に送られる．

・蠕動運動：主に消化管にみられる筋肉の伝播性収縮の運動で、消化管の内容

物(食物)を輸送する．消化管の口腔側が強く収縮し，肛門側が弛緩することで生じる収縮輪が口腔側から肛門側へ伝播することで，内容物が肛門側へ輸送される．主に食道，胃，腸にみられる．
・分節運動：小腸の輪走筋の収縮によって腸管に一定の間隔をおいて生じるくびれ(分節)が，周期的に収縮と拡張を繰り返して腸の内容物と消化液を混和するはたらきをもつ(輸送しない)．
・振子運動：主に小腸の縦走筋が関与し，腸管が縦方向に収縮，弛緩を繰り返すため，腸の内容物が振子のように往復運動を行い，消化液と混和される(輸送しない)．
⑤大腸の運動：小腸から送られてきた流動状態の食塊は食物残渣となって大腸で水分と電解質が吸収される．食物残渣は便となって食後約24時間で排出される．

(3)**消化液の分泌**

食物を消化するには消化腺から分泌される唾液，胃液，膵液，腸液などの消化液が必要である．消化液には消化酵素が含まれる．食物は消化管の運動によって消化液と混和され，消化酵素のはたらきで消化される．

①唾液：約1L/日分泌され，デンプンを消化し咀しゃく・嚥下を助け，口腔内のpHを一定に維持する．
②胃液：胃粘膜から2〜3L/日分泌される．強酸性で主にタンパク質を消化する．
③腸液：小腸と大腸から分泌される電解質液で，腸管粘膜には神経線維が存在する．副交感神経は電解質液分泌を亢進し，交感神経は電解質液吸収を促進するなど，さまざまな調節機能をもつ．
④胆汁：肝臓で産生された胆汁は胆嚢で貯蔵され，濃縮される．胆嚢は十二指腸に入った食物の刺激に応じて収縮し，十二指腸粘膜からコレシストキニンが分泌され，胆嚢が収縮し胆汁を十二指腸内へ排出する．脂肪の消化・吸収にはたらく．
⑤膵液：膵臓には強力な消化酵素を含む膵液(膵外分泌腺で合成・分泌)を消化管に分泌する外分泌機能と，糖代謝に重要なホルモン(インスリン，グルカゴン)をランゲルハンス島で産生し血液中に分泌する内分泌機能がある．膵液はアルカリ性で約1L/日分泌される．

(4)**消化酵素と消化管ホルモン**

①消化酵素：消化に関与する酵素の総称で，糖質，タンパク質，脂質，核酸を基

表1　主な消化酵素

部位	消化酵素	基質	部位	消化酵素	基質
唾液	アミラーゼ(プチアリン) リパーゼ	デンプン 脂肪	膵液	アミラーゼ トリプシン エラステーゼ キモトリプシン カルボキシペプチダーゼ リパーゼ ホスホリパーゼ	デンプン タンパク質 タンパク質 タンパク質 タンパク質 脂肪 リン脂質
胃液	ペプシン リパーゼ	タンパク質 脂肪			
腸液	アミノペプチダーゼ エンテロキナーゼ マルターゼ ラクターゼ スクラーゼ	ポリペプチド トリプシノーゲン 麦芽糖 乳糖 ショ糖			

質とするものに分類される．主な消化酵素を**表1**に示す．
②消化管ホルモン：胃，十二指腸，小腸などの消化管粘膜内に散在する粘膜細胞から産生されるホルモンで，消化管の機能調節（消化腺の運動，分泌促進・抑制など）を担っている．主な消化管ホルモンを**表2**に示す．

(5) 消化管の吸収

消化された食物は，腸粘膜から吸収され血液やリンパ液に取り込まれる．小腸壁には絨毛が密生し，水分，電解質，水溶性ビタミン，糖，脂肪酸，アミノ酸は絨毛直下の発達した毛細血管網を通って吸収される．水溶性ビタミンは水分や脂質に溶け込んで大部分が小腸で吸収される．小腸で栄養素の吸収が終わるまでに食後約9時間を要する．残りの水分と電解質はほとんどが大腸で吸収される．吸収されずに残ったものは，食後約24時間で排出される．

①糖質：摂取された糖質はグリコーゲンとして生成され肝臓，筋肉に貯蔵される．グリコーゲンは必要に応じてグルコース（ブドウ糖）となって血液中に運ばれ，血液中のグルコースは一定濃度に保たれている．

②タンパク質：摂取されたタンパク質は，小腸で絨毛膜表面の酵素の作用（膜消化）によってアミノ酸となって吸収される．毛細血管を経て門脈から肝臓へ運ばれたあと，血液タンパクとなり各組織に運ばれる．

③脂質：食物から摂取される脂質には，中性脂肪，リン脂質，コレステロール，脂溶性ビタミンがある．消化酵素であるリパーゼは脂質を脂肪酸とグリセロールに分解し，分解産物は肝臓に取り込まれる．体内で中性脂肪として皮下，腹腔，筋肉に蓄えられ，エネルギー源となる．

(6) 肝臓の機能

生命を維持するために，体内で物質代謝の産生，排泄物質の産生，エネルギー供給，エネルギー源貯蔵の機能が営まれている．栄養代謝機能の中心を担っているのは肝臓で，糖質，タンパク質，脂質，ビタミン，ホルモンなどの代謝が活発に行わ

表2　主な消化管ホルモン

ホルモン	分泌部位	主な作用
ガストリン	胃幽門部	胃酸・ペプシン分泌亢進 胃壁細胞増殖作用
胃抑制ペプチド（GIP）	上部小腸	胃酸分泌抑制，胃運動抑制 インスリン分泌亢進
セクレチン	十二指腸	胃酸分泌抑制 膵臓からの重炭酸分泌亢進
コレシストキニン（CCK）	十二指腸	胆囊収縮，胆液分泌 膵臓からの消化酵素分泌亢進
血管作動性腸管ペプチド（VIP）	小腸	血管拡張作用，胃液分泌抑制
モチリン	小腸	胃運動亢進
ソマトスタチン	ランゲルハンス島体内に広く分布	ガストリン，セクレチン分泌抑制 インスリン，グルカゴン分泌抑制 成長ホルモン（GH）分泌抑制

れる．また，薬物の代謝と解毒，生体防御機構など多くのはたらきがある．
　①物質代謝の産生：身体の構成(骨，筋肉，膜，血球，ホルモン，酵素など)に不可欠な血漿タンパク，血液凝固因子，胆汁などを生成する．
　②排泄物質の産生：ビリルビン，ケトン体，尿酸，尿素などの代謝産物を体外に排出する．
　③エネルギー供給：グルコースは解糖系で，エネルギー代謝に関与するATP(アデノシン三リン酸)を産生する．
　④エネルギー源の貯蔵：グリコーゲンを筋肉，肝臓に貯蔵し，脂肪酸を肝臓，脂肪組織に貯蔵し，エネルギー源として利用する．

3．主な症状

(1) 便秘

大腸内の便の通過がなんらかの原因で遅れ，腸内に停滞したために水分が吸収され，排出が困難になった状態をいう．原因によって器質性便秘と機能性便秘に大別される．

①器質性便秘
　・腸の腫瘍や炎症，閉塞などの器質性疾患により，腸管の癒着・狭窄がみられ，腸の通過が悪くなるために起こる．
　・腸の長さや大きさの異常によって起こる(先天性疾患など)．

②機能性便秘：一過性に起こる急性便秘と常習性の慢性便秘があり，慢性便秘は，弛緩性，痙攣性，直腸性に分けられる．
　・急性便秘：食物繊維が少ない食事，体内の水分不足(多量の発汗，水分摂取不足など)，環境の変化(旅行など)によるもの，長期臥床に伴う腸蠕動運動の低下によるものなどがある．
　・慢性便秘：弛緩性便秘は，主に腸蠕動運動の低下や筋力低下による(高齢者，出産回数の多い女性)．痙攣性便秘は，腸蠕動運動は亢進するものの痙攣性収縮によって便の輸送が障害される(下剤の乱用，過敏性大腸炎など)．直腸性便秘は，排便反射の減弱によって起こる(便意をがまんする，浣腸の乱用など)．

③その他：抗不安薬，鎮痛薬，気管支拡張薬，麻薬(塩酸・硫酸モルヒネなど)などを使用すると，腸蠕動運動が抑えられ便秘になりやすい．また，がん化学療法の副作用によって便秘になることがある．下剤を毎日服用したり服薬量を調節しながら排便をコントロールする．

(2) 下痢

便に含まれる水分が異常に増加し，液状便・軟便を排泄する状態をいう．排便回数が増えることが多い．腸粘膜の水分吸収障害，腸管粘膜からの分泌液亢進，腸管通過時間の停滞・短縮などによって引き起こされる．頻回の下痢は体液や電解質を喪失して，脱水，電解質異常などを起こすことがある．

原因により，病原微生物による感染性下痢と非感染性下痢に分けられる．
①感染性下痢：細菌，ウイルス，真菌，原虫，寄生虫など
②非感染性下痢：過敏性腸症候群，潰瘍性大腸炎，クローン病，悪性腫瘍，小腸消化・吸収不良，糖尿病，乳糖不耐症，薬物性，心因性など

(3) 下血・血便 (図2)

消化管からの出血により，肛門から血液が排出されることを下血という．血便は

血液が混入した便であるが，主に下部消化管からの血便を指すことが多い．便の色調は消化管に停滞する時間によって変化する．
　①下血：主に上部消化管（食道，胃，十二指腸）からの出血が便に混入して排泄される．上部消化管出血は血液が胃酸の作用を受けて変性するため，黒色便を呈する．
　②血便排泄：下部消化管からの血液が便に混入する．直腸・肛門からの出血では鮮血便であることが多い．粘液を伴うものを粘血便という．

(4) 吐血（図2）
　消化管からの出血により口腔から血液を吐出することをいう．一般的にはトライツ靱帯より口腔側の上部消化管からの出血を指し，新鮮血または黒色を呈する．

(5) 悪心・嘔吐
　①悪心：一般的に嘔吐の前駆症状として起こる差し迫った吐き気で，咽頭，前胸

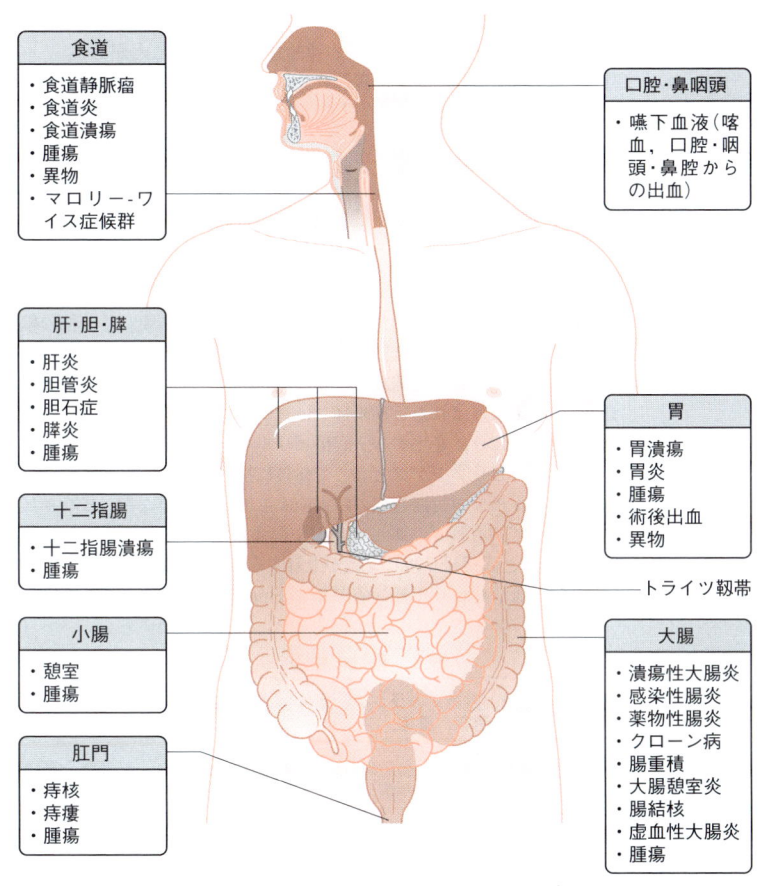

図2　下血・血便や吐血がみられる主な消化器疾患

食道
・食道静脈瘤
・食道炎
・食道潰瘍
・腫瘍
・異物
・マロリー-ワイス症候群

口腔・鼻咽頭
・嚥下血液（喀血，口腔・咽頭・鼻腔からの出血）

肝・胆・膵
・肝炎
・胆管炎
・胆石症
・膵炎
・腫瘍

十二指腸
・十二指腸潰瘍
・腫瘍

胃
・胃潰瘍
・胃炎
・腫瘍
・術後出血
・異物

トライツ靱帯

小腸
・憩室
・腫瘍

大腸
・潰瘍性大腸炎
・感染性腸炎
・薬物性腸炎
・クローン病
・腸重積
・大腸憩室炎
・腸結核
・虚血性大腸炎
・腫瘍

肛門
・痔核
・痔瘻
・腫瘍

部に不快感，苦痛を訴える．嘔吐を伴わない悪心もある．
　②嘔吐：消化管の内容物が逆流して食道を経て口腔から排出される状態をいう．消化管などの刺激が延髄にある嘔吐中枢に伝えられて起こる．嘔吐は消化管疾患のほか全身疾患，嗅覚刺激・視覚刺激，精神の緊張によっても引き起こされる（表3）．また，嘔吐は飲食物の摂取を抑制したり，有害な飲食物を体外へ排出する生体の防御反応でもある．嘔吐は発生機序によって，消化管からの刺激による反射性嘔吐と延髄の嘔吐中枢による中枢性嘔吐に分けられる．

(6) 腹痛

腹部全域に生じる痛みの総称である．腹痛はメカニズムにより，内臓痛，体性痛，関連痛に分けられる．腹痛は一過性の軽度な疼痛から重篤なものまであり，原因は主に腹腔内臓器疾患（図3）のほか，胸部疾患，泌尿器・生殖器疾患，全身疾患でもみられる．
　①内臓痛：内臓に基づく疼痛．管腔臓器の伸展，拡張，収縮によって生じる．内臓痛は自律神経を介して大脳皮質に伝えられ，鈍痛から仙痛までさまざまな痛みを生じる．悪心・嘔吐などの自律神経症状を伴うことがある．
　②体性痛：壁側腹膜，小網，腸間膜，横隔膜に分布する知覚神経が炎症性，機械的・化学的刺激により，脳脊髄神経を通じて伝達される．疼痛は持続的であることが多い．
　③関連痛：痛みの原因となった臓器とは離れた場所に感じる痛みを関連痛という．激しい内臓痛が脊髄内の近辺の神経線維に伝えられ生じるもので，たとえば胆嚢の痛みが右肩に，心臓の痛みが左肩に放散して（放散痛）感じられることがある（図4）．

(7) 黄疸

血液中のビリルビンが増加して，皮膚，粘膜，眼球結膜，その他の組織が黄染する状態をいう．ビリルビンは肝臓，脾臓などに取り込まれたヘモグロビンの代謝産物として生成されたもので間接ビリルビン（非抱合型ビリルビン）とよばれ，肝臓に運ばれる．肝臓に運ばれたビリルビンはグルクロン酸抱合を受け，直接ビリルビン（抱合型ビリルビン）に変化する．直接ビリルビンは胆汁となって胆管系から腸管に排出され，ウロビリノーゲンとなって体外に排泄され，一部は腸管で再吸収される．これらのビリルビンの代謝過程の障害によって黄疸が起こる．ビリルビン代謝経路の障害によって，直接ビリルビン値が上昇する疾患（閉塞性黄疸，肝細胞傷害，肝内胆汁うっ滞）と間接ビリルビン値が上昇する疾患（溶血性黄疸）に大別される．
　一般的に，血清総ビリルビン値が2～3mg/dL以上になったときに黄疸の症状が

表3　嘔吐の原因

- 消化器疾患：食道疾患（食道炎，食道アカラシア，腫瘍），胃疾患（胃炎，潰瘍，腫瘍，胃拡張症，アニサキス），腸疾患（腸炎，腸閉塞，腫瘍，アニサキス），肝・胆・膵疾患（肝炎，肝硬変，胆石症，胆嚢炎，膵炎，腫瘍）など
- 頭蓋内圧亢進による機械的刺激：脳炎，脳腫瘍，髄膜炎，クモ膜下出血，脳梗塞，緑内障など
- 前庭神経の刺激：乗り物酔い，メニエール病，中耳炎など
- 舌咽神経の刺激：咽頭・喉頭の機械的刺激，扁桃炎など
- 心疾患（うっ血性心不全，心筋梗塞）
- 血液中の化学物質による刺激：薬物，細菌毒素（食中毒），代謝異常など
- 心因性の刺激：ヒステリー，精神的緊張など
- その他の腹部疾患，腎・泌尿器疾患，生殖器疾患など

4 消化器疾患

心窩部
- 食道下部の潰瘍，食道がん，逆流性食道炎
- 急性・慢性胃炎，消化性潰瘍，胃がん
- 急性・慢性膵炎，膵臓がん
- 胆石症，胆嚢炎

汎発性腹痛
- 消化管穿孔，急性腸炎，食中毒
- 急性腹膜炎

右上腹部
- 胆石症，胆嚢炎，胆管・胆道がん，肝がん，膵頭部がん
- 十二指腸潰瘍
- 腸がん，虫垂炎
- 尿管結石，腎盂炎

左上腹部
- 急性・慢性膵炎，膵がん
- 胃がん
- 過敏性腸症候群，腸がん
- 腎・尿管結石，腎盂炎
- 腸閉塞，急性小腸炎，急性大腸炎，虫垂炎，腹膜炎
- 胃潰瘍，胃がん

右下腹部
- 急性・慢性虫垂炎，小腸炎，大腸炎，クローン病，腸がん
- 尿管結石
- 付属器炎，子宮外妊娠

左下腹部
- 急性大腸炎，潰瘍性大腸炎，大腸がん，過敏性腸症候群
- 尿管結石
- 付属器炎，子宮外妊娠

下腹部
- 膀胱炎，膀胱結石，膀胱がん
- 前立腺炎
- 子宮内膜症，子宮外妊娠
- 急性大腸炎
- 骨盤腹膜炎

（高木永子監［横山寛子］：New 看護過程に沿った対症看護——病態生理と看護のポイント．p.619，学習研究社，2005より改変）

図3　腹腔内臓器疾患にみる疼痛部位

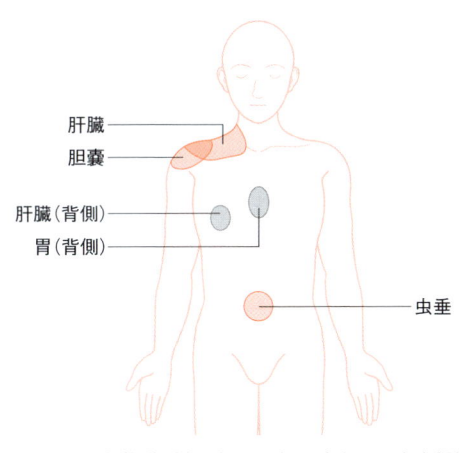

肝臓
胆嚢
肝臓（背側）
胃（背側）
虫垂

図4　関連痛（放散痛）を起こす主な消化器と疼痛部位

みられる．
　黄疸がみられる疾患はさまざまであるが，主に次のように分けられる．
　　①溶血性黄疸：先天性・後天性溶血性疾患によるもの（溶血性貧血など）
　　②肝細胞性黄疸：肝細胞傷害によるもの（急性肝炎，薬物性肝障害，肝硬変など）
　　③閉塞性黄疸：胆汁の流れが障害されるもの（胆管・胆嚢がん，胆石，胆道感染症，膵頭部がんなど）
　　④肝内胆汁うっ滞性黄疸：肝内胆汁がうっ滞するもの（薬物性，急性肝内胆汁うっ滞性ウイルス性肝炎，原発性胆汁性肝硬変など）

(8) **腹水**
　健常者では，約20～50mLの腹水が生理的に存在する．生理的限界を超えて，病的に腹腔内に多量に貯留した液体を腹水という．腹水は性状によって漏出液(性)と滲出液(性)に分かれる．一般的に，漏出液は非炎症性の液体で，比重(1.015以下)やタンパク質(2.5g/dL以下)が低く，滲出液は炎症や腫瘍によるもので，比重が1.018以上，タンパク質が4 g/dL以上とされている．
　　①漏出性腹水：腎尿細管障害によるナトリウム・水分の貯留亢進，肝障害による血漿膠質浸透圧の低下，門脈圧亢進症などが主な原因とされる．主な疾患は，肝硬変，心不全，ネフローゼ症候群など
　　②滲出性腹水：主に腹腔内の炎症によって血管透過性が亢進して貯留する．性状によって，膿性，血性，乳び性，粘性，胆汁性などに分けられる．主な疾患は，がん性腹膜炎，悪性リンパ腫，化膿性腹膜炎，膵炎，膵がんなど

(9) **肝性脳症**
　肝細胞機能障害・壊死によって肝臓での解毒処理能力が低下するため，アンモニアなどの窒素化合物が直接脳へ達することが主な原因である．基礎疾患として劇症

表4　肝性脳症の昏睡度分類

昏睡度	精神症状	参考事項
I	睡眠-覚醒リズムの逆転 多幸気分，ときに抑うつ状態 だらしなく，気にとめない態度	retrospectiveにしか判定できない場合が多い
II	指南力（時，場所）障害，物を取り違える（confusion） 異常行動（例：お金をまく，化粧品をごみ箱に捨てるなど） ときに傾眠状態（普通の呼びかけで開眼し，会話ができる） 無礼な言動があったりするが，医師の指示に従う態度をみせる	興奮状態がない 尿・便失禁がない 羽ばたき振戦あり
III	しばしば興奮状態またはせん妄状態を伴い，反抗的態度をみせる 嗜眠傾向（ほとんど眠っている） 外的刺激で開眼しうるが，医師の指示に従わない，または従えない（簡単な命令には応じうる）	羽ばたき振戦あり（患者の協力が得られる場合） 指南力は高度に障害
IV	昏睡（完全な意識の消失） 痛み刺激に反応する	刺激に対して払いのける動作，顔をしかめるなどがみられる
V	深昏睡 痛み刺激にも全く反応しない	

(第12回犬山シンポジウム，1981年)

肝炎や肝硬変をみとめる．肝性脳症は重篤な肝障害に伴ってみられる意識障害で，重症度によって表4のように分けられる．

4．主な診察と検査

(1) 問診

既往歴，生活歴，家族歴を聞く．肝炎患者では輸血歴や刺青歴，アルコール歴を聞くことも重要である．B型肝炎患者では，家族のB型肝炎ウイルス感染の有無などを聞くことが診断や治療方針の決定に重要である．また，主訴以外にも，便秘・下痢の有無・症状，下血・血便，吐血の有無，悪心・嘔吐，嚥下障害の有無，腹痛では疼痛を訴える部位などを具体的に把握する．

(2) 身体所見

顔貌や表情から意識・苦悶状態，蒼白あるいは紅潮した顔色・皮膚の状態，眼球結膜で貧血の有無，黄疸の有無を把握する．口腔粘膜の出血，浮腫，手掌紅斑およびクモ状血管腫は肝硬変の存在を示唆する．

(3) 視診，触診

視診では腹部膨満の程度，対称性などを観察する．腹部の膨隆は腹水貯留，肥満，鼓腸，腫瘍などを示唆する．手術痕によりイレウスが予測できる．腹壁静脈の怒張がみられる場合は肝硬変の存在が疑われる．触診では，圧痛，筋性防御，腫瘤の有無を確認する．

(4) 聴診，打診

聴診では，蠕動状態，血管雑音，腹水の存在を把握する．金属性の腸雑音でイレウスの有無，腸雑音の消失で麻痺性イレウスを疑う．打診では，鼓腸を聴取する．イレウスによるガスの貯留では鼓音がみとめられ，腹水の貯留は腹部下部に濁音を呈する．

(5) 血液一般検査，凝固・線溶系検査

血液一般検査は全身疾患のスクリーニング検査として行われる．消化器疾患では，主に炎症性疾患，悪性腫瘍，肝疾患などの経過観察，重症度判断の指標になる．

凝固・線溶系検査では，プロトロンビン時間(PT)の延長がみられる場合に肝障害(急性肝炎，劇症肝炎，慢性肝炎など)が疑われる．

(6) 血液生化学検査

全身疾患のスクリーニング検査のほか，疾患の原因，診断，治療，経過観察，予後の見通し，他臓器疾患との鑑別など，障害臓器や疾患に応じてさまざまな検査が行われる．代表的な検査を以下に示す．

① 総タンパク(TP)：全身栄養状態の目安となる．肝疾患や代謝性疾患で基準値より減少し，脱水，下痢，イレウスなどで増加する．

② アルブミン(Alb)：肝臓で合成されるため，肝障害，肝硬変では減少する．肝硬変で3.0g/dL以下になると腹水が貯留しやすくなる．

③ 総ビリルビン：黄疸の程度を判断する指標となる．総ビリルビンは間接ビリルビンと直接ビリルビンの和で，ビリルビンの増加が間接型によるものか直接型によるものかによって，障害・疾患をある程度判断できる．

④ AST(GOT)：肝細胞，骨格筋，赤血球に存在する酵素で，これらの細胞が壊死，破壊されると血液中に増加する．ALTとともに増加する場合は，肝障害を疑う．AST高値を示す疾患には，心筋梗塞，溶血性疾患，筋肉疾患がある．

⑤ ALT(GPT)：主に肝細胞に多く存在する酵素で，肝細胞の壊死，破壊によって

血液中に増加する．肝疾患で増加する．
⑥乳酸脱水素酵素(LDH)：体内すべての細胞に存在するが，とくに肝臓，心臓，腎臓，筋肉に多くみられる．LDH高値は組織障害の程度を反映する．
⑦アルカリホスファターゼ(ALP)：肝・胆道系酵素の1つで，高値は閉塞性黄疸，肝内胆汁うっ滞などの肝・胆疾患，骨疾患の指標となっている．
⑧ロイシンアミノペプチダーゼ(LAP)：肝臓，腎臓，腸粘膜，膵臓などに分布する酵素で，肝・胆道系の閉塞で増加する．
⑨γ-GTP：肝臓，胆管，膵臓，小腸などに分布する酵素で，閉塞性黄疸，胆管炎，肝内胆汁うっ滞，アルコール多飲，C型慢性肝炎，薬物性肝障害で増加する．
⑩コリンエステラーゼ(ChE)：肝細胞で産生される酵素で，主に脂肪肝，糖尿病，ネフローゼ症候群，肥満，飲酒で増加し，肝実質障害，肝硬変や劇症肝炎で減少する．
⑪総コレステロール(TC)：コレステロールは肝臓で合成され，肝機能が障害されるとコレステロール値は変動する．高コレステロール血症，閉塞性黄疸，膵炎，原発性胆汁性肝硬変で増加し，肝硬変，劇症肝炎で減少する．
⑫トリグリセリド(TG)：閉塞性黄疸，脂肪肝，膵炎，アルコール多飲で増加し，肝硬変で減少する．

(7) 尿検査

尿に含まれる成分・量などによって，全身疾患のスクリーニング検査，診断，除外診断，経過観察，臓器の機能を評価する．尿の基本検査には次のようなものがある．尿タンパク(腎障害，糖尿病，起立性タンパク尿で陽性)，ウロビリノーゲン(肝疾患，心不全，便秘，イレウスなどで陽性)，尿糖(肝疾患，胃の切除後，糖尿病，尿細管障害などで陽性)，尿潜血(腎・尿路系に出血があると血液が混入)などがある．

(8) 便検査

便に血液の混入を確認した場合は消化管出血を疑う．潜血反応検査のほか，寄生虫・病原菌の検出検査などが行われる．

(9) 画像検査

①腹部単純X線検査：腹部症状を訴える患者に行われる基本検査で，食道疾患，ガス像，消化管穿孔，イレウス，大腸結核の診断に重要である．
②CT検査：消化器疾患の診断，鑑別に重要な検査．腫瘍，炎症，外傷のほか肝臓や脾臓の梗塞，胆管・膵管の閉塞部位，腎・尿路系での結石の診断などに有用である．造影剤の使用は周囲組織とのコントラストを高め，病巣部を明らかに描出する．石灰化した結石では造影剤を使用しない単純撮影で診断する．なかには造影剤アレルギーを起こす患者もいるので，検査前に過去の造影剤使用歴，アレルギーの有無を確認する．
③MRI検査：CT検査とほぼ同様の有用性がみとめられるが，とくに液体成分の描出に優れている．悪性腫瘍の検出，肝がん，膵がんの検査として用いる．また，膵・胆道系では胆汁を強調し，胆嚢，胆管，膵管を描出するMR膵胆管造影(MRCP)が行われる．
④超音波検査(US)：肝臓，胆嚢，胆道，膵臓，脾臓，腎臓などが検出でき，他臓器疾患との鑑別診断に有用である．とくに消化管穿孔，イレウス，腫瘍の性状(嚢胞性，充実性)が把握でき，侵襲も少なく簡便に行える検査である．

⑤血管造影：腫瘍性病変や血管病変を診断する．肝がんでは肝動脈造影に引き続いて経カテーテル肝動脈塞栓術(TAE)などの治療を行うことがある．CTと同時に行われるCTアンギオグラフィ(CTA)では肝動脈からの血流が描写できる．
⑥上部消化管造影(食道，胃・十二指腸造影)：造影剤を服用して食道，胃，十二指腸をX線で撮影する．食道狭窄，食道裂孔ヘルニア，食道アカラシア，幽門狭窄，胃・十二指腸潰瘍などで，消化管内腔の状態や壁の伸展度が観察でき，特徴のある画像所見が得られる．
⑦下部消化管造影(注腸造影)：全腸管を撮影し，消化管の通過状態や消化管内腔を観察する．大腸憩室症，大腸ポリープ，クローン病の診断に有用である．
⑧胆囊・胆管造影
・点滴静注胆囊胆管造影(DIC)：胆囊管，肝内胆管枝が描出でき，胆汁分泌機能，胆囊収縮機能を評価できる．
・経皮経肝胆管造影(PTC)：胆管の腫瘍や結石などによる閉塞性黄疸の診断に用いられる．閉塞をみとめた場合はステントを肝臓に留置し，胆汁を小腸に排出するか，体外の収集バッグへ排泄させる．
・内視鏡的逆行性膵胆管造影(ERCP)：膵管の狭窄・腫瘤・囊胞，膵がん，胆道がんの診断に有用で，総胆管結石では総胆管内に透亮像がみられる．

(10) **内視鏡検査**
①内視鏡：直視下で消化管の粘膜表面を観察できるため，早期がんの診断に有用である．また，組織採取や切除(ポリープ切除，粘膜切除)も可能である．
②超音波内視鏡(EUS)：腫瘍の良性・悪性の鑑別，悪性腫瘍の壁深達度，リンパ節への転移などの診断ができる．検出能力に優れた領域は，食道，胃，腸などの粘膜下腫瘍，胆囊ポリープ，胆囊がん，胆石・総胆管結石，胆管がん，膵炎，膵がんなどである．
③腹腔鏡：肝臓，胆囊，脾臓，腹膜，胃などを直視下で観察でき，組織採取や摘出も可能である．最近では，開腹手術に比べ侵襲の少ない腹腔鏡下による切除術，摘出術が増えつつある．診断や病態の把握に優れている．慢性肝炎，肝硬変の診断，病態の把握に有用である．

(11) **腫瘍マーカー**
発がんに伴って特異的に産生され，腫瘍の診断のうえで目印となる物質を腫瘍マーカーという．しかし，腫瘍マーカー値が上昇しても悪性腫瘍とはかぎらず，また，悪性腫瘍の早期では上昇しないことがある．消化器悪性腫瘍の主な腫瘍マーカーを表5に示す．

(12) **肝生検**

表5　消化器悪性腫瘍の主な腫瘍マーカー

食道がん	SCC(扁平上皮がん関連抗原)	肝がん	AFP(α-フェトプロテイン)，PIVKA-Ⅱ
胃がん	CEA(がん胎児性抗原)，STN(シアリルTn抗原)，NCC-ST-439，CA19-9	胆道がん	CA19-9，CEA
大腸がん	CEA，NCC-ST-439	膵がん	CA19-9，SPan-1，DUPAN-2，エラスターゼ1，CEA，CA50，NCC-ST-439，CA125

肝組織を採取し組織学的検査を行うもので，肝疾患の診断，病態把握に有用である．以前は開腹によって採取されていたが，現在では腹腔鏡下，超音波ガイド下で針生検され確定診断が行われる．

⑴肝炎ウイルスマーカー

わが国でみられる主な肝炎には，経口感染によるA型肝炎，E型肝炎，急性・慢性の病態をもつB型肝炎，C型肝炎，D型肝炎がある．肝炎ウイルスマーカーが存在するのは，A型肝炎，B型肝炎，C型肝炎である．

①A型肝炎：A型肝炎ウイルス(HAV)の経口感染により引き起こされる急性肝炎．発症直後にIgM型HA抗体が出現し，発症数週間後からIgG型HA抗体が陽性になる．HAV-RNAはHAV感染発症の早期にみられる．

②B型肝炎：血液や体液を介してB型急性肝炎ウイルス(HBV)に感染する．成人になってからの慢性化はまれだが，母児感染では持続性感染(キャリア)となりやすく慢性肝炎に進展する．HBVマーカーで診断される(図5)．

・HBs抗原：陽性でHBV感染を意味する．
・HBs抗体：陽性で過去の既往，ワクチン接種後を意味し，HBVに対する免疫をもつ．
・HBc抗体：高力価でHBVキャリア，低力価で過去の既往を意味する．
・HBe抗原：HBVの活動性の指標となる．陽性で活動性が高く，陰性になると肝炎は鎮静化する．
・HBe抗体：陽性でHBVの活動性が低く肝炎は鎮静化する．急性肝炎では回復期にあたる．
・HBV関連DNAポリメラーゼ：HBV活動時に高値を示す．HBVの感染力を把握する指標となる．

③C型肝炎：血液を介してC型肝炎ウイルス(HCV)に感染する．急性肝炎から慢性化しやすく，数十年を経て肝硬変，肝がんに進展する．HCV抗体陽性でC型肝炎と診断されるが，過去の既往でも陽性となり，また，急性肝炎初期は陰性を示し陽転まで数か月かかることがある．このため，感染の確認には感度の高いHCV-RNAを測定する．

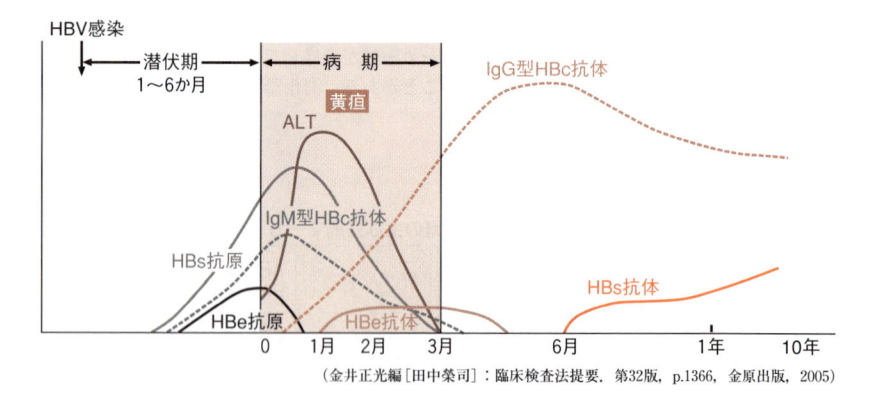

(金井正光編[田中榮司]：臨床検査法提要．第32版, p.1366, 金原出版, 2005)

図5 B型急性肝炎におけるHBV関連抗原・抗体などの変動

5．主な治療	(1)**薬物療法** ①**整腸薬，止痢薬**：消化管運動を抑制して下痢症状を改善する．腹痛・下痢を訴える過敏性腸症候群，腸炎患者に用いられる．腸液は副交感神経刺激によって亢進するため，副交感神経を遮断し消化管の運動と胃酸分泌を抑制する． ・止痢薬（塩酸ロペラミド，タンニン酸アルブミンなど），乳糖分解酵素薬（チラクターゼなど），過敏性腸症候群治療薬（ポリカルボフィルカルシウム，臭化メペンゾラートなど），炎症性腸疾患治療薬（サラゾスルファピリジン，メサラジンなど），整腸薬（ビフィズス菌など）など ②**制吐薬・胃腸機能調節薬**：消化管運動を促進して胃内容の排出異常を改善する．消化管神経叢にはたらき，アセチルコリンを遊離させて消化管運動を促進させる．慢性胃炎などにみられる上部消化管運動機能異常（腹部膨満感，上腹部痛，食欲不振，胸やけ，悪心・嘔吐）に用いられる． ・抗ドパミン薬（メトクロプラミド，スルピリド，塩酸イトプリドなど），セロトニン$5-HT_3$受容体拮抗薬（クエン酸モサプリドなど），アセチルコリン作動薬（ナパジシル酸アクラトニウムなど）など ③**消化性潰瘍治療薬**：胃酸やペプシンなどの攻撃因子を抑制する攻撃因子抑制薬と，防御因子である粘膜を強化する防御因子強化薬に分かれる．慢性胃炎にはヒスタミンH_2受容体拮抗薬，制酸薬を，軽症の胃食道逆流症にはヒスタミンH_2受容体拮抗薬，中等症例，重症例にはプロトンポンプ阻害薬を用いる． ・攻撃因子抑制薬：制酸薬（マグネシウム製剤，アルミニウム製剤など），抗コリン薬（臭化ブチルスコポラミン，臭化チキジウムなど），ヒスタミンH_2受容体拮抗薬（ファモチジン，シメチジンなど），プロトンポンプ阻害薬（オメプラゾール，ランソプラゾールなど），選択的ムスカリン受容体拮抗薬（塩酸ピレンゼピンなど）など ・防御因子強化薬：プロスタグランジン製剤（ミソプロストール，オルノプロスチルなど），組織修復促進薬（アルジオキサ，ゲファルナートなど），粘液産生促進薬（テプレノン，プラウノトールなど），粘膜保護薬（スクラルファート，ポラプレジンクなど）など ・ヘリコバクター・ピロリの除菌：ランソプラゾール（またはオメプラゾール），アモキシシリン，クラリスロマイシンの3剤併用が推奨されている． ④**抗肝炎ウイルス薬（インターフェロン［IFN］）**：肝炎ウイルスの排除・肝炎の鎮静化を目標にB型・C型慢性肝炎に投与される注射薬．IFN-αが一般的だが，INF-βも用いられる．B型慢性肝炎では抗ウイルス療法としてIFNとラミブジンが用いられ，C型慢性肝炎ではIFNとリバビリンが併用される． ・IFNの副作用：発熱，頭痛，筋肉痛，全身倦怠感，食欲不振，意欲低下などが現れるが，症状には個人差が大きい．IFN投与開始数日後に自然軽快することが多いが，改善しない場合は鎮痛解熱薬を投与．重篤な副作用は，間質性肺炎，重篤なうつ状態，自殺企図，汎血球減少，重篤な肝障害・腎障害・心疾患など多彩 (2)**食事療法** ①**胃・十二指腸疾患（庇護食，易消化食，潰瘍治療食）**：胃・十二指腸の障害部位を庇護し，自然の治癒力を増強させる．胃酸分泌を亢進させないように食物繊維，脂質，嗜好品，香辛料などを避ける．

②腸疾患：下痢症状には，腸管を庇護するために食物繊維や脂質の少ない消化・吸収しやすい食品を摂取し，嗜好品，香辛料，乳糖などを避ける．便秘症状には，食物繊維の多い食品を摂取し，十分な水分摂取に努め，排便反射を無視しないようにする．
③肝疾患：疾患の病態(急性と慢性など)によって食事療法は異なるが，基本は，高タンパク質，高エネルギー，低脂肪とする．肝臓機能再生のため，ビタミン，ミネラルを摂取する．しかし最近では，脂肪肝の予防のため，高タンパク質，高エネルギーは指示されない傾向にある．
④膵疾患(低脂肪食)：脂質は膵液の分泌を刺激するため制限する．嗜好品，香辛料の摂取を控える．

(3) 手術療法

手術は根治手術と姑息手術に分けられる．根治手術は病巣の完全切除によって治癒が期待できるときに行われる．姑息手術は根治が期待できない場合に症状の軽減，苦痛の緩和，QOLの改善を目的に行われる．近年，内視鏡が普及し消化器疾患にも広く用いられるようになった．しかし，内視鏡手術と外科手術それぞれに長所・短所があり，適応・禁忌を見極めて選択されなければならない．

①内視鏡手術：内視鏡を消化管や臓器に挿入して，消化管出血の止血，食道狭窄などに対する拡張術，腫瘍の摘出，異物の摘出，胃瘻造設などを行う．適応疾患は，ポリープ(食道，胃，腸)，悪性腫瘍，胃・十二指腸潰瘍，食道・胃静脈瘤，胆石などである．

②外科手術：外科手術の適応は疾患によって異なるが，腫瘍の摘出，腫瘍切除後の再建術，悪性腫瘍では腫瘍が大きい場合に行われることが多い．
・食道疾患：食道がん(食道切除，食道再建，食道バイパス術，食道ステント留置術など)，食道アカラシア，食道裂孔ヘルニア
・胃疾患：胃全摘術，幽門側胃切除術・術後再建術(ビルロート法)，噴門胃切除術，迷走神経切離術など
・腸疾患：縫合，ストーマ造設術，結腸切除術，直腸手術，大腸切除術など
・肝・胆・膵疾患：肝切除術，生体肝移植，胆嚢摘出術，総胆管切開術，膵頭十二指腸切除術，膵体尾部切除術など

(4) 放射線療法

現在，悪性腫瘍の3大療法は，手術療法，化学療法，放射線療法である．放射線療法の対象の大部分は悪性腫瘍で，腫瘍とその周辺のみを照射する局所治療である．食道がん，胃がん，大腸がん，直腸がん，肝がん，胆道がん，膵がんに行われる．

治癒を目的とする根治照射，症状緩和を目的とする姑息照射，手術療法と併用して術前に照射して腫瘍を縮小する術前治療，手術で摘出できなかったがん細胞を死滅するため術後に照射する術後治療，化学療法と併用する同時化学放射線療法，再発を防ぐ予防照射などがある．照射回数，照射時間，1回照射線量，照射範囲はそれぞれ異なる．早期の喉頭がん，食道がんは放射線単独照射で根治治療の適応になる．併用療法は相乗作用によって効果が増強されるが，副作用も相乗されるので症状の出現に注意する．

急性期

胃がん患者の看護過程の展開

BASIS

患者：65歳，男性
患者の状況：早期胃がんで内視鏡(腹腔鏡)下に幽門側胃切除術(ビルロートⅠ法)施行．術後1日目の朝

胃がん患者の理解に必要な情報

パターン	必要な情報項目	患者情報	アセスメントの視点	アセスメント
健康知覚-健康管理	・術後の回復過程に関する知識と行動 ・疾患と術後の健康状態の認識，今後の生活設計 ・入院前の健康管理状況 ・既往歴，現病歴 ・知的・情緒的準備状態	・術後1日目，深呼吸ができ，自分で体位変換を行っている．術前後の処置をほぼ覚えている． ・「手術が終わって安心した．しかし，思ったよりも身体がきつかった．眠い」 ・40歳から胃潰瘍の既往があり，継続的に治療していたが，健診で胃がんを指摘された． ・「早期胃がんで，手術をすれば90%完治できる」と説明されている． ・術前から指示されたことを守り，理解力がある．几帳面な印象 ・術前から軽度の貧血があり，術中出血量が多く，術後1日目もドレーンからの鮮血出血が続いている．	・術後の現実認識低下による危険行為はないか． ・術後の回復遅延，転倒のおそれはないか． ・疾患，治療の認識と情緒的な準備状態はどの程度か．	深呼吸や体位変換など，術後合併症予防の行動がとれ，術前に指導したことが守られている． 　手術が終了したことを認識し安心した様子であり，意識は清明である． 　貧血亢進，循環血液量減少で回復遅延のおそれがある．また，活動時は転倒に注意する． 　疾患と手術に関する知識はある．健康管理に対する意欲はあり，必要な行動がとれている．
栄養-代謝	・身長，体重，BMI ・栄養状態データ	・身長165cm，体重50kg，BMI 18.4，1年前より2kg減少 ・術前データ：TP 6.3g/	・栄養状態に問題はないか，それにより生じる	術前より軽度の貧血傾向．術中出血量は500mLと多く，術後ドレーンから血性の滲出液が続き，

パターン	必要な情報項目	患者情報	アセスメントの視点	アセスメント
	・術中出血量 ・術後出血量，水分出納 ・食事摂取量 ・食習慣 ・食行動上の問題	dL，Alb 3.5 g/dL，WBC 6,000/μL，RBC 400万/μL，Hb 12.0 g/dL，Ht 38% ・術中・術後の情報：内視鏡下胃切除術（ビルロートⅠ法），リンパ節郭清．術中出血量500mL．吻合部と網嚢（ウィンスロー）孔にドレーン挿入．術後15時間経過，術後総出血量180mL，ドレーン挿入部は3時間ごとにガーゼ交換．血性の濃い滲出液が持続 ・輸液・抗生物質：術後3日間セファゾリンナトリウム1g，生理食塩液100mLを3日間朝夕点滴．食事開始までブドウ糖加酢酸リンゲル液（ヴィーンD）2,000mL/日点滴予定 ・食事開始予定：術後4日目水分摂取，翌日より流動食（分割食）開始予定 ・自宅での食生活：元来食べるのが速い．野菜類を好まない．淡白な魚料理を好む．摂取量は少ない．妻は料理好きで，栄養バランスのよい食事をつくる． ・義歯なし	二次的障害はないか． ・胃切除後に起こる消化管組織の変調から生じる合併症はないか． ・消化管の形態・機能の変化から起こる長期的な問題はないか．	血漿タンパクも漏出している．貧血，低タンパク血症は創部の治癒を遅延させるおそれがある． 　吻合部の縫合不全は術後1週間前後に起こりやすい．食事開始時は異常の早期発見に努め，漏出に伴う腹腔内感染を予防する． 　食事摂取量は以前から少なく，BMIも18.4と低値である．胃の形態・機能の変化（容量，胃酸・ペプシンなどの分泌低下）により，食事摂取量，消化・吸収力が低下し，術後は長期的な栄養状態の低下，貧血，体重減少が予測される． 　元来，短時間で食事をする習慣があり，胃容量の低下，幽門括約筋の切除によって，食事開始後に食塊が消化管へ急速に流入するためダンピング症候群（早期，後期）を起こしやすいと思われる．食事開始前に，食事摂取法に関する教育を行う． 　義歯がないという情報から，十分な咀しゃく力があると考えられ，消化を助ける力となる．また，教育に関して，患者自身の理解力が高く，料理が得意な妻の協力が期待できるのは強みである．
排泄	・排尿状態 ・排便状態	・術中水分出納：尿量500mL，輸液量3,000mL ・術後15時間の水分出	・術後に麻痺性イレウスを起こさな	術中水分出納は，inが輸液量3,000mL，outが出血量（500mL）と尿量を合

4 消化器疾患

急性期 ● 胃がん

パターン	必要な情報項目	患者情報	アセスメントの視点	アセスメント
		納：尿量2,500mL，尿比重1.020，輸液量1,600mL ・術後水分出納：腹部に緊張・膨満はなく柔らかい．腸蠕動は微弱．排ガス未 ・術前の排尿は昼間6回/日，夜間2回/日 ・術前の排便は1回/日，規則的 ・水分摂取量は約1,000mL/日，そのほかに毎晩飲酒600〜1,000mL ・自宅は洋式便器で温水洗浄便座である．	いか． ・食事開始が排便に影響しないか．	計して1,000mLで，水分出納はプラスバランスであるが，術後15時間が経過し，術後は尿量2,500mLと良好であるため，腎機能に問題はない． 　全身麻酔と上腹部（気腹部）切開創，腹腔内操作の侵襲から交感神経優位となり，術後に，腸蠕動が低下し，麻痺性イレウスを起こす危険性がある．食事開始時は腸蠕動と排ガス状態を確認する． 　胃容積低下および幽門側切除により，食塊が十二指腸へ急速に移動するため，術後は下痢に傾きやすい．予防のため，食事には時間をかける，水分の過剰摂取を控える，1回に多く食べすぎない，などの注意事項を守る． 　手術操作のための上腹部切開創が5か所あり，便秘で腹圧をかけると痛みが増大する．普通便から軟便状態にコントロールすることが望ましい．
活動-運動	・全身状態，活動レベルと自覚症状（術前後の変化） ・呼吸器系 ・循環器系 ・健康時の活動状態，気分転換活動	［検査データ推移］ ・入院時のデータ：P 70回/分（整），R 16回/分（規則的），BP 134/70mmHg，T 36.5℃，心電図正常，呼吸機能検査：％肺活量105％，1秒率77％ ・入院時の動脈血ガス：PaO₂ 89mmHg，PaCO₂ 41mmHg，HCO₃⁻ 24mEq/L，pH 7.38	・術後の出血状態に異常はないか． ・全身麻酔，創痛による呼吸への影響はないか． ・術後の循環器系に異常はないか． ・手術や術後の安静によ	術後15時間経ってもドレーンから鮮血が排出されている．術中操作による血管損傷のおそれがあり，出血量の増加，内出血やショック徴候を早期に発見し，緊急に対処することが重要である．出血が持続すると生命の危機につながるため，再手術の可能性をふまえて迅速に行動する．

パターン	必要な情報項目	患者情報	アセスメントの視点	アセスメント
		・術中データ：P 60〜110回/分（整），BP 80〜150/40〜86mmHg，変動あり，T（直腸温）36.5〜37.0℃ ・手術時間 5 時間10分，麻酔時間 6 時間，抜管時白色痰多量吸引 ・術直後データ：P 80〜90回/分（整），R 20回/分（規則的），BP 110/75mmHg前後，T 37.2℃，酸素吸入鼻腔カニューレ 2 L/分，経皮的動脈血酸素飽和度（SpO$_2$）100% ・術後 1 日目朝のデータ：P 90回/分（整），R 22回/分（浅い呼吸），BP 92/60mmHg，T 37.5℃，酸素吸入 2 L/分，SpO$_2$ 100% ・「咳をしても痰が出ない．おなかに力が入らない感じ」 ・両肺呼吸音弱，副雑音なし ・術後15時間経過，術後総出血量180mL，ドレーン挿入部は 3 時間ごとにガーゼ交換．血性の濃い滲出液が持続 ［術前の活動状況］ ・犬を 1 匹飼っており，朝夕約 1 時間，散歩に連れて行っていた．夕方は妻も同行 ・庭に菜園をつくっている．菜園と庭木の世話を毎日 2 時間行う． ・2 回/週，車を運転して妻と一緒に買い物に	る血栓症の徴候はないか． ・手術は身体の回復にどのように影響するか． ・どのような日常生活への援助が必要か．	ドレーンからの出血，体液漏出により循環血液量が減少し，貧血悪化，脱水となりやすい．術後 4 日間は輸液による栄養補給のため，水分出納や電解質バランスをモニタしながら，循環動態をコントロールする． 　喫煙歴はなく，呼吸機能は基準値の範囲内で術後の呼吸状態は安定しているが，6 時間にわたる全身麻酔の影響で痰量の増加がみられ，気管支線毛運動の低下が考えられる．排痰困難によって無気肺などの合併症を起こす危険性がある．切開創やドレーン挿入部の痛みが強いと呼吸，咳，排痰を抑制し酸素の取り込みを阻害するおそれがある． 　長時間にわたる手術の影響で血液凝固能亢進，安静による血流停滞がある．さらに出血のため循環血液量が減少し，術後は常時に比べ低血圧であるため静脈血の停滞が起こりやすい．下肢の深部静脈血栓症の予防とともに早期発見に努める．歩行開始時は血栓症を予測しながら慎重に援助する． 　貧血は，血圧や酸素運搬能力を低下させる．離床時には急激な活動を避け，眩暈，呼吸困難などの症状に注意する． 　術後数か月〜半年で手術の影響から脱し，以前

パターン	必要な情報項目	患者情報	アセスメントの視点	アセスメント
		・出かける． ・季節ごとに車で1泊旅行に出かける．夫婦ともに温泉を好む． ・喫煙歴なし		の生活がほぼ可能となる．入院前の生活に早く戻れるように，計画的に活動範囲を広げていく． PC：出血
睡眠-休息	・睡眠時間 ・睡眠の満足度 ・睡眠を妨げる要因	・自宅での睡眠時間は7時間（就寝23時，起床6時） ・手術2日前に入院，術前夜は睡眠薬を使用して眠れた． ・もともと寝つきが悪く，酒を飲まないと眠れない．ときおり睡眠薬を使用していた．胃がんを指摘されてからは毎日使用している． ・昼寝の習慣はない．	・入院，手術によって睡眠が妨げられてないか．	入院前から入眠障害があり，飲酒や睡眠薬の使用で入眠できていた．入院による環境の変化，術後の創痛，輸液ルート，膀胱カテーテル留置などの不快感から，術後は睡眠障害の増強が予測される． 　術後は創部治癒や心身の疲労回復を促進するために，睡眠・休息が必要である．昼間の休息と夜間の睡眠状態を把握し，不足時は早期に対処して十分に休息がとれるようにする．
認知-知覚	・意識状態，見当識，理解力 ・疼痛の程度 ・感覚，視覚，聴覚など ・治療への理解，期待 ・学習に対するレディネス	・術後2日間，塩酸メピバカインと塩酸モルヒネを持続硬膜外注入予定 ・ペンタゾシン15mg，ヒドロキシジン25mg筋肉注射頓用 ・術後15時間経過，見当識障害はないが傾眠状態にある． ・咳をしたときや動いたときに疼痛が生じるが，鎮痛薬は追加していない． ・患者はインターネットで調べ，胃がん，内視鏡下手術について予備知識があった．	・術後，意識状態，認知力に変調はないか． ・疼痛はないか．	術後せん妄，見当識障害はなく認知レベルは良好である．しかし，手術による身体疲労と出血多量から傾眠状態になっていると考えられる． 　内視鏡下手術であり，開腹術に比べて痛みは軽いといわれる．しかし，複数の刺入部位（切開創）があり，ドレーンが留置され，活動時にはそれらが刺激されることで痛みが増強する可能性がある． 　出血が続いており再手術の可能性もある．術後治療の変更や回復の遅れにより，不安や疼痛が増

急性期 ● 胃がん

パターン	必要な情報項目	患者情報	アセスメントの視点	アセスメント
		・治療方針の説明に対する理解が早い.		大するおそれがある. # 手術時の神経, 血管, 組織の損傷および臓器の浮腫などに関連した急性疼痛
自己知覚-自己概念	・自分自身についての患者の表現 ・外見・表情など	・術後目が覚めて,「生きていて, ほっとした」という. 初めての手術. 目が覚めないのではないかと不安だった. ・「早期胃がんであり, 手術をすれば90％完治できる」と説明されている.「先生におまかせします」 ・「家族に手術経験者がいないため術後のイメージがわきません. インターネットで調べて病気や手術についてはだいたいわかりました. 先生の説明どおりですね」「内視鏡下手術は痛くないのがいいですね. 悪い部分がしっかり取れるといいです」 ・患者は術前, 穏やかな様子で, 質問は少なく感情は安定してみえた.	・疾患, 手術に関する不安はないか. ・術後の変化する状況をどのようにとらえているか. ・手術によるボディイメージの変化はないか.	術前は不安の表出が少なかった. しかし, 術後初めて安堵感を示したことから, 自制心が強い性格と考えられる. 　ドレーンからの出血が続いているため, 再手術の不安が増大し, 手術への不信感, 回復しないのではないかという恐怖が強まる可能性がある. 　新たな処置, 再手術, 治療方針を変更したとき, 患者・家族の不安が増大しないように状況の理解力を確認し, 早めに説明し心理的に支援する. 　内視鏡下手術では切開創が小さく, 目立ちにくいため, ボディイメージの変化が問題になることはないと思われる.
役割-関係	・社会的・経済的立場 ・家族, 支援者 ・対人関係 ・コミュニケーション能力	・60歳で定年後, 妻(60歳)と2人暮らし(都内のマンション). 病院まで20分, 交通の便がよい. ・入院前は, 庭仕事などは夫, 家事は妻と役割分担していた. ・娘2人は独立し, 結婚して近くに住む. 長女は専業主婦で5歳の子	・家族関係に影響はないか. ・社会的・経済的な問題はないか. ・対人関係, コミュニケーションに問題はないか.	急な入院だが, 医療保険, 貯蓄, 年金によって経済的な負担は少ない. 　退院後しばらくは, 庭仕事など腹圧のかかる作業や, 長時間の散歩など, 疲労を伴う活動は身体への負担となる. その間, 妻にとって家事が負担となりすぎないように, 退院後の生活設計を考える.

パターン	必要な情報項目	患者情報	アセスメントの視点	アセスメント
		・どもがいる． ・医療保険（がん保険）に加入．退職金，年金などもあり，今回の入院によって経済的に困ることはない． ・妻が毎日10〜18時まで面会に来る． ・入院中，犬を娘に預けている． ・きょうだい，娘たちは家族と週末に面会に来る．和気あいあいとしている． ・友人には入院を知らせていない．		娘夫婦が近くに住み，協力を依頼できる．家族が仲よく話しあい，協力体制をつくる力をもっている．
性-生殖	・配偶者（パートナー），子ども	・妻，娘2人 ・性的問題に関する発言なし	・パートナーとの関係はどうか．	妻との関係はよく，互いに助けあい力となっており，とくに性に関する問題はないと思われる．
コーピング-ストレス耐性	・疼痛，治療，入院生活などのストレスへの対処法	・術後1日目である． ・自分から不安や疑問を表出しない．遠慮深い． ・妻に対しては，はっきりと意見を述べている． ・妻がいるときは笑顔が多い． ・「家でのストレス解消には酒を飲むことがいちばん」と言う．	・ストレスが表出されているか． ・ストレスに対処できているか．	遠慮しがちな性格のため，訴えをがまんする傾向がある．ドレーンからの出血が多く安静期間，入院期間が長引くと，ストレスが増大する可能性がある．医療従事者に気兼ねせず，自由に訴えや意見を述べられる信頼関係を早期に構築する． 　甘えられる妻の存在は精神的な慰安となっている．
価値-信念	・信仰する宗教 ・重要視する価値	・仏教徒（浄土真宗）であるが，信仰はあまりあつくない． ・旅行や遊びなどやりたいことがたくさんある．	・治療に影響を及ぼす価値観，信念があるか．	人生を楽しみたいという意思，信念がある． 　疾患や治療について自ら調べ，回復への期待が大きい．

患者の問題／看護診断リスト

共同問題	診断・優先の根拠
PC：出血	術後15時間が経過しているが，血性の濃い滲出液がドレーンから180mL以上漏出していることから異常が疑われる．術中の血管損傷がいちばんの原因と考えられる．このまま止血不能であれば，再手術（開腹術）となる可能性がある．放置すると循環血液量減少によるショック症状を起こし，多臓器不全をきたすおそれもある．生命の危機につながる問題であるため，**優先順位１位**とする．

看護診断名	パターン	診断・優先の根拠
＃１　手術時の神経，血管，組織の損傷および臓器の浮腫などに関連した急性疼痛	認知-知覚	内視鏡下手術であり，開腹術と比べると痛みは軽いと推測される．しかし，上腹部などに複数の切開創があり，術後疼痛は，鎮痛薬を使用しないと軽減しにくい．痛みが緩和されないと，休養や睡眠がとれず安楽が阻害される．同時に呼吸抑制，離床遅延につながり，また術後合併症のリスクが高まる．したがって，**優先順位２位**として介入する．

PC：共同問題，＃：看護問題

看　護　計　画

共同問題	目　標
PC：出血	●出血徴候を緻密にモニタする． ●出血量が増加したらすみやかに対処する． ●ショック状態に陥らない．

対　策	根拠および留意点
DP ⑴出血の徴候をアセスメントする． 　①ドレーン部位の滲出液量を最低２時間おきに観察する． 　　・ドレーンの滲出液量が増加していないか（２時間で40mL以上）． 　　・滲出液の血性が濃くなっていないか． 　　・ガーゼ交換時の創部の観察． 　②腹腔内出血の徴候はないか． 　　・上腹部の緊張・膨満，腹部の皮膚の色調	▶胃切除後は網嚢孔から出血する危険性が高い．緻密にモニタし出血の徴候を早期に発見する． ▶ドレナージが有効にはたらかないと腹腔内出血の発見が遅れるおそれがある．そのため，腹腔内に貯留している徴候がないか，腹部の観察と患者の訴えなど主観的な情報を把握する．

対　策	根拠および留意点
の変化を観察する． 　・上腹部の圧迫感や痛みの増大の有無を把握する． 　③貧血は悪化していないか． 　　・顔色不良，チアノーゼ，四肢冷感，冷汗，めまい，気分不良，震えなどの有無 　④水分出納がプラスに傾いていないか． 　　・in：輸液量，out：尿量，ドレーンからの排液量 　⑤バイタルサインの変化：2時間おきに血圧を測定する．出血量が減少しバイタルサインが安定したら測定時間の間隔をあける． 　⑥出血，血圧低下の徴候があれば心電図モニタを装着し，脈拍数をモニタする． 　⑦検査データの変化：赤血球数，ヘモグロビン濃度，ヘマトクリットの極端な低下はないか． (2) ショックの徴候をアセスメントする． 　①意識レベルの低下：反応の低下，意識のもうろう感，失見当識，不穏状態など 　②皮膚の色調，皮膚温：末梢の脈拍の種類と性質 　③循環動態のモニタ(血圧，心音，脈拍数，リズム異常，尿量) 　④組織の酸素化の不足：呼吸状態，呼吸数増加，SpO₂の低下(95％未満) **TP** (1) 血圧，脈拍数の維持 　①2時間ごとのバイタルサイン測定：収縮期血圧が30mmHg以上低下，脈拍数が30回/分増加した場合，すぐに医師に報告する． 　②輸液管理 　　・輸液量・速度を確実に守り投与する． 　　・輸液ルートの刺入部の漏れ，接続のはずれ，固定状況を2時間おきに確認する． 　　・血圧低下時は医師に指示を確認し，輸液の速度を調節する． 　　・血圧低下時は医師に指示を確認し，必要な昇圧薬を準備する． (2) 保温 　①寝衣・寝具を調整し，四肢末梢を暖める．	▶多量の出血があると，循環血液量減少，血圧低下によって腎血流量が減少し尿量が減少する．循環動態をモニタするために尿量を観察する． ▶出血量が減少し全身状態が改善するまで，異常の早期発見のためにバイタルサインをモニタする． ▶頻脈は循環血液量減少の徴候であり，出血の早期発見に役立つ． ▶ショック症状のうち，蒼白，虚脱，冷汗，脈拍不触，呼吸不全はショックの5徴とよばれ，とくに注意すべき症状である． ▶血圧の維持は，重要臓器に血液を十分に供給し，組織の回復を促進するうえで不可欠である． ▶体温の放散を避け，末梢循環を保つことで，末梢

対　策	根拠および留意点
②発熱時は，中枢温度が上昇しないようにクーリングや解熱時の指示を施行する． ③バイタルサインを確認し，血圧低下時は解熱薬の使用を医師に確認する． (3) 十分な休息と睡眠 　①安楽な体位の保持 　②安静臥床を守る． 　③2時間おきに体位変換する． 　④頭部の挙上は血圧の低下，気分の変動の有無を確認してゆっくり行う． (4) 十分な酸素の供給 　①指示の酸素を確実に投与する． 　②SpO₂低下時には原因を追究し，早期に対処する． (5) ショックの徴候出現時の早期対処 　①上半身を下げ，ショック体位へ変換する． 　②静脈ルートを確保する． 　③気道を確保する． 　④医師にすぐに連絡する． 　⑤家族にすぐに連絡する． (6) 不安の緩和 　①訪室を頻回にする． 　②処置内容を説明し，患者・家族を安心させる． 　③患者・家族の訴えをよく聴く． 🟥 EP (1) 患者に身体の変化をすぐに看護師に伝えるように指導する． 　①ドレーン刺入部の不快感(濡れた感じ，重さ，痛み)があれば，がまんせずに伝えるように説明する． 　②気分不良(めまい，もうろう)などがあれば，すぐに伝えるように説明する． (2) 家族への説明 　①患者の不安が増大しないように，静かな環境づくりの協力を得る． 　②家族が気になることは，遠慮なく質問・相談するように伝える．	組織への栄養，酸素供給を行う． ▶解熱薬の使用により，血圧低下のおそれがある．術後の発熱は，吸収熱で生理的な反応である場合もあるため，環境温度や衣類を調整し，解熱処置は慎重に行う． ▶組織回復を促進するためには，全身と重要臓器への血液を十分に供給する必要があり，身体の休息，酸素，栄養補給が重要である． ▶体位変換することで安楽な体位を保持する．また，体位排痰法としての効果も期待できる．さらに，出血や滲出液が体腔内に貯留せず，ドレナージが有効に行える． ▶身体異常の自覚症状があれば，報告してもらうことで早期に対処できる．また，訴えることで不安を緩和する効果がある．

4 　消化器疾患

看 護 診 断	目標とする患者の状態
#1　手術時の神経，血管，組織の損傷および臓器の浮腫などに関連した急性疼痛	●術直後，呼吸を抑制するような疼痛がない． ●術後1日目に苦痛表情がみられず日中を過ごせる． ●術後1日目から夜間良眠できる． ●術後3日目までには安静時の疼痛が軽減あるいは消失する． ●退院時には，日常生活動作時に疼痛がない．

対　策	根拠および留意点
DP (1)疼痛の程度をアセスメントする． 　①疼痛の主観的情報 　　・部位，程度，性質，持続時間 　　・評価スケール(VAS，フェイススケール) 　②疼痛の客観的情報 　　・苦痛表情，うめき声 　　・発汗過多，脈拍数増加，血圧上昇 　　・呼吸数増加，呼吸抑制 　　・瞳孔の軽度散大 　③疼痛の随伴症状 　　・活動の低下 　　・筋性防御 (2)疼痛の増強因子についてアセスメントする． 　①創部の治癒状態 　　・術中の問題点(術式，組織侵襲の程度) 　　・創部の治癒状況(ドレーンからの排液量，滲出液の性状の異常の有無，CRP，WBCなど) 　②疼痛への閾値の個人差 　③不安の程度：心理状態，認知レベル (3)疼痛による二次的障害についてアセスメントする． 　①呼吸機能の低下 　　・呼吸抑制(浅表性の頻呼吸，呼吸数低下) 　　・排痰の抑制 　②離床遅延 　③体動減少 　④不安，ストレスの増強 　⑤不眠 　⑥食欲低下 **TP** (1)疼痛予防のための援助	▶痛みは主観的であり，閾値には個人差があるため，まず主観的情報を得て疼痛の程度を判断する． ▶疼痛によって，交感神経が優位になり，血圧上昇や脈拍数が増加する． ▶術中の神経・血管の損傷の程度，創部の状態などを把握し，痛みへの影響を考える． ▶創部の治癒遅延は，感染症を起こしたり，疼痛を増強させる危険性がある．感染の徴候など，異常の早期発見に努める． ▶過去の手術体験，鎮痛薬の使用経験の有無，不安が痛みの感受性を左右する． ▶呼吸機能の低下により組織の低酸素状態や呼吸器系の合併症が起こる． ▶活動の低下により，循環器系の合併症(血栓症)や術後腸管麻痺を起こす可能性がある． ▶不安やストレスは痛みの閾値を下げる． ▶不眠や低栄養は，創部の治癒を遅延させ，痛みを遷延させる．

急性期●胃がん

対　策	根拠および留意点
①不安の緩和：適宜訪室し，不安や不快感がないように配慮する． ②深呼吸，筋弛緩などリラックス法を勧める． ③カテーテルによる不快感の除去：ゆとりをもたせて固定する． ④安楽な体位 　・下肢を軽度屈曲したファウラー位 　・患者の好む体位 　・2時間以上の同一体位を避ける． ⑤環境の調整 　・静かで，安静が保てる環境をつくる． 　・必要な物品をベッドサイドに準備する．	▶不安が軽減すると痛みの閾値が高まる．また，リラクセーションにより，疼痛が和らぐ． ▶カテーテルの圧迫や屈曲による皮膚や切開創への圧迫，不快感を緩和する． ▶上半身を挙上することで，腹部の緊張を緩和し，呼吸がしやすくなり痛みが和らぐ． ▶同一部位の圧迫による痛みを避けるとともに，患者にとって安楽な体位を保つ．
(2)疼痛の緩和 ①指示された鎮痛薬の確実な投与	▶急性疼痛が神経回路の可塑的変容により慢性痛へ移行することがある．積極的に鎮痛薬を使用して，除痛をはかる． ▶確実に投与されているか，残量や輸液ルートを確認する．
(3)二次的障害に対する援助 ①呼吸機能の改善 　・十分な酸素化：SpO$_2$が96％以上を保つ． 　・排痰の援助：深呼吸，ネブライザの実施 　・口腔内の清浄化（含嗽，口腔ケア） ②早期の離床を勧める． ③十分な休養と睡眠の援助 ④栄養補給，輸液の確実な投与：食事開始後は，十分な摂取ができるように援助する．	▶組織の酸素化を保ち，創部の治癒を促進する． ▶深呼吸に加えて，効果的な排痰法を指導して，気道を浄化し，呼吸器系の合併症を予防する． ▶褥瘡，血栓症などによる二次的な痛みを防ぐ． ▶十分な休養と栄養補給によって創部の治癒を促進する．
EP (1)疼痛をがまんしないように説明する． 　①鎮痛薬の使用について説明する． 　②疼痛増強時には鎮痛薬を追加できることを説明する． (2)疼痛を和らげる方法について指導する． 　①咳嗽時には，下肢を屈曲させ，創部を押さえて保護する． 　②安楽に起坐がとれるように起き上がり動作を指導する．	▶遠慮する性格である．鎮痛薬を使用せず，痛みをがまんする可能性があるが，術後痛はがまんする必要がないことを説明する． ▶鎮痛薬の使用を説明することで，安心感が得られる． ▶痛みの緩和法を説明することで，痛みを感じることなく自ら活動できる．

慢性期

C型肝炎患者の看護過程の展開

BASIS

患者：55歳，男性
患者の状況：C型肝炎ウイルス(HCV)による慢性肝炎．インターフェロン(IFN)療法のため入院し，治療開始後10日目

C型肝炎患者の理解に必要な情報

パターン	必要な情報項目	患者情報	アセスメントの視点	アセスメント
健康知覚-健康管理	・疾患，治療についての理解 ・今後の治療計画への理解 ・セルフケアへの意欲 ・セルフケア継続に対する患者の認識 ・セルフケア指導に対する患者の反応 ・家族・周囲の人の疾患，治療に対する認識，協力 ・退院後の患者の日常生活，仕事の予定 ・肝機能検査データ	・28歳時，交通事故で下腿骨折の手術の際に輸血し，その2か月後に肝炎を指摘された．昨年，AST値が上昇したために肝生検を受けたところ，慢性活動性肝炎を指摘された．経営する飲食店を従業員に任せ，翌月にIFN療法目的で入院した． ・IFN療法の説明を受け納得し，入院2日目からペグインターフェロンα-2b(ペグイントロン)80μgの1回/週皮下注射(24週の予定)と抗ウイルス薬(リバビリン[レベトール])を併用し，治療中である．副作用による症状が落ち着けば退院予定 ・患者は，「治療に納得して入院したが副作用があり，まだ仕事ができる状態ではない」「ウイルスが完全になくなるかどうかわから	・今後自己管理していくうえで，不足する知識や間違った認識がないか． ・治療を継続させるために，退院後の生活状況や社会的背景から問題となることはないか． ・家族の支援体制はどうか．	患者は，治療や副作用についての説明を受け，治療に納得してIFN療法を始めたが，副作用が続くため，治療継続に対して不安をいだいている．また，副作用出現時の対処法の知識がないため，仕事への復帰など，今後の生活に不安がある．このままでは，退院後，自営業の飲食店継続も難しく，自己判断で治療を中止してしまう危険性がある． そのため，副作用やその対処法の知識の有無を確認し，正確な情報を提供し，適切な健康管理行動がとれるように指導する． ALT，ASTが減少し，HCVが減少しているとみられるため，治療効果を伝え，励ますとともに治療継続の意義を説明する． また，副作用は回を重ねるごとに軽減することも伝え，治療を納得して

パターン	必要な情報項目	患者情報	アセスメントの視点	アセスメント
		ないし，このままの状態が続くなら，店のことも気になるので治療をやめたい」「退院して副作用が出現したら，どう対処したらいいのかわからない」など，副作用に対する知識がないこと，治療や仕事の継続についての不安を訴えている． ・妻が1回/3日面会に来ている． ・「食べ物を扱うが，他人に感染させないようにするにはどうしたらよいかわからない」 ・入院時：AST 129IU/L，ALT 138IU/L．入院10日目：AST 120IU/L，ALT 130 IU/L		受け，決して自己判断で治療を中断しないように支援する． 　家族の精神的な支援も必要となるため，家族の健康管理能力を把握し，家族に健康状態の観察のしかたなどを指導する．患者が治療を継続し，仕事と両立できるために，協力・支援を行うことに理解を得る． # 　IFN療法継続のための生活調整の知識不足に関連した非効果的治療計画管理
栄養-代謝	・身長，体重，BMI ・体重減少 ・食事摂取量（1日推奨食物摂取量より少ないかどうか） ・食欲の有無 ・悪心・嘔吐，胃部不快感の有無 ・水分摂取量 ・栄養状態データ	・入院時：身長153cm，体重52kg，BMI 22.2．入院10日目：体重50kg，BMI 21.3に減少 ・入院時：TP 6.8g/dL，Alb 3.8g/dL，WBC 6,600/μL，PLT 17.6万/μL．入院10日目：TP 6.2g/dL，Alb 3.2g/dL，WBC 3,580/μL，PLT 16.0万/μL ・治療開始日，39.1℃の発熱がみられたが，現在2回目のIFNの注射が施行されたところであり，37℃台の微熱が続いている．初回注射の7日後より，胃部不快感と食欲低下が出現し，食事摂取量が以前	・現在の症状や栄養状態データから，代謝上必要とする食事摂取ができているか． ・IFN療法による食欲低下はないか．	患者は胃部不快感を訴え，食欲低下がみられる．食事量も減少し，必要とする食事が摂取できていないことがわかる．また，発熱もあることから，エネルギーの消耗も考えられる．しかし，無理に病院食を勧めることは効果がないばかりか，患者のストレスとなる． 　そこで，医師の指示範囲内で献立の変更や家族からの差し入れを許可する，食べられるときに食べたいものを食べるなど，気持ちに余裕をもてるように援助する． 　食事摂取状況を観察し，悪心の原因になりそうな

パターン	必要な情報項目	患者情報	アセスメントの視点	アセスメント
		の1/3程度に減少している．現在嘔吐はないが，食事を見ると悪心がある．		ものは排除する．また，水分摂取量の減少も考えられるため，現在の摂取量を把握する．
排泄	・排泄回数の変化 ・全身倦怠感に伴う排泄行動の減少や努責の不足 ・食事摂取量減少に伴う便秘	・排尿4〜5回/日（入院前10回/日） ・排便1回/2〜3日（入院前1回/日） ・「身体がだるく，トイレに行くのも面倒だったが，少しずつ身体のだるさは軽減しつつある」	・全身倦怠感や食事摂取量の低下が排泄に影響を及ぼしていないか．	IFNの副作用により食事摂取量が減少し，それに伴い，排泄の回数も減少している． 今後，排泄習慣の変化により身体への影響が出現しないかを観察する．
活動-運動	・IFNの副作用 ・現在のセルフケアの程度 ・日中の活動状況 ・呼吸器系 ・循環器系	・入院10日目：T 37.2℃，R 16回/分，P 66回/分（整），BP 108/62 mmHg ・初回投与後は全身倦怠感が強く，トイレと食事以外はほとんどベッドで臥床しがちであったが，2回目投与以降，全身倦怠感は減少してきた． ・ADLは自立している．	・IFNの副作用が活動を阻害するか．	IFNの副作用には，体熱感，悪寒，頭痛，全身倦怠感，疲労感，皮疹，悪心・嘔吐，食欲不振，腹部膨満感があるが，微熱や全身倦怠感が軽度みられる． ADLは自立しているが，副作用による症状や，それに伴うセルフケア低下に陥る危険性が生じれば，介入する．
睡眠-休息	・睡眠状態（時間，入眠困難・中途覚醒・熟睡感の有無） ・睡眠を妨げる要因（発熱，瘙痒感，その他の身体的苦痛，環境因子（物音・他患	・「副作用や，退院後の仕事を考えると心配で眠れない」と抗不安薬を服用し，連続睡眠時間は5時間程度である． ・夜，熟睡感がないため昼寝が2時間程度である．	・副作用やそれに伴う不安などが，睡眠を阻害する原因となっていないか．	疾患や治療に対する不安，治療後の発熱や全身倦怠感，日中の活動不足から睡眠リズムが崩れ，さまざまな要因から不眠となっている． 不眠を放置していると，抑うつ傾向に陥る危険性がある．不眠の訴えがあったときには，患者の思いを聴き，発熱などの副作用が軽ければ，日中はなるべく離床し，適度に

慢性期 ● C型肝炎

パターン	必要な情報項目	患者情報	アセスメントの視点	アセスメント
	者のいびきなど)			身体を動かすことを勧める.
認知-知覚	・悪寒,全身の関節痛の有無 ・皮膚の状態 ・瘙痒感の有無,程度 ・注射部位の疼痛	・IFN療法開始後より発熱がみられ,開始日39.1℃,悪寒・戦慄と全身の関節痛が出現した. ・皮膚に発疹,掻き傷がある. ・「身体中がかゆく,かゆくなり始めるとがまんできず掻いてしまう」 ・「何かするとすぐ疲れる」 ・注射部位の疼痛はない.	・IFNの副作用による苦痛はどの程度か. ・IFNの副作用がコントロールできているか.	患者は副作用による苦痛を訴えている.このままの状態が続くとセルフケア低下の状態に陥ることや,治療の中断なども考えられる. 　苦痛を緩和するために,どのような副作用が出現しているかを観察し,副作用が出現したら早めに報告してもらうように説明し,早期発見と早期軽減ができるように援助する. 　発熱に伴う悪寒・戦慄や全身の関節痛に対しては,副作用出現時間を予測した効果的な解熱・鎮痛薬の使用を検討する. 　皮膚の瘙痒感を訴えているため,木綿の衣類を選択するなど,工夫する.同時に,IFN療法による免疫機能の低下もみられるため,掻破による損傷を予防する.
自己知覚-自己概念	・表情 ・気分の変動 ・疲労感,全身倦怠感,その他の身体的な訴え ・性格や傾向 ・治療,予後についての理解と受けとめ方 ・退院後の不	・「早く帰って仕事をしたい」「もともと,じっとしているより仕事をして身体を動かしているほうがいい」 ・「長い治療なのに,初回から悪心や熱でつらい.肝炎は肝硬変から肝がんになりやすいと聞いた.そのため,今回治療を希望し入院したが,こんなにつらい	・疾患や治療についてどのように認識しているか. ・治療を継続していくうえでの心配はないか.	入院し,IFN療法の開始後から副作用が出現しはじめ,疾患や今後の治療に対しての不安を訴えている.入院期間も含め全6か月間の治療が必要であることに関して,仕事を継続しながら治療が続けられるかどうかを心配している.また,自営業を営む患者にとって,従業員に仕事を任せてい

パターン	必要な情報項目	患者情報	アセスメントの視点	アセスメント
	安 ・長期にわたる治療に対する不安	と思わなかった．退院してすぐに仕事ができるだろうか」との発言がある． ・副作用が現れているときには，表情は暗く落ち込んだ様子		ることが気がかりであり，安心して治療を継続することができず，治療中断の危険性もある． 　そのため，患者の表情をこまかく観察し，訴えを聴く機会を多くするとともに，訴えを表出しやすい雰囲気をつくり，できるかぎり不安を軽減できるように支援する．
役割-関係	・家族構成 ・家族，周囲の人の疾患，治療に対する認識 ・退院後の患者の仕事・家庭などの社会的役割	・妻(50歳)，長男(21歳，大学生)，次男(17歳，受験生)の4人暮らし ・自営業(飲食店経営)であり一家の大黒柱である．入院中，店は従業員に任せている． ・妻も飲食店を手伝っているが，大学生と受験生をもつ親にとっては，入院・療養期間が長くなると経済的に厳しい． ・妻は，疾患や副作用については理解している．「副作用があるとは聞いていたが，それが毎回あるとは思わなかった．退院してからもすぐに仕事は無理ではないか．次男が受験生，長男もまだ大学生なので，今後の生活も不安だ」と言っている．	・入院や治療により役割に変化をきたしているか(家族・社会)．	IFN療法は，退院後も長期にわたって継続される．家族にも，多様な副作用への対処法を理解してもらう． 　可能な範囲で，妻や子どもたちが患者の体調や精神面の変化について観察し，一緒に考えていく．
性-生殖	・配偶者(パートナー)，子ども ・生殖器疾患の既往	・妻，子ども2人あり ・生殖器疾患の既往はない． ・夫婦生活に対する訴えはみられない．	・疾患や治療に伴う性機能障害因子があるか．	生殖能力，性生活について問題はないと思われる．

パターン	必要な情報項目	患者情報	アセスメントの視点	アセスメント
コーピング-ストレス耐性	・入院，治療によるストレス（家族，仕事） ・ふだんからのストレス対処法 ・家族の支援状況・協力	・「治療を継続しながら仕事ができるのか」「早く家に戻って少しでも仕事をしないと」「受験生の次男のことも心配だ」 ・趣味は読書であり，入院中は本や新聞を読んで過ごしているが，「身体がつらいと読む気になれない」と言っている． ・妻は1回/3日面会に来て，洗濯物を持ち帰るなどしている．受験生の親であるため，面会は限られる．	・入院・治療によるストレスはあるか． ・ストレスへの対処能力や家族の支援はあるか．	患者は早く退院したいと希望しているが，まだ副作用による軽度の苦痛が続いている．趣味の読書も，苦痛が強くなるとできない状況である． 家族は治療や入院に対して理解がある．家族の精神的な支えが治療継続へとつながることを話し，協力を依頼する． また，副作用は，回数を重ねるごとに軽減することを伝え，退院後は可能な範囲で気分転換ができるような方法を，入院中より患者や家族とともに考える．
価値-信念	・信仰の有無 ・毎日の習慣 ・宗教以外の大切なものや信念	・信仰している宗教はとくにない． ・家族の写真を床頭台に飾ってある．	・患者の意思決定や行動変容の原因となる要因がないか．	宗教による疾患や入院生活への影響はない．入院生活や治療継続にあたり，家族の存在や支えが重要であることがわかる．

看護診断リスト

看護診断名	パターン	診断・優先の根拠
#1　IFN療法継続のための生活調整の知識不足に関連した非効果的治療計画管理	健康知覚-健康管理	IFN療法は長期間にわたる治療法で，副作用が持続する．自己管理および治療を継続していくためには，入院中から副作用およびその対処法についての知識が必要となる．患者は副作用のために治療継続に不安をもっており，生活調整の知識がないために今後の生活への不安を訴えている．そのため，不足する知識に対しては情報を提供し，不安に対しては治療効果を伝え，家族の協力も得て励まし，治療継続への支援体制を充実させていく．そのことで自己管理能力が高まり，QOLを維持し，治療継続へとつながると考え，**最優先**とする．

看護計画

看護診断	目標とする患者の状態
#1　IFN療法継続のための生活調整の知識不足に関連した非効果的治療計画管理	●患者自身がIFN療法の副作用を十分に理解する. ●副作用に対する自己管理の方法を理解する. ●IFN療法を納得し,継続して受けられる. ●退院後の生活に対して意欲のある発言がある.

対策	根拠および留意点
DP (1)いままでの日常生活パターンについてアセスメントする. 　①いままでの日常生活(仕事・家庭) 　②今後の日常生活および退院後の社会的役割(仕事・家庭) (2)生活調整のための知識についてアセスメントする. 　①疾患・治療に対する理解 　②過去の指導内容 　③自己管理についての患者の認識(安静の必要性,食事療法の必要性,感染の危険性) 　④副作用への対処法についての知識 　⑤社会資源の活用に関する知識 (3)自己管理能力の継続についてアセスメントする. 　①身体的準備状態(副作用の有無と程度) 　②ストレス時のコーピング行動 　③指導に対する患者の反応(表情・行動) 　④家族,周囲の人の認識,協力,精神的支援の有無 　⑤通院環境 　⑥経済状況 **TP** (1)不明なことや不安があるときにはいつでも相談にのることを伝える. (2)ちょっとした変化や気になる症状,疑問に思ったことがあれば医師や看護師に相談するように伝える. (3)共感的態度で接する(不安を傾聴する). (4)家族の不安や疑問を聴く. (5)孤独感,抑うつ状態に対しては,話しやすい	▶入院中の治療経過が順調であれば,通院で治療を継続することが多い.そうなると,副作用への対処を患者自身で行っていく必要がある.そのため医療従事者は,患者が自己管理できるように,退院後の生活がどのように変化するかを把握し,治療が安心して継続できるように支援する. ▶患者の知識を知ることで,行動を予測できる.また,誤った知識は不安を増強したり,適切な健康管理行動を阻害するため,知識の有無・程度を把握する. ▶自己管理能力が継続できるかについて身体的状況,精神的状況,社会的状況からアセスメントする. ▶慢性の疾患であり,退院後の生活を自己管理できるように支援していく.いままでの生活習慣から,指導内容を理解していても,実行に移せるかという不安が考えられる.不安を感じていても表せないことがあるため,訴えを表出しやすいような雰囲気づくりに努める.

対　策	根拠および留意点
環境をつくり，感情が表出できるようにする． (6)医師の説明にはできるかぎり同席する． 🟠 **EP** (1)**副作用の自己管理ができるように指導する．** 　①IFNによる副作用を説明する． 　②副作用は自己コントロールしていくことができることを説明する． 　③副作用は回数を重ねるごとに減少してくることを説明する． 　④かぜ症状への対処法を説明する． 　　・体温表をつけ，熱型を把握する． 　　・熱型により，IFN投与時に解熱薬を使用するか，または37℃以上になる前に使用する． 　⑤食欲不振時への対処法を説明する． 　　・悪心時，臭気の強いものは周囲から排除する． 　　・食べられるものを食べられる時間に摂取する． 　　・制吐薬を服用する． 　⑥家族に健康状態の観察の方法や副作用への対処法を指導する． (2)**日常生活の過ごし方を説明する．** 　①安静の必要性：食後の安静の意義，睡眠の必要性 　②食事療法の必要性：適正なエネルギー，タンパク質と高ビタミンの摂取 　③他者へ感染させないように生活上の注意点を指導する． (3)**治療の継続のための留意点を説明する．** 　①定期的な受診 　②異常の徴候，受診の目安 　③体調の自己管理記録 　④ストレスの軽減法 　⑤患者会の紹介 　⑥利用できる社会資源の活用方法を紹介する．	▶副作用は対処法を指導することで軽減され，症状をコントロールしていくことができる． ▶副作用はしだいに落ち着いてくることを説明することで，不安が軽減する． ▶効果的な解熱薬の使用法について指導することで，安楽に過ごすことができる． ▶食事の環境を整え，食事によるストレスを増大させないように援助する． ▶IFN療法とともに，安静・食事療法の知識を得ることで，意識的に健康管理行動がとれることを期待する． ▶必要以上のエネルギーやタンパク質をとりすぎないように，患者の状態に合わせて指導する． ▶C型肝炎は通常の生活で感染することはほとんどないが，カミソリ，歯ブラシ，箸などを共有しない，傷の手当てを受けるときには手当てをする人にディスポーザブル手袋を着用してもらうことを指導する． ▶全身倦怠感や疲労感がいま以上に増強した場合や，黄疸の出現などがあった場合には，受診するように指導する． ▶IFN療法は高額な医療費を要する．高額療養費制度や高額療養費貸付制度などが利用できることを説明する．

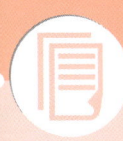

回復期

潰瘍性大腸炎患者の看護過程の展開

BASIS

患者：28歳，男性
患者の状況：潰瘍性大腸炎（左側大腸炎型，中等症）で入院中．薬物療法により症状は改善傾向にある．

潰瘍性大腸炎患者の理解に必要な情報

パターン	必要な情報項目	患者情報	アセスメントの視点	アセスメント
健康知覚-健康管理	・発症から現在までの経過 ・疾患についてのとらえ方 ・日常の健康管理 ・指示された治療，日常生活上の注意の認識と実態 ・身体的管理能力 ・知的・情緒的準備状態	・1年ほど前から下痢を繰り返していた．仕事が忙しく市販薬を内服し，2，3日で下痢が治まっていたため受診せずに放置していた． ・3か月前から粘血便になり下痢も頻回となったため，不安を感じて受診．潰瘍性大腸炎と診断された． ・外来で内服薬（5-アミノサリチル酸［5-ASA］製剤），坐薬（副腎皮質ステロイド薬）を処方されたが，症状が改善しないため入院．入院後は副腎皮質ステロイド薬の注腸が開始され，症状が徐々に改善してきた． ・外来で食事に関する説明を受け，低脂肪食や低残渣食を心がけ，香辛料を控えながら食事していた．しかし，仕事の接待やつきあいが多く，1人暮らしで自炊をほとんどしない	・健康管理能力はあるか． ・健康や疾患についての認識はあるか． ・自己管理についての認識と実践能力はあるか．	若く健康だったため健康への関心は低かったようである．しかし，フィットネスクラブに通うなど，生活に運動習慣を取り入れていた． 　発症当初は自覚症状も軽く，すぐに改善していたため，受診行動に至らなかった．しかし，受診後は必要性を理解して，食事療法，薬物療法を生活に取り入れようと努力している様子がうかがえる． 　疾患の説明を受け，治療が長期間に及び，寛解・再燃を繰り返す可能性があることを理解している． 　自己管理能力は十分にあると考えられ，仕事の忙しいなかでどのように食事療法，日常生活の注意点を取り入れていくか，ともに考え支援する．

パターン	必要な情報項目	患者情報	アセスメントの視点	アセスメント
		・め，食事療法が困難だった． ・入院後は指導された食事療法を守っている． ・「この病気は寛解するが完治はしない．長く病気とつきあわなくてはならない．なんでこんなことになっちゃったんだろう」と話す． ・1回/週フィットネスクラブに通い，プールで泳いでいた． ・「年に1回，会社の健診を受けていたが，いままであまり健康について考えたことはなかった」と話す．		
栄養-代謝	・身長，体重，BMI ・栄養状態データ ・炎症に関する検査データ ・水分・食事摂取状態 ・皮膚の状態 ・消化・吸収状態	・身長175cm，体重58kg，BMI 18.9，この1年で7kg減少した． ・T 37.3℃，P 72回/分（整脈），R 20回/分，BP 112/66mmHg ・現在のデータ：TP 6.8 g/dL，Alb 3.9g/dL，Hb 12.4 g/dL，Ht 32%，WBC 9,300/μL，CRP 1.8mg/dL，赤沈（1時間値）20mm ・入院時データ：TP 6.2 g/dL，Alb 3.0g/dL，Hb 12.2g/dL，Ht 30%，WBC 10,800/μL，CRP 3.2mg/dL，赤沈（1時間値）24mm ・食事は低残渣食，5～6割を摂取している． ・ほかに補食はしていない． ・飲水量約1,000mL/日	・栄養状態はどうか． ・食事摂取状況はどうか． ・食欲はあるか，食欲が減退する要因はないか． ・腸管の栄養吸収障害はどの程度か． ・炎症所見に変化はあるか． ・粘血便の持続による貧血はないか． ・副腎皮質ステロイド薬の使用に伴う感染リスクはないか．	発症してから体重が7kg減少，BMI 18.9と標準を下回っている．入院治療後は下痢や粘血便が改善傾向にあり，データ上，栄養状態は軽度改善しているが，低値で栄養状態が良好とはいえない．潰瘍性大腸炎の炎症範囲が広く，吸収障害が生じ，必要な栄養吸収ができない状況である． 腸管の安静を保ち，炎症が軽快すれば栄養吸収も改善し，必要摂取量を維持できるように支援する． # 腸管の炎症による粘膜病変に伴う吸収障害に関連した栄養摂取消費バランス異常：必要量以下 低残渣食の摂取量は5

4 消化器疾患

パターン	必要な情報項目	患者情報	アセスメントの視点	アセスメント
		・口内炎が2か所ある． ・肛門周囲に発赤がみられる．排便時の肛門痛がつらいと訴える．		〜6割である．口内炎があるため，咀しゃく時の疼痛が強いと考えられる．口内炎に配慮して食べやすい食形態を工夫する．症状の軽快とともに食欲も改善すると考えられる． 　データ上炎症は改善傾向にある． 　データ上貧血がみられるが，これは粘血便の持続によるものと考えられる．粘血便の改善に伴い貧血の軽快が予測される． 　肛門周囲の発赤は，長期間下痢が持続したため，排便時の粘膜への機械的刺激が原因と考えられる．皮膚，粘膜が損傷しないためのケアが必要である． # 下痢の持続に伴う肛門周囲の皮膚，粘膜への機械的刺激に関連した皮膚統合性障害リスク状態
排泄	・排尿状態 ・排便状態 ・排便時の疼痛 ・痔核の有無 ・出血，滲出液の有無	・排尿6〜7回/日．排尿困難なし ・入院前は排便5〜6回/日，現在は3〜4回/日 ・便の性状は，こげ茶色，軟便が多いが，ときどき泥状便になることがある．粘血便は減少した． ・便潜血（±） ・腸管の炎症は下行結腸までと広範囲である． ・排便時の腹痛は続いている．自制内の腹痛なので，鎮痛薬は使用し	・排便の性状は変化したか． ・下痢は持続しているか． ・排便に苦痛を伴うか． ・肛門周囲の発赤に変化はないか．	腸管の炎症は下行結腸まで広範囲であり，便潜血も持続していることから，炎症は改善していないと思われる．今後も症状の持続が考えられ，継続して観察する．しかし薬物療法の効果が現れ，腸管の炎症による下痢や粘血便は減少傾向にある．排便回数も減少し，今後も改善が予測される． 　排便時の腹痛は続いているが自制内で，症状の改善により軽減すると考えられるため経過観察と

回復期・潰瘍性大腸炎

パターン	必要な情報項目	患者情報	アセスメントの視点	アセスメント
		ていない． ・排便時の肛門痛がつらいと訴える． ・痔核，出血，滲出液はみられない． ・全体に腸蠕動は聴取できる．泥状便の排泄がある日は腸蠕動が亢進している． ・入院後，副腎皮質ステロイド薬の注腸が開始され，徐々に症状が改善してきた．		する． 　現在は肛門周囲に発赤があり，排便時の疼痛が患者の最大の苦痛となっている．排便時の粘膜への機械的刺激が要因と考えられる．パターン"栄養-代謝"で展開する．
活動-運動	・呼吸器系 ・循環器系 ・ADLの状態	・T 37.3℃，P 72回/分（整脈），R 20回/分，BP 112/66mmHg ・「ここ1年くらい，疲れがなかなかとれず，疲労感が強い」と話す． ・ADLは自立している．	・呼吸器系，循環器系に問題はないか． ・ADLに問題はないか．	呼吸器系，循環器系に問題はない． 　この1年で体重減少が7kgであり，疲労感の訴えは体重減少に伴う体力の消耗が原因と考えられる．ADLに支障はないが，必要時看護介入する． 　腸管の炎症によると思われる微熱がある．発熱により安楽が阻害される場合には，冷罨法などで緩和する．
睡眠-休息	・睡眠時間 ・睡眠を妨げる要因 ・睡眠の満足度	・平均5～6時間睡眠をとっている． ・「なかなか寝つけず，病気のことや仕事のことを考えてしまう」と話す． ・夜間排便に起きることがある． ・日中，昼寝をしている様子はない．	・睡眠が阻害されていないか． ・疾患の経過や予後に関する不安が，睡眠に影響を及ぼしていないか．	常時ではないが，入眠困難や中途覚醒があり，睡眠が阻害されるときがある． 　睡眠を妨げる要因は，疾患の経過や予後に関する不安，今後の仕事に関する不安が大きいと思われる．また，持続する下痢による夜間の排便も中途覚醒の原因と考えられる． 　今後も睡眠障害が続くと，身体に影響を与える

パターン	必要な情報項目	患者情報	アセスメントの視点	アセスメント
				ので，情報を得て必要時に看護介入する．
認知-知覚	・疼痛の程度 ・治療への理解，期待	・排便時の腹痛は続いている．自制内の腹痛なので，鎮痛薬は使用していない． ・肛門周囲に発赤があり，排便時の肛門痛が強い． ・「この病気は寛解するが完治はしない．長く病気とつきあわなくてはならない．なんでこんなことになっちゃったんだろう」と話す．	・疼痛にどのような対処を望んでいるか． ・治療についてどのように認識しているか．	排便時の腹痛は続いているが自制内で，症状の改善により軽減すると考えられるため経過観察とする． 　現在の苦痛は，排便時の肛門痛が強いことである．肛門周囲の発赤を軽減する必要がある（パターン"栄養-代謝"で展開）． 　治療，闘病の長期化を否定的に考えている発言がうかがえるため，疾患や治療を十分に認識し，受容できるように情報を提供していく．
自己知覚-自己概念	・自分についての表現 ・不安や悩みの表現	・「長く病気とつきあわなくてはならない．なんでこんなことになっちゃったんだろう」と話す． ・入眠困難は，疾患や仕事についての不安，心配が原因とうかがえる． ・家族は遠方に住んでいる． ・「いちばんの心配は食事のこと．再燃の原因になるでしょう？　仕事の接待で好き嫌いはいえないし，病気のことも話したくない．でも，食事療法を家に帰ってもできるかどうか」 「1日に何度もトイレに行くなんて前には考えられなかった．これで仕事ができるんだろ	・疾患についてどのように認識しているか． ・不安や悩みを表出できているか．	完治せず寛解・再燃を繰り返す疾患の特徴や現状を認識している． 　週末，同僚が面会に来ているが，不安や悩みを打ち明けることは難しいのではないかと考えられる． 　家族は遠方に住み頻回には面会に来られない．同僚以外の友人や看護師に不安や悩みを表出しやすいように支援していく． 　訴えの内容から，再燃，退院後の食事療法に不安を感じている様子である．1人暮らしであることも不安要因の1つと思われる． 　今後の治療や生活に関する不安を解決できるように具体的な対策を考え，

パターン	必要な情報項目	患者情報	アセスメントの視点	アセスメント
		うか．浣腸のおかげでよくなったが，ずっと浣腸が必要だったらどうなるんだろう」と話す．		十分療養できるようにかかわっていく． # 退院後の食事療法，再燃のリスクに関連した不安 　現在，副腎皮質ステロイド薬の注腸に対して正しく認識できない様子である．理解力は良好であり，正しい情報を提供することで改善されると考えられる．
役割-関係	・社会的・経済的立場 ・家族，支援者 ・対人関係 ・コミュニケーション能力	・1人暮らし．実家は遠方で，父，母，妹がいる． ・建築会社の営業職として勤務 ・今回の入院で2か月間休暇をとった． ・週末に会社の同僚が面会に訪れる． ・コミュニケーションに問題はない．	・家族の協力はあるか． ・入院や治療により役割の変調をきたさないか．	実家は遠方のため，家族の協力は得られない．1人暮らしで，食事療法などの支援も得られないため，社会資源などの活用を検討する． 　営業職であり，入院によって会社での役割の変調も考えられるため，精神面でも支援していく． 　得られた情報では同僚との対人関係も良好で，コミュニケーションに問題はない．
性-生殖	・配偶者（パートナー） ・性機能 ・家族計画	・配偶者なし ・性機能に問題はない． ・家族計画はとくにないが，35歳くらいまでに結婚したいと考えている．	・性に関する問題が生じていないか． ・退院後の性機能について不安はないか． ・家族計画に変更をきたさないか．	配偶者はなく，性に関する問題は生じていないと考える． 　性機能に関する不安の訴えはなく，現在のところ看護介入の必要はない．
コーピング-ストレス耐性	・ストレスへの反応 ・問題への対	・ストレス対処法は，同僚，後輩と仕事のあとに飲みに行くことであ	・潰瘍性大腸炎の告知，入院という	潰瘍性大腸炎は完治せず寛解・再燃を繰り返す特徴があることを理解し

パターン	必要な情報項目	患者情報	アセスメントの視点	アセスメント
	処行動 ・現在のストレス要因	った. ・営業のため接待が多く、接待後に飲み直しをすることも多い. ・1回/週フィットネスクラブに通い、プールで泳いでいた. ・家族は遠方に住み、面会に来られない.同僚が週末に面会に来ている.	ストレスに対処できるか. ・入院前の対処法は有効か.変更の必要はないか.	ているが、言動から受容できていないことが推測され、ストレスが大きい状態であると考えられる. 　入院前のストレス対処法は飲み会が多かった.アルコール摂取は腸管への刺激が強く、また、一緒に食べるつまみも刺激となるため、ストレス対処法を変更する必要がある. 　プールでの水泳は寒冷刺激となるため、ストレス対処法の変更を検討する. 　いままでのストレス対処法を話しあい、患者の意思を尊重し、今後も続けられるような方法を考える.
価値-信念	・信仰の有無 ・重要視する価値	・信仰する宗教はとくにない. ・「就職してから仕事を第一に生活してきたが、生きがいというほどではない.今回、病気になったことで健康がいちばんと思えるようになった」と話す.	・治療に影響する信仰や価値観はあるか.	治療に影響する信仰や価値観はないと思われる. 　いままで仕事を中心に生活してきたが、疾患によって健康観が大きく変わった.今後の生活や治療に強く影響すると考えられる.患者の健康観を尊重して支援する.

回復期・潰瘍性大腸炎

看護診断リスト

看護診断名	パターン	診断・優先の根拠
#1　下痢の持続に伴う肛門周囲の皮膚、粘膜への機械的刺激に関連した皮膚統合性障害リスク状態	栄養-代謝	現在、肛門周囲に発赤があり、排便時の肛門痛が患者の最大の苦痛となっている.排便による粘膜への機械的刺激が要因と考えられ、皮膚、粘膜が損傷しないようにケアする.現在の苦痛を緩和するため、優先順位1位とする.

看護診断名	パターン	診断・優先の根拠
＃２　腸管の炎症による粘膜病変に伴う吸収障害に関連した栄養摂取消費バランス異常：必要量以下	栄養-代謝	入院以後，症状，栄養状態ともに軽度の改善がみられる．しかし，潰瘍性大腸炎の炎症範囲は広く栄養吸収障害が生じ，必要とされる栄養吸収ができない状況であり，体重減少の原因である．栄養吸収が改善し，必要摂取量を維持できるように支援する必要があるため，**優先順位２位**とする．
＃３　退院後の食事療法，再燃のリスクに関連した不安	自己知覚-自己概念	完治せず寛解・再燃を繰り返す疾患の特徴や現状を認識しているが，退院後の食事療法や再燃のリスクについて不安を感じている．食事療法が重要だが，営業職であることや１人暮らしということも不安を増強すると考えられる．今後の治療や生活について具体的な対策を考え，十分に療養生活ができるように支援する必要があるため，**優先順位３位**とする．

看護計画

看護診断	目標とする患者の状態
＃１　下痢の持続に伴う肛門周囲の皮膚，粘膜への機械的刺激に関連した皮膚統合性障害リスク状態	●肛門周囲の発赤が消失する． ●排便時の肛門痛が消失する．

対　策	根拠および留意点
DP (1)肛門周囲の皮膚，粘膜，疼痛の程度をアセスメントする． 　①発赤の範囲，程度の変化 　②痔核の有無 　③出血，滲出液の有無 　④排便時の肛門周囲の疼痛の程度 (2)皮膚，粘膜の悪化因子をアセスメントする． 　①排便状態：下痢の性状，排便回数 　②肛門周囲の汚染の有無 　③肛門周囲の清潔保持行動 　④下着の通気性 　⑤トイレットペーパーによる刺激の強さ (3)栄養状態をアセスメントする． 　①全身倦怠感，疲労感の有無	▶下痢を繰り返しているため，肛門周囲の皮膚，粘膜は機械的刺激を受けやすい状態である．肛門周囲の皮膚，粘膜の状態を継続的に観察する． ▶患者は，排便時の肛門痛の訴えが強い．とくにどういうときに疼痛が増強するのか確認を行う． ▶下着の通気性が悪いと湿潤環境となり，皮膚，粘膜が刺激を受け傷害されやすい． ▶下痢のため，トイレットペーパーで肛門を清拭する刺激が繰り返され，悪化をまねく．

対　策	根拠および留意点
②体重の変化，BMIの変化 ③検査データ：TP，Alb，Hb，Ht，WBC，CRP，赤沈など	▶腸管の炎症によって下痢，出血を生じている．栄養状態のアセスメントには検査データの把握も必要である．
TP (1)肛門周囲の清潔を保つための援助 　①温水洗浄便座の使用を促す． 　②排便のたびに肛門周囲を洗浄，乾燥する． 　③下着の清潔を保つ． (2)皮膚，粘膜への刺激を軽減する援助 　①トイレットペーパーによる肛門周囲の清拭は，刺激が少ないように押さえ拭きするように促す．	▶肛門周囲の清潔が保持できないと，皮膚，粘膜への刺激が持続することになる． ▶押さえ拭きは，トイレットペーパーと皮膚の摩擦が起こらず刺激が少ない．
EP (1)肛門周囲の清潔保持と皮膚の保護について説明する． 　①皮膚，粘膜への刺激除去の重要性 　②温水洗浄便座の使用 　③排便のたびに肛門周囲を洗浄，乾燥する． 　④下着は肌ざわりよく，通気性のあるものを選択する．	▶肛門周囲の清潔保持と保護の必要性を認識してもらう．

看護診断	目標とする患者の状態
#2　腸管の炎症による粘膜病変に伴う吸収障害に関連した栄養摂取消費バランス異常：必要量以下	●毎食8割程度，食事摂取できる． ●徐々に体重が増加し，再び体重が減少しない．

対　策	根拠および留意点
DP (1)**食事摂取状況をアセスメントする．** 　①食事摂取量 　②食事内容 　③食事の栄養バランス 　④水分摂取量 (2)**食事摂取量が減少する要因をアセスメントする．** 　①下痢の持続 　②腹痛の有無 　③食欲不振 　④微熱の持続 　⑤悪心・嘔吐の有無	▶腸管を刺激しやすい食事内容は，下痢や出血を増悪する． ▶炎症の持続に伴い，微熱がみられることが多い．

対　策	根拠および留意点
(3)腸管の炎症，吸収障害についてアセスメントする． 　①排便状態：排便回数，便の性状，血便・粘血便の有無，腸蠕動音 　②腸粘膜の状態：X線注腸所見，内視鏡所見 (4)体重減少に伴う全身症状についてアセスメントする． 　①全身倦怠感の有無 　②疲労感の有無 (5)栄養状態についてアセスメントする． 　（#1 DP (3)を参照） TP (1)食事摂取を増やすための援助 　①栄養士と相談し，患者の嗜好をメニューに取り入れ，食事内容を工夫する． 　②食事の温冷に配慮する． 　③ゆっくりと食事するように促す． (2)現在の栄養状態を知るための援助 　①3回/週体重測定を行う． 　②栄養状態に関する検査結果を説明する． (3)腸管の栄養吸収を妨げないための援助 　①腸管への刺激を除去する． 　　・食事の極端な温冷刺激をなくす． 　　・カフェインの摂取を避ける． 　　・食物繊維，残渣の少ない食事を選択する． 　　・低脂肪食を心がける． 　②食後の安静時間を設ける． (4)腸管の炎症を改善するための援助 　①薬物療法の遵守：内服管理，副腎皮質ステロイド薬 EP (1)現在の栄養状態を説明する． (2)食事の注意事項を説明する． 　（TP (3)を参照）	▶腸管の炎症により腸粘膜に出血やびらん，潰瘍を生じる．そのため，下痢を生じ，腸管からの栄養吸収を妨げる． ▶患者はデータ上貧血があるため，症状に注意する． ▶潰瘍性大腸炎患者の6～7割に栄養状態低下による体重減少がみられる． ▶栄養状態の変化，体重減少の状況を継続して観察する． ▶極端な温冷刺激は腸管の刺激になるが，適度であれば食欲を増進する． ▶体重や栄養状態に関する定期的な説明は，今後の自己管理にもつながる．しかし，頻回の体重測定はストレスになる可能性もあるため，測定回数は患者と相談して決定する． ▶副腎皮質ステロイド薬の注腸後は，薬液が腸管に吸収される時間を考慮し，30分～1時間は排便をがまんし，安静にする必要がある． ▶体重や栄養状態を認識することは，食事療法に対する動機づけにつながる．
看護診断	目標とする患者の状態
#3　退院後の食事療法，再燃のリスクに関連した不安	●自分の思いを他者に表出できる． ●不安要因について解決策を見出すことができる．

対　策	根拠および留意点
DP (1)不安要因についてアセスメントする． 　①退院後の食事療法 　　・１人暮らしで食事療法が継続できるか． 　　・自炊できるか． 　　・食事の注意事項を守り，食事内容を選択できるか． 　　・営業やつきあい上の飲酒，食事内容にどのように対応していくか． 　②退院後の薬物療法：継続した薬物療法が続けられるか． 　③再燃のリスク：食生活の乱れ，仕事上のストレスの増強 (2)疾患や治療に対する認識をアセスメントする． 　①疾患の理解 　②食事療法の必要性と方法の理解 　③薬物療法の必要性と方法の理解 　④健康に対する考え，価値観 　⑤自己の健康管理に関する考え (3)不安の随伴症状についてアセスメントする． 　①自覚症状 　　・不眠 　　・いらいら感 　　・焦燥感 　　・食欲不振 　　・集中力の低下 　②他覚的症状 　　・表情，言動 　　・睡眠状態 　　・食事摂取量 **TP** (1)不安を除去するための援助 　①退院後の生活が具体的にイメージできるように話しあう． 　　・退院後の食事療法について 　　・退院後の薬物療法について 　　・再燃のリスクについて (2)適切な情報の提供 　①パンフレットや患者教育ビデオを用いる． 　②質問や不明な点に関しては，納得を得られ	▶患者は，退院後の療養生活に不安をいだいている．不安要因を具体的にアセスメントすることで解決策を見出すことができる． ▶潰瘍性大腸炎は難治性の慢性疾患である．寛解・再燃を繰り返すことを十分に理解する必要がある． ▶潰瘍性大腸炎の療養生活は長期間に及ぶ．継続した自己管理が非常に重要である． ▶過度な不安，ストレスやいらいらは，交感神経を刺激し，腸蠕動を亢進する． ▶食欲不振，食事摂取量の減少により，栄養状態がさらに低下し，悪循環となる． ▶不安の原因は，退院後の療養生活や再燃のリスクである．退院後の生活を具体的にイメージできると，不安が緩和されると考える． ▶患者の理解力は良好である．退院後の自己管理ができるように適切な情報や知識を提供することが不安の軽減につながる．

対　策	根拠および留意点
るように回答する． (3)継続した自己管理の必要性の説明 (4)不安や悩みを訴えやすくする援助 　①担当看護師が中心となって話しあう． **EP** (1)看護師は不安や悩みについて支援したいこと，いつでも相談に応じることを話す． (2)過度な不安や悩みがストレスとなり，状態の悪化をまねくことを説明する． (3)継続した自己管理の重要性を説明する． (4)退院後の食事療法について説明する． 　①食事の宅配サービスの利用 　②自炊が困難であれば，外食やコンビニ弁当を活用した食事の工夫 　③同僚や上司に食事療法の必要性を話し，協力を得るとよい． (5)退院後の薬物療法について説明する． 　①継続した内服治療が必要である． 　②注腸は症状が緩和すれば中止する． 　③内服薬(副腎皮質ステロイド薬)は，症状が緩和すれば減量・中止する． (6)再燃のリスクについて説明する． 　①再燃のリスクがあるが，自己管理の状態によってリスクが低下する． (7)社会資源，患者会などの紹介	▶患者の食生活を考え，長期間継続できるような方法を探る． ▶患者は，同僚や上司に疾患のことを知られたくないようであるが，接待での食事・飲酒が考えられるため，協力を得る必要を説明する．

ターミナル期
肝硬変患者の看護過程の展開

> **BASIS**
>
> **患者**：70歳，男性
> **患者の状況**：50歳のときに肝硬変と診断され，入退院を繰り返していた．今回，腹水・胸水貯留，肝性脳症による意識レベルの低下（ジャパン・コーマ・スケール[JCS] Ⅱ-10)がみられ入院．現在入院1週間目

肝硬変患者の理解に必要な情報

パターン	必要な情報項目	患者情報	アセスメントの視点	アセスメント
健康知覚-健康管理	・疾患，治療についての理解 ・今後の治療計画への理解 ・セルフケア能力 ・知的・情緒的準備状態（疾患の受容，不安状態など） ・家族，周囲の人の疾患，治療への理解，支援体制	・前回（1年前），腹水貯留で入院．退院後，1回/月近医に通院していた．その後，自宅で寝たり起きたりしていたが，今回，腹水・胸水貯留と肝性脳症（昏睡度第Ⅱ度）による意識レベルの低下がみられ，入院となった． ・入院後，高アンモニア血症が続いている（血中アンモニア値200～250μg/dL）．日によって意識レベルに差がある．ラクツロース内服・浣腸を行い，アミノ酸配合剤（アミノレバン）500mL点滴後，意識レベルが改善（JCS Ⅰ-1)した．点滴施行中ラインをときどき引っ張る． ・ADLはほぼ全介助 ・入院後1回/2～3日の浣腸で少量ずつ排便 ・微熱が続き低栄養状態	・セルフケア能力があるか． ・治療に対する認識はどうか． ・家族の支援体制はどうか． ・身体的管理能力はあるか．	前回退院後，定期的に受診していた．入院前より症状を理解しており，死期が近づいていることに薄々気づいているが，肝性脳症出現による意識障害のため，疾患や予後についての認識力は低下している． 肝機能の低下に伴う腹水・胸水貯留などにより，ほとんど食事が摂取できず低栄養状態である．また，体動時の呼吸困難などにより，体力や筋力も低下している． 認知力の低下，慣れない環境にもかかわらず，自分で起き上がろうとする動作がみられる．患者は，危険に対する認知力や説明に対する理解力が低下しているため，安全を確保することが困難であり，身体の管理能力が低く，転倒・転落の危険性がある．点滴を行っている自覚がなく，ライン

パターン	必要な情報項目	患者情報	アセスメントの視点	アセスメント
		(TP 5.2g/dL，Alb 2.3g/dL，Hb 8.2g/dL) ・家族は，予後は約1か月と担当医師から説明され，DNR(蘇生術不要)となる． ・患者は肝硬変の末期であることを知っているが，予後は知らされていない．意識がはっきりしているときに「もうすぐ死ぬのかなぁ」という発言がある． ・意識レベル低下により体動があり，ときどき起き上がろうとする動作があるが，胸水による低酸素血症のため，体動後は呼吸促迫となり，経皮的動脈血酸素飽和度(SpO₂)が80%台まで下がる． ・入院前は妻と息子と同居．息子は仕事があるため19時以降に面会に来る．妻は日中面会に来ているが，患者が50歳ころより入退院を繰り返しているため，やや疲労がみられる．家族は疾患や予後について認識し，患者の死を受け入れようとしている．		トラブルも考えられる． 　家族は看病による疲労があり，身のまわりの世話だけですぐに家に帰る．ターミナルに向かう患者が入院生活を安全に過ごせるように，看護師が配慮する． # 肝性脳症(アンモニア処理能力の低下)による認知力の低下および低栄養状態による筋力低下に関連した身体損傷リスク状態
栄養-代謝	・食事摂取量(1日推奨食物摂取量との比較) ・食欲の有無 ・悪心・嘔吐，胃部不快感	・入院後は肝臓病食を主食・副食ともに2～3口程度しか摂取できない．腹水による腹部膨満感があり，休みながら1口ずつ摂取しているが，いやがる様子が	・現在の栄養状態はどうか． ・栄養状態から起こる二次的障害はないか．	肝機能低下によるAlbの生成能力低下と食事摂取量の不足により低栄養状態である．そのため，血漿膠質浸透圧が低下し，胸水・腹水が生じている．腹水による腹部圧迫と

パターン	必要な情報項目	患者情報	アセスメントの視点	アセスメント
	の有無 ・水分摂取量 ・皮膚の状態（乾燥・黄疸など） ・瘙痒感の有無,程度 ・栄養状態データ	ある.セミファウラー位で介助にて食事を摂取するがときどきむせる.食事摂取後に腹部膨満感が増強,あい気（げっぷ）がみられる. ・食事摂取後,呼吸数が上昇,28回/分と呼吸困難がみられる. ・自発的な水分摂取はない. ・1,500mL/日の点滴（アミノ酸配合剤［抗アンモニア血症薬］500mL,電解質輸液［ソリタ-T3号］500mL×2本）施行 ・尿・便失禁あり.仙骨部に発赤あり ・口腔内乾燥,汚れがある. ・顔面と下肢に浮腫あり ・全身皮膚の黄疸,乾燥あり,瘙痒感を伴う. ・TP 5.2g/dL, Alb 2.3g/dL, Hb 8.2g/dL,RBC 267万/μL, WBC 13,350/μL, PLT 12.5万/μL, T-Bil 27mg/dL, D-Bil 19mg/dL, AST 222IU/L, ALT 120IU/L, Ht 28%, CRP 3.5mg/dL	・食事摂取量の変化が生活行動に影響しているか.	門脈圧亢進による腸管の静脈うっ血による消化機能の低下から,さらなる食欲低下が考えられる.栄養状態が改善されないため低タンパク血症により,胸水・腹水が貯留しやすくなる.また,免疫グロブリンの低下により易感染状態である. 　嗜好品などの摂取できそうな食品を家族に持ってきてもらうなど,少しでも食事が摂取できるように援助する.意識レベル低下により,誤嚥の危険性があるため,嚥下状態を確認しながら介助する. 　認知力・筋力低下から皮膚・組織を損傷しやすい状態で,仙骨部に発赤がみられる. 　失禁後はすぐにおむつを交換し,時間ごとに体位変換を促すことで,皮膚を保護し圧迫を防ぐ. 　ビリルビン値上昇のため皮膚の黄疸あり,胆汁酸の刺激による皮膚の瘙痒がみられる.また浮腫もあるため,皮膚・粘膜の損傷も考えられる.口腔内が乾燥し,汚れもあることから口腔内の清潔を保ち,搔破による皮膚の損傷を防ぐ.
排泄	・排尿支障因子の有無 ・排便支障因子の有無	・排尿4〜5回/日（おむつ内に失禁,ビリルビン尿）.腹水貯留と浮腫軽減の目的で利尿薬	・排便状態に変調はないか. ・要因は何か.	現在ラクツロース内服・浣腸により排便が少量ずつみられる.腹水貯留による腸の圧迫や腸管

ターミナル期●肝硬変

パターン	必要な情報項目	患者情報	アセスメントの視点	アセスメント
	・排泄状態（便秘，下痢，尿・便失禁） ・排泄習慣の変化 ・全身倦怠感に伴う排泄行動の減少や努責の不足 ・排泄に関する検査データ	・フロセミド（ラシックス）1／2 A（20mg）静脈注射．排尿量1,000mL/日 ・排便1回/2〜3日（ラクツロース内服・浣腸により少量） ・入院前から便秘であった（1回/週） ・尿・便はおむつ内に失禁 ・腹水による腹部膨満感があり，腹圧がかけられず，自然排便はみられない． ・BUN 19.5mg/dL，Cr 0.58mg/dL，Na1 38 mEq/L，K 3.5mEq/L，T-Bil 27mg/dL，D-Bil 19mg/dL	・ADLへの影響はないか． ・全身倦怠感や食事摂取量の低下が排泄に及ぼす影響はないか．	のうっ血による消化機能の低下，飲水量の減少によりさらに便秘になっていると考えられる． 　腸内の便の停滞はアンモニアを産生するため，血中アンモニア濃度が上昇し肝性脳症が悪化する．黄疸があるのでビリルビン排泄のためにも排尿・排便を促す．肝性脳症の改善には2〜3回/日の便通が望ましい． 　患者は自然排便がないため浣腸を行っている．排便量が少ないため，排便状態や性状を観察する． 　また，利尿薬が投与されているため，カリウム値の低下をみながら，水分出納量をチェックする．
活動-運動	・自覚・他覚症状（全身倦怠感，易疲労感，微熱，腹水・胸水，呼吸困難，筋力低下，食欲不振，腹部膨満感） ・現在のセルフケアの程度，自立 ・ADLの状態 ・身体所見（黄疸，浮腫，瘙痒感，腹水・胸水） ・呼吸器系 ・循環器系	・肝機能低下により，腹水・胸水，微熱，全身倦怠感，顔面と下肢に浮腫がみられる．また，肝性脳症により，意識レベルが低下している． ・ほとんどベッド上で過ごすが，ときおり起き上がろうとする動作がみられる．体動後は，P 120回/分，R 28回/分と増加，SpO₂ 80%台に低下 ・ADLはほぼ全介助 ・呼吸は規則的だが，アンモニア臭あり．X線所見上両側胸水著明，安静時SpO₂ 92〜95% ・APTT 70秒，PT延長（18秒），いまのところ	・身のまわりの行為は自立しているか． ・ADLへの影響・変化はあるか．	患者はADLがほぼ全介助で，腹水・胸水貯留により，呼吸困難，体動困難が生じている． 　体動時には呼吸数や脈拍数の増加がみられる．貧血もあるため，軽度の活動にも呼吸困難や苦痛を伴う． 　肝機能の低下によりPT延長があるため，便の性状などに注意し，出血の早期発見に努める． 　今後，症状は悪化すると考えられ，腹水・胸水による苦痛を軽減するため安楽な姿勢（膝を曲げ，腹圧のかからないような姿勢）を工夫し，体位変換時に介助する．

4 消化器疾患

パターン	必要な情報項目	患者情報	アセスメントの視点	アセスメント
	・出血傾向、凝固系検査データ	出血はみられない。胸水貯留あり。安静時BP 120/70 mmHg、Hb 8.2g/dL、利尿薬フロセミド1/2A静脈注射、尿量1,000mL/日		ターミナルに向かう患者ができるかぎり消耗せず、穏やかにベッド上で生活をおくれるように援助する。
睡眠-休息	・睡眠状態（時間、入眠困難、中途覚醒） ・睡眠を妨げる要因（発熱、瘙痒感、身体的症状）	日中はうとうとしていることが多い。ときおり独語がみられる。夜間になるととくに落ち着きがなく、起き上がろうとする動作がみられる。体動後は苦痛様顔貌となる。	・不快感、身体不動性による睡眠への影響はないか。	肝性脳症による意識レベルの低下に伴い、ほとんど傾眠状態である。しかし、苦痛の表情も強く、休息がとれているかどうか不明である。日中は、なるべく静かな環境で身体的にも安楽に過ごせるように工夫し、夜間は照明や騒音に配慮するなどの環境調整を行う。
認知-知覚	・意識状態 ・コミュニケーションの状態 ・感覚、知覚 ・身体所見（呼吸困難、全身倦怠感、腹部膨満感、浮腫、黄疸、瘙痒感） ・身体的苦痛による不快感の有無	・血中アンモニア値が入院時より下がらず、意識レベルJCS Ⅱ-20であった。つじつまの合わない発言が多い。傾眠状態にあり、目が覚めると落ち着きがなく起き上がろうとする。 ・体動後は呼吸数が増加し、苦痛様顔貌となる。 ・アミノ酸配合剤点滴後は、意識状態はJCS Ⅰ-1まで改善（血中アンモニア値200〜250μg/dL）、羽ばたき振戦あり ・体動後の疲労が目立つ。腹水による腹部の圧迫感あり ・微熱が続いており、活動後の脱力がある。T 37.5℃前後、顔面と下肢に浮腫がみられ、下	・意識状態はどうか。 ・不快感があるか。 ・不快感の要因は何か。	肝性脳症により意識レベルが低下している。傾眠状態であるが、目が覚めると落ち着きがなく安静にしていられない。体動により、呼吸困難などの身体的苦痛がさらに増強している。腹水・胸水貯留、浮腫や貧血などにより体動後の疲労が大きい。 　苦痛を緩和するために表情を観察し、ターミナルに向かう患者が少しでも安楽を保てるように安楽物品や体位などを工夫し、苦痛を軽減できるように援助する。 　黄疸や皮膚の乾燥による瘙痒感がみられる。このままでは、ストレスの増強や不眠をまねく。少しでも軽減するように対

ターミナル期・肝硬変

パターン	必要な情報項目	患者情報	アセスメントの視点	アセスメント
		肢のだるさを訴える． ・皮膚乾燥，黄疸があり，全身に皮膚の擦過傷がみられる．		処していく． # 腹部膨満や浮腫による呼吸困難，疲労感および黄疸による瘙痒感に関連した安楽障害
自己知覚- 自己概念	・自分自身についての患者の表現 ・自己の価値と能力の評価 ・身体についてのイメージ	・患者は入院前「長いあいだ，家族に迷惑をかけてすまないと思っている」と言っていた． ・現在，肝性脳症のため意識レベルが低下．コミュニケーションは成立しないことが多い．	・疾患や治療についてどのように認識しているか．	肝性脳症のため，患者が自分自身のことについて述べることは少ない．表現できないが，身体の不自由さなどから自己イメージの低下，自己価値の否定的な感情もあると思われる． 　自尊感情が低下せず，その人らしさが最期まで保てるように援助する．
役割-関係	・社会的・経済的立場 ・家族，支援者 ・対人関係 ・コミュニケーション能力	・肝硬変を指摘され入退院を繰り返しながら，公務員として60歳の定年まで働き，その後は家で安静にしていた．疾患が悪化するまでは一家の大黒柱で，妻（67歳）と息子（34歳，未婚）と同居していた． ・入院前「家族に迷惑をかけてすまないと思っている」と言っていた． ・今回の入院で，家族と医師との話しあいからDNRとなった．家族は患者の疾患や予後について認識し，患者の死を受け入れようとしている．患者は予後について知らされていない． ・肝性脳症により，コミュニケーション能力が低下している．しかし，	・患者の病状悪化に伴い，家族の役割機能に変化があるか．	妻と長男の面会がある．患者は家族を認知できる． 　家族に疲労がみられる．家族は予後について受け入れようとしているが，患者の長い闘病生活により，身体的・精神的に負担が生じている． 　意識のはっきりしない患者との会話やターミナルに向かう患者を見守る家族の混乱も考えられる． 　家族の負担を少しでも軽減するため，休める時間を確保したり，近々訪れる患者の死を受け入れられるように家族の話に耳を傾ける．

パターン	必要な情報項目	患者情報	アセスメントの視点	アセスメント
		家族が来ると名前を呼ぶなど意識レベルがやや改善する.		
性-生殖	・配偶者(パートナー),子ども ・生殖器疾患の既往	・妻,息子あり ・生殖器疾患の既往はない.	・疾患や治療に伴う性障害因子があるか.	家族計画は達成されている.症状悪化に伴い,必要があれば夫婦として同じ時間を過ごせるように,個室やプライバシー空間を設定する.
コーピング-ストレス耐性	・入院,治療によるストレス ・家族のサポート状況・協力 ・普段からのストレス対処法	・症状悪化(腹水・胸水の増強,呼吸困難,浮腫,黄疸など)によりベッド上の生活である. ・肝性脳症により,意識レベルが低下し,現状を認知できない. ・家族は心配しているが,肝性脳症のある患者にどのように声をかけてよいかわからない状況である.	・症状悪化によるストレスはあるか. ・ストレスへの対処能力はあるか.	患者は体動困難で,転倒・転落のリスクもあるため,ベッド上での生活を余儀なくされているが,症状悪化や長期にわたる療養生活によってストレスの増強が考えられる. 患者は認知力が低下しており,ストレスの有無を確認できないが,可能なかぎりリラックスできる環境をつくる. 身体の苦痛によるストレスが少しでも軽減するように安楽への援助を行う.パターン"認知-知覚"で展開する. 以前の趣味やストレスコーピングの実行を家族に提案する.
価値-信念	・信仰の有無 ・重要視する価値 ・死に対する希望	・信仰している宗教はとくにない. ・家族の写真を床頭台に飾ってある(家族が持参). ・意識が清明なときには,「もうすぐかな」という発言があり,妻に「いままでありがとう」と感謝している.	・価値観,信念が入院生活に影響しているか.	肝性脳症の悪化により,口数は少ないが,意識が清明なときに,妻への感謝の発言がある.死と少しずつ向き合いながら,死を受容していく準備段階にある. 患者の思いを理解し,その人らしさが損なわれることなく,尊厳ある死

ターミナル期・肝硬変

パターン	必要な情報項目	患者情報	アセスメントの視点	アセスメント
				が迎えられるように家族の協力を得ながら，残りの日々を穏やかに過ごせるように援助する．

看護診断リスト

看護診断名	パターン	診断・優先の根拠
#1　腹部膨満や浮腫による呼吸困難，疲労感および黄疸による瘙痒感に関連した安楽障害	認知-知覚	現在，患者は腹水・胸水貯留による腹部膨満，呼吸困難がみられる．また，発熱が持続しており，肝機能低下に伴う肝性脳症により意識レベルの低下がみられる．そのため安静にできず，体動により呼吸困難などの身体的苦痛がますます増強し，体動後の疲労が大きい状態であり，患者の身体的苦痛ははかり知れない． 　まず，ターミナルに向かう患者の苦痛を少しでも緩和し，安楽で穏やかな入院生活がおくれるように支援する．したがって，**優先順位1位**とする．
#2　肝性脳症(アンモニア処理能力の低下)による認知力の低下および低栄養状態による筋力低下に関連した身体損傷リスク状態	健康知覚-健康管理	肝機能の低下，腹水・胸水貯留などにより食事摂取ができず低栄養状態であり，貧血もみられる．症状の悪化により体動が困難であることからベッド上での生活となっているため，体力低下や下肢の筋力低下がみられる．また，肝性脳症による意識レベルの低下により，危険に対する認知力や説明に対する理解力が低下している．患者は自らの安全を確保することが困難であり，身体的管理能力は低く，転倒・転落をまねきやすく，健康レベルがさらに低下する危険性があるため，**優先順位2位**とする． 　看護師はターミナルに向かう患者が入院生活を安全に過ごせるように配慮する．

看 護 計 画

看護診断	目標とする患者の状態
#1　腹部膨満や浮腫による呼吸困難，疲労感および黄疸による瘙痒感に関連した安楽障害	●苦痛の訴えが減少する． ●脈拍数や呼吸数が増加することなく，苦痛様顔貌をみせる回数が減少する． ●夜間，十分に睡眠をとることができる．

対　策	根拠および留意点
DP (1)現在の患者の状態についてアセスメントする． 　①自覚症状：体動時の呼吸困難，腹部膨満感，全身倦怠感の有無と程度 　②全身状態の把握 　　・バイタルサインの変動(脈拍数，血圧，呼吸数，体温) 　　・体動時の呼吸状態(SpO_2) 　　・腹部膨満感の有無と程度(腹囲の変化) 　　・苦痛様顔貌 　　・睡眠の状態 　　・食事摂取量 　　・黄疸の程度(皮膚・眼瞼結膜黄疸の程度，ビリルビン尿) 　　・皮膚の状態(乾燥など) 　　・胸・腹部X線所見，呼吸音 　　・血液検査データ (2)患者の安楽を阻害する要因についてアセスメントする． 　①発熱の有無と程度 　②呼吸困難の有無と程度 　③自力での体動の程度 　④疼痛・苦痛の有無と程度 　⑤排泄回数 　⑥腹部膨満感の有無と程度 　⑦全身倦怠感・疲労の有無と程度 　⑧黄疸による皮膚瘙痒感の有無と程度 (3)患者の安楽が阻害される二次的障害についてアセスメントする． 　①ストレスの増強 　②死への不安・恐怖 　③不眠・抑うつ 　④食事摂取量の低下 　⑤体動による呼吸困難の増強	▶現在の自覚・他覚症状を把握することで，苦痛の程度をアセスメントする． ▶安楽を阻害すると考えられる状況因子について把握しておく． ▶血液検査データは症状の悪化・改善の指標となる． ▶安楽を阻害する症状の程度を把握しておく． ▶安楽が阻害されると心理的に影響を受け，日常生活への気力の低下や生きる意欲の低下をもたらす．終わることのない苦痛は気力を萎えさせるおそれがあるため，ターミナルに向かう患者は苦痛の軽減が最優先される．

対　策	根拠および留意点
TP (1)患者の苦痛を増強させないための援助 　①ADLの介助 　　・清拭は短時間で行う． 　　・食事のセッティングおよび介助（患者の希望を聞きながら少量ずつ介助する） 　　・排泄時，おむつはすぐに交換する． 　　・体位変換は必ず看護師2人で行う． 　　・褥瘡感染予防マットレスを使用する． 　②休息ができるための援助 　　・照明の調整，カーテンなどの調整 　　・眠っているときは無理に起こさず，処置の時間をずらす． (2)現在の苦痛に対しての援助 　①発熱 　　・ベッド上の安静を促し，悪寒がみられたときには，掛けものを増やしたり，電気毛布で調節する． 　　・冷罨法を実施する． 　　・寝衣の調節・発汗時の更衣を行う． 　②呼吸困難 　　・（セミ）ファウラー位とする． 　　・SpO_2の下降がみられたら医師から酸素投与の指示を得る． 　　・寝衣のサイズは，ゆったりとしたものを選ぶ（紐はきつく締めない）． 　③腹部膨満感 　　・（セミ）ファウラー位とし，下肢の下に安楽枕などを置く． 　　・患者の好みに合わせ，腹部のマッサージや温罨法を行う． 　④瘙痒感軽減のための援助 　　・2％重曹水で清拭をする（2回/日）． 　　・瘙痒感がひどい部位によもぎローションを塗布する． 　　・医師の指示により軟膏の塗布 　　・下着・寝衣の選択（綿製品で通気性のよいものを選ぶ） 　　・室内環境の調整．瘙痒感があるときは寝具を調節する． (3)精神的支援 　①ベッドサイドに座り，患者と看護師の目の	▶ターミナル期の患者にとって，苦痛に耐えることは何も意味をもたない．患者のいまある症状の緩和に最善を尽くす． ▶できるかぎり体力を消耗させないために，ベッド上でのADLを安楽に行う． ▶少しでも休息がとれるように，患者の休息の時間を優先する． ▶対症看護を行う． ▶対症看護を行う． ▶対症看護を行う． ▶皮膚を清潔に保つと瘙痒感が増強しにくい． ▶体温の上昇は瘙痒感の原因となる． ▶患者の言いたいことを傾聴する姿勢をもち，理解しようとすることで，患者は安心して会話ができ

対　策	根拠および留意点
高さを合わせて会話する． ②訴えを表出しやすいように，苦痛がないかを看護師から尋ねる． ③そばで背中をさする，手を握るなど	る． ▶非言語的コミュニケーションは，言葉では理解できない感情が伝わることがある．
EP (1)患者の苦痛を増強させないため，身体的援助についてはなんでも依頼してよいことを患者・家族に説明する． (2)背中をさすったり，マッサージしたり，手を握っているだけで患者の苦痛が軽減することを家族に説明する． (3)苦痛が強いときには，体位変換，マッサージなどの対症看護の実施，医師の指示を得て，苦痛の軽減について相談することを説明し，苦痛が軽減できることを伝える． (4)瘙痒感について患者・家族に説明する． ①掻破予防について(感染や出血の原因となること) ②かゆいときには，適宜重曹水で清拭する．よもぎローションや軟膏を塗布することを説明する．	▶苦痛はがまんするものではないことを伝え，穏やかな時間が過ごせるように家族にも協力を求める．

看 護 診 断	目標とする患者の状態
＃2　肝性脳症(アンモニア処理能力の低下)による認知力の低下および低栄養状態による筋力低下に関連した身体損傷リスク状態	●転倒・転落しない． ●危険な行動が減少する．

対　策	根拠および留意点
DP (1)現在の身体損傷のリスク状態についてアセスメントする． ①身体症状 ・ベッド上での体動状況 ・行動の特徴(時間，しぐさ) ・肝性脳症の程度(理解度など) ・検査データ(Hb，肝機能，血中アンモニア，電解質) ②精神状態・理解力 ・危険に対する認知力・回避能力 ・指導に対する理解力	▶患者の心身の状況を総合的に観察し，危険要因をアセスメントする． ▶JCSや検査データから肝性脳症の程度を把握する．

対　策	根拠および留意点
(2)身体損傷をきたす危険因子についてアセスメントする． 　①肝性脳症による意識レベルの低下 　②筋力低下 　③平衡感覚の低下 　④貧血 　⑤ベッドの高さ，床頭台の位置 　⑥ベッド周囲の危険物の有無 (3)身体損傷による二次的障害についてアセスメントする． 　①さらなるADLの低下（QOLの低下） 　②外傷 **TP** (1)身体損傷を予防するための援助 　①安全な環境を提供する． 　　・ベッドの高さを最も低くする． 　　・ベッドのストッパーを確認する． 　　・ベッド柵をすべて設置する． 　　・床にクッション性の素材のマットを敷く． 　　・ナースコールは手の届く位置に置き，患者にその場所を伝える． 　　・病棟内で人通りの多い病室に患者のベッドを配置する． 　②障害物を除去する． 　　・ベッド上，周囲の障害物（椅子，ゴミ箱，電気のコードは除去し，オーバーテーブルは使用後すぐに片づける） 　　・身体の下になっているものはないかを確認する． 　　・寝衣やおむつのしわがないかを確認する． 　　・ラインが視野に入らないようにする．皮膚の固定にシーネ，絆創膏を使用する． 　③患者のニーズを把握する． 　　・30分ごとに訪室し，患者の状態を把握するとともにニーズを聞く． 　　・落ち着いて療養ができるように，自宅にあるものや見慣れたものをベッドサイドに置く． 　　・好みにより音楽を提供する． 　④患者用警報システムを設置する．	▶身体損傷によるさらなる障害は健康レベルの低下をもたらす． ▶自ら危険を回避できないため，看護師が危険要因をすべて除去する．

対　策	根拠および留意点
EP (1)繰り返しナースコールの説明を行う． (2)患者の認知機能，身体機能を説明し，看護師の行っている事故防止対策を家族に説明する． (3)落ち着かない言動や行動があれば，家族に知らせてもらう．	▶患者に身体損傷のリスクがあることを家族に説明し，協力を得る．

●参考文献
1）青木照明，小路美喜子編：臨床外科看護総論．系統看護学講座 別巻1，医学書院，2006．
2）飯野四郎：C型慢性肝炎の治療——インターフェロンとリバビリンの併用療法．月刊ナーシング，25(6)：66～75，2005
3）井廻道夫，村勢敏郎編：疾病の成り立ちと回復5．新体系看護学7，メヂカルフレンド社，2003．
4）磯部文子監：外科的療法を受ける患者の看護．改訂版，学習研究社，1999．
5）五木田和枝ほか：看護過程集中ゼミ 炎症性腸疾患IBD——潰瘍性大腸炎患者の看護．ナーシングカレッジ，9(1)：52～55，2005．
6）金井正光編：臨床検査法提要．第32版，金原出版，2005．
7）北島政樹，藤村龍子編：臨床外科看護各論．系統看護学講座 別巻2，医学書院，2006．
8）熊澤孝朗監：痛みのケア——慢性痛，がん性疼痛へのアプローチ．照林社，2006．
9）芥田憲夫，熊田博光：ナースが知っておきたいC型肝炎治療の「今」——インターフェロン療法を中心に．看護学雑誌，69(7)：678～683，2005．
10）坂牧純夫：潰瘍性大腸炎．臨牀看護，30(6)：873～877，2004．
11）高木永子：New 看護過程に沿った対症看護——病態生理と看護のポイント．学習研究社，2005．
12）寺本美穂：C型慢性肝炎患者に対するインターフェロン療法の副作用による苦痛緩和の看護．プチナース，13(3)：53～55，2004．
13）東京厚生年金看護専門学校，東京厚生年金病院看護部編：看護診断と病態の関連図．上巻，日総研出版，1997．
14）東京厚生年金看護専門学校，東京厚生年金病院看護部編：看護診断と病態の関連図．下巻，日総研出版，2000．
15）野口美和子編：成人看護学3．新体系看護学22，メヂカルフレンド社，2003．
16）野村昌史，吉田正史：炎症性腸疾患(IBD)とは．臨牀看護，29(10)：1441～1443，2003．
17）平井和恵ほか：看護過程集中ゼミ 炎症性腸疾患IBD——ケース・スタディ．ナーシングカレッジ，9(1)：56～65，2005．
18）古橋洋子編著：実践！ 看護診断を導く情報収集・アセスメント．学習研究社，2004．
19）松田明子ほか：成人看護学5．系統看護学講座 専門9，医学書院，2003．
20）三木一正，西池清美編：消化管疾患の治療と看護．南江堂，2000．
21）水島 裕編：今日の治療薬2006——解説と便覧．南江堂，2006．
22）光木幸子：看護過程レクチャー：肝機能障害のある患者の看護．クリニカルスタディ，25(3)：11～17，2004．
23）メヂカルフレンド社編集部編：ひとりで学べるナーシングプロセス——成人・老年看護2．クリニカルスタディ・ブック4，メヂカルフレンド社，1999．
24）守म則一ほか：潰瘍性大腸炎．看護技術，51(5)：54～60，2005．
25）山口瑞穂子，関口恵子監：New 疾患別看護過程の展開．2 nd，学習研究社，2006．
26）山口瑞穂子ほか監：終末期．看護診断をふまえた経過別看護4，学習研究社，1995．
27）渡邊トシ子編：ヘンダーソン・ゴードンの考えに基づく実践看護アセスメント——同一事例による比較．第2版，ヌーヴェルヒロカワ，2001．
28）Carpenito-Moyet, L. J.(新道幸恵監訳)：看護診断ハンドブック．第6版，医学書院，2004．

第Ⅱ章 経過別看護過程の展開(CASE STUDY)

5 内分泌・代謝疾患

5 内分泌・代謝疾患

▶ 内分泌・代謝疾患患者の理解に必要な基礎知識
▶ ［急性期］バセドウ病患者の看護過程の展開
▶ ［慢性期］2型糖尿病患者（2回目の教育入院）の看護過程の展開
▶ ［回復期］2型糖尿病患者（足病変）の看護過程の展開
▶ ［ターミナル期］甲状腺がん患者の看護過程の展開

内分泌・代謝疾患患者の理解に必要な基礎知識

1. 内分泌・代謝とは	(1) 内分泌とは 　細胞が合成した化学物質を内分泌腺から血液中に放出することを内分泌という．導管をもたず化学物質を産生して血液中に放出する腺を内分泌腺といい，内分泌腺で合成・分泌される微量の化学物質はホルモンとよばれ，血液の流れに乗って離れた特定の目的とする臓器（標的器官）に作用するはたらきをもつ． 　人体はさまざまな状況に適応するために，ホルモンによる液性調節系と中枢神経，末梢神経による神経性調節系が協調して，組織，器官を調整している．液性調節系は神経性調節系よりも効果が出現するまでに時間を要するが，その効果が比較的長く継続する特徴をもつ．内分泌系は，身体の恒常性（ホメオスタシス）の維持，成長，発達，生殖，エネルギー代謝に関する生理機能の調節を担う． (2) 代謝とは 　生体内に入った物質が化学的に変化することを意味する．異化（大きな分子を小さな分子に分解）や同化（小さな分子を大きな分子に合成）の作用によって，エネルギーが産生・消費される．代謝は生命活動を維持するために体内で絶えず行われ，身体の恒常性維持に重要な役割をもつ．
2. 主な内分泌腺とホルモンの機能	主な内分泌腺は，下垂体，甲状腺，副甲状腺，膵臓，副腎，性腺などである．内分泌腺と主なホルモンを図1に，内分泌腺に由来するホルモンの種類と作用を表1に示す． (1) 下垂体 　下垂体茎の先端に位置し前葉，後葉からなる．後葉ホルモンは視床下部で産生され，下垂体後葉で分泌される．前葉からは成長ホルモン，プロラクチン，副腎皮質刺激ホルモン，甲状腺刺激ホルモン，性腺刺激ホルモン（卵胞刺激ホルモン，黄体形成ホルモン），メラニン細胞刺激ホルモン，後葉からはバソプレシン，オキシトシンが分泌される．

5　内分泌・代謝疾患

松果体
- メラトニン

視床下部
- 下垂体前葉ホルモンの放出ホルモンと抑制ホルモン

下垂体
- 前葉：成長ホルモン(GH)，プロラクチン(PRL)，副腎皮質刺激ホルモン(ACTH)，甲状腺刺激ホルモン(TSH)，卵胞刺激ホルモン(FSH)，黄体形成ホルモン(LH)
- 後葉：バソプレシン(VP, ADH)，オキシトシン(OT, OXY)

甲状腺と副甲状腺
甲状腺：
- サイロキシン(T_4)
- トリヨードサイロニン(T_3)
- カルシトニン(CT)

副甲状腺(上皮小体)：
- パラトルモン(PTH)

胸腺
- チモシン

副腎
副腎皮質：
- コルチゾール
- コルチコステロン
- アルドステロン

副腎髄質：
- アドレナリン
- ノルアドレナリン

膵臓
- インスリン
- グルカゴン
- ソマトスタチン

消化管ホルモン
- ガストリン
- セクレチン
- コレシストキニン

卵巣
- エストロゲン
- プロゲステロン

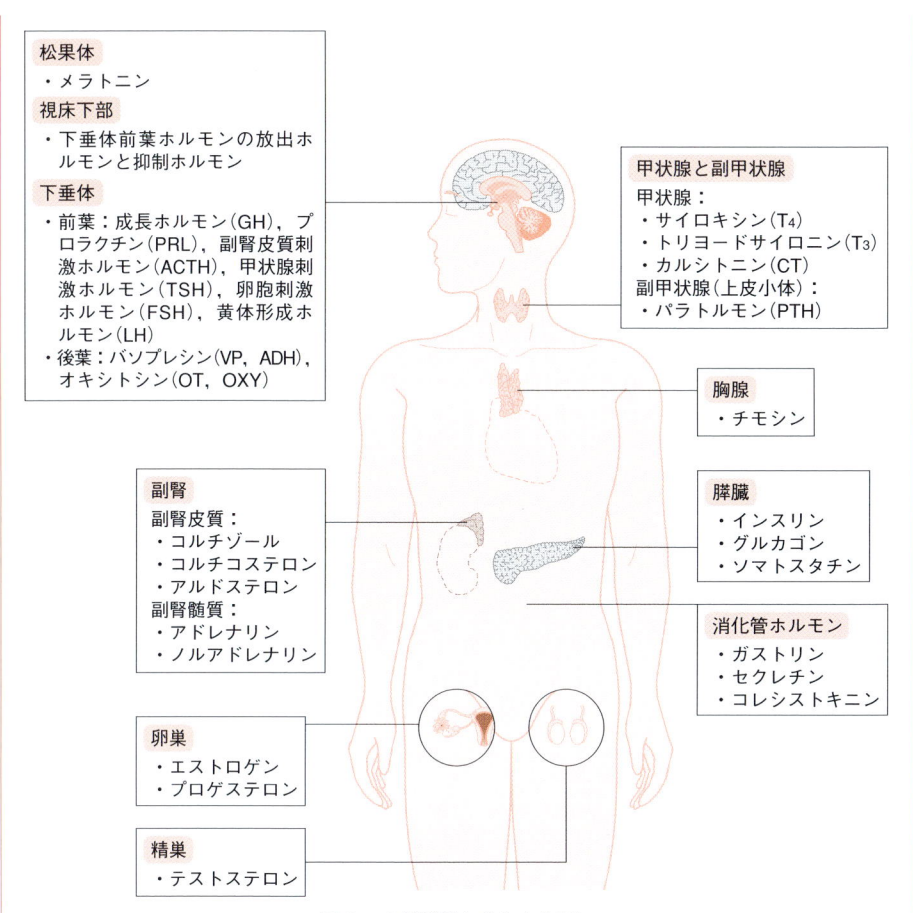

精巣
- テストステロン

図1　内分泌腺と主なホルモン

(2) 松果体

　第3脳室の後上方に位置し，円錐形をした内分泌腺で，松果体から合成されるメラトニンは夜間に上昇し日中に低下する．概日リズム(サーカディアンリズム)に関与することが知られている．

(3) 甲状腺，副甲状腺(上皮小体)

①甲状腺：前頸部の下半部に左右一対あり，気管前面から両側にかけて位置する蝶型の内分泌腺である．甲状腺の側面から後面にかけて総頸動脈，内頸静脈があり，甲状腺の下部内側には反回神経が通る．甲状腺から分泌される主なホルモンであるサイロキシン(T_4)とトリヨードサイロニン(T_3)は代謝に深く関与し，カルシトニンはカルシウムの代謝に関与する．

②副甲状腺：甲状腺の背面に左右上下に1対ずつ計4個位置する．副甲状腺ホルモン(パラトルモン)は骨吸収を促進し，ビタミンDとカルシトニンとともに血

表1　内分泌腺に由来する主なホルモンの種類と作用

分泌部位		ホルモン名	作用	分泌亢進	分泌低下
下垂体前葉		成長ホルモン(GH)	骨の発育・成長、糖・タンパク質代謝促進	小児：下垂体性巨人症 成人：先端巨大症	成長ホルモン分泌不全性低身長症、発育障害、肥満
		プロラクチン(PRL)	乳腺の発育、乳汁分泌促進	乳汁漏出亢進、無月経	乳汁分泌低下
		副腎皮質刺激ホルモン(ACTH)	副腎皮質ホルモン産生促進	副腎過形成、クッシング症候群	全身倦怠感、アジソン病
		甲状腺刺激ホルモン(TSH)	甲状腺ホルモン産生促進、ヨード摂取促進	クレチン病、慢性甲状腺炎	粘液水腫
	性腺刺激ホルモン（ゴナドトロピンhCG）	卵胞刺激ホルモン(FSH)	女性：エストロゲン産生促進 男性：精子形成促進		無月経、乳房・性器の萎縮
		黄体形成ホルモン(LH)	女性：黄体形成、エストロゲン、プロゲステロン分泌促進 男性：テストステロン分泌促進		小児：第二次性徴の発育不全 男性：性欲低下、女性化、精巣萎縮
下垂体後葉		バソプレシン(VP、[抗利尿ホルモン、ADH])	腎・尿細管での水の再吸収促進(抗利尿作用)、血管平滑筋収縮(血圧上昇)		尿崩症
		オキシトシン(OT、OXY)	子宮収縮作用、射乳作用		
松果体		メラトニン	生体活動周期(概日リズム、季節リズム)と関与		
甲状腺		サイロキシン(T₄)	熱量産生、物質代謝亢進、胎児期成長	バセドウ病	クレチン病
		トリヨードサイロニン(T₃)			
		カルシトニン(CT)	血中カルシウム濃度低下、骨形成促進		
副甲状腺		副甲状腺ホルモン(PTH[パラトルモン])	骨カルシウム遊離促進、血中カルシウム濃度上昇		テタニー
胸腺		チモシン	T前駆細胞からT細胞への分化促進		
膵A(α)細胞		グルカゴン	肝臓のグリコーゲン分解促進、血糖値上昇	糖尿病	
膵B(β)細胞		インスリン	肝臓のグリコーゲン合成促進、血糖値低下		糖尿病
膵D(δ)細胞		ソマトスタチン	インスリン、グルカゴン、成長ホルモン、消化管ホルモン分泌抑制		
副腎皮質		アルドステロン	遠位尿細管でのナトリウム再吸収、カリウム排出促進、抗利尿作用	原発性アルドステロン症	
		コルチゾール	糖・タンパク質・脂質代謝促進、水・電解質代謝、血圧調整、抗炎症作用など	クッシング病	アジソン病
副腎髄質		アドレナリン	交感神経興奮作用、血糖値上昇作用、心臓・血管に作用し血圧上昇	褐色細胞腫	
		ノルアドレナリン			
卵巣		エストロゲン(卵胞ホルモン)	卵胞発育、子宮内膜増殖、乳腺細胞発育、女性第二次性徴促進	乳腺症	無月経、骨粗鬆症
		プロゲステロン(黄体ホルモン)	妊娠成立維持、乳腺細胞発育	妊娠、胞状奇胎	無月経、絨毛上皮腫
精巣		テストステロン	男性第二次性徴促進、男性生殖器発育、タンパク質同化促進		精子形成不全

清カルシウム濃度を調節する．

(4)胸腺

縦隔の前上方に位置し，表面側の皮質と中心部の髄質に区分される．胸腺は小児期に発達し思春期に最大となり，それ以降に退縮する．胸腺から産生されるホルモンにチモシンがある．

(5)膵臓

第2腰椎の高さで脊柱を横切るように位置する後腹膜臓器．膵臓はランゲルハンス島に存在する内分泌腺のほかに，膵液を合成し十二指腸に分泌する外分泌腺をあわせもつ．ランゲルハンス島には，グルカゴンを分泌する膵A(α)細胞，インスリンを分泌する膵B(β)細胞，ソマトスタチンを分泌する膵D(δ)細胞の3つの内分泌細胞がある．

(6)副腎

腎臓の上部に位置する左右一対の内分泌腺であり，外層の皮質と中心部の髄質からなる．副腎皮質からはステロイドホルモン，すなわち糖質コルチコイド(コルチゾール，コルチコステロンなど)と鉱質(電解質)コルチコイド(アルドステロンなど)が分泌される．副腎髄質からはアドレナリン(エピネフリン)，ノルアドレナリン(ノルエピネフリン)が分泌される．

(7)性腺(卵巣・精巣)

①卵巣：卵子の生殖，成熟，排卵を担う生殖器官で，卵巣ホルモンを分泌する．子宮の両側に1対あり，固有卵巣索により子宮と連結している．ステロイドホルモンであるエストロゲン(卵胞ホルモン)とプロゲステロン(黄体ホルモン)がある．

②精巣：精子をつくる生殖器官で男性ホルモンを分泌する．陰嚢内に左右1対ある．男性ホルモンとしてテストステロンが代表的である．アンドロゲンは男性ホルモン作用をもつステロイドホルモンの総称(テストステロン，アンドロステンジオン，デヒドロエピアンドロステロンなど)で，副腎・精巣で合成される．

(8)内分泌腺に由来しないホルモン

①視床下部ホルモン：視床下部のニューロンで合成され，下垂体のホルモン分泌を調整するホルモンである．甲状腺刺激ホルモン放出ホルモン(TRH)，副腎皮質刺激ホルモン放出ホルモン(CRH)，成長ホルモン放出ホルモン(GHRH)，ゴナドトロピン放出ホルモン(GnRH)，ソマトスタチン，ドパミンがある．これらは下垂体門脈を通り下垂体前葉へ運ばれホルモン分泌を調節する．

②消化管ホルモン：内分泌腺を形成せず，消化管粘膜にある胞体と基底顆粒細胞からなる．現在20種類以上の消化ホルモンが確認されている．食物などの物理的・化学的刺激により，基底側の毛細血管にホルモンを分泌する．

・ガストリン：胃・十二指腸のG細胞から放出される．胃酸分泌を促進する．
・コレシストキニン(CCK)：十二指腸から分泌される．胆嚢を収縮し膵酵素分泌を促進し，十二指腸蠕動運動・胃酸分泌を促進する．
・セクレチン：十二指腸のS細胞から分泌される．胃液分泌・ガストリン放出抑制にはたらく．
・ソマトスタチン：膵D(δ)細胞のほか，消化管，視床下部などに広く分泌細胞が分布する．成長ホルモンの放出を抑制し，ガストリン，セクレチン，インスリン，グルカゴンなどの分泌を抑制する．

③心臓から分泌されるホルモン：心房性ナトリウム利尿ペプチド(ANP)は心房で合成されるホルモンで，主に腎臓では利尿を促進し(ナトリウムの排泄促進)，血管拡張作用をもつ．
④腎臓から分泌されるホルモン：尿を生成して老廃物として排泄し，電解質，体液バランスを調整するはたらきをもつホルモンを生成する．
  ・レニン：傍糸球体細胞から分泌される．アンジオテンシンⅠ・Ⅱの産生を促進し昇圧作用をもち，アルドステロン分泌促進，抗利尿作用促進にはたらく．
  ・エリスロポエチン：糸球体から分泌される．骨髄幹細胞で前赤芽球の分化を促進し，血液中の赤血球量を調節するはたらきをもつ．

3．内分泌の調節機構

内分泌には，血中濃度を一定に保持する次のような調節機構がある．

(1) ホルモンの階層的支配とフィードバック機構による調節

ホルモンの多くは，上位ホルモンから下位ホルモンへ階層的に支配されている．たとえば，下垂体ホルモンは上位中枢である視床下部ホルモンの調節を受け，目的とする臓器(標的器官)に作用する(視床下部[上位ホルモン]－下垂体－標的器官[下位ホルモン])．しかし，下位ホルモンが過剰に分泌される場合は，反対に上位ホルモンにはたらきかけて分泌を抑制するような命令が出され，上位ホルモンの分泌が減少する．このようなはたらきを負のフィードバック(ネガティブフィードバック)機構といい，過剰なホルモン産生を抑制する自己調節機構である．

(2) 神経系による調節

下垂体ホルモンの分泌は，視床下部を介し中枢神経系によってコントロールされている．したがって，睡眠や活動状態，ストレスなどによる神経機能の変化により下垂体ホルモン分泌量も変化する．また，副腎髄質から分泌されるカテコールアミン(アドレナリン，ノルアドレナリン，ドパミンの総称)は，交感神経によってコントロールされる．

(3) 血液成分の濃度による調節血液

血液成分(血糖，血清カルシウムなど)の変化が，直接内分泌腺に作用することがある．血液はホルモンを運び，またホルモンの代謝を調節する作用がある．ふだん，血清カルシウムは一定の濃度に維持されているが，なんらかの理由で血清カルシウム濃度が低下すると，副甲状腺ホルモンの分泌は亢進し，ビタミンDは活性化されて小腸からのカルシウム吸収を促進し，血清カルシウム濃度を上昇させようとする．また，インスリンは血糖値を低下させ，グルカゴンなどは血糖値を上昇させるはたらきがある．

(4) 機械的・化学的刺激による調節

内分泌腺をもたない消化管ホルモンは，胃・十二指腸，小腸で合成・分泌される．消化管内に運ばれた食物などの機械的・化学的刺激に反応して消化管ホルモンが分泌される．

4．物質代謝とエネルギー代謝

私たちは，生命活動を営むために絶えず外界から栄養素を取り入れ，同化，異化を繰り返すことで(物質代謝)，人体に必要なエネルギーをつくりだしている．必要とされる栄養素は，糖質，タンパク質，脂質(3大栄養素)とビタミン，ミネラル(無機質)で，異化の過程で生じるエネルギーは，生体の活動に使われる(エネルギー代謝)．

ATP(アデノシン三リン酸)は物質代謝，合成，貯蔵に広く関与するリン酸化合物である．加水分解によって，ADP(アデノシン二リン酸)と1分子リン酸に分かれる際に保存していた約7 kcal/molのエネルギーを放出する．これが，身体に必要な筋肉の収縮，能動輸送，タンパク質合成などの活動エネルギーとして利用される．

覚醒時の生命を維持するために必要最小限の代謝を基礎代謝という．成長・発達期には活発に基礎代謝が行われ，10代なかばにピークを迎えたあと緩徐に低下する．個人差があるが，一般的に日本人成人(20～40代)では約1,200～1,500 kcal/日の基礎代謝量を必要とする．

5．主な症状

(1) 多様な全身症状

ホルモンは身体の自動調節機構として全身へ影響を及ぼすため，多様な症状を呈する．以下に代表的な症状をあげる．また，主な内分泌疾患，代謝疾患，糖尿病の症状を表2～4にまとめた．

① 循環器症状：頻脈(甲状腺機能亢進［バセドウ病］)，高血圧(クッシング症候群，原発性アルドステロン症，褐色細胞腫，糖尿病)，動脈硬化による足背・脛骨動脈の触知困難(糖尿病)

② 消化器症状：食欲増進(甲状腺機能亢進)，排便回数増加・軟便・下痢(甲状腺機能亢進)，胃酸分泌過多(副甲状腺機能亢進)，肝腫大(糖原病)

③ 脳神経・筋症状：視力障害・視野狭窄(先端巨大症)，手指振戦・四肢の筋萎縮(甲状腺機能亢進)，高熱・意識障害(甲状腺クリーゼ)，骨・関節痛(副甲状腺機能亢進)，テタニー(副甲状腺機能低下)，腰部・大腿筋の筋力低下(クッシング症候群)，振戦・動悸(低血糖症)，口渇・多飲(糖尿病，尿崩症)

④ 泌尿器症状：多尿(抗利尿ホルモン不足，副甲状腺機能低下，糖尿病，尿崩症)

⑤ 生殖器症状：月経不順・乳房萎縮・恥毛脱落(性腺刺激ホルモン不足)，乳汁分泌障害(プロラクチン低下)，無月経・過少月経(クッシング症候群)，勃起障害(クッシング症候群，糖尿病)

(2) 身体的発育異常，外見の変化

① 成長障害：成長ホルモンの分泌過剰・低下による障害．先端巨大症，下垂体性巨人症，成長ホルモン分泌不全性低身長症

② 中心性肥満：副腎皮質ホルモン分泌異常，クッシング症候群

③ 体重減少：甲状腺機能亢進(バセドウ病)，糖尿病

④ 皮膚・粘膜の異常：皮膚肥厚・多汗(先端巨大症)，皮膚湿潤・多汗(甲状腺機能亢進)，腹部膨隆(クッシング症候群)，にきび(クッシング症候群)，皮膚の菲薄化・赤紫色の皮膚線条(クッシング症候群)，皮膚の色素沈着(アジソン病)，口角炎・舌炎(ビタミンB_2・B_6欠乏症)，口腔・歯肉粘膜の黒色化(アジソン病)

⑤ 顔貌の変化：眼球突出(甲状腺機能亢進［バセドウ病］)，下顎・鼻・舌先端部の肥大(先端巨大症)，満月様顔貌(クッシング症候群)

(3) 精神症状

興奮しやすい不穏状態・うつ状態(甲状腺機能亢進)，知的活動低下・抑うつ・無感動(甲状腺機能低下，アジソン病)などの症状がみられる．

(4) 全身倦怠感，脱力感

甲状腺機能亢進(バセドウ病など)により代謝が亢進すると，エネルギー消費が激しく疲労感を感じやすい．下垂体機能低下(副腎皮質刺激ホルモン低下，甲状腺刺

表2　主な内分泌疾患

視床下部・下垂体前葉疾患	下垂体前葉機能低下症，下垂体腺腫，クッシング病，先端巨大症，プロラクチノーマ，成長ホルモン分泌不全性低身長症，無月経症など
視床下部・下垂	尿崩症，抗利尿ホルモン不適合分泌症候群(SIADH)など
甲状腺疾患	甲状腺機能亢進症(バセドウ病)，甲状腺クリーゼ，甲状腺機能低下症，甲状腺腫，急性・亜急性甲状腺炎，慢性甲状腺炎(橋本病)，甲状腺がんなど
副甲状腺疾患	原発性・続発性副甲状腺機能亢進症，副甲状腺機能低下症，偽性副甲状腺機能低下症など
副腎疾患	原発性アルドステロン症，クッシング症候群，副腎性器症候群，褐色細胞腫，アジソン病，急性副腎皮質機能不全(副腎クリーゼ)，副腎腫瘍など
性腺疾患	性腺機能低下症，性腺機能亢進症など
その他	多発性内分泌腺腫症，異所性ホルモン産生腫瘍など

表3　主な代謝疾患

糖代謝異常	糖尿病，低血糖症，糖原病など
アミノ酸代謝異常	先天性アミノ酸代謝異常症，フェニルケトン尿症，ホモシスチン尿症など
脂質代謝異常	高脂血症など
ビタミン異常	ビタミン欠乏症，ビタミン依存症，ビタミン過剰症など
その他	高尿酸血症，痛風，肥満症，骨粗鬆症，水・電解質の代謝異常など

表4　糖尿病の主な症状

- 高血糖
- 口渇，多飲，多尿
- 体重減少
- 視力低下
- 脱水症状，浮腫
- 高血圧
- 全身倦怠感，疲労感
- 勃起障害，月経異常
- 消化器症状(便秘・下痢)
- 意識障害(糖尿病性昏睡)
- 動脈硬化による足背・脛骨動脈の触知困難

激ホルモン低下)によっても疲労感が増しやすい．尿崩症では電解質のアンバランスを生じ，脱水に伴う脱力感を感じることが多い．糖尿病，アジソン病，クッシング症候群などでも，疲労感，全身倦怠感を訴える．

(5)易感染状態

副腎皮質機能亢進(クッシング症候群)は，炎症や免疫反応の抑制のため，感染リスクが高く，一度罹患すると治癒が困難である．

6．主な診察と検査

(1)問診

既往歴，現病歴，家族歴を聴取する．家族に糖尿病患者がいる場合は，発症年齢や治療，経過を尋ねる．患者が症状(口渇，多飲，多尿，体重減少など)に気づいていないこともあるので，主訴は具体的に述べてもらい，現在服用している薬物の有

無，女性では妊娠の有無を確認する．
(2) 視診，触診
　内分泌疾患は，外見上，特有の顔貌，身長の異常，眼球突出，皮膚の色素沈着などの特徴が現れることが多いので，視診では注意深く患者の状態を観察し，手指振戦，浮腫の有無などを確認する．触診では，頻脈，徐脈を確認する．甲状腺疾患では頸部を触診することで甲状腺腫大の有無，大きさが把握できる．
(3) 血液一般検査，血液生化学検査
　一般血液検査はスクリーニングや他疾患との鑑別診断のために行う．内分泌・代謝疾患は血液生化学検査で異常所見をみとめることが多く有用である．糖尿病では血糖値，高脂血症では中性脂肪値，痛風では尿酸値，甲状腺・副甲状腺疾患では血清カルシウム・リン値などが診断の指標となる．また，電解質異常(低・高ナトリウム血症，低・高カルシウム血症など)にも注意する．
(4) 内分泌学的検査
　ホルモンの分泌状態は血中にホルモン濃度として反映される．成長ホルモンや副腎皮質刺激ホルモンのように食事，運動，ストレスによって数値が変動し，日内リズムの影響を受けるホルモンもあるため，採血時の条件や検体の取り扱いには十分に注意する．ホルモンはフィードバック機構により分泌調整を行うため，目的とするホルモン濃度だけでなく，上位のホルモン濃度にも着目し，全体的なバランスのなかで評価する．なかでも，17-OHCS(17-ヒドロキシコルチコステロイド)，17-KS(17-ケトステロイド)，遊離コルチゾール，アルドステロンなど変動が大きく尿中に排泄されるホルモンでは，1日蓄尿を行い，ホルモン分泌を1日量として測定し評価する．主な内分泌学的検査を表5に示す．
(5) 糖尿病の検査
　日本糖尿病学会が発表した糖尿病の診断基準(1999年)を表6に示す．早朝空腹時血糖値126mg/dL以上，75g経口ブドウ糖負荷試験(75gOGTT)2時間値200mg/dL以上，随時血糖値が200mg/dL以上のいずれかを1回みとめると糖尿病型とよび，検査日を変えて行った検査で2回以上確認できれば糖尿病と診断される．
　①経口ブドウ糖負荷試験(OGTT)：糖尿病診断のためには75gOGTTが不可欠である．正常型であっても75gOGTT1時間値が180mg/dL以上の場合は境界型に準じた扱いとなる．境界型は耐糖能異常を示し，正常型に比べ糖尿病を発症するリスクが高い．
　②グリコヘモグロビン(HbA_{1c})：ヘモグロビンと血液中のブドウ糖が結合したもので，血糖コントロールの指標として用いられる．健常者のHbA_{1c}は4.3～5.8%で，HbA_{1c} 6.5%以上になると合併症を発症しやすいとされる．HbA_{1c} 6.5%未満に維持することで，糖尿病の進行の抑制や合併症の予防に役立つ．
(6) 糖尿病合併症の検査
　①神経学的検査：自律神経機能検査，神経伝導速度の測定，深部感覚検査，表在知覚検査を実施し，糖尿病性神経障害の有無や程度をみる．
　②腎機能検査：糖尿病性腎症診断のために，蓄尿または早朝第一尿を用いて尿中アルブミン排出量を測定する．
　③眼底所見：定期的に眼底検査や蛍光眼底造影法を行い，眼底出血や血管異常の有無を確認し，糖尿病性網膜症の早期発見に努める．
(7) 免疫学的検査

表5 主な内分泌学的検査

視床下部・下垂体系機能検査	・成長ホルモン(GH)はさまざまな要因で変動する．食後に増加するので検査前数時間は絶食とする．GH高値では，先端巨大症，下垂体性巨人症などが，低値では下垂体前葉機能低下症，性腺機能低下症が疑われる ・ソマトメジンC(インスリン様成長因子-Ⅰ[IGF-Ⅰ])はGH依存性に産生され，GH分泌能を評価する指標として利用される ・プロラクチンは乳腺発育と乳汁分泌を促進する．妊娠すると生理的に高プロラクチン血症になる．異常高値を示す疾患にプロラクチノーマ，原発性甲状腺機能低下症，視床下部障害(トルコ鞍上部腫瘍，サルコイドーシスなど)がある ・バソプレシン(抗利尿ホルモン)：水の再吸収(抗利尿)作用をもち水代謝を調節する．低値で尿崩症が疑われる
甲状腺系機能検査	・甲状腺刺激ホルモン(TSH)測定は，慢性甲状腺炎，クレチン病などの甲状腺機能低下症(TSH高値，甲状腺ホルモン低値)，下垂体性甲状腺機能低下症(TSH高値，甲状腺ホルモン高値)，甲状腺機能亢進症(TSH低値，甲状腺ホルモン高値)，下垂体性甲状腺機能低下症(TSH低値，甲状腺ホルモン低値)などの診断に必要 ・甲状腺ホルモンにはサイロキシン(T_4)，トリヨードサイロニン(T_3)がある．結合タンパク質に結合しているT_4とT_3以外の非結合型をそれぞれ遊離T_4(FT_4)，遊離T_3(FT_3)とよぶ．甲状腺機能亢進症ではTSH低値，FT_4・FT_3高値を示し，原発性甲状腺機能低下症ではTSH値，FT_4高値・FT_3基準値内から低値を示す
副甲状腺機能検査	・副甲状腺ホルモンは骨吸収促進，カルシウム調節機能をもち，ホルモンの合成・分泌には血清カルシウム濃度が関与している．血清カルシウム濃度が上昇すると副甲状腺ホルモンの合成・分泌は抑制され，血清カルシウム濃度が低下すると促進される．活性型ビタミンDは消化管でのカルシウム，リン吸収，副甲状腺ホルモン抑制などの作用がある
副腎機能検査	・副腎皮質刺激ホルモン(ACTH)，コルチゾールは日内変動がみられ，ストレスや運動によって増加するので早朝空腹時に測定する．ACTH濃度と同時にコルチゾール濃度を測定し，障害部位を明らかにする．アジソン病や先天性副腎皮質過形成(ACTH高値，コルチゾール低値)，クッシング症候群(ATCH高値，コルチゾール高値)，下垂体前葉機能低下症(ACTH低値，コルチゾール高値)の診断に有用 ・カテコールアミン高値は褐色細胞腫と交感神経芽腫が疑われるが，なかでもアドレナリンは副腎髄質でのみ産生される．アドレナリン高値は褐色細胞腫との鑑別診断に有用 ・尿中ホルモン検査には17-OHCSは副腎皮質機能を反映する検査で，副腎から分泌されたコルチゾールが尿中に排泄される量を測定する．17-KSは副腎・性腺における男性ホルモン分泌の指標
性腺刺激機能検査	・卵胞刺激ホルモン(FSH)，黄体形成ホルモン(LH)は，年齢や月経周期によって数値が変動するので，女性では月経周期や閉経などの状況を考慮する．FSH，LH検査は排卵障害や精巣機能障害の診断の指標になる．卵巣性無月経や原発性精巣機能不全(FSH，LH高値)，下垂体機能低下症，視床下部性性腺機能低下症(FSH，LH低値)の診断に有用．LH-RH(黄体形成ホルモン放出ホルモン)負荷試験は，LH-RHを投与して下垂体からのLH，FSHの分泌予備能を評価する．下垂体の腫瘍，炎症性病変などで破壊されると反応は低下する

表6 空腹時血糖値と75g経口ブドウ糖負荷試験2時間値による診断基準

静脈血糖値	正常型	境界型	糖尿病型
空腹時血糖値	110mg/dL未満	正常型にも糖尿病型にも属さないもの	126mg/dL以上
75g経口ブドウ糖負荷試験2時間値	140mg/dL未満		200mg/dL以上

(日本糖尿病学会，1999年)

自己免疫疾患によってホルモン分泌機能低下をきたす疾患は，その抗原物質の直接的な抗原抗体反応検査が可能である．甲状腺機能亢進症(バセドウ病)の原因物質であるTSH(甲状腺刺激ホルモン)受容体抗体，慢性甲状腺炎(橋本病)にみられる自己抗体(抗サイログロブリン抗体・抗甲状腺ペルオキシダーゼ抗体)，1型糖尿病診断として抗GAD抗体などが用いられる．

(8)画像検査

① 単純X線検査：成長障害による骨年齢の測定，骨の変形，動脈硬化による石灰化所見をみる．頭蓋X線撮影でトルコ鞍の形，大きさから下垂体腺腫を疑う．

② 超音波検査：内分泌疾患の診断に有用な検査で，甲状腺疾患では腫瘍の周囲への浸潤や石灰化の有無をみる．悪性腫瘍では辺縁不整の腫瘤をみとめる．甲状腺がんでは超音波検査下での穿刺吸引細胞診が行われ，組織型決定に不可欠な検査である．

③ CT検査，MRI検査：甲状腺に対しては，腫瘍が周囲臓器に接し，超音波検査では描出できないような場合に用いられる．糖尿病では末梢循環障害(動脈硬化，壊疽など)の程度を診断できる．内分泌疾患の診断に有用で，副腎腫瘍・過形成の検出，下垂体腺腫と他疾患との鑑別診断，クッシング症候群，尿崩症などにも用いられる．

④ 核医学検査：甲状腺機能亢進症と類似疾患の鑑別診断に実施される．甲状腺がんの形態，進展度，悪性度，転移などの診断にも有用である．また，クッシング症候群，原発性アルドステロン症，褐色細胞腫でも実施される．

7．主な治療

(1)薬物療法

内分泌疾患のなかでも，機能低下症に対する主な治療法はホルモン補充療法である．生理的に必要なホルモン量を維持するため，長期間にわたり(多くは生涯)，内服・注射を継続する．甲状腺機能低下症治療の基本は甲状腺ホルモンの補充である．副甲状腺機能低下症では，低下する血清カルシウム濃度のコントロールが主体で，カルシウム製剤，活性型ビタミンD製剤を投与する．下垂体前葉機能低下症では分泌が低下したホルモンの補充療法を行う．成長ホルモン分泌不全性低身長症では成長ホルモン製剤を幼少期から投与する．内分泌疾患では服薬が生涯にわたることが多いため，患者・家族が治療の必要性を十分に理解し，用法・用量などを自己管理できるように指導する．

内分泌疾患の機能亢進症には，ホルモン合成・分泌抑制薬が用いられる．手術適応となる腫瘍などでも，薬物による腫瘍の縮小が期待できる場合に投与される．甲状腺機能亢進症のなかでも頻度の高いバセドウ病の初期治療は，抗甲状腺薬の投与である．副甲状腺機能亢進症で極度に血清カルシウム高値がみられるときは，低下させるために薬物を投与する．

代謝疾患の代表である2型糖尿病の治療では，インスリン分泌促進薬，糖質吸収阻害薬，インスリン抵抗性改善薬の経口薬が用いられる．1型糖尿病に代表されるインスリン依存状態，糖尿病性昏睡，重症の肝障害や腎障害，重症感染症などの状態では，インスリン療法が絶対的適応となる．また，経口血糖降下薬による効果が得られない場合や著しい高血糖がみられる場合などは相対的適応となる．

(2)放射線療法

コバルト60によるガンマナイフやリニアックナイフなどがあり，3cm以内の腫

瘍なら周辺細胞への侵襲を抑えた照射が可能である．下垂体腫瘍，先端巨大症，悪性度の高い甲状腺がんなどが主な適応疾患となる．しかし，大きな腫瘍には適さない，効果の発現が遅いなどの課題もある．

　甲状腺疾患には放射性ヨード療法を行う．甲状腺がヨードに特異的に反応する性質を利用したもので，放射性ヨードを内服し内部照射によって細胞を破壊する．投与後に甲状腺機能低下症をきたす場合があり，長期的なフォローが必要である．

(3) 手術療法

　ホルモン分泌異常の原因となる腫瘍は原則として摘出する．甲状腺機能亢進症では，薬物療法に抵抗性のもの，副作用で抗甲状腺薬が投与できないもの，巨大な甲状腺腫を伴うものは手術適応となる．原発性副甲状腺機能亢進症では病巣部摘出が第一選択である．

(4) 食事療法，運動療法

　代謝疾患，とくに糖尿病では，食事療法，運動療法が治療の基本となる．肥満がみとめられれば，減量によって症状改善が期待できる．

　食事療法は血糖値をコントロールするうえで必須である．目標とすべき摂取エネルギー（標準体重×身体活動量）を算出して1日の総摂取エネルギーを決定する．そのエネルギーの1/2を糖質からとり，タンパク質を標準体重1kg当たり1.0～1.2g（約50～80g/日），残りを脂質でとるようにする．食品交換表は，含まれている主栄養素によって4群6表に食品を分類し，食品のエネルギー80kcalを1単位と定めg数で示している．これにしたがって1日の指示単位を求め，食品選択の目安とする．日常生活を考慮し，個人に適した継続可能な食事療法が必要である．

　運動療法は，体内に効率よくブドウ糖を取り込むことで効果が上がる．運動は「いつでも，どこでも，1人でも」できることが基本で，多くの筋肉群を同時に使う有酸素運動（ウォーキング，水泳など）が効果的である．運動の強度は，運動時脈拍数100～120回/分以内にとどめ，「楽である」または「ややきつい」といった体感を目安にすることも可能である．15～30分/回の歩行運動を2回/日，できれば毎日行うことが望ましい．また，食後1時間に行うことが最も効果的である．無酸素運動は，血糖や体脂肪を燃焼しないため，全身を使う有酸素運動が好ましい．過度な運動や血糖コントロールが不十分な状態での運動は逆効果である．実施前にはメディカルチェックを十分に行い，運動内容や適応を検討する．

急性期

バセドウ病患者の看護過程の展開

BASIS

患者：28歳，女性
患者の状況：3年前にバセドウ病と診断され，薬物療法施行．患者の希望により，全身麻酔下にて甲状腺亜全摘出後1日目．2週間の入院予定

バセドウ病患者の理解に必要な情報

パターン	必要な情報項目	患者情報	アセスメントの視点	アセスメント
健康知覚-健康管理	・指示された治療，日常生活上の注意 ・疾患，治療についての理解 ・既往歴，手術経験の有無 ・身体的管理能力 ・知的・情緒的準備状態 ・家族，支援者の存在および疾患，治療への理解，支援体制 ・性格特性	・3年前に頸部のしこり，体重減少にて受診しバセドウ病と診断．薬物療法として，チアマゾール（メルカゾール）15mg/日，レボチロキシンナトリウム（チラーヂンS）50μg/日内服開始となる． ・薬物療法を約2年間施行．副作用の無顆粒球症にて一時中断した時期もある． ・3か月前から甲状腺腫大，体重減少，動悸が著明になり，患者希望で手術となる．術前まで薬物療法継続，指示された薬物を内服 ・術前データ：FT₄ 2.6 ng/mL，FT₃ 5.2 pg/mL，TSH＜ 0.03μU/mL，TRAb（＋），¹²³I摂取率78% ・頸部超音波検査にて甲状腺右葉7×4.3cm，左葉6×4.6cm大，穿刺細胞診検査にて悪性細胞（−）	・疾患，治療（手術），合併症に対する正しい理解が得られているか． ・指示された治療法は守られているか． ・健康管理能力に影響を及ぼす身体的・情緒的問題が生じていないか．	発症から定期受診，薬物療法の自己管理も行えていた．今回，症状が改善せず患者の希望で手術施行となった．術前オリエンテーションも熱心に聴いており，治癒への期待は大きいものと思われる． 　術後は，①効果的な排痰，②テタニーの理解および出現時の早期報告，③早期離床への理解，ドレナージ（閉鎖式持続吸引ドレーン）の管理，④感染予防などの自己管理が求められる． 　術前の理解力は良好であり，治療への協力は得られると思われる．しかし，術後の疼痛やボディイメージの混乱などを生じるおそれがあり，自立への妨げとなりやすい．それらの早期対処，合併症予防に努め，早期離床，自己管理が行えるように援助していく． 　術前は両親の協力が得

パターン	必要な情報項目	患者情報	アセスメントの視点	アセスメント
		・「だいぶ外観が変わってしまった．早く手術が終わってほしい．術後の痛みが心配」と術前，多弁に話す． ・初めての手術である．既往疾患はとくになし．術前オリエンテーション（術後合併症についてなど）時，熱心に聴いている． ・両親との3人家族．未婚．両親は遠方に在住だが入院中は交替で付き添っている．医師からの術前の説明などは，家族3人で聴き具体的な質問をしていた． ・性格：几帳面，心配性（患者の言）		られ，過度な不安言動などがみられずに手術に臨むことができた．術後の早期離床や自己管理についても協力しあえるように，家族への情報提供にかかわりをもつ．
栄養-代謝	・身長，体重，BMI ・食事内容，摂取量，回数 ・偏食の有無 ・水分摂取量，内容 ・栄養状態，水分代謝，感染の有無などに関する検査データ ・抗生物質投与 ・皮膚の状態	・身長166cm，体重45kg，BMI 16.3，1か月で2kg減 ・術前食事：3回/日，常食（1,800kcal/日）全量摂取，偏食なし ・術後の食事：1日目朝飲水可，昼軟食，五分粥から開始．2日目夜から常食予定 ・術前水分摂取量：約1,500mL/日 ・術後水分摂取量：維持輸液（ソリタ-T3号）500mL×2/日，セファゾリンナトリウム（セファメジンα）1g×2/日 ・術中に膀胱カテーテル留置，術当日の尿量約1,300mL/日	・創治癒遅延や創感染につながる低栄養状態はないか． ・術後，反回神経麻痺による嚥下障害は生じていないか． ・手術侵襲による腎機能低下，脱水はないか． ・全身麻酔や吸収熱，感染徴候による体温異常は生じていないか． ・同一体位持	患者はBMI 16.3でいそうにあたる．術前，食欲はあり食事は十分に摂取していたが，体重減少が続いており，疾患による代謝亢進が原因と思われる．現在は検査データ上，栄養状態（TP，Alb）は基準値よりやや低値であるものの，病院食の摂取状況がよいことから，手術適応となった．しかし術後は，頸部の違和感や疼痛，反回神経麻痺による嚥下障害から低栄養状態となり，創治癒遅延をまねくおそれがある．嚥下障害から誤嚥性肺炎を発症するおそれもあり，水分摂取，食事摂取は慎重に進めていく．

パターン	必要な情報項目	患者情報	アセスメントの視点	アセスメント
		・術前血液検査：TP 6.1g/dL，Alb 2.9g/dL，Na 138mEq/L，Cl 102 mEq/L，K 3.9 mEq/L，BUN 16mg/dL，Cr 0.6 mg/dL，WBC 4,690/μL ・T 37.2℃，熱感あり，軽度悪寒あり ・四肢末梢部，褥瘡好発部位に異常所見なし．チアノーゼなし	続による皮膚障害はないか．	術直後の尿量は得られており，検査データからも腎機能の低下はみられない．術後1日目から輸液を減量し，飲水開始となる．嚥下障害に注意しながら飲水を促し，脱水予防に努める． 　吸収熱と思われる微熱が続いている．軽度の悪寒を生じていることから今後も熱発が持続すると予想される．吸収熱は術後2〜3日は持続するため，脱水予防，安楽保持に努める． 　現在，皮膚の異常所見はない．るいそうに伴う骨突出，頸部安静による活動制限はあるものの，術後1日目より離床が可能であり，20代の若年であることからも皮膚障害を生じる可能性は低いと思われる．
排泄	・術前の排尿状態 ・術前の排便状態 ・排尿障害への対策 ・排便障害への対策	・術前：排尿約6回/日，術中に膀胱カテーテル留置中 ・術前：排便1回/日，普通便 ・術当日：尿量約1,300 mL/日 ・術当日：腸蠕動音が微弱に聴取される．排便なし．腹部膨満感なし	・手術侵襲，全身麻酔による排尿障害はないか． ・腸管麻痺の徴候はないか．	排尿については，膀胱カテーテル留置により問題なく排出できている．本日(術後1日目)抜去予定であり，閉尿など，排尿障害の早期発見に努める． 　麻酔による影響か，腸蠕動が低下している．術操作は頸部に限定しており，手術時間も約3時間30分であることから，早期離床により排便状態は術前同様に戻ると思われる．腸蠕動亢進および食欲増進のため，早期離床

急性期・バセドウ病

パターン	必要な情報項目	患者情報	アセスメントの視点	アセスメント
				を促していく．
活動-運動	・術式，術中出血量，輸血の有無 ・創部の状態，術後ドレナージの有無，排液量・性状 ・呼吸器系 ・循環器系 ・出血傾向に関する血液検査データ ・安静度 ・喫煙の有無 ・ADLの状態	・全身麻酔下にて甲状腺亜全摘出施行．左右合わせて甲状腺86g摘出，残置量4g，副甲状腺すべて残存．手術時間3時間30分．術中出血量210mL，輸血（−） ・両傍気管に閉鎖式持続吸引ドレーン各1本留置．術当日血性排液量計25mL/日 ・創部の圧痛・腫瘤（−），滲出液・出血（−） ・（術前）スパイロメトリ：％肺活量98％，1秒率88.2％，動脈血ガス：PaO₂ 116mmHg，PaCO₂ 36mmHg，pH 7.42，胸部X線検査：異常所見なし ・R 20回/分，胸式呼吸，呼吸リズム一定，経皮的動脈血酸素飽和度（SpO₂）97％，嗄声（−），両副雑音（−） ・P 72回/分，BP 142/76mmHg．心電図：洞調律，不整脈なし．チアノーゼなし ・RBC 399万/μL，Hb 12.6 g/dL，CRP 0.1 mg/dL未満，PLT 22.8万/μL，PT 12.1秒，APTT 26.3秒 ・安静度：術当日はベッド上臥床，術直後2時間より側臥位可能．術後1日目は午前ベッド坐位〜端坐位，午後より歩行開始 ・創痛が強いと，頸部を	・後出血の徴候と誘発因子はないか． ・呼吸状態，痰の自己喀出の状況はどうか． ・気道クリアランスを阻害する因子はないか． ・安静度への理解度はどうか． ・術後，ADLに支障があるか．	現在，バイタルサインや検査データから後出血の徴候はない．頸部安静への理解も得られている．しかし，甲状腺は血管に富む臓器であることに加え，今回の甲状腺摘出は広範囲に及んでいる．今後，疼痛や離床に伴う血圧上昇，疼痛持続による無意識的な頸部の動き（頸部安静の保持困難）により後出血を生じやすい状況にある． 　術前の呼吸状態にとくに問題はなかったが，術後は後出血による血腫形成，気管内挿管や術操作による喉頭浮腫出現のおそれがある．これらは解剖上容易に気管を圧迫し，呼吸困難を生じやすい．また，術操作による神経損傷はなくても，出血による血流障害から反回神経麻痺を生じるおそれがある．今回は両側の甲状腺摘出により急な声帯麻痺，嚥下障害，窒息につながる危険性がある．患者は喫煙歴があることから気道内分泌物も多く，気道クリアランスの悪化が予測される．したがって，積極的に呼吸パターンの観察および気道クリアランスの改善をはかる． ＃　血腫，喉頭浮腫による気管圧迫，反回神経麻痺による非効果的呼

パターン	必要な情報項目	患者情報	アセスメントの視点	アセスメント
		激しく左右に動かしてしまう． ・「のどの違和感が続いている」と話す． ・湿性咳嗽がある．ネブライザ後仰臥位にて排痰はできている．透明〜黄白色，軽度粘液性痰あり ・喫煙歴：約20本/日 ・術前，ADLは自立していた．		吸パターン 　術前のADLは自立しており，とくに問題はなかった．術後，疼痛や呼吸状態の悪化，頸部の活動制限，ドレーン挿入によりADLに支障が生じると思われる．必要時には介助を行うとともに，できるかぎり早期離床，ADL自立を促していく．
睡眠-休息	・睡眠状態 ・睡眠不足による日常生活への影響	・入院前の睡眠時間は平均6時間/日，良眠が得られていた． ・入院後は不眠が続き，術前は塩酸リルマザホン（リスミー）1 mg使用にて良眠 ・日中の眠気，集中力低下などなし	・症状，入院による睡眠や休息への影響がないか．	術前に一時的な睡眠障害を生じたが，睡眠薬の使用にて良眠が得られ，手術に臨んだ．術後は，疼痛や呼吸困難，ボディイメージの変化への不安などで不眠を生じやすいと予測される．疼痛緩和や安楽な呼吸ができるように積極的に援助を行い，手術による身体疲労を改善する．
認知-知覚	・疼痛，治療（安静，ドレーン接続など）による苦痛の有無，その対処法 ・残存副甲状腺数，低カルシウム血症の有無 ・疾患，治療に対する認識 ・視力・聴力障害の有無	・術直後，ときおり疼痛の訴えがあり，ペンタゾシン（ペンタジン）15mg投与にて軽減された． ・副甲状腺は4腺とも残存 ・術前オリエンテーションは熱心に聴き，質問も積極的であった． ・術直後：Ca 8.2mg/dL，手指，口唇のしびれ感なし ・視力，聴力に問題なし	・疼痛はないか． ・テタニーはないか． ・疾患，治療過程における知識不足，誤認はないか．	術後，疼痛の訴えはあるが，鎮痛薬の使用にて軽減されている．術前，感覚・知覚上の問題はなかったが，術中出血による副甲状腺の血流障害により低カルシウム血症を呈し，テタニーを生じる可能性がある．副甲状腺は4腺とも残存しているが，甲状腺の摘出が広範囲のため臓器への侵襲性は高いと推測される．テタニーは急激に発症し，重症の場合，全身痙攣や喉頭筋，呼吸筋の攣縮に

5　内分泌・代謝疾患

急性期・バセドウ病

パターン	必要な情報項目	患者情報	アセスメントの視点	アセスメント
				よる呼吸困難を生じるおそれがある．早期発見・対処に努める． **PC：テタニー** 　術後は，術操作による反回神経麻痺にて嗄声，発声困難をまねくおそれがある．術前オリエンテーションで合併症について説明されているが，実際に困難な状況におかれると不安，恐怖が増大するものと思われる．したがって，不安の除去に努め，コミュニケーションの援助を行っていく．
自己知覚- 自己概念	・自分についての表現 ・生活面の行動（外見，表情など） ・心理的・社会的側面	・「傷跡が目立つかしら？」「本当に手術で治るの？　また，すぐにやせて外観が変わるのでは」と術前同様の質問を繰り返す． ・甲状腺腫大あり．眼球突出あり．るいそう ・営業職．未婚 ・入院直後は落ち着きなく頻回に散歩していたが，術前は動作・表情も落ち着いていた． ・たびたび友人の面会があり，楽しそうに話をしている．	・疾患，治療に関する不安，恐怖はないか． ・ボディイメージに関する絶望，無力感はないか． ・コミュニケーションに問題はないか．	術前からるいそう，眼球突出などの外観的変化が続いていた．また，創部が前頸部であること，接客の多い勤務内容，また未婚であることから，術後のボディイメージの変化には敏感になっていると思われる． 　手術施行により術前の症状はすみやかに軽快していくと思われるが，前頸部の手術創は不安や悲嘆に結びつきやすいと考えられる．術後のボディイメージの変化に対する患者の訴えを傾聴していく．
役割-関係	・疾患，治療による仕事への支障 ・家族，支援者 ・経済状態	・職業：会社員（営業担当）．現在は長期休暇を得ている． ・1人暮らし．入院に際し両親が田舎から上京し付き添っている．一	・入院，治療に伴う家族関係，社会生活，経済状況への影響はないか．	初めての手術経験となるが，家族の協力は良好に得られ，仕事や経済的な問題も現在のところみられていない． 　接客の多い勤務内容の

5 内分泌・代謝疾患

パターン	必要な情報項目	患者情報	アセスメントの視点	アセスメント
		人娘．母親は「初めての手術で心配．手術でしっかり治ってほしい」と話す．両親の理解・協力は得られている． ・今回の入院，治療による経済的支障はない．	・対人関係，コミュニケーションに問題はないか．	ため，前頸部の手術創や退院後の食事制限，内服薬の継続などがあれば，継続上の問題が生じてくると思われる． 　術後の経過や継続される治療内容，患者の意思などを確認し，再度検討していく．
性-生殖	・配偶者（パートナー）	・未婚 ・短期入院	・症状，入院，治療継続による性的問題はないか．	現在のところ，性生活に関する悩み，問題などはみられていない．今回の入院は2週間の予定であり，生殖器への侵襲もないため，とくに問題はないと思われる．
コーピング-ストレス耐性	・ストレスによる症状，程度 ・通常のストレス対処法 ・入院，症状についての心配事	・「術後の傷跡と痛みが心配．あとは医療従事者に任せるしかありません」と穏やかな表情で話す． ・術前は食欲あり．寝つきが悪く術前に一時的に睡眠薬を使用し，良眠が得られた． ・通常のストレス対処法は喫煙，買い物 ・入院中，読書したり，同室者と談話していることが多い．笑顔がみられる．	・症状，入院，治療過程におけるストレスが表出されているか． ・ストレス対処法は効果的か．	術前から心配なことは積極的に言語化し，質問できている．ストレスによる日常生活上の支障もみられていない．術後は，心配していた疼痛と前頸部の手術創，ガーゼ固定がボディイメージをゆるがし，ストレス要因となりうる．入院により通常のストレス対処法が行えないため，コーピング能力は低下すると思われる． 　術後の疼痛緩和をはかるとともに，ボディイメージの変化への思いなどを聴き，ストレスが蓄積されないようにかかわっていく．
価値-信念	・信仰の有無 ・生活上の価値	・信仰している宗教はとくになし ・日常生活上，習慣化した規則はとくにない．	・治療に影響を及ぼす価値観や信念はないか．	患者は信仰している宗教はなく，今回の短期入院・治療において価値観や信念に影響を及ぼす因

パターン	必要な情報項目	患者情報	アセスメントの視点	アセスメント
		・短期入院		子はないと思われる．しかし，初めての手術経験であり，経験することで不安や動揺が新たに生じてくると予測される．心理的変化をくみとれるようにかかわっていく．

患者の問題/看護診断リスト

看護診断名	パターン	診断・優先の根拠
#1　血腫，喉頭浮腫による気管圧迫，反回神経麻痺による非効果的呼吸パターン	活動-運動	術後は，後出血による血腫形成，気管内挿管や術操作による喉頭浮腫出現により気管を圧迫し，呼吸困難を生じやすい．また，血流障害により反回神経麻痺を生じ，窒息や呼吸パターンの変化をまねくおそれがある．喫煙歴があるため，気道クリアランスも悪化しやすいと考えられる．呼吸状態を悪化させるリスクが高く，生命維持に直結する問題であるため，**優先順位1位とする**．
共同問題		**診断・優先の根拠**
PC：テタニー		副甲状腺の血流障害により低カルシウム血症を呈し，テタニーを生じる可能性がある．テタニーは急激に発症し，重症の場合，全身痙攣，呼吸困難を生じるおそれがある．副甲状腺は4腺とも残存し，術当日の発症もなかったため，**優先順位2位とする**．

#：看護問題，PC：共同問題

看 護 計 画

看護診断	目標とする患者の状態
#1　血腫，喉頭浮腫による気管圧迫，反回神経麻痺による非効果的呼吸パターン	●術後3日目まで：呼吸困難の出現がなく，SpO₂ 97％以上が保たれる． ●術後5日目まで：喉頭浮腫，後出血，反回神経麻痺の徴候を早期に発見し対処できる． ●術後5日目まで：効果的な咳嗽により，排痰が行える．

5 内分泌・代謝疾患

対　策	根拠および留意点
DP (1) 現在の呼吸状態についてアセスメントする． 　①呼吸困難，頸部圧迫感の有無 　②呼吸数，呼吸パターンの変化，SpO_2，鼻翼呼吸の有無 　③発声状況，嗄声，嚥下障害の有無 　④副雑音，喘鳴，咳嗽の有無 　⑤排痰状況，性状，量 　⑥検査データ（動脈血ガス分析，胸部X線検査，喉頭ファイバースコープなど） (2) 呼吸パターンを悪化させる因子についてアセスメントする． 　①創部からの後出血，血腫形成 　　・閉鎖式持続吸引ドレーン，創部からの排液量，性状 　　・頸部腫脹，腫瘤の有無 　②頸部安静の理解と実施状況 　③疼痛の有無 　④排痰困難の有無（粘稠痰，咳嗽力低下など） 　⑤口腔内乾燥，開口障害の有無 (3) 呼吸パターン悪化による二次的障害についてアセスメントする． 　①低酸素血症，窒息 　②嚥下障害による誤嚥性肺炎 　③呼吸困難による睡眠，食事，ADLへの障害 　④気管切開や緊急止血手術による精神的ダメージ	▶甲状腺摘出による神経損傷や血流障害により反回神経麻痺を生じるおそれがある．甲状腺の手術侵襲が両側の場合，声帯麻痺や窒息の危険性があり，十分な観察を要する． ▶甲状腺は血管に富み，後出血を起こしやすいため，ドレナージの管理が重要である． ▶術後2日目以降，活動量の増加とともに出血するおそれがあるため，排液量が減少し漿液性に変化するまでは注意する． ▶術後2日間ほどは，後出血予防のため頸部の動きを制限する． ▶安静解除により活動が増す術後2日目ころから気道内分泌量が増すこともある．術後より継続して効果的な排痰ができるように援助する．
TP (1) 後出血，血腫形成の予防 　①術直後2時間は臥床保持にて安楽枕を使用する．腰部，肩甲骨部などの除圧をはかる． 　②頸部安静が困難な場合，頸部両側を砂嚢で固定し活動制限をはかる． 　③疼痛時は，主訴，表情や血圧などを考慮し鎮痛薬を使用する． 　④閉鎖式持続吸引ドレーンの陰圧が保たれるように2時間おきに確認する．ドレーンが抜けないようにテープ固定を十分に行う． 　⑤閉鎖式持続吸引ドレーンから血性排液量が急激に増える（約30～40mL/日以上），また	▶頸部の運動は習慣的なもので，安静保持が困難である．術当日は出血しやすいため，頸部の過伸展を防ぐように援助する． ▶閉鎖式持続吸引ドレーン内の貯留液が増すことでドレーンが引っ張られ，抜けることがないように十分に固定する．

急性期・バセドウ病

対　策	根拠および留意点
は頸部の腫脹増大，腫瘤出現があれば，すみやかに医師に報告し指示を仰ぐ． (2) **気道閉塞を予防する．** 　①ネブライザを3回/日施行後，排痰を促す． 　②口腔内乾燥時は，咳嗽を頻回に行う． 　③必要に応じて口腔内・気管内吸引を行う． 　④飲水開始時，少量ずつ飲水し，誤嚥の有無を確認する． 　⑤呼吸困難が出現し，SpO₂ 94%以下であれば，すみやかに医師に報告し指示を得る．緊急時に備えて，酸素吸入，喉頭ファイバースコープ，気管切開の準備をしておく． 　⑥嗄声が生じた場合は，無理に声を出さないようにする． 　⑦誤嚥がみられる場合は，半固形物（ヨーグルト，プリンなど）の摂取を試みる． **EP** (1) 息苦しいとき，頸部圧迫感が生じたときは，すみやかにナースコールするように指導する． (2) 頸部の過伸展がないように安静の必要性を説明する．活動時は閉鎖式持続吸引ドレーンが抜けないように携帯時の注意点を説明する． (3) 咳嗽および排痰法，深呼吸法を指導する． (4) 飲水・食事開始時は，ゆっくり摂取するように説明する．	▶頻回にわたる大きな咳嗽は，後出血を誘発しやすい．効果的な咳嗽を促す． ▶声帯の安静を保つ必要がある． ▶術後2日目までは頸部の運動制限があるため，説明時の看護師の立ち位置やナースコールの位置に注意する．

共同問題	目　標
PC：テタニー	●術後4日目まで：テタニーを早期発見でき対処できる．

対　策	根拠および留意点
DP (1) テタニーの症状についてアセスメントする． 　①手指，足指，口唇のしびれの有無，程度 　②クヴォステック徴候 　③トルソー徴候 　④検査データ（血清カルシウム値，血清リン値） 　⑤呼吸困難，喘鳴の有無，呼吸数，SpO₂ 　⑥動悸，胸部絞扼感の有無 (2) テタニーを誘発する因子をアセスメントする．	▶テタニーの症状の1つ．顎関節部を軽く叩くと顔面筋が攣縮する． ▶テタニーの症状の1つ．マンシェットを上腕に巻き，収縮期血圧以上の圧を加えると特有の手指硬直を生じる．

対　策	根拠および留意点
①創部の後出血 ②自覚症状の有無，症状への理解 ③カルシウム製剤の投与不足 (3)テタニーによる二次的障害についてアセスメントする． 　①呼吸困難，窒息 　②痙攣による外傷（転倒，転落） 　③患者の苦痛・不安の増強 **TP** (1)症状出現時，すみやかに医師に報告し，指示を得る． (2)緊急時に備えて，カルシウム製剤，および活性型ビタミンD製剤投与の準備をしておく． (3)症状が強い場合，気道確保の準備をしておく． (4)ベッド周囲に危険物がないように2回/日環境を整備しておく． **EP** (1)テタニーについて説明し，症状出現時はすみやかにナースコールするように指導する． (2)身のまわりに身体損傷のおそれのある危険物を置かないように指導する． (3)低カルシウム血症が続く場合，食事指導を行う．	▶副甲状腺が残存していても，術中・術後の血流障害によりテタニーが起こりうる．出血の程度と血清カルシウム値の変動を観察する． ▶症状が進行すると，喉頭，気管支，横隔膜にまで痙攣が及び，生命の危険がある． ▶軽症であっても，頻回に症状を繰り返すことで患者の不安は増強しやすい．精神的な変化を見逃さず対応していく． ▶副甲状腺がすべて残存していても，手術による一時的な虚血状態が回復するまでは，血清カルシウム値低下のおそれがある．血清カルシウム値8 mg/dL以上を保つように注意する． ▶術前から説明しておくことが望ましい． ▶リンはカルシウムと拮抗的にバランスを保っていることから，リンを多く含む食品（牛乳，チーズ，卵など）を避けるように指導する．

慢性期

2型糖尿病患者(2回目の教育入院)の看護過程の展開

BASIS

患者：50歳，男性
患者の状況：2型糖尿病，血糖コントロール不良で2回目の教育入院

2型糖尿病患者の理解に必要な情報

パターン	必要な情報項目	患者情報	アセスメントの視点	アセスメント
健康知覚-健康管理	・入院までの経過 ・疾患，治療についての理解 ・指示された治療，日常生活上の注意 ・身体的管理能力 ・知的・情緒的準備状態 ・家族，支援者の存在およびそれらの疾患，治療への理解，支援体制 ・社会的背景 ・性格特性	・35歳時，健診で尿糖陽性．糖尿病と診断され経口薬治療を行っていた．HbA1c 9～11％台で経過．今回，全身倦怠感，疲労感が増強．空腹時血糖281mg/dL．再教育・服薬コントロール目的で入院となる． ・入院時データ：食後2時間血糖355mg/dL，HbA1c 10.5％，TC 270mg/dL，HDL-C 32mg/dL，LDL-C 154mg/dL，TG 220mg/dL ・疾患・治療については前回の入院や外来で説明を受けている． ・前回の教育入院後，間食は控えていた．「すぐに結果は出ないし，仕事もあり継続は難しい．食べることは楽しみでもあるから制限はつらい」と話している． ・食事時間は不規則．夕食は外食と飲酒の機会が多い． ・印刷会社の管理職．8	・疾患，合併症，治療に対する正しい理解が得られているか． ・指示された食事・運動・薬物療法を適切に実施できているか． ・健康管理能力に影響を及ぼす身体的・情緒的問題が生じていないか． ・食事・運動・薬物療法を阻害する因子はないか． ・家族の支援体制は十分か．	疾患，合併症，治療について知識は得ているが，指示された食事・運動・薬物療法は自己管理されていない．その原因として，仕事による時間的制約，疾患の進行に対する危機感の薄さ，家族の協力体制の不備，食事・嗜好品に対する価値観などが関連している． 　間食を控えるなどの努力が多少あることから，健康改善への意欲はみられる． 　健康管理を阻害する因子として，治療法を日常生活に取り入れていくための情報不足，結果がすぐに出ないことへのあせりやあきらめ，妻の食事管理に対する知識不足および精神的支援の不足，食事・嗜好品に対する楽しみを奪われるストレスなどが考えられる． 　今後も血糖コントロール不良の状態が続くと，昏睡出現や糖尿病性腎症，網膜症，神経症の発症が

パターン	必要な情報項目	患者情報	アセスメントの視点	アセスメント
		時出勤，21時帰宅 ・指示された運動療法（30分速歩×2／日）は，行っていない． ・経口薬（グリベンクラミド［ダオニール］7.5mg，塩酸メトホルミン［メルビン］500mgを分2）を飲み忘れることが多い． ・妻，息子と3人暮らし ・入院前指示の食事療法は1,800kcal／日であった．妻は患者の食事内容を把握していない．自宅での食事は，患者から味つけや量への要望が多く，また，パート勤務や息子の食事との都合でエネルギー制限食の調理が継続できていない． ・喫煙は20歳から20本／日．飲酒はビール約1L（400kcal）と日本酒約2合（384kcal）／日 ・性格は楽天的でマイペース		予測され，肥満，喫煙による動脈硬化症の進行，体重増加による運動器への負担増加，運動不足などの悪循環をまねく． 　継続して日常生活に治療法が取り入れられるように，家族を交えて血糖管理能力の向上をはかる． # 治療継続への適応困難，家族の協力不足，病状進行への危機感の不足に関連した非効果的治療計画管理
栄養-代謝	・身長，体重，BMI ・通常の食事摂取量 ・偏食の有無 ・栄養状態データ ・水分摂取量・内容 ・皮膚の状態	・身長170cm，体重85kg，BMI 29.4 ・摂取エネルギー約2,800kcal／日．甘いものを好み，間食に菓子パン，まんじゅうなどをよく食べる．夕食は外食（めん類，揚げもの），飲酒が多い． ・入院時の食事療法：糖尿病食（指示エネルギー1,600kcal／日：タンパク質70g，脂質50g，	・血糖コントロールを不良にするエネルギー摂取状況はないか． ・その原因，悪化因子は何か． ・高浸透圧利尿による脱水はないか． ・神経障害，	患者は，BMIより肥満の域にあり，エネルギー摂取量も適正量より約1,200kcal／日過剰である． 　仕事による不規則な生活リズム，食への欲求の強さ，運動不足，病態悪化への危機感の薄さ，知識不足，家族支援の不足が肥満の原因である． 　今後もエネルギーの過剰摂取が続くことによって，肥満によりインスリ

慢性期●2型糖尿病

パターン	必要な情報項目	患者情報	アセスメントの視点	アセスメント
		糖質210g） ・食品交換表をもっているが，全く活用していない． ・TP 6.7g/dL，Alb 4.4g/dL，CRP 0.2mg/dL，T 36.7℃ ・口渇感が増し，飲水量が増えている．緑茶，ジュースなど約1,500 mL/日 ・四肢の皮膚・爪周囲に異常所見なし	感染による皮膚の問題はないか．	ン抵抗性が増大し，糖尿病の悪化，循環器・運動器合併症のリスクが高くなる．血糖コントロールをはかるとともに標準体重に近づけるように，運動と食生活の見直しを行う． 　水分代謝においては，口渇，飲水量の増加から高浸透圧利尿が進み脱水を生じやすい．脱水徴候に注意する． 　皮膚の神経障害，感染による所見はなく問題はない．しかし，血糖値不良により一度感染を生じると難治性であるため，感染予防に努める．
排泄	・通常の排尿状態 ・排尿障害への対策 ・通常の排便状態 ・排便障害への対策 ・腎機能検査データ	・排尿8～10回/日（1か月前は6～8回/日）．排尿にて夜間1～2回覚醒する場合あり ・尿量2,100mL/日，遷延性排尿 ・排便1回/日，普通便．残便感なし ・BUN 28mg/dL，Cr 2.2 mg/dL，尿糖（3＋），尿タンパク（±），尿ケトン（－），尿中微量Alb（＋）	・糖尿病性腎症による排尿障害はないか． ・高浸透圧利尿による脱水はないか． ・食事内容や量の変化，運動不足，ストレスによる便秘はないか．	高血糖持続，頻尿により高浸透圧利尿の進行が予測される．尿タンパク，尿中微量アルブミンが陽性化していることから，糖尿病性腎症の発症の疑いがある．早期に血糖値が安定するように自己管理能力を高め，排尿障害を予防する． 　排便状態に問題はない．しかし，高浸透圧利尿による脱水，食事内容や量の変化，ストレス，高血糖持続による自律神経障害により便秘を生じる危険性がある．便秘による血糖コントロール不良への悪循環を起こさないように管理能力を高める．
活動-運動	・ADLの状態	・運動は苦手であり，継	・高血糖症状	ADLは自立しており問

パターン	必要な情報項目	患者情報	アセスメントの視点	アセスメント
	・運動に対する認識 ・運動を阻害する因子 ・呼吸器系 ・循環器系	続して行っている運動なし ・食事，保清，移動，排泄動作は自立している． ・電車通勤．階段の利用は少ない． ・R 20回/分，胸腹式呼吸 ・P 84回/分(不整脈なし)．BP 142/86mmHg．心電図：異常所見なし	が呼吸機能，循環機能，ADLに及ぼす影響はないか． ・運動療法を行う身体的能力はあるか．	題はない．血糖コントロール，体重減量のため継続的な運動療法を必要とするが，全身倦怠感，運動への苦手意識，運動療法を日常生活へ取り入れる困難さから実施されていなかった．運動療法再開にあたり，楽しみや自信が生まれ継続へとつながるように支援していく．また，低血糖症状の出現に注意する． 　現在，バイタルサインや検査データから呼吸器・循環器障害はない．しかし，高血糖持続により，高浸圧利尿による脱水，ケトアシドーシスが生じやすい状態である．脱水が進行すると循環血液量減少性ショック(増悪すると急性腎不全を生じる)，意識障害を生じ，また，肥満，喫煙歴があることから梗塞疾患をまねくおそれもある．脱水予防と血糖管理を早期に行う．
睡眠-休息	・睡眠状態 ・睡眠不足による日常生活への影響 ・睡眠を妨げる要因	・睡眠時間は5～7時間/日．仕事や接待で就寝時間が変動し，熟睡感が得られにくい． ・睡眠薬の使用なし ・日中の眠気，集中力低下などなし ・最近，全身倦怠感が増してきた．	・症状，入院による睡眠や休息への影響がないか．	日ごろから就寝時間が不規則で熟睡感が得られにくい．今後も持続する全身倦怠感や入院，治療による生活リズムの変化により，睡眠障害をまねくおそれがある．運動療法，休息時間の調整を行う．
認知-知覚	・疾患，治療による苦痛	・最近，全身倦怠感，疲労感が増したと話す．	・高血糖症状による苦痛	血糖の自己管理が困難なことから，疾患，治療

パターン	必要な情報項目	患者情報	アセスメントの視点	アセスメント
	の有無 ・苦痛への対処法 ・疾患，治療に対する自覚，認識	歩行，食事後に横になることが多い． ・食事・運動療法の必要性は言語化できる．食品交換表は購入しているが，使用していない． ・3年前にも血糖コントロール不良にて教育入院している．	はないか． ・疾患，治療における知識不足，誤認はないか．	について知識不足や誤認が多い．生活面を見直し，実行可能で適切な知識を提供する． 　患者は高血糖持続による全身倦怠感，疲労感がみられる．食事・運動療法の開始により疲労感が増し，ADLや睡眠に支障をきたすおそれがある．入院後の症状を観察し，運動療法や生活リズムの調整を行う．
自己知覚-自己概念	・自分についての患者の表現 ・日常生活面の行動（外見，表情など） ・心理的・社会的側面	・「食事・運動習慣を変えようと思っているが，仕事が忙しく，また努力してもすぐに結果は出ない」と話す． ・間食中止，運動開始しても1〜2週間で中断を繰り返す． ・父親も糖尿病であり，長年透析療法を受けたのち死亡	・疾患，治療，予後に関する不安・恐怖はないか． ・自己管理の難しさによる絶望・無力感はないか．	食事・運動・薬物療法が継続できておらず，血糖コントロールは不良である．しかし，治療法を取り入れようとする意欲・行動はみられる．誤った知識による自己判断，無力感，漠然とした予後への不安が生じている．気軽に相談でき，継続できる自己管理目標や実施計画を検討する．
役割-関係	・現在の仕事（職位） ・疾患，治療による仕事への支障 ・経済状態 ・家族，支援者	・印刷会社の管理職 ・今回の入院・治療による経済的支障なし ・妻（48歳），息子（20歳，大学生）と3人暮らし ・主に患者の収入で生活．妻は日中パートに出ている．	・入院，治療継続に伴う社会生活，経済状況，家族関係への影響はないか． ・対人関係・コミュニケーション能力に問題はないか．	患者は現在も就業中で家計を支え，責任ある役割を担っている． 　経済状況は問題ないため，家族で健康管理意識を高め，協力しあえる方法がみつかるようにはたらきかける． 　治療の継続には家族の支え，とくに妻の食事管理が重要であるが，現在それが有効に行われていない．
性-生殖	・配偶者（パ	・妻（健康），息子1人あ	・糖尿病の進	糖尿病の進行により勃

パターン	必要な情報項目	患者情報	アセスメントの視点	アセスメント
	ートナー），子ども ・疾患，治療による性生活への影響	り ・性生活はとくに問題なし	行に伴う性機能障害はないか．	起障害を生じるおそれがあるが，自立した息子もおり，性生活への悩み，問題などはないと思われる．患者の思いや自律神経障害の程度を観察しながら介入する．
コーピング-ストレス耐性	・ストレスへの反応 ・通常のストレス対処法 ・入院，症状についての心配事	・仕事上のことでいらいらすることが多い． ・話す表情は穏やか．笑顔も多い． ・「間食，喫煙，飲酒で気がまぎれる」と話している． ・趣味は読書，旅行	・症状，入院，治療過程におけるストレスの程度と，その表出がされているか． ・ストレス対処法は効果的か．	仕事上のストレスが多く，主に間食，喫煙，飲酒にてストレスに対処している． 食への欲求が強いことから，食事内容・量を治療上制限することが，今後ストレスとなるおそれがある．食事・嗜好品を見直し，健康的なストレス解消法をみつけだせるようにかかわっていく．
価値-信念	・信仰の有無 ・生活上の価値	・信仰している宗教はとくにない． ・家族の決まった規則はない． ・「好きなこと，とくに食物はがまんしたくない」と話している．	・治療に影響を及ぼす価値観，信念はないか．	食への欲求が強く，がまんしたくないとの表現がある．糖尿病発症から15年，適切な自己管理が行われず病状は進行．この入院を再度健康と生活を見直す機会としたい．患者の本心を聞き入れられるようにかかわりをもつ．

慢性期 ● 2型糖尿病

看護診断リスト

看護診断名	パターン	診断・優先の根拠
＃1 治療継続への適応困難，家族の協力不足，病状進行への危機感の不足に関連した非効果的治療計画管理	健康知覚-健康管理	食事・運動・薬物療法の自己管理が行えず，高血糖状態が続いている．今回の教育入院を機に，今後継続できる血糖自己管理目標や具体策が検討され，家族の協力体制も整うように調整をはかる必要があるため，**最優先**とする．

看 護 計 画

看 護 診 断	目標とする患者の状態
#1　治療継続への適応困難,家族の協力不足,病状進行への危機感の不足に関連した非効果的治療計画管理	●食事を過剰摂取してしまう原因,間食への対処法を述べられる. ●継続していける運動方法(歩行)をみつけだせる. ●経口薬の飲み忘れがない. ●空腹時血糖を100mg/dL以内にコントロールできる.

対　策	根拠および留意点
DP (1)治療法の自己管理能力についてアセスメントする. 　①疾患,合併症に対する理解 　②現在の症状に対する認識 　　・血糖コントロール,その他の検査データ 　　・体重の変動 　　・自覚症状：全身倦怠感 　③治療法の実施状況と受けとめ方 　　・食事療法：摂取エネルギー・内容・量,食事時間,所要時間,調理法,食品交換表の利用 　　・運動療法：内容,所要時間,実施場所 　　・薬物療法：種類,服用時間・方法 　④生活リズム,仕事の状況 　⑤家族の協力状況(理解度,食事調理法,家族関係) (2)食事・運動・薬物療法を阻害する因子についてアセスメントする. 　①職場の状況(勤務時間,人間関係,相談者の存在) 　②空腹感(食事時間・内容との関係,対処法) 　③嗜好品・間食の摂取状況 　④運動内容と疲労感 　⑤服薬状況 　⑥家族の協力不足 　⑦継続治療への意欲,あせり,ストレスとその対処法 (3)健康管理不十分による二次的障害についてアセスメントする. 　①高血糖(アシドーシスの進行),低血糖,合併症の出現	▶発症より15年経ち,その間日常生活を大きく変える症状もなかったことから,疾患,合併症発症への危機感が薄い.正しい知識をどの程度理解しているかを把握する. ▶現在の実施状況を具体的に振り返り,血糖コントロール不良の原因は何か,そのような行動をとる理由は何かを明確にする. ▶就業しながら,継続的に治療を取り入れるにはどのような方法が適切かを探る. ▶「好きなことはがまんしたくない」との意向があり,治療継続によるストレス増強が予測される.ストレス対処法も検討していく. ▶入院に伴う生活リズムの変化,食事・運動・薬物療法の強化による血糖値の変動が予測されるため,病状の変化に注意する.

対　策	根拠および留意点
②継続治療が行えないことへの無力感・罪悪感の増強 ③頻尿による睡眠障害 ④疲労感増強によるADL低下 🟠 **TP** (1)食前3回/日血糖値測定，および1回/日朝食前の体重測定 　①測定後，血糖値のコントロール状況，変動の要因について話しあう． 　②患者記載による測定記録の実施を促す． (2)食事管理 　①血糖・体重目標値と食事管理計画を患者とともに立案する． 　②嗜好品・間食の制限への努力・困難さを認める．間食制限に固執しないように気分転換のための活動を実施する． 　③誤認や知識不足があってもすぐに否定しない． 　④食事管理を同様に行っている患者と話しあえる機会を設ける． 　⑤外出・外泊時の食事記録をもとに，家族とともに改善点を話しあう． (3)運動管理 　①3回/日（9，14，19時），病棟から病院内歩行を促す．所要時間約20分/回とし，全身倦怠感，疲労感が強いときは運動内容，所要時間を調整する． 　②血糖・体重目標値と運動管理計画を患者とともに立案する． 　③運動中・後はとくにその努力を承認する． (4)服薬管理 　①服薬がきちんと行えているかを毎回確認する． 　②服薬が正しく行えているようなら自己管理にし，飲み忘れがないかを確認する． 🟠 **EP** (1)糖尿病教室，個人栄養指導の受講（妻同席） 　①患者の自己管理には，妻の積極的協力および家族の精神的支援が重要であることを説	 ▶血糖・体重の変動を認識し，患者自身が評価していけるように記録方法を工夫する． ▶入院時より糖尿病食（エネルギー制限食）が開始され，空腹感が増強すると思われる．継続できる計画内容を検討する． ▶以前より努力する姿勢はみられていた．努力を承認し自己管理への自信につなげる． ▶全身倦怠感は活動意欲を減退させるため，血糖値，活動前後の全身倦怠感をみて運動量・内容を調整する． ▶就業中も飲み忘れがないように，どのように意識化していくかを話しあう． ▶調理は妻が行うため，各指導は妻同席にて行う．妻の意見や悩みも聞き入れ，継続できるような具

対　策	根拠および留意点
明する． (2) 糖尿病の病態，高血糖持続による合併症，主な症状，治療法との関連を説明する．すでに得ている知識は再度確認を行う． 　①急性合併症：高血糖高浸透圧昏睡，低血糖 　②慢性合併症：網膜症，腎症，神経障害，動脈硬化，足病変，感染症 (3) 自己管理記録の記載方法を説明する． 　①血糖値，尿糖，血圧，体重，食事内容，運動内容・時間，服薬の有無 　②生活リズムとの関連 　③疑問，感想など (4) 1回/2日は自己管理記録を記載し，患者とともに立案した食事・運動管理計画・目標値を見直す． 　①疑問点や改善点について話しあう． 　②患者の意向を取り入れた具体策が見出せるように情報を提供する． (5) 患者会や糖尿病関連の情報を入手できる方法を紹介する． 　①すでに入手した情報に誤認がないかを確認する． 　②必要時，修正・補足説明を行う．	体策を提案する． ▶合併症などの症状が持続することで，病態が進行していることを再認識する機会をもつ． ▶自己点検の機会を増やし，問題点の明確化，自己管理への意識を高める． ▶退院後も社会的支援や悩みを仲間で共有できるように情報を提供する．

回復期

2型糖尿病患者（足病変）の看護過程の展開

BASIS
患者：63歳，女性
患者の状況：2型糖尿病．右足第1指の切創が潰瘍化し治療中．入院14日目

2型糖尿病患者の理解に必要な情報

パターン	必要な情報項目	患者情報	アセスメントの視点	アセスメント
健康知覚-健康管理	・疾患，治療についての理解 ・指示された治療，日常生活上の注意 ・身体的管理能力 ・知的・情緒的準備状態 ・家族，支援者の存在およびそれらの疾患，治療についての理解，支援体制 ・性格特性 ・現病歴	・50歳ころ，多飲，多尿を主訴に受診し2型糖尿病と診断．58歳，インスリン療法導入．家事や仕事（自営業）の忙しさのため，血糖測定やインスリン注射，日々の運動を忘れることがたびたびあった．その後とくに自覚症状なく経過していた． ・半年程前から四肢末梢の冷感，両下肢の知覚鈍麻，しびれを自覚していた．両下肢に創傷跡が多数あり．先日外出先で受傷した右足第1指先端部の切創が潰瘍化し，痛みも増してきたため今回治療目的で入院となる． ・右足第1指先端部の切創幅約2cm，深さ1～2mm，淡白色の滲出液が少量あり．自宅で消毒していなかった． ・入院後，生理食塩液で洗浄後，副腎皮質ステロイド薬（リンデロンVG）塗布（2回/日），	・疾患，治療に対する正しい理解が得られているか． ・指示された治療法を適切に実施できているか． ・健康管理能力に影響を及ぼす身体的・情緒的問題が生じていないか． ・治療を阻害する因子はないか．	インスリン注射は打ち忘れがあるものの継続されている．運動療法，食事療法は十分に実行されていない．日常生活への取り入れ方の困難さやキーパーソンの協力不足もあると思われ，継続できる方法を患者・家族と検討していく． 　右足第1指の切創は治癒してきている．しかし，約半年前から末梢神経障害と思われる症状が出現していたが，受診せず右足第1指の切創に対するケアも不十分であった．現在，両下肢に神経・血行障害，爪白癬があるなど足指の状態は不良である．また今日から右下肢の免荷が解除されたので活動量が増し，新たな創傷をつくるおそれがある．糖尿病性神経障害の徴候があることから，新たな下肢の創傷は潰瘍化したり，感染症，敗血症などを起こし重症化しやすい．場合によっては下肢切

パターン	必要な情報項目	患者情報	アセスメントの視点	アセスメント
		・包帯で保護し免荷指示 ・入院14日目，滲出液はほとんどなく右下肢の免荷解除 ・10年前から両下肢に爪白癬あり．とくに手入れはしていない．たこ，うおのめはなし，足背動脈の拍動は左に比べ右微弱，日ごろから両下肢に冷感があり厚手の靴下を着用 ・検査データ（入院時→入院14日目）：空腹時血糖322→182mg/dL，HbA_{1c} 10.7→8.5% ・インスリン療法は入院前と同内容で継続．速効型インスリン製剤（ノボリンR［4回/日：7－6－6－0単位］），中間型インスリン製剤（ノボリンN［4回/日：0－0－0－7単位］）を自己注射で施行．スライディングスケールを用いて150≦血糖値（mg/dL）<250で定期量を投与しコントロールしている． ・血糖測定，インスリン自己注射の手技に大きな問題はない． ・疾患，治療について「家事や仕事もあるから，血糖測定，注射，運動など入院中のようにタイミングよくはできない」と話す． ・自営業で夫は多忙．自		断など，今後のQOLを大きく揺るがす状況をまねくため早期に対処する．患者は糖尿病性足病変への知識が不足し危機感が薄いため，情報を提供し，損傷の予防，日ごろのフットケアを実施できるようにかかわる． #　両下肢の知覚鈍麻，易感染性，糖尿病の合併症に関する知識不足に関連した身体損傷リスク状態：足病変

パターン	必要な情報項目	患者情報	アセスメントの視点	アセスメント
		・宅での治療継続に関して夫の協力は得られていない． ・「性格はせっかち，忘れっぽい」(患者の言) ・喫煙歴，飲酒習慣なし ・現病歴：高血圧(降圧薬服用中)		
栄養-代謝	・身長，体重，BMI ・入院前の食事摂取量，回数，偏食の有無 ・食事摂取量 ・水分摂取量・内容 ・皮膚の状態 ・栄養状態データ ・感染徴候	・身長155cm，体重73kg，BMI 30.4，2年で3kg増加，肥満2度 ・自宅では患者が調理し食事制限はしていなかった．食事時間は不規則 ・入院前は甘い食品を好み，間食を4回/日ほどとっていた． ・食事療法として1,400kcal/日，塩分制限7g/日開始，全量摂取している．食事所要時間5～10分/回 ・水分摂取量は緑茶，ジュースなど約1,800mL/日 ・腹部，両上腕部，大腿部に皮下結節なし ・入院時：RBC 450万/μL，Hb 11.2g/dL，Ht 33.8%，TP 7.6g/dL，Alb 4.7g/dL，CRP 10 mg/dL，TC 280mg/dL，TG 232mg/dL． ・入院時：CPR(C-ペプチド) 0.8 ng/dL，WBC 14,100/μL，入院14日目：CPR 2 ng/dL，WBC 8,900/μL	・摂取エネルギーは適切か． ・血糖コントロール不良の原因・悪化因子は何か． ・水分代謝異常はないか． ・神経障害，感染など，糖尿病性足病変の徴候はないか．	BMIより著明な肥満状態で，入院時は高血糖症状が出現していた．入院前の食事療法，運動療法，インスリン療法は適切に実施されず，また，体重増加によるインスリン抵抗性増大から悪化したと思われる．入院，治療開始により血糖値は徐々に安定してきており，これを継続できるようにかかわる． 　現在，右足第1指の切創は治癒過程にある．しかし神経・血行障害による悪化や，新たな創傷も考えられる．積極的に自己管理できるように指導する．

パターン	必要な情報項目	患者情報	アセスメントの視点	アセスメント
排泄	・排尿・排便状態 ・排尿・排便障害への対策 ・腎機能検査データ	・入院時の排尿：1.8〜2L/日，回数8回/日．入院7〜14日目の排尿：1,300〜1,600mL/日 ・排便は入院前後で変化なし．1回/2日，硬便．ときおり市販の下剤を使用している．腸蠕動音聴取．残便感なし ・入院時：尿中微量アルブミン38.1mg/g・Cr，尿糖（2＋），尿タンパク（－），ケトン体（－），BUN 24mg/dL，Cr 2.1mg/dL，尿酸6.9mg/dL，Na 138mEq/L，Cl 105mEq/L，K 4.3mEq/L ・入院14日目：尿糖（±）	・糖尿病性腎症による排尿障害はないか． ・高浸透圧利尿による脱水はないか． ・食事内容や量の変化，運動不足，ストレスによる便秘を生じていないか．	入院時に比べ尿量，尿糖ともに安定してきている．検査データ上，腎機能が悪化しており，微量アルブミン尿もみられることから，糖尿病腎症第2期にあたると思われる．今後，さらに悪化すると不可逆的となり，腎不全に進展する危険性があるので，データの推移に注意する．現在のところ，脱水徴候や排尿障害はみられない． 　排便は1回/2日だが，残便感はなく食事への影響はない．入院による食事・活動量の変化やストレス，また，糖尿病性神経障害が進行することで便通異常が生じる危険性もあるため，排便状態を観察する．
活動-運動	・呼吸器系 ・循環器系 ・ADLの状態 ・運動に対する認識 ・運動を阻害する因子	・R 16回/分 ・P 84回/分，BP 155/72mmHg，リズム整，胸部症状なし．心電図異常なし ・T 37.2℃（入院時）→36.4℃（入院14日目） ・高血圧（降圧薬服用中） ・ADLは自立 ・毎日入浴している． ・「入院前から身体がだるい」 ・運動開始前後，跛行なし．自宅での運動習慣はない．「すぐ膝が痛くなってしまうから運動はしていない」 ・運動療法は30〜60分/	・高血糖症状が呼吸器系，循環器系に及ぼす影響はないか． ・高血糖症状がADLに及ぼす影響はないか． ・運動療法の内容は適切か． ・運動療法を行う身体的能力はあるか．	高血圧があるが，現在のところ悪化徴候はない．肥満，血糖コントロール不良が長期化すると動脈硬化が進行し，心筋虚血や起立性低血圧をまねきやすい．これらは自覚症状が乏しいことが多く，重症化しやすいため継続して観察する． 　入院前から全身倦怠感が持続しているが，ADLは自立しており，とくに問題はない． 　自宅で運動しておらず，肥満に伴う膝関節への荷重による疼痛があり，運動に消極的である．今回

376

パターン	必要な情報項目	患者情報	アセスメントの視点	アセスメント
		日，ストレッチ，ウォーキングを午前・午後に各1セット実施．運動には消極的で休みがちである．		の入院が運動療法開始のよい機会となり，自宅でも無理なく継続できるようにかかわっていく．また，急な運動開始による低血糖症状に注意する．
睡眠-休息	・睡眠状態 ・睡眠不足による日常生活への影響 ・睡眠を妨げる要因	・自宅では6時起床，23時就寝．良眠が得られていた．入院後も睡眠薬を使用せず，よく眠れている． ・最近，全身倦怠感が増してきている．	・症状，入院が睡眠や休息に影響を与えていないか．	睡眠は規則的で良眠が得られている．最近，血糖コントロール不良によると思われる全身倦怠感が増している．増強すれば活動量が低下し，睡眠に影響を及ぼすと思われるため，今後観察する．
認知-知覚	・疾患，治療による苦痛の有無 ・疾患，治療に対する自覚，認識 ・糖尿病性網膜症および神経障害の検査データ	・「外来で医師から運動や食事について何度も説明を受けています．体重も落とさないといけないけど，日々家事や仕事に追い回されてそれどころじゃありませんでした」と多弁に話す． ・「立ち仕事が続くと両足にしびれ感や痛みが出る」「忙しくて足をゆっくり見る時間なんてありませんでした．大切なことですか？」両下肢に擦傷数か所あり．化膿なし ・振動覚検査：上肢異常なし，下肢軽度低下，アキレス腱反射：両下肢軽度低下，触圧覚（モノフィラメント）検査：異常なし，頸動脈超音波検査：動脈硬化（−），ABI（足関節上腕血圧比）：右0.82，左	・高血糖症状，神経障害による苦痛はないか． ・疾患，治療過程における知識不足，誤認はないか．	インスリン療法は継続できていたが，運動療法，食事療法は十分ではなかった．治療継続の必要性は理解しているものの，多忙な生活と両立させる方法を見出せなかったと思われる．再度，患者の治療継続の理解力と闘病意欲を確認するとともに，合併症発症に対する危機感をもつように指導する． 検査データ上明らかな動脈硬化進行はみられないが，腱反射低下や感覚異常がみられることから，末梢神経障害（とくに右下肢）の発症が考えられる．すでに糖尿病性足病変の徴候もあるため，早期対処，今後の自己管理への情報を提供する．

パターン	必要な情報項目	患者情報	アセスメントの視点	アセスメント
		0.9 ・眼底検査：網膜症所見（－），ときおり老眼鏡を使用		
自己知覚-自己概念	・自分についての患者の表現 ・日常生活面の行動（外見，表情など） ・心理的・社会的側面	・「医師に血糖コントロールが悪くなっていると聞きました」「努力して注射を続けていても完治する病気ではないし，こんな注射をしながら一生過ごすなんていやだわ．打ち忘れたときも何も起こらなかったし」と暗い表情で話す． ・ふだんは，明るく同室者と談笑する姿が頻繁にみられる．	・疾患，治療，予後に関する不安，悲嘆はないか． ・自己管理の難しさによる絶望，無力感はないか．	インスリン注射継続にもかかわらず血糖コントロールが悪化し，とまどい，悲嘆，無力感が生じている．その半面，インスリン注射打ち忘れの際も危機的状況に陥った経験がなく，打ち忘れを軽視した発言が聞かれる．インスリン療法を長期にわたり継続してきたことから必要性を受容していると思われるが，自己判断で治療を中断しないようにかかわる．
役割-関係	・家族，支援者 ・現在の仕事（職位） ・疾患，治療による仕事への支障 ・経済状態	・夫（66歳）と2人暮らし．子ども2人は独立し遠方に住んでいる． ・夫と自営業（飲食店）を営む．立ち仕事が多い． ・インスリン療法，運動療法，食事療法に関して夫の協力は得られていない． ・「早くよくなって退院しないと，お店や夫の生活が心配です」 ・今回の入院，治療による経済的支障はない．	・入院，治療継続に伴う家族関係，社会生活，経済状況への影響はないか． ・対人関係，コミュニケーションに問題はないか．	夫婦で自営業を営み，家事，仕事，治療の継続と両立が困難な状況であった．運動療法，食事療法，インスリン療法の継続にはキーパーソンである夫の協力が重要であるが，いままで協力が得られなかった．今後協力が得られるように治療の必要性，合併症などの情報を提供していく． 今回の入院による経済的問題は生じていない．
性-生殖	・配偶者（パートナー），子ども ・疾患，治療による性生活への影響	・夫，子ども2人 ・閉経 ・性生活にとくに問題はない．	・症状，入院，治療継続による性的問題はないか．	患者には独立した子どもがおり，閉経を迎えている．今回の入院により性生活に新たに影響を与える要因はないと思われ，とくに問題はない．

5 内分泌・代謝疾患

パターン	必要な情報項目	患者情報	アセスメントの視点	アセスメント
コーピング-ストレス耐性	・ストレスによる症状,程度 ・通常のストレス対処法 ・入院,症状についての心配事	・同室者や夫と談笑している様子が多くみられる. ・とくに趣味はなし ・「友人とお菓子を食べ,談笑するのがストレス発散法」と話す. ・入院による食欲,睡眠への影響はない.	・症状,入院,治療過程におけるストレスはどの程度か. ・ストレスを十分表出しているか. ・ストレス対処法は効果的か.	血糖コントロール悪化に対する不安,悲嘆の言動があるが,食欲減退,睡眠障害など明らかな症状はみられていない.もともと積極的なコーピング法をもっていないが,悩みを内にため込まず発散できるタイプと思われる.現在のところ,とくに問題はないが,夫からもストレス状況や有効なコーピング法の情報を聞いておく.
価値-信念	・信仰の有無 ・生活上の価値	・信仰している宗教はとくにない. ・家族の決まった規則はない.	・治療に影響を及ぼす価値観や信念はないか.	とくに信仰している宗教はなく,疾患も回復傾向にあることから,今回の入院により価値・信念を揺るがすような問題はとくにないと思われる.

回復期 ● 2型糖尿病

看 護 診 断 リ ス ト

看護診断名	パターン	診断・優先の根拠
#1 両下肢の知覚鈍麻,易感染性,糖尿病の合併症に関する知識不足に関連した身体損傷リスク状態:足病変	健康知覚-健康管理	現在,右足第1指の切創は治癒過程にあり,安静解除となった.しかし,両下肢の知覚鈍麻や,爪白癬があり足指の状態は不良である.今後,皮膚・粘膜の状態悪化により壊死,敗血症,場合によっては下肢切断を要するおそれがある.また,患者は糖尿病性足病変に関する知識が不足しており危機感が薄いため,足病変の予防に関する認識と自己管理が行えるようにかかわっていく.したがって,**最優先**とする.

看護計画

看護診断	目標とする患者の状態
#1　両下肢の知覚鈍麻，易感染性，糖尿病の合併症に関する知識不足に関連した身体損傷リスク状態：足病変	● 両足の観察，洗浄（足浴）が毎日実施できる． ● 患者が自分でフットケアを具体的に計画できる．

対　策	根拠および留意点
DP (1) 現在の下肢の皮膚状態についてアセスメントする． 　①皮膚損傷の有無（数，程度，大きさなど） 　②創部からの滲出液の有無，性状，色，におい 　③爪の状態（深爪，巻き爪などの変形，白癬の状態） 　④たこ，うおのめ，靴ずれの有無 　⑤皮膚の乾燥，浮腫，冷感の有無 　⑥足背動脈触知の有無，末梢チアノーゼの有無 　⑦下肢神経障害の症状（温度覚・触覚の変化，神経痛，アキレス腱反射低下） (2) 皮膚状態を悪化させる原因・誘因についてアセスメントする． 　①糖尿病性足病変に関する知識，理解力 　②感染徴候（発熱，熱感，創の腫脹・痛みなど） 　③下肢の保清状況（使用物品），靴下の着用状況 　④血糖コントロールの悪化（血糖値，HbA₁c，尿糖値） 　⑤靴ずれの発生（靴の適合性と摩擦状態，歩行時間） 　⑥外傷，熱傷の危険性，素足で過ごす時間の有無 (3) 皮膚状態の悪化による二次的障害についてアセスメントする． 　①潰瘍，壊死 　②敗血症 　③下肢の活動制限 　④ボディイメージの変化	▶ 知覚鈍麻により，自覚症状が乏しいまま悪化していくおそれがある．定期的に観察する． ▶ 足病変があると歩行中の荷重バランスが崩れ，たこや靴ずれを起こしやすい． ▶ 糖尿病性腎症の悪化により，浮腫が増強し皮膚状態の悪化，易感染状態をまねき，潰瘍化しやすくなる．したがって，全身管理が重要となる． ▶ 足病変に与える靴の影響は大きい．常時使用している靴の適合性が重要である． ▶ 場合によっては，下肢切断もありうる．その危険性を理解し，予防に取り組めるように説明する．

対　策	根拠および留意点
TP (1)創部の洗浄，保護 　①1回/日，生理食塩液で洗浄する． 　②創部拡大，感染徴候があれば医師にすみやかに報告，指示を得る． (2)1回/日足浴を実施．石けんを使用し指間も十分に洗う． 　①柔らかいタオルやスポンジなどを使って，ていねいに洗う． 　②実施後十分に水分を拭き取り，治療薬の軟膏，保湿性クリームを塗布する． 　③患者とともに足を毎日観察し記録をつける． (3)深爪にならないように直線に切る．肥厚爪は足浴後に看護師が実施し，切り方を患者に見てもらう．場合によりニッパーや爪やすりを使用する． **EP** (1)下肢の観察法を説明し1回/日行う．異常がみられたら医療従事者に報告するように指導する． 　①外傷，熱傷などがある場合は早期に受診するように説明する． 　②素足はできるかぎり避ける． 　③電気毛布，湯たんぽの使用を控える． (2)下肢の洗い方を説明する． 　①熱傷しないように，湯温に十分注意する． 　②毎日，石けんで足を洗い清潔を保つ．とくに足の裏，指間，爪周囲はていねいに洗う． 　③軽石やナイロンタオルで強くこする洗い方はしない．柔らかい素材を使用する． 　④清潔なタオルで十分に水分を拭き取り，よく乾燥させる． (3)爪の切り方を指導する． 　(**TP** (3)を参照) (4)足に適した靴・靴下の選択方法を説明する． 　①確認事項：つま先・足指のゆとり，クッション性，土踏まずの位置など 　②素材：柔らかい製品が好ましい． 　③靴下：通気性のよい清潔なもの．毎日交換する．	▶第1指先端部なのでガーゼが容易にはずれないように，また，強く圧迫しすぎて血流障害を生じないように固定方法を考慮する． ▶清潔保持，循環促進，足部を入念に観察する機会としても足浴は重要である．知覚鈍麻があるときは，足浴による熱傷を起こさないように湯温に十分注意する． ▶入院中にフットケアを繰り返し，患者が観察・実施できるように習慣化する． ▶肥厚爪の爪切りは難しく，創傷の原因となりやすい．足浴後，爪が軟らかい状態で実施し，使いやすい道具を検討する． ▶足の裏や指間は必要により鏡を使用する．キーパーソンも異常を発見できるように一緒に観察してもらう． ▶知覚鈍麻により，熱傷のおそれがあるので注意する． ▶入院中から繰り返し実施し，習慣化するようにかかわる． ▶靴専門店に相談する方法もあることを患者に伝える．

対　策	根拠および留意点
(5)たこ，うおのめの処置 　①足浴後，コーンカッターを使用し，厚くなった角質を削り取る． 　②退院後1回目の施行時は外来で処置法の指導を受けるように説明する．	▶たこ，うおのめなどが潰瘍，感染の引き金となりうる．発生時には，外来や皮膚科を受診して早期に対処する．

ターミナル期

甲状腺がん患者の看護過程の展開

BASIS
患者：75歳，女性
患者の状況：甲状腺がん．甲状腺亜全摘術後に肺・頸部リンパ節転移拡大，反回神経浸潤

甲状腺がん患者の理解に必要な情報

パターン	必要な情報項目	患者情報	アセスメントの視点	アセスメント
健康知覚-健康管理	・疾患，治療についての理解 ・指示された治療，日常生活上の注意 ・身体的管理能力 ・知的・情緒的準備状態 ・家族，支援者の存在および疾患，治療への理解，支援体制 ・予後に対する希望 ・社会的背景 ・性格特性	・68歳時，甲状腺がんにて甲状腺亜全摘術を施行した．70歳時，肺・頸部リンパ節転移拡大にて化学療法を行った． ・今回，持続的な息苦しさ，嗄声，嚥下困難，頸部圧迫感を主訴に入院．呼吸困難による疲労感，抑うつ言動がみられ日中も臥床しがちである． ・CT検査の結果，肺・頸部リンパ節転移拡大，反回神経へのがん細胞浸潤をみとめた． ・病状，予後について患者・家族とも説明を受けている．患者の希望にて外科治療，積極的治療は行わず，在宅看護への移行準備を進める方針となる． ・夫は5年前に肺がんで他界している．キーパーソンは近隣に住んでいる長女．今後，同居も念頭にあり，在宅看護への協力が得られる． ・「長生きできなくても，	・疾患，予後に対する正しい理解が得られているか． ・予後について現実的な認識がされているか． ・希望する予後をおくるうえで身体的・情緒的問題が生じていないか． ・薬物療法，生活上の注意点を意識した行動が可能か． ・家族の支援体制は十分か．	疾患の状況，予後については理解しており，自らの治療についての希望も表明している．知識面に問題はないが，身体的管理能力として，甲状腺・肺・頸部リンパ節転移巣の拡大による気管・食道の圧迫，反回神経浸潤による嚥下障害および誤嚥，窒息のリスクが高い状況である． 患者は，予後を在宅で過ごし，経口による食事を継続したい意向である．現在，呼吸困難による易疲労感や抑うつ傾向もみられ，すべての健康管理を患者が行うのは困難な状況である．とくに不適切な食事内容や誤嚥，排痰困難による窒息は予後に直結する問題であり，今後の管理能力が重視される． 誤嚥，窒息予防に関して，患者・キーパーソンの意識を高め，日常生活上の問題を明確にし，在宅看護への移行ができる

パターン	必要な情報項目	患者情報	アセスメントの視点	アセスメント
		自分の口で好きなものを食べたい」と話す． ・1人暮らし．年金で生活．家の中で1日過ごすことが多い． ・性格：おだやか．根は頑固（娘の言）		ように継続的に介入していく． # 反回神経浸潤，誤嚥予防の知識不足に関連した窒息リスク状態
栄養-代謝	・身長，体重，BMI ・食事内容，摂取量，回数 ・嚥下状態 ・栄養状態データ ・水分摂取量・内容 ・皮膚の状態 ・歯，口腔粘膜，唾液分泌の状態	・身長158cm，体重44kg，BMI 17.6，1年で体重が5kg減少 ・嚥下食（半ペースト状，1,200kcal）開始．6割摂取．「何を食べているのかわからない．みんな同じ味，同じものに感じる」と話す． ・持続的な息苦しさ，嗄声，嚥下困難，頸部圧迫感がある． ・入院前は，長女が3食つくり食事介助していた．水分が多い食事はむせることが多かった．咳き込み時は，自己喀出可能 ・TP 5.9g/dL, Alb 3.3g/dL, T 36.5℃ ・緑茶約600mL/日 ・BUN 18mg/dL, Cr 0.8mg/dL ・全身にわたり皮膚は乾燥ぎみ ・部分義歯 ・口腔粘膜，唾液分泌の異常なし	・必要なエネルギーや水分が摂取できているか． ・易感染状態にないか． ・低栄養による皮膚の問題はないか．	患者は，嚥下困難により必要な栄養が摂取できていない．さらに，呼吸困難やむせによる咳き込みでエネルギーの消耗がいっそう増し，低栄養状態や脱水が進行すると予測される． 　今後積極的治療は行わない方針から，嚥下しやすく少量でも栄養価の高い食事内容を検討し，いままでの食行動の見直しを行っていく． 　現在のところ，感染症の徴候や皮膚の問題はみられない．低栄養状態，臥床状態が継続することで，問題が顕在化すると思われる．一度感染症が発症すると治癒が困難なため，予防に努める．
排泄	・通常の排尿状態 ・排尿障害への対策 ・通常の排便	・排尿5～7回/日．車椅子でトイレまで移動し，半介助にて排泄していた．夜間ベッド上で尿器を使用すること	・排尿・排便状態に異常はないか． ・排尿・排便行動は自立	現在，排尿状態に問題はない．しかし，嚥下困難により水分摂取量が減少していることから，今後，排尿リズムの変化や

パターン	必要な情報項目	患者情報	アセスメントの視点	アセスメント
	状態 ・排便障害への対策	もある. ・排便 1 回/ 1 〜 2 日. 酸化マグネシウム内服にて 1 〜 2 日おきに硬便がある.	しているか. ・鎮痛薬や睡眠薬の使用による影響はないか.	腎機能の悪化が予測される. 呼吸困難や易疲労感のためトイレへの歩行も困難な状態である. 介助にて自立が極端に低下しないように注意する. 　排便状態は, ときおり使用する鎮痛薬, 睡眠薬の影響もあり, やや便秘がちである. 現在, 内服薬で残便感がないようにコントロールできている. しかし, トイレまでの歩行や努責が困難になると, 便秘の悪化が予測される.
活動-運動	・ADLの状態 ・運動を阻害する因子 ・呼吸器系 ・循環器系	・食事：ベッド上にセッティングすると, 5 〜 10 分かけて約 3 割程度は自力で摂取する. むせることが多く, 介助を要する. ・保清：ベッド上タオル清拭 1 回/日. ほぼ全介助で実施 ・移動, 排泄動作は車椅子を使用. 日中はベッド上で臥床して過ごすことが多い. ・通常, P 26 回/分, 経皮的動脈血酸素飽和度(SpO₂) 94 %. 軽い運動後に息苦しさを訴え, SpO₂ 85 %まで低下 ・P 84 回/分(不整脈なし). BP 156/90 mmHg	・疾患の進行がADL自立度, 呼吸器系, 循環器系に及ぼす影響はないか. ・活動に対する意欲はどうか.	呼吸困難, 易疲労感よりADL全般に介助を要する. 今後も病状の進行により, ADLの自立度は低下していくと思われる. 患者の欲求を取り入れながら, 安楽な日常生活が過ごせるように努める. また, 抑うつ傾向もあり, 活動に消極的である廃用症候群予防に努める. 　甲状腺・肺・頸部リンパ節転移拡大により, 気管が圧迫され, 呼吸困難を生じている. また, 反回神経浸潤により嗄声を生じ, 誤嚥, 窒息のリスクが高い状態である. 現在, 疼痛はわずかで鎮痛薬の使用頻度は少ないが, 今後疼痛にて増量していくと呼吸リズムへの影響も生じかねない. 呼吸困難の持続により, 頻脈になるなど循環器系への影響も生じてきている.

パターン	必要な情報項目	患者情報	アセスメントの視点	アセスメント
				今後積極的治療は行わないため、気道クリアランスの条件は悪化していくと思われる。できるだけ呼吸困難が少なく安楽に過ごせるように努める。
睡眠-休息	・睡眠状態 ・睡眠を妨げる要因 ・睡眠不足による日常生活への影響	・睡眠時間は平均7時間 ・ギャッチアップし就寝するが、呼吸困難・頸部圧迫感にて夜間1～2回覚醒する。 ・疼痛時、不眠時に不定期に鎮痛薬・睡眠薬を使用し効果を得られている。 ・「何もしたくない」と抑うつ的発言が多い。 ・日中は傾眠がちである。	・睡眠を妨げる痛み、呼吸困難、違和感などはないか。 ・生活リズムの乱れはないか。	病状の進行により夜間の覚醒がみられる。抑うつ傾向もあることから、生活リズムの乱れも原因の1つと思われる。現在、鎮痛薬や睡眠薬を積極的に使用していないが、不眠や呼吸困難は疲労や死への不安を増強し悪循環をまねきやすい。したがって、夜間熟睡感が得られるように、呼吸状態を考慮のうえ、入眠・休息へのケア、薬物の使用を検討する。
認知-知覚	・疾患、治療による苦痛の有無 ・苦痛への対処法	・呼吸困難、嚥下困難、頸部圧迫感が持続している。ベッド上臥床していることが多い。 ・嗄声があり、患者の言葉が聞きとりにくいことがある。 ・積極的なペインコントロールは行っていない。	・疼痛コントロールがはかられているか。 ・治療内容をどのように認識しているか。	甲状腺・肺・頸部リンパ節転移拡大により、持続的な呼吸困難が続いている。しかし、ベッド上の体動やできる範囲内でのADLも継続できている。徐々に呼吸困難や頸部圧迫感が増強し、苦痛が増してくると思われるが、現在、不定期に鎮静薬の使用とADL半介助で、疼痛コントロールされている。
自己知覚-自己概念	・自分についての患者の表現 ・日常生活面の行動（外	・「もう長くないだろう。夫のように苦しんで死ぬのだろうか」と同様の発言を繰り返す。夜間1人で泣いているこ	・疾患、治療に関する不安、恐怖はないか。 ・予後への絶	症状が悪化し、抑うつ傾向が強くなってきている。嗄声によるコミュニケーション障害があり、家族への意思表出の機会

パターン	必要な情報項目	患者情報	アセスメントの視点	アセスメント
	見，表情など） ・心理的・社会的側面	とがある． ・嗄声が増強し，会話が成立困難なことが増えた．1回で伝わらないと怒ったり，すぐに意思表出をあきらめることもある． ・抑うつ的発言が多く，呼吸困難，頸部圧迫感が少ないときも表情が硬く，臥床しがちである． ・面会者は少なく，長女との会話も少ない．	望，無力感はないか． ・コミュニケーションに問題はないか．	も少ない．また，予後に関する不安をかかえている．悲嘆プロセスの「怒り」「抑うつ」段階にあり，「受容」段階にはまだ至っていないと思われる． 　コミュニケーション方法を検討し，悲しみ・恐怖などを表出することで自分で受けとめていけるようにかかわる． # 嗄声によるコミュニケーション障害，短期間の身体症状悪化に関連した恐怖
役割-関係	・家族，支援者 ・キーパーソン ・疾患，治療による仕事・家族への支障 ・経済状態 ・コミュニケーション能力	・夫は5年前に他界し，1人暮らし．長女（53歳，近隣在住），次女（50歳，遠方在住） ・キーパーソンは長女で今後同居を考えている． ・専業主婦で，いまは年金で生活している． ・今回の入院，治療による経済的支障はない． ・嗄声が増強し，会話が成立困難なことが増えた．	・入院，治療継続に伴う家族関係，社会生活，経済状況への影響はないか． ・コミュニケーションに問題はないか． ・家族関係に問題はないか．	今回の入院や今後の治療にあたり，職業面・経済面での大きな支障はない．今後，在宅看護を行っていくうえで家族の支援が必須である．嗄声によるコミュニケーション障害もあり，介護能力，時間的ゆとり，経済面などの問題が生じてくる．キーパーソンである長女は，在宅看護へ積極的な姿勢を示しており，段階的に問題を解決できるように準備を整える．
性-生殖	・配偶者（パートナー），子ども ・閉経	・夫（5年前に死去），子ども2人あり ・61歳時，閉経	・症状，入院，治療による性的問題はないか．	患者は高齢であり，子どもたちもすでに自立していることから，家族計画・性生殖に関してとくに問題はないと思われる．
コーピング-ストレス耐性	・ストレスの症状，程度 ・通常のストレス対処法	・1日をとおして表情が硬く天井を見つめていることが多い． ・呼吸困難・頸部圧迫感	・症状，入院，治療過程におけるストレスの程度	患者のストレスは，最近増強してきた身体の症状に関することが主と思われる．とくに息苦しさ

ターミナル期・甲状腺がん

387

パターン	必要な情報項目	患者情報	アセスメントの視点	アセスメント
	・入院・症状についての心配事	により，ここ数年はほとんど外出していない． ・入院前は，日中はテレビ・音楽鑑賞や食事をつくりに来る長女との会話を楽しんでいた． ・趣味は読書，音楽鑑賞	はどうか． ・ストレスが表出されているか． ・ストレス対処法は効果的か．	の継続は死への不安・恐怖を増強させている． 　入院前より患者のストレス対処法は室内で行えるものが多いため，入院中も継続できるように配慮する．また，予後を家族とともに意味ある時間として過ごせるように，家族と連絡・調整をはかっていく．
価値-信念	・信仰の有無 ・生活上の価値	・信仰する宗教はとくにない． ・「死ぬって苦しいのよね．いまは痛みも少なくてすべて嘘のような気もする」．死に対する漠然とした思いがときおり聞かれる．	・治療に影響を及ぼす価値観，信念はないか．	今回の入院において，死を意識した言葉が聞かれている．徐々に進行していく症状，とくに呼吸困難や喀声は死への不安・恐怖を増強させ，長年の価値観をゆるがすおそれがある．患者の混乱・動揺を少なくし，死への精神的準備を進めていけるように援助する．

看護診断リスト

看護診断名	パターン	診断・優先の根拠
#1　喀声によるコミュニケーション障害，短期間の身体症状悪化に関連した恐怖	自己知覚-自己概念	喀声によるコミュニケーション障害が進み，抑うつ傾向で自己表出が減少してきている．少しずつ変化していく状態を受容し，限られた予後を有意義に過ごせるように援助する．したがって，**優先順位1位**とする．
#2　反回神経浸潤，誤嚥予防の知識不足に関連した窒息リスク状態	健康知覚-健康管理	積極的治療は行わず，患者の希望である経口食事摂取を継続していく方針である．窒息・誤嚥を生じやすい状況であり，また，在宅への移行を進めるにあたり，患者に適した窒息予防法を検討する．したがって，**優先順位2位**とする．

看 護 計 画

看護診断	目標とする患者の状態
#1　嗄声によるコミュニケーション障害，短期間の身体症状悪化に関連した恐怖	●死への感情，恐怖，悲しみや怒りを自分の言葉で表出できる． ●今後自分がどうありたいかを表出できる． ●日中，和らいだ表情がみられる．

対　策	根拠および留意点
DP (1) 現在の精神(恐怖心)状況についてアセスメントする． 　①生・死，疾患，症状，治療に関する言動 　②予後に対する希望，目標 　③日中の過ごし方 　④表情 　⑤家族，友人との過ごし方，面会時の様子 (2) 恐怖心を悪化させる因子についてアセスメントする． 　①コミュニケーション障害の程度 　②コミュニケーション方法 　③現状態，病状，治療の理解 　④病室環境，面会時間 　⑤家族，友人の支援体制 (3) 恐怖心増強による二次的障害についてアセスメントする． 　①生きる意欲の低下 　②食欲低下，睡眠障害 　③家族間の葛藤増加 **TP** (1) プライバシーを尊重し，安心できる病室環境を提供する． (2) 悲嘆の段階を通過するまでには時間を要することを説明し，家族や支援者は見守る態度を統一して接する． 　①質問には誠実に答える． 　②求められた情報はチームで一貫した内容を提供する． 　③必要時，医師や院内カウンセラーとの話しあいができるように調整をはかる． (3) 日常生活ケア，日中の過ごし方の計画立案に患者も参加してもらい，可能なかぎり患者に選択権を与える．	▶入院環境では，自己の精神的葛藤を閉じ込めてしまいがちであるため，表出しやすい場所やタイミングを見計らう．また，打ち解けるまでのかかわりが重要である． ▶嗄声の程度と身体的状態により，どのようなコミュニケーション法が適しているのか検討する． ▶生きる意欲の低下は，予後を軽視したり自殺企図に走るなどの危機的状況をまねくおそれがある． ▶悲嘆のプロセスは，すでに過ぎたプロセスを行き来したり，プロセスごとに要する時間が異なるなど，個人差があることを意識してかかわる． ▶いま，生きていると実感できるようなかかわりを実施する．

ターミナル期●甲状腺がん

対　策	根拠および留意点
(4) 頻回に訪室し，何かあれば気軽に声をかけるように伝え，悲しみや怒りを投げかけてよいことを説明する． (5) 家族の意思を聞き入れ，家族の要望もできるだけ達せられるように患者に投げかけたり，面会調整などを行う．	▶患者にとって，いちばん安楽なかたちで表出できるように配慮する．
EP (1) 患者や家族にカウンセリング事業や同様の支援グループに関する情報を提供する． (2) 家族，友人などに対し，できるだけ患者との時間を共有し，予後の時間を有効に使うように声かけをする．	▶キーパーソンに過度な負担がかからないように家族の精神状態，健康状態に配慮する．

看護診断	目標とする患者の状態
#2　反回神経浸潤，誤嚥予防の知識不足に関連した窒息リスク状態	●患者・家族が誤嚥の少ない食事内容を理解，実施できる．

対　策	根拠および留意点
DP (1) 窒息のリスクについてアセスメントする． 　①誤嚥，咳き込みの有無と程度 　②嚥下状態 　　・嚥下所要時間 　　・舌・顎・開口の運動状態 　③自己喀出の可否，喀出物の内容 　④意識レベル，理解力 　⑤食事動作 　　・上肢の動き，使用器具 　　・食事時の体位，坐位バランス 　　・食事時刻，食事摂取所要時間	▶過度な食事制限をしないために，食事形態による嚥下状態の変化を把握する．
(2) 窒息のリスクを高める因子についてアセスメントする． 　①嚥下状態に適していない食事内容，食事摂取所要時間 　②不適切な食事環境，使用器具 　③口腔内の保清不十分，唾液分泌の不足 　④食事介助者（家族）の誤嚥予防の知識，意向 　⑤呼吸困難時，疲労の程度 (3) 窒息による二次的障害についてアセスメントする． 　①呼吸停止，脳障害の有無	▶今後，在宅への移行もふまえて，患者に適した食事行動，食事内容，環境調整をはかる．家族の意向も重要な情報である．

対　策	根拠および留意点
②誤嚥性肺炎の有無 ③低栄養状態，脱水の有無 ④食欲の低下の有無 🟠 **TP** (1) **体位の工夫** 　①食事摂取時はギャッチアップ70〜80°とし，安楽枕で坐位バランスを保持する． 　②頸部がまっすぐ保持できるようにタオルなどを用いる． (2) **食事環境** 　①テレビを消し，面会を控えるように調整し，食事に集中できる時間を確保する． 　②食前に食事時の注意点を説明し，嚥下中の会話は避ける． 　③すぐに使用できるように吸引器の準備をしておく． (3) **食事介助** 　①必ず小さいスプーンを用いる． 　②流動食は増粘剤を使用し，適度なとろみをつける． 　③はじめの5〜10分，自分で摂取可能な時間は自己摂取できるようにセッティングする． 　④食事中，むせや疲労感，集中力低下がみられた場合は，食事を一時中断し，休憩を入れる．息切れ時には深呼吸を促し，呼吸を整える． (4) **口腔保清** 　①食前後は入れ歯を洗浄し，咳嗽を促す． 　②歯磨きは可能な範囲内で自分で行うように促す．水分を多量に口腔内に含まないように注意する． 🟠 **EP** (1) 食事摂取方法とその根拠について説明する（摂取方法，飲み込み方，食事形態，食事摂取所要時間など）． (2) 家族に窒息予防対策を指導する． 　①嚥下状態の観察方法 　②食事介助方法，注意点 　③窒息リスクを増す誘因および対処法 　④在宅に向けての社会資源の説明	▶臥床状態が続くと，坐位バランスが不安定になりやすい．場合によっては，車椅子乗車による食事を勧め，坐位バランスの保持に努める． ▶看護師によってとろみの度合いが大きく変わらないように，とろみの調整方法を明確にする． ▶咳嗽水による誤嚥もありうるため，口腔内に含む際は注意する． ▶家族の健康状態，精神状態をみて指導する．食事時間に合わせ，見学，家族による実施，外泊訓練など，段階に合わせて目標を明示して取り組む．

●参考文献
1）池田清子：甲状腺機能亢進症（バセドウ病）．ナーシングカレッジ，9(7)：108～115，2005．
2）池田 匡，井山壽美子監：代謝・内分泌疾患．Nursing Selection 4，学習研究社，2002．
3）大津昌子，寺坂美穂子：バセドウ病患者の看護――手術適応となった症例をとおして．クリニカルスタディ，20(3)：20～33，1999．
4）川端京子：糖尿病性腎症患者の看護．ナーシングカレッジ，8(3)：24～37，2004．
5）佐藤昭夫，佐伯由香編：人体の構造と機能．第2版，医歯薬出版，2003．
6）須田利佳子：甲状腺腫瘍患者の看護．ナーシングカレッジ，9(3)：52～65，2005．
7）田尻淳一：バセドウ病――手術治療，RI治療に関する知識．診断と治療，93(7)：1072～1075，2005．
8）中野裕子：糖尿病患者の看護――2型糖尿病患者の看護過程．クリニカルスタディ，27(4)：51～61，2006．
9）中村恵子監：看護ケアができる！疾患別看護過程．プチナース，15(4)：64～85，2006．
10）日本糖尿病学会編：糖尿病治療ガイド2004-2005．文光堂，2004．
11）村上康弘ほか：甲状腺機能亢進症．治療，87(9)：2558～2564，2005．
12）山田幸広編著：看護のための病態ハンドブック．医学芸術社，2005．
13）Marieb, E. N.（林正健二ほか訳）：人体の構造と機能．第2版，医学書院，2005．

第Ⅱ章
経過別看護過程の展開（CASE STUDY）

6 脳・神経疾患

6 脳・神経疾患

▶ 脳・神経疾患患者の理解に必要な基礎知識
▶ ［急性期］クモ膜下出血患者の看護過程の展開
▶ ［慢性期］パーキンソン病患者の看護過程の展開
▶ ［回復期］脳梗塞患者の看護過程の展開
▶ ［ターミナル期］脳腫瘍患者の看護過程の展開

脳・神経疾患患者の理解に必要な基礎知識

1. 脳・神経系とは	神経系は中枢神経系と末梢神経系に分けられる．中枢神経系とは，神経が集中する中心部の脳と脊髄を指す．末梢神経系とは，中枢神経と身体末梢の組織，器官を連絡する神経の総称である．末梢神経は，中枢神経から末梢に出る遠心性神経と末梢から中枢神経に入る求心性神経に大別できる．事物の認識，言語，思考，意識，計算，記憶，行動などは，中枢神経系で総合機能を営んでいる．
2. 構造と機能	(1)中枢神経 ①髄膜，脳脊髄液：中枢神経は，生命を維持し，人間が人間らしく生きていくために重要であるが，その組織は非常に傷つきやすい．外側は頭蓋骨と脊柱に囲まれ，その下は髄膜で覆われ，髄膜のあいだは脳脊髄液で満たされて厳重に保護されている． ・髄膜：脳と脊髄を覆い，外側から硬膜，クモ膜，軟膜の3層の結合組織からなる（図1）．硬膜は頭蓋内面と密着し，内葉，外葉の2葉からなるが，途中で離れ，内葉が脳のあいだに入り込むことで頭蓋内での脳の位置が安定する．硬膜が脳に入り込む部位を大脳鎌，小脳鎌，小脳テントという．内葉と外葉が離れた部位には硬膜静脈洞が形成される．脊髄では内葉が脊髄硬膜として脊髄を覆っている．クモ膜からは，糸のような突起が軟膜に向けて数多く伸びて，クモ膜下腔を形成する．クモ膜下腔は脳室と交通しており，脳脊髄液が流れている．軟膜は最も内側の膜で，脳と脊髄に密着している． ・脳脊髄液：クモ膜下腔は脳脊髄液で満たされ，クッションのような役割を果たし，外部からの衝撃から脳と脊髄を保護している．腫瘍や浮腫による脳の軽度な腫脹がある場合，脳脊髄液を減少したり移動したりして頭蓋内容積を調節し，障害を防いでいる．健常な成人の脳脊髄液量は約100～150mLで，脳と脊髄に同等に存在する．脳脊髄液は4つの脳室壁の脈絡叢から約400～600mL/日産生されて，図2に示すように循環している．

6　脳・神経疾患

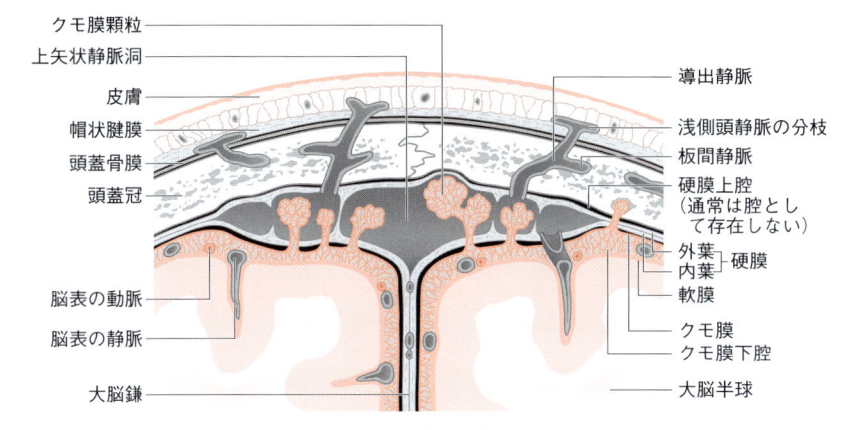

図1　髄膜の構造

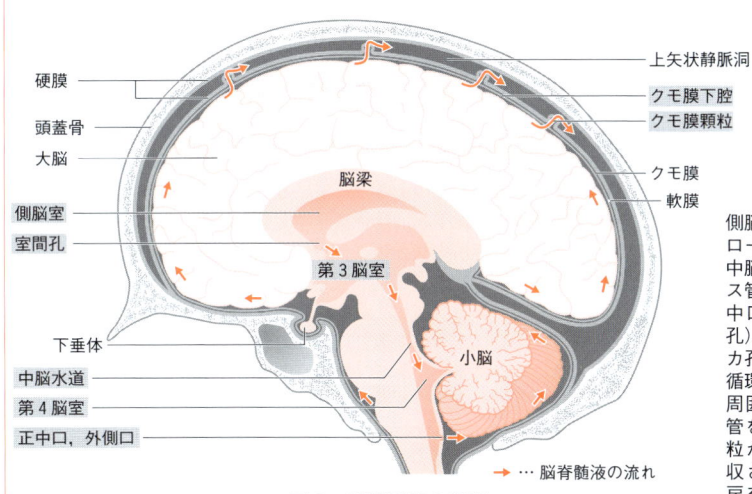

（図中ラベル）
- クモ膜顆粒
- 上矢状静脈洞
- 皮膚
- 帽状腱膜
- 頭蓋骨膜
- 頭蓋冠
- 脳表の動脈
- 脳表の静脈
- 大脳鎌
- 導出静脈
- 浅側頭静脈の分枝
- 板間静脈
- 硬膜上腔（通常は腔として存在しない）
- 外葉／内葉 ＝ 硬膜
- 軟膜
- クモ膜
- クモ膜下腔
- 大脳半球

図2　脳脊髄液の循環

（図中ラベル）
- 硬膜
- 頭蓋骨
- 大脳
- 側脳室
- 室間孔
- 下垂体
- 中脳水道
- 第4脳室
- 正中口，外側口
- 脳梁
- 第3脳室
- 小脳
- 上矢状静脈洞
- クモ膜下腔
- クモ膜顆粒
- クモ膜
- 軟膜
- → …脳脊髄液の流れ

側脳室→室間孔(モンロー孔)→第3脳室→中脳水道(シルヴィウス管)→第4脳室→正中口(マジャンディ孔)，外側口(ルシュカ孔)→クモ膜下腔を循環(頭部方向や延髄周囲を経て脊髄中心管を下降)→クモ膜顆粒から静脈血に再吸収され血液循環系に戻る

②脳の構造と機能：大脳（新皮質，大脳辺縁系，大脳基底核），間脳，小脳，脳幹からなる．

・大脳：左右の大脳半球からなり脳の大部分を占める．表面には多くの溝があり，表面積が広い．大脳の表層を皮質，下層を髄質という．皮質は神経細胞の集まる灰白質からなり，新皮質と大脳辺縁系に分類できる．髄質は神経線維の集まる白質からなり，部分的に灰白質が存在する．これを一般に核とよび，大脳基底核は大脳深部に位置する．

［新皮質］
　大脳半球の大部分を占め，意識や思考など高次の精神活動をつかさどり，

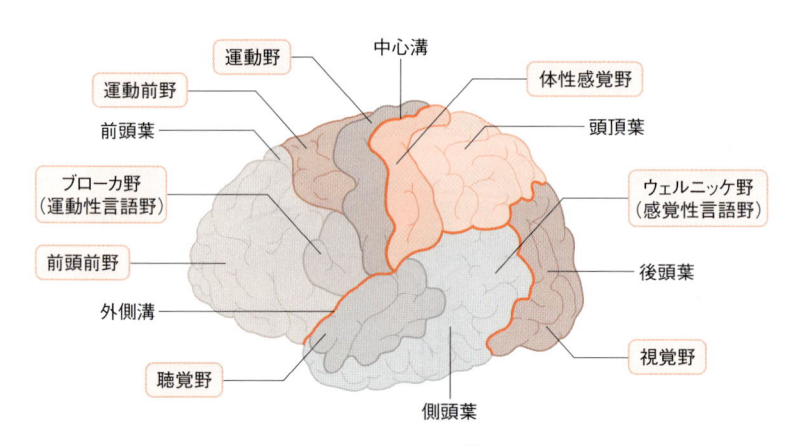

図3　大脳皮質の機能局在

とくにヒトで発達した部位である．
- 前頭葉：運動をつかさどる運動野と運動前野があり，随意運動と不随意運動を支配する．体性運動野の近くにあるブローカ野(運動性言語野)は，発語に必要な口，舌，咽頭の筋をつかさどっており，損傷を受けるとスムーズに話せなくなる．前頭前野(前頭連合野)は，思考，創造力，意欲，注意，抑制，情操などの高次の精神機能をつかさどっている．前頭前野が障害されると思考力，判断力，計画性が低下し，遂行機能障害を生じる．また精神面では感情の起伏が大きくなり感情失禁を起こしたり，意欲や自発性が低下することもある(図3)．
- 頭頂葉：体性感覚野がある．痛覚，温度覚，触覚などの体性感覚がここで認識される．右側の感覚は左大脳半球で，左側の感覚は右大脳半球で感知している．上頭頂葉には立体感覚がある．立体感覚が消失すると，目を閉じて物を触った場合に立体感や手触りから物を判別する能力が失われる．また，頭頂葉は空間を認識したり，さまざまな感覚情報を統合する．右頭頂葉が損傷を受けると空間失認をきたす．左頭頂葉が障害されると，手指失認(指の区別がつかず，指示された指と違う指を出す)，左右失認(左右の区別がつかない)，失書(字が書けない)，失算(計算ができない)などの症状(ゲルストマン症候群)がみられる．空間認識は右頭頂葉が優位で，右側の空間は左右両方の頭頂葉で認識するが，左側の空間はほぼ右頭頂葉で認識するといわれている．脳梗塞などによって左頭頂葉に障害を受けた場合，リハビリテーションにより空間無視はなくなるが，右頭頂葉に障害を受けると左半側空間無視が残り，ADLの拡大に支障をきたす原因となる(図4)．
- 側頭葉：聴覚をつかさどる中枢がある．左側頭葉にはウェルニッケ野(感覚性言語野)があり，障害されると感覚性失語を起こす．側頭葉の内側は大脳辺縁系の一部を形成しており，味覚，嗅覚，記憶，本能，情動，自律神経系に大きく関与する．
- 後頭葉：視覚をつかさどる．視覚情報を記憶して分析，統合する機能を含む．

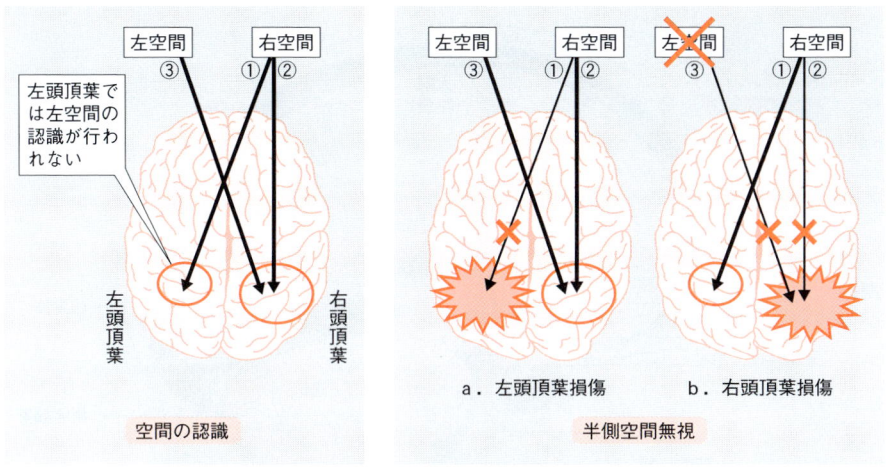

(小山珠美,所 和彦監:脳血管障害による高次脳機能障害ナーシングガイド.改訂版,p.46,日総研出版,2005)

図4　空間の認識と半側空間無視

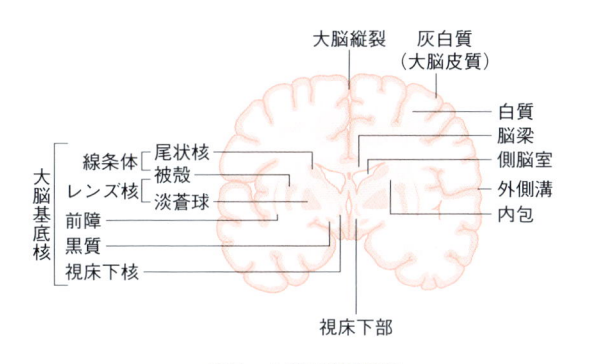

図5　大脳の前頭断面

後頭葉に損傷を受けると過去に見たものでも初めて見るように感じ,視覚失認,相貌失認,純粋失読(話すこと,書くことは比較的できるが,読むことができない)などを生じる.

[大脳辺縁系]
　大脳辺縁系は大脳の内側で脳幹の周辺にあり,視床下部とともに情動,食欲や性欲といった本能的欲求に関与する.

[大脳基底核](図5)
　大脳基底核は左右にあり,尾状核,被殻,淡蒼球,視床下核,黒質,扁桃体を指す.黒質の神経細胞はドパミンを分泌する.ドパミンは大脳基底核線条体のドパミン受容体に取り込まれ,運動を調節する.パーキンソン病は黒質のドパミン作動性神経細胞の変性により生じる疾患である.また,

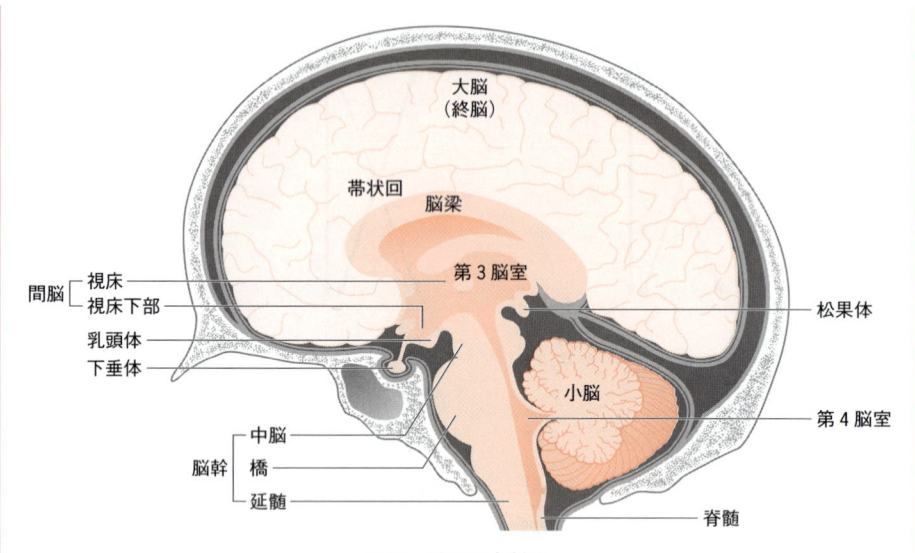

図6 脳の正中断面

大脳基底核は脳血管障害の好発部位である．
- 間脳：視床と視床下部から構成されている．視床は感覚情報を大脳皮質へ中継する役割を担っている．視床下部は体温や体液バランスなどの自律神経系の調節，ホルモン分泌に関与している（図6）．
- 脳幹：中脳，橋，延髄からなる．脳幹には，循環中枢，呼吸中枢，嚥下中枢，嘔吐中枢，唾液分泌中枢など，生命維持に不可欠なさまざまな中枢が集まっており，意識レベルを調整している．大脳皮質の運動野から脊髄にいたる神経伝導路は，延髄にある錐体を通ることから錐体路とよぶ．運動の指令は，運動野の神経線維から内包，脳幹の白質，脊髄の順で支配する筋肉へ伝わる．このとき錐体路で左右の神経線維が逆転する．このため，右大脳半球に損傷を受けると左側に麻痺が出現する．
- 小脳：表面に多くの溝があり表面積が広い．内耳からの平衡感覚などの神経情報を統合して，手足の協調運動や筋肉の微妙な調節，筋緊張の制御を行っている．小脳のはたらきによって，スムーズな運動や安定した姿勢が維持できる．

③脳の栄養血管：左右の内頸動脈と左右の椎骨動脈，計4本の動脈から血液が供給されている．脳に流れる血液量は心拍出量の約14％である．
- 内頸動脈：主に大脳を栄養している．頭蓋内で前大脳動脈と中大脳動脈に分かれる．前大脳動脈は前頭葉，頭頂葉に，中大脳動脈は前頭葉，頭頂葉，側頭葉に血液を供給している．
- 椎骨動脈：頭蓋内で1本の脳底動脈になる．脳底動脈は多くの穿通枝動脈，後大脳動脈を出す．脳底動脈は脳幹と小脳に，後大脳動脈は後頭葉と側頭葉底部に血液を供給している．

図7　脊髄の横断面

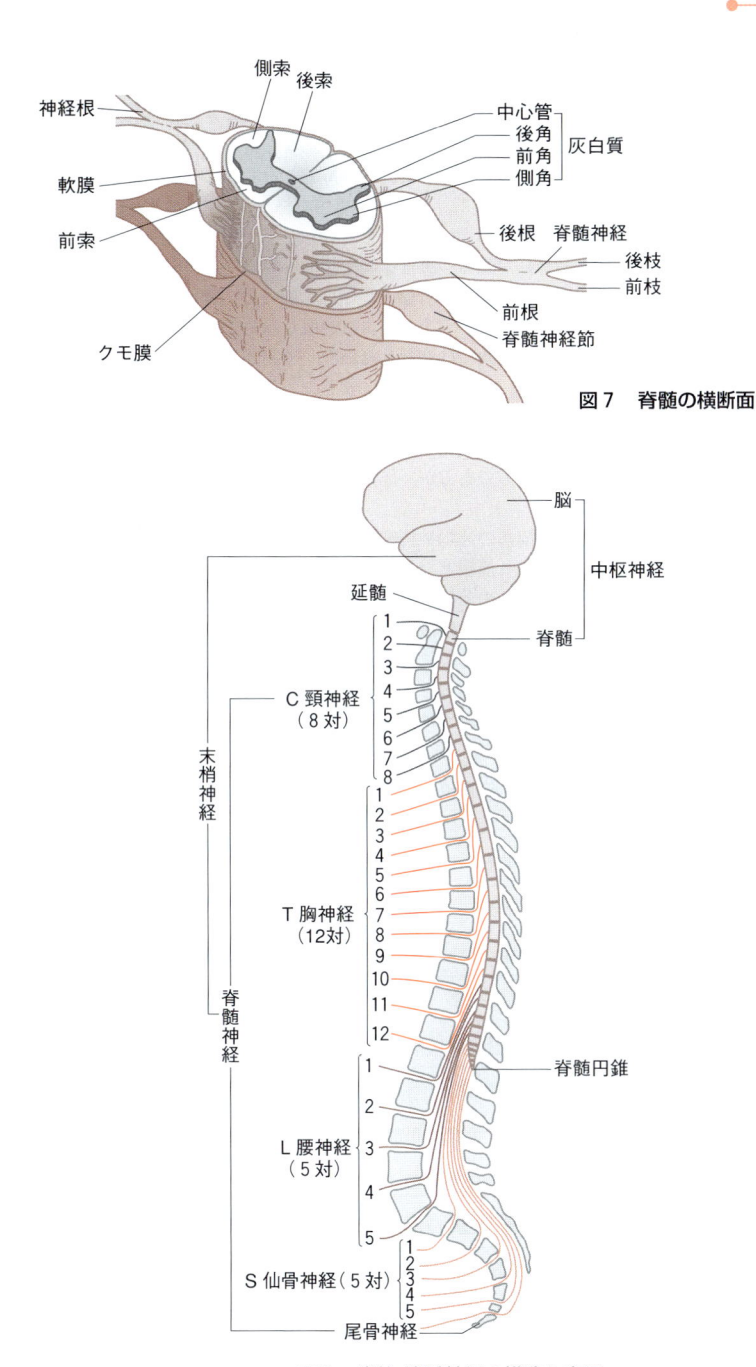

図8　脊柱・脊髄神経の構造と支配

・ウィリス動脈輪(大脳動脈輪)：左右の前大脳動脈が前交通動脈により連結され，内頸動脈と後大脳動脈が左右の後交通動脈により連結され，脳底部を囲んでいる．これをウィリス動脈輪という．なんらかの理由で主幹動脈が閉塞されても，別のルートから脳血流を維持できるようになっている．

④脊髄：延髄から続き，第1，2腰椎の高さで終わる．白色で円柱状の器官で，髄膜に覆われ，脊柱管の中にある．太さ約1.0～1.3cm，長さ約40～45cm．クモ膜下腔から脊髄神経が通る．腰椎穿刺や腰椎麻酔では，腰椎を傷つけないように第3腰椎以下を穿刺する．脊髄の横断面を見ると，神経細胞の集まったH字型の灰白質を，神経線維が集まった白質が取り巻いている．灰白質にある前角には運動神経細胞，後角には感覚神経細胞，中間部には自律神経細胞が集まっている．白質は前索，側索，後索に区分され，脳と脊髄をつなぐ神経線維が通っている(図7)．神経路には，感覚情報を末梢から脳へ伝える上行路(求心路)と脳から骨格筋へ情報を伝える下行路(遠心路)がある．前索と側索の神経路は上行路と下行路の両方であるが，後索は上行路のみである．

(2)末梢神経

①脊髄神経：脊髄の前角の運動神経細胞から出る軸索と，中間部の自律神経細胞から出る軸索が集まり前根となる．また，後角の感覚神経細胞から出る軸索が集まり後根となる．この前根，後根が合わさって脊髄神経となりクモ膜下腔を通る(図7，8)．前根が運動神経，後根が感覚神経であることをベル-マジャンディの法則という．脊髄神経は前根，後根が合流したのち，前枝，後枝に分かれる．後枝は背部の筋と皮膚感覚を支配する．前枝は神経叢という神経線維の集合をつくる．肋間神経以外は神経叢をつくり，頸神経叢，腕神経叢，腰神経

表1　脳神経の種類と機能

名称	機能
Ⅰ 嗅神経	嗅覚を支配する．特殊感覚神経
Ⅱ 視神経	視覚を支配する．特殊感覚神経
Ⅲ 動眼神経	眼球運動をつかさどる外眼筋(上直筋，下直筋，内側直筋，下斜筋)と上眼瞼挙筋を支配
Ⅳ 滑車神経	外眼筋(上斜筋)を支配する運動神経
Ⅴ 三叉神経	顔面の皮膚や鼻腔，口腔の粘膜の情報を伝える．咀しゃく筋を支配
Ⅵ 外転神経	外眼筋(外側直筋)を支配する運動神経
Ⅶ 顔面神経	表情筋，涙腺，唾液腺を支配．舌前2/3と軟口蓋からの味覚を伝える
Ⅷ 内耳神経	聴覚と平衡覚を支配する特殊感覚神経
Ⅸ 舌咽神経	咽頭の運動(嚥下運動)を支配．舌後1/3と咽頭からの味覚を伝える
Ⅹ 迷走神経	咽頭，喉頭，胸腹部の内臓の運動と感覚を支配．運動神経のほとんどは副交感神経系
Ⅺ 副神経	僧帽筋，胸鎖乳突筋の運動をつかさどる
Ⅻ 舌下神経	舌筋にはたらき，舌の運動を支配

叢，仙骨神経叢がある．腰神経叢と仙骨神経叢は合わせて腰仙骨神経叢とよばれることもある．
②脳神経：脳に出入りする左右12対の神経である．主に頭頸部，顔面を支配している．名称および機能を表1に示す．

3．主な症状

(1) 意識障害

意識とは，自分と周囲を認識して，いま行っていることがわかる状態といえる．意識には，大脳皮質，脳幹網様体，視床下部などが関与するといわれる．これらは生命維持と精神活動に重要な中枢で，意識障害とはこれらの中枢が障害された状態，つまり生命の危機を意味する．

意識障害の原因は2つある．1つは脳そのものに損傷を与える脳血管疾患，脳腫瘍，外傷による脳挫傷などで，もう1つは代謝性疾患，心疾患，中毒など脳以外の原因によるものである．

(2) 高次脳機能障害

高次脳機能障害は脳の損傷による認知障害全体を示し，近年注目されはじめた症状である．症状は，失行，失認，半側空間無視，半側身体失認，注意障害，失語，記憶障害，遂行機能障害，地誌的障害など多岐にわたり，1人で複数の症状をもつことも多い．主な症状を以下に示す．

①失行：運動機能には問題がないが，手馴れた行動の手順がわからなくなる状態
- 観念運動失行：習慣的動作や模倣ができない状態．たとえば，「さようならと手を振ってください」「歯を磨くふりをしてください」という指示に従えない．しかし，実際に歯ブラシを持たせると歯磨きができる．
- 観念失行：日常的に使う物品を使用して目的にかなった行為ができない状態．たとえば，茶葉をきゅうすではなく湯飲みに入れてしまい，お茶をいれることができない．
- 構成失行：空間的な構成がうまくできなくなる状態．たとえば，手本どおり図形を描き写したり，積み木を積み上げたりすることができない．
- 着衣失行：更衣動作に障害がある状態．服の前後を間違えたり，袖口と首の位置が混乱したり，ボタンの位置がわからなくなったりして，服が着られなくなる．

②失認：視覚や聴覚，触覚などの感覚に障害はないが，物の色・形，物の用途や名称がわからない，絵を見て全体のまとまりがわからないなどの症状がある．なお，半側空間無視や身体半側失認は失認に含まれる場合もあるが，単に左側が認識できないというだけでなく，運動や行動に大きな影響を及ぼすため，ここでは分けてある．
- 視覚失認：物や絵を見てもそれが何であるか言えない．しかし，音を出したり触ったりと，視覚以外の感覚に訴えると，何であるか言うことができる．また，対象をひとまとまりとして把握できなかったり，対象そのものが何であるかわからない．たとえば，はさみを見せても何であるかわからず，使い方もわからない．
- 相貌失認：親しい人であっても顔貌や表情を見分けることができない状態．しかし，声を聞くと人物を判断できる．
- 聴覚失認：聴覚障害がないにもかかわらず，会話や環境音が識別できない状

態．動物の鳴き声や乗り物の音などを聞いても何の音かわからない．
③半側空間無視：見えているのに片側を無視する状態．具体的には，食事のとき，嫌いではないのに片側の食べ物に全く手をつけない，車椅子を駆動するとき，壁にぶつかってもそのまま進もうとするなどの行動がみられる．損傷を受けた脳の反対側に起こるが，とくに左側に起こりやすい．
④半側身体失認：半身を無視する状態．たとえば，左側に麻痺があるにもかかわらず麻痺を否定する，左側がないように振る舞い不自然な位置にあっても気づかない，麻痺が軽いのに左側を使わない，などの症状がみられる．
⑤注意障害：脳の損傷部位によって症状は違うが，主に次の症状がみられる．
・物事に集中できなくて気が散る．
・同時に2つのことをしようとすると混乱する．
・不注意が目立ち，指示を取り違えたりする．
・ぼんやりした表情や変化の少ない表情をして周囲に関心が向かない．
⑥失語症：言語野や神経線維の連絡が障害されて起こる．代表的な失語症は次の3つである．運動性失語と感覚性失語は混在することも多い．
・運動性失語（ブローカ失語）：言葉の理解は比較的よいが，スムーズに話すことができない状態．自発発語，復唱，音読，呼称のすべてに障害がみられる．音読，書字ともに，仮名より漢字のほうが反応がよい．
・感覚性失語（ウェルニッケ失語）：発語はスムーズで活発に話すが，言葉の間違いが多く支離滅裂で意味がわからない状態．自分が言おうとしている言葉と全く違う言葉を発する錯語（ネコ→イヌ）やジャルゴン（jargon，意味不明な言葉）が多い．復唱，書字は困難である．他者の話もあまり理解できない．視覚的理解は聴覚的理解よりよい．
・全失語：話す，書く，読む，聞くなどのすべてに障害がみられ，言語による意思疎通がはかれない状態

(3) 運動機能障害

①運動麻痺：運動をつかさどる神経を損傷した結果，筋肉の随意運動ができなくなった状態．障害部位により，中枢性と末梢性に分けられる．大脳の運動野から錐体路のあいだを障害した場合は中枢性麻痺が，脊髄神経が損傷した場合は末梢性麻痺が出現する．
・中枢性麻痺：運動野から中脳の手前の錐体路（中脳大脳脚）のあいだに障害を受けると，脳の損傷と反対側の上下肢と顔面に麻痺が起こる．これを片麻痺という．脳幹が障害されると，障害と反対側の上下肢，障害と同側の顔面や眼球運動の麻痺が生じる．これを交叉性片麻痺という．頸髄が損傷されると両側上下肢麻痺（四肢麻痺）が，胸・腰髄が損傷を受けると両側下肢麻痺（対麻痺）が出現する．
・末梢性麻痺：神経の支配領域に弛緩性麻痺がみとめられる．脊髄神経は運動神経線維と感覚神経線維が並行して走っているため，支配領域の感覚障害がみられる．
②運動失調：なめらかな動作を行うために，筋群は微妙なバランスを保ちながら協調してはたらいている．しかし，筋群に麻痺などの障害がないにもかかわらず，協調運動や平衡感覚が障害され，動作がぎくしゃくしてくる状態を運動失調という．原因により，脊髄性，迷路性，小脳性，大脳性に分けられる．

③不随意運動：患者の意思とは関係なく，無目的に生じる異常な運動で錐体外路系の障害に多くみられる．振戦は身体の一部または全体にみられる律動的にこまかく振動する運動で，手部，頭部，下顎，舌，足部に多く，パーキンソン病では手指にしばしばみとめる．そのほか，バリズム（上下肢を投げ出すような，振り回すような大きく激しい動き），アテトーゼ（手足や頭などをゆっくりとくねらせるような動き），ジストニア（筋の緊張異常によって体幹，頸部，四肢を力強くゆっくりねじるように動かす，異常姿勢）などがある．

(4)頭蓋内圧亢進

脳は頭蓋骨に保護されている．脳腫瘍などを発生すると脳内の容積は増えるが，外側に膨張できずに脳実質を圧迫する．このような状態を頭蓋内圧亢進という．原因には，頭蓋内血腫，脳腫瘍，脳膿瘍など頭蓋内占拠性病変，脳脊髄液の循環障害による水頭症，脳浮腫などによる脳実質の容積増加，静脈洞の閉塞などによる頭蓋内血液量の増加がある．

頭蓋内圧亢進状態が続くと，脳に血液が十分に送られず脳細胞がダメージを受けるとともに，脳腫脹，脳浮腫が増強し，さらに頭蓋内圧が亢進する．頭蓋内の間隙に脳実質が入り込み，脳ヘルニアを起こすこともある．脳ヘルニアは致命的な病態をまねくので，頭蓋内圧亢進には早期対応が重要である．

脳腫瘍のようにゆっくり頭蓋内圧が上昇する慢性頭蓋内圧亢進では，頭痛，嘔吐，うっ血乳頭がみられ，これを頭蓋内圧亢進の3徴候という．頭蓋内出血によって引き起こされる急性頭蓋内圧亢進には，頭痛，嘔吐のほか，収縮期血圧の上昇と徐脈（圧脈）がみられる．出血量が多いときは，意識障害，片麻痺，瞳孔不同，呼吸障害といった脳ヘルニア症状が急激に出現する．とくに意識状態の変化は重要である．

4．主な診察と検査

(1)問診，視診

既往歴，現病歴，服用薬物の有無を把握する．患者が訴える頭痛，しびれ，麻痺，痙攣などの症状の程度や発現時期などを具体的に患者から聞く．このとき，失語症や記憶障害などがないか患者の言動を観察する．また，診察室に入ってくる際の歩行状態にも注意する．突然の発症で患者が話せないときはもちろん，できるだけ家族からもふだんの様子を聞く．

(2)神経学的検査

①意識状態：代表的な評価スケールに，ジャパン・コーマ・スケール（JCS：Japan coma scale［3-3-9度方式］，表2），グラスゴー・コーマ・スケール（Glasgow coma scale，表3）がある．

②運動系の検査
- 筋力：徒手筋力テスト（MMT：manual muscle testing）は筋力の程度を把握するために行われる検査である（表4）．6段階に評価されるが，さらにこまかく評価するためには，評価者の判断で，評価値2～4には「＋，－」，5には「－」，1には「＋」をつけることができる．
- 筋緊張（トーヌス）：筋を他動的に伸展して抵抗の有無をみる．錐体外路が障害されると筋緊張が亢進し，小脳障害では筋緊張の低下がみられる．
- 協調運動：円滑な動きができるかどうかをみる．上肢の検査には，指鼻試験（両上肢を肩の高さで左右に開き，その位置で鼻先を触れるかどうかをみる），変換運動検査（相反する動きをすばやく繰り返し行えるかどうかをみる）があ

表2　ジャパン・コーマ・スケール（JCS）

Ⅰ．刺激しないでも覚醒している状態（せん妄，混濁：1桁の数字で表現）
1　だいたい意識清明だが，いまひとつはっきりしない
2　見当識障害がある
3　自分の名前，生年月日が言えない

Ⅱ．刺激すると覚醒し，刺激をやめると眠り込む状態（昏迷，傾眠：2桁の数字で表現）
10　普通の呼びかけで開眼する
20　大きな声，または身体を揺さぶることにより開眼する
30　痛み刺激を加え，呼びかけを繰り返すと，かろうじて開眼する

Ⅲ．刺激しても覚醒しない状態（昏睡，半昏睡：3桁の数字で表現）
100　痛み刺激に対し，払いのけるような動作をする
200　痛み刺激に対し，少し手足を動かしたり，顔をしかめる
300　痛み刺激に反応しない

表3　グラスゴー・コーマ・スケール（GCS）

大分類	小分類	スコア
開眼反応（E） (eye opening)	自発的に開眼する 呼びかけにより開眼する 痛み刺激により開眼する 全く開眼しない	4 3 2 1
最良言語反応（V） (best verbal response)	見当識あり 混乱した会話 混乱した言葉 理解できない音声 発声なし	5 4 3 2 1
最良運動反応（M） (best motor response)	命令に従う 疼痛部位を認識する 痛みに対する逃避反応 異常屈曲 伸展反応 全く動かず	6 5 4 3 2 1

注）3つの項目のスコアの合計を求め，重症度の評価尺度とする．最も意識が悪い状態：3点，意識が清明：15点

表4　徒手筋力テスト（MMT）の評価

評価値	評価基準
5	強い抵抗を加えても，なおそれと重力に打ち勝って正常可動域いっぱいに動く
4	いくらか抵抗を加えても，なお重力に打ち勝って正常可動域いっぱいに動く
3	重力の抵抗だけに対して，正常可動域いっぱいに動く→客観的基準
2	重力を除けば，正常可動域いっぱいに動く
1	関節の運動はみとめられないが，筋の収縮がみとめられる
0	筋の収縮が全くみられない

る．下肢の検査では，踵を膝の上に載せるように指示し，すみやかにできるかどうかをみる膝踵試験がある．

③感覚検査
- 表在感覚：触覚，痛覚，温度覚をみる．ペンや筆，ピンなどで，被検者の皮膚に一定の刺激を与え，障害の程度をみる．
- 立体感覚：眼を閉じて事物に触れてもらい，その大きさや形から事物がどのようなものかを判断する．
- 深部感覚：眼を開けて両足で立ち，次に眼を閉じて両足で立つ．片足立位も同じように開眼と閉眼で行う．閉眼時に身体が大きく揺れて立位が保てない

ようなら，ロンベルグ徴候陽性と判定する．深部感覚の障害でみられる．
- ・2点識別覚：被験者の指や足などの皮膚の2か所に，先が尖ったノギスやクリップを当て，2点間の距離がどこまで離れたら識別できるかをみる．2点間の距離が狭いほど鋭敏といえる．識別できる距離は，指先で2～5mm，手掌で8～15mm，前脛骨部で30～40mmである．

④高次脳機能障害の検査：高次脳機能障害は日常生活に大きな影響を及ぼすため，リハビリテーションの目標を決めるうえでも必要な検査である．しかし，その評価は非常に困難で，検査結果は絶対ではなく，実際のADLや生活歴，パーソナリティを考慮して判断する．
- ・知能検査：認知症の主なスクリーニング検査には，改訂長谷川式簡易知能評価スケール（HDS-R），ミニ・メンタル・ステート・テスト（MMSE：mini-mental state examination）がある．HDS-Rは30点を満点として20点以下の場合に，MMSEは30点を満点として24点以下の場合に認知症を疑う．
- ・神経心理学的検査：線分2等分テスト，視覚探索課題（アルバートテスト，図形探索など），図形模写，文章模写，慣習的動作（敬礼，手指構成）などがある．

(3) 画像検査

①頭部単純X線検査：頭蓋の形・大きさ，骨折の有無，血管溝の状態，トルコ鞍の異常，石灰化病変の有無などが診断できる．

②頭部CT検査：頭蓋内疾患の進行や治療経過の確認に有用である．最近では，画像をコンピュータ処理して三次元画像で立体的に病変を確認できるようになった（3 D-CT）．また，高速で連続性の高い撮影ができるヘリカルCTも普及してきており，脳動脈瘤や脳腫瘍の検査に有用である．従来のCTより短時間で済み，撮影時に呼吸を止める時間も短く患者の負担が軽い．

③頭部MRI検査：急性期の虚血性疾患，多発性硬化症の脱髄巣の特定などで有用である．

④脳血管撮影：総頸動脈と椎骨動脈に造影剤を注入し，脳血管の異常や脳腫瘍の診断，脳外科手術前に適応の評価や血管走行を確認するために，また，血管内手術の目的で行われる．

⑤核医学検査
- ・脳槽シンチグラフィ：腰椎穿刺からRI（放射性同位元素）をクモ膜下腔内に注入し，髄液循環に拡散する様子を経時的に観察し，脳脊髄液の循環動態を調べる．
- ・SPECT（単光子放射コンピュータ断層撮影法），PET（ポジトロン放射断層撮影法）：脳血流量，脳血液量を測定する．SPECTはCTでは検出が難しい急性期の脳梗塞の診断に有用で，脳梗塞に至っていない虚血部位も診断できる．SPECTはPETより廉価で，アルツハイマー病の診断に優れている．PETは酸素消費量，ブドウ糖などの脳代謝の測定が可能だが，大きな設備が必要で検査ができる医療機関は限られる．
- ・脳シンチグラフィ：脳腫瘍や脳膿瘍などでは血液脳関門が障害されるため，通常は通過しないRIが通過し，蓄積する．RIから放出される放射線を測定することで病巣を診断する．最近はCT検査やMRI検査が主流となり，あまり行われない．

(4)脳波検査

頭部に電極をおいて脳から発生する電気活動を記録する検査．脳の活動機能の評価に有用で，脳代謝異常，睡眠異常，意識障害などに実施され，てんかんの診断には必須である．

(5)筋電図検査

体表に電極を置き，主に骨格筋の収縮に伴って発生する活動電位を記録する．運動神経や筋機能を評価する検査で，脊髄疾患，神経根・末梢神経障害の診断に有用である．

(6)脳脊髄液検査

クモ膜下出血，感染症(髄膜炎，脳炎など)では，脳脊髄液圧の測定や細菌学的・生化学的の検査を行い病態を把握する．しかし，身体への侵襲も大きく，頭蓋内圧亢進症状がある場合は，脳ヘルニアを起こす危険があるので行ってはならない．また，穿刺部位に感染巣がある場合や出血傾向の強い場合も禁忌である．脊髄圧基準値は60～180mmH$_2$O，脳脊髄液の性状は無色透明で，クエッケンシュテット試験は陰性である．細菌感染を起こすと混濁し，クモ膜下出血では血性を呈する．

穿刺後は脳圧が低下し，すぐに起き上がると頭痛や悪心を訴えることがあるので，2時間程度は安静臥床とする．

5．主な治療

以前は，頭蓋内出血に対しては保存的療法を第一選択とすることが多かった．しかし，最近は技術も向上し，血腫が比較的大きく意識障害がある場合にも積極的に手術が検討される．また，脳血管内治療も盛んになってきた．開頭しないので身体に与える侵襲が少ない．とくに虚血性脳血管障害は，発症して3時間以内であれば静脈内に血栓溶解薬を投与して，よい結果が得られている．

脳血管障害では，一般に脳実質の損傷程度に合わせて発症後2，3日から1週間程度は安静臥床とし，血圧コントロールおよび脳浮腫による頭蓋内圧亢進予防のために薬物療法を行う．

(1)薬物療法

①降圧薬：脳血管障害の好発年齢は50代以降で，生活習慣病である高血圧を既往にもつことが多い．高血圧は脳血管障害の危険因子の1つであり，とくに脳出血においては再出血の予防のためにも血圧管理が重要である．

・カルシウム拮抗薬：カルシウムイオンが細胞内に流入するのを防ぎ，血管平滑筋が弛緩して血圧が下がる．脳や心臓など重要臓器への血流は保たれるので脳血管障害患者にも適している．長時間作用型では副作用も比較的少ない．

・アンジオテンシン変換酵素(ACE)阻害薬：降圧作用のほかに，動脈硬化の進行を抑制する作用や脳循環調節改善作用をもち，脳血管障害患者の血圧管理に適している．

②浸透圧利尿薬：損傷を受けた脳は浮腫を起こしやすく，放っておけば頭蓋内圧が亢進するため，頭蓋内圧を下げるために浸透圧利尿薬が使用される．D-マンニトール，グリセリン，イソソルビドなどの薬物は，糸球体で容易に濾過されるが尿細管ではほとんど再吸収されず，管腔内にとどまる．このことによって浸透圧効果が得られ，水分を細胞内から管腔内に引き込み尿として排泄する．副作用としては電解質のバランスが崩れることがある．

③副腎皮質ステロイド薬：悪性脳腫瘍，脳膿瘍などによる脳浮腫を改善する．脳

は血液脳関門によって有害物質の脳内への侵入を防いでいる．脳の毛細血管は透過性が最も低く，水，グルコース，酸素など，特定の物質しか透過しない．副腎皮質ステロイド薬は，浮腫によって破綻した血液脳関門を修復して脳浮腫を改善するといわれる．

④抗パーキンソン薬：パーキンソン病はドパミンが不足している状態なので，ドパミン補充が原則である．しかし，長期間使用するとジスキネジア（手足や身体が不随意に動く），薬効の減弱によりウェアリング-オフ現象（薬効時間の短縮化［4時間未満］），オン-オフ現象（指示された服薬を遵守しても突然症状が悪化するオフ現象と，突然症状が改善するオン現象が出現する状態）がみられるようになり，日常生活に支障をきたす．

- Lドパ（レボドパ）：ドパミンは血液脳関門を通れないが，ドパミンの前駆体であるLドパは通過できるので，不足しているドパミンを補充できる．副作用として便秘がある．
- 抗コリン薬（塩酸トリヘキシフェニジル）：脳のアセチルコリンの作用を阻害する．振戦に効果がある．
- ドパミンアゴニスト：ドパミン受容体を刺激する薬で，ドパミンと同様に刺激を伝達できる作用がある．パーキンソン病の初期段階で使用し，十分な効果がみられなくなったらLドパを併用するとよい．
- B型モノアミン酸化酵素（MAO-B）阻害薬：ドパミンの分解を抑制してドパミンの量の減少を抑える．
- 塩酸アマンタジン：ドパミン放出促進作用がある．

(2) **手術療法**

全身麻酔下で頭蓋骨に骨窓を開け，そこから頭蓋内の操作をする手術を開頭術という．脳実質や血管を処置する場合は顕微鏡下・内視鏡下で行う．適応は脳腫瘍の腫瘍摘出，脳動脈瘤の止血や破裂予防，外傷などによる血腫除去などである．脳動脈瘤の手術にはクリッピング術，コーティング術，ラッピング術などがある．術式によっては，術後の出血や脳脊髄液を排出して頭蓋内圧亢進を予防するために，ドレーン（硬膜外，脳室，脳槽）が挿入されることがある．

(3) **運動療法（リハビリテーション）**

急性期から回復期まで一貫したアプローチが重要である．

①急性期：急性期でも早期からリハビリテーションを開始することで，廃用症候群を予防し，残存機能を高めることが可能である．点滴などの医学的管理が必要で起き上がれなくても，状態をみながらできるだけ早い時期にベッド上から開始する．脳の損傷範囲や状態にもよるが，発症後2～4日を目安にする．急性期のリハビリテーションの目的は，関節可動域を保持し，筋力低下を予防することで，褥瘡をつくらないことも大切である．そのためには定期的に体位変換を行い，できることは患者にも協力してもらう．運動は他動運動を中心に各関節の運動を行う．状態が許せば，徐々に上体を起こす．ベッド挙上の際や，初めて坐位をとるときは起立性低血圧に注意する（図9）．この時期は血圧と脈拍に注意する．

②慢性期：この時期は，生活の場が病院以外であることが多い．年齢や家庭の事情により自宅療養や施設入所，職場復帰をしている場合もある．再獲得した能力を維持し，できるかぎりQOLの向上をめざす．生活環境が大きく変わるため，

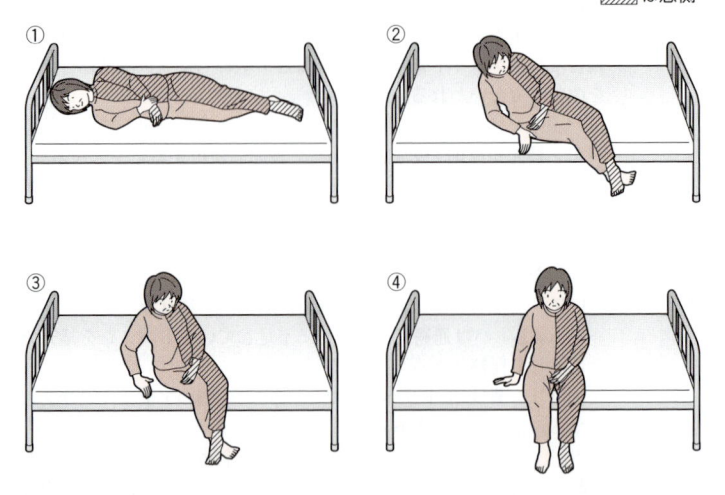

健側を下にして側臥位をとる．このとき，上肢は①のように健側で患側を持ち，下肢は患肢を上にして交差しておくと骨盤が回転しやすい．下肢をベッド脇に下ろし，健側手掌から肘までベッドにつけ(②)，ベッドを押すようにして肘を伸ばしながら上半身を起こす(③)．起き上がったら足底部を床にしっかりとつける(④)

図9　端坐位のとり方

とくに高齢者ではせっかく獲得したADLが縮小して筋力低下や関節拘縮が進み，寝たきりにつながりやすい．運動機能の維持・増進のために，セルフケアの自立を患者・家族に指導する．また，家に閉じこもるようになると精神活動が低下して，認知症などにつながることもある．患者が興味・関心を示す活動を勧めることも大切である．慢性期は長期に及ぶことが多いため，介護者の身体的・精神的負担にも目を向け，介護保険の利用など社会資源の導入もはたらきかける．

③回復期：車椅子坐位が30分程度とれるようになったら，リハビリテーション室での訓練に切り替える．運動能力を高め，移動動作をはじめとしたADLの拡大をめざし，活動範囲を広げていく．高次脳機能障害には専門的な治療を行う．障害に応じた自助具の使用や扱いやすい物品の選択，患側が認識できるように工夫して，ADLが再獲得できるように患者とともに考える．また，患者・家族には今後どのような生活を望んでいるのか話をよく聴き，退院後の生活を視野に入れてリハビリテーションを進める．必要に応じて試験外泊を行い，退院に向けて家庭環境を整え，転倒などの事故を起こさないように注意する．患者は少しずつ運動機能が改善し，自信をもつ時期であるが，監視レベルまで回復した患者がいちばん事故を起こしやすい．患者に十分説明すると同時に，高次脳機能障害があり状況がよく理解できない場合は，患者・家族と相談して安全対策を講じる．

急性期

クモ膜下出血患者の看護過程の展開

BASIS

患者：50歳，女性
患者の状況：救急車で搬送され，頭部CTでクモ膜下出血（前交通動脈瘤破裂，脳動脈瘤の重症度分類［ハント-コスニック分類］2度）と診断．開頭クリッピング術施行，術後1日目

クモ膜下出血患者の理解に必要な情報

パターン	必要な情報項目	患者情報	アセスメントの視点	アセスメント
健康知覚-健康管理	・現病歴，既往歴 ・指示された治療，日常生活上の注意 ・挿入物（ドレーン，輸液など） ・身体的管理能力 ・知的・情緒的準備状態 ・家族の現状の受けとめ方	・買い物中に頭痛を訴えて倒れ，救急車で搬送される．頭部CTでクモ膜下出血（前交通動脈瘤破裂，ハント-コスニック分類2度）と診断され，全身麻酔下でただちに手術（開頭クリッピング術）施行．気管挿管，術後ICUに入室．術後1日目である． ・2年前に健診で高血圧と診断されたが，自覚症状がなかったため，放置していた． ・喫煙10本/日程度 ・「いままでお産以外に寝込んだことがない．かぜをひいても市販薬を服用して一晩眠れば治っていたので，健康には自信があった」（患者の言） ・術前は突然の発症のうえ頭痛がひどく，手術が不安であると訴えていた． ・本日気管チューブ抜管．	・入院前の健康に対する意識はどのようなものだったか． ・今後どのような指導が必要か． ・危険に対する対処能力はどうか．	健康に自信があったため，高血圧の指摘を受けても放置していた．喫煙習慣もあり，健康に対する意識は低かったと思われる．今後は高血圧の治療を行い，生活習慣病予防のためにも生活全般を見直す必要がある． 　現在は術直後で手術侵襲による身体的負担に加え，前頭葉症状と思われる見当識障害がみられ，患者・家族は今後のことを考えられる状態にない．術後1週間を過ぎて状態が落ち着いてきたら，少しずつ入院前の具体的な生活に関する情報収集を始め，退院に向け再度アセスメントして指導計画を立案する． 　現在，術後管理に必要なチューブ類，モニタ類のラインが多数挿入・装着されている．しかし，見当識障害により状況が理解できず，挿入物を抜去したり，ベッドから転

パターン	必要な情報項目	患者情報	アセスメントの視点	アセスメント
		覚醒しているが見当識障害がみられ，「夕食の支度があるから家に帰る」と起き上がろうとしたり，「この管が邪魔ね」と言って輸液ラインを触ったりする． ・脳室ドレーン挿入，脳室ドレナージ圧15cm H_2O ・膀胱カテーテル留置，輸液ライン，モニタ類のラインを挿入中 ・明日一般病棟に転出予定である． ・夫の反応：発症直後，モニタに囲まれベッドで臥床している妻の姿を見て呆然としていた．術後は少し落ち着いた様子である．「病名は聞いたことがあるが，詳しくはわからない．脳の病気なので後遺症が残らないか心配」と言っている．		落するおそれがある．とくに脳室ドレーンが抜去されると，血液や髄液が排出されず頭蓋内圧が亢進するおそれがある．事故が起こらないようにかかわっていく． ＃ 開頭術後の見当識障害に伴う脳室ドレーン抜去の危険性に関連した身体損傷リスク状態
栄養-代謝	・身長，体重，BMI ・食事摂取量 ・嚥下状態 ・歯，口腔粘膜，消化・吸収機能 ・皮膚の状態 ・栄養状態データ ・感染徴候 ・術中出血量	・身長157cm，体重65kg，BMI 26.4 ・入院前は3度の食事のほか，間食や夜食をとっていた． ・アルコールはつきあい程度にたしなむ． ・明日から食事が開始予定である． ・気管チューブ抜管後，飲水が許可され，誤嚥はない． ・義歯なし ・仙骨部にやや発赤がみられる．	・術後の栄養状態に問題はないか． ・ドレーン挿入による創部感染の徴候はないか．	手術による出血は少なく，データからも栄養状態に大きな問題はみられない．仙骨部に発赤があるが，明日から食事が開始され安静度も徐々に緩和されると思われるので，このまま様子をみてよいと考える． 　本来頭蓋内は無菌であるため，開頭術，脳室ドレーン挿入は髄膜や脳実質に感染を引き起こす危険性がある．現在炎症反応がみられるが，これは

パターン	必要な情報項目	患者情報	アセスメントの視点	アセスメント
		・TP 6.7g/dL, Alb 3.8g/dL, Hb 11.8g/dL, Ht 38.2％, Na 140mEq/L, K 3.8mEq/L, Cl 103 mEq/L, WBC 12,000/μL, CRP 2.5mg/dL, T 37.8℃ ・術中出血量150mL ・脳室ドレーンから血性～淡血性の排液が250mL/日みられる．脳室ドレナージ圧15 cmH$_2$O		術後の生体反応と思われる．いまのところ創部感染の徴候はみられないが，このまま観察を継続し，異常があればすぐに医師に報告する．
排泄	・排尿状態 ・排便状態 ・便通のための対策	・入院前の排尿5～6回/日．現在，膀胱カテーテル留置中で2,000mL/日，淡黄色 ・入院前の排便1回/日で普通便 ・入院後は排便はみられない．腸蠕動音は弱いが聴取可能．明日から食事が開始予定	・排泄状態に変調はないか． ・今後考えられる問題は何か，その対応方法にはどのようなものがあるか．	いまのところ排尿は量・性状ともに問題ない． 状態が安定し安静度が緩和されれば膀胱カテーテルは抜去できるので，抜去後の排尿状態を十分に観察する． 術後は全身麻酔と手術侵襲により交感神経が優位となる．また，安静に伴い活動量も低下する．そのため，腸蠕動が低下して一時的に便秘を起こしやすくなる．現在，腸蠕動音は聴取されており，明日から食事開始となるので，ひきつづき腹部の状態を観察する． 便秘だが，無理に腹圧をかけると頭蓋内圧を高める．今後排便状態によっては，緩下剤の使用を検討する．
活動-運動	・安静度 ・ADLの状態 ・呼吸器系 ・循環器系	・ギャッチアップ30°で安静臥床 ・現在，安静を保持するためADLは看護師が介	・ベッド上安静を余儀なくされることでADL，	術後は出血や脳浮腫によって頭蓋内圧亢進を起こしやすい状態にあり，予後に影響を与える．そ

パターン	必要な情報項目	患者情報	アセスメントの視点	アセスメント
	・輸液量，薬物の種類	助して行っている． ・本日気管チューブ抜管．高性能酸素吸入ネブライザ（40％5 L）を使用し，R 15回/分前後，呼吸音は弱めだが，肺野全体で聴取．経皮的動脈血酸素飽和度（SpO₂）97～99％，PaO₂ 100mmHg，PaCO₂ 38.5mmHg ・排痰は促せばできる． ・現在BPはCa拮抗薬を使用して，130～140/60～70mmHgにコントロールされている． ・T 37.8℃ ・P 60～70回/分（規則的） ・術中出血量150mL ・脳室ドレーンより血性～淡血性の排液が250mL/日 ・電解質輸液製剤に止血薬を注入して1,500mL/日，抗生物質2回/日点滴静脈注射 ・膀胱カテーテル留置	QOLはどの程度変化したか． ・どのようなADLの援助が必要か． ・全身麻酔による呼吸への影響はないか． ・術後の出血状態に異常はないか． ・術後合併症はみられないか．	のため診断をあげてかかわっていく． 　脳血管攣縮は術後4～14日以内に最も生じやすい．攣縮が起こると血管が狭窄し，運動障害や失語をきたす．現在，術後1日目であるため診断はあげないが，瞳孔や眼球運動，運動障害などに異常がみられないか，患者の状態に十分注意して観察する． 　頭蓋内圧亢進，脳血管攣縮予防のため，術後約10～14日間はベッド上安静が必要である．また，現在は挿入物やモニタ類のラインが数多く装着され活動が制限されている．そのため，一時的だがADLは看護師に頼らざるをえない．運動機能の低下を防ぐために安静の指示範囲内でできることは患者が行えるようにかかわっていく． 　気管チューブ抜管後，呼吸音は弱めだが大きな問題はみられない．今後は排痰を促し，肺合併症を予防する． PC：頭蓋内圧亢進
睡眠-休息	・睡眠状態 ・睡眠の満足度 ・睡眠を妨げる要因	・入院前は23時ころに就寝し，6時ころ起床していた．トイレに起きることもほとんどない． ・術当日の夜はICUに入室し，人工呼吸器が装着されていたが，よく眠っていた．	・入院や手術が睡眠や休息に影響を与えていないか．	術当日夜はICUで過ごしているが，ICUシンドロームを起こさず，よく眠れている． 　気管チューブ抜管後，覚醒しているが，見当識障害がみられ，安静保持が困難なおそれがある．

パターン	必要な情報項目	患者情報	アセスメントの視点	アセスメント
				術後1日目であり，夜間だけでなく昼間も患者が十分な安静が保てるように環境を整える．患者の様子を観察し，医師と相談しながら必要に応じて薬物の使用を検討する．
認知-知覚	・意識状態，見当識 ・説明に対する理解 ・感覚，知覚：視覚，聴覚，感覚障害，痛み ・治療への理解，期待	・「夕食の支度があるから家に帰る」と起き上がろうとしたり，「この管が邪魔ね」と言って輸液ラインを触ったりする．説明すると「わかった」と言うが，しばらくすると同じことを繰り返す． ・術前は頭痛がひどかったが，術後は落ち着いている．創痛はほとんどない． ・近視があり眼鏡使用 ・聴覚・感覚障害はない． ・術前は不安を訴えていたが，術後は「早くもとの生活に戻りたい」と話している．	・意識状態，認識に変化はないか． ・感覚障害はないか． ・疼痛はないか． ・疾患に対する認識はあるか．	覚醒しているが，前頭葉症状と思われる見当識障害があり，意識清明とはいえない．術後で挿入物が多く，輸液ラインを抜去すると頭蓋内圧亢進を起こす危険性があるので注意する．事故が起こらないための具体的援助は，パターン"健康知覚-健康管理"で展開する． 術直後だが創痛はほとんどない．また，感覚障害もなく，とくに問題はないと思われる． 治療に関して，とくに問題となる発言はないので，このまま様子をみる．
自己知覚-自己概念	・疾患の受けとめ方，悩みなど ・心理的・社会的側面	・「身のまわりのことを何もかもやってもらって申しわけない」 ・術前の患者の発言：「手術をして本当によくなるのか」「もとの生活に戻れるのか」「家の中はどうなっているのか，次男は受験期なのに大丈夫なのか」「入院費用はどのくらいかかるのか」など不安でいっぱい ・「社交的で，地域や子	・突然の入院，手術により，自己尊重が低下していないか． ・自己評価が今後の治療に及ぼす影響はないか．	術直後で脳血管攣縮予防のために安静が必要である．もともと活動的な性格であるため，ほとんどのADLを他者に依存しなければならない現状は，自己尊重を低下させるおそれがある．運動機能の低下を防ぐと同時に，現在おかれている状況を肯定的にとらえられるように，安静の指示範囲内でできることは患者が行えるようにかかわっていく．

パターン	必要な情報項目	患者情報	アセスメントの視点	アセスメント
		どもの学校での活動にも積極的に参加していた」(夫の言)		術後は見当識障害が生じており、現在の患者の精神状態は正確に把握できない。しかし、術前はさまざまな不安を訴えていることから、今後の治療に支障がないように患者の言動に注意し、できるかぎり患者の訴えに耳を傾けるようにする。
役割-関係	・家族構成 ・社会的・経済的立場 ・キーパーソン，支援者 ・家族関係の変化	・夫(53歳)，長男(大学生)，次男(高校生) ・教育費がかかる時期なので，家計を助けるためにパートをしていた。 ・キーパーソンは夫である。 ・夫は会社員。管理職で朝7時に出勤し，帰宅は早くて21時，23時を過ぎることも多い。休日出勤もあり，家庭のことは妻に任せていた。 ・突然の妻の入院で，入院時のモニタや挿入物に囲まれる妻の姿を見て呆然としていた。 ・「家事は妻にすべて任せていたので，いま家の中は混乱している。しかし，息子たちは現状をわりあい冷静に受けとめ協力してくれる」と言っている。 ・術前の患者の発言：「家の中はどうなっているのか，次男は受験期なのに大丈夫なのか」「入院費用はどのくらいかかるのか」	・入院や手術に伴う家族関係，社会生活，経済状況への影響はないか。	突然の発症で，一家の主婦，母親としての役割が中断された。見当識障害がみられるものの，術前後で家庭を心配する言動がみられる。今後の経過によっては役割変化が生じる可能性もあるので，患者の経過や言動に注意する。 　入院前は患者が主婦として家庭を切り盛りしており，突然の入院，手術は家族にとって大きな衝撃だったと思われる。夫は「家の中は混乱している」と言うものの，いまのところ比較的冷静に対処している。しかし，術後患者は見当識障害がみられ，家族は今後の経過や予後に対してはかり知れない不安をかかえていると考える。 　患者の入院により家族の生活は変化せざるをえない。夫は仕事中心の生活であったが，妻の入院中は，少なくとも夫と父親として役割意識の変化が求められると思われる。

パターン	必要な情報項目	患者情報	アセスメントの視点	アセスメント
				こうしたことが夫にとってストレスとならないように夫の言動に十分注意する． 　患者のパートによる収入がなくなることで，今後経済面に支障をきたす可能性もある．患者や夫から話をよく聴き，必要に応じて医療ソーシャルワーカーを紹介する．
性-生殖	・配偶者（パートナー），子ども ・月経：周期，最終月経，閉経	・夫，子ども2人あり ・3年前から月経不順があり，最終月経は9か月前である． ・ここ数年，若いころより顔がほてったり，頭痛があることが多くなったが，年齢的なものだと思い，あまり気にしないようにしていた．	・発症に伴う性的な問題はないか．	年齢，月経周期からみて閉経が近いと考えられる．更年期症状も現れているがうまく対処できている． 　壮年期にある夫婦にとって性に対する関心は高いと思われる．しかし，現在は突然の発症で，夫婦ともに今後の性生活に関心をもてる状態ではなく情報もない．性に関する相談はしづらいものである．今後状態が落ち着いて先の見通しがついてきたころ，患者や夫から心配なことはないか聴き，必要に応じて再度アセスメントする．
コーピング-ストレス耐性	・通常のストレス対処法 ・入院，治療などによるストレス	・友人と話をすることがストレス発散法である． ・ギャッチアップ30°で安静臥床 ・脳室ドレーン，膀胱カテーテル留置 ・現在，安静が必要なためADLは看護師が介助して行っている． ・術前の患者の発言：	・入院や手術に伴うストレスが表出されているか． ・ストレスへの対処法は効果的か．	突然の入院・手術で不安があるうえ，術直後で脳血管攣縮予防のために安静が必要な状態で，他者にADLを依存せざるをえない．突然の大きな環境の変化はストレスになる可能性がある．いまのところ出血部位の前頭葉症状である見当識障害が

パターン	必要な情報項目	患者情報	アセスメントの視点	アセスメント
		「手術をして本当によくなるのか」「もとの生活に戻れるのか」「家の中はどうなっているのか,次男は受験期なのに大丈夫なのか」		みられ,患者の気持ちが十分に表出されていない.ストレスが蓄積すれば,ICUシンドロームを引き起こすことも考えられる.安静の必要性を説明すると同時に,安静の指示範囲内でできることは患者が行えるようにかかわっていく. 　いまの時点では家族以外の面会は難しい.面会時間内は可能なかぎり家族が付き添えるように協力を求めたり,看護師が話を聴く時間をつくるなどして,できるかぎり患者の思いが表出できるように配慮する.
価値-信念	・信仰の有無 ・重要視する価値 ・家族の価値	・患者・家族は信仰をもっていない.	・患者・家族は治療に影響を及ぼす価値観や信念をもっているか.	患者・家族は特定の宗教の信仰はなく,いまのところ治療・看護に支障をきたすような問題はみられていない.

患者の問題/看護診断リスト

共同問題	診断・優先の根拠
PC：頭蓋内圧亢進	患者は術直後で,出血や脳浮腫によって頭蓋内圧亢進を起こしやすい状態にある.これは生命を脅かす危険性がある.状態の変化にすみやかに対応するために共同問題として,**優先順位1位**とする.

看護診断名	パターン	診断・優先の根拠
＃1　開頭術後の見当識障害に伴う脳室ドレーン抜去の危険性に関連した身体損傷リスク状態	健康知覚-健康管理	現在,術後管理に必要なチューブ類,モニタ類のラインが数多く挿入・装着されている.しかし,前頭葉症状と思われる見当識障害が出現

看護診断名	パターン	診断・優先の根拠
		しており，挿入物が抜去されたり，ベッドから転落するおそれがある．いまのところ状態は安定しているが，まだ術後1日目で，今後さまざまな合併症を起こしやすい時期である．とくに脳室ドレーンが抜去されれば血液や髄液が排出されず，頭蓋内圧亢進のおそれがある．そのため安静が保持され，転落防止，およびチューブ類，モニタ類のラインの自己抜去を防ぐために，**優先順位2位**とする．

PC：共同問題，#：看護問題

看護計画

共同問題	目標
PC：頭蓋内圧亢進	●頭蓋内圧亢進症状がみられない．

対　策	根拠および留意点
DP (1) 頭蓋内圧亢進症状についてアセスメントする． 　①意識レベルの変化 　②瞳孔，眼球運動：大きさ，左右不同，対光反射，眼球運動の異常の有無 　③バイタルサインの変化：血圧の上昇，徐脈・頻脈の有無，呼吸数・呼吸パターンの変化 　④随伴症状の有無：頭痛，嘔吐，項部硬直，痙攣の有無と程度 　⑤運動麻痺の有無と部位，程度 　⑥脳室ドレーンからの排液量，性状 　⑦水分バランス 　⑧検査データ：動脈血ガス分析，SpO_2，頭部CT (2) 頭蓋内圧亢進の原因・誘因についてアセスメントする． 　①脳室ドレーンの不適切な管理 　②意識障害や不穏状態などによる安静保持困難 **TP** (1) 安静を保持するための援助 　①15〜30°程度ギャッチアップする．	▶急性頭蓋内圧亢進は，頭痛，嘔吐とともに収縮期血圧の上昇や徐脈，呼吸状態の変化もみられるので，バイタルサインはとくに左記の3点に注意する． ▶気管チューブ抜管直後で，意識障害が頭蓋内圧亢進によるものなのか，脳の酸素不足によるものなのかを判断するために，SpO_2測定が大切である． ▶脳室ドレーンが抜けたり，屈曲・閉塞により有効な脳室ドレナージが行われないと，血液や髄液が排出されずに頭蓋内に貯留して脳を圧迫する． ▶頭蓋内の静脈還流を促進し脳循環を改善するため

対　策	根拠および留意点
②環境調整を行う． (2)脳室ドレーンの管理 　①拍動の有無，設定圧，チューブ類の屈曲・閉塞の有無を確認する． 　②マノメータが落下したり，スタンドが倒れないように設置する． 　③体位変換や移動の際はクランプする． 　④必要に応じてミルキングを行う． (3)呼吸管理 　①指示された酸素吸入を行う． (4)血圧管理 　①指示された薬物を確実に投与する． 　②排便がみられない場合は，医師と相談し適宜，緩下剤を使用する． **EP** (1)患者・家族への指導 　①安静と脳室ドレーンの必要性を説明する． 　②不安や苦痛があれば遠慮なく伝えるように説明する．	に頭部を挙上する．このとき，頸部だけが屈曲されると頸静脈が圧迫され，脳から静脈血が戻りにくくなるので注意する． ▶マノメータの基準点が脳室ドレーン先端位置より突然下がると急激に脳脊髄液圧が低下し，頭蓋内出血を起こす危険性があるので注意する． ▶検査や食事などで移動するときは，脳室ドレナージ圧が変化しないようにクランプをする．脳室ドレナージを再開する際は，設定圧を確認してからクランプを解除する．また，解除後は拍動の有無を確認する． ▶拍動が弱くなったり脳室ドレーンからの排液が減少した場合は，脳室ドレーンの閉塞が考えられるので，排液の逆流や脳室ドレーンの破損に注意してミルキングを行う． ▶便秘には浣腸を行わない．迷走神経を刺激して頭蓋内圧亢進を引き起こすことがある． ▶見当識障害があるが，気になることがあったり頭蓋内圧亢進症状のような苦痛があるときは，動く前にまず看護師に声をかけるように説明し，安静の必要性を強調する．

看護診断	目標とする患者の状態
#1　開頭術後の見当識障害に伴う脳室ドレーン抜去の危険性に関連した身体損傷リスク状態	●事故が起こらない． 　・チューブ類，モニタ類のラインを抜去しない． ●安静を保持できる．

対　策	根拠および留意点
DP (1)事故の危険因子についてアセスメントする． 　①意識レベルの変化 　②認知能力の程度 　③患者の表情，言動 　④ベッド周囲の環境	

対　策	根拠および留意点
⑤睡眠状態 (2)事故の影響についてアセスメントする. 　①術後出血 　②頭蓋内圧亢進 　③脳血管攣縮 　④感染 **TP** (1)チューブ類を自己抜去しないための援助 　①脳室ドレーン，点滴，膀胱カテーテル，酸素マスクがはずれないように固定する. 　②チューブ類が確実に装着されているか頻回にベッドサイドへ行って確認する. (2)安静を保持するための援助 　①環境の調整：ベッド柵の設置，ベッド周囲の整理，ナースコールを手の届く場所に置く，静かな環境を維持する. 　②できるかぎりベッドサイドへ行き，不安や不快なことがないか聴く. 　③家族との面会時間を多くもつ. **EP** (1)患者・家族への指導 　①安静とチューブ類，モニタ類の必要性を説明する. 　②チューブ類，モニタ類には触れないように説明する.	▶脳室内に挿入されたドレーンからの感染や，膀胱カテーテルからの尿路感染などが考えられる. ▶患者が自己抜去してしまう場合は，患者の視界に入らないように設置場所や固定方法を工夫することも必要である. ▶ICUは患者に目が届きやすい環境だが，安心せず必ず患者のそばに行き，チューブ類が身体に装着されているかを確認する. ▶チューブ類だけでなくモニタ類のラインも身体に装着されている．できるかぎりベッド周囲は整理整頓して患者に危険がないようにしておく．また，機器類のモニタ音や周囲の患者の会話が気にならないように音を小さくしたり，ベッド配置を工夫するなど配慮する. ▶一般にICUでは面会時間に制限がある．しかし，患者の状態に合わせて柔軟性をもって対応し，患者の精神状態の安定をはかっていく.

慢性期

パーキンソン病患者の看護過程の展開

> **BASIS**
>
> **患者**：64歳，男性
> **患者の状況**：5年前にパーキンソン病と診断され，薬物療法を受けながら妻の介護により自宅で療養していた．1か月前から症状の日内変動がみられるようになり，介助量も増えた．薬物の調整目的で入院となる．ホーン-ヤールの重症度分類Ⅲ度，入院4日目

パーキンソン病患者の理解に必要な情報

パターン	必要な情報項目	患者情報	アセスメントの視点	アセスメント
健康知覚-健康管理	・既往歴 ・指示された治療，日常生活上の注意 ・身体的管理能力 ・知的・情緒的準備状態 ・家族の現状の受けとめ方	・既往歴なし．パーキンソン病を発症するまでは健康に自信があった． ・Lドーパ製剤，ドパミン受容体刺激薬，抗コリン薬を服用 ・約1年前から飲み忘れるようになり，その後薬物の管理は妻が行っている．現在飲み忘れはない． ・入院前は，妻が1回/月外来受診に連れて行っていた． ・介護保険要介護3，訪問介護サービスを1回/週受けている． ・歩行は前傾姿勢で歩幅が小刻みである．1か月前から四肢の動きがスムーズでなくなり，両手指・下肢の振戦も以前より強くなった． ・薬効の日内変動がみられる． ・入院2週間前に自宅でトイレへ行こうとして数回転倒している．	・長い闘病生活であるが，疾患，治療をどのように受けとめているか． ・今回の入院目的を理解しているか． ・抗パーキンソン病薬の長期服用による副作用が健康管理能力にどのような影響を及ぼしているか．とくに危険に対する対処能力はどの程度か． ・家族の支援体制はどうか．	患者は自分の状態を嘆いているものの，疾患を自分なりに受けとめている．今回の入院目的も理解できている． 　抗パーキンソン病薬の長期服用により症状が悪化し，入院して薬物を調整している．薬物が調整できるまでは症状が安定しないにもかかわらず，患者は薬物を変更すればすぐに効果が現れると思っている． 　排泄の自立を強く希望して1人で動いてしまい，転倒しやすい状況にある．外傷や骨折などの二次的障害は活動性を低下させ，寝たきりの生活をおくる原因となる．そのため，薬効の日内変動を観察し，患者の思いを尊重しながら，安全に十分配慮してかかわる． 　キーパーソンの妻は介護に熱心だが，1人でがんばりすぎて無理をして

パターン	必要な情報項目	患者情報	アセスメントの視点	アセスメント
		・「薬を変更したのでもう大丈夫」と言っている．人に迷惑をかけたくないと，入院後は1人でトイレへ行こうとしてベッドサイドで動けなくなり立ちつくしている姿が2～3回見受けられる． ・「手先が器用で日曜大工をよくしたのに，身体が動かなくなってなさけない．でも，妻が懸命に支えてくれるので，今回の入院で薬を調整して，トイレは自分でできるようになりたい．おむつは絶対いや」(患者の言) ・娘は結婚して遠方に住んでいる．息子家族は同じマンション内に住んでいる． ・妻はほぼ毎日面会に来る．発症当時から介護に積極的である．「調子が悪いときは近くに住む嫁が代わってくれるが，嫁は仕事をしており，孫も小さいのであまり面倒をかけたくない」「入院前の2週間くらいは介護にとても手がかかるようになり，正直疲れた」「入院してほっとした」(妻の言)		いる様子がうかがえる．薬物の調整後，再度，在宅療養を行うためには，今回の入院を機に，家族で介護を見直す必要がある． # 抗パーキンソン病薬の長期服用，変更により症状が不安定であること，自分で排泄したいという思いに関連した身体損傷リスク状態
栄養-代謝	・身長，体重，BMI ・食形態，食事・水分摂	・身長171cm，体重65kg，BMI 22.2 ・常食．主食はおにぎり，副食はきざみ食	・食事の消化・吸収に問題はないか．	食事摂取に時間がかかるものの，自力で全量近く摂取できている．嚥下状態に大きな問題はない．

慢性期 ● パーキンソン病

パターン	必要な情報項目	患者情報	アセスメントの視点	アセスメント
	取量，摂取方法，補食 ・歯，口腔粘膜 ・嚥下状態 ・栄養状態データ	・両手に振戦があるので食べこぼすが，フォークとスプーンを使用して自分で摂取している． ・摂取量は8〜9割．食事摂取時間は40〜50分で，咀しゃくに時間がかかる． ・水分摂取時にたまにむせることがある． ・義歯なし．皮膚は乾燥していない． ・TP 7.1g/dL, Alb 4.5g/dL ・水分は約600mL/日摂取 ・尿量1,000〜1,200mL/日	・嚥下状態に問題はないか． ・水分バランスに問題はないか．	栄養状態データにも問題がなく，このまま様子をみてよい． 　水分摂取量は少なく水分バランスはややマイナス傾向だが，脱水には至っていないと考える．今後は排泄状態をみながら，むせに注意して水分摂取を勧めていく．
排泄	・排尿状態 ・排便状態 ・便通のための対策	・排尿12〜13回/日（夜間3回）．入院前後で大きな変化はない．尿量1,000〜1,200mL/日．尿混濁なし，残尿10〜20mL程度 ・排尿回数が増えないように，600mL/日（毎食後湯のみ1杯の緑茶）程度の水分摂取に控えている． ・入院前の排便は緩下剤を使用して1回/2〜3日，やや硬便．入院後は緩下剤を使用しているが，入院前から1週間排便がみられない．腹部不快感あり ・入院後抗パーキンソン病薬を調整した．	・自律神経障害による排尿・排便障害はないか． ・薬物の副作用による排尿・排便障害はないか． ・尿路感染症の徴候はないか．	パーキンソン病による頻尿がみられ，患者は水分摂取に積極的でない．いまのところ尿路感染症の徴候はみられない．水分摂取はもう少し増やしたほうがよい． 　入院前からパーキンソン病に伴う自律神経障害によって便秘がみられ，緩下剤によりコントロールがはかられていた．今回抗パーキンソン病薬の調整に伴う副作用と思われる便秘がみられる．水分摂取不足も原因の1つと思われる．苦痛も訴えているので排便コントロールを行う． ＃　薬物の変更，水分摂取不足に関連した便秘リスク状態

6 脳・神経疾患

慢性期●パーキンソン病

パターン	必要な情報項目	患者情報	アセスメントの視点	アセスメント
活動-運動	・運動機能障害の程度 ・ADLの状態 ・運動習慣 ・呼吸器系 ・循環器系	・歩行は前傾姿勢で歩幅が小刻みである．1か月前から四肢の動きがスムーズでなくなり，両手指・下肢の振戦も以前より強くなった． ・動作は緩慢である．1日のうちでも調子の変動がある．調子がよいときは，寝返り・起き上がり動作はゆっくりだが1人でできる．調子が悪いときは全面介助が必要である． ・早朝と夕食後以降は調子が悪い．午前中は比較的調子がよい． ・トイレへ行くときは看護師を呼ぶように指導しているが，1人でトイレへ行こうとして，ベッドサイドで動けなくなり立ちつくしている姿が見受けられる． ・昼間は洋式トイレを使用．自宅ではトイレの隣の部屋を居室としていた．下着の着脱は症状が悪化してから全介助を要している．排便後の後始末は介助が必要である． ・夜間は尿器を使用．介助が必要である． ・両手に振戦があるので食べこぼすが，フォークとスプーンを使用して自分で摂取している． ・自宅では2回/週入浴していたが，症状が悪化してからは浴槽に入れずシャワー浴となっ	・運動機能，ADLは，発症当時と比べてどの程度変化したか，それによるQOLの低下はみられたか． ・どのような援助が必要か． ・呼吸器系，循環器系に問題はないか．	抗パーキンソン病薬の長期服用により現在運動機能が低下し，ADL介助量が増加している．患者はリハビリテーションに対して前向きである．ADLの維持・拡大には積極的でないものの，看護師のはたらきかけには応じ，自ら行おうという姿勢がみられる．このままリハビリテーションを継続し，できる範囲でADLを自分で行っていけば筋力が維持できる．そして薬物の調整ができ，症状が落ち着けば，ある程度のADL自立は可能と思われる．しかし，患者の言動より，排泄の自立をあせるあまり無理をして事故を起こす危険性も考えられるため注意する．リハビリテーションは筋力低下による事故を防止する目的で行うため，ここでは診断名をあげず，パターン"健康知覚-健康管理"で展開する． 　呼吸器疾患の既往はなく，呼吸機能はとくに問題はない． 　血圧の測定値は基準値を逸脱しておらず，心電図にも異常はみとめられないので，循環機能に問題はないと考える．しかし，パーキンソン病に伴う自律神経症状の1つに起立性低血圧がある．現在，薬物を調整しているため，血圧の変化に注意

パターン	必要な情報項目	患者情報	アセスメントの視点	アセスメント
		ていた．入院後は介助で入浴している． ・部分的には身体を洗えるが，力が入らず，なでるように洗っている． ・洗顔は1人でなんとかできる．歯磨きはチューブのふたをはずし，練り歯磨きを搾り出すことが困難である． ・リハビリテーションは入院2日目から午前中に1時間，歩行訓練や自宅の環境に合わせたADL訓練を行っている．患者はPT，OTの指示に従い，積極的に取り組んでいる． ・排泄以外のADLは「身体が動かないからできない」と言うが，看護師が促せば自分で行う． ・「トイレだけでも自分でできるようになりたい」 ・R 18回/分，P 68回/分（不整脈なし），心電図に異常はみとめられない．BP 120/64mmHg		する．
睡眠-休息	・睡眠状態 ・睡眠の満足度 ・睡眠を妨げる要因 ・睡眠を促す手段 ・昼寝の有無	・夜間は3回排尿がある．尿器を使用し，妻の介助が必要である． ・塩酸リルマザホン（リスミー）を服用しているため，寝つきはよいが，尿意で目覚めるため熟睡感はない． ・昼食後に1時間ほど昼寝をするので，睡眠不足であるとは感じていない．	・疾患に伴う症状により睡眠や休息への影響はないか．	パーキンソン病に伴う自律神経症状として，夜間に排尿が3回ある．これにより熟睡感はないが，睡眠薬の使用や昼寝により患者は睡眠不足と感じていない．日常生活に支障をきたしていないため，このまま様子をみる．

6 脳・神経疾患

パターン	必要な情報項目	患者情報	アセスメントの視点	アセスメント
認知-知覚	・意識状態,見当識 ・コミュニケーションの状態 ・説明に対する理解 ・感覚,知覚 ・治療への理解,期待	・見当識障害はない. ・改訂長谷川式簡易知能評価スケール(HDS-R)は27/30点 ・説明を理解し行動できる. ・流涎がある.声は小さいが話は聞きとれる. ・視覚：老眼鏡使用.日常生活に支障はない. ・聴覚：正常 ・感覚障害や痛みはない. ・「薬の調整ができれば1人でトイレへ行けるようになり,退院できる」	・疾患の進行による精神的変化,認知症,うつ状態はみられないか.また日常生活に支障をきたしていないか. ・感覚障害はみられないか.それが入院生活や治療に影響を及ぼしていないか. ・疾患や治療に対する知識不足はないか.	いまのところ認知症はみられず,理解力低下による日常生活への影響はない. 感覚障害は加齢による視力低下がみられるのみで,とくに問題となることはない. 治療内容は理解できており,問題はない.
自己知覚-自己概念	・疾患の進行の受けとめ方の変化,悩みなど ・生活面の行動(外見,表情,服装,言動など) ・心理的・社会的側面	・「この病気になってから5年が経つ.外見が変わってしまったし,年々身体が動かなくなっている.それがなさけない」「今回の入院で薬物を調整してトイレは自立したい」 ・健康なころは身体を動かすことが好きだった.自宅ではできるだけ庭を散歩するようにしていた. ・表情があまりない.今回は薬物が効かなくなり,振戦が強く,身体の動きも悪くなった. ・いまは孫と会うのが楽しみである. ・排泄は自立したいと思	・パーキンソン病の症状や薬物の副作用によるボディイメージの変化,長期にわたる闘病生活が自己尊重の低下につながっていないか. ・自己評価が今後の治療に影響を及ぼさないか.	闘病生活が長くなり,徐々に疾患が進行している.また,長期にわたる薬物の服用により副作用が出現している.そのため,外見が変化し運動機能も低下している.それを嘆いており,自ら積極的にADLを行うことはない.しかし,促せば自分でADLを行い,排泄だけは自立したいという思いからリハビリテーションには前向きに取り組んでいる.いまのところ患者は必要な行動をとれており,自己概念には大きな変化はみとめられないので,このまま様子をみる.

慢性期●パーキンソン病

パターン	必要な情報項目	患者情報	アセスメントの視点	アセスメント
		っている． ・PT, OTの指示に従い，積極的にリハビリテーションに取り組んでいる． ・ADLは「身体が動かないからできない」と言うが，看護師の促しには応じる．		
役割-関係	・家族構成 ・社会的・経済的立場 ・キーパーソン，支援者 ・家族関係の変化 ・コミュニケーション能力	・妻(67歳)と2人暮らし ・息子(33歳)，嫁(30歳)，孫(3歳)は同じマンション内に住んでいる．嫁はフルタイムで仕事をしている． ・娘(35歳)は結婚して遠方に住んでいる． ・会社員だったが，定年を迎え，これから第2の人生を妻と楽しもうと思っていた矢先の発症である． ・2年前に介護保険の適用を申請し，現在要介護3の認定を受けている．1回/週訪問介護サービスを受け，居室の掃除や洗濯を依頼している． ・キーパーソンは妻．土日のどちらか半日は息子夫婦が介護を手伝ってくれる． ・疾患が悪化してから週末以外にも2〜3回/週，夜に息子夫婦のどちらかが様子をみに来る． ・蓄えはあり，入院費用の心配はない． ・娘は介護に来られない	・入院，症状の変化に伴う家族関係，社会生活，経済状況への影響はないか． ・症状によりコミュニケーションに障害を生じていないか．	患者は定年退職後，妻に対して何もできないまま発症し，現在介護を受けていることを心苦しく思っている．トイレは自立して妻の負担を軽くしようとリハビリテーションを行っており，いまの自分にできることをがんばろうとしている．これらのことから自分の立場(役割)は認識できている． 経済面では，いまのところ支障はない．今後介護費用がかかることも考えられるが，娘の協力が得られるようなので，家族からとくに相談がなければこのまま様子をみてよい． 長男夫婦の協力はあるが，介護は患者の妻中心であった．介護保険の認定を受けているが，妻の思いからほとんどサービスを利用していない．しかし，徐々に疾患が進行し，妻も歳をとり，介護負担が大きくなり，今後に不安を感じている．在宅療養を継続するためには，サポート体制を見直

パターン	必要な情報項目	患者情報	アセスメントの視点	アセスメント
		が，介護費用が必要なら協力すると言っている． ・「会社員時代は家庭，子育ては妻に任せきりだった．その後なんのねぎらいもできず，今度は自分の面倒をみてもらい苦労をかけていると思う」「今回の入院で薬を調整してトイレは自立したい」 ・妻は「妻が面倒をみるのは当然と思っていままでがんばってきた．ヘルパーさんに夫の介護を任せるのは不安だし，気がひける．でも今回の入院直前はとてもたいへんだった」「私も若くないし，今後が不安．しかし，息子夫婦に負担をかけたくない」と言っている． ・流涎があり，声は小さく，たまに舌がもつれることもあるが，話は聞きとれる．		す必要がある． 　嚥下機能が低下し，唾液がスムーズに飲み込めていないと思われる．また，構音障害もみられるが，いまのところコミュニケーションに支障はないのでこのまま様子をみる．
性-生殖	・配偶者（パートナー），子ども	・妻，子ども2人あり	・症状の変化に伴う性的問題はないか．	子どもは独立している．いまのところ性に関する訴えがないため，このまま様子をみる．
コーピング-ストレス耐性	・ストレス対処法 ・現在のストレス要因 ・入院，治療によるストレスの有無 ・介護者の言	・もともと身体を動かすことが好きだったので，調子がよいときは妻が付き添い，庭を散歩していた．よい気分転換になっていた． ・自宅にいたときは長男夫婦が1～2回/週，	・入院，症状の変化によるストレスが表出されているか． ・ストレスへの対処法は効果的か．	患者は発症して5年が経ち，徐々に疾患が進行し，不安を感じている．しかし，在宅療養中は家族の協力により散歩をしたり，孫と会うことで，ストレスコーピングがはかられていた．

慢性期・パーキンソン病

パターン	必要な情報項目	患者情報	アセスメントの視点	アセスメント
	動 ・利用している社会資源	孫を連れて来るのが楽しみであった. ・「入院して孫に会えないのは寂しい. だんだん病気が進行しているのがわかり, 不安がある. でも排泄だけは1人でできるようにリハビリテーションを継続し, 薬で症状をコントロールして早く退院したい」 ・妻はほぼ毎日面会に来ている. 妻が病気の夫をみるのは当然と考え, 発症当時から介護に積極的な姿勢をみせている. しかし, 「入院前の2週間くらいは介護にとても手がかかるようになり, 正直疲れた」「最近腰痛もある」「入院してほっとした」「私も若くないし, 今後が不安. しかし, 息子夫婦に負担をかけたくない」と言っている. ・介護保険要介護3, 1回/週訪問介護サービスを受けている.	・家族(とくにキーパーソン)が介護を行っていくうえで精神的・身体的・社会的に過度な負担がないか.	入院して孫と面会できないが, 退院するためにはどうしたらよいかを患者は理解しており, そのための行動もとれている. いまのところストレスを感じている様子はみられない. 　妻は, 「夫の介護は妻の役割」と考え, 5年間1回/週の訪問介護サービス以外に公的援助を受けず, ほとんど1人で介護を担ってきた. しかし, 疾患が進行し, 妻には精神的・身体的に過度な負担がかかっている. 　今回薬物を調整できれば一時的に症状が落ち着くが, 疾患は徐々に進行し, ターミナル期には寝たきり状態となる. このままでは妻が過労で倒れ, 在宅療養が困難となる危険性がある. 今後長期化する在宅療養生活を継続するためには, 妻1人でかかえこまず, 公的支援を導入するなど, 患者を含めた家族全体で介護体制を見直す必要がある. ＃ 妻が1人で介護を引き受けていること, 長期的な療養生活が予測されることに関連した家族介護者役割緊張リスク状態
価値-信念	・信仰の有無 ・家族の価値 ・重要視する価値	・信仰している宗教はとくにない. ・妻は, 「夫の介護は妻の役割」と考えている.	・患者・家族は治療に影響を及ぼす価値観や信	特定の宗教への信仰はなく, いまのところ治療・看護に支障をきたすような問題はない.

パターン	必要な情報項目	患者情報	アセスメントの視点	アセスメント
			念をもっているか.	妻は，「夫の介護は妻の役割」という考えをもち，身体的負担を訴えながらもほとんど1人で介護を引き受けている．このままでは妻が倒れ，在宅療養を継続できなくなる危険性がある．今回の入院を機に，家族で今後の介護を見直すようにはたらきかける．

看護診断リスト

看護診断名	パターン	診断・優先の根拠
#1 抗パーキンソン病薬の長期服用，変更により症状が不安定であること，自分で排泄したいという思いに関連した身体損傷リスク状態	健康知覚-健康管理	抗パーキンソン病薬の長期服用により症状が悪化したため，薬物の調整目的で入院している．薬効が現れるまでは日内変動もあり，症状が安定しない．しかし，患者は排泄を自分でしたいという思いから1人で動いてしまい，転倒しやすい状況にある．転倒から外傷や骨折などの二次的障害をまねき，容易に寝たきり状態になるおそれがある．そうなると，介護量も増し在宅療養を継続することが難しくなる．したがって，**優先順位1位**として，薬効を考え症状を観察し，患者の思いを尊重して事故予防に努める．
#2 薬物の変更，水分摂取不足に関連した便秘リスク状態	排泄	入院前までは緩下剤により排便コントロールがされていたが，今回，抗パーキンソン病薬の調整に伴い副作用と思われる便秘がある．また，パーキンソン病による頻尿がみられるため，患者は水分摂取に対して積極的ではない．腹部不快感を訴えているため，排便に対する援助が必要である．したがって，**優先順位2位**とする．
#3 妻が1人で介護を引き受けていること，長期的な療養生活が予測されることに関連した家族介護者役割緊張リスク状態	コーピング-ストレス耐性	「夫の介護は妻の役割」「息子夫婦に負担はかけたくない」という思いから，妻は5年間公的援助をほとんど利用せず，ほぼ1人で介護を担ってきた．今回，抗パーキンソン病薬の長期服用により症状が変化し，妻は精神的・身体的に

看護診断名	パターン	診断・優先の根拠
		大きな負担を感じている．パーキンソン病は徐々に進行するので介護はさらに長期化し，さらに負担を強いることとなり，妻が倒れてしまう危険性がある．入院したばかりで，妻は心身ともに休む必要性があると思われる．今後，在宅療養を継続するためには，入院後1週間ほどの時期に，患者を含めた家族全体で今後の介護体制を見直す必要があるため，**優先順位3位**とする．

看 護 計 画

看護診断	目標とする患者の状態
#1 抗パーキンソン病薬の長期服用，変更により症状が不安定であること，自分で排泄したいという思いに関連した身体損傷リスク状態	● 転倒しない． ● トイレへ看護師と一緒に行くことができる．

対　策	根拠および留意点
DP ⑴転倒因子についてアセスメントする． 　①身体機能 　　・立位・坐位バランス 　　・振戦の有無，部位と程度 　　・不随意運動，筋固縮の有無，部位と程度 　　・無動・寡動の有無，程度 　②歩行状態：足の運び，歩幅，小刻み歩行の有無と程度，加速歩行の有無と程度，すくみ足の有無と程度 　③症状の日内変動：動きにくい時間，動きにくい動作・身体部位 　④排泄パターンの把握：回数と時間，失禁の有無，量と時間 　⑤理解の程度（HDS-R） 　⑥歩行環境：ナースコールの位置，履物・寝衣（とくにズボン），ベッド周囲や廊下の状態 　⑦患者の心理状態：排泄に対する思い，不安，言動 ⑵転倒による影響についてアセスメントする． 　①回復してきた機能の退行	▶無動，筋固縮，振戦，姿勢・歩行障害はパーキンソン病の特徴的な症状で，運動機能を阻害する．なかでも歩行は足の運びが上体の動きに追いつかず，前のめりとなり転倒しやすい．とくに患者は薬物の調整中で症状が安定していないため，症状の把握は重要である． ▶一般的に知能は保たれるが，中期以降になると知能低下をきたすことが多くなる．

対　策	根拠および留意点
②患者・家族の訴え，気持ち ③家族の理解，協力 **TP** (1) 1人で歩かないための援助 　①排尿パターンを把握するためのチェックシートを作成する． 　②チェックシートに基づき，排尿誘導を行う． 　③ナースコールは患者に見えやすい手の届く場所に置く． 　④ナースコールにはスムーズに対応し，患者を待たせない． (2) 歩行時の援助 　①前傾姿勢となるため，歩行時には患者と向き合って手をつなぎ誘導する． 　②歩行介助時は，足をできるだけ持ち上げ，歩幅をとって歩くように声をかける． 　③患者の行動範囲の床に，歩幅の目安となるような印をビニールテープでつける． 　④歩行中は周囲から急な声かけをしない． 　⑤通路に障害物を置かない． (3) 患者の状態に応じた援助 　①尿意が切迫しているときは，車椅子で移送する． 　②患者の調子によってはベッド上排泄を勧める（とくに起床時と就寝前）． (4) **身支度への援助** 　①履物はゴム底の運動靴タイプで，脱ぎ履きの容易なものとする． 　②ズボンは裾が広がっておらず，外踝部あたりまでの丈とする． (5) 患者が気兼ねなく頼める関係をつくるための援助 　①依頼された約束は守る． 　②患者の不安や困っていることについて話をよく聴く． 　③患者の言動に注意し意図的な声かけをする．	▶1人で歩行してしまう原因は，排泄は自立したいという患者の強い思いなので，できるかぎり患者の希望が満たされる援助を行う． ▶歩調に合わせ，「右，左，右，左」と声をかけると患者はリズムがとりやすくなる．また，足の裏全体を床につけて，つま先で床を蹴り踵を上げて進むように指導すると転びにくい． ▶急な方向転換は身体がついていかず，ふらついたり転倒する危険性がある． ▶運動障害がみられるので，無理に歩行すると転倒につながる．看護師は患者の自尊心に配慮しながら行動に注意する．

対　策	根拠および留意点
EP (1) 患者に歩行時の危険性について説明する． 　① 安静に対する認識を再確認したうえで，排泄時に看護師を呼ぶ必要性を繰り返し説明する． 　② 薬物を変更したからといって，症状がすぐに安定するわけではないことを説明する． (2) 患者が1人で歩行していたり，転倒した場合には，看護師とともに状況を振り返り，一緒に今後の対策を考える． (3) 家族に履物，寝衣が安全に及ぼす影響を説明し，適切なものを準備してもらう． (4) 家族が面会に来ていても，排泄時は遠慮せずナースコールを押すように説明する．	▶指導を守れなくても怒るのではなく，なぜ守れなかったのかそのときの状況を看護師が患者の立場に立って振り返ることで，患者に適した援助だったのかを考える機会となる．患者とともに考え意見を交換しあうことにより，信頼関係も深まり，結果的に事故予防につながる． ▶家族に歩行介助を任せる場合は，家族の歩行介助状況を確認したうえで行う．この場合は，家族が介護に疲れていること，患者は家族にも遠慮して家でも1人で歩いて転倒していたことから，しばらくは看護師が歩行介助をするほうが適切と考える．

看 護 診 断	目標とする患者の状態
#2　薬物の変更，水分摂取不足に関連した便秘リスク状態	● 1回/2～3日普通便がみられる． ● 水分摂取が1,200～1,500mL/日できる．

対　策	根拠および留意点
DP (1) 現在の排便状態についてアセスメントする． 　① 最終排便の時間，量，性状 　② 残便感の有無 　③ 便意の有無 　④ 排ガス，腸蠕動の状態 (2) 便秘となる因子についてアセスメントする． 　① 食事・水分摂取量 　② 活動量 　③ 現在の薬物の種類，量，副作用 (3) 便秘の随伴症状についてアセスメントする． 　① 食欲不振 　② 腹部膨満 　③ ADLの縮小 　④ 不眠 　⑤ 放屁 　⑥ いらいら (4) 排便に対する知識についてアセスメントする．	 ▶今回の入院目的は薬物の調整であり，薬物の種類・量の変更が今回の便秘の誘因と考えられるため，この情報は重要である． ▶パーキンソン病患者では運動機能障害が生じるため，便秘を解消するために散歩などの運動療法を行うのが難しい．ADLも運動の1つと考えた場合，便秘による苦痛・不快感によりADLを自分で行わなくなると運動量の低下につながり，ますます便秘を助長するので観察項目とする．

対　策	根拠および留意点
①水分摂取量 ②薬物の副作用 **TP** (1)排便を促す援助 　①温水洗浄便座を使用し，肛門に刺激を与える． 　②腹部の"の"字マッサージや腰背部の温罨法を行い腸蠕動を促す． 　③毎日一定の時間に排便を誘導し，習慣化をはかる． 　④排便が3日間みられないときは緩下剤の調節と投与，坐薬の挿入，浣腸の順で使用し，その効果を確認する． 　⑤排ガス，腸蠕動の状態 (2)水分摂取への援助 　①食後以外に午前と午後に水分摂取を勧める． 　②起床時や入浴後にコップ1杯の水を勧める． **EP** (1)患者・家族へ便秘になりやすいことを説明し，予防の必要性とその方法を指導する． 　①毎日一定の時間に排便を試みる． 　②1,200〜1,500mL/日の水分摂取量の確保 　③腹部マッサージの効果と目的 　④薬物の種類と調整方法 　⑤運動の効果	▶肛門を温水で刺激することで内肛門括約筋に弛緩反射が起こり，排便反射が誘発される． ▶"の"の字マッサージ(腹壁が3cmへこむ程度)や腰背部の温罨法(第4，5腰椎中心)により，腸管が刺激され，血液循環が促進された結果，腸蠕動が亢進する． ▶一般には，朝食後に排便を試みることで胃-結腸反射が起こり，条件反射による排便習慣が確立する．しかし，朝食後にこだわらず，自宅で排便時間が一定していた場合は，できるだけその時間帯に誘導する． ▶水分摂取不足は便を硬くして排泄が困難となる． ▶食事制限はとくにないので，食物繊維を多く含む食品を家族から差し入れてもらうことも考えられるが，嚥下状態が悪いので注意する．むせるようであれば，水分摂取にはゼリー飲料を勧める． ▶成人に必要な水分摂取量は1,500〜1,800mL/日程度である．高齢者では細胞内液が減少しているため，とくに循環器系などに問題がなければ，水分摂取に努めることが望ましいが，渇中枢機能の低下により飲水を積極的には行わない傾向がある．患者は水分摂取量のわりに尿量が多いので(1,000〜1,200mL)，少なくとも尿量と同程度以上の水分量を意識的に摂取する．

看　護　診　断	目標とする患者の状態
#3　妻が1人で介護を引き受けていること，長期的な療養生活が予測されることに関連した家族介護者役割緊張リスク状態	●心身ともに妻の介護負担を軽減した療養生活をおくる準備ができる． ・妻が退院後の介護に対して前向きな発言をすることができる． ・子どもたちがそれぞれの役割を見出すことができる．

対策	根拠および留意点
DP (1) 疾患や治療，介護に対する理解・関心についてアセスメントする． 　①患者 　②妻 　③長男夫婦，娘 (2) 妻の言動・疲労についてアセスメントする． **TP** (1) 患者・家族が介護の支援体制を見直すための援助 　①医師から今後の治療，経過の見通しを説明する． 　②患者・家族から在宅療養についての考えを聴く． 　③必要に応じて家族間での話しあいの場を設ける． 　④患者・家族と相談したうえでケアマネジャーと連絡をとり，在宅療養に社会資源が活用できるように支援を依頼する． (2) 家族の介護負担を軽減するための援助 　①患者の運動機能が把握できるように，妻にリハビリテーション見学を勧める． 　②PT，OTも交え，妻の身体的負担が少ない退院後のADLの援助方法を考える． 　③家族会などを紹介し，患者・家族が悩みを話しあったり，ADLや介護の工夫などを学ぶ場を見出せるように援助する． **EP** (1) 患者・家族へ現在の病状や今回の治療について説明する． (2) 社会資源（とくに介護保険）の適用は，患者・家族を支えるものであることを説明する．	▶妻だけでなく，疾患や介護に対する家族全員の知識や思いを知ることで，どの程度の協力が得られるかを把握できる． ▶娘は遠方に住んでいるが，妻や長男夫婦をとおし，できるだけ情報を得てアセスメントする． ▶今後の介護をどうするかを最終的に決定するのは家族である．看護師はあくまでも情報を提供し，サポート役に徹する． ▶パーキンソン病は介護保険法で定める15特定疾患の1つで，40歳以上65歳未満であっても介護保険の適用を申請し，サービスを受けることができる． ▶"全国パーキンソン病友の会"は全国40都道府県の支部から成り立っている組織である．このような組織に所属して同病の患者同士が話をすることにより，仲間として支えあい，効果的に問題解決をはかることができるといわれている．これをピアカウンセリング（peer counseling）という． ▶デイケア，ショートステイの利用により，妻が定期的に休息をとることができ，気分転換をはかれると思われる．妻は夫を他者に任せることに不安を感じているので，不安を解消するために見学を提案してみるのもよい．

回復期

脳梗塞患者の看護過程の展開

BASIS

患者：55歳，女性
患者の状況：脳梗塞発症15日目（右前大脳動脈，右中大脳動脈領域），左片麻痺，左半側空間無視，訓練室でのリハビリテーション開始後7日目

脳梗塞患者の理解に必要な情報

パターン	必要な情報項目	患者情報	アセスメントの視点	アセスメント
健康知覚-健康管理	・既往歴 ・指示された治療，日常生活上の注意 ・身体的管理能力 ・知的・情緒的準備状態 ・家族の現状の受けとめ方	・2年前に定期健診で高血圧，高脂血症と指摘を受け，定期的に受診していた．とくに内服薬は処方されず，食事に気をつけ，運動を行い，コントロールできていた． ・左片麻痺，B-stageⅢ ・患者の思い「リハビリテーションは訓練室だけでなく，病棟でもできるだけ行い，早くよくなって家の中のことができるようになりたい」 ・夫は「麻痺は残ると主治医から聞いた．いままでどおり家事をすることは無理でも，自分の身のまわりのことは一通りできるようになってほしい」と言っている． ・車椅子乗車時にブレーキ，フットレストを忘れる． ・「○○しましょう」と声をかけると，周囲を	・発症により健康管理能力がどのように変化したか． ・疾患，治療に対する正しい認識が得られているか． ・自分で危険を察知し，対処する能力があるか． ・家族の支援体制はどうか．	今回の発症により，右大脳半球症状として注意力低下（とくに左側への注意不足），集中力低下がみられ，安全に留意して行動することが難しい． 　また，リハビリテーションに対する気持ちが先行し，危険を考えないで行動してしまうおそれもある．左片麻痺に伴う運動機能の低下もみられ，現段階では事故を起こしやすい状況にある．転落・転倒による骨折や打撲は，リハビリテーションの進行を遅らせ，機能回復を妨げる．また，患者の自信喪失にもつながる．そのため，事故を起こさないように左側が意識でき，ものごとに集中して取り組めるようにかかわる． 　今後の健康管理は注意力の低下，左片麻痺により，患者のみでは困難と思われる．退院後の生活管理については家族と相

パターン	必要な情報項目	患者情報	アセスメントの視点	アセスメント
		・よく見ず，すぐ行動する． ・車椅子移動操作時，左側に寄り壁にぶつかる． ・起き上がりや坐位時に左側の保護を忘れる． ・看護師が説明していても，患者は別の話を始める．		談しながら検討する． ＃ 注意力・集中力の低下，左片麻痺による運動障害に関連した身体損傷リスク状態
栄養-代謝	・身長，体重，BMI ・食形態，食事・水分摂取量，摂取方法，補食 ・嚥下状態 ・歯，口腔粘膜 ・栄養状態データ	・身長158cm，体重63kg，BMI 25.2．入院前と変化なし ・高血圧食，全粥 ・左口腔内に食物がたまっていても，気づかず食物を詰め込む． ・指示をしないと左側の食べ残しはあるが，毎食8～10割摂取できる． ・水分摂取量は1,000～1,200mL/日 ・食事は配膳すれば，スプーンで自力摂取可能 ・食事中，周囲が気になり集中できない． ・誤嚥はない． ・部分的に義歯使用 ・TP 7.0g/dL，Alb 4.2g/dL，Hb 12.0g/dL ・1回/週，電車で約1時間のところに住んでいる娘が来院し，まんじゅうやせんべいなどを一緒に食べることを，患者は楽しみにしている． ・褥瘡はない．	・消化・吸収に問題はないか． ・嚥下状態に問題はないか． ・リハビリテーションを進めていくうえで栄養状態に問題はないか．	これからADL拡大のため，リハビリテーションを積極的に進めていく時期である．食事摂取量，血液データ，BMIより栄養状態に問題はみられず，リハビリテーションを進めるうえで支障はない． 　嚥下状態には問題がないが，食事においても左側への注意力や集中力の低下がみられ，窒息の危険性が予測されるため，事故を起こさないように食事にも注意する． 　体位変換は介助が必要であるが，栄養状態はよく，褥瘡はない．これからリハビリテーションが進み，身体を動かす機会も増加することから，今後も褥瘡の心配はないと思われる． 　BMIは肥満（1度）のボーダーラインである．体重増加は今後のリハビリテーションの妨げや褥瘡の誘因となる．しかし，間食はしているものの，それほど量は多くなく，患者の楽しみでもある．体重の変動はみられない

パターン	必要な情報項目	患者情報	アセスメントの視点	アセスメント
				ため，摂取状況に注意するように家族に話し様子をみる.
排泄	・排尿状態 ・排便状態 ・発症前後での変化 ・便通のための対策 ・失禁の有無	・排尿5～6回/日，夜間1回．入院前後で変化なし ・発症前の排便1回/2日，やや硬め ・発症後の排便1回/3日，やや硬め～普通便，酸化マグネシウム1.0g/日分2を内服中 ・尿・便意ははっきりしており，ナースコールを押せる. ・排泄はトイレで介助して行っている. ・夜間はベッド上排泄	・脳梗塞による排尿・排便障害はないか. ・運動量減少に伴う便秘はないか.	排尿に関しては，失禁がなく尿意も伝えられており，問題はない. 　発症前は1回/2日の排便回数であった．発症により運動量が減少し，腸蠕動が抑制され，さらに便秘傾向が強くなったと思われる．現在，緩下剤の内服でコントロールされているため，このまま様子をみる.
活動-運動	・運動機能障害の程度 ・ADLの状態 ・日常生活に必要な体力 ・運動習慣 ・家事維持管理 ・呼吸器系 ・循環器系	・左片麻痺で上下肢ともにMMT2/5，B-stageⅢ ・左肩関節前方挙上110～120°，疼痛あり ・左半身の触覚は鈍い. ・左上肢に関節拘縮がみられる. ・左下肢に拘縮はみられないが，股関節がもともと硬く，なかなか右膝の上に足を上げることができない. ・ヒップアップ，体位変換はできない. ・訓練室では午後に筋力増強運動，各関節の可動域訓練，坐位バランス保持訓練を中心に行っている. ・寝返り，起き上がり動作は介助が必要	・運動機能障害や高次脳機能障害によるADLへの影響はどの程度か．またどのような援助が必要か. ・リハビリテーションを行っていくうえで，呼吸機能，循環機能に問題はないか.	患者は右前大脳動脈と右中大脳動脈の血流が途絶え，前頭葉に虚血を生じたため左片麻痺がみられる．移動動作をはじめほとんどのADLに介助が必要である．患者は自宅療養を希望している．家族は入院前の役割は望まないものの，自分の身のまわりのことは1人でできるようになってほしいと希望している．そのため，まず起き上がりの端坐位を獲得し，また，離床時間が増えるように身体の可動性を高め，ADLの拡大につなげていく. 　左側への注意力低下や左半身の知覚障害がみられ，事故につながりやすい．また，患者の言動よ

パターン	必要な情報項目	患者情報	アセスメントの視点	アセスメント
		・端坐位・立位バランスは不安定で，車椅子移乗は全介助で行っている． ・車椅子に1時間～1時間30分は乗車可能 ・ブレーキ，フットレスト操作は左側を忘れやすい． ・車椅子は右半身を使用し，ゆっくりだが駆動が可能．ただし左側はよくぶつかる． ・2回/週のシャワー浴を行っている．左腕と前胸部は声をかければ自分で洗える． ・歯磨きも準備すれば行えるが，左側は2～3回ブラッシングをして終わりにする． ・立位は介助が必要なため，排泄時のパンツの上げ下ろしには2人の介助者が必要 ・上着の着脱は車椅子上で行う．口頭指示があれば脱衣は1人で可能．着衣はどちらの腕を入れるのかわからなくなる． ・ズボンの更衣はベッド上で全介助で行っている．ヒップアップはできない． ・髪は右手ですくことができるが，左側は声をかけないと忘れる． ・入院前は主婦として一家を切り盛りしていた． ・「リハビリテーションは人の倍行って，早く		り，適切な運動量がわからず無理をして疲労が蓄積したり，関節に負担をかけるなどの過用症候を起こす危険性もある．これらはリハビリテーションの進行を妨げる要因となる．事故予防に関してはあとで展開するが，リハビリテーションを行っていくうえで，事故が起こらないように注意しながら，基本的な運動機能が獲得できるように患者や理学療法士（PT），作業療法士（OT）とも相談して援助する．また，疼痛や知覚（感覚）障害にも配慮した計画を立案する． 　呼吸器系の既往はなく，リハビリテーションを進めていくうえで問題はない． 　循環器系については高血圧の既往があるものの，現在は基準値を逸脱していない．心電図にも異常がみとめられず，このまま様子をみてよいと思われる．今後リハビリテーションが進み，身体的な負担が大きくなるときには注意する． ＃　左片麻痺による移動動作の低下や左上肢の関節拘縮，左半身の知覚障害，左側への注意力低下に関連した身体可動性障害

パターン	必要な情報項目	患者情報	アセスメントの視点	アセスメント
		動けるようになりたい」と話している． ・R 18回/分（胸式呼吸），P 74回/分（不整脈なし），BP 130/74mmHg．心電図に異常はみとめられない．		
睡眠-休息	・睡眠状態 ・睡眠の満足度 ・睡眠を妨げる要因 ・睡眠を促す手段 ・昼寝の有無	・自宅では23時過ぎに就寝していたので，22時ぐらいにならないと眠れない． ・寝てしまえば夜間1回の排尿以外は目が覚めず，熟睡感はある． ・睡眠薬は使用していない． ・夜間は看護師が体位変換を行っている． ・昼食後30〜40分睡眠をとる． ・車椅子に乗車していないときは臥床してテレビを見ている．	・症状や必要な援助，ボディイメージの変化により睡眠や休息への影響はないか． ・夜間の体位変換が睡眠に及ぼす影響はどうか． ・ADLの訓練が睡眠に及ぼす影響はないか．	不眠は疲労を蓄積させ，リハビリテーションの進行を妨げる要因の1つとなるが，いまのところ熟睡感もあり，睡眠は問題ない． 睡眠に大きな影響を与えていないが，臥床時間が長い．リハビリテーション期であり，このままでは耐久性が増加しないので，今後1日のスケジュールを決めて耐久性の向上をはかる．
認知-知覚	・意識状態，見当識 ・コミュニケーションの状態 ・説明に対する理解 ・感覚，知覚（視覚，聴覚，感覚障害，痛み） ・治療への理解，期待	・見当識障害はない． ・理解力はあるが，1つの話題に集中できない． ・多弁である． ・周囲をよく見ず，すぐに行動に移す． ・起き上がり時，車椅子操作時など，左側には十分な注意がはらえない． ・左肩関節の痛みあり，左半身の触覚は鈍い．しびれはない． ・「リハビリテーションをがんばって，以前のように家事ができるようになって退院した	・症状による苦痛の増強はないか． ・意識障害，認知力の変化により日常生活に支障をきたしていないか． ・感覚障害はみられないか．またそれがリハビリテーションの妨げになっていないか．	右大脳半球症状として，注意力低下（とくに左側への注意不足），集中力低下がみられる．しかし，患者自身は今回の発症により運動機能や注意力が低下したことを認識できていない．一方，リハビリテーションに対する期待があり，無理をしてしまう危険性も高い．麻痺側の知覚障害や関節の疼痛もみられる．これらは事故を起こす誘因となる． 具体的な事故予防についてはあとで展開するが，説明をするときは一度に

6　脳・神経疾患

回復期・脳梗塞

パターン	必要な情報項目	患者情報	アセスメントの視点	アセスメント
		い」 ・改訂長谷川式簡易知能評価スケール（HDS-R）24/30点	・疾患，治療過程における知識の不足はないか．	たくさんのことを言うのではなく，単純でわかりやすい内容にし，繰り返し説明することを基本にかかわっていく．
自己知覚-自己概念	・疾患による感情の変化，悩みなど ・生活面の行動（外見，表情，服装，言動など） ・心理的・社会的側面	・「もとの生活に戻ることができるのか心配」「リハビリテーションは始まったばかりだし，その効果を期待している」「自分でもできるだけがんばりたいと思っている」 ・左側への注意が散漫である． ・リハビリテーションは前向きに取り組んでいる．予定時間が過ぎても行っていることがある．	・今後の生活に対して不安はないか． ・リハビリテーションに対する無力感はないか．	今後の生活に不安をもっているが，リハビリテーションを継続することが今後の生活を営むうえで大切であることは理解しており，実際前向きに取り組んでいる．しかし，自分の能力を理解できていない．また，リハビリテーションに対する期待が大きく，無理をしてしまう危険性が高い．これらは事故につながり，リハビリテーションの進行を妨げ，患者の望んでいる社会復帰を遅らせる． 　リハビリテーションへの意欲を維持しつつ，安全に配慮し，無理せずリハビリテーションが継続できるように援助する．
役割-関係	・社会的・経済的立場 ・家族，支援者 ・家族関係の変化 ・対人関係 ・コミュニケーション能力	・夫は現在4日/週仕事をしており，蓄えと併せ，経済的な問題はない． ・夫（60歳），息子（28歳）と同居．娘（26歳）は電車で約1時間のところに住んでいる． ・夫と息子との3人暮らしで，家事一切を行っていた．キーパーソンである夫は毎日面会に来る． ・患者はリハビリテーシ	・入院，症状に伴う家族関係，社会生活，経済状況への影響はないか． ・対人関係，コミュニケーションに問題はないか． ・家族の介護負担はどの程度か．	患者は今後の努力しだいで入院前の生活に戻れると考えている．リハビリテーションが開始されたばかりで，まだどこまで回復するかはわからない．しかし今回の発症により，運動機能や注意力の低下が生じ，いままでと全く同じように家事の維持管理は行えないと思われる． 　今後はリハビリテーションの状況をみながら，

パターン	必要な情報項目	患者情報	アセスメントの視点	アセスメント
		ョンをがんばれば，退院後も以前の生活ができると思っている． ・夫は患者に対して，多少の介護はしかたがないが，ある程度身のまわりのことはできるようになってほしいと思っている． ・家族は患者について，発症前よりせっかちになったと言っている．		少しずつ患者に退院後の生活の展望を伝え，運動機能や注意力に合わせてできることを一緒に考え，新たな役割が見出せるように支援する． 　キーパーソンである夫は，運動機能低下について理解し，疾患をもつ妻を支えて自宅で一緒に生活していこうと考えている．しかし，疾患に対する理解は不十分である．今後患者の集中力低下や左側への注意力低下を家族が受け入れられず，自宅での生活に不安を感じることが考えられる． 　家族に疾患について説明するとともに，回復状況を随時伝え，今後の生活への不安や疑問がないかを確認する．
性-生殖	・配偶者（パートナー），子ども ・月経（月経の有無，最終月経，閉経）	・夫，子ども2人あり ・閉経は49歳	・入院，症状に伴う性的問題はないか．	夫，子どもがあり，閉経を迎えている．いまのところ性に対する訴えはなく，とくに問題はないと考えられる． 　今後，左片麻痺が夫婦生活に影響を及ぼすことも考えられる．性に関する相談はしづらいことから，患者の様子や訴えに注意する．
コーピング-ストレス耐性	・通常のストレス対処法 ・現在のストレス要因 ・入院，治療によるスト	・「あまりストレスはたまらないほうだが，友人と食べ歩きをしたり，話をしたり，カラオケに行くのが楽しみ」 ・「心配してくれるのは	・入院，症状，リハビリテーション進行に伴うストレスが表出されてい	運動機能低下のみならず，注意力や集中力が低下しており，今後どこまで回復するかはっきりとはわからない．患者のリハビリテーションに対す

6　脳・神経疾患

回復期・脳梗塞

パターン	必要な情報項目	患者情報	アセスメントの視点	アセスメント
	レス	うれしいが，左片麻痺で思うように動けないので，健康な友人と会うのは気が重い」 ・「リハビリテーションは楽しい．がんばればよくなると思っている」	るか． ・ストレスへの対処法は効果的か．	る期待は大きい．今後思うように機能が回復しないと，ストレスを生じることが考えられる．しかも，日常のストレス対処法である友人との談笑が，現在ストレス要因になっている． 　大きなストレスは訴えていないので診断名としてはあげないが，治療に支障が出ないように家族以外の面会は患者の意思を尊重し，状況に応じて制限する． 　また，リハビリテーションの状況をみながら患者の努力や進歩をみとめる言葉かけをしたり，不安や心配事がないか話しかけ，打ち明けられるようにかかわる．
価値-信念	・信仰の有無 ・家族の価値 ・重要視する価値	・信仰している宗教はとくにない．	・治療に影響を及ぼす価値観や信念をもっているか．	特定の宗教への信仰はなく，いまのところ治療・看護に支障をきたすような問題はみられない．

看護診断リスト

看護診断名	パターン	診断・優先の根拠
#1　注意力・集中力の低下，左片麻痺による運動障害に関連した身体損傷リスク状態	健康知覚-健康管理	患者は自分の能力を認識できていないため，リハビリテーションに対する期待が大きく，無理をしてしまう危険性がある．そのため，**優先順位1位**とし，左側が意識でき，物事に集中して取り組めるように援助する．
#2　左片麻痺による移動動作の低下や左上肢の関節拘縮，左半身の	活動-運動	左片麻痺と左側への注意力低下，左半身の知覚障害がみられる．そのため，**優先順位2位**と

6 脳・神経疾患

看護診断名	パターン	診断・優先の根拠
知覚障害，左側への注意力低下に関連した身体可動性障害		し，事故が起こらないように注意しながら，移動動作を獲得できるように援助する．今後のADLの拡大につなげていく．

看 護 計 画

看護診断	目標とする患者の状態
#1　注意力・集中力の低下，左片麻痺による運動障害に関連した身体損傷リスク状態	●車椅子での事故を起こさない． ・1回の声かけにより，左右のブレーキ操作が行える． ・介助が必要であっても，車椅子移乗時に左側のフットレスト操作に意識が向く． ・車椅子駆動のとき，声かけにより左側を確認し，衝突せずに進むことができる． ●窒息しない． ・声かけにより左口腔内への食物の詰め込みに気づく．

対　策	根拠および留意点
DP (1) 損傷，窒息をきたす因子についてアセスメントする． 　①身体機能 　　・坐位・立位バランス 　　・車椅子移乗状況 　　・車椅子駆動状況 　　・ブレーキ・フットレストの操作状況 　　・ベッド上での活動状態 　　・ナースコールが押せるか． 　②食事の摂取状況 　　・一口量 　　・食べ残しの有無と程度 　　・口腔内への食物の詰め込みの有無と程度 　　・食事にかかる時間 　③高次脳機能 　　・左側(麻痺側)に対する認識 　　・危険に対する認識 　　・指導に対する理解力(移動時のナースコールの有無) 　　・集中力 　　・自発性	▶半側空間無視がある患者は麻痺側のブレーキを忘れたり，麻痺側をフットレストに乗せずにそのまま引きずって車椅子を駆動するなど危険な動作がみられる．また，車椅子の操作に慣れないうちは，操作の手順がわからなくなり，健側のブレーキやフットレストを忘れることもある．これらは転倒・転落をまねくおそれがある． ▶半側空間無視があると，好き嫌いにかかわらず食べ残すことがある．どの部分を見落としているのかを観察し，患者の注意が食膳全体に向くような援助につなげていく． ▶食事に集中できないようなので，現時点で食事摂取にかかっている時間を把握し，徐々に適正な所要時間をめざす． ▶自発性に乏しい患者は自分から動こうとせずベッ

回復期・脳梗塞

対　策	根拠および留意点
④改訂長谷川式簡易知能評価スケール ⑤覚醒状態 ⑥環境 　・ベッドの高さ 　・ナースコールの位置 　・ベッド周囲や廊下の状態 (2)安全対策施行の状況についてアセスメントする． 　①安全対策の適正 　②患者・家族の訴え，気持ち 　③家族の理解 　④家族や面会者の帰宅後の安全対策施行の有無 　🟧 **TP** (1)環境整備 　①ベッドの高さの調整 　②ナースコールの位置の調整 　③ベッド周囲の整理・整頓 (2)安全対策を検討し実施する． 　①ベッド柵 　②安全ベルト 　③排泄時の対応 　④所在確認 (3)家族や面会者が患者のそばを離れたら，安全対策が施行されているかを確認する． (4)安全対策の中止・変更時期を検討する． (5)車椅子移乗・駆動 　①起き上がり時は患者の右側に立ち，左上肢を身体の下に巻き込みそうなときは声をかけ，気づかない場合は左腕に触れながら声をかける． 　②駆動時は患者の左側に付き添い，左の壁に接触しそうなときは声をかけ，危険な場合は止める． 　③ブレーキ，フットレストを忘れているときは声をかける．左足をフットレストに乗せ	ド上で臥床していることが多い．したがって，運動障害や高次脳機能障害があっても事故を起こす危険性は低い．しかし，自発性が高い患者は，1人で動こうとして事故を起こす危険性が高い． ▶安全対策は患者・家族に必要性を説明したうえで行うのが当然である．しかし，リハビリテーションが進み患者の状態が変わると，安全対策への思いも変化する．常に患者・家族の思いを知り，適宜対応することで家族の協力が得られ，患者の安全を守ることができる． ▶リハビリテーションにより患者の身体機能や高次脳機能は向上する場合が多いので，事故を起こす危険性も変化する．したがって，1〜2週間ごとに安全対策を見直すことが大切である．不必要な安全対策は患者の人権侵害になるだけでなく，事故につながることもある．

対　策	根拠および留意点
られない場合は介助する． 　④ブレーキのかけ忘れが多い場合は，気づきやすいように蛍光テープなどを貼り目立つようにする． (6)食事介助 　①食事の環境 　　・右側が壁になる席や個室など，食事に集中できる環境を整える． 　②鏡で左口腔内に食物が残っていることを確認してもらう． 　③ゆっくり食べるように声をかける． (7)注意の促し方，説明の方法 　①注意するときは常に左側から声をかける． 　②左側に注意が向かない場合は，以下の順でかかわる． 　　・声をかける． 　　・身体に触れる． 　　・動作を止める． 　　・介助する． 　③繰り返し説明する． 　④1つの行動が終了したことを確認してから，次の動作を指示する．	▶このように目立たせるのも方法の1つであるが，患者の自尊心を傷つけることがあるので，必ず了解を得てから実施する． ▶自覚がない場合は視覚に訴えることで，自分の状態を認識でき，行動変容につながる． ▶事故に注意しながらも，できるだけ患者自ら危険を回避できるようにするため，繰り返しの説明と段階を追った対応が大切である．

EP

(1)**転倒・転落の危険性と弊害，安全対策について説明し了承を得る．**
　①車椅子移乗や歩行，トイレ時のナースコールの指導
　②医師の許可が出るまでは，必ず看護師と一緒に行動する．
　③車椅子のブレーキ，フットレストの操作は忘れずに行う．
　④左半身を常に意識して行動する．
　　・起き上がり時，坐位時などは左腕が身体の下に巻き込まれないように，常に身体の前に置くようにする．
　　・車椅子駆動時，左に寄っていないか進行方向に気を配る．
　⑤履物はつま先から足背を覆う運動靴タイプを用意し，しっかり履く．
(2)**病棟外へは1人で行かない．**
(3)**転倒・転落による弊害について説明する．**

▶半側空間無視がある患者は，寝返りや坐位などのときに左上肢を認識できず，身体の下に巻き込んでしまうことがある．これを繰り返すことにより，患側上肢に軽微な外傷を生じ，肩手症候群を引き起こす危険性がある．したがって常に患側上肢は身体の前に置くように指導する．

対　策	根拠および留意点
(4)安全対策について説明する． 　①安全対策の必要性 　②現在施行している安全対策の説明 (5)安全対策は転倒の危険性が低くなったら中止することを説明する． (6)家族の面会時は安全対策をしなくてよいが，家族が患者のそばを離れるときには必ず看護師に声をかけるように説明する． (7)食事はゆっくり集中して食べる．	

看 護 診 断	目 標 と す る 患 者 の 状 態
#2　左片麻痺による移動動作の低下や左上肢の関節拘縮，左半身の知覚障害，左側への注意力低下に関連した身体可動性障害	●リハビリテーション開始10日後までに，右手でベッド柵を把持して3分間端坐位を保持することができる． ●リハビリテーション開始10日後までに，声かけにより起き上がり動作が行える． 　・右側臥位をとることができる． 　・ベッドから足を下ろし自力で起き上がることができる．

対　策	根拠および留意点
DP (1)現在の状態についてアセスメントする． 　①身体機能の状態 　　・麻痺の程度，B-stage 　　・筋力・握力 　　・関節可動域制限の有無，程度 　　・不随意運動，痙性の有無 　　・尖足の有無 　　・坐位バランス（端坐位，車椅子） 　②活動状況 　　・離床時間 　　・車椅子駆動状況 　　・リハビリテーションの進行状況 　③理解力 　　・見当識障害の有無，程度 　　・指導に対する理解の持続 　　・左側に対する認識 (2)身体可動性を阻害する誘因についてアセスメントする． 　①麻痺の程度 　②左肩関節の疼痛の程度 　③疲労感の有無	▶理解力の低下により，患者が自分のおかれている状況を把握できず事故につながるおそれがある．事故はリハビリテーションの進行を遅らせ，身体可動性の拡大を妨げる要因となる．したがって，どの程度の理解力があるのかを把握しておく． ▶疼痛や疲労をおしてリハビリテーションを行うと，過用症候，誤用症候につながるおそれがある．感

対　策	根拠および留意点
④夜間の睡眠状態 ⑤説明に対する理解力の程度 ⑥リハビリテーションへの意欲 ⑦リハビリテーションの必要性の理解	覚・知覚の異常や疲労感，睡眠状態を把握したうえで，状態に応じて運動の内容・回数などを調節する．
TP (1)耐久力・筋力アップと離床をはかる． 　①病棟での床上運動：訓練室でのリハビリテーションがない午前中に行う． 　　・ヒップアップ：5回1セット×2 　　・大腿四頭筋等尺運動：5回1セット×2 　　・両下腿屈伸運動：5回1セット×2 　　・上肢の挙上運動：5回1セット×2 　②ベッドサイドでの端坐位保持練習 　　・右手でベッド柵につかまり，端坐位をとる．坐位保持時間は1分間から始め，様子をみながら徐々に延長する． 　　・看護師は，必要時に麻痺側を支持できるように左側に立つ． 　　・車椅子乗車に伴い，起き上がったときに練習する． 　③車椅子乗車時間の延長 　　・3回の食事時，食前30分から食後30分まで乗車する． 　　・上記以外に午前中に車椅子乗車時間を設ける．1時間から始め，徐々に延長する．	▶耐久性・筋力アップをはかるには，訓練室での介入だけでは限界があるので，病棟でもリハビリテーションを進める． ▶ヒップアップ運動は体幹部の筋肉や大殿筋・大腿四頭筋を増強する．これらの筋肉は抗重力筋として立位や歩行に必要である．また，殿部の挙上ができるようになれば便器の挿入やズボンの上げ下ろしも楽になる．ADL拡大につながる運動である． ▶起き上がりに必要な健側の肘関節の伸展，肩甲骨の外転などの筋力増強運動となる． ▶寝返りや起き上がり動作は，坐位保持に比べて動作が複雑で筋力も必要になることから，坐位保持の獲得を先行させる．寝返りや起き上がり動作の獲得はゆっくり進めるとよい． ▶連合運動や共同運動に気をつけ，疲労度にも配慮しながら回数や時間を調整する．
(2)側臥位と起き上がりの練習 　①側臥位 　　・右側(寝返る方向)に頭を向ける． 　　・右手(健側)で左腕(患側)を把持し，できるだけ前方上部に引く． 　　・右足(健側)を左足(患側)に交差し，左足を手前に下ろす． 　　・看護師は患者の右側(寝返る方向)に立ち，回転の状況により患者の肩甲帯と骨盤に手を添え介助する． 　②起き上がり(p.408，図9参照) 　　・ベッドは端坐位をとったときに足底部が床につく高さまで下げておく． 　　・右側臥位(健側を下にした側臥位)をとる． 　　・左足(患側)を右足(健側)の上に乗せ，ベッドの端から両足を下ろす．	▶患側方向への寝返りでは患側肩甲帯がうしろに引かれ，肩関節の屈曲・外転，肘関節の屈曲を起こしやすい．これを防ぐために，できるだけ患側上肢は挙上する． ▶下肢を交差しておくと骨盤が回転しやすい． ▶左記の順で回転を促し，肩甲帯と骨盤がねじるようにすると側臥位がとりやすい． ▶できるだけ患者自身の力で回転できるように，タイミングよく介助する． ▶この動作は寝返り動作を含むため，体幹部の筋肉増強につながる．また，健側上下肢を使用して起き上がるので，健側の筋力増強にもなる．

対　策	根拠および留意点
・右手掌から肘(健側)をしっかりベッドにつけ，ベッドを押し肘を伸ばすようにして身体を起こす． ・起き上がったら足底部をしっかり床につける． **EP** (1) **病棟でのリハビリテーションの必要性とその方法を説明する．** (2) **リハビリテーションの効果と弊害について説明する．** (3) **リハビリテーション時，左側に注意が向くように声をかける．**	▶過用症候，誤用症候を防ぐために，説明は重要である．理解力が低下していたり，記憶を保持できない患者には，わかりやすい言葉で繰り返し説明する．

ターミナル期

脳腫瘍患者の看護過程の展開

BASIS

患者：45歳，男性
患者の状況：半年前に物忘れがひどくなり受診．MRI検査と脳血管撮影の結果，神経膠芽腫（グリオブラストーマ）gradeⅣで余命6～10か月と診断される．在宅での看護が難しくなったので，緩和ケア病棟に入院，3日目

脳腫瘍患者の理解に必要な情報

パターン	必要な情報項目	患者情報	アセスメントの視点	アセスメント
健康知覚-健康管理	・既往歴 ・指示された治療，日常生活上の注意 ・身体的管理能力 ・知的・情緒的準備状態 ・家族の現状の受けとめ方	・会社の健診を1回/年受けていたが，問題を指摘されたことはなかった． ・今回の入院時のCT所見では腫瘍が増大（左側頭葉から後頭葉）して，右脳を圧迫しはじめている． ・3か月前から副腎皮質ステロイド薬を内服中 ・右半身麻痺があり，ADLは両親の介助を受けていた．しかし，患者は自分のことは自分でするという気持ちが強く，自宅では這ったり転んだりしながら1人でトイレに行くこともあった． ・右視野欠損あり ・「会社に行く」「友人が来ている」と言って突然ベッドから起き上がることがある．入院したことは理解している． ・言葉は比較的はっきり話すが，意味がわから	・発症前は健康に対してどのような意識をもっていたか． ・疾患により健康管理能力はどのように変化したか． ・自分で危険を察知し，対処する能力はあるか． ・家族の支援体制はどうか．	発症前，健康管理能力に大きな問題はなかった．既往歴はとくにない． 現在は腫瘍が増大し，右半身麻痺，見当識障害，記銘力障害などの高次脳機能障害がみられ，患者は現在の状態を十分に理解できていない．しかし，患者は自分のことは自分でするという思いが強いため，ベッドからの転落などの事故を起こしやすい状況である．そのため，事故に注意しながら患者の意思を尊重し，ニーズを満たすように援助していく． # 腫瘍の増大による見当識障害，記銘力障害，右半身麻痺に関連した身体損傷リスク状態 両親は疾患を理解しつつも日々進行する症状を目の当たりにして，とまどいを隠せない．また，患者の決意を尊重したいと思いながらも，生きて

パターン	必要な情報項目	患者情報	アセスメントの視点	アセスメント
		なかったり，質問と違う返事が返ってくることが多い． ・突然怒り出すことがある． ・告知を受けた時点では判断力はあり，患者は「完治しないなら，副作用がある治療は受けたくない」「DNR(蘇生術不要)を希望する」と言っていた． ・両親の受けとめ方：考えていたより速く病気が進行している．麻痺などの身体面の衰えも悲しいが，病気とはいえ，どんどん話がかみあわなくなっていく姿を見ていると息子ではなくなっていくようでつらい．積極的な治療を受けないこともDNRも本人の希望で尊重したいと思う半面，納得できないと思う気持ちもある．		いてほしいという気持ちももっており，複雑な心境であると思われる．患者を最期まで支えることができるように，具体的援助をパターン"役割-関係"で展開する．
栄養-代謝	・身長，体重，BMI ・食形態，食事摂取量，摂取方法 ・皮膚の状態 ・歯，口腔粘膜 ・栄養状態データ ・嚥下状態	・身長178cm，体重70kg，BMI 22.1 ・発症後，食欲が落ち，体重が減少している． ・常食．セッティングすれば自分で6〜8割摂取できる． ・皮膚の発赤なし，失禁はみられない． ・嚥下状態に問題はない． ・TP 6.2g/dL, Alb 2.3g/dL, Na 141mEq/L, K 4.3mEq/L, Cl 98mEq/L	・食事の消化・吸収に問題はないか． ・褥瘡発生の危険性はあるか．	検査データは低栄養状態を示している．しかし，BMIは基準値内で，食事も半分以上は摂取できており，ターミナル期である現状を考えると，いまのところ栄養面の大きな問題はない．このまま様子をみる． 　低栄養状態だが褥瘡はみられていない．現在は自分で動いており，失禁もなく褥瘡発生の危険因子はほとんどない．褥瘡

パターン	必要な情報項目	患者情報	アセスメントの視点	アセスメント
		・義歯なし		に関しては，今後疾患が進行して臥床安静時間が長くなり，さらに食事摂取量が低下したとき，再度アセスメントを行う．
排泄	・排尿状態 ・排便状態 ・便通のための対策 ・入院前後の変化	・排尿5〜6回/日，夜間なし．尿は淡黄色，混濁なし ・排便1回/2〜3日，普通便，下剤は使用していないが，ときどき坐薬を使用する． ・尿意・便意はある．ナースコールを押せず，ベッド柵から身を乗り出していることがある． ・介助を受けながらトイレで排泄している． ・夜間は尿器使用でベッド上排泄 ・排尿・排便とも入院前後で大きな変化はない．	・疾患の進行が排泄に影響しているか．	排尿機能に異常はみられない．排便は1回/2〜3日だが，入院前からの排便習慣である． 　排泄動作には介助が必要である．尿意・便意は感じられるものの伝達できないため，危険である．これに関してはパターン"健康知覚-健康管理"で展開する． 　今後，腫瘍が増大すると麻痺の進行や意識状態の低下が起こり，さらに排泄動作が困難になったり排泄コントロールができなくなる．おむつの使用や膀胱カテーテル留置が必要と思われるが，状態をみながら患者・家族と相談して時期を決める．
活動-運動	・運動機能障害の程度 ・ADLの状態 ・呼吸器系 ・循環器系	・右半身が麻痺しているため立位や坐位が安定せず，すべてのADLに介助が必要である． ・元来右利きであるが，麻痺しているため，左手で食べている．主食はおにぎりで，自分で持って食べる．左手の握力も低下しており，スプーンやフォークがうまく扱えず，直接器に口をつけて食べることもある．	・ADLはどの程度か． ・ADLの縮小によりQOLに影響はないか． ・どのようなADLへの援助が必要か． ・呼吸器系，循環器系に問題はないか．	現在，運動機能が障害され，ADLに介助が必要な状態である．しかし，働き盛りの成人男性で，もともと1人で自分の生活を管理できていた．現在は，疾患により意識が混乱しているとはいえ，自分のことは自分で行いたいという思いが強い． 　患者の思いを尊重しつつ，事故に注意しながら，できるかぎり自分で行えるように環境を整えてい

パターン	必要な情報項目	患者情報	アセスメントの視点	アセスメント
		・患者はなんでも自分でするという意思が強く，他者が手を貸そうとすると振りはらうことがある． ・傾眠傾向だが，突然起き上がることがある． ・1人暮らしで一通りの家事は自分でできる． ・呼吸器疾患，循環器疾患の既往はない． ・R 16回/分，タバコは10～15本/日程度吸っていた． ・P 66回/分(不整脈なし)，BP 114/66mmHg．心電図に異常はみとめられない．		く． 　今後疾患の進行に伴い，運動機能や認知力がさらに低下し，介助量が増えると考えられる．状態の変化に応じて，そのつど患者・家族に相談し，患者の自尊心に配慮しながら必要な援助を行う． 　喫煙しているものの，いまのところ呼吸器系には問題はない．循環器系にも問題はみられない．
睡眠-休息	・睡眠状態 ・睡眠の満足度 ・睡眠を妨げる要因 ・睡眠を促す手段 ・昼寝の有無	・熟睡感の有無ははっきりしないが，一度寝てしまえば，途中で起きることはない． ・睡眠薬は使用していない． ・昼間はうとうとしていることが多いが，尿意を感じると起き上がる．	・疾患の進行により睡眠状態に問題が生じていないか．	疾患の進行により傾眠傾向がみられるが，夜間の睡眠に影響はない． 　患者が睡眠に満足しているかどうか確認できていない．しかし，客観的には良眠できており，睡眠を妨げる要因はとくにないようなので，このまま様子をみていく．
認知-知覚	・意識状態，見当識 ・コミュニケーションの状態 ・説明に対する理解力 ・感覚，知覚 ・治療への理解，期待	・傾眠傾向だが，突然起き上がることがある． ・ナースコールは押せず，尿意を感じるとベッド柵から身を乗り出す． ・言葉は比較的はっきり話すが，意味がわからなかったり，質問と違う返事が返ってくることが多い． ・覚醒状態がよいときは「自分は今後どうなる	・疾患の進行による精神的変化はみられないか． ・感覚障害はみられないか．	疾患が進行し，見当識障害，記銘力障害がみられ，コミュニケーションが十分にはかれない．病状は認識できていないが，漠然とした不安を感じているようである．このように不安を感じながらも，状況が認識できず右視野欠損もあることから，事故を起こす危険性が高い．これに関してはパターン

パターン	必要な情報項目	患者情報	アセスメントの視点	アセスメント
		のか」という発言がある． ・聴覚に問題はないが，視覚では右視野欠損がみられる． ・告知を受けた時点では判断力はあり，患者は「完治しないなら，副作用がある治療は受けたくない」「DNRを希望する」と言っていた．現在入院したことは理解しているが，自分の出した結論を記憶しているかどうかはっきりしない．		"健康知覚-健康管理"で介入する．
自己知覚-自己概念	・疾患による感情の変化，悩みなど ・生活面の行動：外見，表情，言動など ・心理的・社会的側面	・告知を受けた時点では，判断力は比較的しっかりしており，インターネットや図書館で疾患について調べたようである．そのうえで，完治しないなら，副作用がある治療は受けずDNRを希望すると決心した． ・現在は傾眠傾向で，自分の出した結論を記憶しているかどうかもはっきりしない． ・覚醒状態がよいときは「自分は変だ，今後どうなるのか」という発言がある． ・自分のことは自分でするという気持ちが強い． ・妹からの情報：患者は幼いころから自然科学に興味をもち，食品メーカーの環境保全部門で働いていた．また中	・疾患の進行により生活が変化し，自己尊重の低下につながっていないか． ・自己評価が今後の生活や治療に及ぼす影響はないか．	いままでの生活背景より，患者は判断力があった時点では疾患を受け入れ，自分のおかれた状況と冷静に向かいあおうとしていた．先のこともある程度予測し，自分の生き方を自分で選択できている． 現在は疾患が進行し，どこまで現状を認識できているかはっきりしないが，漠然とした不安はいだいている． 患者は成人男性であり，健康であれば自分の目標に向けて社会生活を営んでいる時期である．自分のことは自分で行いたいという意思を尊重し，ADL援助において患者が自分でできたと実感できるようにかかわっていく． また，死を目前にした不安にできるだけ寄り添

パターン	必要な情報項目	患者情報	アセスメントの視点	アセスメント
		学生のときクラスメートが自殺をしたことがあり，「人はいずれは死ぬので，死は怖くはない．ただ親より先に逝くのは申しわけない」と日ごろから言っていた．告知を受けた直後，患者は手紙で「だんだん自分のことがわからなくなっていくと思う．両親はきっと動揺すると思うので，僕の病状が悪化した場合，お前が面倒をみてくれ」と妹に頼んだ．		うように援助する．
役割-関係	・家族構成と家族関係の変化 ・キーパーソン，支援者 ・社会的・経済的立場 ・コミュニケーション能力	・発症前はマンションで1人暮らし ・15年前に結婚したが，2年で離婚し，子どもはいない． ・父親（74歳）と母親（68歳）が心配で，実家から歩いて10分くらいの場所に住み，1回/月程度様子をみに行っていた． ・発症後は，実家で両親の介護を受けていた． ・妹（40歳）は結婚して遠方に住んでいる．頻繁に実家には行けないが，患者から両親の今後と患者の疾患が悪化したときの対応を託されている． ・妹の夫は患者の友人であり，きょうだいの仲はよい．妹はできるかぎり患者の意思を尊重したいと思っている．	・疾患の悪化に伴う家族関係，社会生活，経済状況への影響はないか． ・疾患の悪化により，コミュニケーションに支障をきたしていないか，どのような援助が必要か． ・家族はいずれ訪れるであろう患者の死をどのように受けとめているか． ・患者の療養継続や家族の生活に支	現在，患者は状況が認識できない状態である．しかし判断力があるうちに残される両親を気遣い，自分がいなくなったあとのことを考えて行動できている． 　患者に役割を委譲された妹は，妹の支えとなっている夫とともに現状を冷静に判断し，適切に対応している． 　経済面に問題はなく，患者自身は自覚できなくても，患者が告知を受けた時点で考えていた入院生活をおくることができていると思われる． 　腫瘍の増大により，コミュニケーションが十分にはかれない状態で，現在の患者のニーズをくみとることは難しい．患者の言動をよく観察し，気持ちを推測しつつ自尊心

パターン	必要な情報項目	患者情報	アセスメントの視点	アセスメント
		・妹は今回の入院時の患者・両親の様子をみて，夫と相談し，妹が中心となり手続きをした． ・食品メーカーの環境保全部門で課長として働いていた． ・患者・両親ともに蓄えはあり経済面に問題はない． ・両親の思い：生活習慣病があり，内服薬でコントロールしているが，近くに息子がいると思うと安心でき，精神的な支えになっていた．息子の余命が1年もないことを知ったときはどうしてよいかわからなかった．息子が治療を受けないと決めたことに対して，尊重したいという思いと，一縷の望みがあるなら，いまからでもいいから治療を受けてほしいという気持ちがあり複雑である．どんどん話がかみあわなくなっていく息子を見るのはつらいが，生きていてほしいと思う． ・患者は傾眠傾向である．言葉は比較的はっきり話すが，意味がわからなかったり，質問と違う返事が返ってくることが多い．	障はないか．	を尊重しながらかかわっていく． 　両親は告知を受けた時点から動揺しており，患者の死が近いことをなかなか受けとめられないようである．現時点では，放射線療法や化学療法は適応外である．今後疾患はさらに悪化し，両親は罪悪感や無力感，絶望感など種々の苦悩を経験すると思われる．高齢の両親にとっては自分たちより先に息子を失うことは精神的な負担が大きい．したがって，両親の気持ちをよく聴き，患者の死を看取るという現実に向きあえるようにかかわる．これは死別後，患者のいない生活に適応していくためにも必要なことである． # 患者の状態の悪化および死期が近いことに対する家族の動揺に関連した予期悲嘆
性-生殖	・配偶者(パートナー)，子ども	・独身．特定のパートナーはいない． ・15年前に結婚したが，	・疾患の進行による性的問題はない	患者に子どもはなく，現在独身である．成人期にある患者にとって性に

ターミナル期・脳腫瘍

パターン	必要な情報項目	患者情報	アセスメントの視点	アセスメント
		離婚し子どもはいない.	か.	関する問題は大きい. しかし, 現在は疾患が進行しており, 患者は状態を十分に認識できず, 性の問題について話しあえる状態にはない.
コーピング-ストレス耐性	・通常のストレス対処法 ・現在のストレス要因 ・入院, 疾患の進行によるストレス	・趣味は釣りで, 仕事に行きづまると釣りに遠出をすることがあった. ・以前は本もよく読んでいた. ・判断力があった時期に治療は受けないと決め, 妹にその意思を伝えており, その意思は実行されている. ・現在は傾眠傾向である. 覚醒状態がよいときは「今後どうなるのか」と訴える. ・入院したことは理解している. ・自分のことは自分でするという気持ちが強い. ・疾患が進行してからは自宅で両親が介護をしていた. ・両親はいままで患者を頼りにしていた. 意思疎通がはかれなくなっていく患者の姿を見るのがつらい様子. また, 患者の選択にとまどっている.	・入院や疾患の悪化に伴うストレスが表出されているか. ・ストレス対処法は効果的か. ・家族は患者の入院や疾患の悪化に伴い, 身体的・精神的・社会的に過度の負担を受けていないか.	患者は判断力があった時点で将来を考えており, 患者の意思に沿って妹が適切に対応している. そういった意味ではストレスは少ないと考える. しかし, 現在の患者の意思確認は難しい状態である. 漠然とした不安をかかえているようである. 自分のことは自分でしたいという考えがあり, 自分の思いが伝わらないことや人の世話にならざるをえない現状, 死が近いことにストレスを感じている可能性がある. 患者の言動をよく観察し, 患者の気持ちを推測しつつ自尊心を尊重しながらかかわっていく. 両親は患者の状態や死が近いことをなかなか受けとめられないようである. 今後疾患はますます悪化する. それに伴い, 両親は罪悪感や無力感, 絶望感などをいだき, 患者の死後の生活に適応できないことも考えられる. そのため, 両親の気持ちをよく聴き, 患者の死を看取るという現実に向きあえるようにかかわる. これはパターン"役割-関

パターン	必要な情報項目	患者情報	アセスメントの視点	アセスメント
				係"で展開する.
価値-信念	・信仰の有無 ・重要視する価値 ・家族の価値	・信仰する宗教はとくにない. ・告知を受けたときは「人はいずれは死ぬので,助からないならつらい治療は受けたくない」と言っていた. ・両親は「自分たちより早く逝くとは親不孝者」と言っているが,毎日面会に訪れている.	・患者・家族は今後の治療方針に影響を及ぼす価値観や信念をもっているか.	患者の希望で,現在の状況を迎えている. 余命1〜2か月程度と考えられ,いまは尊厳をもった安らかな死を迎えられるようかかわる時期である.それを阻害するような問題はみられない.

看護診断リスト

看護診断名	パターン	診断・優先の根拠
#1 腫瘍の増大による見当識障害,記銘力障害,右半身麻痺に関連した身体損傷リスク状態	健康知覚-健康管理	腫瘍が増大し,見当識障害,記銘力障害,右半身麻痺などの高次脳機能障害がみられ,現在の自分の状態を理解できていない.しかし,患者は自分のことは自分でするという思いが強く,ベッドからの転落などの事故を起こしやすい状況である.身体損傷の程度によっては損傷部位の安静や治療が必要になったり,疼痛が生じ,肉体的・精神的に安楽が阻害され,死を目前にして,穏やかな入院生活をおくることができなくなるため,**優先順位1位**とする.
#2 患者の状態の悪化および死期が近いことに対する家族の動揺に関連した予期悲嘆	役割-関係	両親は告知を受けた時点から動揺しており,患者の死が近いことを受けとめられない.今後疾患はますます悪化し,両親は罪悪感や無力感,絶望感など種々の苦悩を経験すると思われる.高齢の両親にとっては,自分たちより先に息子を失うことは精神的負担が大きい.したがって,両親の気持ちを十分聴き,患者の死を看取るという現実に向きあい,最期まで患者を支えられるようにかかわる必要がある.これは死別後,患者のいない生活に適応していくためにも必要なため,**優先順位2位**とする.

看 護 計 画

看護診断	目標とする患者の状態
#1　腫瘍の増大による見当識障害，記銘力障害，右半身麻痺に関連した身体損傷リスク状態	●事故を起こさない． ・ベッドから転落しない． ・転倒しない．

対　策	根拠および留意点
DP (1)事故を起こす危険因子についてアセスメントする． 　①意識レベルの変化 　②運動機能の程度 　③認知能力の程度 　④感覚障害の程度 　⑤患者の表情，言動 　⑥尿意の有無 　⑦ベッド周囲の環境 　⑧睡眠状態 (2)安全対策の実施状況についてアセスメントする． 　①患者の状態に合った安全対策 　②患者・家族の訴え，気持ち 　③家族が帰宅後の患者の安全対策の有無 **TP** (1)事故を防ぐための環境調整 　①病室を看護師の目が届きやすい位置に調整する． 　②訪室回数を多くする． 　③ベッド柵の使用 　④ナースコールの位置 　⑤ベッド周囲の整理・整頓 　⑥ベッドの高さの調整 (2)安全対策を患者・家族と相談し実施する． (3)尿意を確認する． (4)患者の話を聴く場・機会を設け，感情や不安を表出させる．	▶今後，さらに腫瘍が増大すると脳実質が圧迫され，脳神経の障害が悪化する．そのため判断力や運動機能の低下が進み，身体損傷の危険性が高くなる． ▶尿意を感じるとベッド柵から身を乗り出してしまうので，尿意の確認は重要である． ▶①②によって観察の目が多くなり，危険を早めに察知できる． ▶③④は安全対策の基本である．ベッド柵は抑制の1つだが，患者の場合はしないと危険である．患者・家族に必要性を説明したうえで使用する． ▶尿意があるとベッドから乗り出し危険である．水分摂取量や飲水時間，1回尿量を考えて排尿を促すとよい． ▶コミュニケーションがうまくはかれない場合は，自分の思いを行動で示し，危険につながることもあるので，できるかぎり患者の思いを十分聴くように心がける．

対　策	根拠および留意点
EP (1) トイレへ行きたいときはナースコールで知らせるように患者に説明する． (2) 1人で起き上がらないように患者に説明する． (3) 危険行動がみられるときはすぐに知らせるように家族に説明する．	▶意識が清明なときもあるので，ナースコールの使用方法を伝えておく．

看 護 診 断	目 標 と す る 患 者 の 状 態
#2　患者の状態の悪化および死期が近いことに対する家族の動揺に関連した予期悲嘆	●家族が現在いだいている心理的苦痛，不安を表出でき，患者と前向きにかかわることができる．

対　策	根拠および留意点
DP (1) 家族の現在の心理状態についてアセスメントする． 　①面会時の家族の表情，言動 　②医師の説明内容と家族の受けとめ方 　③面会状況 　④家族の健康状態 　⑤家族背景 　⑥経済的負担 (2) 家族の心理状態を左右する原因・誘因についてアセスメントする． 　①患者の疾患の悪化 　　・麻痺の進行 　　・意思疎通の困難 　　・意識状態の低下 　　・新たな症状の出現 　②身体を損傷する事故	▶家族は患者の状態が受け入れられなかったり，無力感に陥ったりすると，面会回数が少なくなったり，面会時間が短くなることがある． ▶精神的負担は不眠や食欲不振をまねくことがある．面会時には家族の健康状態の把握に努める．
TP (1) 患者の現在の状態が把握できるように家族に情報を提供する． 　①定期的 　②状態に変化がみられたとき 　③家族の不安・動揺を感じたとき (2) 家族の気持ちが表出できる場・機会を設ける． 　①家族面接 　②医師と家族との連絡調整	▶患者の死が近いという現実を家族が受けとめられるように，家族の反応に注意しながら，患者の変化に関する情報を提供する． ▶看護師は単なる医師と家族との連絡役のみでなく，

ターミナル期・脳腫瘍

対　策	根拠および留意点
③面接時の環境調整 (3)家族が協力できる援助を一緒に考え，実施する． **EP** (1)不安に思うことはできるだけ伝えるように家族に説明する． (2)家族が疲れていると感じたら，気分転換や休息を勧める．	面接する場合は両者から了解をとり，できるかぎり看護師も同席し家族の思いを知るように努める． ▶家族は患者に何かしたいという思いをもっている．その思いが満たされ，患者に対してできるだけのことはしたという満足感が得られると，死別後の悲嘆の苦痛が軽減され，患者のいない生活に適応しやすくなるといわれている． ▶家族が現実と向きあうには，精神的な負担が大きい．家族の年齢，入院期間によっては身体的な負担も大きい．家族の気持ちが萎えてしまったり，体力・気力が消耗しないように，適度な気分転換や休息が必要である．

●参考文献

1) 井上　泰：学生のための疾病論——人間が病気になるということ．医学書院，2001．
2) 伊藤晴美編：運動器疾患ナーシング．Nursing Mook 5，学習研究社，2001．
3) 大岡良枝，小林繁樹編：脳神経外科．改訂版，看護観察のキーポイントシリーズ，中央法規出版，1994．
4) 岡本幸市ほか編：脳血管障害の治療と看護．南江堂，2001．
5) 奥宮暁子，金子昌子：脳に疾患をもつ人への看護．ナーシングレクチャー，中央法規出版，1998．
6) 小山珠美，所　和彦監：脳血管障害による高次脳機能障害ナーシングガイド．改訂版，日総研出版，2005．
7) 垣田清人ほか編：新・脳神経外科エキスパートナーシング．南江堂，2005．
8) 工藤千秋：クモ膜下出血の病態・生理．クリニカルスタディ，22(3)：13～16，2001．
9) 工藤千秋：クモ膜下出血の診断・治療．クリニカルスタディ，22(3)：17～25，2001．
10) 国立京都病院内脳神経外科グループ編：脳と脊髄——疾患患者の看護完全対応ガイド．日総研出版，2000．
11) 坂井建雄，岡田隆夫：人体の構造と機能 1．系統看護学講座 専門基礎 1，医学書院，2005．
12) 杉浦和朗：イラストによる中枢神経系の理解．第 3 版，医歯薬出版，1998．
13) 関口恵子編：根拠がわかる症状別看護過程——こころとからだの56症状・事例展開と関連図．南江堂，2002．
14) 関野宏明，陣田泰子監：脳・神経疾患．Nursing Selection 6，学習研究社，2003．
15) 高木永子監：New 看護過程に沿った対症看護——病態生理と看護のポイント．学習研究社，2005．
16) 武田宜子ほか：リハビリテーション看護．系統看護学講座 別巻 3，医学書院，2004．
17) 竹村信彦ほか：成人看護学 7．系統看護学講座 専門分野11，医学書院，2003．
18) 登喜和江，川西千恵美：クモ膜下出血患者の看護．クリニカルスタディ，22(3)：26～37，2001．
19) 原三紀子：ナーシングガイド パーキンソン病患者の看護．プチナース，11(2)：43～51，2002．
20) 菱沼典子：看護形態機能学——生活行動からみるからだ．改訂版，日本看護協会出版会，2006．
21) 村中陽子ほか編著：学ぶ・試す・調べる——看護ケアの根拠と技術．医歯薬出版，2005．
22) 森松光紀，鈴木倫保編：脳・神経疾患．Nursing Mook 4，学習研究社，2001．
23) 山田和雄ほか編：脳神経外科ナーシングプラクティス．文光堂，2002．
24) Marieb, E. N.(林正健二ほか訳)：人体の構造と機能．第 2 版，医学書院，2005．

第Ⅱ章
経過別看護過程の展開（CASE STUDY）

7

運動器疾患

7 運動器疾患

- ▶ 運動器疾患患者の理解に必要な基礎知識
- ▶ ［急性期］大腿骨頸部骨折患者の看護過程の展開
- ▶ ［慢性期］椎間板ヘルニア患者の看護過程の展開
- ▶ ［回復期］脊髄損傷患者の看護過程の展開
- ▶ ［ターミナル期］骨肉腫患者の看護過程の展開

運動器疾患患者の理解に必要な基礎知識

1．運動器とは	人間は意思をもって身体を自由に動かし，食事，排泄，保清などのADL，仕事，学習，スポーツなどを行い，社会に参加している．したがって，運動は生活そのものであり基本的ニーズといえる．生活に運動は密接に関係し，人生の達成感，満足度にも影響する． 　運動器とは手や足などの運動に関与する骨格筋・骨と，それを支配する神経の総称で，人体の支柱となる脊椎(脊柱)と四肢の骨・関節，それらを動かす神経，筋肉，腱，靱帯からなり，動作や運動を行う． 　運動は神経が骨格筋を収縮させ，骨格筋が関節を構成する骨を引っ張ることにより関節の伸展・屈曲が起こる．運動時には循環器系とともに呼吸器系も活性化される．
2．構造と機能	運動器は身体の形状を保持し，運動に関与し，姿勢機能，移動機能，作業機能をもっている． (1)骨の構造と機能 　骨格を形成し身体を形づくり，運動や姿勢に関与する．脳や内臓を保護し，骨髄は赤血球，白血球，血小板などの造血機能をもち，抗体をつくるなど，重要なはたらきを担っている． 　①骨の形態：長管骨，短骨，扁平骨，種子骨などに分類される． 　②骨の組成：骨組織は細胞成分と骨基質からなる．骨基質の無機質はカルシウムやリンなどであり，体内のカルシウムの99％は骨に貯蔵されている．有機質の主成分はコラーゲンである． 　③骨の構造(図1)：骨は関節面を除いて骨膜に包まれ，硬い緻密質(皮質骨)と内部の軟らかい海綿質，骨髄よりなる． 　・骨膜：血管と神経に富む線維性結合組織の膜であり，骨を包んで保護し，骨の成長や再生に関与する．

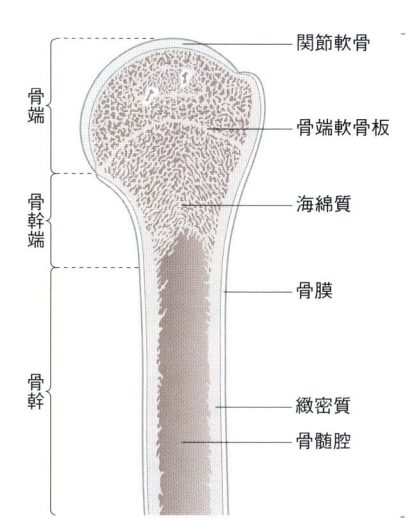

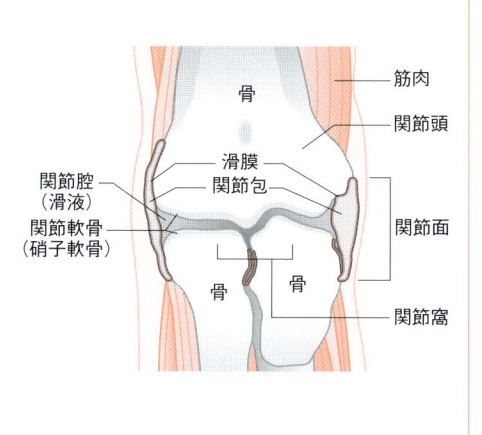

図1　骨の構造

図2　関節の構造

- 骨質：緻密質と海綿質からなる．緻密質は骨の表層にあり，ハバース系とよばれる円柱状の構造単位が集まり，硬い骨の殻を形成する．海綿質は骨の深層や骨端にあり，衝撃力を吸収できるように内部が梁状の網目構造である．内部の空洞には骨髄がある．
- 骨髄：骨幹の中心部や海綿質中の髄腔にある軟らかい組織で，造血機能を有する．

(2) 関節の構造と機能

2つ以上の骨が連結したものを関節という．

① 関節の構造（図2）
- 関節軟骨：コラーゲン線維のすきまをプロテオグリカン分子が埋める構造をもつ．プロテオグリカン分子は保水性に富み，スポンジのように水分の出し入れを行う．軟骨組織には血管やリンパ管が存在しないため，関節運動による関節液の浸透で代謝が営まれる．そのため，ギプスなどで関節を固定して関節運動が制限されると，軟骨が萎縮する．ギプス固定の際は，関節を動かさない等尺性運動を行う必要がある．
- 靱帯，半月板（メニスクス）：関節の周囲には関節を増強する靱帯があり，関節の外側または内側を走って関節と骨とを固く結びつけている．半月板は膝関節のすきまにある軟骨の板であり，関節面の適合を高める．
- 関節包，滑膜：関節包は関節を包む線維性結合組織の膜で，滑膜は関節包とその内面を包み込む（滑膜関節）．滑膜は関節の潤滑と栄養をつかさどる滑液（関節液）を合成し，関節内の異物を除去するはたらきがある．

② 関節の運動：関節は種類によって運動の方向や運動範囲（関節可動域 [ROM：range of motion]）がある．関節可動域は年齢，性などで異なる．主な関節運動には次のようなものがある．

- 屈曲・伸展：多くは矢状面上で隣接する2つの部位が近づく動きを屈曲といい，反対に遠ざかる動きを伸展という．頸部，体幹では前方への動きが屈曲，後方への動きが伸展となる．
- 外転・内転：主に前額面の動きで，体幹や手指の軸から遠ざかる動きが外転，反対に近づく動きが内転である．
- 外旋・内旋：肩関節・股関節では，上腕軸・大腿軸を中心に外方へ旋回する動きが外旋，反対に内方へ旋回する動きが内旋である．
- 回外・回内：前腕では前腕軸に対して外方に回旋する(手掌が上を向く)動きを回外，内方に回旋する(手掌が下を向く)動きを回内という．

③関節の種類：形状とはたらきにより，蝶番関節，車軸関節，楕円関節，鞍関節，球関節，臼状関節などがある(図3)．

④関節部位，機能
- 体幹：頸部の回旋運動(第1～2頸椎[C_1～C_2])，前屈(屈曲)・後屈(伸展)および側屈運動(第3～7頸椎[C_3～C_7])
- 肩甲帯と肩関節：肩甲帯は胸郭上の運動の総合的な運動(屈曲・伸展，挙上・引き下げ[下制])を行う．肩関節は球関節のため，どの方向(屈曲・伸展，外転・内転，外旋・内旋，水平屈曲・水平伸展)にも自由に動く．
- 肘関節と前腕：肘関節の屈曲・伸展，前腕の回内・回外
- 手関節：屈曲・伸展，橈屈・尺屈
- 手指：指の屈曲・伸展，外転・内転
- 股関節：分回し運動，90°屈曲位での分回し運動90°を開排という．
- 膝関節：最大の複関節で損傷を受けやすい．膝関節の屈曲・伸展は脛骨関節面の上を大腿骨関節面が滑りながら回転する特有の運動を行う．
- 足関節と足部：足関節では屈曲(底曲)・伸展(背屈)，足部では外返し・内返し，外転・内転

(3) 神経の構造と機能

①中枢神経の構造

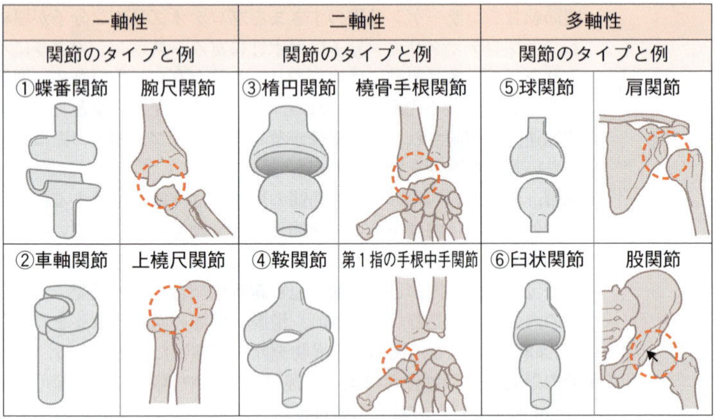

一軸性		二軸性		多軸性	
関節のタイプと例		関節のタイプと例		関節のタイプと例	
①蝶番関節	腕尺関節	③楕円関節	橈骨手根関節	⑤球関節	肩関節
②車軸関節	上橈尺関節	④鞍関節	第1指の手根中手関節	⑥臼状関節	股関節

図3　関節の種類

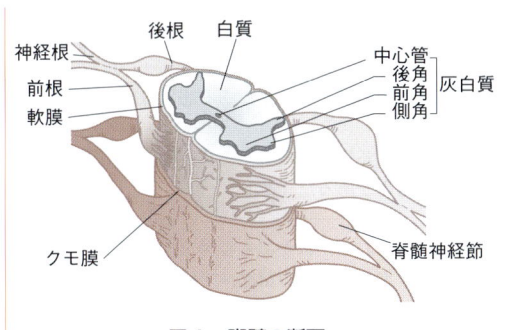

図4　脊髄の断面

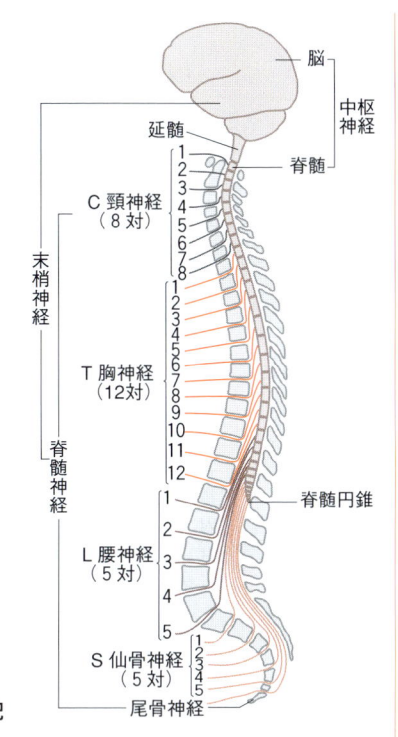

図5　脊柱・脊髄神経の構造と支配

- 脳：脳の全部が運動に関与する．
- 脊髄：脊髄の内側には，灰白質（中央のH字型，筋に直結する運動神経細胞のある前角と，感覚神経の神経細胞のある後角がある）と白質（灰白質の周囲，上行する感覚神経と下行する運動神経の神経線維束がある）が存在する（図4）．脊髄は延髄から脊柱管内を下降し，第1腰椎（L_1），第2腰椎（L_2）の付近で終わる．脊髄の主な伝達路は図5のとおりである．

②中枢神経の機能
- 脳幹：骨格筋の緊張を調節し，身体の平衡や姿勢を保つ．
- 小脳：平衡機能や随意運動の調節を円滑かつ正確に行えるようにする．
- 間脳：視床は運動抑制と錐体外路系の調節に関与する．
- 大脳：尾状核，被殻，淡蒼球が筋緊張の調節と運動に関与する．
- 脊髄：神経伝導路であり，随意運動を円滑に行い，反射中枢の役割をもつ．

③末梢神経の構造
- 脊髄神経：脊髄から出た脊髄神経は前後（前根は運動神経，後根は知覚神経）に分かれ，前根と後根が合わさって脊髄神経がつくられる．頸髄から8対，胸髄から12対，腰髄から5対，仙髄から5対，尾髄から1対の計31対の神経根が分岐する．神経叢（脊髄神経の集まり）は，頸部鎖骨付近にある腕神経叢，腰仙骨神経叢などがある．
- 末梢神経：神経線維は神経細胞の突起である軸索を中心にして，その周囲を

　　　　　髄鞘とシュワン細胞が覆っている．
　　　④末梢神経と伝達路の機能
　　　　・知覚神経路：末梢から中枢へ伝達する求心性線維である感覚線維が通る伝達
　　　　　路
　　　　・運動神経路：中枢から末梢へ伝達する遠心性線維である運動線維が通る伝達
　　　　　路で，錐体路と錐体外路によるものがある．
(4)筋肉の機能
　　　運動は筋肉が収縮することによって行われる．ほかにも姿勢を保持する，関節に安定性を与えるなどのはたらきがある．筋組織には骨格筋，平滑筋，心筋の3種類がある．骨格筋は多数の筋線維の集合体で，筋線維は筋原線維の集合から形成されている．組織学的には横紋筋であり，横紋筋には心筋のように意思とは無関係に収縮する不随意筋と，意識的に筋肉を収縮できる随意筋がある．骨格筋は随意筋で，骨や腱とともに運動に大きく関与する．
　　　筋収縮のしくみとしては，滑走説が一般的である．運動神経が興奮して神経終末に達すると，神経伝達物質であるアセチルコリンが放出される．アセチルコリンは筋細胞膜の受容体に結合し，筋細胞が興奮する．すると，筋小胞体からCa^{2+}が細胞内に放出され，アクチン(筋原線維のなかにあるタンパク質からなる細いフィラメント)の表面をブロックしているタンパクがはずれ，ミオシン(筋原線維のなかにあるタンパク質からなる太いフィラメント)頭部がアクチンと結合できる状態となる．ミオシン頭部が首を振るようにしてアクチンを引っ張ることで，力が発生すると考えられている．

3．メカニズム

　　骨格筋のはたらきは神経系により調節される．中枢神経にある運動中枢は，身体のさまざまな部位から送られてきた求心性(上行性)情報に基づいて統合し，運動の指令を出す．そして骨格筋への出力である運動神経の活動を介して種々の筋を協調的にはたらかせる．

(1)骨格筋の神経支配
　　骨格筋には，中枢神経系の指令を筋に伝える運動神経と筋の状況を中枢神経に伝える感覚神経が分布している．筋が伸展すると，感覚受容器にある求心性神経の筋紡錘の活動が増加し，収縮すると活動は停止する．
(2)運動反射
　　①脊髄反射：脊髄の反射中枢は大脳の関与なしに，信号を伝達している．脊髄反
　　　射には，伸張反射(ある筋を伸ばすと，反射的にその筋と協力筋が収縮する)，
　　　拮抗抑制(ある筋が伸びると，拮抗筋が弛緩する)などがある．
　　②脳幹反射：持続的な筋収縮反射で，姿勢反射(静的な姿勢の保持，運動開始お
　　　よび制御)などがある．
(3)運動の指令と制御
　　①大脳皮質による運動の指令
　　　・運動野：身体部位の各運動を支配する領域がある．手や顔面に対する領域は
　　　　広いので，こまかい運動が可能となる．一次運動野の神経細胞は脊髄を下行
　　　　して，a運動神経とシナプスを介してつながる(皮質脊髄路)．
　　　・連合野：運動野の近隣にあり，個々の運動の統合や運動開始の準備過程など
　　　　に関与する．

②運動の調節
・大脳基底核：連合野の情報に基づき，運動を行うためのプログラムを呼び出す．このプログラムに沿って運動野の神経細胞が運動の指令を出す．
・小脳：姿勢の調節，スポーツなど，学習した運動のすばやい目標達成に重要
・視床：大脳基底核や小脳を運動野と連絡する．

4．主な症状

運動器の障害とは，運動機能に関するすべての運動器やそれらを動かす脳・神経や筋肉の障害により，日常生活になんらかの運動制限を起こす状態である．

(1)骨折，脱臼

①骨折：骨の連続性が絶たれた状態をいう．骨がもつ強度を上回る外力が加わって起こる外傷性骨折，基礎疾患のために骨が脆弱化して起こる病的骨折，骨の一部に繰り返し外力(激しい運動など)が加わることで起こる疲労骨折がある．また，骨折には，加わる外力の種類(屈曲，圧迫，剪断，捻転など)，骨折線の走向による分類(横骨折，斜骨折，らせん骨折，粉砕骨折など)，骨折部と外界の交通による分類(皮下骨折，開放骨折)などがある．

②脱臼：関節を構成している関節面の位置がずれることで，関節を構成する靱帯や軟骨も損傷する．疼痛とともに関節可動域の制限あるいは異常な可動性がみられる．関節を構成する靱帯は関節を支持し関節運動時の支えになっており，軟骨は関節の適合性を高める役割がある．

(2)ヘルニア

臓器や組織が逸脱した状態をヘルニアという．椎間板ヘルニアは腰椎，頸椎によくみられ，椎間板組織が本来の位置から突出・脱出し，脊髄や神経根を圧迫する．腰椎椎間板ヘルニアでは腰髄神経根が刺激・圧迫され，腰痛や坐骨神経痛を引き起こし，下肢への放散痛，しびれ，知覚障害などの症状がみられる．重篤な場合は，筋力低下や膀胱直腸障害なども出現する．

(3)運動麻痺

運動麻痺は，運動中枢から末梢の筋肉線維に至る運動神経伝達路の障害により発症する．運動は神経の完全な支配を受けており，障害により自動的随意運動が不能となる．障害の程度や性質，部位により以下のように分類される(図6)．

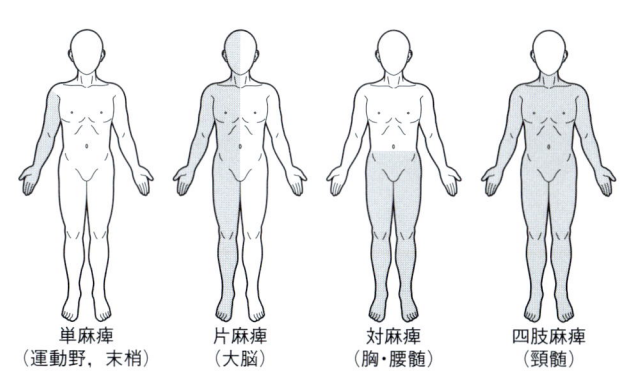

単麻痺　　片麻痺　　対麻痺　　四肢麻痺
(運動野，末梢)　(大脳)　(胸・腰髄)　(頸髄)

図6　運動麻痺の分類

①程度
  ・完全麻痺と不全麻痺
②性質
  ・痙性麻痺(中枢神経系の障害による筋緊張,痙縮)
  ・弛緩性麻痺(馬尾神経以下の末梢神経障害による筋緊張低下)
③部位
  ・単麻痺(四肢のうち一肢だけの麻痺:ポリオなど)
  ・片麻痺(身体半分の麻痺:脳血管障害や脳外傷後遺症など)
  ・対麻痺(両下肢の麻痺:胸髄・腰髄の損傷や圧迫など)
  ・四肢麻痺(両側上下肢の麻痺:頸髄の損傷や圧迫など)
  ・局所麻痺(末梢神経の支配筋の麻痺)

(4)知覚(感覚)障害
　知覚とは,末梢で受けた刺激が求心性神経路を通じて大脳皮質の知覚中枢に達し,痛い,熱い,冷たいなどを感じることをいう.このような知覚のいずれかが障害されたものを知覚障害とよぶ.知覚は表在知覚と深部知覚に大別される.表在知覚には触覚,痛覚,温度覚があり,皮膚の知覚過敏や鈍麻,脱失などの症状がみられる.深部知覚には位置覚,運動覚,振動覚がある.
　脊髄損傷では,脊髄の知覚神経支配(図7)と一致した知覚障害を示す.

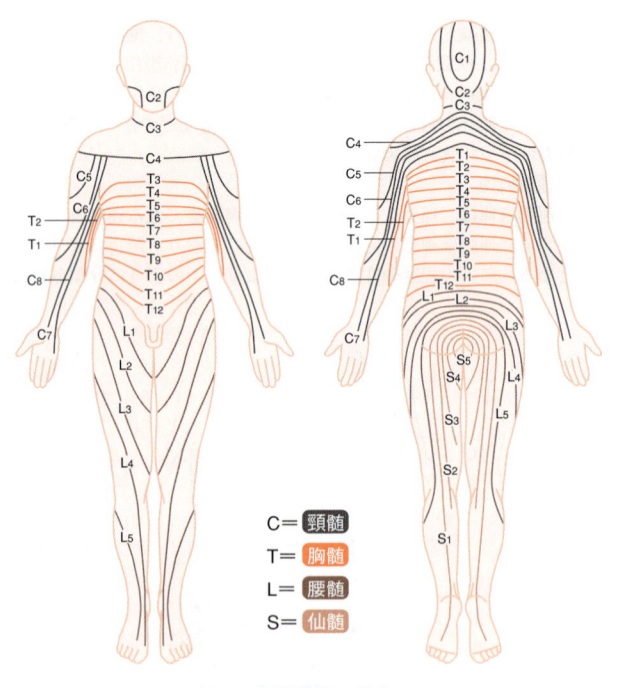

C＝頸髄
T＝胸髄
L＝腰髄
S＝仙髄

図7　知覚神経の分布

(5)**形態の異常**

骨・関節疾患に多くみられる．変形の発生部位と程度により，運動障害の症状は異なるが，疼痛を伴うことが多く，とくに荷重関節（下肢，脊柱）では運動時の疼痛が強いため，運動が制限される．

大腿骨頸部や膝の変形は，先天性のほか，加齢に伴う変化，転倒による骨折などで引き起こされる．

①大腿骨：頸体角（大腿骨骨幹軸と頸部軸との角度）は，正常では125～130°であるが，減少して直角に近づいたものを内反股という．大転子高位，下肢の短縮，跛行，トレンデレンブルグ跛行（健肢の骨盤が下降すると同時に，体幹の健側への横揺れが起こる歩行）などの症状がみられる．反対に角度が大きくなるものを外反股という．

②肘：上腕に対する前腕軸の角度が過度に増加したものを外反肘といい，反対に内側に曲がっているものを内反肘という．上腕骨外顆骨折では外反肘を，上腕骨顆上骨折では内反肘を生じることが多い．

③膝：股関節の中心と足関節の中心を結ぶ線であるミクリッツの荷重線は，正常では膝関節の中心を通る．それより内側を通るものを内反膝（O脚）とよび，外側を通るものを外反膝（X脚）とよぶ．

④脊柱：脊柱が側方に彎曲した側彎（進行性・永続性の構築性側彎では脊椎の回旋を伴う），胸椎の後彎が増強した円背，腰椎の生理的前彎が増強した凹背，胸椎後彎と腰椎前彎が増強した凹円背，脊椎（とくに胸椎後彎）が角状に突出した亀背，生理的な胸椎後彎・腰椎前彎が減少した平背などがある．

(6)**関節運動の異常**

関節周囲の筋，関節包，靱帯，腱などの軟部組織の障害により関節可動域が制限された状態を拘縮という．関節内の障害によって，関節運動が強く制限され完全に障害された状態を強直という．また，関節靱帯の損傷，関節包の弛緩，骨の欠損などによって，関節運動が正常な可動域を越えて異常な方向に動く動揺関節がみられる．

(7)**筋力低下**

身体の動きは，すべて筋収縮によるものである．歩行などの身体の移動や手の操作，姿勢の保持，関節の安定にも骨格筋が関与する．運動器が障害されると，筋肉の衰弱，萎縮をまねき，筋力低下が生じる．とくに高齢者では加齢による変化により，筋肉内にある結合組織が増え，筋組織が減るため筋力は低下する．規則的な運動を行い筋力低下を防止する．

(8)**疼痛**

運動器に関連する疼痛には，関節痛，神経痛，腰痛，筋肉痛などがある．

①関節痛：関節の炎症（関節リウマチなど），外傷（骨折，脱臼など），変形性関節症などで起こる．関節を構成する靱帯や関節包には痛覚神経線維の終末が多数存在し，機械的刺激や化学的刺激が加わると，強く鋭い痛みが生じる．さらに，滑膜の炎症により増加した関節液や外傷による関節内出血によって関節内圧が上昇し，鈍痛が生じる．

②神経痛：神経経路に沿って生じる激しい痛みで，発作的に起こる．脊髄の異常，周囲組織の悪性腫瘍，感染，中毒などで生じる．腰椎椎間板ヘルニアによる坐骨神経痛では，神経の圧迫・伸展されるような肢位で疼痛が誘発される．

　　　　③腰痛：脊椎の棘突起に機械的刺激が加わったり，椎間板ヘルニアによる神経の圧迫で生じる．
　　　　④筋肉痛：筋肉の損傷や炎症などによる疼痛
　　(9)腫瘍性疾患
　　　　骨組織から発生する骨腫瘍と軟部組織から発生する軟部腫瘍に大別される．さらに骨腫瘍は原発性骨腫瘍，続発性骨腫瘍，腫瘍類似性疾患に分類される．原発性骨腫瘍には，悪性度の高い骨肉腫，骨髄腫，ユーイング肉腫が含まれる．
　　(10)随伴症状
　　　　運動障害の原因が神経系にある場合は，障害された神経支配領域のさまざまな全身症状が出現する．脳・脊髄に原因があると，呼吸障害，意識障害，言語障害，感覚障害，また直腸膀胱障害などを生じる．また運動麻痺が長期間に及ぶと，関節の拘縮，強直，脱臼が出現する．さらに感染，褥瘡，筋萎縮，意欲低下などの廃用症候群が出現する危険性が高い．

5．主な診察と検査

(1)問診
　運動機能障害，疼痛などの主訴，現病歴，既往歴，遺伝的素因の有無，職業
(2)視診，触診
　肢位，姿勢，体型，自然な動作，歩行，片足立ち，四肢の変形，腫脹，熱感，発赤など
(3)計測，運動機能評価
　身体計測(四肢の長さと周径)，関節可動域評価(自動，他動の可動域の測定)，筋力検査(徒手筋力テスト[MMT]：四肢に抵抗・荷重を負荷して0～5までの6段階で評価)，神経学的検査(知覚障害検査[表在感覚，深部感覚])など
(4)画像検査
　単純X線検査，CT検査，MRI検査，脊髄造影検査(ミエログラフィ)，椎間板造影検査(ディスコグラフィ)，関節造影検査，血管造影検査(アンギオグラフィ)，神経根造影検査
(5)関節鏡検査
　内視鏡を用いて膝関節や股関節などの関節腔や関節内の滑膜・関節軟骨を調べる検査．麻酔下で関節鏡にモニタを接続し直視下で病巣を観察できる．
(6)筋電図検査(**EMG：electromyography**)
　筋収縮時に発生する活動電位を増幅し記録したもの．中枢からの命令に対する筋の反応をみる．

6．主な治療

　運動器疾患は，障害部位を固定し安静を維持すれば，疾患の進行を阻止でき，治癒するものも多い．したがって固定療法や牽引療法などの非観血的療法や薬物療法，機能障害の改善を目的とした理学療法や作業療法，運動療法などの保存的療法が原則となる．手術療法が主体の場合でも，術前治療，術後治療として保存的療法は不可欠である．
(1)保存的療法
　①固定療法：骨折，脱臼，捻挫，靱帯損傷などの際に，患部の安静によって消炎・鎮痛または整復位・矯正位の保持を目的に行われる．弾性包帯，絆創膏，ギプスによる固定法がある．

表1　運動療法の種類

関節可動域訓練	関節固定による拘縮の予防・治療を目的にした訓練．自動運動訓練，他動運動訓練，自動介助訓練
筋力訓練	安静や固定によって低下した筋力を増強する訓練．等尺性運動(関節を動かさず筋肉を収縮)，等張性運動(関節を動かし筋肉を収縮)，等運動(器械を使用して筋の収縮速度を一定に制御して行う運動)
ストレッチング	軟部組織を伸展し，関節可動域の改善，関節拘縮の予防・改善をはかる．自動運動訓練，他動運動訓練など
持久性訓練	全身の持久力を維持・向上する訓練．水泳，ウォーキング，ジョギングなどの有酸素運動
ADL訓練	自立した生活をおくるための基本的な身体動作を獲得する訓練．起立訓練，移乗・移動動作訓練，体位変換訓練，歩行訓練，階段昇降訓練など
その他	義肢装具療法(障害・欠損した四肢を補う義肢や装具を利用)，腰椎体操など

②牽引療法：骨折部の整復，手術までの短縮防止，軟組織の保護，局所の安静のために，患部に直接または間接に牽引力(長軸上の張力で圧迫力と反対の力)をはたらかせる治療である．主な牽引法は，骨に直接牽引をかける直達牽引(キルシュナー鋼線牽引)と皮膚を介して牽引する介達牽引(スピードトラック牽引)などがある．

③理学療法：運動療法(表1)，水治療法，温熱療法，マッサージなどがある．社会復帰に至るには，患者が自ら運動に参加することが必要である．また，QOLを考慮し，残存する身体能力を最大限に発揮できるように，医療専門職者のチームによる連携が重要となる．

④作業療法：整形外科領域では，主に障害で機能が低下した上肢に特定の動作を反復して行うことで機能回復をめざす．

(2) 手術療法

手術療法は身体の侵襲を伴う．したがって将来の機能について十分に考慮し，最終的手段として，患者に十分な理解を得たうえで慎重に手術適応の検討がなされる．運動器の手術の特徴，留意点は以下である．

①骨・関節，筋肉組織は感染に対する抵抗力が弱い．また感染した場合には治癒に時間を要し，強直，拘縮などの二次的障害を引き起こす．

②骨髄は造血機能があり出血が多い．

③運動器は中枢神経，末梢神経の支配を受けており，神経障害の危険性がある．大腿骨頸部置換術後の腓骨神経麻痺，脱臼に注意する．

④骨肉腫などの悪性骨腫瘍は，主に広範切除術が適応になる．切除後は欠損部に自家骨，人工骨，人工関節を補填する患肢温存手術が行われる．しかし，患肢温存手術は術前化学療法によって腫瘍が縮小するなど，いくつかの適応条件がある．

急性期

大腿骨頸部骨折患者の看護過程の展開

> **BASIS**
> 患者：80歳，女性
> 患者の状況：転倒時の右大腿骨頸部骨折(内側)で，右人工骨頭置換術後3日目

大腿骨頸部骨折患者の理解に必要な情報

パターン	必要な情報項目	患者情報	アセスメントの視点	アセスメント
健康知覚-健康管理	・指示された治療，日常生活上の認識と実態 ・身体的管理能力 ・知的・情緒的準備状態	・全身麻酔下，右人工骨頭(セメント型)置換術後3日目 ・ベッド上では，外転枕により外転位を保持している． ・患肢は全荷重可 ・昨日より車椅子への移乗を開始している． ・「足が内側に入ってはいけないのですよね」との発言がある． ・股関節の内旋，内転はみられない． ・指示された治療は理解し，守られている．	・術後の脱臼の危険性はないか．	術後3日目の現在は，指示された肢位について理解が得られ，保持されている．しかし，術後3〜4週間は脱臼を起こしやすい状態である． 　高齢であり，術前に5日間スピードトラック牽引を行い，臥床状態であったため筋力低下も考えられる．昨日より車椅子への移乗が開始されている．理解は得られていても筋力低下により，危険肢位をとってしまう可能性がある． 　脱臼を起こすと再手術となる．したがって脱臼予防の必要性や危険な動作(内旋，内転)について患者が認識を深め，脱臼予防に努める． # 人工骨頭置換術および術前の筋力低下に関連した身体損傷リスク状態：脱臼
栄養-代謝	・身長，体重，BMI ・皮膚の状態	・身長150cm，体重50kg，BMI 22.2 ・以前から小食で，病院	・手術による栄養状態の変調はない	術前から食事摂取量は少なく，検査データ(TP, Alb)からも低タンパク血

パターン	必要な情報項目	患者情報	アセスメントの視点	アセスメント
	・術中の出血量 ・栄養状態データ	食(常食)は半分程度摂取．間食として家族が持参するクッキーや果物を食べている．入院後体重に変動はない． ・仙骨部，両踵部に発赤．義歯を装着 ・術後3日間は抗菌薬を点滴投与し，その後内服薬を3日間投与 ・TP 5.8g/dL, Alb 3.0g/dL, Ht 28%, Hb 9.3g/dL, Na 140mEq/L, K 3.6 mEq/L, Cl 102mEq/L ・WBC 9,470/μL, CRP 3.2mg/dL, 術中の出血量205mL	か． ・栄養問題から生じる二次的障害はないか．	症であり栄養状態は不良である． 　術前の牽引による臥床安静と，術後の臥床安静による圧迫に伴う循環障害により，仙骨部，両踵部に発赤が生じている．栄養状態の悪化により褥瘡となる危険性がある． 　検査データ(Hb)上，貧血傾向にある．また，低栄養状態により，ドレーン挿入部位や創部感染の危険性がある． 　骨・関節は無菌状態であるため，いったん感染を起こすと抗菌薬などで沈静化することは困難である．現時点で，白血球，CRPがやや上昇している．人工骨頭は体内では異物であり，低栄養状態や高齢による免疫機能の低下から人工骨頭部の感染も考えられる．したがって，感染予防に努める． ＃　人工骨頭置換術，貧血，低栄養，ドレーン挿入に関連した感染リスク状態
排泄	・排尿状態 ・排便状態	・膀胱カテーテルは車椅子への移乗動作が安定すれば抜去予定 ・排便1回/2〜3日．便秘がちであり，必要時，緩下剤を使用．入院後は排便なし ・排便時のみ車椅子でトイレに行っている．	・排泄状態に変調はないか．	膀胱カテーテルを留置しているが，尿の性状，量について観察し，全身状態を把握する．離床に伴い，膀胱カテーテルが抜去される際には，尿意や自然排尿を確認する． 　入院前から便秘傾向である．術後3日目だが，排便はまだない． 　術後は，全身麻酔と手

急性期　●　大腿骨頸部骨折

パターン	必要な情報項目	患者情報	アセスメントの視点	アセスメント
				術侵襲により交感神経が優位となり，一時的に腸蠕動が低下することから便秘になりやすい．水分摂取を促し，腹部の状態をみながら緩下剤の使用を検討する．また，排便時には危険な肢位をとらないように援助する．
活動-運動	・運動機能障害の程度 ・ADLの状態 ・呼吸器系 ・循環器系	・入院前は歩行に問題はなかった．家で転倒し，痛みのため歩行困難となる．救急車で移送され，手術目的でそのまま入院となる． ・股関節X線写真（単純，断層撮影）の結果，右大腿骨頸部内側骨折と診断 ・入院後スピードトラック牽引を5日間実施し，人工骨頭置換術施行．術中の出血量205mL（輸血なし） ・術後2日目から車椅子への移乗練習を午前と午後1回ずつ行っている．患肢に荷重されるためふらつきがある．声かけにより，内旋，内転にならず移乗が行えている． ・ベッド上では外転枕により，肢位を固定している． ・喫煙歴はない． ・T 36.2℃，P 66回/分（整脈），R 20回/分（規則的），BP 110/60mmHg ・RBC 359万/μL，Ht 28%，Hb 9.3g/dL	・運動機能に対する手術の影響はないか． ・ADLにどのような援助が必要か． ・全身麻酔に伴う呼吸機能への影響はないか． ・術後の出血状態に異常はないか． ・人工骨頭置換術に伴う末梢性神経血管性機能障害はないか． ・四肢末梢の血流はうっ滞していないか．	人工骨頭置換術後3日目で，ADLの自立に向け車椅子への移乗練習が開始されている．しかし，高齢であること，術後はベッド上に肢位が固定されていたことから，ADLに援助が必要である． 　喫煙歴はなく，術後の呼吸状態は安定している．しかし，貧血があることから酸素運搬能力の低下が考えられる．したがって，離床の際には，呼吸状態，動悸，息切れなどの症状に注意する． 　術中の出血量205mL，前日ドレーンが抜去されており出血による循環への影響は少ない． 　右下肢に軽度の浮腫が生じていることから下肢静脈還流の障害が考えられる．また，術前後の安静による血流のうっ滞，血液凝固能の亢進，血管内壁の損傷などにより，血栓を生じやすい．下肢の背屈運動や車椅子への移乗により，深部静脈血栓症の予防とともに早期発見に努める．

パターン	必要な情報項目	患者情報	アセスメントの視点	アセスメント
		・ドレーンからの出血量は術後2日目までで210mLだったため，昨日抜去されている． ・右下肢に軽度の浮腫がある． ・ホーマンズ徴候なし		外転枕の使用，疼痛，下肢筋力低下により患者自身で適正な肢位をとることができないため，外旋位となりやすく腓骨小頭を圧迫しやすい．腓骨小頭が圧迫されると，腓骨神経麻痺を起こす危険性がある．そのため，安楽枕や小枕により腓骨小頭の圧迫を防止し，知覚（感覚）障害の有無や足関節と第1指の背屈運動を確認する． # 疼痛および筋力低下による肢位の調節困難，外転枕使用に伴う外旋位による腓骨小頭圧迫に関連した末梢性神経血管性機能障害リスク状態：腓骨神経麻痺
睡眠-休息	・睡眠時間 ・睡眠の満足度 ・睡眠を妨げる要因	・入院前の睡眠は7時間程度 ・最近，熟睡できなくなり，ときおり睡眠薬を使用していた． ・入院後，持続した睡眠は得られていない．	・入院，手術による睡眠への支障はないか．	入院前より熟睡できていないが，術後は疼痛，肢位の固定，膀胱カテーテル留置が睡眠障害に影響していると考えられる．創の治癒や心身の疲労のために十分な睡眠，休息をとる必要がある．睡眠状態を把握し，できるだけ良眠できるように援助する．
認知-知覚	・意識状態，見当識，理解力 ・感覚，知覚：反射，視覚，聴覚など ・治療への理解，期待	・意識明瞭，見当識障害なし ・軽度の難聴があるが，やや大きな声で会話ができる． ・夫の死後，やや抑うつ傾向となった． ・「早く歩けるようにな	・意識状態，認知力に変調はないか． ・疼痛はないか．	軽度の難聴があるが，意思の疎通がはかれ理解力もある． 　疼痛は，体動時のみの軽度の訴えであるため，今後増強するようなら，鎮痛薬の使用を検討する．

パターン	必要な情報項目	患者情報	アセスメントの視点	アセスメント
	・疼痛の程度	りたい」と話す． ・「入院前の生活に戻れるか心配」と訴える． ・ベッドから車椅子への移乗時に軽度の疼痛を訴えるが，安静時は軽減している．		
自己知覚-自己概念	・自分についての患者の表現 ・生活面での行動（外見，表情など）	・訴えはとくにないが，いらいらした表情がときおりみられる． ・「なぜ，転んで骨折したのか」という訴えが何度もある． ・「入院前の生活に戻れるか心配」と訴える．	・抑うつ状態はないか． ・不安はないか． ・無力感はないか．	ときおり，いらいらした表情がみられるが，自分で思うように動けないつらさや疼痛，転んで骨折したことに対する後悔の念などによるものと考えられる．自責や後悔の念，悲観的な訴えに共感し，支援していく．
役割-関係	・家族，支援者 ・社会的・経済的立場 ・対人関係 ・コミュニケーション能力	・夫と10年前に死別後，都内の2階建て一軒家で1人暮らし ・近くに妹（75歳），親戚が住む．息子，娘は独立し，東京近郊に所帯をもっている．息子，嫁，娘は働いている． ・年金や不動産収入もあり経済的な問題はない． ・今回の転倒による骨折で，息子や娘は1人暮らしを継続させるかどうか考えている． ・日曜日には，息子，嫁，娘の面会がある．妹は毎日面会に来る． ・軽度の難聴があるが，やや大きめの声で会話ができる．	・家族関係に影響はないか． ・社会的・経済的な問題はないか． ・対人関係，コミュニケーション能力に問題はないか．	高齢だが，いままで1人で問題なく生活しており，自立心は強いと思われる．しかし，今後患者が1人暮らしを続けるかどうかは，家族も検討中である．患者も入院前の生活に戻れるか不安を訴えている． 　回復への支援をするとともに，今回の手術，入院が家族に及ぼす影響を把握する．
性-生殖	・配偶者（パートナー），子ども	・夫とは死別している．子ども2人あり	・性的問題はないか．	患者は高齢であること，性に対する訴えもないことから問題はないと考え

パターン	必要な情報項目	患者情報	アセスメントの視点	アセスメント
				られる.
コーピング-ストレス耐性	・疼痛, 治療, 入院生活などのストレスへの反応	・術後3日目で, 自立する時期であるが, まだ筋力がなく, 患者自身も身体を自由に動かせない状況である.「いままでどおりの生活ができるのか」「家のことが心配」との訴えがある.	・ストレスが表出されているか. ・入院生活に適応しているか. ・ストレスに対処しているか.	1人暮らしのため自宅のことが気がかりな様子である. また, 今後の生活が不安になっているようである. 妹が毎日面会に来るので, 自宅の状況について情報を提供したり, 家族の協力を得ながら, 回復に向けて支援していく.
価値-信念	・信仰の有無	・信仰している宗教はとくにない.	・治療に影響を及ぼす価値観, 信念があるか.	現在のところ, 治療に支障をきたすような価値観や信念の問題はみられない.

看護診断リスト

看護診断名	パターン	診断・優先の根拠
#1 疼痛および筋力低下による肢位の調節困難, 外転枕使用に伴う外旋位による腓骨小頭圧迫に関連した末梢性神経血管性機能障害リスク状態:腓骨神経麻痺	活動-運動	患者自身で適正な肢位をとることができず, 患肢は外旋位となりやすく, 腓骨小頭が圧迫され腓骨神経麻痺を起こす危険性がある. 腓骨神経麻痺は不可逆的な歩行障害をきたすため, **優先順位1位**とする.
#2 人工骨頭置換術, 貧血, 低栄養, ドレーン挿入に関連した感染リスク状態	栄養-代謝	貧血傾向にあり, 低栄養のため, 感染リスクが高い. 医療従事者の手洗いや創部の無菌操作, 皮膚を清潔に保つことなどにより予防が可能である. したがって, **優先順位2位**とする.
#3 人工骨頭置換術および術前の筋力低下に関連した身体損傷リスク状態:脱臼	健康知覚-健康管理	現在術後3日目, 車椅子への移乗が開始されている. 高齢で, 術前より牽引を行っており, 臥床状態であったため筋力低下も考えられる. 人工骨頭置換術後3～4週間は脱臼を起こしやすい状態にある. 脱臼肢位についての理解は得られても, 筋力低下により危険肢位をとってしまう可能性がある. 脱臼を起こすと再手術となる. したがって, 脱臼予防の必要性や危険な動

看護診断名	パターン	診断・優先の根拠
		作(内旋，内転)について，患者が認識を深め，脱臼予防に努める必要があるため，優先順位3位とする．

看　護　計　画

看護診断	目標とする患者の状態
#1　疼痛および筋力低下による肢位の調節困難，外転枕使用に伴う外旋位による腓骨小頭圧迫に関連した末梢性神経血管性機能障害リスク状態：腓骨神経麻痺	●腓骨神経麻痺の徴候がみられない． 　・足関節と第1指の背屈障害がみられない． 　・足背部の腫脹や知覚障害がみられない． ●腓骨神経麻痺を起こす原因や予防について理解し，足関節と第1指の背屈運動が行える．

対　策	根拠および留意点
DP (1) **腓骨神経麻痺の徴候についてアセスメントする(下肢左右差をみる)．** 　①足関節と第1指の背屈運動を確認する． 　②足指先，足背部の知覚障害の有無 　③足関節の尖足の有無 　④足背動脈触知の有無 　⑤疼痛の有無 　⑥足指先の色・温感 　⑦皮膚温の低下の有無 (2) **腓骨神経麻痺の原因・誘因についてアセスメントする．** 　①腓骨小頭圧迫の有無 　②不適切な肢位(外旋位)による腓骨小頭圧迫 　③夜間，睡眠時に外旋位となっていないか． 　④浮腫・腫脹の有無 　⑤寝具による腓骨小頭圧迫 　⑥安静臥床による体位保持困難 　⑦患者の知識不足，筋力不足に伴う不適切な肢位(外旋位) (3) **腓骨神経麻痺の二次的障害についてアセスメントする．** 　①下垂足・鶏歩行 　②歩行障害 　③転倒，再骨折 　④ADL低下	▶下肢は外旋位をとりやすく，また外転枕の使用により，さらに外旋しやすい状態となっている．寝具との圧力により腓骨小頭が圧迫され，容易に運動麻痺を引き起こす．そのため定期的に足関節と第1指の背屈運動を確認し，早期に異常を発見し除圧することで運動障害や知覚障害が生じにくくなる． ▶腓骨神経は腓骨小頭の上を走行しているため，外旋位によって腓骨小頭を圧迫し，腓骨神経麻痺を生じる．そのため，原因・誘因となるものがないかを観察する． ▶いったん腓骨神経麻痺を生じると，足指背屈力の低下から，下垂足，鶏歩行となり，歩行障害をまねく．また，放置すると尖足拘縮をきたす．そのため，腓骨神経麻痺を起こさないために経時的に観察する．

対　策	根拠および留意点
TP (1)腓骨神経麻痺の予防への援助 　①外転枕を固定し，回旋中間位を保持する（外旋の予防）． 　②膝窩部が除圧されるように，枕，バスタオルを設置する． 　③術後の浮腫・腫脹を予防するために患部を冷却する（氷嚢による冷罨法）． 　④術後の浮腫・腫脹を予防するために安楽枕を用い患肢を挙上する． 　⑤足関節と第1指の背屈運動を行う（屈曲5秒，伸展5秒，左右5セットずつ3回/日行う）．	▶外旋位によって腓骨小頭を圧迫しやすい状態となる．腓骨小頭は皮膚と骨に近く圧迫されやすい．予防するためには，回旋中間位を保持する必要がある．また，足関節と第1指の背屈運動が可能かどうかを確認して行う．
EP (1)腓骨神経麻痺について説明する（患肢に触れながら）． 　①腓骨小頭を圧迫すると腓骨神経麻痺が起こることを説明する． 　②腓骨神経麻痺を生じると，足指先にしびれや痛みを感じ，下垂足や鶏歩行になり歩行が困難になることを説明する． (2)腓骨神経麻痺の予防について説明する． 　①良肢位（回旋中間位）をとるように説明する． 　②足関節と第1指の背屈運動を行うことで，麻痺を早期に発見できることを説明する． 　③足関節の動きが悪くなったり，しびれ，疼痛，知覚鈍麻が出現したら，すぐに看護師や医師に知らせるように説明する．	▶麻痺症状が出現したらすぐに除圧できるように看護師に知らせるように説明する．また，患者自身が腓骨神経麻痺に関する知識をもち，予防できることが望ましい．

看護診断	目標とする患者の状態
#2　人工骨頭置換術，貧血，低栄養，ドレーン挿入に関連した感染リスク状態	●術後1週間が過ぎても感染徴候がみられない． ●滲出液が減少し，抜糸できる．

対　策	根拠および留意点
DP (1)感染の徴候についてアセスメントする． 　①発熱 　②検査データ（CRP，WBC） 　③創部およびドレーン挿入部位の発赤，腫脹，熱感，疼痛	▶関節包内は無菌状態にあり，一度感染すると抗菌薬の投与では効果が得られない場合が多い．人工骨頭挿入後の感染を予防するために十分観察する．

対　策	根拠および留意点
④創部の滲出液の量，性状，臭気の有無 (2)感染の原因・誘因についてアセスメントする． 　①創部の汚染 　　・ドレッシング材のはがれ，ずれ 　　・尿，便による汚染 　　・保清の不足 　②低栄養状態 　　・食事摂取量 　　・検査データ（TP，Alb，RBC，Ht） (3)感染の二次的障害についてアセスメントする． 　①創の治癒遅延 　②創離開 　③敗血症 　④ADLの低下	▶低タンパク血症は免疫力（免疫グロブリン）の低下をきたし，感染しやすくなるため，検査データを観察する．
🟧 **TP** (1)感染予防のための援助 　①創感染を予防するための援助 　　・2回/週のガーゼ交換時は無菌操作で行う． 　　・滲出液や汚染時にはガーゼ交換を行う． 　　・ドレッシング材が汚染したら，随時交換する． 　②医師の指示により，術後3日間は抗菌薬を確実に点滴投与する．その後，抗菌薬を3日間投与する． 　③全身の保清を行う（全身清拭を毎日行い，膀胱カテーテルを抜去するまで陰部洗浄を行う）．ベッド上の環境整備を行う． 　④食事摂取量を増やすための援助 　　・食事のときの環境づくり 　　・医師の許可があれば，家族の協力を得て嗜好品をもってきてもらい摂取する． 　　・食べやすい形状にする．	▶出血や滲出液で汚染されると感染の原因になるため，医師に報告して交換する． ▶少しでも食事摂取量を増やし，低タンパク血症および貧血を改善する．
🟧 **EP** (1)創部を清潔に保つ必要性について説明する． 　①挿入部のガーゼがはずれたら看護師に知らせる． 　②創部は不潔にしないように説明する． 　③ドレッシング材がはがれたり，ずれたら，すぐに看護師に知らせるように伝える．	▶患者へ説明することで理解と協力が得られ，感染の予防や早期発見につながる．

対　策	根拠および留意点
(2)食事摂取の必要性について説明する． (3)抗菌薬を投与する理由を説明し，必要性を理解してもらう． (4)感染の徴候は早めに知らせるように説明する． 　①創部の熱感や痛みが続くようであれば，すぐに看護師に知らせるように説明する．	▶術後1週間が過ぎても発熱が継続するときには感染を疑う．症状の出現に注意する．

看護診断	目標とする患者の状態
#3　人工骨頭置換術および術前の筋力低下に関連した身体損傷リスク状態：脱臼	●危険肢位について言える． ●脱臼を起こさない．

対　策	根拠および留意点
DP (1)脱臼についての知識・認識についてアセスメントする． 　①脱臼の理解 　②危険肢位の理解 　③脱臼時の症状の理解 (2)脱臼の原因・誘因についてアセスメントする． 　①常に正しい肢位がとれているか．外旋せず，外転位となっているか，90°以上の屈曲がないか． 　②起立，移乗時の肢位 　③入眠中の肢位：外転枕を使用しているか． 　④患肢・健肢の筋力低下：大腿周囲径の測定（1回/週測定），移乗時の不安定さ (3)脱臼の二次的障害についてアセスメントする． 　①脱臼による症状：股関節の突出，疼痛，腫脹の有無 　②再手術 　③リハビリテーションの遅れ 　④心理的動揺 **TP** (1)脱臼予防のための援助 　①良肢位の保持 　　・更衣時や保清時に危険肢位にならないように介助する． 　　・ベッド上での肢位の固定（外転枕使用） 　②筋力訓練（運動療法）を促す． 　　・股関節外転筋・伸展筋の筋力強化法	▶股関節周囲の軟部組織が修復されるまで脱臼の危険性がある．そのため危険肢位をとらないように3週間ほどの安静が必要である．脱臼についての正しい認識と理解を得られるように支援する． ▶いったん脱臼を起こすと安静期間も長くなり，筋力がさらに低下し，さらにリハビリテーションが遅れる． ▶術後，運動療法を行うことで骨粗鬆症の予防になり，筋力を強化することで転倒によるさらなる骨

対　策	根拠および留意点
・膝関節伸展筋の筋力強化法 　・足関節底屈筋の筋力強化法 ③環境整備 　・危険物を周囲に置かないようにベッド 　　上・周囲の環境を整備する． 　・必要物品は取りやすい場所に置く． **EP** ⑴良肢位を説明する． ⑵危険肢位を説明する． ⑶筋力強化の必要性を説明する． ⑷患者が自分で取れないものがあるときは看護師を呼ぶように説明する． ⑸マジックハンドの使用法を説明する．	折の予防となる． ▶何かを取ろうとして無意識に身体をひねり，危険肢位をとることがある． ▶危険な肢位だけを説明すると不安で動けなくなることがあるので，安全な肢位を説明することで，安心して肢位を保持できる．

慢性期

椎間板ヘルニア患者の看護過程の展開

BASIS

患者：40歳，男性
患者の状況：腰椎椎間板ヘルニアのため腰痛があり通院中であったが，今回，腰痛が悪化し，疼痛コントロールのため入院

椎間板ヘルニア患者の理解に必要な情報

パターン	必要な情報項目	患者情報	アセスメントの視点	アセスメント
健康知覚-健康管理	・生活習慣 ・指示された治療，日常生活上の注意 ・身体的管理能力 ・知的・情緒的準備状態 ・家族，周囲の人の疾患，治療への理解，支援体制 ・社会的背景 ・性格特性	・5年ほど前から軽度の腰痛が出現し，第4・5腰椎間の右側椎間板ヘルニアと診断され，近医で牽引療法を行っていた．症状が軽減せず，急性腰痛症のために，今回2回目の疼痛コントロールの目的で入院 ・疼痛があるときには，近医で非ステロイド性抗炎症薬（NSAIDs）ロキソプロフェンナトリウム（ロキソニン）の内服療法と牽引療法を行っていた．今回2回目の硬膜外神経ブロック目的の入院である．持続硬膜外チューブを入院日に挿入し，毎日ブロック注射（塩酸ブピバカイン[マーカイン] 0.25%，ベタメタゾン[リンデロン]）を受けている． ・職業はタクシーの運転手．妻は専業主婦，子どもは2人であり，家	・セルフケア能力があるか． ・疾患，治療に関して正しい知識が得られているか． ・指示された安静や運動療法を実施できるか． ・家族の支援体制はどうか．	患者は職業がら，同一姿勢で過ごすことが多く，そのため疾患が発症したと考えられる．今回の入院により，仕事を中断し，家庭生活に影響を及ぼしている． 　ADLにおいて過体重は腰部への負担となる．しかし，不規則な食生活や外食が多いことなどから，減量しにくい状況である．できるだけ1回の食事摂取量を少なくするなど工夫し，減量していく． 　努責による排便がみられるが，努責が腰部に負担をかけているという認識がない．腰椎に負担をかける要因の1つであるため，知識をもって排便コントロールができるように指導を行っていく． 　職業がら，長時間同一姿勢を持続するため，今後も腰痛の再発が考えられる．腰部に負担をかけないように生活を調整する．

パターン	必要な情報項目	患者情報	アセスメントの視点	アセスメント
		計は患者が支えている．仕事の忙しさから受診を先延ばしにしていた． ・「家族を養わなければいけないから，痛みがなくなったらすぐに仕事をしなくては」 ・「やせなくてはいけないのはわかっているが，交替制の仕事であり，外食が多くつきあいもあり，なかなか減量できない」 ・生活が不規則であり，便秘がちである．職業がら水分を控えていた．「便は硬いが，以前からずっとだからしかたないでしょう」との発言がみられる． ・「コルセットはおなかを締めつけるからあまりしたくない」 ・喫煙20本/日×20年		コルセット装着の必要性をもう一度説明し，装着方法を指導する． 　患者は知識不足によりADLを改善できず，腰痛を繰り返している．入院中に腰痛が少しでも軽減するための生活方法を見出せるように指導していく． # 腰部の負担を軽減するための方法および減量についての知識不足に関連した非効果的治療計画管理
栄養-代謝	・身長，体重，BMI ・食事摂取量 ・偏食の有無 ・栄養状態データ ・皮膚の状態	・身長166cm，体重80kg，BMI 29.0 ・入院前，腰痛により休日も家にいることが多く，3食のほか，間食が多くなった．そのため1年前より5kgの体重増加がある． ・入院してからは，「痛みがあり，食べた気がしない」と話す． ・食事摂取量は入院前の1/2となっている． ・コルセットは装着したりしなかったりだが，「コルセットはおなかを締めつけるからあま	・現在の栄養状態はどうか． ・食行動が生活行動に影響・変化を与えているか．	腰痛により家で過ごすことが多くなり，間食をするようになったため食事摂取量が過剰であった．また，仕事先でも外食が多く，不規則な生活だったことが1日の標準摂取量をオーバーしていた原因と考えられる． 　患者は栄養バランスを考えた食事ができていなかったと考えられる．これは，骨・筋組織の衰えの要因の1つとなる．椎間板の線維輪はコラーゲンからできている．ビタミンCとともにビタミン

パターン	必要な情報項目	患者情報	アセスメントの視点	アセスメント
		りしたくない」と話す． ・TP 7.7g/dL，Alb 4.3g/dL，Hb 13.9g/dL，RBC 450万/μL，WBC 4,200/μL，PLT 35.5万/μL ・持続硬膜外チューブ挿入中である．いまのところ挿入部に異常なし		A，B_6が不足するとコラーゲンは形成されない．そのため，軟骨形成物質を多く含む食品を摂取し，骨の形成のためにカルシウムなども不足しないように摂取する． 　肥満は椎間板の過負荷となるため，減量の必要がある．減量については，パターン"健康知覚-健康管理"において介入する． 　疼痛のため，入院してから食事を味わって食べることができていない．栄養状態データから栄養の低下はみられないが，おいしく食べるために，疼痛コントロールが必要である．また，食事時には痛みが軽減するように体位を工夫し必要なエネルギーを摂取できるように援助する． 　今後，軟性コルセット装着により，腹部の圧迫，内臓の血行障害が生じるおそれがあるため，食事摂取状況・量を観察する． 　持続硬膜外チューブ挿入中だが，いまのところ挿入部に感染の徴候や，それを示すデータもない．
排泄	・排尿支障因子の有無 ・通常の排便状態 ・入院後の排便状態 ・排便支障因子の有無	・排尿回数4～5回/日 ・尿意，便意はある．残尿感なし ・入院前は，排便1回/2～3日あり，硬便（努責をかけないと排便がない）であった． ・「努責時，腰部がピリ	・排尿・排便状態に変調はないか． ・排便を妨げる要因は何か． ・直腸膀胱障害はないか．	ヘルニアが重症化すると直腸膀胱障害が出現するおそれがある．いまのところ症状は出現してないが，尿意や便意の有無や残尿感の有無などをチェックする． 　硬膜外神経ブロックに

慢性期 ● 椎間板ヘルニア

パターン	必要な情報項目	患者情報	アセスメントの視点	アセスメント
		ッと痛む」と話す． ・入院後は，腰痛のため十分腹圧がかけられていない．食事摂取量も少ないため，入院してから排便が1週間みられていない．	・努責による腰痛はないか． ・便秘による生活行動への影響はないか．	より，深部感覚が麻痺するため，尿閉になったり，尿意を感じなくなることがまれにあるため，尿意の観察を行う． 　努責は腰痛の誘因となる．そのため，水分摂取を促したり，緩下剤を服用するなど，努責を避けるようにする．また，腰痛の少ない排泄時の体位などを説明する．
活動-運動	・自覚・他覚症状（腰痛，下肢痛，しびれ，歩行状態，姿勢異常） ・セルフケア能力 ・テスト結果 ・家族の支援 ・活動制限の必要性への認識 ・呼吸器系 ・循環器系	・「立っているのがつらい」「歩くと腰が痛い」「足がしびれる」という訴えがある． ・腰痛のほか，右下肢外側から右足第1指にかけてのしびれがある． ・ラセーグテスト：陽性，下肢伸展挙上(SLR)テスト：陽性，大腿神経伸展テスト：陽性 ・入院後は，排泄・食事以外はベッドに寝ていることが多く，痛みが落ち着いているときは病室内を伝い歩きしている． ・装具（腰部のコルセット）は気が向いたときに装着している．「コルセットはおなかを締めつけるからあまりしたくない」という発言あり ・体動により腰痛が増強するため，ベッド上に臥床していることが多い． ・痛みが強いときには，	・身のまわりの行為は自立しているか． ・自立できない要因は何か． ・腰痛によるADLへの影響はあるか．	患者は椎間板ヘルニアにより，神経根が圧迫され腰痛を訴えている．少しでも動くと痛みが増強するため，ADLに大きな影響を及ぼしている．排泄・食事以外はほとんどベッド上で臥床している状態である． 　慢性化した腰椎椎間板ヘルニア患者には，障害された神経根の支配領域に筋力低下が出現する．さらに進行すると，前脛骨筋の筋力低下，足関節の背屈力の低下，下垂足がみられ，歩行困難となる． 　痛みをコントロールし，ヘルニアが進行しないように生活をおくることが望ましい．どのように行動すればよいのかを患者自身が知識・理解を得て生活に取り入れることが重要である．知識・理解についてはパターン"健康知覚-健康管理"で展開する．

パターン	必要な情報項目	患者情報	アセスメントの視点	アセスメント
		力が入り，呼吸が浅くなる(25回/分程度の浅い呼吸)．痛みが緩和すると15回/分に戻る．		
睡眠-休息	・睡眠状態(時間，入眠困難，中途覚醒) ・疼痛による睡眠への影響 ・睡眠を妨げる要因(疼痛，しびれなど)	・「腰痛が強くなってからは眠れない．寝ても痛みですぐ目が覚めてしまう」 ・就寝前に坐薬を用いると5～6時間睡眠がとれる．	・腰痛による睡眠への影響はないか．	患者は痛みにより1日中休息ができない状況である．また，睡眠不足が続くと体力の消耗が激しくなり，神経が過敏になることでさらに痛みが増強すると考えられる． 痛みをコントロールし，夜間の睡眠時間を確保するために，安楽な体位の工夫や，十分な睡眠を得るための援助を行う．
認知-知覚	・意識状態，見当識，記憶，感覚 ・疼痛の程度，部位，性質 ・疼痛による心身への影響 ・鎮痛薬の使用状況とその効果 ・疾患，検査，治療に対する自覚，認識	・入院前から痛みに対し，NSAIDs(ロキソプロフェンナトリウム60mg)，末梢神経障害の改善(メチコバール[メコバラミン]0.5mg)，筋弛緩薬(塩酸エペリゾン[ミオナール]50mg)を現在も各1錠ずつ3回/日服用している． ・入院後，硬膜外神経ブロック(0.25％塩酸ブピバカイン＋水溶性ステロイド薬ベタメタゾン)を毎日注入している． ・就寝前にジクロフェナクナトリウム(ボルタレン)坐薬50mgを挿入し，夜間持続睡眠時間5～6時間 ・毎日硬膜外神経ブロックを施行している．入院時より痛みは5割減	・疼痛の程度はどうか． ・疼痛が心身に与える影響はどうか． ・疼痛への対策がとれているか． ・疼痛をコントロールするための知識や学習に対する準備はできているか．	突出したヘルニアにより，神経根が圧迫されて疼痛が起こる． 硬膜外神経ブロックが施行されているが，まだ痛みが続いている． 背中を丸め前彎を弱めるような姿勢を無意識にとっている．どのような体位が腰椎に負担をかけないか理解できていない． 痛みが続くと心理的影響をもたらす．気力を失い，日常生活やリハビリテーションへの意欲減退となることがあるため，患者の最も苦痛となっている疼痛の緩和が必要である． 痛みが緩和できる方法(ベッド上での安楽な体位：腰椎前彎を弱める姿勢，膝の屈曲，股関節の屈曲など)とともに疼痛

パターン	必要な情報項目	患者情報	アセスメントの視点	アセスメント
		となっているが，まだ疼痛による苦痛は大きく，苦痛様顔貌である． ・トイレと食事以外はベッド上で臥床安静となることが多く，患者は無意識にベッド上で背中を丸めている．「こうやっていると痛みが少なく楽」と話す．どのような体位をとったらよいのか具体的には言えない．		が悪化しないような歩き方，動き方を説明し，安楽な療養生活がおくれるように援助する． # 腰部の負担，同一姿勢による椎間板の変性および突出したヘルニアによる神経の圧迫に関連した慢性疼痛
自己知覚-自己概念	・自分についての患者の表現 ・日常生活面の行動 ・心理的・社会的側面	・「退院してもまた痛くなるかと思うと心配」と再発の痛みに対する不安を訴えている． ・「職場のみんなにも迷惑をかけている．早くよくなって仕事を再開したい．長時間の仕事ができるようになるだろうか」と社会復帰に対する不安を訴えている． ・がまん強く，穏やかな性格であるが，心配性で，深く考え込んでしまう一面もみられる．	・疾患，治療についてどのように認識しているか．	患者は腰部に負担をかけないために生活の制限を余儀なくされるため，家庭や職場において行動制限がある．そのため，職場でも疾患について理解を得る必要がある． 　再発の危険性をもったまま社会復帰する患者の思いをくみ，1人で考え込まないようにいつでも相談にのることを説明する．
役割-関係	・社会的・経済的立場 ・仕事・経済状態への支障 ・家族，支援者 ・対人関係	・妻（35歳），息子2人（8歳，5歳） ・妻は子どもの世話があるため，面会は昼間の1時間ほどである． ・患者が入院したことによる家族の役割に変化はないが，5歳の次男は寂しがっている． ・給料が歩合制のため，入院が長引くと収入減	・疾患，入院により社会的立場に影響はないか． ・入院による家族関係や役割の変化はないか．	一家の大黒柱であるため，入院，治療が長引くと経済状態に影響を及ぼす可能性がある． 　今後の生活の制限により，退院後の息子たちとの娯楽や遊びは制限される．そのため，妻や息子にも疾患の理解を得る必要がある．

パターン	必要な情報項目	患者情報	アセスメントの視点	アセスメント
		となる.		
性-生殖	・配偶者（パートナー），子ども	・妻，子ども2人あり ・生殖器疾患の既往なし ・性に関する訴えなし	・疾患，治療に伴う性障害因子があるか.	夫婦の年齢の家族計画は達成されている. 　性に対する訴えは，いまのところないが，打ち明けにくい内容でもあることから，患者の訴えを注意深く聴き，介入の必要性を考える.
コーピング-ストレス耐性	・通常のストレス対処法 ・現在のストレス要因 ・入院，治療によるストレス ・家族のサポート状況・協力	・「本当に神経ブロックで症状が軽くなるのだろうか」と心配している. ・「仕事のことが気がかりだ」 ・趣味はとくになし．以前はよく自宅の庭に花を植えており，それを観賞することが楽しみであった．家族が病室に自宅の庭にあった花を持ってくると一瞬顔がほころぶ.	・疼痛やしびれによるストレスはあるか. ・ストレスに対する対処能力はあるか.	現在，入院により仕事ができないことが大きなストレスとなっている. 　再発も考えられる疾患であるため，あせらず，安心して療養生活がおくれるように援助する. 　痛みによるストレスを少しでも和らげるとともに，家族に自宅で育った花を病室に持ってきてもらい，生けたりすることでリラクセーション効果をねらい，積極的に治療を受ける力となることを期待する.
価値-信念	・信仰の有無 ・重要視する価値	・信仰している宗教はとくにない. ・仕事をしている自分自身に価値をおく.	・いままでの価値観，信念が入院生活に影響しているか.	仕事による生きがいを失わないように，患者の気持ちを尊重した態度で援助する.

慢性期 ● 椎間板ヘルニア

看護診断リスト

看護診断名	パターン	診断・優先の根拠
#1 腰部の負担，同一姿勢による椎間板の変性および突出したヘルニアによる神経の圧迫に関連した慢性疼痛	認知-知覚	突出したヘルニアが神経根を圧迫することによって生じる疼痛が長年にわたり，患者に苦痛をもたらしている．神経障害によるしびれや疼痛は持続しており，行動制限や夜間の安眠の妨げとなっている． 　そのため，安静が守られる環境を提供するとともに疼痛をコントロールし，疼痛緩和ができるように援助し，精神的・身体的に安楽が得られる必要があるため，**優先順位1位**とする．
#2 腰部の負担を軽減するための方法および減量についての知識不足に関連した非効果的治療計画管理	健康知覚-健康管理	患者はいままでの生活習慣や職業がら，同一姿勢で長時間過ごすことが多く，また知識不足により腰痛を繰り返している．今回，入院により仕事を中断し，家庭生活に影響を及ぼしている．職業がら，長時間同一姿勢で車の運転をするため，今後腰痛の再発が考えられる．腰部に負担をかけないための生活の調整が必要である． 　患者が生活を振り返り，腰痛や腰部への負担が軽減するための方法を生活のなかに取り入れられるように指導していく必要があるため，**優先順位2位**とする．

看護計画

看護診断	目標とする患者の状態
#1 腰部の負担，同一姿勢による椎間板の変性および突出したヘルニアによる神経の圧迫に関連した慢性疼痛	●疼痛が減少し，日常の活動が増加する． ●夜間，十分に睡眠をとることができる． ●疼痛をコントロールできる．

対　策	根拠および留意点
DP (1)**現在の疼痛の状態についてアセスメントする．** 　①腰痛，下肢痛の程度と性質 　②活動状況（姿勢，ADLについて） 　③歩行状況（跛行の有無と程度） 　④筋力低下の有無と程度 　⑤精神状態（不安，ストレス，いらいら，やる気など）	▶突出した髄核が神経根や脊髄を圧迫し，疼痛が生じている．神経障害によるしびれや疼痛は持続する． ▶活動状況や歩行の様子から，疼痛による障害の程度をアセスメントする．

対　策	根拠および留意点
⑥苦痛様顔貌の有無 ⑦硬膜外神経ブロック前後の疼痛の比較 (2) 患者の疼痛の原因についてアセスメントする． 　①関節可動域の低下 　②筋緊張，筋力の低下 　③病室(ベッド，マット，温度)の環境 　④コルセット装着の有無 　⑤腰の捻転 　⑥不適切な姿勢(同一姿勢，腰椎の前彎を強めるような姿勢) (3) 疼痛による二次的障害 　①不眠，抑うつ 　②ストレスの増強 　③食欲不振，食事摂取量の低下 　④リハビリテーションへの意欲低下	▶筋力，関節可動域の低下による腰椎への負荷や不適切な姿勢，コルセット装着などが神経根を圧迫する要因になっていないかをアセスメントする． ▶疼痛が続くと心理的影響をもたらす．気力を失い，日常生活やリハビリテーションへの意欲の減退となることがあるため，早めに対処する．
TP (1) 患者の疼痛を増強させないための援助 　①腰椎の前彎を弱めた体位をとる． 　　・坐位時：足台を置き，膝を屈曲する姿勢をとる． 　　・臥床時：マットを入れセミファウラー位とする．膝の下にも枕を挿入する． 　　・トイレの歩行時は歩行器を使用し，軽い前傾姿勢がとれるようにする． 　②安静臥床 　　・腰部を軽度屈曲し，股関節と膝関節を曲げる側臥位をとる． 　③精神的な援助 　　・部屋の環境調整(静かで落ち着いた環境) 　　・訴えを十分聴く(安心して療養できるための環境)． 　④皮膚刺激による疼痛の緩和(マッサージや温罨法など) 　⑤疼痛が強い場合にはADLを援助をする． 　⑥鎮痛薬の早めの使用 　⑦コルセット装着の介助(歩行時に装着)	▶日常生活時の疼痛緩和への援助を行う． ▶椎間板への負荷を軽減するため，安楽用具を用いて腰椎の前彎を弱める． ▶心因反応で症状が悪化することがあるため，安静とともに精神の安静も必要である． ▶温めたり，マッサージを行うことで筋肉の緊張をとる． ▶疼痛が長く持続することにより，痛みの連鎖が起こるため，早期に疼痛を緩和する． ▶神経根の圧迫を防ぐため，腰椎部を固定する．
EP (1) 動きによって痛みが出現するヘルニアと疼痛のメカニズムを説明する．	▶腰椎への圧迫が除去できるような姿勢や動きを理解する．ヘルニアの突出を助長しないような姿勢，

対　策	根拠および留意点
(2)腰部への負担を軽くするための指導 　①ベッドからの起き上がり 　②正しい姿勢をとる(顎を引き胸を張り，腹部を引く) 　③腰の捻転，背屈などの無理な体位は避ける． 　④歩行器の使用 (3)腹筋，腰背部筋の強化運動を指導する． (4)腰部の保温(筋肉の緊張をとる)のためにホットパックを使用するように説明する． (5)疼痛が軽減しないときには鎮痛薬が追加できることを指導する． (6)神経症状増強時には報告するように説明する．	生理的前彎を弱めるような体位をとるように指導する． ▶神経根に負担がかからないような体位，姿勢をとる． ▶腰椎周囲の筋を強化して負担を減らす．ただし，痛みの強いときは禁忌である．

看護診断	目標とする患者の状態
#2　腰部の負担を軽減するための方法および減量についての知識不足に関連した非効果的治療計画管理	●ライフスタイルに合った自己管理の方法について具体策が見出せる． ●腰痛が悪化しないための方法を日常生活に取り入れることができる．

対　策	根拠および留意点
🟧 DP (1)退院後身体を管理するための知識・認識についてアセスメントする． 　①過去の指導内容 　②知識・認識 　　・腰部に負担をかけない生活方法の知識 　　・体重コントロールの必要性 　　・車の運転による腰部負担 　　・排便コントロールの必要性 　　・下肢の筋力訓練の必要性 　　・コルセットの意義・必要性 　　・食事療法についての意識(コラーゲン形成のための食事についてなど) (2)自己管理を阻害する要因についてアセスメントする． 　①家庭での役割 　②社会復帰後の仕事内容 　③生活様式(職場，家) 　④運動後の疲労(意欲減退となる) 🟧 TP (1)腰部への負担を軽減するための知識を習得す	▶いままでの指導内容や，退院後のライフスタイルの改善，腰部への負担軽減についてどのような知識が不足しているのかをアセスメントする． ▶ライフスタイルや仕事内容が，腰部への負担につながることが多い．

対　策	根拠および留意点
るための援助 ①患者と話しあい，実現可能なことを厳選する． ②指導時は，理解を確認しながら最も患者が必要とする情報から段階的に行う(仕事，日常生活について)． ③指導は，患者の都合・希望をふまえた時間や場所で行う． ④疑問に思うことを言い出しやすいような受容的態度で接する．実施困難なときにはできることを認め，日常生活や仕事への意欲を失うことのないように励ます． ⑤少しの変化や気になる症状，疑問点を医師や看護師に相談するように伝える． (2)医師，PTとの連絡調整を行う．	▶一方的な指導にならないように注意する．
EP (1)腰部に負担をかけない生活方法を指導する． ①姿勢 　・正しい姿勢をとる．中腰や前屈姿勢は避ける． 　・同じ姿勢を長時間とり続けない(運転の合間に運動をする)． ②生活の工夫 　・洋式生活にする(洋式トイレ，ベッドなどマットレスは硬いものを選ぶ)． 　・自宅に手すりを設置する． 　・仕事中は腰部にコルセットを装着する． 　・自宅でも腰部の温罨法を行う． 　・重い荷物はなるべく持たない．カートを利用する． ③生活習慣の改善 　・減量について指導する(食事療法，運動療法)． 　・禁煙および節煙を指導する． 　・車の運転の継続時間について医師と相談する． 　・排便コントロールについて指導する． ④運動 　・下肢の筋力増強運動を継続するように指導する．	▶腰椎への圧迫が除去できるような姿勢や動きを理解する．ヘルニアの突出を助長しないような姿勢，生理的前弯を弱めるような体位をとるように指導する． ▶生活環境を調整することによって，腰部への負担を軽減することができる． ▶過体重は腰部への負荷が大きい． ▶ヘルニアの線維輪の裂隙部分の修復には，酸素を十分含んだ血液循環が必要である．喫煙による血管の収縮の影響を説明し，まず，喫煙本数を減らすことから実施する． ▶廃用性筋萎縮や筋力低下が起こることが考えられるため，疼痛緩和をはかりながら，筋力増強運動を続けていく．

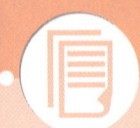

回復期

脊髄損傷患者の看護過程の展開

BASIS
患者：25歳，男性
患者の状況：バイク事故で頸椎の脱臼骨折により，脊髄損傷レベルは第7頸髄（C_7）完全損傷，受傷後2か月目．坐位保持が安定してきたところである．

脊髄損傷患者の理解に必要な情報

パターン	必要な情報項目	患者情報	アセスメントの視点	アセスメント
健康知覚-健康管理	・障害，治療に関する認識 ・入院生活への適応状態 ・身体的管理能力 ・知的・情緒的準備状態 ・心理的・社会的支援 ・家族，周囲の人の疾患，治療に対する認識，協力 ・社会的背景	・実家に戻るためバイクを運転中，単独の交通事故により頸椎の脱臼骨折，C_7完全損傷．整復のためクラッチフィールド牽引を行っていたが，脱臼部位の整復ができず，受傷10日後に前方脊椎固定術を行った． ・術後，約3週間ハローベストを装着し，術後5週目より坐位訓練が始まり軽度のギャッチアップからリハビリテーションが開始された． ・リハビリテーションカンファレンス（医師，看護師，PT，OT）の結果，リハビリテーションゴールは車椅子移乗の自立となった． ・現在頸椎装具を装着．坐位時間をさらに延長し，今後は車椅子への移乗を開始する予定である． ・「一瞬の不注意で人生が変わってしまった」	・損傷の程度，回復状況はどうか． ・疾患，治療，予後に対して正しい知識が得られているか． ・指示された運動療法を実施できるか． ・家族，周囲の人の支援体制はあるか．	C_7完全損傷の脊髄損傷レベルのため，体幹・両下肢の麻痺がある．受傷後1か月あまりが経過し，少しずつ自立へと向かう時期である． 　現在，車椅子移乗に向けてリハビリテーション中である．頸椎装具により坐位保持は安定してきている． 　回復期だが，患者の発言より障害受容に時間がかかると思われる． 　初期段階から家族やパートナーの協力を得て，自立に向け，リハビリテーションが進んでいくことが望ましい． 　いまはベッド上の生活であるが，今後は車椅子移乗を行うため転倒のリスクがある．生活しやすくするための環境整備や動作時の身軽な服装，床・病室の整備，補助具の活用などを指導し，転倒防止のための援助を行う．

パターン	必要な情報項目	患者情報	アセスメントの視点	アセスメント
		「足の感覚はない．これからどのように生活していくのだろう」 ・仕事は運送業で，配送を行っていた．現在休職中．会社の上司は，復帰後，事務系の仕事への転向を提案している． ・現在，つきあっているパートナーがおり，ほぼ毎日面会に来ている．洗濯物などの身のまわりの世話は両親が行っている． ・実家に帰る途中の事故で，両親は責任を感じている．受傷直後は患者の身体状況を受け入れられなかったが，患者が一生懸命リハビリテーションを行っている姿を見て，いまは応援している．		
栄養-代謝	・身長，体重，BMI ・食欲の有無 ・食事摂取量 ・偏食の有無 ・皮膚の状態 ・水分摂取量 ・栄養状態データ	・身長167cm，体重70kg（入院前は78kg），BMI 25.1（肥満1度） ・病院食は半分以上残すことが多い．パートナーが持ってきたケーキやデザートを間食として食べている．「動かないので食欲がない．食べたいものだけ食べている」 ・下肢に軽度の浮腫がみられる． ・安静臥床中は仙骨部に発赤があったが，現在ブロックマットなどで改善されてきている．	・栄養状態は悪化していないか． ・同一部位に圧迫はないか． ・皮膚の損傷が悪化する因子はないか．	現在やや過体重であるが，データ上では栄養状態が低下している． 　下肢の浮腫は低アルブミン血症によるものと思われる．自律神経機能の障害により末梢血管の反応が低下し，また，麻痺による静脈還流の異常により起こっていると考える． 　安静期間中，仙骨部圧迫のため発赤を形成したが，現在改善されている．しかし，坐位保持時間の延長をめざして，長時間の坐位を保持しているた

回復期・脊髄損傷

パターン	必要な情報項目	患者情報	アセスメントの視点	アセスメント
		・現在，坐位保持時間の延長のため坐位をとることが多い．そのため尾骨部に3×4cmの発赤がみられる． ・集尿器を使用しているが，取りこぼしがあり，夜間は紙おむつを使用している． ・リハビリテーション後は軽度発汗あり ・水分摂取量は1,000mL/日で，皮膚はやや乾燥気味である． ・TP 6.0g/dL，Alb 3.2g/dL，Hb 10.2g/dL，RBC 410万/μL，WBC 4,200/μL，PLT 35.5万/μL		め尾骨部に発赤がみられる． 　麻痺域の自律神経失調により熱放散ができず，脱水や気温の変化により，皮膚に変化を起こしやすい．この状態が続くと，低栄養状態や免疫力の低下などから褥瘡の形成，感染を起こすおそれがある． 　発汗や尿の汚染，おむつによるむれが重なり，皮膚の脆弱化が進む危険性がある．また，ほかの部位への広がりも考えられる．栄養状態を改善し，発赤が広がらないようにクッションなどを使用し，体圧を分散する援助を行う．体温調節に障害があるため，経時的に体温を測定し環境を調整する． 　褥瘡好発部位を観察し，褥瘡が発生しない援助が離床する患者にとって必要である． # 知覚（感覚）麻痺，同一体位による皮膚の圧迫，栄養状態の低下および尿の取りこぼしによる皮膚汚染に関連した皮膚統合性障害
排泄	・排尿状態 ・腹部の状態 ・腎機能検査データ ・自己導尿の必要性についての理解	・日中の排尿回数は5回程度であり，いまのところ尿混濁はみられていない． ・「尿意や便意がわからない」 ・受傷後早期は，腸管の弛緩，腸蠕動運動の低	・脊髄損傷による排泄への影響はどの程度か． ・排泄を自己管理するうえでの阻害因子は何か．	脊髄の損傷により膀胱直腸障害が出現している．尿比重からやや水分摂取不足が考えられる．また，腸蠕動運動の麻痺により便秘傾向にある．1,500～2,000mL/日の水分を摂取する習慣をつけ

パターン	必要な情報項目	患者情報	アセスメントの視点	アセスメント
		下により，麻痺性イレウスになったこともあったが，現在はない． ・BUN 20mL/dL, Cr 0.72 mL/dL ・尿検査：尿比重1.030, 他は異常値なし ・便秘がちで，1日おきに浣腸を行い，排便コントロールをはかっている． ・水分摂取量は1,000mL/日程度である． ・1週間前に泌尿器科の医師より，膀胱カテーテル長期留置による合併症，自己導尿に関する説明を受け，膀胱カテーテルを抜去した． ・その後，集尿器の装着を行っているが，ときどき取りこぼしがある． ・現在，腹圧をかけることで，100mL程度の尿がみられ，2回/日導尿し，残尿は200mL排出されている． ・「ずっと，管を入れておいてはいけないの？」と言っている．	・自己導尿への関心，知識，意欲などはどの程度か．	定期的な排便を促す． 　仙髄が障害されているため，排尿反射が消失し，弛緩性膀胱がみられる． 　膀胱カテーテルの長期留置は，尿道皮膚瘻などの性器合併症を起こすおそれがあるため，C₇以下の損傷の回復期にある患者は，排尿（自己導尿）の自立をめざすことが望ましい． 　自己導尿の必要性について理解不足であるため，理解・実施ができるように援助する．また，腹筋を鍛えたり腹圧加重訓練を行い，自力での排尿を試みる．集尿器の装着指導を再度行い，取りこぼしがないようにする． 　定期的な尿検査と腎機能検査を行い，泌尿器科と連携をとり異常の早期発見に努める． # 神経因性膀胱による残尿に関連した排尿障害
活動-運動	・損傷部位，損傷程度，麻痺の部位 ・呼吸器系 ・循環器系 ・関節拘縮の有無 ・受傷後の経過 ・自覚・他覚症状	・「急に座るとめまいがする」 ・下肢に軽度の浮腫がみられる． ・C₇完全損傷により，それ以下の神経支配節以下の四肢，体幹の麻痺がある． ・R 18回/分で，呼吸状態は安定している． ・P 58〜64回/分（不整脈	・障害レベルによるADLの自立はどの程度か． ・自立を阻害する要因はあるか． ・自立に向け，家族や友人の協力はどうか．	急に坐位姿勢をとると，麻痺域の血液うっ滞に伴う起立性低血圧症状が出現する．症状出現時は，頭部を低くし，深呼吸することなどを指導し，自己コントロール法を説明する． 　頸部の安定が確認されたのち，早期にリハビリテーションを開始するこ

回復期・脊髄損傷

パターン	必要な情報項目	患者情報	アセスメントの視点	アセスメント
	・セルフケア能力 ・ADLの状態	なし）．BP 108〜128/58〜70mmHg ・胸部X線検査，心電図検査は異常なし ・拘縮予防のため，受傷翌日より手指，上肢の運動が行われている．手指，上肢に拘縮はないが，下肢のリハビリテーションは脊髄ショックによる症状が安定するまで行われなかった．受傷1週間後から下肢の関節可動域訓練を行ったが，足関節の可動域に屈曲の制限がみられ拘縮し尖足気味である． ・坐位開始に伴い，体幹固定のため，頸椎装具を装着し，坐位保持時間を延長し安定しつつある． ・リハビリテーション（ベッド上での坐位保持）にはパートナーがほぼ毎日付き添って応援している．		とが望ましい． 　足関節に拘縮がある．拘縮は麻痺域の関節不動により，数日で出現する．拘縮には他動的に抵抗運動を行う．股関節や膝関節の拘縮はADLの阻害要因となるため，今後は拘縮を予防する． 　患者はC_6レベルまでの機能が残存しており，上肢はダイナミックテノデーシス（腱固定効果）作用により機能的把持動作が可能である．この機能を利用し，ダンベルや重錘などで上肢の機能維持に努める． 　ベッド-車椅子移乗や車の運転などが訓練によって可能である．今後はリハビリテーションの進行状況によって更衣などの具体的なADLの訓練を行う．
睡眠-休息	・睡眠状態 ・睡眠を妨げる要因	・平均睡眠時間8時間 ・1回/週程度，睡眠導入薬を使用する． ・「いろいろ将来のことを考えると眠れないことがある」「両下肢のしびれがあるが，寝るときは気にならない」	・不安，心配，しびれが睡眠に与える影響はないか．	やや入眠障害があるが，大きな苦痛とはなっていない． 　自己概念の混乱や将来への不安が強度になると，不眠になる可能性がある． 　睡眠導入薬の使用は1回/週程度で，現在のところ問題はない．ひきつづき，睡眠状態を観察する．
認知-知覚	・知覚・運動	・今後リハビリテーショ	・麻痺の範囲	コミュニケーション，

パターン	必要な情報項目	患者情報	アセスメントの視点	アセスメント
	麻痺 ・感覚 ・麻痺・しびれの程度，部位	ンを行ううえで視覚，聴覚，味覚，嗅覚に支障はない． ・両下肢の触知覚がない．「動かそうと思っても動かない．しびれがあるが気にならなくなってきた．握力は弱くなったようだ」	やしびれが心身に与える影響はどの程度か．	意思の疎通は問題ない． 　脊髄損傷レベルによりC_7以下での運動感覚，触覚，痛覚が障害されている． 　手の把持機能はあるが，握力は弱い． 　障害をもちながらでもADLを拡大できることを説明し，理解を得る．
自己知覚-自己概念	・障害の理解 ・機能予後の認識 ・障害部位へのこだわりや思い ・麻痺による心身への影響 ・疾患，検査，治療に対する自覚，知識 ・社会復帰の不安 ・表情，態度，行動 ・医療従事者，同室者，家族への対応のしかた ・将来への思い ・リハビリテーションへの取り組み姿勢 ・無力感，自殺企図などの自傷行為	・術後8週目に坐位訓練が開始され，障害が告知された．機能予後について，今後車椅子移乗の自立に向けリハビリテーションを行っていくこと，退院後はハンドコントロール車の運転も可能であることなどが説明されている． ・「いまの状態から，自分自身が自立して暮らしていくことができるなんて想像できない．先生は，僕が希望を捨てないために励ましてくれるだけではないか」 ・「一瞬の不注意で人生が変わってしまった」「足がしびれた状態が続いている．どこまで回復するのだろうか．こんな身体をかかえながら，1人で生きていけるだろうか．仕事には復帰できるだろうか」 ・「思っていたより動けない．なさけない．このまま生きていてもし	・障害や身体に関して否定的な感情表現はないか． ・自己否定の表現はないか． ・自己否定の感情が及ぼす影響はどうか．	車椅子への移乗を始めるころに機能予後について患者自身が把握し，今後のADL自立に向けてリハビリテーションに取り組むことが望ましい．しかし，障害告知によって完治への期待が失われ，心理的に混乱状態に陥るおそれがある．心理的動揺はリハビリテーション進行の阻害因子となる． 　患者は身体機能の突然の喪失による心理的衝撃により，まだ現実が認識できていない．自分の障害に関心を示すが，障害を受容するには至っていない． 　患者は今後の生活や仕事に対して不安を訴えている．予期しなかった事故による損傷で，混乱状態が続いているため，障害の受容までに時間がかかることを看護師は理解し，共感する態度で接する．また，医療チーム全体で受けとめられるように援助していく． #　身体機能の喪失に関

7　運動器疾患

回復期・脊髄損傷

パターン	必要な情報項目	患者情報	アセスメントの視点	アセスメント
		かたがない」と表情は暗い． ・「会社の同僚には，こんな姿を見られたくない」と面会を断っている．		連したボディイメージ混乱
役割-関係	・社会的地位，役割（仕事，経済状態の支障） ・家族，支援者 ・対人関係	・受傷後，仕事は休職中である． ・事務職への転向を会社の上司から提案されている． ・長男で1人息子のため，将来への期待も大きく，実家の近くに長男の家を建設中であった．両親の落胆は大きい． ・将来結婚を考えているパートナーがほぼ毎日面会に訪れる．	・障害により社会的立場への影響はないか． ・障害により家族関係や役割の変化はないか．	中途障害のため，患者はいままで築いてきた職業や社会的地位，家族のなかの役割を一度に失った． 　会社の上司から事務職への転向を提案されている．職業復帰に対しては保障されているため，最良のかたちで復帰できることを目標として励まし，支援していく． 　長男で，今後両親の支えとなっていく時期での事故である．両親の落胆は大きい． 　家族やパートナーの理解・協力を得て，関節可動域訓練など退院後に必要となることに対して，時期をみて家族の役割として指導する．
性-生殖	・配偶者（パートナー），子ども	・未婚．結婚したいと考えているパートナーがほぼ毎日面会に来ている． ・勃起不全がある． ・「将来の性生活については不安があります」	・障害に伴う性機能障害による影響があるか．	自律神経系の損傷により，性機能障害がある． 　パートナーとの関係を含め，性に関する不安を表出できるようにかかわり相談を受け入れていく． 　陰茎海綿体内移植術や陰圧式勃起補助具，陰茎海綿体内注射などの情報を提供する．
コーピング-	・現在のスト	・「元来，明朗な性格」	・身体的・心	受傷後1か月あまり経

パターン	必要な情報項目	患者情報	アセスメントの視点	アセスメント
ストレス耐性	レス要因 ・障害受容におけるストレス ・自身の評価 ・家族のサポート状況・協力 ・ストレス対処法	(患者の言) ・山登りが好きで休みを利用して行っていた. ・受傷後より悲観的になり,「どこまで回復するかわからない. もう山にも登れないし, 楽しみがない. 先のことは, まだ考えられない」 ・1日中ベッド上での生活が続き,「外の様子がわからない. 自分だけ世間から取り残されているようだ」 ・家族やパートナーは, 患者の否定的な言動に対して何も言えない状態である.	理的ストレスが持続していないか. ・周囲の人々のサポートが不足していないか.	つが, 現実を受け入れられず, 自分の身体状況を否認している. 　このままではリハビリテーションに対する意欲が低下し, 効果的なリハビリテーションができなくなる可能性がある. 　看護師は日常生活援助をとおして, 適切なケアを行い, 現実的に取り組む内容について提案する. 　患者への精神支援が継続的に必要であり, 医療ソーシャルワーカーとの連携をとる. 同時に家族やパートナーに対する支援も行う.
価値-信念	・信仰の有無 ・重要視する価値	・信仰している宗教はとくにない. ・仕事をしている自分に価値を見出していた. ・「自分はもう社会のために働けないのではないか」	・いままでの価値観, 信念が障害受容にどう影響するか.	現在の仕事は入社して4年目で, 仕事に対して生きがいを感じはじめていた時期の事故である. 　障害によって仕事に対する生きがいを失わず, 社会に再適応できるように患者を尊重した態度で援助する.

看護診断リスト

看護診断名	パターン	診断・優先の根拠
#1　知覚麻痺, 同一体位による皮膚の圧迫, 栄養状態の低下および尿の取りこぼしによる皮膚汚染に関連した皮膚統合性障害	栄養代謝	患者はやや過体重だが, データ上では栄養状態はやや低下している. また現在, 坐位保持時間の延長をめざして長時間の坐位を保持しているため, 尾骨部に発赤がみられる. 今後, 褥瘡の形成, 免疫力の低下などから感染を起こすおそれがある. 皮膚統合性障害は, 回復期において, 生活の自立を阻害する因子となるため,

看護診断名	パターン	診断・優先の根拠
		優先順位1位とする．
#2　神経因性膀胱による残尿に関連した排尿障害	排泄	患者はC$_7$完全損傷の脊髄損傷レベルのため，排尿反射が消失し，弛緩性膀胱がみられる．膀胱カテーテルを留置したままの状態は尿道皮膚瘻などの性器合併症を起こす危険性がある．排尿（自己導尿）の自立をめざす必要があるため，**優先順位2位とする．**
#3　身体機能の喪失に関連したボディイメージ混乱	自己知覚-自己概念	障害告知によって完治への期待が失われ，心理的な混乱状態に陥るおそれがある．患者は身体機能の突然の喪失による心理的衝撃により，障害を受容できない状態である．心理的動揺はリハビリテーション進行の阻害因子となる．障害の受容には長時間かかることを看護師は理解し，共感する態度で接する．また，医療チーム全体で患者の思いを受けとめられるように援助する必要があるため，**優先順位3位とする．**

看 護 計 画

看護診断	目標とする患者の状態
#1　知覚麻痺，同一体位による皮膚の圧迫，栄養状態の低下および尿の取りこぼしによる皮膚汚染に関連した皮膚統合性障害	●皮膚の発赤が改善する． ●新たな皮膚の異常がない． ●皮膚の障害となる因子が理解できる．

対　策	根拠および留意点
DP (1)現在の皮膚の状態についてアセスメントする． 　①発赤の程度と範囲 　②ベッドに接触する部位の皮膚の状態：発汗の有無，皮膚色の変化など 　③尿・便による汚染の有無 (2)皮膚統合性を障害する要因についてアセスメントする． 　①不適切な寝具やクッションなどの使用 　②長時間の同一体位 　③栄養の偏り，間食の有無，食事摂取量の低下 　④ベッド上の異物による圧迫	▶褥瘡好発部位の皮膚の状態を常に観察する． ▶クッションや円座などに頼りすぎることがないように，十分観察を行う．

対　策	根拠および留意点
(3)皮膚統合性障害による二次的障害をアセスメントする． 　①循環障害 　②褥瘡	▶ベッドに接している部位には循環障害が起こっている．
TP	
(1)除圧の援助 　①マットレスの選択(エアマット，褥瘡予防用マットレス) 　②定期的な体位変換(最低1回/2時間) 　③クッション，枕などによる体圧の分散 　④坐位が安定したら，ベッド上でのプッシュアップ運動を行う． (2)保清，血行促進，皮膚の保護 　①全身清拭，尿の取りこぼし後の保清，紙おむつの交換 　②皮膚のマッサージ(パウダー，アルコールなどの使用) 　③骨突出部の保護(ムートン，タオル，円座，小枕，スポンジなど) 　④人工皮膜で保護 (3)シーツ，寝衣のしわ，ベッド上の異物の除去 (4)栄養状態の改善 　①栄養の偏りをなくす(病院食を摂取する)． (5)体重コントロール(標準体重を目標)	▶エアマットなどを使用し，体圧を分散させる． ▶同一体位は感染や褥瘡の原因になり，疼痛が知覚されないため定期的に体位を変える必要がある．体圧を分散・移動し，同一部位の長時間圧迫を避ける． ▶プッシュアップ運動を行い座面の長期圧迫を避ける． ▶陰部の汚染，発汗は感染や褥瘡の原因となるため保清に留意する． ▶皮膚を刺激して，局所の循環を促進する． ▶骨突出部に皮膚障害が起こりやすい．骨突出部が触れ合わないようにクッションなどを膝のあいだに挟む． ▶ささいなことが褥瘡の原因となる．看護師の不注意によることも多いので十分に注意する． ▶低栄養，肥満は褥瘡の原因となる．
EP	
(1)褥瘡の原因，予防法(体位変換，プッシュアップ運動の必要性)を説明する． (2)体重コントロールの必要性を説明する．	▶自己管理に向け，患者自身も体位変換の必要性やクッションの使い方を知る．

看護診断	目標とする患者の状態
#2　神経因性膀胱による残尿に関連した排尿障害	●尿路感染症を起こさない． ●正しい手順で自己導尿が行える．

対　策	根拠および留意点
DP	
(1)現在の排尿状況をアセスメントする． 　①尿量・性状：混濁，浮遊物，比重，定性	▶麻痺した膀胱は，放置しておくと2,000mL/日の尿がたまる．

回復期・脊髄損傷

対　策	根拠および留意点
②自覚・他覚症状：残尿(感), 残尿量, 残尿の性状, 異和感, 尿閉, 尿失禁, 下腹部膨満 ③排尿時間と量のパターン (2)水分摂取量を把握する. (3)尿路感染症の徴候をアセスメントする. 　①尿混濁, 浮遊物の有無 　②発熱・疼痛 　③尿検査結果の異常 　④血液検査の異常(CRP亢進, WBC増加) (4)感染による随伴症状をアセスメントする. 　①異常発汗, 顔面紅潮, 不穏状態, 四肢冷感, 頭痛, 血圧の変動	▶麻痺した膀胱, 尿路粘膜は感染防御機能が低下している. 残尿は尿路感染症の原因となる.
TP (1)自然排尿を促すための援助 　①排尿筋の反射収縮を促す：膀胱部の叩打, 手圧, マッサージ(恥骨結合部または大腿上部内側, 仙骨部, 会陰部, 肛門部のマッサージなど) 　②膀胱充満時の身体的変化(鳥肌, 発汗, 熱感, 疼痛)をみつけ, 尿失禁以前に排尿するように指導する. 　③自然排尿後の残尿を測定する(200mL/日以下なら2回/日の間欠導尿, 100mL以下なら1回/日, 50mL以下なら1～2回/週の残尿測定). (2)無菌的間欠的自己導尿を行う. 　①自然排尿がなければ間欠導尿をする. 300～400mL/回になるまで続ける. 水分を多く(1,500～2,000mL/日)とるように心がける. 尿道周囲の筋を強化するために収縮弛緩訓練をする. (3)尿路感染症予防のための援助 　①無菌操作で導尿を行う. 　②陰部の清潔保持(1回/日陰部の洗浄) 　③定期的な尿検査と腎機能検査を行い, 泌尿器科と連携をとる. 　④感染徴候が出現したら, 医師の指示によって膀胱洗浄(生理食塩液500mL＋硫酸ポリミキシンB 50万単位)を施行し抗生物質を投与する. (4)自己導尿中のプライバシーが保てるように配	▶膀胱内圧測定で無緊張膀胱から脱したことを確認して行われる. 患者にとって最も効果的な方法を見出す. ▶弛緩性膀胱の場合は, 無菌的間欠的自己導尿を行う. ▶多量の水分摂取は膀胱内での細菌の増殖を防ぎ, 洗浄の効果がある. ▶陰部の汚染は感染や褥瘡の原因となるため, 保清に留意する. ▶排泄に対する羞恥心を理解し, プライバシーを保

対　策	根拠および留意点
慮する． (5)集尿器の装着 **EP** (1)膀胱の構造，機能などを説明する． (2)トリガーポイント(殿部，仙骨部，恥骨結合部など)の説明を行い手圧，腹圧をかける方法を説明する． (3)集尿器の装着について説明する． (4)自己導尿について以下のことを説明する． 　①自己導尿の必要性 　②必要物品 　③実施手順 　④自然排尿，自己導尿を記録する． 　⑤退院が近くなれば家族へも説明する． (5)感染について以下のことを説明する． 　①膀胱カテーテル抜去の必要性 　②定期的に膀胱を空にすることの必要性 　③尿路感染症予防の必要性 　④尿の性状の観察の必要性 　⑤排尿不快感出現時の報告の必要性 　⑥尿路感染症予防のための方法：無菌操作，水分摂取，保清の必要性	てるように配慮する． ▶自然排尿へ向け，膀胱の構造，機能などを知る． ▶自己導尿の方法を理解し感染を予防する． ▶患者自身が自然排尿と自己導尿のパターンを把握し，相談できるように援助する． ▶感染予防に対する知識は自己管理するうえで必要である．

看護診断	目標とする患者の状態
#3　身体機能の喪失に関連したボディイメージ混乱	●身体機能の障害に対する自分の感情を表出できる． ●身体的変化を受けとめ受容したことを言葉や態度で表出できる． ●リハビリテーションを積極的に行える．

対　策	根拠および留意点
DP (1)以下のことを観察しアセスメントする． 　①自己の障害部位に対する考え方，受け入れ方：訴えの内容，言動，表情，態度 　②ADLの状態：リハビリテーションのステージアップレベル 　③サポート状況：家族，パートナー，友人の協力，家族の障害に対する受けとめ方 　④患者・家族の運動麻痺，治療，検査，予後に対する期待と反応 　⑤障害受容の段階	▶患者の障害の受容段階に応じて援助を変化させる． ▶リハビリテーションの進行状況によりボディイメージが変化していく．

対　策	根拠および留意点
・うつ状態，死をほのめかす言動，怒り，攻撃行動，睡眠状態や食欲の有無 ・コーピングレベル ⑥いままでの困難に対する対応：性格・傾向 **TP** (1)不安が表出できるような環境づくりの援助 　①プライバシーが保てるように環境を整える． 　②気分転換になるようにストレッチャーでの散歩を行う． 　③家族，パートナー，友人の励まし，援助が得られるように考慮する．面会時間の延長，個室への移動など (2)患者と医師，看護師間の信頼関係を築く． 　①必要時，再度医師より障害について説明を行い，看護師は補足説明を行う． 　②疑問に対して正確に答える． (3)訴えを傾聴し共感的態度で接する． (4)目標をもつ． 　①小さな目標を設定し，患者とともに考え最善策をみつける． 　②できたことをともに喜び，励まし，次の目標へと進めるようにする． (5)患者の希望を聞き，脊髄損傷患者同士の交流の場を設けたり紹介をする． **EP** (1)不安や心配，ストレスを表出することの大切さを説明する． (2)家族や周囲の人々に援助を求めることができるようにする． (3)障害者としてよりよい生活を営むための生活手段を指導する． (4)家族や周囲の人々が，患者の反応に対してどのようにかかわればよいか説明する． (5)福祉制度や社会資源の活用について説明する．	▶障害受容のプロセスとして正常な反応である． ▶身体的変化に伴う不安について言葉で表現できるように助け，受容的な態度で接する． ▶障害を受容できないときには，感情を表出することが望ましい．そのため個室への移動や面会時間を制限しないなどの配慮をする． ▶小さい目標から設定していくことで達成感を得ることができる． ▶よいタイミングで同じ障害をもつ患者の意見や体験談，考え方を聞くことにより障害を受け入れられるようになることを期待する． ▶身体的変化を受け入れられるまで，他人に協力を求めることで患者自身を客観視できるように導く． ▶重要他者の協力を得て，新しい目標が見出せるようにサポートする．

ターミナル期

骨肉腫患者の看護過程の展開

BASIS

患者：20歳，女性
患者の状況：2年前，左脛骨骨肉腫で広範切除および人工膝関節置換術を施行し退院．1年前，肺転移により再入院し，手術施行．今回，腰痛および呼吸困難を訴え3回目の入院．現在，入院約1か月

骨肉腫患者の理解に必要な情報

パターン	必要な情報項目	患者情報	アセスメントの視点	アセスメント
健康知覚-健康管理	・現在までの治療内容と期間 ・現在の治療方針と状況 ・症状コントロールの内容と効果 ・治療方針についての理解 ・治療に対するコンプライアンス ・患者・家族の疾患，治療への理解，支援体制 ・身体的管理能力 ・知的・情緒的準備状態	・大学入学半年後，左下肢の腫脹と疼痛を訴え受診．左脛骨骨肉腫（骨内通常型骨肉腫）と診断される．化学療法後，左脛骨広範切除および人工膝関節置換術を施行．術後，左鼠径部リンパ節転移がみとめられ，化学療法と放射線療法ののち退院 ・退院後，1回/月通院し，局所の再発チェックと胸部X線検査を行っていた．1年前，胸部X線検査で左肺転移がみとめられ入院となり，胸腔鏡下で腫瘍摘出を行った．その後退院するまで約6か月間，計3回の肺腫瘍摘出術を受けた． ・退院後，気分のよいときは大学へ通っていたが，半年後，腰痛，呼吸困難のため受診．CT検査の結果，肺転移の再発と後腹膜への	・治療，予後に対する認識はどうか． ・身体的管理能力はどの程度あるか． ・家族の支援体制は十分か． ・治療に対して自己決定するための情報は十分か．	患者はいままで前向きに治療を受けてきた．退院後は通常の生活に戻り，友人と旅行に行きたいという希望をもって生活していた． 　定期的な受診を続け，健康管理はできていた．しかし，今回は3回目の入院であり，病状は理解できているが，肺転移の再発と後腹膜転移により，精神的な動揺が激しく，疼痛と化学療法のため，体力も消耗している． 　現在，患者自身の健康管理は不可能で，苦痛が少しでも軽減しないかぎり，自分のことを考えることは困難である． 　骨肉腫のターミナル期は，意識が最後まで清明であることが多いため，死期が近づいていることに気づいていると思われる． 　患者は大学生で青年期にあり，将来の希望や夢

パターン	必要な情報項目	患者情報	アセスメントの視点	アセスメント
		転移が発見された．後腹膜転移は広範囲であり，手術は不可能と説明を受け，化学療法が行われている．腹水貯留があり，体動時に腰痛が増強するため，ADLはほぼ全介助である． ・入院時，呼吸困難の原因は胸水とのみ説明されていた．患者から「息苦しさの原因を知りたい」という発言があり，肺転移の再発とがん性胸膜炎による呼吸困難と後腹膜転移による疼痛や腹水貯留を告げられている． ・「もう，今回の入院が最後かもしれない」と言っている． ・前回の入院時，肺転移後は予後が悪いという知識を得ているが，手術をしたためやや安心していた．しかし，今回の肺転移の再発にはかなりショックを受けていた．言葉が少なく，夜も考え込んでいる姿がみられる． ・患者は入院前「いずれ，友人と旅行に行きたい」と言っていた．		をいだいていた．しかし，今回の入院治療で，回復に向かうことは難しい．そのため，納得して現在の治療が受けられるように支援することが大切である． 　病状や現在の化学療法が有効かどうかについての早期の情報提供が必要である．治療経過の情報を可能なかぎり適切に提供し，患者が治療に対して意思決定できるように支援する． 　必要な情報が十分に提供され，患者・家族が十分理解しているかを見極める．両親の協力は得られている．患者の苦痛を少しでも軽減し，家族とともに今後の治療について話しあいができるように支援する．
栄養-代謝	・身長，体重，BMI ・体重減少 ・食事摂取量 ・食欲の有無 ・悪心・嘔吐	身長165cm，体重48kg（前回退院時より5kg減），BMI 17.6 ・入院後，化学療法（シスプラチン＋塩酸ドキソルビシン）の副作用	・症状，治療が栄養状態に影響を及ぼす要因はないか． ・現在の栄養	患者は悪液質や食事摂取量の低下から，体重減少がみられる．また入院後の化学療法により，悪心・嘔吐，食欲低下がみられる．

パターン	必要な情報項目	患者情報	アセスメントの視点	アセスメント
	の有無，胃部不快症状，口腔粘膜の変化 ・栄養状態データ ・水分出納 ・低栄養や不動性に伴う皮膚の状態の変化 ・浮腫の有無 ・感染徴候	により悪心・嘔吐が出現し，主食・副食ともに1/3程度の摂取量である．腹水による腹部膨満感と腰痛のため，側臥位で休みながら一口ずつ摂取している．食事摂取量後に腹部膨満感や呼吸困難が増強する． ・「ごはんがのどを通っていかない」 ・TP 5.4 g/dL, Alb 2.1g/dL, Hb 8.2 g/dL, RBC 267万/μL, Ht 26% ・経静脈栄養（アミノ酸製剤［アミノフリード］500mL×2/日）施行．腹水と胸水の軽減のため，フロセミド［ラシックス］20mg 1 A静脈注射しているが著明な変化なし ・尿量1,000mL/日，水分摂取量800mL/日 ・1週間前から仙骨部に発赤あり（3×4cm），NPUAPの深度による分類ではステージ1 ・体動時，易疲労感がみられ，ほとんど臥床状態である． ・下肢，顔面に軽度の浮腫がある． ・口腔内乾燥 ・WBC 3,100/μL, CRP 0.3mg/dL. 現在発熱および感染徴候なし	状態はどうか． ・栄養状態から起こる二次的障害はないか． ・免疫機能低下，易感染性の程度はどうか．	後腹膜転移による腹水の影響で，腹部膨満感から食事に対する意欲の低下がみられる． 　食事摂取量不足により，低栄養状態である．総タンパク，アルブミン低下から血漿膠質浸透圧の低下をまねき，胸水・腹水貯留は軽減しにくい状況である．今後も，腹水による腹部の圧迫，腸管のうっ血による消化機能の低下から，さらに食欲の低下が考えられる． 　栄養状態は改善されず，化学療法による体力の低下がみられ，免疫機能が低下し，感染などの合併症の出現が考えられる． 　易疲労感や疼痛による体動の低下に伴い，同一体位による仙骨部の圧迫から発赤がみられる．浮腫や皮膚の脆弱化により，皮膚および粘膜への損傷も考えられる．2時間ごとに体位変換を行うことで，皮膚を保護し，さらなる圧迫を防ぐ． 　栄養バランスや消化のよい食べやすいものを工夫するとともに，患者の嗜好品などを家族に持ってきてもらう．また，何回かに分けて摂取するなど，少しでも食事摂取ができるように援助する． 　二次感染を予防するために，皮膚，粘膜，会陰部を清潔に保つ．口腔内も乾燥していることから，

パターン	必要な情報項目	患者情報	アセスメントの視点	アセスメント
				食欲増進のために口腔内の保清に努める.
排泄	・排尿の支障因子の有無 ・排便の支障因子の有無 ・排泄状態 ・排泄習慣の変化 ・腎機能検査データ	・尿量1,000mL/日 ・入院後さらに体動による疼痛がひどくなったため、排尿は膀胱カテーテル留置中である. ・胸水・腹水貯留により、フロセミド20mg静脈注射を施行. 腹水・胸水の増加はないが、改善はあまりみられない. ・水分摂取を勧められると100mLずつ摂取(800mL/日) ・排便1回/2〜3日のグリセリン浣腸（120mL/回）により硬便少量のみあり ・ベッド上で排泄しているが、腹水による腹部膨満感があり、また、がん性疼痛のため腹圧がかけられず、自然排便はみられない. ・BUN 18.4mg/dL，Cr 0.6mg/dL，Na 140 mEq/L，K 3.6mEq/L	・疼痛や呼吸困難が排便に与える影響はないか. ・薬物による排泄への障害はないか. ・全身倦怠感や食事摂取量の低下が排泄に及ぼす影響はないか.	便秘は疼痛コントロールのために投与されている塩酸モルヒネの副作用の可能性がある. 疼痛コントロールを行いながら、同時に緩下剤を使用して排便をコントロールする. 腹水貯留による腸の圧迫や不動性などによる腸管のうっ血や蠕動運動の低下から、消化機能が低下し、加えて水分摂取量の低下により便秘が悪化していると考えられる. 自然排便がみられないため浣腸を行っている. しかし、排便量が少ないため、排便状態や性状を十分観察する. 腎機能は現在のところ問題ない. 利尿薬を使用しているが、尿量はやや少なめである. 血漿タンパク質の減少により組織へ漏出した水分が血管内に戻りきれず利尿薬を使用しているが、胸水・腹水貯留は軽減していない. 食事量を少しでも増やせるように援助する.
活動-運動	・自覚・他覚症状 ・ADLの状態, 自立度 ・身体所見（浮腫, 腹水・胸水） ・日中の活動	・後腹膜転移による腰痛がある. ・「全身が痛い」とがん性疼痛を訴えている. ・下肢、顔面に軽度の浮腫がある. ・腹水・胸水が貯留し、全身倦怠感がある.	・症状がADLにどのように影響しているか. ・ADLを低下させている要因は何か.	疼痛やがん性胸膜炎による胸水、後腹膜転移による腹水貯留により体動困難が生じ、身体的苦痛からADLはほぼ全介助の状態である. また、胸水貯留に伴い体動時の低酸素血症を呈し、呼吸困難

パターン	必要な情報項目	患者情報	アセスメントの視点	アセスメント
	状況 ・呼吸器系 ・循環器系	・1日のほとんどをベッド上で過ごす．ADLはほぼ全介助である． ・肺転移の増大はない．しかし，がん性胸膜炎による胸水貯留のため低酸素血症である．体動後や食後にR 28回/分と増加し，経皮的動脈血酸素飽和度(SpO₂)が80％台となり，呼吸困難が出現するため，症状やSpO₂に合わせて酸素投与3～6L/分を行っている． ・安静時呼吸は規則的で，SpO₂ 90～92％．入院後，胸腔穿刺を行い，約800mLの排液があった．今後は持続胸腔ドレナージが検討されている．しかし，患者は「もう痛いことや苦しいことはいやだ」と持続胸腔ドレナージに対しては拒否的である． ・PLT 6.5万/μLと減少し，貧血がみられるが出血傾向はない．胸水貯留があり，体動時はP 120回/分と頻脈となる．安静時BP 120/70 mmHg，Hb 8.2 g/dL．利尿薬（フロセミド20mg）が投与され，1,000mL/日の排尿がみられる．		を訴えている． 　体動時は，呼吸数や脈拍数の増加がみられる．貧血もあるため，軽度の体動にも呼吸困難や苦痛を伴う．肺転移により，過去に3回の腫瘍摘出術を受けているため，ガス交換の減少による影響も考えられる． 　3～6L/分の酸素投与がされているが，胸水貯留によりガス交換機能が低下している．呼吸補助のため，頭部を挙上するなど，少しでも安楽が得られるように枕などで工夫する． 　血小板数が低下しているが，現在のところ出血傾向はみられない．しかし，今後出血の可能性があるため，鼻出血や消化管出血などに注意し，出血の予防と早期発見に努める． 　今後，さらに症状の悪化が考えられ，胸水・腹水による苦痛を軽減するため安楽な姿勢を工夫（膝を曲げ，腹圧のかからない姿勢）し，体位変換時には介助する． 　ターミナル期にある患者には，体力の消耗が少なく，穏やかにベッド上での生活をおくれるように援助する．
睡眠-休息	・睡眠状態 ・熟睡感の程度	・睡眠時間は，塩酸モルヒネの作用が切れるまで，浅い眠りで5～6	・睡眠パターンに変調をきたしてい	就寝前まで苦痛様表情も強く，日中は休息がとれていないと思われる．

パターン	必要な情報項目	患者情報	アセスメントの視点	アセスメント
	・日中の休息状況 ・睡眠を妨げる要因	時間程度 ・睡眠薬は，いまのところ使用していない． ・日中は苦痛様表情であり，ほとんど休息できていない．とくに夜間になると「明日の朝，目が覚めなかったらどうしよう」と不安を訴え，鎮痛薬の注射を毎日希望している．ほぼ毎日，就寝前に塩酸モルヒネ注射実施 ・夜間に塩酸モルヒネの作用ピーク時間が過ぎると痛みにより覚醒している． ・就寝までナースコールは多く，体位変換やマッサージなどの希望が多い． ・現在2人部屋で，同室者との関係はよい．	る要因は何か． ・塩酸モルヒネの使用による睡眠への影響はどうか．	睡眠時間は合計5～6時間程度であり，日中の苦痛による疲労を癒し，回復させるために十分とはいえない．持続性の鎮痛薬に変更したり，睡眠薬を使用するなどの対策を医師と相談し，睡眠が十分とれるように検討する． 　就寝前の鎮痛薬の効果的な使用で，入眠までの精神的安寧を得て確実な睡眠時間を保証する． 　日中は，静かな環境で身体的にも安楽に過ごせるように工夫する．夜間は，照明や騒音に配慮するなど，環境調整を行う．
認知-知覚	・意識状態 ・身体所見 ・思考の障害 ・疼痛の原因・部位・性質・程度の理解 ・患者の疼痛に対する理解 ・表情や言動，感覚・知覚の状態	・後腹膜転移のための腰痛がとくに強い．化学療法により悪心・嘔吐があり，鎮痛薬の内服が困難である．そのため，1回/3日塩酸モルヒネが投与されている．疼痛が強いときや就寝前に塩酸モルヒネの投与を希望し追加．意識は清明である． ・がん性疼痛を訴えており，自力での体位変換は困難である．介助での体位変換を行うが，苦痛様表情が強く，同一体位が続くとすぐに疼痛を訴える．	・痛みや苦痛が腫瘍の進展，低酸素血症，電解質異常，ストレスに起因していないか． ・不安や恐怖が疼痛を増大させていないか． ・痛みや苦痛が治療，薬物に起因していないか．	骨肉腫のターミナル期で，転移により呼吸困難や疼痛，がん性疼痛，化学療法による悪心・嘔吐など種々の障害を併発している． 　意識は清明であるが，ほとんど1日中苦痛様表情である． 　呼吸困難などの身体的苦痛が増強している．胸水・腹水貯留，浮腫や貧血などにより，体動後の疲労が大きい． 　ターミナル期にある患者の安楽が少しでも保てるように安楽物品の工夫や体位変換などで，苦痛

パターン	必要な情報項目	患者情報	アセスメントの視点	アセスメント
		・「こんなに痛みが強いのでは、もう生きていてもしかたがない。どうでもいいから鎮痛薬をもっと追加してほしい」と言っている。 ・体動後は呼吸数、脈拍数の増加がみられ、苦痛様表情となる。 ・体動後の疲労が目立つ。腹水による腹部の圧迫感がある。 ・CT検査にて、胸水・腹水貯留あり		が軽減できるように援助する。 　化学療法の副作用による苦痛が最小限になるように援助する。 　苦痛から不安や抑うつ状態を引き起こすため、表情を観察し、心理状態を推察するとともに積極的に疼痛を緩和する。 # がん性疼痛、全身倦怠感、易疲労感に関連した安楽障害
自己知覚-自己概念	・自分についての患者の表現 ・病状の悪化、生命予後に対する不安と受けとめ方 ・不安・恐怖の有無と反応、無力感の有無 ・喪失感の有無と受けとめ方 ・ボディイメージ ・不安・抑うつ	・「自分でトイレにも行けないし、やりたいことは何もできない。吐き気もあるし、好きなものも食べられない」 ・「何をするにも身体がだるい。ごはんも食べたくないし、大学へももう行けないし、友達とも遊べない。このまま生きていてもしかたがない」と家族の前で話す。家族は何も言えず、背中をさする。 ・「胸にも水がたまって、息苦しいし、抗がん薬の影響で、吐き気がおさまらない。おなかにも水がたまって苦しい。病気が進んできたのか、こんな身体になってしまった。このまま苦しい思いが続くならもう死にたい」と言う。 ・「友達と話をしているときには楽しいけど、もうこのまま大学に行	・病状経過についてどのように認識しているか。 ・死の不安や恐怖を認知しているか。 ・自分の身体に対して、拒否的な言動はないか。 ・ADL介助や治療に非協力的な態度はないか。 ・ADL低下をどう認識し、どう対処しようとしているか。	骨肉腫のターミナル期では、身体の衰弱にもかかわらず、意識は最後まで明瞭である。そのため、近い将来の死の予感、疾患の進行、他者との別れなどに対する思いから不安や恐怖にさらされることが多い。 　患者はいままで治療を積極的に受け、希望をもって生活していたが、病状が悪化するなかで、死を避けられない現実と認めつつも、疼痛と極度の疲労から絶望感、無力感を引き起こし、抑うつ的になっている。 　身体の不自由さなどからボディイメージの低下、自己価値の否定的な感情が出現して無力感に陥り、自己概念が脅かされる危険性がある。 　死の受容のプロセスでは、身体機能、他者との人間関係、親しんだ環境

パターン	必要な情報項目	患者情報	アセスメントの視点	アセスメント
		けないのだと思うと」と涙ぐむ. ・「痛み止めをもっとたくさん使って楽にしてもらいたい」		など,さまざまな喪失を体験する.とくに青年期であり,心理状態を把握した対応を心がける.患者を1人にしないようにそばに付き添い,苦痛や苦悩の訴えに耳を傾けることが重要である. 　自己尊重の感情が低下せず,その人らしさが最後まで保てるように少しでも気持ちがよく快適な状態に近づけていく.むやみに励ましの言葉をかけて患者に負担をかけない.闘病を肯定的に認め,なるべく穏やかな時間がおくれるように援助する. # 疾患の進行,周囲との関係の喪失,近い将来の死に関連した不安
役割-関係	・社会的・経済的立場 ・家族,支援者 ・対人関係 ・疾患,生命予後に対する家族の受けとめ方 ・疾患,入院による家族への影響 ・対象喪失に対する家族の予期反応	・大学2年生 ・父(47歳),母(45歳)と同居 ・母親は毎日,父親は1回/2日,仕事帰りに面会 ・唯一の楽しみは友人との面会で,「大学での話を聞くことが楽しみ」と話す. ・友人は1回/2日くらい夕方に面会 ・両親は,疾患や予後について認識し,患者の死を受け入れようとしている.「発症して2年,1つの山を越すとまた次の山が大きく立ちはだかってつらかっ	・役割中断・喪失による葛藤はないか. ・患者を支持する家族の能力は十分か. ・患者の病状悪化に伴い役割機能に変化をきたしているか(家族・友人). ・家族へのサポートの必要性はあるか.	将来に希望をもち大学に復学することを望んでいた.しかし,病状が悪化していくなかでの役割中断により,葛藤が生じている. 　家族は予後について受け入れようとしているが,まだ青年期である患者のターミナル期を見守っていくための精神的準備の段階であり,今後,状態の悪化に伴って混乱も考えられる. 　家族の負担を少しでも軽減するため,休息の時間を確保し,近い将来訪れる患者の死を受け入れられるように家族の話に

7 運動器疾患

パターン	必要な情報項目	患者情報	アセスメントの視点	アセスメント
		た．いままで本人はよくがんばってきたので，あとは少しでも楽に過ごさせてやりたい」と言っている． ・患者は否定的な言動，投げやりな言動が多く，家族はどうしたらよいかわからない状況である．		耳を傾ける．また，家族が落ち着いてじっくり考えられる時間を配慮する． 　死を迎える患者の家族は心理的動揺が激しい．家族が適切に十分に悲嘆のプロセスをたどれるように，さらに残された日々を有意義に過ごし，納得して死が迎えられ，最善を尽くせたと感じられるように援助する． 　看護師は，家族との信頼関係を築き，家族の状態を受けとめながら，最後まで患者を支えられるように援助する．
性-生殖	・パートナー ・生殖器疾患の既往	・現在青年期であり，これから生殖性のピークを迎える時期である． ・生殖器疾患の既往なし	・疾患，治療に伴う性障害因子があるか．	青年期であるが，ターミナル期にある患者にとって，性的問題は現在ないものと思われる．
コーピング-ストレス耐性	・闘病過程におけるストレスとその対処法 ・問題解決能力の低下の有無とその受けとめ方	・病状悪化(疼痛，胸水・腹水，呼吸困難，浮腫)による体動困難のため，ベッド上の生活である． ・「抗がん薬も効果があるのかどうかわからない．先生に話して中止してほしい」 ・「思うように身体が動かない．もっと痛み止めを使ってほしい」 ・友人と話しているときは，希望をもった明るい表情である． ・「この苦しみから逃れられるなら，もう死んでもいい」 ・苦痛が強く，疲労がみられ，感情のコントロ	・病状悪化によるストレスはあるか，また表出されているか． ・ストレスへの対処能力はあるか． ・患者の自己決定は可能か，阻害する要因はないか． ・死を受容する適応段階はどうか．	患者のストレスは，予後のこと，治療効果への期待と不安，また，治療に伴う苦痛などによると考えられる．現在，患者はストレスに対して対処できていない．身体的苦痛によるストレスが少しでも軽減するように援助する． 　症状がよくならないため，化学療法に対して不信感をもっている．患者・家族の意思を確認し，医師と相談のうえで再度治療方針を決定する．看護師は患者が治療法を選択できるように医師との連絡をとり，情報提供し

ターミナル期●骨肉腫

パターン	必要な情報項目	患者情報	アセスメントの視点	アセスメント
		ールができない．		援助する． 　また，思うように身体を動かせない患者の気持ちを理解し，できるだけリラックスできる環境をつくる．趣味に関するものや写真の持参，ストレスコーピング実行を家族に提案する． 　現在，激しい疼痛があり，冷静に死を受けとめられず，死と向きあっていない．疼痛がコントロールできれば，死と向きあい，受容していく適応段階となると考えられる．
価値-信念	・信仰の有無 ・重要視する価値 ・死に対する恐怖 ・人間としての存在感にかかわる苦悩の有無 ・人生の意味や価値に対する疑問 ・人生の目的の変化 ・死生観	・信仰する宗教はとくにない． ・「退院したら，大学に行って，友人をいっぱいつくって旅行に行きたい．だけど，この身体では行けない．みんなと同じ生活がしたいと思うことは，いけないこと？」と親に聞く．	・いままでの価値観，信念が闘病生活に影響しているか． ・価値観，信念，理想が低下していないか． ・心理的安定が維持されているか．	ターミナル期の患者に影響を及ぼす価値観や信仰はないと思われる． 　入院，闘病生活において家族につらさを打ち明けている．また，友人が患者にとって重要な存在となっている． 　人生の最期に向けて，死を受容していく適応段階を支える．思いを理解し，その人らしさが損なわれることなく，尊厳ある死が迎えられるように家族および友人の協力を得ながら，残りの日々を穏やかに過ごせるように援助する．

看護診断リスト

看護診断名	パターン	診断・優先の根拠
#1 がん性疼痛，全身倦怠感，易疲労感に関連した安楽障害	認知-知覚	骨肉腫のターミナル期で，さまざまな障害を併発し苦痛を伴っている．呼吸困難，胸水・腹水貯留，浮腫，貧血などにより，体動後の疲労が大きい．呼吸困難が増強している．また，がん性疼痛により，夜間の睡眠も妨げられ，患者の安楽は阻害されている． 　また，化学療法による副作用で悪心・嘔吐がみられる．それらの苦痛が不安や抑うつ状態に及ぼす影響は大きい．苦痛を緩和するためにターミナル期にある患者の安楽が少しでも保てるように心理状態を推察するとともに，積極的に疼痛緩和を行い，苦痛が最小限になるように，**優先順位1位**とする．
#2 疾患の進行，周囲との関係の喪失，近い将来の死に関連した不安	自己知覚-自己概念	骨肉腫のターミナル期では，身体の衰弱にもかかわらず，意識は最後まで明瞭である．そのため，患者は，近い将来の死の予感，疾患の進行，他者との別れなどに対する思いから不安や恐怖にさらされている．病状が悪化するなかで，死を避けられない現実と認めつつも，死への不安や絶望感，無力感をいだき，抑うつ的になっている． 　身体の不自由さなどからボディイメージの低下，自己価値に対する否定的な感情が出現しているため，**優先順位2位**とする．

看護計画

看護診断	目標とする患者の状態
#1 がん性疼痛，全身倦怠感，易疲労感に関連した安楽障害	●苦痛の訴え(疼痛，呼吸困難)が減少する． ●脈拍数や呼吸数の増加がなく，苦痛様表情が減少する． ●夜間の持続した睡眠時間が増える．

対　策	根拠および留意点
DP (1) 現在の患者の状態についてアセスメントする． 　①自覚症状 　　・疼痛の有無，原因，部位・性質・程度と範	▶現在の自覚・他覚症状を把握することで，苦痛の程度をアセスメントする．

対　策	根拠および留意点
囲，持続時間 　・体動時の呼吸困難の有無と程度 　・腹部膨満感の有無と程度 　・全身倦怠感の有無と程度 ②全身状態の把握(客観的データ) 　・バイタルサイン(脈拍数，血圧，呼吸数，体温)の変動 　・体動時の呼吸状態(SpO_2) 　・腹部膨満感の有無と程度 　・睡眠時間，睡眠の中断 　・食事摂取量 　・皮膚の状態(乾燥など) 　・胸・腹部X線所見，呼吸音 　・血液検査データ：TP，Alb，RBC，Hb，Ht，WBC，PLT，CRP ③訴えの頻度と訴え方 　・苦痛様表情，言動など (2)患者の安楽を阻害する誘因についてアセスメントする． 　①疼痛 　②体動による呼吸困難の増強 　③腹部膨満感の増強 　④全身倦怠感，易疲労感の増強 　⑤病室の環境 (3)患者の安楽が阻害されることによる二次的障害についてアセスメントする． 　①ストレスの増強 　②死への不安・恐怖 　③不眠・抑うつ 　④食事摂取量の低下 　🟧 TP (1)患者の苦痛を増強させないための援助 　①ADLの介助 　・清拭は安楽に短時間で行う． 　・食事のセッティングおよび介助(患者の希望を聞いて少量ずつ介助する) 　・自分で排泄したいという患者の思いを尊重し，自力でできるような安楽な環境を整え援助する． 　・体位変換は必ず看護師2人で行う． 　・褥瘡予防マットレスの使用	▶安楽を阻害すると考えられる状況因子データを把握しておく． ▶血液検査データは病状の悪化・改善の指標となる． ▶安楽を阻害する因子はないかアセスメントする． ▶安楽が阻害されると心理的影響を受け，日常生活への気力の低下や生きる意欲の低下をももたらす．終わることのない苦痛は気力を萎えさせるおそれがあるため，ターミナル期にある患者には苦痛の軽減が最優先される． ▶体力を消耗させないためにベッド上でのADLを手早く行い，体力の消耗を最小限にする．

対　策	根拠および留意点
②休息の援助 ・照明，カーテンなどの調整 ・眠っているときは，無理に起こさず処置の時間をずらす． (2)現在の苦痛に対する援助 ①疼痛緩和へのケア ・確実な鎮痛薬・鎮痛補助薬の使用 ・鎮痛薬使用時の観察：薬物の量，回数 ・鎮痛薬の副作用出現の有無：悪心・嘔吐，便秘，眠気，呼吸抑制，精神的な混乱 ・鎮痛薬の効果の評価：ペインスケールを用いて除痛の程度・持続時間を観察する． ・十分な休息と緊張緩和の促進：音楽療法，リラックス法 ・患者に合った除痛方法の実施：マッサージ，タッチング，リラクセーション，コミュニケーション，傾聴，散歩，安楽な体位の工夫，温罨法，部分浴，病室の環境整備，患者にとって心地よい時間の確保など ・鎮痛薬の使用法を含めた疼痛への対処法を患者・家族，医師で話しあう． ②呼吸困難に対する援助 ・室温，湿度，換気の調整をはかる． ・SpO₂低下や呼吸困難時は，患者を1人にせずに呼吸が落ち着くまで付き添う． ・SpO₂低下や呼吸困難がみられたら医師に酸素投与の指示を得る． ・体位を工夫する(セミファウラー位など)． ・軽くて暖かい掛けものをかける． ・寝衣のサイズは，ゆったりとしたものを選ぶ(紐はきつく締めない)． ③不眠 ・傾聴やリラクセーションをはかり入眠への援助を行う． ・夜間に持続した睡眠が得られるように，日中は苦痛・疼痛を最小限にしたうえで，家族や友人との語らい，散歩，部分浴などで気分転換しながら覚醒を促す． ④悪心・嘔吐，腹部膨満感への援助 ・セミファウラー位とし，下肢の下に安楽枕などを置く．	▶少しでも休息がとれるように患者の休息の時間を優先する． ▶患者が十分に休息でき，不必要な消耗を避けることができるかを考える． ▶ターミナル期の患者にとって苦痛に耐えることは意味をもたない．患者のいまの症状緩和に看護師は最善をつくす． ▶全人的な痛みをもつ患者では，それぞれの痛みが密接に影響している．身体的な痛みの緩和は，精神的，社会的，スピリチュアルな痛みをも緩和し，最期まで自分の人生の目標を見失うことなく残された時間を有意義に生活するために大切である． ▶呼吸困難は「死が迫っているのではないか」という予期不安や恐怖をもたらす症状であることを認識しておく． ▶安楽が阻害されないような衣類を選ぶ． ▶原因をアセスメントして対症療法を行う．

対　策	根拠および留意点
・患者の好みに合わせ，腹部のマッサージ，温罨法などを行う． ・悪心・嘔吐後は含嗽・口腔ケアを行い，臭気の強いものは遠ざける． ・タッチングで不安の軽減に努める． ⑤食欲不振への援助 　・栄養士に相談して消化のよいものを食事内容に取り入れる． 　・栄養価が高いものを，食べやすい形態に調理する． 　・家族の協力を得て，患者にとって慣れ親しんだ味つけや食品が摂取できるようにする． 　・清涼感のある飲み物や，冷えた果物などを好みに合わせて勧める． 　・嗜好を聞き，少しでも食べられそうな食品を勧める．無理やがまんをさせない． 　・食事摂取時の安楽な体位の工夫をする． 　・換気への配慮，悪臭の防止 　・口腔ケアを行い，口腔内を清浄化する． (3) 精神的支援 　①ベッドサイドに座り，目線を患者の高さに合わせて会話する． 　②訴えが表出しやすいように苦痛がないか聴く． 　③そばで背中をさすったり手を握ったりして，孤独感を感じさせないようにする． (4) 療養環境の調整 　①ベッドの配置，音楽，絵画，写真など療養しやすい環境を整え，気分転換をはかる．	▶ターミナル期の患者にとって，食べるという行為そのものが「生きている」という実感につながっていることを理解して援助する． ▶患者にとってなじみのある味付けや食品は，食べる意欲を向上させる． ▶ターミナル期では唾液の分泌が減少する．口腔内の乾燥が著しくなると悪心をさらに誘発するため，常に口腔内を清潔に保っておく． ▶患者の言いたいことに心を傾けて聴く姿勢を持ち，理解しようとすることで，患者は安心して会話ができる．
EP (1) 疼痛をがまんすることに利点はないことを伝える． (2) 疼痛コントロールについての話しあいに患者・家族が参加ができることを伝える． (3) 疼痛の原因についての説明（患者・家族） (4) 患者・家族が疼痛の誘発や促進要因を判断できるように援助する． (5) 患者の苦痛を増強させないため，どのような	▶苦痛はがまんするものではないことを患者・家族に伝え，穏やかな時間が過ごせるように家族に協力を求める． ▶援助に参加し，実際に患者の状況にふれることで

対　策	根拠および留意点
身体的援助でも依頼してよいことを患者・家族に説明する． (6)背中をさすったり，マッサージしたり手を握っているだけで患者の苦痛が軽減することを家族に説明する． (7)苦痛が強いときには，体位変換，マッサージなどの対症看護の実施，医師に苦痛の軽減について相談することなどを説明し，苦痛が軽減できることを伝える．	家族の悲嘆を癒すことにつながる．

看護診断	目標とする患者の状態
#2　疾患の進行，周囲との関係の喪失，近い将来の死に関連した不安	●不安を表現することができる． ●患者・家族が落ち着いた時間をもち，ともに過ごすことができる． ●支援体制を活用できる．

対　策	根拠および留意点
DP (1)現在の不安についてアセスメントする． 　①身体症状 　　・不眠，疼痛，浮腫，腹部膨満感，悪心・嘔吐，食欲不振，頻脈，呼吸困難など 　②精神症状 　　・易疲労感，無力感，不安，抑うつなど 　③不安などの言動の有無と程度 　④患者・家族の疾患や治療に対する理解の程度 　⑤家族の状況，医学的知識の有無 　⑥家族の心理的動揺や不安の有無 　⑦患者の性格 　⑧いままでの危機的状況での対処法 　⑨死にゆく患者の心理過程がどの段階か． (2)不安を増強する因子についてアセスメントする． 　①症状の悪化 　②不眠 　③家族の言動，看護師の言動・態度 　④情報の少なさ，説明の不十分さ (3)不安に伴う二次的障害についてアセスメントする． 　①抑うつ状態の悪化 　②睡眠障害の悪化	▶身体症状から，不安の程度をアセスメントする． ▶精神症状から，不安の程度をアセスメントする． ▶不安や恐怖に対する援助内容は，患者によって違う．いままでの患者のストレスコーピングパターンを把握し，それに近い対処を患者自身ができるように援助する． ▶不安が続くことにより二次的障害が出現することがある．二次的障害が発生していないか見極める．

対　策	根拠および留意点
③食欲のさらなる低下	
TP	
(1)**不安を軽減させるための援助**	
①主治医から疾患の説明がある場合は，看護師も同席する．患者・家族の言葉や反応を詳しく記録する．	▶現在の状況を患者に伝えることで，納得したうえで治療を受けることができる．その際には，患者が求めている情報に応じた説明を心がける．
②医師から説明された内容を正確に把握し，医療従事者側の言動を統一する．	
③現在の治療法と効果，その経過について，情報を提供する．	▶事実を知ることで，患者と家族，患者と医療従事者との良好なコミュニケーションが築かれ，信頼関係が維持できる．
④家族へはねぎらう気持ちをもち，誠意をもって接し，思いやる言葉をかける．	
⑤患者をできるかぎり1人にしない．家族が帰ったのちに訪室する．	
⑥環境調整 ・新鮮な空気，陽光，適度な室温・湿度，清潔さ，静かさ，患者の親しみのある物に囲まれた穏やかな環境を整える．	▶可能なかぎり，患者の求める生活環境を提供する．
EP	
(1)患者・家族に気持ちや考えを十分表現するように説明する．	▶患者・家族はつらい感情を受けとめてほしいと思っている．つらい感情を表出し，緊張や疲労が少しでも軽減するように話しやすい環境を整える．
(2)家族内のコミュニケーションを多くもつことが，家族の再構成につながることを説明する．	
(3)緩和ケアの専門的な知識をもつ支援体制（患者・家族を中心とし，医師，看護師，医療ソーシャルワーカー，ボランティア，宗教家など）の存在を説明する．	▶それぞれの役割をもった緩和ケアのチーム員が，それぞれのかかわりすることができることを説明し，支援体制を活用できるように援助する．
(4)援助に参加し，実際に患者の状態を理解することが，グリーフワークにつながることを家族に説明する．	▶家族との信頼関係を十分に築き，現在の家族の状態を受けとめながら，徐々にグリーフワークを促していく．

● 参考文献
1）飯田寛和監：整形外科手術と術後ケア——手術を知れば看護が変わる!! 整形外科看護，10（秋季増刊），2005．
2）伊藤晴夫編：運動器疾患ナーシング．Nursing Mook 5，学習研究社，2001．
3）岡田純也：看護過程レクチャー 椎間板ヘルニア患者の看護．クリニカルスタディ，27（2）：51～61，2006．
4）岡本さと子：整形外科．看護診断に基づく標準看護計画7，メヂカルフレンド社，1993．
5）押川真喜子：在宅で死ぬということ．文藝春秋，2003．
6）加藤光宝ほか：成人看護学10．系統看護学講座 専門14，医学書院，2003．
7）金山正子，伊東美佐江：ナーシングプロセス 脊髄損傷患者の看護．クリニカルスタディ，21（11）：950～963，2000．
8）河合伸也，金山正子監：運動器疾患．Nursing Selection 7，学習研究社，2003．
9）桑野タイ子監：成人外科看護Ⅱ．シリーズベットサイドマニュアル，中央法規出版，1994．
10）小林たつ子ほか：考える看護過程事例17 腰椎椎間板ヘルニア患者．エキスパートナース看護学生版，7（13）：19～41，1998．
11）佐藤昭夫，佐伯由香編：人体の構造と機能．第2版，医歯薬出版，2003．
12）鈴木志津枝，内布敦子編：緩和・ターミナルケア看護論．ヌーヴェルヒロカワ，2005．
13）関口恵子編：根拠がわかる症状別看護過程——こころとからだの56症状・事例展開と関連図．南江堂，2002．
14）竹内登美子編著：運動器疾患で手術を受ける患者の看護．周手術期看護5，医歯薬出版，2005．
15）鶴田早苗：看護診断・共同問題による——すぐに役立つ標準看護計画．照林社，2005．
16）東京厚生年金看護専門学校，東京厚生年金病院看護部編：看護診断と病態の関連図．下巻，日総研出版，1997．
17）奈良県立医科大学附属病院内整形外科看護研究会編：部位別整形外科看護マニュアル．日総研出版，2001．
18）野口美和子：成人看護学6．新体系看護学25，メヂカルフレンド社，2003．
19）長谷川雅美，林 優子監：疾患と看護過程実践ガイド．医学芸術社，2005．
20）深井喜代子ほか編：看護生理学テキスト——看護技術の根拠と臨床への応用．南江堂，2000．
21）富士武史編著：知る 看る どうする？整形外科術前術後のベッドサイドケア．整形外科看護，11（春季増刊），2006．
22）古橋洋子編著：実践！看護診断を導く情報収集・アセスメント．学習研究社，2004．
23）森本裕樹：骨腫瘍の標準的治療．がん看護，11（2）：316～321，2006．
24）山口瑞穂子，関口恵子監：New 疾患別看護過程の展開．2nd，学習研究社，2006．
25）山口瑞穂子ほか監：急性期．看護診断をふまえた経過別看護1，学習研究社，1995．
26）山口瑞穂子，吉岡征子監：終末期．看護診断をふまえた経過別看護4，学習研究社，1995．
27）Carpenito-Moyet, L. J.（新藤幸恵監訳）：看護診断ハンドブック．第6版，医学書院，2004．
28）Marieb, E. N.（林正健二ほか訳）：人体の構造と機能．第2版，医学書院，2005．

第Ⅱ章
経過別看護過程の展開（CASE STUDY）

8　腎・泌尿器疾患

8 腎・泌尿器疾患

▶ 腎・泌尿器疾患患者の理解に必要な基礎知識

▶ ［急性期］尿路結石症患者の看護過程の展開

▶ ［慢性期］慢性腎不全患者の看護過程の展開

▶ ［回復期］ネフローゼ症候群患者(小児)の看護過程の展開

▶ ［ターミナル期］膀胱がん患者の看護過程の展開

腎・泌尿器疾患患者の理解に必要な基礎知識

1．腎・泌尿器とは		生体は，さまざまな化学反応によって生命活動に必要な物質やエネルギーを産生する．その結果，不要になった老廃物や有害な代謝産物は血液に送られる．腎臓は血液から水分や代謝産物を濾過し，尿を生成する．生成された尿は尿管を経て膀胱に送られ，尿道を通って体外に排泄される．この排泄経路を尿路という．腎臓は排泄機能によって，生体を構成する体液の組成を一定に保ち，体液の恒常性を維持している．泌尿器は尿を産生する腎臓，尿を体外に排泄する尿管，膀胱，尿道の諸器官からなる．
2．構造		(1)腎臓(図1) 　腎臓は第11胸椎から第3腰椎の高さに位置する左右一対の臓器である．後腹膜腔内にあり，左腎は右腎より上方に位置する．大きさは約10×6×3cm，重さは約120～150gである．腎臓の脊柱側には腎門があり，腎動脈，腎静脈，神経，リンパ管，尿管が通っている． 　腎臓は外層の皮質と内層の髄質からなり，皮質には血液を濾過する糸球体があり，髄質は腎錐体からなっている．尿は，腎錐体の先端の腎乳頭から腎杯で集められ腎盂(腎盤)に排出され，尿管へ流れる． 　腎動脈は腎錐体を通る葉間動脈から弓状動脈，皮質の小葉間動脈へと分枝し，輸入細動脈から糸球体に入り濾過されて，輸出細動脈へ流れ出る．糸球体で血液で濾過された成分を原尿という．原尿はボウマン嚢から尿細管(近位尿細管，ヘンレの係蹄，遠位尿細管，集合管)を経て，腎杯へ注ぐ． 　ネフロンは尿を生成する構造・機能の単位で，1つの腎臓には約100万個のネフロンが存在し，ネフロンは腎小体(糸球体，ボウマン嚢)，尿細管，輸入細動脈，輸出細動脈からなっている(図2)． (2)尿管 　尿管は腎盂から膀胱へ尿を流す導管で，腹膜の裏に位置する．長さは約25～

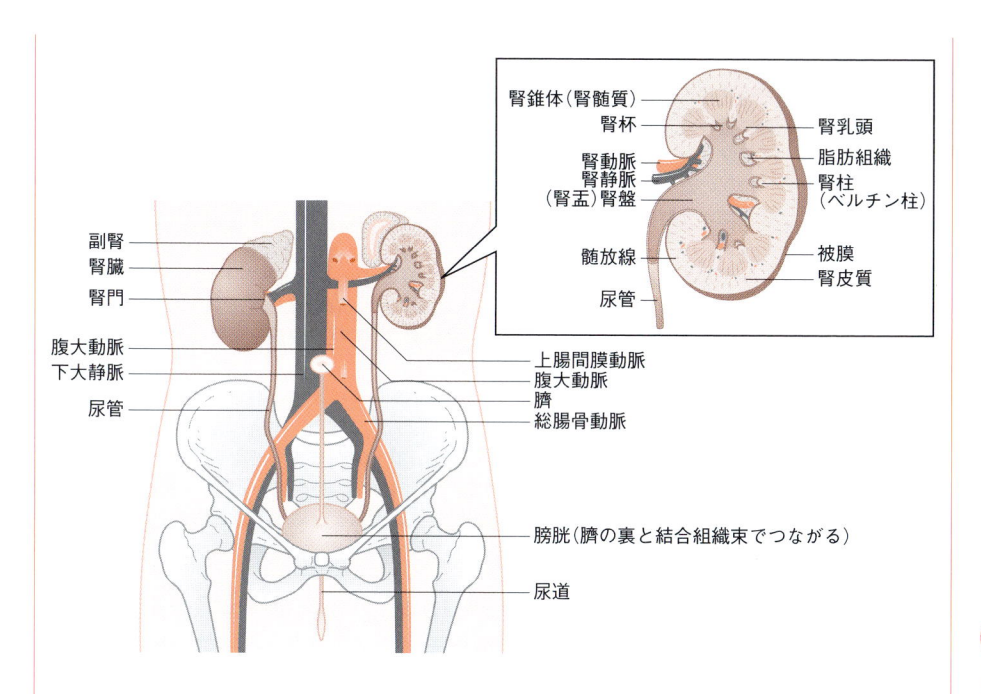

図1　腎・泌尿器の構造

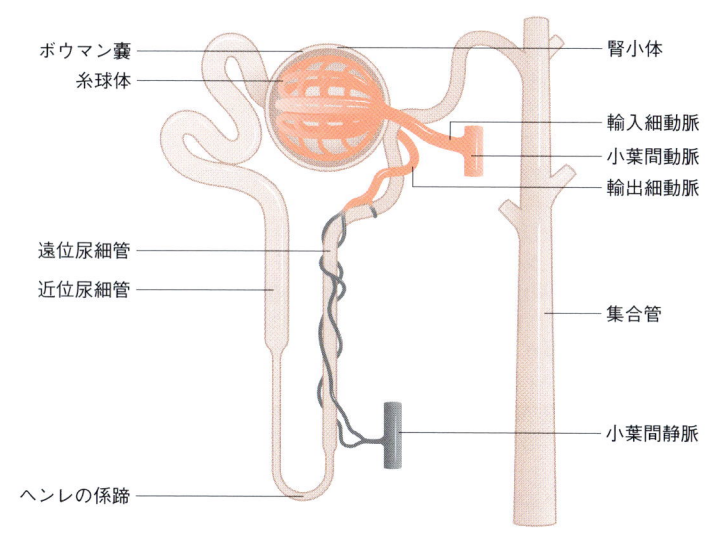

図2　ネフロンの構造

30cm，直径は約4～7mmである．腎盂尿管移行部，総腸骨動静脈との交差部，尿管膀胱移行部の3か所に生理的狭窄部位がある．尿管膀胱移行部は膀胱の後面を斜めに貫いて，逆流を防止する．生理的狭窄部位は結石がつまりやすい部位でもある．

(3)膀胱

排尿のために一時的に尿をためる袋．膀胱粘膜と3層の平滑筋からなり，恥骨結合後部の骨盤腔内に位置する．

(4)尿道

膀胱から尿を排出する管．長さは，女性約3～4cm，男性約20cmである．膀胱と尿道の接合部には内尿道括約筋(不随意筋)が，骨盤底を貫通する位置に外尿道括約筋(随意筋)がある．外尿道口は，女性では腟前庭に位置し，男性では陰茎亀頭部に位置する．

3．機能

(1)尿の生成

腎臓では，血液がボウマン囊を通過し，血球成分とタンパク質以外の物質を濾過して原尿がつくられる．原尿は尿細管で生体に必要な物質(水分，電解質，アミノ酸，ブドウ糖など)を再吸収し，不要な代謝産物を分泌して原尿の約1％を尿として体外に排泄する．

(2)排泄

尿管に送られた尿は，尿管の蠕動運動によって膀胱へ運ばれる．膀胱に一定量の尿がたまってくると，伸展した膀胱からの刺激が橋にある排尿中枢に伝えられ，尿意を感じるようになるが，括約筋が収縮して尿漏れを防ぐ．排尿時には排尿中枢から排尿の指令が下行性に伝えられ，外尿道括約筋が弛緩して排尿を開始し，副交感神経によって膀胱壁は収縮する．

(3)体液の調節

身体を構成する体液(細胞内液，細胞外液)は，成人では体重の約60％を占め，小児，新生児はさらに多くを占める．体液は細胞内液と細胞外液に大別され，細胞外液は血漿と組織間液に分けられる．経口的に摂取された水分や電解質は腎臓でバソプレシン，アルドステロン，レニン-アンジオテンシン(RA)系のはたらきによって調節され，体液の浸透圧や組成を一定に保ち，体液の恒常性を維持している．また，水素イオンの排泄と重炭酸イオンの生成によって，血液のpHを適切に維持する酸塩基平衡の調節にも深く関与している．

(4)ホルモンの産生

腎臓はホルモンの分泌や活性化の役割をもち，副甲状腺ホルモン，バソプレシン(VP，抗利尿ホルモン)，アルドステロンの標的器官である．

①レニン：循環血液量低下，血圧低下によって，腎臓の傍糸球体細胞から血液に分泌される．レニンは肝臓から分泌されるアンジオテンシノーゲンと結合し，アンジオテンシンⅠに変換する．アンジオテンシンⅠは，アンジオテンシン変換酵素(ACE)の作用を受けてアンジオテンシンⅡに変換される．この系をレニン-アンジオテンシン系という．アンジオテンシンⅡは血管収縮による昇圧作用をもち，アルドステロンを分泌させるはたらきがある．副腎皮質から分泌されるアルドステロンは電解質を調節するホルモンで，主に腎臓にはたらきナトリウム再吸収を促進する．これらの結果として，循環血液量は増加し，血圧が上昇する．これをレニン-アンジオテンシン-アルドステロン(RAA)系とよび，

血圧や体液の調節に深く関与している.
②エリスロポエチン：主に腎臓から分泌され，骨髄中の前赤芽球に作用し赤血球産生を促進するホルモンで，血中酸素濃度が低下するとエリスロポエチンの分泌が亢進して赤血球数が増える.
③ビタミンD：腎臓で水酸化されて活性型ビタミンDに変わる．小腸，腎臓でカルシウム再吸収を促進する．また，副甲状腺ホルモンは腎臓に作用してビタミンD活性化を促進し，血清カルシウム濃度を調節する.
④プロスタグランジン：生体の組織・臓器に広く分布するが，部位によって異なる作用を示す局所ホルモンで，腎臓では尿細管に作用してナトリウム排泄を促進する.
⑤バソプレシン：下垂体後葉から分泌される抗利尿ホルモン．集合管に作用して水透過性を亢進させて尿を濃縮し，体液浸透圧を調節する.

4．主な症状

(1) 乏尿，無尿

尿量は水分・食事摂取量，発汗などによって左右されるが，健常者の1日尿量は，一般的に1,000～1,500mLである．1日尿量が500mL以下を乏尿，100mL以下を無尿という．乏尿は無尿に含めてとらえ，原因により次の3つに分類される．

①腎前性無尿：ショック，出血，脱水により腎血流量が減少したときや，悪性腫瘍などで両側の腎動脈が閉塞されたときなど，腎臓で尿がつくられない状態
②腎性無尿：腎臓そのものが障害され，尿がつくられなくなった状態．原因疾患として，尿細管壊死，糸球体腎炎，腎梗塞などがあげられる．
③腎後性無尿：腎臓は尿をつくっているが，両側尿管が閉塞し膀胱まで尿が流れていない状態．原因疾患として前立腺肥大症，前立腺がん，尿管結石，尿管腫瘍，骨盤腔内悪性腫瘍の尿管浸潤などがある．

(2) 多尿

個人差があるが，一般的に1日尿量が2,000～3,000mL以上を指す場合が多い．多尿をみとめる疾患には，尿崩症，腎不全利尿期，糖尿病などがある．

(3) 血尿

腎臓の糸球体から外尿道口のあいだの尿路系の炎症などによって，尿に血液（赤血球）が混入する状態．肉眼的に血尿と判断できるものを肉眼的血尿，顕微鏡的に赤血球をみとめるものを顕微鏡的血尿という．原発性糸球体疾患，膠原病などによる腎機能障害，尿路感染症，尿路結石症，悪性腫瘍，外傷などの疾患でみられる．

(4) 排尿障害

尿路系を支配する神経が障害されると，スムーズに排尿できなくなる．

①頻尿：個人差はあるが排尿回数が一般に10回/日以上の状態である．原因として，感染症（膀胱炎など）による膀胱粘膜の刺激，前立腺肥大症などによる膀胱容量の低下によるもの，尿路を支配する神経の障害（神経因性膀胱），尿路結石症などでみられる．
②残尿感：尿意を感じて排尿するが，排尿後も膀胱内に尿が残っている，または残っているように感じる状態．膀胱炎，前立腺肥大症，前立腺がんなどでみられる．
③遷延性排尿：尿意を感じて排尿動作に入ってから実際に尿が出るまでに時間がかかる状態をいう．苒延性排尿とは排尿開始から排尿終了までに時間がかかる

状態をいう．いずれも尿道が狭窄する尿路通過障害，前立腺肥大症，前立腺がんなどでみられる．
④尿線細小：健康な状態では尿線は途切れることなく勢いよく排出されるが，尿線が細く勢いのない尿を放出する状態をいう．尿道狭窄，苒延性排尿などでみられる．排尿時に腹圧をかけないと排尿できない状態（排尿力減退）であることが多い．
⑤尿線途絶（中絶）：排尿中に尿線が突然途切れる状態である．膀胱結石などが尿道内に嵌頓した場合や，前立腺肥大症にみられる．
⑥尿閉：膀胱内に尿が貯留しているにもかかわらず自力で排尿できない状態である．尿が充満してくると溢れ出して失禁することもある（溢流性尿失禁）．前立腺疾患による尿道閉塞，神経因性膀胱，尿道疾患（狭窄，結石）などでみられる．
⑦尿失禁：膀胱に貯留した尿が不随意に漏れてしまう状態である．
・腹圧性尿失禁：尿道括約筋が低下しているために，くしゃみ，咳嗽，笑うなど，急に腹圧をかけたときに尿が漏れる状態である．加齢・出産による骨盤底筋の筋力低下，前立腺の術後，神経因性膀胱などが原因である．
・切迫性尿失禁：強い尿意によって排尿筋が収縮し，トイレに行くまでがまんできずに尿が漏れてしまう状態である．脳血管障害などによる神経因性膀胱，膀胱炎や前立腺炎などの疾患でみられる．
・溢流性尿失禁：下部尿路閉塞性疾患などによって尿閉が起こり，膀胱内に尿が充満し，溢れ出る状態である．
・反射性尿失禁：膀胱に尿がたまっても尿意が感じられず，意思と関係なく排尿筋が収縮し尿が漏れる状態である．脊髄損傷，脊髄腫瘍，二分脊椎症などが原因疾患となる．
・真性尿失禁：尿道括約筋の機能低下・欠如により，常に尿が漏れている状態である．神経因性膀胱，尿道括約筋の外傷，先天性奇形などが原因である．

(5) 浮腫

体液を構成している細胞外液は組織間液と血漿に大別される．浮腫とは組織間液が体内に過剰に貯留した状態をいう．浮腫発生の原因には，毛細血管透過性亢進，やリンパ管の通過障害による組織間液膠質浸透圧の上昇，血管内静水圧の上昇，血漿膠質浸透圧の低下，腎臓におけるナトリウムの再吸収増加による水・ナトリウムの排泄障害などがあげられる．腎機能障害における浮腫は全身性で，腎性浮腫とネフローゼ性浮腫がある．

①腎性浮腫：腎機能障害によって起こる．糸球体が障害され糸球体濾過量が減少すると，水・ナトリウムの排泄機能が低下するため，体内に水・ナトリウムが貯留して浮腫を起こす．急性糸球体腎炎，腎不全などでみられる．
②ネフローゼ性浮腫：ネフローゼ症候群にみとめる．尿中に大量のタンパクが漏出（タンパク尿）することで低タンパク血症（低アルブミン血症）が発症する．血漿膠質浸透圧が低下し，水分が血管外（組織間）へ移動するために浮腫を生じる．また，組織間液の増加によって循環血液量は減少し，アルドステロンやバソプレシンの分泌が亢進する．腎臓での水・ナトリウムの再吸収が促進され，さらに浮腫は増強する．ネフローゼ症候群の診断基準を表1に示す．

(6) 疼痛

腎・泌尿器疾患で特徴的な疼痛に，尿路の炎症による排尿痛がある．尿道や前立

表1　成人ネフローゼ症候群の診断基準

- タンパク尿：1日の尿タンパク量3.5g以上を持続する
- 低タンパク血症：血清総タンパク量は6.0g/100mL以下(低アルブミン血症とした場合は血清アルブミン量3.0g/100mL以下)
- 高脂血症：血清総コレステロール値250mg/100mL以上
- 浮腫

注) 上記のタンパク尿，低タンパク血症(低アルブミン血症)は，本症候群診断のための必須条件である
高脂血症，浮腫は本症候群診断のための必須条件ではない
尿沈渣中，多数の卵円形脂肪体，重屈折性脂肪体の検出は本症候群診断の参考になる

(厚生省特定疾患ネフローゼ症候群調査研究班，1973年)

腺の炎症では排尿初期に，後部尿道から膀胱の炎症では排尿終末時に疼痛がみられ，膀胱の炎症が強いときには全排尿痛がある．

疼痛は性質によって，仙痛，鈍痛，圧痛に分けられる．

①仙痛：激しい痛みで尿路の閉塞により生じる．仙痛を訴える代表的な疾患に尿路結石症がある．尿路結石症は，上部尿路結石(腎結石，尿管結石)と下部尿路結石(膀胱結石，尿道結石)に分けられ，上部尿路結石では背部から側腹部に，下部尿路結石では側腹部から下腹部にかけて激痛を訴えることが多い．随伴症状として冷汗，悪心・嘔吐，頻脈などがみられる．

②鈍痛：鈍い痛みで，臓器の浮腫，炎症，出血などで訴えることが多い．

③圧痛：押さえたり軽く叩いたりすると痛む状態で，尿路結石症や感染症にみられる．

(7) 腎不全

腎機能が低下して体液の恒常性が維持できなくなった状態を指す．急激に糸球体濾過量が低下して急性の機能不全に陥る急性腎不全と，機能するネフロンが漸減して不可逆的な腎機能低下を起こす慢性腎不全がある．

①急性腎不全：原因によって，腎前性腎不全，腎性腎不全，腎後性腎不全に分けられる．是正・除去することで腎機能の回復が期待できる．病期は次の4期に分けられている．

- 第1期(腎予備力低下期)：ネフロンの50％近くを喪失しているが，体液の恒常性は保たれている．
- 第2期(腎機能障害期)：軽度の高窒素血症，尿濃縮力低下，夜間多尿などがみられ，腎機能は糸球体濾過量(GFR)で正常の25～50％である．
- 第3期(腎不全期)：非代償性で，高窒素血症，アシドーシス，電解質異常などがみられる．腎機能はGFRで正常の10～25％である．
- 第4期(尿毒症期)：神経症状，呼吸器症状，消化器症状，心・血管系症状など多彩な症状を伴い，障害は全身に及ぶ．腎機能はGFRで正常の5～10％以下である．

②慢性腎不全：慢性経過をたどり腎機能障害が徐々に進行すると，透析療法が必要となる．主な原因疾患は，慢性糸球体腎炎，糖尿病性腎症，腎硬化症，囊胞腎などである．

5．主な診察と検査	(1) 問診

(1) 問診

既往歴，現病歴，服用している薬物の有無を確認する．発熱や疼痛，排尿に関連した症状（多尿，乏尿，頻尿，失禁の有無）はないかを尋ねる．

主訴に多い疼痛は，腰背部痛は腎・泌尿器疾患，消化器疾患，脊椎疾患など，下腹部痛は泌尿器疾患，婦人科疾患，消化器疾患などにみられるので，疼痛の種類や随伴症状を把握したうえで鑑別診断が行われる．

(2) 視診，触診

浮腫の有無，皮膚の状態などを観察する．診察では局部を露出することが多いので，患者の羞恥心に十分に配慮する．腹部の診察では，腎臓が腫大していると膨隆をみとめる．また，圧痛の有無を確認する．膀胱内に尿が大量に貯留していると下腹部に膨隆をみとめるが，腎臓，尿管，空の膀胱は触知できない．外陰部の発赤，腫脹，浮腫の圧痛の有無などを触診する．前立腺疾患を疑う場合は直腸指診を行い，前立腺の大きさ，硬さを評価する．

(3) **尿検査**

分泌物や細菌の混入を防ぐため，最初と最後の尿は破棄し中間尿を採尿するが，導尿により膀胱内の尿を採尿することが望ましい．

①尿タンパク：健常者でも尿中に微量のタンパクが含まれるが，臨床的に尿タンパク排泄量が150mg/日を超えた尿をタンパク尿という．生理的タンパク尿（体位性，激しい運動，入浴後や発熱など）と病的タンパク尿（腎前性，腎性，腎後性）に区別される．

②尿沈渣：尿に含まれる赤血球，白血球，上皮細胞，円柱，結晶，微生物などの成分を測定し，疾患の診断や経過観察を行う．

(4) **血液生化学検査**

①尿素窒素（BUN）：肝臓の尿素回路によって生じる最終代謝産物で，腎臓の排泄状態を反映する．腎機能障害，脱水，乏尿，腎不全などによって増加する．

②クレアチニン（Cr）：筋肉中のクレアチンの最終代謝産物で，糸球体で濾過され尿細管では吸収がほとんどされないので，糸球体濾過値（GFR）の指標とされる．糸球体濾過の低下，腎疾患，腎不全などで高値を示す．

③尿酸（UA）：プリン体の最終代謝産物で，大部分は尿中に排泄される．なお，"高尿酸血症・痛風の治療ガイドライン（日本痛風・核酸代謝学会）"では，年齢・性別を問わず，尿酸値が7.0mg/dLを超えるものを高尿酸血症と定義している[1]．

(5) **排尿機能検査**

膀胱の主要な機能は貯尿と排尿である．尿流量測定，膀胱内圧測定，残尿測定は，排尿状態の評価に重要な検査である．

(6) **腎機能検査**

①腎血漿流量（RPF）検査：パラアミノ馬尿酸クリアランスを用いてRPFを測定する．

②クレアチニン・クリアランス（Ccr）：腎機能を評価する一般的な検査．単位時間当たりの糸球体濾過値を測定する．

③フェノールスルホンフタレイン（PSP）排泄試験：PSPは腎機能検査用薬の1つで，投与したPSPの尿中排泄量を測定することで，腎血流量，尿路の状態を把握できる．

④フィッシュバーグ濃縮試験：水分摂取制限による内因性抗利尿ホルモン増加に

対する尿濃縮機能をみる．

(7) **電解質**

電解質は酸塩基平衡，水分の保持など，体液の恒常性維持に深く関与している．細胞外液の主な電解質はNa^+，Cl^-で，細胞内液の主な電解質はK^+，HPO_4^{2-}である．水・電解質の摂取量と排出量は，体内で一定量に保たれるように腎臓で調節されている．たとえば，Na^+は細胞外液量と浸透圧を規定する重要な役割をもつので，高ナトリウム血症は水分不足を，低ナトリウム血症は水分過剰を表す．基準値の逸脱はさまざまな症状を起こす．

(8) **画像検査**

① 超音波検査：腎・尿路の形態異常，腫瘍性病変のスクリーニングとして行われる一般的検査．前立腺疾患に有用である．腎血流分布が測定できるドプラー法の役割は大きい．

② X線検査：腎・尿路の形態的異常を診断するうえで一般的な検査．尿路結石症，尿路通過障害などでは明らかな陰影をみとめる．腎尿管膀胱部単純撮影(KUB)，排泄性尿路造影(静脈性腎盂造影，点滴静注腎盂造影)，逆行性腎盂造影，膀胱造影(逆行性膀胱造影，排尿時膀胱造影，鎖[チェーン]膀胱尿道造影)，逆行性膀胱尿道造影，精囊造影，動脈造影(選択的腎動脈造影，大動脈造影)などがあり，部位，症状，目的に応じて実施される．

③ CT検査，MRI検査：多面的な撮像，周囲組織の描出が可能で，X線所見より正確な情報が得られる．

④ 内視鏡検査：外尿道口から膀胱鏡を挿入して膀胱内部を観察できる．尿道狭窄，前立腺疾患，膀胱腫瘍，粘膜病変の診断に有用である．

⑤ 核医学検査：腎シンチグラフィ，骨シンチグラフィが実施される．腎血流分布，排泄機能の評価，前立腺がんの骨転移の有無を知るうえで有用である．

(9) **生検検査**

腎臓，膀胱，前立腺，精巣に対して行われる．悪性腫瘍の組織学的診断に重要な検査である．

6. 主な治療

(1) **安静療法**

腎疾患では，腎血流量を増やすために安静が必要である．また，安静を保つことで代謝産物の産生が減少できる．高度な浮腫，タンパク尿，腎機能障害では安静臥床とし，症状の軽快に伴い安静を緩和する．

(2) **食事療法**

腎疾患では，タンパク質の代謝に伴う老廃物，水分，ナトリウム，カリウムの排泄が障害されるため，摂取を制限する必要がある．食事指導の対象となる腎疾患は，腎炎，ネフローゼ症候群，腎不全，糖尿病性腎症，維持透析患者などである．日本腎臓学会ではガイドラインとして，それぞれの疾患・病期に応じて，総エネルギー，タンパク質，食塩，カリウム，水分などの摂取制限を発表している．詳細は日本腎臓学会が編集した"腎疾患の生活指導・食事療法ガイドライン"を参考にしていただきたい．

患者・家族には，水分，食塩，カリウム摂取制限は治療の一環であることをよく説明し，協力を得ることが重要である．

(3) **輸液療法**

腎不全では電解質異常によって，水・電解質が体内に蓄積され，さまざまな障害が生じる．過剰な電解質を制限し，尿量，脱水に注意しながら輸液補正による電解質管理を行う．

(4) **薬物療法**
①副腎皮質ステロイド薬：ネフローゼ症候群，慢性糸球体腎炎のネフローゼ型の治療に使用される．満月様顔貌（ムーンフェイス），中心性肥満，多毛，月経異常，消化性潰瘍，感染症，糖尿病，骨粗鬆症など，副作用は多岐にわたる．
②利尿薬：浮腫，乏尿，腎不全などにみられる尿量減少に用いる．尿量，飲水量，体重の観察を行う．副作用として，電解質異常，高尿酸血症などがある．
③抗菌薬：膀胱炎，尿道炎，前立腺炎などの尿路感染症の治療に用いる．腎盂腎炎は細菌感染による炎症であり，抗菌薬投与が治療の基本である．
④抗男性ホルモン製剤（抗アンドロゲン薬）：前立腺を縮小させる作用があり，前立腺肥大症，前立腺がんに用いる．
⑤抗悪性腫瘍薬：腫瘍の発生部位によって投与する薬物は異なる．腎腫瘍ではインターフェロンなどの免疫療法，膀胱腫瘍に対しては抗がん薬の頸静脈投与，抗がん薬やBCGの膀胱内注入が行われる．精巣腫瘍に対しては抗がん薬を投与する．

(5) **手術療法**
①体外衝撃波結石破砕術（ESWL）：尿路結石症の砕石術．水中で発生させた衝撃波をコンピュータを使って結石に収束させて結石を粉砕する．粉砕された結石は尿とともに体外へ排出される．衝撃波を発生させる方法として，電極放電式，電磁方式，圧電素子方式などがある．
②経尿道的切除術（TUR）：内視鏡を尿道に挿入して腫瘍を切除する術式．灌流液を流しながら高周波電流を通して切除する．手術が長時間に及ぶと灌流液が体内に吸収され水中毒となり，低ナトリウム血症をきたすことがある（TUR反応）．術後は出血に注意する．凝血により膀胱カテーテルが閉塞すると膀胱タンポナーデを起こすことがあるので，尿量と血尿の程度，膀胱刺激症状に注意する．
③失禁型尿路変更術：腹部にストーマを造設する．ストーマから常に尿が失禁する状態で，装具を装着する必要がある．
④非失禁型尿路変更術：腸管で代用膀胱を造設する．尿管を吻合し，皮膚と腸管を吻合してそこから間欠的に導尿する方法と，温存した尿道を代用膀胱に吻合して尿道から排尿する方法がある．
⑤根治的・姑息的摘出術：主に悪性腫瘍に対して行われる．近年，腹腔鏡下の摘出術が普及してきた．

(6) **透析療法**
低下した腎機能を補うために行われる．透析導入基準を**表2**に示す．主な透析療法は血液透析と腹膜透析である．併せて食事療法，薬物療法，飲水制限が必要になる．
①血液透析（HD）：体外で血液を循環させ，人工透析膜を介して血液を浄化する方法である．慢性腎不全では3回/週，3～4時間/回の透析を行うことが多い．透析導入時期に合わせて，動脈と静脈をつなぐブラッドアクセス（内シャント術など）を作製する．透析施行時にはブラッドアクセスを血液回路に接続して血液を体外で循環させる．透析膜を介して透析液とのあいだで物質を交換し，

表2　慢性腎不全の透析導入基準

Ⅰ．臨床症状
　①体液貯留(全身性浮腫，高度の低タンパク血症，肺水腫)
　②体液異常(管理不能な電解質・酸塩基平衡異常)
　③消化器症状(悪心・嘔吐，食欲不振，下痢など)
　④循環器症状(重篤な高血圧，心不全，心包炎)
　⑤神経症状(中枢・末梢神経障害，精神障害)
　⑥血液異常(高度の貧血症状，出血傾向)
　⑦視力障害(尿毒症性網膜症，糖尿病性網膜症)
　これら①〜⑦項目のうち3個以上のものを高度(30点)，2個を中等度(20点)，1個を軽度(10点)とする．

Ⅱ．腎機能

血清クレアチニン(mg/dL)	クレアチニン・クリアランス(mL/分)	点数
8以上	(10未満)	30点
5〜8未満	(10〜20未満)	20点
3〜5未満	(20〜30未満)	10点

Ⅲ．日常生活障害度
　尿毒症状のため起床できないものを高度(30点)，日常生活が著しく制限されるものを中等度(20点)，通勤・通学あるいは家庭内労働が困難となった場合を軽度(10点)
　　Ⅰ．臨床症状
　　Ⅱ．腎機能　　　　　60点以上を透析導入とする
　　Ⅲ．日常生活
　注：年少者(10歳未満)，高齢者(65歳以上)，全身性血管合併症のあるものについては10点を加算

(厚生科学研究・腎不全医療研究班，1991年)

老廃物を除去し，電解質を調整して水分を除去する．
②腹膜透析(PD)：生体内の腹膜を透析膜として利用して，腹腔内に透析液を注入し血液を浄化する方法である．現在は，持続携帯式腹膜透析(CAPD)が一般的に行われている．あらかじめCAPDバッグに接続するカテーテルを腹腔内に留置する処置が麻酔下で行われる．CAPDバッグ交換時には，新しいCAPDバッグをカテーテルに接続して約2,000mLの透析液を注入する．これを3〜4回/日繰り返す．透析液はバッグに保管されており，バッグの交換は無菌操作で行う．CAPDシステムはメーカーによってシステムが違うので，患者に合ったものを選択する．

急性期
尿路結石症患者の看護過程の展開

> **BASIS**
> 患者：50歳，男性
> 患者の状況：左尿管結石による仙痛発作により入院．体外衝撃波結石破砕術（ESWL：extracorporeal shock wave lithotripsy）施行予定

尿路結石症患者の理解に必要な情報

パターン	必要な情報項目	患者情報	アセスメントの視点	アセスメント
健康知覚-健康管理	・既往歴 ・尿路結石の成因に関する検査データ ・生活習慣 ・身体的管理能力 ・知的・情緒的準備状態	・既往歴なし，内服薬なし．家族に尿路結石症の既往歴なし ・仙痛発作を主訴として外来受診．疼痛はペンタゾシンの筋肉注射で消失する．腎尿管膀胱単純撮影，超音波検査により尿管結石症と診断されESWL治療目的で緊急入院となる． ・Ca 4.8mEq/L，UA 6.6 mg/dL ・食事は3回/日．昼食と夕食は外食が多く，夕食は飲酒（ビール2本程度）することが多い．肉類が好きで，野菜はあまり食べない． ・毎年会社の健診を受けている． ・疾患，治療については医師の説明に納得している． ・「突然の入院で驚いた．いつまたあの痛みがくるかと思うと心配だ．いま，きちんと治しておきたい」	・治療による合併症予防のための自己管理能力があるか．	ESWLにより，疼痛の増強，血尿の出現が予測される．また，感染症や尿管閉塞などの合併症予防のため，摂水を促し，適度な運動を行う必要がある．理解力はあるので説明により実施できると考えるが，仙痛発作や突然の入院に加え，治療に伴う痛みや血尿，合併症の出現などにより不安が増強するおそれがある． 　不安の増強は自己管理に影響を与えることがあるので，合併症予防のための方法を指導するとともに不安の緩和にも努める． 　尿路結石症の発生に関係する疾患はみとめられない．高尿酸血症や高カルシウム血症はみられないが，再発予防として，退院時に食事療法について指導する．

8 腎・泌尿器疾患

パターン	必要な情報項目	患者情報	アセスメントの視点	アセスメント
栄養-代謝	・身長，体重，BMI ・栄養状態データ ・感染徴候	・身長175cm，体重75kg，BMI 24.5 ・TP 7.8g/dL，Alb 4.8g/dL，Hb 15.4g/dL，RBC 520万/μL，Ht 51% ・発熱なし，WBC 8,400/μL，CRP 0.02mg/dL	・感染症は生じていないか． ・感染症のリスクはないか．	検査データより現在感染症の徴候はみられず，栄養状態にも問題はない．破砕された結石による尿管の閉塞や通過障害，尿のうっ滞に伴い尿路感染症を生じる危険性がある．尿路感染徴候の観察とともに摂水を促し，感染予防に努める． # 結石による尿管の閉塞や通過障害，尿のうっ滞に関連した感染リスク状態
排泄	・排尿状態 ・排便状態	・排尿7～8回/日，排尿障害なし ・排便1回/日，便秘なし，痔なし	・尿路結石に伴い排泄状態に変調はないか．	現在排泄状態に問題はない．尿路感染症を生じることにより，排尿障害が出現するおそれがあるので感染症の予防に努める．
活動-運動	・呼吸器系 ・循環器系 ・貧血に関する検査データ ・出血の状態 ・ADLの状態	・R 16回/分，呼吸困難なし，喫煙歴なし ・BP 140/80mmHg，P 78回/分（不整脈なし） ・Hb 15.4g/dL，RBC 520万/μL，Ht 51%，PLT 38万/μL，PT 12.5秒 ・血尿なし ・ADLは自立している．	・呼吸器系，循環器系に異常はないか． ・血尿による貧血はないか．	検査データ上，呼吸器系，循環器系にとくに問題はない．結石による尿路の閉塞，通過障害により左側の水腎症をきたすおそれがある．片側なので，腎機能障害や排尿障害が出現するおそれはないが，排石の有無とともに，腎尿管膀胱単純X線撮影で結石の状態や水腎症の有無を観察する． 現在血尿はないが，結石の移動により尿管粘膜が損傷し，血尿が出現するおそれがある．ESWL後は一時的に血尿が出現することが多い．凝血による尿管の閉塞の危険性もあるため，血尿出現時

急性期・尿路結石症

パターン	必要な情報項目	患者情報	アセスメントの視点	アセスメント
				やESWL後は飲水を促し，尿量を確保する．
睡眠-休息	・睡眠状態	・就寝0時，起床7時，睡眠障害なし ・毎晩アルコールを摂取	・睡眠・休養はとれているか．	睡眠に支障をきたすような問題はなく，日常生活への影響もない．
認知-知覚	・疼痛の程度 ・意識状態，見当識，記憶，感覚	・仙痛発作を主訴とし，外来受診．疼痛はペンタゾシンの筋肉注射で消失する．腎尿管膀胱単純撮影，超音波検査により尿管結石症と診断され，ESWL治療目的で入院となる． ・意識清明，見当識障害，記憶障害なし．感覚障害なし	・痛みにより安楽が障害されていないか． ・認知障害はないか．	尿管結石の仙痛発作は，結石が尿管に嵌頓し，尿の通過障害を突然きたす際に腎皮膜の緊張と平滑筋の攣縮により生じる．疼痛は放散することがあり，仙痛発作時には悪心・嘔吐を伴うこともあり安楽を阻害する． 　EWSL後は，破砕した結石の移動によって仙痛発作が生じるおそれがある．結石の排泄を促すとともに，鎮痛薬により疼痛のコントロールをはかる． 　理解力に問題はない． # 結石の移動による平滑筋の攣縮に関連した急性疼痛
自己知覚-自己概念	・自分についての患者の態度，理解，イメージ	・疾患，治療については医師の説明に納得している．「突然の入院で驚いた．いつまたあの痛みがくるかと思うと心配だ．いま，きちんと治しておきたい」	・自己知覚，自己概念に変調はないか．	突然の発症や入院によるとまどい，仙痛発作に不安をいだいている．しかし疾患，治療については理解しており，治療に対して前向きに取り組もうという言葉が聞かれる．最も気になっている疼痛のコントロールをはかることで，精神的にも安定した状態で治療に取り組めるように援助する．
役割-関係	・社会的役割	・商社勤務．営業を担当	・疾患，入院	入院が長期にならなけ

パターン	必要な情報項目	患者情報	アセスメントの視点	アセスメント
	・家族構成	している．仕事が忙しいため，地域での活動はしていない．会社は2週間程度であれば休暇の取得可能 ・妻(45歳，専業主婦)と長女(18歳，高校3年生)の3人暮らし ・キーパーソンは妻．毎日面会に来る．	による経済面，家族への影響はないか．	れば仕事や経済面への支障はない．妻の協力が得られるが，突然の入院で家族に動揺があるのではないかと思われる．病状を説明し，家族の思いを傾聴していく．
性-生殖	・配偶者(パートナー)，子ども	・妻，子ども2人あり	・疾患による性への影響はないか．	今回の疾患が性に与える影響はほとんどないと考えられる．
コーピング-ストレス耐性	・ストレスに関する表現	・「突然の入院で驚いた．いつまたあの痛みがくるかと思うと心配だ」 ・「数日間，仕事を休まなければならないのは気がかりだが，病気を優先して治そうと思う．治療のことはまだよくわからないところもあるので，教えてほしい」 ・「仕事上のストレスはよく感じるが，お酒を飲んだり，ゴルフをしたりして発散している」	・ストレスに対する反応はどうか． ・ストレスへの対処はできているか．	突然の発症，入院，仙痛発作がいつくるかもしれないこと，今後の治療や経過がストレスの要因になると考えられる． 　現在は，前向きに治療に専念しようとする姿勢がみられる．わからないことや自分の思いを表出することはできているので，今後も患者の訴えを傾聴し，疼痛のコントロールやESWLに対する説明を行い，ストレスの軽減に努める．
価値-信念	・信仰の有無 ・重要視する価値	・信仰している宗教はとくにない． ・「仕事より，病気を優先して治そう」	・治療に影響を及ぼすような価値観，信念はあるか．	治療に専念しようとする態度がみられ，とくに問題は生じていない．

看護診断リスト

看護診断名	パターン	診断・優先の根拠
#1　結石の移動による平滑筋の攣縮に関連した急性疼痛	認知・知覚	尿管内の結石の移動により仙痛発作を起こしている．今後ESWLにより，破砕した結石が移動することで疼痛出現が予測される． 　疼痛は患者が最も心配していることで，精神的・身体的に安楽を阻害する．顕在的な問題であるため，**優先順位1位**として疼痛コントロールをはかる．
#2　結石による尿管の閉塞や通過障害，尿のうっ滞に関連した感染リスク状態	栄養・代謝	結石により尿管が閉塞されたり，結石の移動による粘膜の損傷を起こすことがある．そのことによって感染のリスクが高まるため，**優先順位2位**として予防に努める．

看護計画

看護診断	目標とする患者の状態
#1　結石の移動による平滑筋の攣縮に関連した急性疼痛	●結石が排出されるまで，援助によって疼痛が軽減する．

対　策	根拠および留意点
DP (1) **疼痛の程度についてアセスメントする．** 　①疼痛の有無，程度，部位 　②種類：仙痛，放散痛，鈍痛 　③苦痛表情 　④生理的反応：血圧上昇，脈拍増加，頻呼吸 　⑤随伴症状：悪心・嘔吐，冷汗，顔面蒼白 (2) **疼痛の原因・誘因についてアセスメントする．** 　①排石状態，血尿の程度 　②検査データ：腎尿管膀胱単純撮影，超音波検査，CT検査 (3) **疼痛による影響についてアセスメントする．** 　①不安の増大，不眠 **TP** (1) **疼痛時の援助** 　①指示の鎮痛薬・鎮痙薬の投与(ペンタゾシン，	▶尿路結石による疼痛は腰背部から側腹部にかけて生じることが多い．放散痛では，下腹部へ放散することが多く，男性では膀胱，陰囊，精巣部に，女性では外陰部に放散することが多い．随伴症状として悪心・嘔吐があるので，消化器疾患による症状と間違えないように注意する． ▶EWSLにより破砕した結石が移動するときに疼痛が出現する．したがって，結石の大きさや位置を検査データで確認し，排石の状態を観察する．結石は，成分を分析するために必要なので，網やガーゼでこして採取する(蓄尿袋に網やガーゼをつけて蓄尿する)． ▶尿管結石による疼痛は激痛であり，その苦痛は大きいため，発作への恐怖心をいだきやすい． ▶とくに仙痛発作時はすみやかに鎮痛薬を使用する．

対　策	根拠および留意点
硫酸アトロピンの筋肉注射） 　②ESWL前は，指示の鎮痛坐薬，または前投 　　薬を使用する． 　③安楽な体位：シムス位，側臥位，下肢を屈 　　曲した体位 (2)疼痛の原因・誘因に対する援助（排石の促進） 　①摂水を促す． 　②指示された補液の管理 (3)精神的援助 　①疼痛時は静かな環境を提供する． 　②訴えを傾聴する． 　**EP** (1)疼痛時は鎮痛薬を使用するので，疼痛をがまんせず看護師に伝えるように説明する．	▶ESWLでは衝撃波を当てるときに疼痛が生じることがあるので，治療前に鎮痛薬を使用する． ▶尿量を増やすことにより排石，細菌や凝血の排泄を促す． ▶家族にも伝えておく．

看　護　診　断	目 標 と す る 患 者 の 状 態
#2　結石による尿管の閉塞や通過障害，尿のうっ滞に関連した感染リスク状態	●尿路感染症の徴候がない． 　・38℃以上の発熱がない． 　・排尿時痛，尿混濁がない．

対　策	根拠および留意点
DP (1)尿路感染症の徴候についてアセスメントする． 　①発熱 　②排尿時痛，尿混濁 　③血尿の程度や増強，凝血の有無 (2)感染の原因・誘因についてアセスメントする． 　①尿管の閉塞，尿のうっ滞：腰背部痛 　②水分摂取量，食事摂取量 　③体動，活動状態 **TP** (1)排石を促す援助 　①摂水を促す． 　②指示された補液の管理 **EP** (1)排石を促すため，1,000mL/日以上の水分を摂取する．とくに治療後は多く摂取するように説明する．	 ▶凝血により尿管が閉塞し，感染症を生じることがあるので，血尿の程度にも注意する． ▶尿管の閉塞により，疼痛が生じることもあるので注意する． ▶尿量を増やすことにより排石，細菌や凝血の排泄を促す．

対　策	根拠および留意点
(2)排石を促すため，適度に運動するように説明する．ウォーキング，階段昇降，縄跳びなど (3)排便後は温水洗浄便座を使用するように説明する． (4)陰部は毎日シャワーで洗浄するように説明する．	▶運動などによって振動を加えることで排石を促す．

慢性期

慢性腎不全患者の看護過程の展開

BASIS

患者：67歳，男性
患者の状況：慢性糸球体腎炎により慢性腎不全となり，3年前より血液透析治療中

慢性腎不全患者の理解に必要な情報

パターン	必要な情報項目	患者情報	アセスメントの視点	アセスメント
健康知覚-健康管理	・入院までの経過 ・指示された治療，日常生活上の注意 ・身体的管理能力 ・知的・情緒的準備状態 ・生活習慣	・51歳時，慢性糸球体腎炎と診断され治療を受けていたが，徐々に腎機能が悪化．63歳時に内シャント造設術を施行し，64歳より血液透析による治療を開始．現在通院にて血液透析を3回/週行い，降圧薬・ビタミン D_3 製剤の内服治療中 ・腎不全の病態，血液透析，自己管理に対する指導をいままで数回受けており，理解できている． ・食事，内シャント，内服薬についての管理はできている． ・水分制限ができず，体重が3kg以上増えることがしばしばある．「できるだけ水は飲まないようにしているつもりだったが，最近はあまり意識していなかった．お酒や食事中の水分はあまり考えていなかった．のどが渇くので，つい飲んでしま	・体重・脈拍数の自己測定，食事，内シャント，内服薬などの自己管理能力はどうか． ・感染はないか．	現在，水分の管理ができているとはいえない．長い経過のなかで病状が安定してきたことにより，徐々に水分摂取量が増えてしまったと思われる． 　水分を過剰に摂取しているという認識がなかったと思われる．漠然と摂水を控えるという行動では不十分であり，水分を制限する具体的方法への知識が不足しているため，水分の管理方法を日常生活に取り入れることができていないと考えられる． 　水分の過剰摂取は心臓への負担，透析による除水量の増加につながり，血圧低下や循環血液量減少性ショックを引き起こすおそれがある．患者は，過剰に摂取した水分は除水すればよいと安易に考えており，水分を制限する必要性についての認識が不足している．患者の生活を見直し，管理方法を指導する． ＃　長い経過による慣れ，

パターン	必要な情報項目	患者情報	アセスメントの視点	アセスメント
		う．体重が増えれば透析で除水してもらえばいいのではないか」と話している． ・食事は3回/日，規則的．妻と長男の嫁が，タンパク質，カリウム，リン，塩分を控えて食事をつくっている．減塩みそを使用し，みそ汁をほぼ毎食摂取している．とくに水分摂取量のチェックはしていない． ・公園を20分/日程度散歩している． ・喫煙歴なし．日本酒1～2合/日程度の飲酒		水分を制限する必要性や方法の知識不足に関連した非効果的治療計画管理
栄養-代謝	・身長，体重 ・食事摂取量 ・水分摂取量，尿量 ・栄養状態データ	・身長170cm，体重(ドライウエイト)58kg ・食欲低下なし．妻，嫁のつくる食事を3食/日摂取 ・毎食時，緑茶と薬物服用のための飲水，晩酌の日本酒を1～2合．正確な水分摂取量は不明．尿量は100～500mL/日 ・体重が3kg以上増えていることがしばしばある． ・透析前(後)：TP 6.8(7.9)g/dL，Alb 2.6(4.0)g/dL，Na 140(140)mEq/L，K 5.0(4.7)mEq/L，Cl 102(102)mEq/L，Ca 10.0(10.5)mg/dL，P 4.5(2.3)mg/dL，BUN 81.4(26.0)mg/dL，Cr	・栄養状態の低下，老廃物の排泄障害による影響はないか． ・水・電解質の代謝はどうか． ・感染はないか．	食欲低下はなく，栄養状態に問題はない．透析前のAlbが低値であるが，これは水分の過剰摂取により水分希釈の影響を受けているためである．透析後は濃縮され，値が上昇している． 　タンパク質の代謝による老廃物の排泄障害を生じるが，透析後は改善されている．現在のデータからタンパク質の摂取を制限する必要性はないと考える．水分の過剰摂取による体重増加により，BUNが高値となることもあるが，現在，その影響はない． 　アルコールを毎日摂取しているが，UA値に影響はみられない． 　水・電解質の代謝，排

パターン	必要な情報項目	患者情報	アセスメントの視点	アセスメント
		11.5 (4.89) mg/dL, UA 7.0 (2.0) mg/dL ・RBC 376万/μL, Hb 12.5g/dL, Ht 32.8% ・発熱なし. CRP 0.02 mg/mL		泄障害をきたすが,現在透析により除水,電解質の調節を行っている.体重の増加量が体重の5%を超えている.体重増加が多いと,透析による除水量が増え,透析中の血圧低下,痙攣,頭痛などの症状が出現しやすくなり,心的負担となる.そのため,水分制限により体重増加を体重の5%未満となるようにコントロールする. 　電解質に問題はない.電解質のバランスが崩れると,筋痙攣を生じるおそれがあるので,データに注意する. 　透析の穿刺による感染の可能性がある.現在,発熱もなく炎症所見もないので感染は生じていないが,発熱に注意する.
排泄	・排尿状態 ・排便状態	・排尿1～2回/日,尿量100～500mL/日,排尿障害なし ・排便1回/日,普通便.1～2回/月,下剤を使用	・排泄状態に変調はないか. ・透析による排尿・排便への影響はないか.	透析により尿量が減少しているため,排尿回数の減少はあるが,排尿困難はなく問題はない. 　排便については,水分制限や除水により便秘になりやすい.下剤の使用によりコントロールできているかを観察する.
活動-運動	・呼吸器系 ・循環器系 ・透析中の合併症(血圧の変動,不均衡症候群,発熱,シャ	・P 74回/分(不整脈なし), BP 150/80mmHg ・心電図:異常所見なし ・R 18回/分,呼吸困難なし ・透析中血圧低下があり,生理食塩液負荷.発熱	・透析による合併症のリスクはないか. ・透析による循環機能の変化はない	透析中の血圧の低下は,体外循環と除水による循環血液量の減少が原因と考えられる.体重の増加が大きいため,急激な除水により血圧低下のリスクが高まる.

パターン	必要な情報項目	患者情報	アセスメントの視点	アセスメント
	ントトラブル）の有無 ・体重の増減，水分出納 ・血液検査データ（血算，電解質，腎機能） ・CTR（心胸比） ・ADLの状態	なし．頭痛，悪心・嘔吐なし ・体重増加2〜3kg．具体的な水分摂取量不明 ・RBC 376万/μL，Hb 12.5g/dL，Ht 32.8% ・Na 140(140)mEq/L，K 5.0(4.7)mEq/L，Cl 102(102)mEq/L，Ca 10.0(10.5)mg/dL，P 4.5(2.3)mg/dL，BUN 81.4(26.0)mg/dL，Cr 14.5(4.89)mg/dL，UA 7.0(2.0)mg/dL ・CTR45.1% ・ADLは自立している．	か．	透析中の観察，下肢挙上，生理食塩液の点滴などで対処するとともに，原因である体重の増加を抑える必要がある．急激な除水による筋痙攣や不整脈の出現にも注意する． 　透析により血液中の成分が変動するが，脳脊髄液では血液脳関門が存在するため，血液と脳脊髄液とのあいだに不均衡を生じる．その結果，浸透圧の差が生じ，脳浮腫が起こる．この不均衡症候群は透析の導入期に生じやすいが，水分の摂取が多いとそのリスクが高まるため，浸透圧の変化が少なくなるように注意する． 　心胸比から心拡大はみとめられないが，水分摂取量の影響を受けるため，体重とともに観察する．必要に応じてドライウエイトを下げることも検討する． 　呼吸に問題はないが，水分の過剰摂取による肺水腫，心不全の危険性があるため，呼吸困難や動脈血酸素飽和度を体重とともに観察する．
睡眠-休息	・睡眠状態	・就寝23時，起床7時．睡眠障害なし	・睡眠状態に変調はないか．	睡眠に支障をきたすような障害はなく，生活への支障はない．
認知-知覚	・意識状態，見当識，記憶，感覚，	・意識障害，見当識障害，感覚障害なし ・水分制限ができず，体	・認知，知覚障害はないか．	感覚障害はなく，理解力に問題はない． 　水分の過剰摂取につい

パターン	必要な情報項目	患者情報	アセスメントの視点	アセスメント
	理解力 ・自己管理に対する認識	重が3kg以上増えることがしばしばある. ・「できるだけ水は飲まないようにしているつもりだったが, 最近はあまり意識していなかった. お酒や食事中の水分はあまり考えていなかった. のどが渇くので, つい飲んでしまう. 体重が増えれば透析で除水してもらえばいいのではないか」と話している.		て安易な発言がある. 長期にわたる治療のなかで, 病状の安定とともに水分管理がうやむやとなり, いままで何もなかったから大丈夫であるという自信が生じ自己管理が不十分になったと思われる. 正しい知識を得ることで, 自己管理できると考えられる.
自己知覚-自己概念	・自分についての患者の知覚	・腎不全の病態, 血液透析, 自己管理に対する指導をいままで数回受けており, 理解はしている. ・水分制限ができず, 体重が3kg以上増えていることがしばしばある.「できるだけ水は飲まないようにしている」と話している.	・自己概念の変調はないか.	体重の増加は認識しており, そのことに対して不安や恐怖, 無力感を感じるようなことはなく, 自己概念を脅かすような影響はない.
役割-関係	・社会的役割 ・経済状態 ・家族, 支援者	・食品関係の会社で働いていたが, 65歳で定年退職. 現在は地域の自治会活動を行っている. ・特定疾病療養受療証による高額療養費の助成金, 身体障害者手帳による医療費助成金を受けている. ・障害厚生年金受給 ・妻(65歳), 長男(42歳)と嫁(40歳), 孫(12歳, 9歳)の6人暮らし. 妻は専業主婦. 長男と嫁は会社員. 食事は妻	・経済状態はどうか. ・家族, 支援者からの支援はどうか.	社会資源の活用と年金の収入により, 経済的に問題はない. 　水分摂取量が多いため, 体重の増加がみられるが, 摂水量を制限するとともに, 食事内容についてもう一度見直し, 必要であれば妻や嫁を含めて栄養指導を実施する.

パターン	必要な情報項目	患者情報	アセスメントの視点	アセスメント
		と嫁がつくっている．キーパーソンは妻		
性-生殖	・配偶者（パートナー），子ども ・性的問題，性障害	・妻，子どもあり ・性的問題，性障害なし	・性，生殖機能の変調はないか．	現在，健康障害があるために，性的関係に問題を生じていることはないと思われる．
コーピング-ストレス耐性	・ストレス	「仕事を辞めてからストレスを感じることは少なくなった．定年退職直後は喪失感があったが，いまは自治会活動や趣味の釣り，ゴルフを楽しんでいる」「今後もずっと透析を続けていくのはたいへんであるとは感じるが，この生活にも慣れた」と話している．	・ストレスに対する反応はどうか．	血液透析の生活にも慣れ，適応できている．定年退職後も新たな生活をおくり，とくにストレスに対する過剰な反応もみられないため，コントロールはできている．
価値-信念	・信仰の有無 ・重要視する価値	・信仰している宗教はとくにない．	・治療に影響を及ぼす価値観の有無	とくに治療に影響を及ぼすような価値観の問題はみられない．

看護診断リスト

看護診断名	パターン	診断・優先の根拠
#1　長い経過による慣れ，水分を制限する必要性や方法の知識不足に関連した非効果的治療計画管理	健康知覚-健康管理	水分の過剰摂取が原因と思われる体重増加がみられるため，**最優先**とする．理解力に問題はないため，水分制限するための方法・計画を立案し，指導する．

看 護 計 画

看 護 診 断	目標とする患者の状態
#1 長い経過による慣れ，水分を制限する必要性や方法の知識不足に関連した非効果的治療計画管理	● 1か月後までに透析前の体重増加を2.9kg以内にする． ● 水分摂取による影響を理解し，水分制限の行動をとることができる．

対　策	根拠および留意点
DP (1) 水分制限に関する行動についてアセスメントする． 　①水分摂取量 　②食事の内容と摂取量 　③体重 　④浮腫の有無 　⑤バイタルサイン 　　・脈拍 　　・血圧 　⑥胸部X線検査 　　・心胸比 　　・胸水の有無 　⑦血液検査データ 　　・電解質	▶水分摂取量だけでなく，水分摂取に関連する身体的症状も観察する．体重や心胸比は，水分摂取量が直接的に影響するため，水分管理の指標となる．
(2) 水分制限を妨げる原因・誘因についてアセスメントする． 　①知識不足 　　・体重コントロールの必要性・方法 　　・ドライウエイト 　②口渇 　③水分や体重に関する誤った解釈・知識 　④過剰な自信・慣れ 　⑤意欲の低下	▶病状が安定している慢性期の場合，自分の欲求に都合のよいようにものごとを判断・解釈し，自己管理が不十分になることが多い．また，わかっているが行動に移せない場合もある．患者がどのように考え，判断しているのか，よく話を聴くことが重要である．
TP (1) 効果的な指導を行うための援助 　①ビデオ，パンフレットを活用する． 　②指導は透析前または透析後，状態が落ち着いてから行う． 　③透析記録，検査データを活用する． 　④食事指導は管理栄養士に依頼し，妻とともに行う．	▶患者の身体的・情緒的準備状態を整える．患者が集中して指導を受けられる状態のときに指導をすると，効果的である．
(2) 水分制限を妨げる原因・誘因に対する援助 　①患者の知識を確認しながら指導を行う．	▶一方的な指導とならないように，患者の認識・理

対　策	根拠および留意点
②透析室の室温・湿度の調整により発汗を防ぐ． ③患者の考えを最初から否定せず，傾聴的態度で接する． ④患者が努力していること，できていることを認める発言をする． ⑤悩み，不安，心配を表現できるように，指導は個室で行う． ⑥患者会，機関誌などを紹介する． **EP** (1)水分の自己管理状況を知るための指導 　①水分制限の必要性について説明する． 　②毎日体重，血圧の自己測定をし，自己管理ノートを作成するように指導する． 　③毎日の水分摂取量と食事内容をチェックする． 　④体重は2～2.9kg以内の増加が望ましいことを説明する． (2)水分制限のための指導 　①体重を確認しながら摂取し，体重増加が大きいときは控えるように指導する．水分摂取量のなかにアルコールやみそ汁も含まれること，摂取する場合は毎日ではなく隔日にするなど，できるだけ控えることを説明する． 　②口渇時は，少しずつ摂水する，アメをなめる，口渇用のスプレーを活用することを指導する．冷たいものよりも熱いもののほうが少量の水分で潤うことを説明する．また，塩分の過剰摂取によって口渇をまねくことも説明する． 　③食品にも水分が含まれていることを考慮して水分をとることを指導する． 　④水分の多い料理に注意するように指導する．たとえば，めん類のスープは飲まない，シチューやお粥は控える，ゆで野菜はよく水をきる，トウフはふきんなどでよく水切りをしてから使用する，3食米飯とせず1食はパンやモチにする，牛乳は控えてヨーグ	解を確認しながら行う．また，患者が努力していることを認め，意欲の低下をきたさないように配慮する． ▶患者の感情や考えを表出することは，不安の軽減だけではなく，患者自身が問題に気づくことにもつながる． ▶同じ疾患の患者を紹介し，患者や家族同士が情報交換できるように仲介する． ▶心臓への負担を考えると，体重増加はドライウエイトの5％以内が理想である． ▶患者の生活に合わせて具体的に指導していくと，患者の行動変容につながりやすい．「できるだけ控える」だけではなく「隔日にする」というように，具体的な行動を示すと効果的である． ▶内服薬が多い場合，内服時の飲水量に注意する． ▶甘いアメをなめすぎるとかえって口渇をまねくことがあるので注意する．口渇用のスプレーは噴射しすぎないように注意する． ▶水分制限する際，食品中の水分も考える必要がある．とくに野菜や果物，トウフはそのほとんどが水分であるため注意する． ▶透析患者はカリウム制限が必要なため，野菜は生ではなくゆでることが望ましい．その際は水分をよく切って，水分の過剰摂取に注意する．

対　策	根拠および留意点
ルトにする，など．プリン，ゼリー，アイスクリームなどのデザートにも注意する． ⑤塩分を制限する必要性を説明する．和食中心では塩分摂取量が増えるので，和洋折衷の献立にするように説明する．化学調味料や加工食品は塩分が多いので控えるように指導する．	▶塩分の摂取量が多いと水分の過剰摂取につながるため，水分を制限するときは必ず塩分の制限を行う．また，腎不全では尿からのナトリウムの排泄障害が起こるため，塩分の摂取量が多いと健常者より口渇が強くなるので注意する．

回復期
ネフローゼ症候群患者(小児)の看護過程の展開

> **BASIS**
> **患者**：11歳，小学5年生，女児
> **患者の状況**：ネフローゼ症候群の診断で副腎皮質ステロイド薬治療中．タンパク尿が消失し，低タンパク血症は改善．尿量は増加し，浮腫も消失．現在入院4週間目

ネフローゼ症候群患者の理解に必要な情報

パターン	必要な情報項目	患者情報	アセスメントの視点	アセスメント
健康知覚-健康管理	・入院前の生活 ・健康状態の認識 ・指示された治療，日常生活上の注意 ・身体的管理能力 ・知的・情緒的準備状態	・野菜はあまり好きではない．肉や魚は好きである． ・入浴は毎日，歯磨きは朝晩行う．身だしなみに気を遣うようになり，鏡の前にいることが多くなった． ・学校は好きで欠席はほとんどしない．友人も多い． ・ネフローゼ症候群で副腎皮質ステロイド薬による薬物療法，安静療法，食事療法が必要なことを理解している． ・入院2週間後ころよりムーンフェイスが出現し，「身体のむくみがなくなってよかったけど，薬のせいで顔が丸くなった」と気にしている． ・入院3週間後ころより「お腹がすいた，病院食だけでは足りない」と話しているが，「味がなくておいしくない」と言って野菜を残	・成長・発達に障害はないか． ・自己管理能力はあるか．	身体的な発達遅延はなく，問題ない．安静が必要であり，今後も激しい運動の制限はあるが，成長・発達に支障をきたすほどではないと考える． 　初めての入院で，最初のうちはショックを受けていたようだが，少しずつ入院生活にも慣れてきたことがうかがえる．疾患に関して全く知識はないが，少しずつ興味・関心が出てきたようである． 　自己管理ノートの状況から必要な知識や情報を提供し，繰り返し指導を行えば，ある程度の自己管理ができるようになると思われる．食事療法，薬物療法，定期的受診，学校との連携に関しては，両親の協力が不可欠である． 　今後退院に向けて，患児自身が少しずつ自己管理できる内容を増やせるようにかかわり，可能なかぎり両親にも指導する．

パターン	必要な情報項目	患者情報	アセスメントの視点	アセスメント
		している. ・副腎皮質ステロイド薬を内服中．入院後2週間は，ベッド上安静，塩分・水分制限が必要であった． ・タンパク尿が消失し，低タンパク血症が改善したので，安静，塩分・水分制限は解除となった． ・初めての入院であり，入院直後は泣いていることが多かった． ・入院後，自己管理ノートについて指導を受け，タンパク尿，体重，血圧，食事摂取量を記入している．1週間目は記入漏れが多かったが，繰り返し指導したところ，記入できるようになった．そのころより疾患についての質問が多くなった． ・薬物は毎食後に看護師が配っており，内服したときに薬の名前と量を記入している．しかし，ときどき飲み忘れや記入漏れがあるので，与薬時に内服と記入を確認している． ・検温時に血圧を自己測定し，値を自己管理ノートに記入している． ・感染予防のため，手洗いと含嗽について指導し実施できている．		空腹感は，身体の発達が著しい時期であり，エネルギー必要量が多いことと，副腎皮質ステロイド薬の副作用と考えられる．食事療法が解除になったが，患児の食欲のままに好きなものを摂取していると肥満になったり，今後の成長・発達にも影響を及ぼす．思春期で容姿を気にする年齢である．肥満は薬物によるものだと考え，内服を拒否することも考えられる．食事摂取量が過剰とならないように，低エネルギーの補食や分食を工夫する．また，食事に執着しないように，プレイルームでの遊びや軽い運動などで気分転換する． 　副腎皮質ステロイド薬により免疫機能が抑制され，感染症を生じやすくなっている．手洗い，含嗽を継続する． 　成長・発達の面から，学童期から思春期へと移行する時期にあると考える．思春期は自我が発達し，両親や看護師に反抗的態度をとることも考えられる．個人指導で効果のない場合は，同じ疾患をもつ同年代の子どもたちを対象に集団指導を行うことを配慮する． # 自己管理の知識不足，薬物の飲み忘れ，偏食，副腎皮質ステロイド薬の副作用による空腹感

パターン	必要な情報項目	患者情報	アセスメントの視点	アセスメント
				に関連した非効果的治療計画管理
栄養-代謝	・身長，体重，肥満度 ・入院前の食生活 ・食事摂取量 ・皮膚状態 ・栄養状態データ ・感染徴候 ・治療	・身長142cm，体重36kg，ローレル指数125.7 ・偏食がある．肉や魚は好きだが，野菜はあまり好きではなく，「味がなくおいしくない」と言って野菜を残すことが多い． ・入院3週間後「お腹がすいた，病院食だけでは足りない」と話している．間食はしていない． ・入院時は全身に浮腫をみとめたが，現在は消失．皮膚・粘膜の損傷なし ・入院時データ：TP 4.2g/dL，Alb 2.9g/dL，尿タンパク3+ ・現在（入院4週間目）のデータ：TP 6.5g/dL，Alb 4.0g/dL，尿タンパク（−）．タンパク尿消失，低タンパク血症が改善したので，塩分・水分制限は解除された． ・入院時：発熱なし．WBC 7,800/μL，CRP 0.004mg/dL ・副腎皮質ステロイド薬内服中 ・感染予防のため，手洗いと含嗽について指導し実施できている．	・栄養状態の低下はないか． ・生じやすい二次的障害はないか．	ローレル指数から現在肥満はないが，肉や主食の過剰摂取により今後肥満になることも考えられる． 　治療によって低栄養状態，タンパク尿は改善し，現在は栄養状態に問題はない．食欲は増進したが，偏食があること，腎臓病食で塩分制限があるため「味がしない」と野菜を残すことなどから，栄養バランスが崩れるおそれがある．バランスよく摂取できるように，栄養士と相談し味つけに工夫する．また，間食しないように注意する． 　浮腫，低タンパク血症は改善したが，皮膚の保清・保護を継続して行う． 　現在も副腎皮質ステロイド薬を内服中であり，免疫力の低下により上気道炎などの感染を生じやすいと考えられる．手洗い，含嗽を継続して行う．必要時はマスクを着用し，感染症患者との接触を避ける．
排泄	・排尿状態 ・排便状態	・尿量1,000mL/日．排尿障害なし ・排便1回/日，茶色便．便秘・下痢なし	・排尿，排便状態に変調はないか．	現在，排泄に関して障害はない．

パターン	必要な情報項目	患者情報	アセスメントの視点	アセスメント
活動-運動	・入院前の生活 ・ADLの状態 ・呼吸器系 ・循環器系	・学校は好きで欠席はほとんどしない．友人も多い． ・スイミングスクールに2回/週，バレエ教室に3回/週通う． ・ADLはすべて自立 ・入院後2週間は，ベッド上安静，塩分・水分制限が必要であった．入院後3～4日は浮腫が強く，体動が困難だったのでベッド上安静にしていた．浮腫の軽減とともに病棟内を動き回るようになり，安静が解除となってからは病院内を動き回っている． ・P 80～90回/分，経皮的動脈血酸素飽和度（SpO$_2$）100％ ・BP 100～110/60～70 mmHg，R 18～20回/分，尿量1,000mL/日 ・単純X線検査，超音波検査：胸水・腹水の貯留なし	・ADLに障害はないか． ・呼吸器系に影響はないか． ・循環器系に影響はないか．	浮腫の軽減とともにADLは拡大し，現在は自立している．今後は激しい運動に関して制限があり，水泳やバレエを継続していくことは困難である．退院後，通学するようになるとさらに運動量の増加が予測される．急激な運動量の増加は再発の誘因となるため，急激で過剰な運動は控えるように患児・両親に指導する．また，学校の担任教師，養護教諭に相談して協力を得る． 　血圧，脈拍数，尿量から，現在，循環機能障害はないようである．ネフローゼ症候群では，低タンパク血症により血漿膠質浸透圧が低下して循環血液量が減少し，その結果，浮腫が生じる．血液検査データとともにタンパク尿，浮腫に注意して観察を継続する． 　現在，SpO$_2$は問題なく胸水の貯留もないため，呼吸機能障害はないと思われる．胸水・腹水が貯留すると，低酸素血症，呼吸困難の出現が予測されるため，浮腫の出現がないかどうか観察を継続する．
睡眠-休息	・睡眠状態	・起床7時，就寝22時．週末は夜更かしをすることがある． ・中途覚醒などの睡眠障害なし	・睡眠はとれているか． ・休息はできているか．	睡眠時間は約9時間で睡眠障害はなく，必要な休息はとれていると思われる．

パターン	必要な情報項目	患者情報	アセスメントの視点	アセスメント
認知-知覚	・不快症状 ・意識状態，見当識，記憶，感覚	・疼痛，悪心・嘔吐などの不快症状なし ・理解力は年齢相応で問題はない．意識は清明．感覚障害なし	・安楽が障害されていないか． ・理解力・判断力に問題はないか．	現在，安楽を障害している因子はなく，心身への影響はない． 　感覚器には障害がなく，理解力・判断力に問題はない．治療について，きちんと説明をすれば自分で判断して行動することができるので，患児が納得できるように説明する．
自己知覚-自己概念	・自分自身に対する知覚 ・疾患，入院による思い．感情の表現 ・態度，行動，表情	・入浴は毎日，歯磨きは朝晩行う．身だしなみに気を遣うようになった． ・ネフローゼ症候群で副腎皮質ステロイド薬による薬物療法，安静療法，食事療法が必要なことを理解している． ・入院2週間後ころよりムーンフェイスが出現し，「身体のむくみがなくなってよかったけど，薬のせいで顔が丸くなった．恥ずかしくて，これでは学校に行けない」と気にしている．1日に何回も鏡を見ている．友人の面会も断っている． ・入院3週間後ころより「お腹がすいた，病院食だけでは足りない」と話している． ・夜間は病院のパジャマを着用しているが，昼間は私服に着替えていることが多い．	・疾患，予後が心理面にどのような影響を与えるか．	思春期は身体的変化に伴って悩みや不安が大きくなる．人からどのように見られているのか，人と比較して自分はどうなのかを非常に気にする．性同一性の確立の時期であり，自分の外観に非常に神経質になっていると思われる．このような時期に副腎皮質ステロイド薬の副作用によってムーンフェイスが出現することは，自分の理想とのギャップが生じて，ボディイメージを混乱させる原因となる． 　また，アイデンティティを獲得していく時期でもある．疾患の罹患や今後の経過，薬物の副作用によるボディイメージの変化は，アイデンティティの獲得にも影響すると思われる．ムーンフェイスは副腎皮質ステロイド薬による副作用であり，薬物を中止することで症状が消失していくことを説明する．また，不安やショックに対して複雑，

パターン	必要な情報項目	患者情報	アセスメントの視点	アセスメント
				過敏に反応する時期であるため，受容的態度で時間をかけて接する． 　空腹感を訴えているが，肥満もまた，ボディイメージを混乱させる原因となるため，適切なエネルギー摂取の管理を行う． 　この時期は，多感であるが，自分の意思や感情をコントロールする面では未熟なため，親や友人などとの関係が悪化しないように支援する．悩みに関して相談にのることは必要であるが，患児のプライバシーを尊重し，必要以上に介入しないように，患児自身で解決できるように見守る姿勢も重要である． # 副腎皮質ステロイド薬の副作用による外観の変化，思春期の不安定な情緒に関連したボディイメージ混乱
役割-関係	・家族構成 ・社会的役割	・父親40歳（会社員），母親36歳（専業主婦），妹6歳（小学1年生） ・父親は仕事が忙しく残業が多いため，平日の面会はなく，休日に面会に来る．母親は毎日面会に来て夜に帰る．母親が面会に来ているあいだ，妹は近くの祖父母宅で過ごす． ・両親は，疾患，治療については理解しており，わからないことは質問する様子がみられる．	・今後の療養により家族の役割にどのような変化があるか． ・患児の役割の変化はないか．	この時期は，両親との関係が離れ，友人との関係を密接にする．両親も子離れする時期である．罹患したことにより母親は罪悪感をいだいているようで，子離れできず，やや甘やかしているように思える．また，今後も運動制限，適切な食事などの健康管理を行う必要があり，不安をいだいていると思われる．そのような両親の心理状態を受けとめ，質問や相談の機

回復期 ● ネフローゼ症候群

パターン	必要な情報項目	患者情報	アセスメントの視点	アセスメント
		父親は「このような病気になってかわいそうだ．できるだけのことはしてあげたい」と言っている．母親は「このような身体に産んでしまって申しわけない．何がいけなかったのか」と言っている．両親は，患児が何を言っても黙って聴いている．病室は両親が買ってきたぬいぐるみや人形，ポータブルゲームであふれている． ・安静が解除となってから，院内学級に参加し勉強している．		会を多くもち，できるだけ具体的な情報を提供する．現在，両親に問題行動はみられていないので，精神的に支援しながら必要な情報を提供する． 　妹は，両親が面会で病院に行くため，寂しい思いをしていると推測される．今後も家庭のなかで患児が中心の生活になることが予測され，やきもちをやくことも考えられる．可能なかぎり，患児の疾患や健康管理について妹に説明し，患児の療養について協力が得られるようにする． 　入院により勉強が遅れる可能性がある．院内学級への参加を継続する．
性-生殖	・性機能 ・性に関する認識	・初潮なし．乳房が少し膨らんでいる． ・とくに性に関する発言はない． ・鏡を頻回に見たり，昼間は私服に着替えるなど外観を気にしている言動がある．とくにムーンフェイスを気にしている．	・薬物が性機能に与える影響はないか． ・性に関する認識に問題はないか．	現在，第二次性徴が出現しはじめている時期である．副腎皮質ステロイド薬の副作用による性機能障害はないか，今後の第二次性徴を継続して観察する． 　思春期は，性同一性を確立し，異性の存在を意識し自分の外観を気にする時期である．患児の行動は，性的な成長・発達として一般的なものであり，副腎皮質ステロイド薬の副作用であるムーンフェイスを気にしている．ムーンフェイスによりボディイメージが混乱すると，性同一性の確立に影響を与える可能性がある．

パターン	必要な情報項目	患者情報	アセスメントの視点	アセスメント
				ボディイメージについては，パターン"自己概念-自己知覚"で展開する．
コーピング-ストレス耐性	・ストレスへの反応 ・ストレス対処法	・安静が解除となってから，院内学級に通っている． ・ムーンフェイスを気にして鏡を頻回に見ている． ・友人の面会は断っている．	・ストレスに適切に対処できているか．	入院，治療が精神的ストレスとなっていると考えられる．治療の必要性を納得するまで説明する．情緒不安定とならないようにかかわりを多くし，家族にも面会や電話などの協力を得る．また，病棟内で子ども同士のコミュニケーションがとれるように配慮する． 　この時期は学業や友人関係の悩みが多く，ストレスを感じやすい．入院により勉強が一時中断し，友人との関係も離れてしまっている．学業に関しては院内学級で学習することでコーピングできていると思われる．友人関係では，少しずつ面会に来てもらえるように両親をとおして協力を得る．そのとき，必要であれば，患児・両親に承諾を得たうえで患児の疾患やムーンフェイスについて友人たちに情報を提供し，患児の自尊心に配慮する．
価値-信念	・信仰の有無 ・価値，信念	・信仰する宗教はとくにない．	・価値観，信念が治療に与える影響はないか．	これからアイデンティティを獲得していく時期で，まだ価値観も確立していないと考えられる．この時期は自分を認めてもらいたいという気持ちが強いので，患児を尊重した態度で見守っていく．

看護診断リスト

看護診断名	パターン	診断・優先の根拠
＃1　自己管理の知識不足，薬物の飲み忘れ，偏食，副腎皮質ステロイド薬の副作用による空腹感に関連した非効果的治療計画管理	健康知覚-健康管理	再発予防のため，今後も自己管理が必要であるが，初めての発症であり，自己管理のための知識が不足している．成長・発達の面からも自己をコントロールしていくことが困難と考えられるため，優先順位1位とする．
＃2　副腎皮質ステロイド薬の副作用による外観の変化，思春期の不安定な情緒に関連したボディイメージ混乱	自己知覚-自己概念	ムーンフェイスのため，学校に行きたくない，友人と会いたくないと否定的な感情をいだいている．自分の顔と自分の存在を否定する言動はまだないが，ボディイメージの混乱は自己尊重を低下させ，アイデンティティの獲得にも影響するため，優先順位2位とする．

看護計画

看護診断	目標とする患者の状態
＃1　自己管理の知識不足，薬物の飲み忘れ，偏食，副腎皮質ステロイド薬の副作用による空腹感に関連した非効果的治療計画管理	● 食事を残さず摂取できる． ● 飲み忘れることなく薬物を内服できる．

対　策	根拠および留意点
DP (1) 自己管理状況についてアセスメントする． 　①食事療法 　　・食事摂取量，内容 　　・間食の有無，内容 　　・食欲，空腹感 　　・食事療法に関する知識，認識 　②薬物療法 　　・内服の有無 　　・内服薬の自己管理ノートへの記入状況 　　・内服の重要性，副作用に関する知識，認識 (2) 自己管理を妨げる因子についてアセスメントする． 　①知識・認識不足 　②副腎皮質ステロイド薬の副作用 　　・食欲増進，ムーンフェイス，体重増加，	▶ 身体の成長・発達のために必要な栄養が摂取できているか，摂取した食事の内容も観察する．とくに偏食がある場合は重要である．

対　策	根拠および留意点
中心性肥満，感染症，にきび，多毛，高血圧，精神症状（うつ状態），糖尿病，月経異常 　③心理的問題 　　・意欲，ストレス，不安 　④発達課題の達成の失敗 　　・友人関係，集団生活の経験 　⑤家族の不安	▶発達課題の達成の失敗は心理的な問題に発展し，自己管理を妨げる．思春期の場合，学校などの集団生活をとおして友人との交流を深め，友人と自分とを比較しながらアイデンティティを獲得していく．また，友人，仲間とともに行動することで両親から自立する．
TP (1) **食事に対する援助** 　①食事は食堂で，ほかの患児とともに楽しい雰囲気のなかで摂取する． 　②医師，栄養士と相談し，塩分の少ない調味料や香辛料を使用するように献立を工夫してもらう． 　③医師，栄養士と相談し，食事以外に摂取可能な塩分量を設定し，売店での間食の購入を許可する． 　④空腹感が強い場合は，分食にする． 　⑤食事に執着しないように，集団遊び，散歩，ゲームなどを行う． (2) **内服薬の自己管理に対する援助** 　①自己管理ノートの記入（内服時に記入されているか）を確認する． 　②1週間分の内服薬トレイをベッドサイドに設置し，患児とともに内服薬を準備する．内服時に内服薬トレイの残量を確認する． (3) **自己管理を妨げる因子に対する心理的援助** 　①質問，疑問に対して率直に情報提供する．また最終的に，自己決定を患児本人ができるように援助する． 　②同じ疾患の患児を紹介する． 　③不満に思っていることを表出できるような場を提供する． 　④できていることをほめる． 　⑤日常生活上の制限は最低限とするようにし，「〜してはいけない」という表現はできるだけ控え，「〜ならできる」という表現を使用する．	▶食堂でほかの患児，とくに同年代の患児と交流することは思春期の発達課題を達成するうえでも効果的である． ▶活動によって不足したエネルギーを補うため，子どもにとって間食は必要不可欠である．病院食に含まれる間食だけではなく，市販されているものを患児が表示を見て計算し，購入する習慣をつけることによって，退院後に間食の選択ができるようになる． ▶自己管理ノートを毎回記入することで内服への認識を高め，内服行動の習慣化をはかる． ▶同じ疾患の患児と友人関係を築くことは情緒的安定につながり，発達課題を達成するうえでも効果的である．

対　策	根拠および留意点
(4)両親への援助 　①不安や自責の念をいだく思いをそのまま受けとめ，傾聴的に接する． 　②同じ疾患をもつ家族や患児会，親の会を紹介する．	▶両親は罹患によって子どもの将来への不安や自責の念をいだくことがある．その思いを表出させ受けとめていくことで，両親の精神的な安定をはかる．
EP (1)よく咀しゃくするように説明する． (2)売店でおやつを購入する際，ナトリウム量の表示から塩分量の計算方法を説明し，購入時に自分で計算するように指導する． (3)おやつは自己管理し，ほかの患児にあげたり，もらったりしないように説明する． (4)内服時に，自己管理ノートに服薬名・量を記入するように指導する． (5)両親への指導 　①これから両親から自立していく時期にある．過保護とならないように説明する． 　②反抗的な態度があっても，成長・発達段階の反抗期にあることを説明する． 　③体育・学校行事などの活動量 　④食事総摂取量の目安 　⑤自己管理ノートを毎日確認する．	▶今後に向けて患児が食品を選択し，管理できるようにする． ▶回復期の学童は，日本腎臓学会ガイドラインによると，総摂取エネルギー55kcal/kg/日，タンパク質1.5g/kg/日，食塩0.1g/kg/日である．患児の場合，総摂取エネルギー1,980kcal/日，タンパク質54g/日，食塩3.6g/日を目安とするように指導する．

看護診断	目標とする患者の状態
#2　副腎皮質ステロイド薬の副作用による外観の変化，思春期の不安定な情緒に関連したボディイメージ混乱	●ムーンフェイスに関して否定的な言動がみられない．

対　策	根拠および留意点
DP (1)ボディイメージの変化に対する心理状態についてアセスメントする． 　①自分の身体に対する認識 　②否定的反応の有無 　　・顔を見ない，触らない． 　　・必要以上に顔を見る． 　　・怒り，否認 　　・他者，とくに同年代の友人の評価を気にする言動	▶この年代は，他者の目を非常に気にする時期である．とくに同年代の友人，仲間からどのように見られているかが気になる．また，第二次性徴による身体的変化もあるため，自分の身体への関心は高い．

対　策	根拠および留意点
(2)ボディイメージ混乱の原因についてアセスメントする． 　①副腎皮質ステロイド薬の副作用による外観の変化と程度 　　・ムーンフェイス，体重増加，中心性肥満，にきび，多毛 　②第二次性徴による外観の変化と程度 　③心理状態 　　・興奮，うつ状態，反抗的態度，刺激に対する過敏な反応 (3)ボディイメージ混乱による影響についてアセスメントする． 　①無関心 　②周囲への怒り 　③自尊心の低下，うつ状態 　④自傷行為 　⑤退行，依存 　⑥ひきこもり **TP** (1)感情表出のための援助 　①受容的態度で接する． 　②看護師と2人きりになれるような場で話をする． (2)現実を受容するための援助 　①スキンシップをはかる． 　②外観上の変化について家族とともに話しあう機会をつくる． 　③周囲の人が，外観上の変化についてからかったりしないように配慮する． (3)外観上の変化を目立たなくするための援助 　①患児の好む私服，寝衣を家族に持参してもらう． 　②患児の体型に合った服を選択する． 　③色のついたリップクリーム，髪型（セット，カット）などでおしゃれができるように配慮する． **EP** (1)患児・両親に副腎皮質ステロイド薬の副作用について説明する．	▶ボディイメージ混乱の原因は，実際の身体的変化や状況だけではなく，その人の考え方や感じ方によって異なる． ▶実際にはムーンフェイスが消失したあとも，ボディイメージが混乱している場合もあるので注意する． ▶思春期は自分の意思や感情をうまくコントロールできないため，情緒的に不安定で反応も激しい．思春期の特徴としての精神状態か，ボディイメージ混乱による症状なのか，判断は容易ではないので患児の話をよく聴く． ▶ボディイメージについて，支援者である家族とともに話しあうことは重要である． ▶重要他者である友人や教師への説明は，患児とも相談して，いじめや差別につながらないように注意する． ▶性同一性が獲得できるようなかかわりも必要である．

対　策	根拠および留意点
(2)両親への指導 　①第二次性徴について説明する． 　②思春期の発達課題について説明する． 　③できるだけ患児自身が最終的に判断できる方向でかかわるように説明する． 　④妹に対して，姉の疾患について説明してもらう．	▶両親にも発達課題を理解したうえでかかわってもらう．

ターミナル期
膀胱がん患者の看護過程の展開

BASIS
患者：75歳，男性
患者の状況：膀胱タンポナーデで入院．膀胱がん，直腸浸潤，リンパ節および肺転移と診断され化学療法を実施する．骨盤内リンパ節転移により下肢の浮腫がみられる．現在，下腹部のがん性疼痛，下肢痛に対して鎮痛薬でコントロール中．

膀胱がん患者の理解に必要な情報

パターン	必要な情報項目	患者情報	アセスメントの視点	アセスメント
健康知覚-健康管理	・既往歴 ・日常の健康管理 ・指示された治療，日常生活上の注意 ・身体的管理能力 ・知的・情緒的準備状態	・55歳時，心筋梗塞と診断され服薬中（β遮断薬，アンジオテンシン変換酵素［ACE］阻害薬，血小板凝集抑制薬） ・定期的に受診し，服薬していたが，禁煙できず20本/日程度喫煙していた．入院後も，体調のよいときは喫煙している． ・入院後，両側尿管皮膚瘻造設．ストーマケアはすべて看護師が行っている．下肢の浮腫のため，移動は車椅子を使用．介助を要する． ・下腹部のがん性疼痛に対し，現在は鎮痛薬（フェンタニルパッチ，塩酸モルヒネ）を使用．看護師が管理している．動くと下肢に痛みが出現する． ・疾患については理解し，受容している．「つらい治療はもうしたくな	・自己管理能力はあるか．	現在，下腹部のがん性疼痛，下肢の浮腫と疼痛により，健康管理能力は低下し，介助が必要となっている． 　今後，疾患の悪化に伴い自己管理能力はさらに低下することが予測される．患者の苦痛に配慮しながら状態に合わせて援助していく．今後，退院し在宅で療養するかどうか，患者・家族ともに相談し，必要時に家族に援助方法について指導する．また，退院が無理であれば，患者の希望を確認し，外泊も検討する．

パターン	必要な情報項目	患者情報	アセスメントの視点	アセスメント
		・「家に帰りたいが，歩けないので帰れない」という発言あり ・家族から，「本人が歩けないので日常生活のほとんどを介助しなければならないこと，ストーマケアや膀胱カテーテル管理など，すべてをこなせる自信がない」という発言あり		
栄養-代謝	・食事摂取量 ・歯，口腔粘膜 ・皮膚の状態 ・栄養状態データ ・感染徴候 ・尿量，膀胱カテーテルの状態	・全粥食を1/3程度摂取．ベッドを挙上し，自分で摂取している．さっぱりしたもの，軟らかいもの，めん類を好む．飲水は服用時のみで400mL/日 ・総義歯．口腔内は乾燥している． ・皮膚は全体に乾燥している．下肢は浮腫により皮膚の緊張が強い．創傷なし ・ストーマ周囲に皮膚傷害はなし．装具は1回/4日交換．2ピースタイプの装具を使用している． ・TP 6.2g/dL，Alb 3.4g/dL，Hb 9.4g/dL，RBC 370万/μL，Ht 42% ・発熱なし．WBC 7,800/μL，CRP 0.08mg/dL ・両側尿管皮膚瘻造設．尿量1,200mL/日．膀胱カテーテルよりときどき少量の血尿あり	・栄養状態低下による二次的障害を起こしていないか． ・生じやすい二次的障害はないか．	栄養状態データ上，栄養状態の低下がみられる．下腹部のがん性疼痛や下肢痛，活動量低下などにより食欲が低下しているためであろう．患者の嗜好に合わせた食事が提供できるように患者・管理栄養士と相談する． 現在，感染症の徴候はない． 尿管皮膚瘻は腎盂腎炎を生じやすい．患者は低栄養状態であるうえ，加齢により免疫機能が低下していると思われる．パウチ内に尿が停滞しないようにするとともに，十分な尿量が確保できるように援助する．また，膀胱カテーテルからの尿の流出はない．保清に努め逆行性感染に注意する． 今後，低タンパク血症，がんの骨盤腔内・腹腔内浸潤に伴う炎症による腹水貯留，体動困難による褥瘡が予測される．食事が摂取できるように援助するとともに，体位変換

パターン	必要な情報項目	患者情報	アセスメントの視点	アセスメント
				やスキンケアにより褥瘡予防に努める. 　下肢の浮腫はリンパ性と考えられる. 浮腫の増強により皮膚は損傷しやすくなり, 感染を生じるおそれがある. 浮腫の悪化を最小限にすることやスキンケアで皮膚の損傷や感染予防に努める. 　ストーマ周囲の皮膚は, 尿の付着や装具の粘着剤による化学的刺激, 装具交換時の物理的刺激などによって傷害をきたしやすい. 現在の皮膚保護剤や交換時期では皮膚傷害を生じていないので, このまま継続する. 　全身の皮膚状態は乾燥している. 加齢のほかに水分不足が考えられる. 摂水を促すとともに, 皮膚の保湿, 口腔ケアに努める.
排泄	・排尿状態 ・排便状態	・両側尿管皮膚瘻造設. 尿量1,200mL/日. パウチは閉鎖式蓄尿袋に接続. 膀胱カテーテルよりときどき少量の血尿あり ・排便1回/2日茶色便. 1～2回/週, 緩下剤を使用. 排便時は車椅子でトイレへ行く. トイレ以外はベッド上で過ごす.	・排尿状態に変調はないか. ・排便状態に変調はないか.	膀胱がんによる尿閉が予測されるため両側尿管皮膚瘻を造設. 排尿は順調で問題はない. ときどき膀胱から少量の出血があり, 血小板凝集抑制薬を服用しているので, 膀胱タンポナーデ再発に注意する. 　活動量の低下, 食事摂取量の低下により便秘になっている. 緩下剤を適宜使用することでコントロールできている. 今後, 麻薬の副作用や腫瘍による神経圧迫により便秘の

ターミナル期●膀胱がん

パターン	必要な情報項目	患者情報	アセスメントの視点	アセスメント
				悪化が考えられるので，排便状態を観察し，緩下剤の種類・量などを検討していく．
活動-運動	・ADLの状態 ・呼吸器系 ・循環器系	・食事：ベッドを挙上し，自分で摂取 ・入浴：清拭，下半身は要介助．リフトバス1回/週 ・更衣：パンツ，ズボンは要介助 ・排泄：車椅子でトイレへ行く．車椅子移乗は要介助 ・両下肢に浮腫あり，下肢の重さと疼痛により歩行困難，関節可動域制限あり．坐位，立位は可能．トイレ以外はベッド上で過ごし，1回/2日程度，車椅子で30分ほど散歩 ・R 16〜20回/分 ・経皮的酸素飽和度(SpO₂) 98% ・呼吸困難なし，咳嗽・喀痰なし ・胸部単純撮影，胸部CT上肺転移の所見あり．左上葉に1cm大 ・P 60〜70回/分(不整脈なし)．BP 120〜130/80〜90mmHg ・胸痛などの胸部症状なし．心筋梗塞の薬物療法中(β遮断薬，ACE阻害薬，血小板凝集抑制薬) ・Hb 9.4g/dL，RBC 370万/μL，Ht 42%，PLT 25万/μL，PT 12秒，	・下肢の浮腫や疼痛がADLにどのように影響しているか． ・呼吸器系の機能低下による影響はないか． ・循環器系の機能低下による影響はないか．	下肢の浮腫は，骨盤内リンパ節転移や腫瘍によるリンパ管の圧迫・浸潤によるリンパ性のものと考えられる．下肢の重さと疼痛で歩行困難な状況で関節可動域制限がある．浮腫によって可動性が低下し，可動性の低下によって浮腫はさらに増強していると考えられる．浮腫を最小限にするために，できるだけ下肢の運動を行う．ベッド上動作を自力で行うように促す． 　肺に転移巣があるが，現在転移による呼吸器症状はない．今後，腫瘍の増大により呼吸面積が縮小し，呼吸困難などの症状が出現する危険性があることを念頭に観察する． 　心筋梗塞は状態が安定しているが，加齢の影響や疾患の悪化により心機能が低下していると思われる．とくに，車椅子乗車時やリフトバス使用時などは，心臓に負担をかけないように注意する． 　検査データ上，出血傾向はないが，血小板凝集抑制薬を服用しているため，腫瘍からの出血に注意する．とくに膀胱カテーテルからの血尿の量・性状，下血，喀血に注意

パターン	必要な情報項目	患者情報	アセスメントの視点	アセスメント
		APTT 38秒 ・両下肢に浮腫あり．両下肢の皮膚は硬く，乾燥あり		する．
睡眠-休息	・睡眠状態 ・昼寝の有無	・就寝22時，起床6時．以前は痛みのため覚醒することがたびたびあったが，現在はほとんどない． ・日中ときどき昼寝をしている． ・鎮痛薬（フェンタニルパッチ［3日ごと］），抗うつ薬（就寝前），疼痛時は塩酸モルヒネ服用	・睡眠はとれているか． ・休養はできているか．	1日のほとんどをベッド上で生活しているため，日中に昼寝をしてしまう．しかし，昼寝によって夜間の睡眠が妨げられてはいないようである．疼痛コントロールや就寝前の抗うつ薬の効果もあり，夜間の睡眠に問題はない．
認知-知覚	・疼痛の程度 ・意識状態，見当識，記憶，感覚	・下腹部痛，下肢痛あり，鎮痛薬使用中．鎮痛薬（フェンタニルパッチ［3日ごと］），抗うつ薬（就寝前），疼痛時は塩酸モルヒネ服用（リフトバスの前に使用．ときどき車椅子乗車後に使用）．動くと下肢痛が強くなる． ・「痛むのはつらい．痛みがなくなって歩けるようになるとよいのだが，無理かもしれないな」 ・理解力に問題はない．意識は清明．下肢に感覚障害なし	・疼痛により安楽が障害されていないか． ・鎮痛薬の効果はどうか．	腫瘍や炎症による知覚神経末端の侵害受容器への刺激，腫瘍の浸潤による末梢神経の損傷・刺激により，疼痛が生じている． 下腹部痛は内臓痛であり，現在は鎮痛薬と抗うつ薬でコントロールできている．今後は疾患の悪化に伴い疼痛の増強も予測される． 下肢の皮膚はリンパ性浮腫で硬く，張っている．そのため，下肢を動かすことで疼痛が生じる．疼痛と浮腫による関節可動域制限によって，歩行も困難な状況である．また，下肢を動かしたり車椅子に乗車することによって下肢痛は増強し，塩酸モルヒネの追加が必要になっている．

パターン	必要な情報項目	患者情報	アセスメントの視点	アセスメント
				疼痛は患者の安楽を障害し，日常生活に支障をきたす．鎮痛薬の使用とともに浮腫の悪化を最小限にすることで疼痛の緩和に努める． # 下肢リンパ性浮腫，がん細胞の骨盤腔内浸潤に関連した慢性疼痛
自己知覚-自己概念	・自分についての患者の表現 ・疾患，入院による思い，感情の表現 ・日常生活面の行動（態度，表情） ・死に関する経験	・膀胱がんで，直腸と肺に転移している．化学療法を受け，がんは小さくなったが治らなかったことを認識している． ・「この年まで生きたので，手術や抗がん薬などのつらい治療はもうしたくない．家に帰りたいが，歩けないので帰れない」 ・体調のよいときは，仕事（印章づくり）をしたり，車椅子に乗車し散歩する．痛みのあるとき以外は穏やかに過ごしている． ・両親は10年前にそれぞれ病死．昨年，兄と幼なじみが病死した．	・疾患や予後が心理面にどのような影響を及ぼすか． ・死に対する恐怖，不安はあるか．	疾患について理解し，受容できていると考えられる．死に対する恐怖や混乱もなく，患者自身の人生を受け入れ，まもなく訪れるであろう死を受け入れることができていると思われる．両親や身近な人の死をとおして，自分の死について考え，死に対する準備ができているのではないかと考える． 　いま患者は苦痛なく最期を迎えることを願っている．他者の死は自分の死生観に反映するので，両親や兄，友人の死をどのように感じたのか，今後患者自身がどのように生をまっとうしたいのか，話を聴き，希望していることを把握する． 　現在は精神的に安定しているようだが，苦痛の増強により精神的に不安定になりやすい．苦痛の緩和に努めるとともに，今後も傾聴的に接し，患者の思いが表出できるようにかかわる．

8 腎・泌尿器疾患

パターン	必要な情報項目	患者情報	アセスメントの視点	アセスメント
役割-関係	・社会的役割 ・家族構成	・印章店経営．今回入院する直前まで仕事をしていた．現在は長男と孫が店を引き継いでいる．「高校を卒業してから，この仕事一筋でやってきた．店のことは，長男に任せた．心配がないわけではないが，こんな身体ではしかたがない」 ・入院後も仕事の道具を持ち込み，体調のよいときは印章づくりをしている．「仕事をしていると気が紛れるし，ずっとやっていないと手がなまってしまう」 ・妻（70歳），長男（45歳），嫁（44歳），孫（20歳，16歳）の6人暮らし ・キーパーソンは妻と長男．面会などの協力は得られる．家族は患者の病名や状況を理解し，受容できている． ・家族から，「日常生活のほとんどを介助しなければならないこと，ストーマケアや膀胱カテーテル管理など，すべてをこなせる自信がない」という発言あり	・患者の役割の変化，喪失感はないか． ・今後の療養，患者の死により家族の役割にどのような変化があるか．	印章店経営者としての役割を喪失することになるが，家族経営なので，今後仕事に全くかかわらないわけではない．また，入院中も印章づくりをすることで自分の役割を遂行でき，喪失感はそれほど大きくないと考えられる．印章づくりができるように環境を整え，身体的苦痛の緩和に努める． 　家族にとって，患者の介護，近い将来に訪れる死など，役割の変化や精神的負担は大きいと考えられる．さらに長男には仕事の負担が加わる．家族の思いを把握し，家族にとっても後悔のない最期に向けて支援する．また，配偶者の死は最もストレスとなるので，妻への精神的支援を行う． 　患者は家に帰ることを希望している．今後患者がどのような最期を迎えたいかを聴きつつ，家族にケアの参加を促していく．社会的資源の活用などを紹介するとともに，在宅での療養を検討する．在宅での療養が困難であれば，外泊を検討する．
性-生殖	・配偶者（パートナー），子ども	・妻，子どもあり	・性的問題はあるか．	とくに問題はないと思われる．
コーピング-ストレス耐性	・ストレスに関する表現 ・ストレス対	・「ストレスは感じやすいほうではないと思う．印章をつくるのに集中	・ストレスに適切に対処できている	ストレスはあるようだが，言動や態度から，患者なりにコーピングしコ

ターミナル期・膀胱がん

パターン	必要な情報項目	患者情報	アセスメントの視点	アセスメント
	処法	していると、いやなことも忘れてしまう」 ・「喫煙できなくなったことを少しストレスに感じる」 ・「点滴の治療はつらかった．もうつらい思いはしたくない．痛みもつらい」	か．	ントロールできているようである． 　疼痛などの身体的苦痛はストレスの要因となる．疼痛の緩和に努め、ストレスが増強しないようにする．
価値-信念	・信仰の有無 ・重要視する価値	信仰する宗教はとくにない． ・「つらい治療はもうしたくない」	・価値観，信念からくる生活への影響があるか．	安楽な生活を求めている．生きていくうえで患者が重要に思っていることなどを把握し，残された人生を患者らしく生きられるようにかかわっていく． 　現在のところ，生活，治療を行ううえで支障をきたしていることはないと思われる．

看護診断リスト

看護診断名	パターン	診断・優先の根拠
#1　下肢リンパ性浮腫，がん細胞の骨盤腔内浸潤に関連した慢性疼痛	認知-知覚	ターミナル期であり，患者から「つらい思いはしたくない」との発言がある．現在，薬物で疼痛コントロールをはかっているが，体動時には下肢痛があるため，ベッド上での生活となり，患者の安楽を障害している．患者らしく最期を迎えるためにも安楽である必要がある．したがって，**最優先**とする．

看 護 計 画

看護診断	目標とする患者の状態
#1　下肢リンパ性浮腫，がん細胞の骨盤腔内浸潤に関連した慢性疼痛	●疼痛が軽減したことを言葉で表現できる． ●1回/日，車椅子に乗車することができる．

対　策	根拠および留意点
DP (1) 疼痛の程度についてアセスメントする． 　① 疼痛の有無，程度：ペインスケール(フェイススケールを使用し，6段階で評価する． 　② 疼痛の部位，持続時間 　③ 疼痛に関する言語的表現(痛み，しびれ，重圧感，感覚鈍麻)，性質 　④ 苦痛表情，態度 　⑤ 生理的反応：血圧上昇，頻脈，頻呼吸 　⑥ 随伴症状：発汗，筋緊張 (2) 疼痛の原因・誘因についてアセスメントする． 　① 下肢の浮腫の増強：体重，下肢の周囲径，股関節・膝関節・足関節の可動域 　② 体動 　③ 鎮痛薬に関する患者の認識，副作用(悪心・嘔吐，便秘) (3) 疼痛による影響についてアセスメントする． 　① 不安の増大，睡眠障害 　② 体動の減少	▶疼痛は主観的であり，その評価は困難である．痛みを客観的に把握するためにペインスケールを活用する．フェイススケールは，顔の表情で程度を評価するもので，疼痛があるときでも簡潔に実施できる． ▶鎮痛薬として麻薬を使用する場合は，副作用症状が強いとかえって苦痛を増強することになる．十分に観察し，対処する． ▶疼痛のコントロールが適切に行われないと不安は増大する．また，不安が増大すると疼痛は増強し，鎮痛薬の効果に影響してくる．
TP (1) 疼痛の緩和 　① 鎮痛薬の定期的な投与 　② 疼痛増強時には指示の鎮痛薬を投与する． 　③ 安静時にフェイススケール2以上，体動時にフェイススケール3以上であれば，鎮痛薬の増量を医師に相談する． (2) 鎮痛薬の効果を高める援助 　① 気分転換：会話，家族や友人との面会，音楽を聴く，車椅子での散歩，足浴，清拭 (3) 疼痛の原因・誘因に対する援助 　① 下肢の浮腫の悪化を防止する． 　　・下肢を挙上し，心臓より高い位置を保つ．	▶がん性疼痛の緩和は，WHOがん疼痛治療ラダーに基づいて実施し，積極的に麻薬を使用することが推奨されている． ▶気分転換をはかり，疼痛へ意識が集中しないようにして鎮痛薬の効果を高める． ▶リンパの流れをよくするために，患肢を挙上することは効果的である．

対　策	根拠および留意点
・徒手リンパドレナージ（MLD）：頸部，深呼吸，左腋窩，胸・腹部，大腿，下腿，足部の順に行う．	▶挙上に加え，徒手的にマッサージを行ってリンパ液を体幹部へ送ることで効果を高めることができる．そのとき，決して必要以上に圧をかけてはいけない． ▶MLDは，専門的な知識と技術が必要である．したがって，資格をもったMLDセラピストによる施行・指導を要する．
・坐位，立位になるときは弾性包帯を巻く．包帯を巻く前にはクリームやローションを塗布する．	▶坐位，立位をとることで，患肢に再びリンパ液が貯留しないように弾性包帯で圧迫する．そのとき，下肢を動かすとマッサージ効果が得られる．弾性包帯のほか，弾性ストッキングや弾性スリーブもあるが，装着に困難を伴うため，臥床状態の患者には弾性包帯が適している．
・スキンケア：清拭，入浴後に油性のクリームやローションを塗布する． ②体動：車椅子乗車，リフトバス使用前には，指示の塩酸モルヒネを服用する． ③鎮痛薬の副作用 　・抗うつ薬の確実な投与 　・下剤の投与 　・症状に応じて，鎮痛薬の補助薬の使用を主治医に相談する．	▶スキンケアにより感染症などの合併症を予防する．クリームやローションにアルコールが含まれていると，さらに皮膚の乾燥をまねく．また，香料によってかぶれることもあるので注意する．

 EP

(1) ペインスケールの必要性と使用法について十分に説明する．
(2) 痛みはがまんせず伝えてもらうように説明する．
(3) 疼痛の原因・誘因，対処法を説明する．
(4) 疼痛を最小限に抑えられるような体動方法を指導する．
(5) 家族へ面会の必要性を説明し，ケアの参加を促す．

▶疼痛を訴えることができる患者には，フェイススケールについて事前に十分に説明する．

▶家族も精神的に不安をかかえているので，支援が必要である．ケアに一緒に参加することで患者に何かをしてあげることができた，という満足感にもつながる．

●引用文献
1) 高尿酸血症・痛風の治療ガイドライン作成委員会編：高尿酸血症・痛風の治療ガイドライン ダイジェスト版．日本痛風・核酸代謝学会，2002．

●参考文献
1) 安達　勇：高齢者における緩和医療．がん看護，9(1)：39～42，2004．
2) 阿部祥英ほか：生活指導の実際．小児看護，28(13)：1730～1736，2005．
3) 飯田喜俊編：透析患者の生活指導ガイド．改訂第2版，南江堂，2003．
4) 岩満裕子編：透析療法の理解とケア．Nursing Mook 21，学習研究社，2004．
5) 上田礼子：生涯人間発達学．改訂第2版，三輪書店，2005．
6) 折笠精一監：標準泌尿器科学．第7版，医学書院，2005．
7) 垣添　忠編：泌尿器外科手術マニュアル．オペナーシング，1993秋季増刊，1993．
8) 勝部晃子：高齢者における緩和医療の看護．がん看護，9(1)：44～46，2004．
9) 北山浩嗣，和田尚弘：ネフローゼ症候群とはどのような病気なのか．小児看護，28(13)：1717～1722，2005．
10) 倉山英昭：ネフローゼ症候群の生活指導．小児看護，24(11)：1540～1546，2001．
11) 郡　健二郎ほか編：泌尿器科ナーシングプラクティス．文光堂，1999．
12) 後明郁男：発痛のメカニズムと治療．がん看護，8(1)：15～20，2003．
13) 佐藤佳代子：リンパ浮腫保存的療法；複合的理学療法について．臨牀看護，30(9)：1348～1358，2004．
14) 杉原功ື ほか：回復期にみられる症状とケアのポイント．小児看護，28(13)：1748～1752，2005．
15) 鈴木博美：小児ネフローゼ症候群の回復期における看護ケアのポイント．小児看護，24(11)：1551～1555，2001．
16) 関口恵子編：根拠がわかる症状別看護過程――こころとからだの56症状・事例展開と関連図．南江堂，2002．
17) 種池礼子監：腎臓・泌尿器・生殖器系のしくみと看護．目で見る看護シリーズ5，へるす出版，2000．
18) 東間　紘，宝塚市立病院看護部監：腎・泌尿器疾患．Nursing Selection 8，学習研究社，2003．
19) 奈良間美保ほか：小児看護学1．系統看護学講座 専門22，医学書院，2003．
20) 仁藤　博，田中良典編：泌尿器科エキスパートナーシング．第2版，南江堂，2004．
21) 日本腎臓学会編：腎疾患の生活指導・食事療法ガイドライン．東京医学社，1998．
22) 日本腎不全看護学会編：透析看護．第2版，医学書院，2005．
23) 廣田彰男：下肢リンパ浮腫の治療法の概説．臨牀看護，30(9)：1331～1335，2004．
24) 廣田彰男，丸口ミサエ編：リンパ浮腫の理解とケア．Nursing Mook 26，学習研究社，2004．
25) 松島正浩編：腎・泌尿器疾患ナーシング．Nursing Mook 3，学習研究社，2001．
26) 林正健二監：泌尿器科ナースの疾患別ケアハンドブック．メディカ出版，2003．
27) 亘　啓子：在宅での生活指導のポイントと注意点．小児看護，28(13)：1753～1762，2005．

第Ⅱ章
経過別看護過程の展開（CASE STUDY）

9

女性生殖器・婦人科疾患

9 女性生殖器・婦人科疾患

▶ 女性生殖器・婦人科疾患患者の理解に必要な基礎知識
▶ ［急性期］子宮筋腫患者の看護過程の展開
▶ ［慢性期］卵巣囊腫患者の看護過程の展開
▶ ［回復期］乳がん患者の看護過程の展開
▶ ［ターミナル期］子宮がん患者の看護過程の展開

● 女性生殖器・婦人科疾患患者の理解に必要な基礎知識

1. 生殖器とは	種族を維持するために新しい生命をつくる機能を営む器官である．生殖器の形態，構造，機能には，著しい男女差がある． 　女性生殖器は外性器と内性器からなる．内性器には，卵子をつくる卵巣，卵子を運ぶ卵管，受精卵を胎児に育てる子宮，腟，外性器である陰部からなる．補助外性器として乳房を含む．
2. 構造	**(1)外性器（外陰部）** 　骨盤外にある．外部から見える部位で外陰部ともよばれ，恥丘，大陰唇，小陰唇，腟前庭，会陰からなる（図1）． 　①恥丘：腹壁の下方，恥骨結合の上方に位置する．思春期になると陰毛が発生する． 　②大陰唇：恥丘から会陰までの弓状の皮膚の隆起．左右の大陰唇が後方で結合する部分を後陰唇交連という． 　③小陰唇：左右の大陰唇の内側にある弁状の皮膚のヒダを指す． 　④腟前庭：陰核，外尿道口，処女膜がある． 　⑤会陰：後陰唇交連から肛門までのあいだをいう． **(2)内性器** 　内性器：骨盤腔内にある．腟，子宮，卵管，卵巣，子宮支持組織からなる（図2）． 　①腟：交接器と産道を兼ねる．性交時は適度に拡大し，陰茎の挿入を容易にする．分娩時には胎児が通過しやすいように広がる．腟内を酸性に保つデーデルライン腟桿菌が常在菌として存在し，腟の自浄作用を高め，細菌の進入を防ぐ役割をもつ． 　②子宮：受精卵を胎児に育てる役割をもち，平滑筋の厚い筋肉の層からなる．分娩時には，この筋肉の収縮により陣痛を生じる．子宮の上部2/3を子宮体部といい，筋層がよく発達している．子宮体部に続く部分を子宮頸部という．

図1　外性器（外陰部）の構造

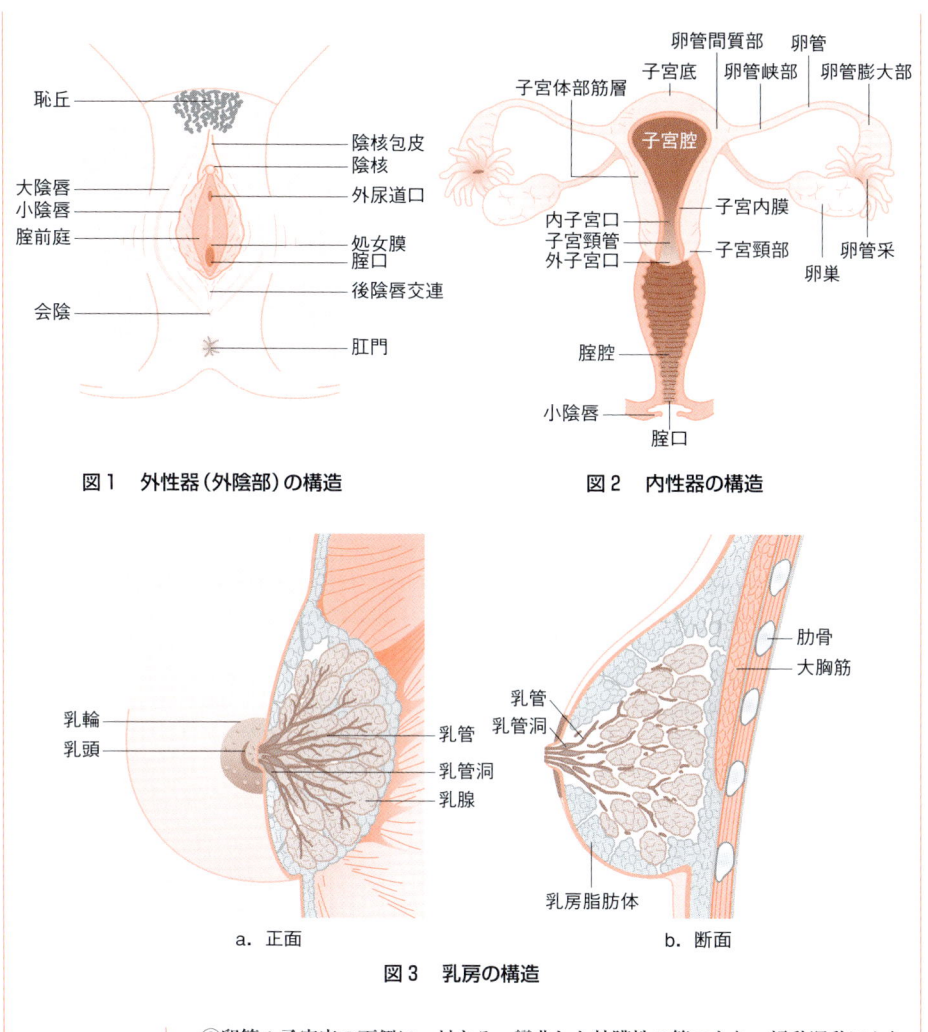

図2　内性器の構造

図3　乳房の構造
a. 正面
b. 断面

　　③卵管：子宮底の両側に一対ある．彎曲した粘膜性の管であり，蠕動運動により卵子を運ぶ役割をもつ．
　　④卵巣：子宮の両側の卵管の後下方にある．卵巣表面に多数の原始卵胞があり，それが成熟卵胞（グラーフ卵胞）となると，卵子が卵胞外に排出される（排卵）．
（3）乳房
　　胸壁にある一対の隆起．乳輪，乳頭，乳腺，乳管，脂肪組織からなる（図3）．
　　①乳輪：乳房の中央にある丸い褐色の部位．妊娠によって増大する．
　　②乳頭：乳房の中央の突出した部分である．乳頭には，左右それぞれ15〜20本の乳管が開口している．
　　③乳腺：乳汁の分泌をつかさどる．乳腺で分泌された乳汁は，乳管を経て乳頭ま

	で運ばれる.
3．機能	(1)**生殖** ①性周期：性ホルモンのはたらきにより排卵する．また，子宮内膜を増殖させる． ②性交：生殖を目的とする性交，連帯性やコミュニケーション，性的快感を得るための性交がある．性的刺激を受けることで，腟粘滑液を産生し，腟内を潤して陰茎を受け入れる．男性との性交により，卵子と精子が受精する． ③胎児の成長：受精卵が子宮内膜に着床しやすいように子宮内膜が増加し，着床環境を整える．胎盤を形成し，胎盤を介して胎児のガス交換，栄養補給を行う．胎芽，胎児を子宮筋層で保護し，約40週間前後の期間子宮内で育成する． ④分娩：胎児とその付属物を分娩によって体外に排出する． (2)**乳汁産生・分泌** 　妊娠中に，乳腺はエストロゲン（卵胞ホルモン），プロゲステロン（黄体ホルモン）などの作用によって発達し，分娩によって胎盤が排出されると乳汁の産生が促される．乳汁は新生児にとって最も適切な栄養で，成長を促す．また，乳汁を介して免疫抗体IgAを新生児に与えることで，感染を予防する免疫を得る．
4．調節	(1)**性周期とホルモン（図4，5）** 　視床下部から性腺刺激ホルモン（ゴナドトロピン）放出ホルモン（GnRH）が分泌される．その刺激を受け，下垂体前葉から卵胞刺激ホルモン（FSH），黄体形成ホルモン（LH）が分泌される．FSHは卵胞の発育を促す．LHは排卵を誘発し，黄体を形成，維持する．FSH，LHは，ともに性腺刺激ホルモン（ゴナドトロピン）とよばれる．FSHの刺激によって，卵巣からエストロゲンが分泌され，子宮内膜の増殖や第二次性徴を促す．LHの刺激によって，卵巣の黄体からプロゲステロンが分泌され，妊娠中の子宮の発育成長を促す．エストロゲン，プロゲステロンは性ステロイドとよばれる．GnRH，性腺刺激ホルモン，性ステロイドは，互いにフィードバック機能をもち月経周期を調節している． (2)**乳汁分泌とホルモン** 　プロラクチンは乳汁の分泌を，オキシトシンは乳汁の排出を促す．児の吸啜刺激により，脳下垂体前葉からプロラクチンが分泌され，乳腺細胞が乳汁を産生する．児の吸啜刺激により，下垂体後葉からオキシトシンが分泌され，乳腺周囲の筋上皮

視床下部	性腺刺激ホルモン放出ホルモン（GnRH）		フィードバック機構
下垂体前葉	卵胞刺激ホルモン（FSH）　　黄体形成ホルモン（LH）	性腺刺激ホルモン	
卵巣	エストロゲン（卵胞ホルモン）　　プロゲステロン（黄体ホルモン）	性ステロイド	
	・第二次性徴促進 ・子宮内膜増殖	・妊娠維持 ・排卵抑制 ・体温上昇	

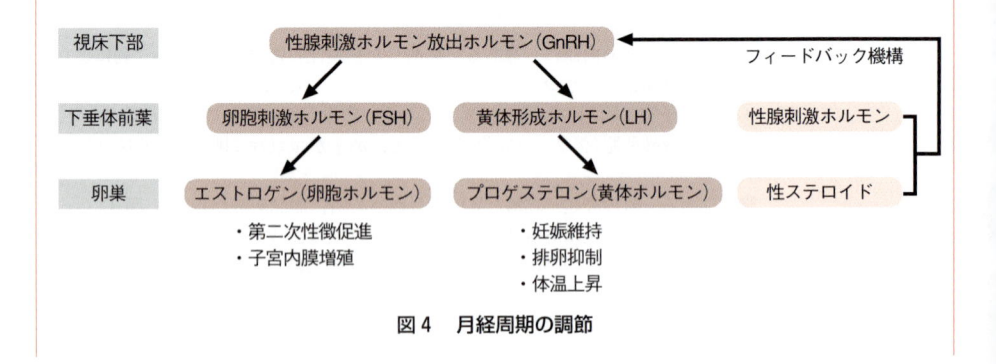

図4　月経周期の調節

9 女性生殖器・婦人科疾患

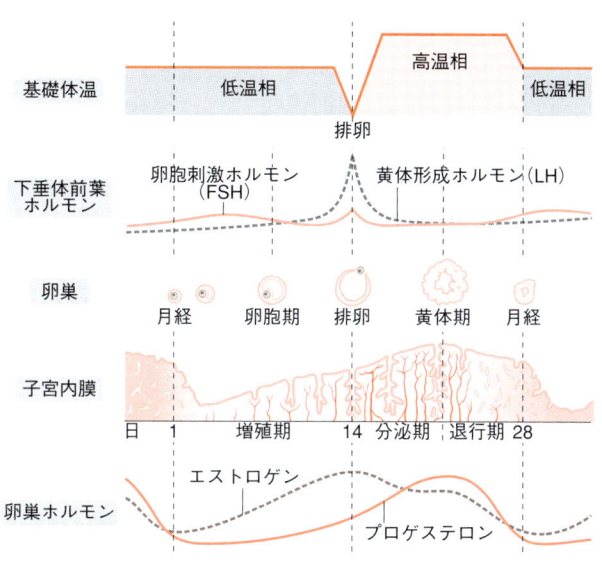

図5 月経周期における変化

細胞が収縮し，乳汁が排出される．

5．主な症状

(1) 性器出血

腟や子宮などからの出血を性器出血という．月経も性器出血であるが，生理的なものであり，月経以外の性器出血は病的性器出血(不正性器出血)である(表1)．

(2) 帯下(たいげ)

腟外に流出した性器分泌物や滲出液のこと．おりもの，こしけともよばれる．生理的帯下と病的帯下がある．

① 生理的帯下：排卵や妊娠などにより増加する．女性ホルモン分泌の上昇により増加する．

② 病的帯下：感染，炎症，腫瘍などが原因で帯下の性状や量，臭気が変化する．

(3) 疼痛

表1 不正性器出血の主な種類

外陰，腟の出血	外傷，異物，性交，炎症(とくに老人性腟炎)，良性または悪性の腫瘍
子宮出血	良性：機能性出血(性ホルモンの異常によって起こる子宮内膜からの出血)，子宮内膜炎，子宮筋腫，子宮内異物，ポリープ
	悪性：子宮体がん，肉腫，絨毛がん
子宮頸部出血	良性：頸部ポリープ，腟部びらん，結核，梅毒
	悪性：子宮頸がん

表2　生殖器疾患にみられる疼痛の主な特徴

下腹痛	突発性の激痛	急性卵管炎，急性骨盤腹膜炎，子宮外妊娠，卵巣嚢腫の茎捻転，子宮穿孔など
	間欠性疼痛	流早産，子宮内異物，粘膜下筋腫，子宮実質炎など
	月経，運動，性交時の鈍痛	子宮，子宮付属器，骨盤腹膜などの慢性的な炎症，癒着やうっ血を伴う子宮内膜炎など
	排便時の鈍痛	ダグラス窩の血液貯留など
腰痛	血液循環障害	骨盤内の慢性的な炎症による癒着や硬化，骨盤静脈のうっ血など
	分娩障害	分娩時の軟組織損傷，関節の過度の離開など
	骨盤内悪性腫瘍	ターミナル期の骨盤内神経圧迫など

　下腹痛と腰痛に大別される．疼痛の主な特徴を表2に示した．
(4) 下腹部膨隆，腹部膨満感
　卵巣嚢腫や子宮筋腫によることが多い．子宮外妊娠の破裂などによる腹腔内の血液貯留によっても下腹部膨隆をみとめることがある．
(5) 排尿障害
　排尿障害には次に示すような症状がある．
　①排尿痛：膀胱炎，尿道炎
　②頻尿，残尿感：膀胱炎，腫瘤や妊娠子宮による圧迫
　③排尿困難，尿閉：腫瘤による圧迫，子宮全摘術後
　④尿失禁：腹圧性尿失禁，切迫性尿失禁，子宮がんの浸潤による尿瘻
(6) 自律神経症状，不定愁訴
　自律神経の作用や変調によって生じ，次のような多彩な症状を呈する．
　①プロゲステロンに起因する症状(黄体期，妊娠期)：便秘，めまい，動悸，頭重感など
　②卵巣機能低下に起因する症状(更年期症状)：熱感，発汗，肩こり，不眠，動悸，頭重感など
　③その他：妊娠出産後，流産後など
(7) 外陰部瘙痒感
　①外陰炎，トリコモナス，カンジダなどの腟炎の場合は，外陰部に強い瘙痒感を伴う．
　②炎症に起因することが多く，発赤がみられることが多い．

6. 主な診察と検査
(1) 問診
　来院の主訴，とくに性器出血，帯下，疼痛，腫瘤，発熱の有無について尋ねる．生殖器に関する問診は，プライベートな内容が多く，患者の羞恥心に配慮するとともに，情報の取り扱いには十分に注意する．
　①問診内容
　　・初経年齢や前回・前々回の月経の状態，最終月経を含む月経歴
　　・妊娠の既往，分娩，産褥の状態を含む妊娠・分娩歴

・家族歴，パートナーとの性生活の状態
・既往歴や治療中の疾患の有無

(2) **外診**

乳房，下腹部，妊娠子宮などを身体の外部から診察，検診する．患者の羞恥心に配慮し，不必要な露出を避ける．

(3) **内診(双合診)**

① 腟内深く挿入する内指と外手(他側の手)の両手を用いて，内性器の大きさ，状態，硬度などを触診する．
② 患者の体位は，砕石位，膝胸位などとする．
③ 内診前に，患者には必ず排尿を済ませてもらうことが重要である．膀胱に尿の充満があると下腹部が緊張し，正確な内診所見が得られない．
④ 羞恥心や不安感を取り除き，過度に緊張させないように十分配慮する．
⑤ 腹壁の弛緩，股関節の十分な開脚により診察が容易になる．

(4) **直腸診**

骨盤結合組織やダグラス窩(直腸子宮窩)の状態，子宮後方にある腫瘍，癒着，がんの浸潤状態などを診察する．処女や腟内診が不可能な場合などにも行う．

(5) **腟鏡診**

腟鏡を使用し腟腔を開き，子宮腟部を露出して，腟，外子宮口やその周囲の状態を視診する．外子宮口からの分泌物や腟腔内容物の量，性状，出血の有無なども診察する．分泌物を採取し，トリコモナス，カンジダ，がん細胞などの組織を検出することができる．

(6) **子宮消息子(ゾンデ)検診法**

子宮消息子を子宮腔内に挿入し，子宮腔の長さ，状態を診察する．

(7) **診査穿刺法(ダグラス窩穿刺)**

ダグラス窩に穿刺し，骨盤腔内の液の性状で診断する．子宮外妊娠やダグラス窩膿瘍などの診断に用いられる．

(8) **細胞診(スメアテスト)**

採取した腟内容物(子宮腟頸部細胞，子宮内膜細胞)からがん細胞を検出する．現在，一般的に使われている子宮頸部細胞診のクラス分類(日本母性保護医協会，現日本産婦人科医会)を表3に示す．

(9) **組織診**

① 試験切除，バイオプシー：がんや性器などの組織検査を行う．ポリープ切除や円錐切除も含む．
② 試験搔爬：子宮内膜がん，絨毛がんが疑われるとき，有窓鋭匙(キュレット)で搔き取った内膜を検査する．

(10) **細菌学的検査**

① 一般細菌検査法：レンサ球菌，ブドウ球菌，双球菌，大腸菌，腸球菌などを検出する．
② トリコモナス検出法
③ カンジダ検出法
④ クラミジア検出法

(11) **画像検査**

① 内視鏡検査

表3　子宮頸部細胞診のクラス分類

クラスⅠ	正常
クラスⅡ	異常細胞をみとめるが良性
クラスⅢ	悪性を疑うが断定できない
クラスⅢa	軽度・中等度異形成を想定する(悪性を少し疑う)
クラスⅢb	高度異形成を想定する(悪性をかなり疑う)
クラスⅣ	上皮内がんを想定する(きわめて強く悪性を疑う)
クラスⅤ	浸潤がんを想定する(悪性である)

(日本母性保護医協会，1978年)

・コルポスコピー(腟拡大鏡診)：子宮腟部の色調，形態，凹凸，血管の走行などが詳細に識別できる．初期がんや上皮内がんの発見に有用である．
・ヒステロスコピー(子宮鏡診)：子宮内膜の状態，剝離面や出血の状態，異常隆起の有無を識別できる．
・カルドスコピー：卵巣や卵管を直接視診する．不妊症や卵管妊娠の検査に用いられる．
・ラパロスコピー(腹腔鏡診)：腹腔鏡を用いて子宮，卵巣，卵管を直接視診する．腹腔鏡下での病巣切除にも用いられる．
②骨盤内血管造影法
・子宮および卵巣の腫瘍，絨毛がんの診断に有用である．
③その他の画像検査：超音波断層法，CT検査，MRI検査

(12)**基礎体温(BBT)測定**
基礎体温を測定することにより，排卵の有無と排卵時期を知ることができる．

| 7．主な病態生理と治療 | (1)子宮筋腫
①病態生理
・子宮筋層に発生する良性腫瘍であり，すべて平滑筋腫である．
・30歳以上で成人女性全体の20～30％，40歳以上では40％にみられる．
・年齢分布は性成熟期が中心であり，閉経とともに減少する．
・筋腫の発生部位により分類される(筋層内筋腫，漿膜下筋腫，筋腫分娩，粘膜下筋腫)(図6)．
②治療
［手術療法］
・単純子宮全摘術：筋腫を含め，子宮を摘出する．腹式，腟式がある．
・筋腫核出術：筋腫部分のみを摘出するため，再発の可能性がある．挙児を希望する患者が対象となることが多い．
・筋腫分娩：筋腫分娩の茎を結紮し，壊死脱落させる．
［保存的療法］
・性腺刺激ホルモン放出ホルモン(GnRH)アゴニスト
・子宮筋腫は，エストロゲン依存性腫瘍であるため，エストロゲンの分泌を抑 |

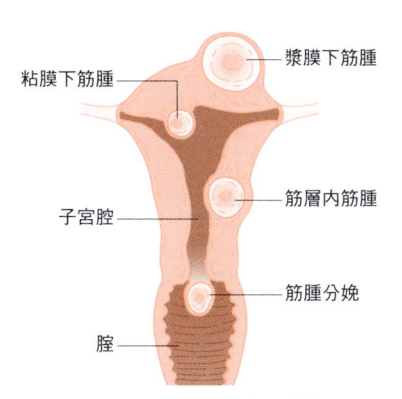

図6 子宮筋腫の好発部位

制すれば縮小する．GnRHアゴニストを投与すると，下垂体前葉からのLH，FSHの分泌を抑制し，卵巣でのエストロゲン産生が抑制される．その結果，筋腫の発育が停止，縮小する．

(2)卵巣腫瘍

腫瘍性病変と類腫瘍性病変に大別される．腫瘍性病変は卵巣に発生する新生物のことであり，良性，悪性，境界悪性腫瘍に分類される(表4)．形態が腫瘍に似ており，新生物ではないものを類腫瘍性病変という．類腫瘍性病変には，機能性卵巣嚢胞(卵胞嚢胞，黄体嚢胞)，子宮内膜症，子宮腺筋症，多嚢胞性卵巣などがある．

嚢胞性腫瘍は良性のことが多い．嚢胞性の良性腫瘍を総称して，卵巣嚢腫という．以下に卵巣嚢腫について述べる．

＜卵巣嚢腫＞
①病態生理
- 発症年齢はあらゆる年齢層にわたる．
- 嚢腫は液体が充満した袋状の腫瘤で，卵巣嚢腫は，さまざまな性状を呈する．
- 卵巣嚢腫は良性であり，液体が充満していても悪性の腫瘤は卵巣嚢腫とはよばない．

②症状
- 卵巣嚢腫の初期は自覚症状がない場合が多い．腫瘤が増大すると，下腹部の圧迫感や腫瘤感を自覚する場合がある．
- 卵巣嚢腫に続発する注意すべき症状は，茎捻転と悪性変化(がん化)である．
- 茎捻転とは，卵巣嚢腫が増大し，体動や運動によって茎がねじれた状態である．急激な下腹部の激痛，嘔吐，失神，疼痛性ショックなどが症状としてあげられる．捻転が強度の場合は，血管の循環障害が生じ，腫瘤が壊死にいたることもあり，緊急の処置が必要である．
- 卵巣嚢腫でがん化しやすいものには，漿液性嚢胞腺腫，粘液性嚢胞腺腫がある．

③手術療法
- 嚢腫の増大による茎捻転や出血を予防するため，手術が適応になることが多い．

表4　卵巣腫瘍の臨床病理学的分類

	良性腫瘍	境界悪性腫瘍	悪性腫瘍
表層上皮性・間質性腫瘍	漿液性嚢胞腺腫 粘液性嚢胞腺腫 類内膜腺腫 明細胞腺腫 腺線維腫(上記の各型) 表在性乳頭腫 ブレンナー腫瘍	漿液性嚢胞性腫瘍，境界悪性(低悪性度腫瘍) 粘液嚢胞性腫瘍(同上) 類内膜腫瘍(同上) 明細胞腫瘍(同上) 腺線維腫(上記の各型) 表在性乳頭状腫瘍，境界悪性(低悪性度腫瘍) ブレンナー腫瘍，境界悪性(増殖性)	漿液性(嚢胞)腺がん 粘液性(嚢胞)腺がん 類内膜腺がん 明細胞腺がん 腺がん線維腫(上記の各型) 腺肉腫 中胚葉性混合腫瘍(ミューラー管混合腫瘍)(がん肉腫) 悪性ブレンナー腫瘍 移行上皮がん 未分化がん
性索間質性腫瘍	莢膜細胞腫 線維腫 硬化性間質性腫瘍 セルトリ・間質細胞腫瘍(高分化型) ライディッヒ細胞腫(門細胞腫) 輪状細管を伴う性索腫瘍	顆粒膜細胞腫 セルトリ・間質細胞腫瘍(中分化型) ステロイド(脂質)細胞腫瘍(分類不能型) ギナンドロブラストーマ	線維肉腫 セルトリ・間質細胞腫瘍(低分化型)
胚細胞腫瘍	成熟嚢胞性奇形腫(皮様嚢胞腫) 成熟充実性奇形腫 卵巣甲状腺腫	未熟奇形腫(G1，G2) カルチノイド 甲状腺腫性カルチノイド	未分化胚細胞腫 卵黄嚢腫瘍(内胚葉洞腫瘍) 胎芽性がん(胎児性がん) 多胎芽腫 絨毛がん 悪性転化を伴う成熟嚢胞性奇形腫 未熟奇形腫(G3)
その他	非特異的軟部腫瘍 腺腫様腫瘍	性腺芽腫(純粋型)	がん腫 肉腫 悪性リンパ腫(原発性) 二次性(転移性)腫瘍

(日本産科婦人科学会，日本病理学会編：卵巣腫瘍取扱い規約　第1部, p.49, 金原出版，1990より改変)

- 嚢腫切除(核出)術：嚢腫部分のみを摘出するため，再発の危険性がある．卵巣機能を温存したい患者が対象となることが多い．
- 卵巣摘出，付属器切除術：卵巣機能を温存する必要のない閉経後の患者が対象となることが多い．

④経過
- 性ホルモン異常による類腫瘍性病変は，機能改善に伴い自然消滅することが多い．

(3)乳がん

①病態生理
- 乳がんとは，乳腺の上皮組織(乳管上皮，小葉上皮)に発生する悪性腫瘍である．
- 40歳台の女性に多くみられるが，閉経後の高齢者の罹患も増加している．
- 乳がんの症状は，約90%の患者が自分自身で腫瘤(しこり)を触知している．

表5　乳がんの種類

非浸潤がん	がん細胞が乳管上皮や小葉上皮にとどまり，隣接する間質組織に浸潤していない状態	非浸潤性乳管がん 非浸潤性小葉がん
浸潤がん	がん細胞が基底膜を破り，隣接する間質組織に浸潤している状態．血行性，リンパ行性に転移する	浸潤性乳管がん（乳頭腺管がんなど）
		特殊型浸潤がん（粘液がん，髄様がん，浸潤性小葉がん，扁平上皮がんなど）
乳房パジェット病	乳管開口部付近から発生するがん	

初期の自覚症状はほとんどない．
②分類
- 乳がんは，表5のように大別される．
- 乳がんは，がんの広がり，リンパ節転移，遠隔転移によって5段階（0期，Ⅰ期，Ⅱ[a, b]期，Ⅲ[a〜c]期，Ⅳ期）の臨床病期（ステージ）に分類される．

③治療
［手術療法］
- 胸筋温存乳房切除術（非定型的乳房切除術）：オーキンクロス法（大・小胸筋を残し，リンパ節を郭清する方法），ペイティ法（小胸筋は切除し大胸筋は温存してリンパ節を郭清する方法）がある．主にオーキンクロス法が行われている．胸筋を温存するため，胸の変形が少なく，術後の患側上肢の機能低下や浮腫が少ない利点がある．
- 胸筋合併乳房切除術（定型的乳房切除術）：乳房，大・小胸筋切除，腋窩リンパ節郭清，鎖骨下腋窩リンパ節を郭清する術式．胸筋を切除するため，胸の変形が残り，術後患側上肢の機能低下や浮腫が生じる場合がある．
- 乳房温存術：腫瘍を中心とした乳腺を部分的に切除し，腋窩リンパ節を郭清する術式である．

［ホルモン療法］
- 一部の乳がんはホルモン依存性で，エストロゲンにより増殖が促進される．ホルモン療法は，エストロゲンの産生を抑制する治療法である．
- 外科的ホルモン療法：外科的に卵巣を切除しホルモンの産生を抑制する方法
- 内科的ホルモン療法：薬物を使用してホルモンの産生を抑制する方法

［化学療法］
- 乳がんは，化学療法の効果が高いといわれている．化学療法は，術後の治療効果を高めるために行う術後補助療法，手術できない進行がんや術後の再発がんに対して行われる化学療法がある．
- 進行がんに対しては，まず化学療法を行い，腫瘍を縮小してから手術する術前補助療法もある．

［放射線療法］
- 乳がんは，放射線療法の効果が高い．
- 乳房温存療法や再発巣の局所療法として行う．

(4) **子宮頸がん**
①病態生理

- 子宮頸部に発生するがんで，子宮がん全体の70％を占め，90〜95％が扁平上皮がんである．近年，腺がんの頻度が増加傾向にある．
- 原因は不明であるが，近年ヒトパピローマウイルス16型，18型との関係が注目されている．
- 30代で増えはじめ，40〜50代でピークとなるが，最近では，20代の若い女性患者の増加が目立っている．
- 初期の自覚症状は，ほとんどが無症状である．不正性器出血や接触出血を自覚して受診することが多く，浸潤がんの段階にあることもめずらしくない．

②分類
- 子宮頸がんの臨床進行期分類を表6に示す．

③治療

［手術療法］
- 一般的に0〜Ⅱ期の非進行がんに適応される．
- 子宮腔部円錐切除術：子宮腔部を円錐状に切除する．
- 単純子宮全摘術：子宮を摘出する．
- 拡大子宮全摘術：子宮を一部の腟壁とともに摘出する．
- 準広汎性子宮全摘術：子宮を摘出し，卵巣は残す場合と切除する場合がある．

表6　子宮頸がん臨床進行期分類

0期：上皮内がん

Ⅰ期：がんが子宮頸部に限局するもの（体部浸潤の有無は考慮しない）
　Ⅰa期：組織学的にのみ診断できる浸潤がん．肉眼的に明らかな病巣はたとえ表層浸潤であってもⅠb期とする．浸潤は，計測による間質浸潤の深さが5mm以内で，縦軸方向の広がりが7mmを超えないものとする．浸潤の深さは，浸潤がみられる表層上皮の基底膜より計測して5mmを超えないものとする．脈管（静脈またはリンパ管）侵襲があっても進行期は変更しない
　　Ⅰa1期：間質浸潤の深さが3mm以内で，広がりが7mmを超えないもの
　　Ⅰa2期：間質浸潤の深さが3mmを超えるが5mm以内で，縦軸方向の広がりが7mmを超えないもの
　Ⅰb期：臨床的に明らかな病巣が子宮頸部に限局するもの，または，臨床的に明らかではないがⅠa期を超えるもの
　　Ⅰb1期：病巣が4cm以内のもの
　　Ⅰb2期：病巣が4cmを超えるもの

Ⅱ期：がんが子宮頸部を越えて広がっているが，骨盤壁または腟壁の下1/3には達していないもの
　Ⅱa期：腟壁浸潤がみとめられるが，子宮傍組織浸潤はみとめられないもの
　Ⅱb期：子宮傍組織浸潤はみとめられるもの

Ⅲ期：がん浸潤が骨盤壁にまで達するもので，腫瘍塊と骨盤壁とのあいだにcancer free spaceを残さない．または，腟壁浸潤が下1/3に達するもの
　Ⅲa期：腟壁浸潤は下1/3に達するが，子宮傍組織浸潤は骨盤壁にまで達していないもの
　Ⅲb期：子宮傍組織浸潤が骨盤壁まで達しているもの．または，明らかな水腎症や無機能腎をみとめるもの
　注　ただし，明らかにがん以外の原因によると考えられる水腎症や無機能腎は除く

Ⅳ期：がんが小骨盤腔を越えて広がるか，膀胱，直腸の粘膜を侵すもの
　Ⅳa期：膀胱，直腸の粘膜への浸潤があるもの
　Ⅳb期：小骨盤腔を越えて広がるもの

（日本産科婦人科学会1997年，FIGO 1994年）

リンパ節を郭清する．
・広汎性子宮全摘術(根治術)：子宮を摘出し，卵巣を切除する．リンパ節を郭清する．
・骨盤内臓器全摘術：子宮，付属器，膀胱，直腸摘出，尿路再建，人工肛門造設

［放射線療法］
・子宮がんは，放射線療法の効果が高い．
・Ⅲ，Ⅳ期の進行がん，またはⅠ，Ⅱ期で手術療法の適応ではないがんに行う．術後補助療法として行われることもある．
・原発巣に照射する腔内照射，原発巣から離れた骨盤壁の病巣に照射する外照射がある．

［化学療法］
・化学療法は，手術できない進行がんや術後の再発がんに対して行われる．
・進行がんに対しては，まず化学療法を行い，がんを縮小してから手術する術前補助療法もある．

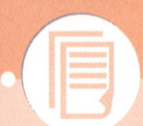

急性期
子宮筋腫患者の看護過程の展開

> **BASIS**
> 患者：38歳，女性
> 患者の状況：全身麻酔，硬膜外麻酔下で腹式単純子宮全摘術施行，術後1日目

子宮筋腫患者の理解に必要な情報

パターン	必要な情報項目	患者情報	アセスメントの視点	アセスメント
健康知覚-健康管理	・入院までの経過 ・疾患についてのとらえ方 ・日常の健康管理 ・指示された治療，日常生活上の注意 ・身体的管理能力 ・知的・情緒的準備状態	・3年前，月経過多で受診．子宮筋腫を指摘され，半年ごとに外来で定期検診を受けていた．貧血を伴っており生活指導を受ける． ・3か月前から貧血が増悪．鉄剤を服用 ・筋腫が直径8〜9cmに増大し，手術を決意 ・入院前の体調管理は指導を守り，良好に管理できていた． ・術後1日目から離床を開始	・健康管理能力はあるか． ・術後の自己管理についての認識と実践能力はあるか． ・退院後，注意点を守り日常生活を過ごせるか．	疾患，病状の変化について理解しており，自己の健康を守る管理能力は十分にある． 　術後の合併症を予防するために，離床，排痰，摂水など自己管理が必要である．健康管理能力は十分にあるため，必要性と具体的な方法を納得できるように指導する．疼痛や疲労など，身体的な問題で管理能力に支障をきたす場合は支援する． 　手術から退院までの期間が短いため，術後の体調を考慮しながら退院後の日常生活について指導する．
栄養-代謝	・身長，体重，BMI ・水分・食事摂取状態 ・皮膚の状態 ・消化・吸収状態 ・栄養状態データ	・身長160cm，体重70kg，BMI 27.3 ・術前：Hb 9.2g/dL，RBC 340万/μL，Ht 30% ・術前日のバイタルサイン：P 72回/分（整脈），R 18回/分（規則的），BP 96/50mmHg ・術当日絶飲食．術後1	・手術に伴う栄養状態の変化はないか． ・貧血が術後の回復に影響を及ぼさないか．	術前からの貧血状態は，子宮筋腫に伴う月経過多が原因と考えられる．貧血状態では，細胞への酸素供給が低下し，めまいや疲労，治癒遅延を生じやすい．術前から血圧が低く，離床時は体調を考慮し，ふらつきや転倒に十分注意する．

パターン	必要な情報項目	患者情報	アセスメントの視点	アセスメント
		日目，腸蠕動を確認し，流動食開始．2日目五分粥食，3日目全粥食，4日目より普通食になる予定 ・術後の顔色は不良 ・術後：Hb 9.0g/dL，RBC 320万/μL，Ht 29% ・TP 7.0g/dL，Alb 4.2g/dL，TC 250mg/dL，TG 170mg/dL		BMIのデータより肥満1度，TC，TGも高値を示しており，高脂血症であることが考えられる．脂肪蓄積による血管壁の脆弱化・動脈硬化のリスクが高い．血流も阻害されやすく，術後の下肢静脈うっ滞のおそれがあるため，合併症の予防に努める．これは，循環機能に関する問題であるためパターン"活動-運動"で展開する． 　術後1日目から流動食が開始され，栄養状態の改善が予測される．しかし，手術侵襲による異化作用の亢進により栄養状態，抵抗力が低下すると易感染状態となる．感染すると，創部の治癒遅延や全身状態が悪化するため，感染予防に努める．
排泄	・排尿状態 ・排便状態	・術前：排尿7～8回/日．排尿困難なし ・術前のIVP(静脈性腎盂造影)では，尿路異常なし ・術後：膀胱カテーテル留置．術後1日目に抜去 ・入院前：排便1回/2～3日．自己管理で下剤(ビサコジル[コーラック]，2錠)を服用 ・術前処置で前日夜と当日朝にグリセリン浣腸(GE)120mL施行．反応便中等量あり	・子宮全摘術による排尿困難をきたしていないか． ・術後の腸管麻痺は回復しているか． ・手術による便秘は増強していないか．	術前IVPでは尿路に問題はないが，子宮と膀胱を剝離したため，尿路を損傷するリスクがある．尿の性状や膀胱カテーテル抜去後の尿閉に留意して観察する． 　全身麻酔と手術侵襲により交感神経が優位となり，消化管の蠕動が抑制され腸管麻痺となる．さらに，留置した硬膜外カテーテルから塩酸モルヒネも持続注入しており，腸蠕動が抑制されやすい．術後の体動，早期離床をはかり腸蠕動回復促進に

パターン	必要な情報項目	患者情報	アセスメントの視点	アセスメント
				努める．
活動-運動	・呼吸器系 ・循環器系 ・術中から術後にかけての出血量 ・術中の循環動態の変化 ・ADLの状態	・術前心電図，呼吸機能検査は問題なし ・術前日のバイタルサイン：T 36.6℃，P 72回/分（整脈），R18回/分（規則的），BP 96/50 mmHg ・全身麻酔，硬膜外麻酔下で腹式単純子宮全摘術施行 ・術前は，弾性ストッキング使用 ・術中から術後離床するまで間欠的下肢圧迫器（ケンドール変圧機能ハイソックス）使用 ・術中出血量50g ・創部ガーゼ上の出血なし ・術後1日目，T 37.6℃，P 78回/分（整脈），R 20回/分（規則的），BP 92/56mmHg ・TC 250mg/dL，TG 170mg/dL ・術後1日目，膀胱カテーテル抜去後トイレ歩行する．歩行時前傾姿勢 ・全身清拭部分介助	・全身麻酔に伴う呼吸機能への影響はないか． ・後出血の危険性はないか．その他合併症のリスクはないか． ・貧血の増悪による症状はないか． ・術後の早期離床は可能か．	手術操作で子宮支持組織の靱帯や子宮動静脈を切断結紮した．術後，血圧上昇など縫合部出血のリスクがある．後出血による出血性ショックは生命維持にかかわる重篤な合併症であるため全身状態に留意し，異常の早期発見に努める． PC：出血 　術後麻酔の影響により痰の増加や呼吸状態が不安定となることが考えられる．しかし，術前の呼吸系に問題なく，離床を早期にはかることにより回復が予測される．体調を考慮しながら早期離床をはかり，無気肺などの呼吸器合併症の予防に努める． 　手術時間は約2時間に及び，術中は同一体位となる．女性は筋力もなく，下肢の静脈がうっ滞しやすい．加えて，TC，TG値も高値を示しており，高脂血症であることが考えられる．脂肪蓄積による血管壁の脆弱化や血流の阻害，静脈うっ滞，深部静脈血栓形成のリスクが高い． 　血栓が形成されると離床時に肺梗塞などの合併症のリスクがあり，生命の危機に直結する．深部静脈血栓の予防に努めるとともに異常の早期発見

パターン	必要な情報項目	患者情報	アセスメントの視点	アセスメント
				に努める． PC：深部静脈血栓症
睡眠-休息	・睡眠を妨げる要因 ・睡眠の満足度	・入院前の睡眠状態は良好 ・「術前日緊張していたせいか熟睡感がなかった」と話していた．	・術後の身体的苦痛により睡眠が阻害されていないか． ・休息はとれているか．	患者は初めての入院，手術であるため，不安や緊張により睡眠が妨げられることが考えられる．また，術後は創痛や点滴チューブ・カテーテル類の抜去が心配になることがある． 　睡眠や休息が十分でないと心身の疲労が回復せず，回復過程に影響を及ぼす．十分に睡眠がとれるように環境を整える．
認知-知覚	・意識状態，見当識 ・疼痛の程度 ・めまいの有無 ・治療への理解，期待	・入院前，腰痛の訴えあり ・術後3日目まで硬膜外カテーテルの留置予定．塩酸モルヒネ持続注入中．術後創痛の訴えあり．ペンタゾシン(ペンタジン)15mg＋生理食塩液100mLを点滴静注(6時間あけて使用可) ・外来では「できるだけ子宮はとりたくない」と話していたが，症状の増強もあり納得して手術を承諾した． ・術後の意識は清明．見当識に問題なし ・術後離床時，めまいによるふらつきあり	・疼痛コントロールははかられているか． ・治療についてどのように認識しているか．	入院前の腰痛は，子宮筋腫の増大に伴う腰椎の負担によるものである．筋腫の切除により徐々に改善されていくと考えられる． 　術後，塩酸モルヒネ持続注入で疼痛コントロールをはかっているが，創痛の訴えがあり，鎮痛薬を追加している．疼痛は安楽を阻害し，交感神経優位となるため，血圧上昇，不眠，食欲不振などの原因となる．疼痛コントロールをはかり積極的に苦痛を緩和する． 　疾患や治療方針について納得しており，正確に認識されている．認識に関して問題はない． # 手術操作による組織損傷に関連した急性疼痛

パターン	必要な情報項目	患者情報	アセスメントの視点	アセスメント
自己知覚-自己概念	・自己の疾患についての表現 ・不安や悩み ・術後のボディイメージ	・外来では「できるだけ子宮はとりたくない」と話していた. ・「子宮をとることになったけれど子どもをもてたのでよかった」と話す.	・子宮摘出についてどのように認識しているか. ・不安や悩みを誰かに表出できているか. ・術後のボディイメージをどのようにとらえているか.	子宮を喪失すると女性でなくなるかのように感じてしまう場合がある.気持ちを受け入れ支援することが大切である. 　患者は子宮喪失を受け入れる自分の気持ちを表出している.患者の心理状態の変化に留意し,不安や悩みについて傾聴の姿勢で支援する.
役割-関係	・社会的・経済的立場 ・家族,支援者,対人関係 ・コミュニケーション能力	・専業主婦 ・夫(39歳)と子ども(7歳)の3人暮らし ・入院中の家事は実母が手伝いにきている.退院後もしばらく滞在し,家事などの協力が得られる. ・「退院後徐々に家事を行っていく」と話す. ・コミュニケーション能力は問題なし	・入院や手術により役割の変調をきたさないか. ・家族の協力はあるか.	専業主婦であり,家庭を支える重要な役割をもっている.子どもはまだ母親の支えが必要である.今回の入院や手術でその役割には変調をきたさないと考えられる. 　入院中,退院後の家庭の維持管理は実母の協力が得られるため問題はない.
性-生殖	・配偶者(パートナー),子ども ・性行為への不安 ・性機能 ・家族計画	・夫,子ども1人あり,挙児希望なし ・夫との性生活は順調 ・夫は月経困難や貧血を心配しており,手術について納得している.	・子宮全摘出により性の問題が生じていないか. ・退院後の性機能や性生活について不安はないか. ・家族計画に変更をきたさないか.	手術したことで性行為に不安をいだくことも考えられる.腟は残存しているため,今後の性行為には問題がないことを伝える. 　早期の性行為により,腟断端部の出血や感染リスクが高いため,医師の許可が出るまでは性行為は行えない.退院に向けて夫にも説明し,協力を得る. 　子宮を喪失したが,卵巣機能は残っており,女

パターン	必要な情報項目	患者情報	アセスメントの視点	アセスメント
				性らしさは変化しない．今後不安が生じないように正しい知識を提供する． 　家族計画について，挙児希望はなく，子宮喪失による家族計画の変更はないため，現在のところ介入の必要はないと考える．
コーピング-ストレス耐性	・ストレスに対する反応 ・問題への対処行動	・入院前のストレス発散方法は，友人とのおしゃべり ・入院時，「夫は家事ができないから実母が手伝いにくるが，お互いに気を遣いそうで心配」と話す． ・入院，手術は初めてである．	・初めての入院，手術というストレスに対処していけるか． ・入院前の対処法は有効か．入院後に変更の必要はあるか．	初めての入院，手術によりストレスを生じることが考えられる．入院中の家族についても心配しており，ストレス要因は多い． 　入院前は友人と話すことでストレスに対処していた．コミュニケーションをはかり気持ちを表出できるように支援する．
価値-信念	・信仰の有無 ・重要視する価値	・信仰する宗教はとくになし．強いていえば夫の実家が仏教であるが，夫自身は強く信仰していない． ・家族を大切にしたいと話す．	・治療に影響する宗教や価値観はあるか．	現在の情報では，治療に影響する宗教や価値観はない．家族を大切に考えるという価値観を尊重し，家族との時間をもてるように配慮する．

患者の問題／看護診断リスト

共同問題	診断・優先の根拠
PC：出血	手術操作で子宮支持組織の靱帯や子宮動静脈を切断結紮したため，縫合部出血のリスクがある．後出血による出血性ショックは生命維持にかかわる重篤な合併症であるため共同問題とし，予防，異常の早期発見が必要なため，**優先順位1位**とする．

共同問題	診断・優先の根拠
PC：深部静脈血栓症	女性は筋力もなく，下肢静脈はうっ滞しやすく，深部静脈血栓を形成しやすい．さらに，高脂血症も考えられ，静脈うっ滞，深部静脈血栓形成のリスクが高い．血栓を形成すると，離床時に肺梗塞などの合併症のリスクが高くなるため，生命の危機に直結する．予防に努めることで深部静脈血栓症は回避できるため，**優先順位2位**とする．

看護診断名	パターン	診断・優先の根拠
＃1　手術操作による組織損傷に関連した急性疼痛	認知-知覚	塩酸モルヒネを持続注入し，疼痛コントロールをはかっているが，創痛の訴えが強い．疼痛は安楽を阻害するだけでなく，離床の妨げ，血圧上昇，不眠，食欲不振などの原因となる．疼痛コントロールをはかり，積極的に苦痛を緩和することで，予測される多くの症状が予防できるため，**優先順位3位**とする．

PC：共同問題，＃：看護問題

看護計画

共同問題	目標
PC：出血	●術後2日目までに後出血を起こさない． ●術後2日目までに出血性ショックの徴候がない．

対　策	根拠および留意点
DP (1)後出血の徴候をアセスメントする． 　①バイタルサイン 　　・血圧低下(収縮期血圧80mmHg以下) 　　・頻脈(100回/分以上) 　　・呼吸(20回/分以上，浅表性呼吸，呼吸困難) 　②出血の有無 　　・出血量(術中出血，創部ガーゼ上の出血，性器出血) 　　・血液の性状(血塊) 　③水分水納 　　・尿量(70mL/時間以下) 　　・輸液量，輸血量 　④意識レベル，気分不快の有無	▶後出血は術直後から術後24時間に生じるリスクが高い． ▶出血性ショックの徴候の血圧低下は，一般的に収縮期血圧90mmHg以下とされている．しかし，患者は術前から貧血があり，収縮期血圧90mmHg台である．術前の一般状態を考慮し，収縮期血圧80mmHg以下を出血性ショックの徴候とする． ▶腟断端部からの出血も考えられる．性器出血の性状に十分留意する． ▶老廃物を体外に排泄するためには，最低1mL/1kg/時間は必要である．患者の体重から算出すると約70mL/時間となる．

対　策	根拠および留意点
⑤チアノーゼの有無（顔色，爪甲色，口唇色） ⑥冷感，冷汗の有無 ⑦検査データ（Hb，Ht，RBC，PLT） (2)後出血の誘因をアセスメントする． 　①血圧上昇 　②急な体動 🟧 **TP** (1)後出血の徴候をとらえるための援助 　①経時的な観察，バイタルサイン測定 　　・術後全覚醒するまでは15分ごと 　　・その後2時間は30分ごと 　　・状況に応じ2〜4時間ごと (2)後出血を予防するための援助 　①輸液（必要時輸血）管理 　②安静（術当日はベッド上安静） 　③体位変換 　　・褥瘡を形成しないように2時間ごとに行う． 　　・急激な体動を避け，体位変換はゆっくり行う． 　④必要時，酸素投与 (3)不安を軽減するための援助 　①頻回の訪室 　②簡潔な言葉を用い状態を説明する． 🟧 **EP** (1)気分不快，めまい，虚脱感などの自覚症状が出現する場合もあることを説明する． (2)頻回に訪室し異常の早期発見に努めていることを説明する． (3)自覚症状出現時にはナースコールする．	▶術直後は，循環動態，呼吸状態ともに変動しやすい．頻回に観察することで状態の変化を把握し，異常の徴候を発見する． ▶同一部位が圧迫され続けると，皮膚や皮下組織が虚血状態に陥り，2時間ほどで組織が壊死する． ▶急激な体動は，血圧上昇をきたし，出血のリスクを高める． ▶不安が増強しストレスを生じると，交感神経が優位となり，末梢血管を収縮し，血圧が上昇する． ▶術後1日目で麻酔から覚醒し，意識は清明となるが，疲労感や疼痛などにより注意力は散漫となるため，簡潔明瞭な言葉を用いる． ▶自覚症状の出現により不安を生じる場合もある．症状や対処法を説明し，不安を軽減する．

共 同 問 題	目　標
PC：深部静脈血栓症	●術後1日目の離床までに深部静脈血栓症の徴候がない．

対　策	根拠および留意点
🟧 **DP** (1)深部静脈血栓症の徴候をアセスメントする． 　①下肢の状態 　　・下腿の浮腫の有無	▶深部静脈血栓が形成されると，離床のときに剝離し大静脈の流れに沿って肺に到達し，肺梗塞を生じるリスクが高い．

対　策	根拠および留意点
・下肢の運動状態(足指，足関節，膝立て) 　　・下肢のチアノーゼ 　　・下肢静脈の怒張の有無 　　・ホーマンズサインの有無 　②自覚症状 　　・疼痛，圧痛の有無 　　・下肢の倦怠感 　③バイタルサイン 　　・血圧低下(収縮期血圧80mmHg以下) 　　・発熱 (2)深部静脈血栓症の誘因をアセスメントする． 　①血流を阻害していないか． 　　・膝窩部の圧迫の有無 　　・間欠的下肢圧迫器のずれ 　　・弾性ストッキングの持続的な圧迫	▶深部静脈血栓症は無症状の場合もある．症状がないことを楽観視してはならない． ▶下肢を伸展した状態で足を背屈すると腓腹筋に疼痛を生じる(ホーマンズサイン)．ホーマンズサイン出現時は血栓形成のリスクがあるため，留意して観察する． ▶患者は術前から貧血があり，収縮期血圧90mmHg台である．術前の一般状態を考慮し，血圧低下の徴候を収縮期血圧80mmHg以下とする． ▶間欠的下肢圧迫器のずれや弾性ストッキングのしわで圧迫し，血流を阻害することがある．
🟧 TP (1)深部静脈血栓症の徴候をとらえるための援助 　①経時的な観察を行う． 　　・観察の頻度はPC：出血 🟧 TP (1)を参照 (2)深部静脈血栓症を予防するための援助 　①術前から弾性ストッキングを使用する． 　②弾性ストッキングは定期的にはずす． 　　・はずす時間は30分〜1時間とする． 　③術中，術後は間欠的下肢圧迫器を使用し，持続的にマッサージする． 　④術直後より両下肢の動きを促す． 　⑤冷感がみられた場合は温湿布を行う． 　⑥輸液管理 🟧 EP (1)下肢の疼痛，倦怠感などの自覚症状出現時には知らせるように説明する． (2)深呼吸を心がける． (3)創部に刺激の少ない深呼吸法 　①創部の保護 　②胸式呼吸 (4)水分摂取許可後，1.5〜2L/日の水分を摂取する． (5)足指，足関節の運動や足立てをする．	▶弾性ストッキングを装着しない時間をつくることで，持続した圧迫を除去できる．一般的に1回/6〜8時間は弾性ストッキングをはずす時間を設けるとよい． ▶自動・他動運動を行うことで筋肉の収縮をはかり，下肢の血流を促進する． ▶温熱刺激により血管が拡張し，血流を促進する． ▶輸液管理により循環血液量を確保する．脱水により血液の粘稠度が増すことを予防する． ▶深呼吸により胸腔内の陰圧を促し，大静脈からの血液移動を促進する． ▶脱水により血液の粘稠度が増すことを予防する．

対　策	根拠および留意点
(6)無理に腓腹部をマッサージしたり，こすったりしない．	▶血塊が剥離し，塞栓を起こすリスクが高まる．

看 護 診 断	目標とする患者の状態
#1　手術操作による組織損傷に関連した急性疼痛	●術後4日目までに鎮痛薬を使用しなくても創痛が自制内となる．

対　策	根拠および留意点
DP (1)疼痛の程度をアセスメントする． 　①主観的情報 　　・疼痛の訴え(部位，程度，持続時間) 　　・鎮痛薬使用希望の有無 　　・鎮痛薬の効果(持続時間) 　②客観的情報 　　・表情 　　・発汗の有無 　　・バイタルサインの変化(脈拍，呼吸，血圧上昇) 　　・離床状況 　　・歩行状態(創部を保護しているか) (2)疼痛の増強因子についてアセスメントする． 　①体動による刺激 　②創部の圧迫 　③創処置による機械的な刺激 (3)疼痛による二次的障害についてアセスメントする． 　①後出血 　②離床の遅延 　③不眠 　④食欲不振 **TP** (1)疼痛増強を予防するための援助 　①体動は声をかけ，タイミングを合わせてゆっくり行う． 　②腹帯を使用し，創部を保護する． 　③創部の圧迫を避けるため，ティージーパンツを使用する． (2)疼痛緩和のための援助 　①硬膜外カテーテル管理 　　・カテーテルの閉塞，挿入部のずれはない	▶創痛は術当日がピークで，術後24〜48時間から徐々に軽減していく． ▶腹式単純子宮摘出術は開腹するため，下腹部の創痛が強い．深呼吸や咳嗽も下腹部に力がかかるため，うまく行えない場合がある． ▶疼痛が少なく，積極的に離床できるように，術後3日目までは硬膜外カテーテルの留置で鎮痛薬を持続注入する． ▶疼痛により交感神経が優位となり，末梢血管を収縮すると血圧が上昇するため，創部断端部の出血が助長される． ▶膀胱カテーテル抜去後は，創部の圧迫を避ける．ゴムのゆるいパンツも使用可能

対　策	根拠および留意点
か． 　・挿入部の出血の有無 ②疼痛増強時は，医師の指示による鎮痛薬を追加する． (3)二次的障害に対する援助 ①必要時，離床前に鎮痛薬を使用する． ②離床時の防御姿勢について説明しながら離床する． **EP** (1)硬膜外カテーテルで持続的に鎮痛薬を注入していることを説明する． (2)疼痛増強時は追加の鎮痛薬を使用できることを説明する． (3)離床時の防御姿勢を説明する．	▶歩行時に創部に手を当てることで創部が保護される．前傾姿勢は腹筋を弛緩し緊張をとるため，創痛が緩和される． ▶最小限の疼痛で離床できる方法を具体的に提案する．

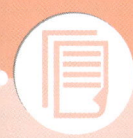

慢性期

卵巣嚢腫患者の看護過程の展開

BASIS

患者：36歳，女性
患者の状況：右側卵巣嚢腫（漿液性嚢胞腺腫，直径8cm）．半年前，右側嚢腫核出術施行．現在外来に定期受診し経過観察中．子どもなし，強い挙児希望あり

卵巣嚢腫患者の理解に必要な情報

パターン	必要な情報項目	患者情報	アセスメントの視点	アセスメント
健康知覚-健康管理	・現在までの経過，疾患についてのとらえ方 ・日常の健康管理 ・指示された治療，日常生活上の注意の認識と実態 ・身体的管理能力 ・知的・情緒的準備状態	・35歳時，会社の子宮がん検診を受け，右側卵巣嚢腫を指摘された．その後定期受診していたが嚢腫が増大し，医師の勧めもあり，卵巣嚢腫核出術を決意した． ・右側卵巣嚢腫核出術後，外来に定期受診し経過観察中．経過は良好 ・退院後は患者だけでなく，夫とともに健康に留意して生活している． ・「病気になるまで，健康や妊娠のことなど深く考えたことがなかったが，いまは，健康が大切であり，子どもがほしい」と話す．	・健康や疾患についての認識はどうか． ・健康管理についての認識と実践力はあるか．	会社の検診で卵巣嚢腫を指摘された．患者は，自分が卵巣疾患を発症するとは考えておらず，挙児希望があったため，疾患を指摘されたときは大きな衝撃を受けたと考えられる．それまでは，健康であることが当たり前と考えていた． しかし，今回の手術やその後の生活をとおし，健康に対する考えが大きく変化し，挙児希望も強くなった．現在は，患者自身と夫の健康に配慮して生活しており，健康管理の認識と実践力は十分にあると考えられる．
栄養-代謝	・身長，体重，BMI ・水分・食事摂取状態 ・消化・吸収状態 ・栄養状態データ	・身長165cm，体重56kg，BMI 20.6 ・食事は規則的に3食摂取している． ・健康を考え，なるべく有機野菜をとるようにしている． ・Hb 12.3g/dL（外来で採血）	・栄養状態は良好か．	健康に留意し，食生活に気をつけている． 標準体重（59.8kg）と大差なく，BMIは正常で，栄養状態は良好である．

パターン	必要な情報項目	患者情報	アセスメントの視点	アセスメント
排泄	・排尿状態 ・排便状態	・排尿6〜7回/日 ・排便1回/2〜3日 ・もともと便秘がちであり，以前は市販の下剤を服用していた．健康を考えて下剤をやめ，水分と食物繊維を多くとるようにしている．	・排尿は問題ないか． ・便秘は続いていないか．	排尿に問題はない． 　もともと便秘がちだが，食事の工夫で改善しようと努力している．排便は1回/2〜3日であるが，排便困難をきたしておらず，このまま自己コントロールでよいと考えられる．
活動-運動	・ADLの状態 ・呼吸器系 ・循環器系	・ADLは自立している． ・外来受診のたびに外来棟の血圧測定器で測定している．P 72回/分，BP 102/60mmHg ・「2か月前から，休日に夫とウォーキングを始めた」と話している．	・呼吸器系，循環器系に問題はないか．	ADLに問題はない． 　健康を考えて夫とともに始めたウォーキングは，身体への負担も少なく，適切な運動量である． 　呼吸器系，循環器系に問題はない． 　外来受診時の血圧自己測定は，健康への意識が高まったためと考えられる．
睡眠-休息	・睡眠時間 ・睡眠を妨げる要因 ・睡眠の満足度	・睡眠時間は約5〜6時間/日 ・就寝時になかなか寝つけず，夜間中途覚醒することもある． ・いまの生活は幸せだが，卵巣嚢腫核出後でも妊娠できるのか，高齢出産となることなど，不安に思っていることを外来看護師に打ち明けた． ・子どもを望んでいる夫に対して申しわけない気持ちがある． ・中途覚醒しないときは熟睡感が得られ，疲労感はないと話す．	・睡眠が阻害されていないか． ・休息はとれているか． ・疾患の経過，妊娠，出産などについて不安が生じ，睡眠に影響を及ぼしていないか．	常時ではないが，入眠困難や中途覚醒があり，睡眠が阻害されている． 　妊娠可能か，高齢出産だが大丈夫か，夫への遠慮などの不安が睡眠パターンを乱す要因であると考えられる． 　中途覚醒しないときは熟睡感が得られ，休息がとれている．疲労がとれない状況ではない． 　今後も睡眠障害が持続すると，身体へ影響を及ぼす危険性があるため，受診時に情報を得て必要時には看護介入する．

9　女性生殖器・婦人科疾患

パターン	必要な情報項目	患者情報	アセスメントの視点	アセスメント
認知-知覚	・治療への理解，期待	・夫と話しあい，治療や子どもをつくることに専念するために会社を退職した． ・術後の経過に問題がないことを非常に喜んでいる． ・夫婦ともに強い挙児希望がある．	・治療についてどのように認識しているか．	疾患について現状を認識し，健康に留意して生活している． 　夫婦ともに強い挙児希望がある．患者の発言から妊娠に対する不安が大きく，夫の期待に沿えるかどうかを心配していることがうかがわれる．
自己知覚-自己概念	・自分についての患者の表現 ・不安や悩みの表現 ・術後のボディイメージ	・ときどき月経不順はあったが自覚症状はほとんどなかったため，初めは信じられず，疾患を認識できなかった． ・卵巣囊腫核出術を受けたことで妊娠しにくいのではないかと考えており，夫に対して申しわけない気持ちがある． ・夫にはなんでも話せるが，卵巣機能や女性らしさの欠如についての心配事はなかなか話せない． ・卵巣疾患を発症したために早く更年期障害になるのではないか，女性ホルモンが減少し，体型に影響が生じるのではないかという不安を訴えている．	・不安や悩みを誰かに表出できているか． ・術後のボディイメージをどのようにとらえているか． ・卵巣機能をどのように認識しているか．	術後の経過は良好であり，挙児の期待が大きいが，その半面，不妊のおそれや高齢出産についての不安がある． 　心の支えは夫であるが，生殖機能に関する不安は表出しにくい．現在は外来受診時に看護師に相談できている． 　卵巣囊腫核出術が女性らしさの欠如や不妊に影響するのではないかという不安が大きい．しかし，術後の卵巣機能について誤解している点があり，正しい情報を提供し，不安の軽減に努める． 　理解力は良好であるため，正しい情報を提供することで自己知覚や不安の改善につながると考えられる．
役割-関係	・社会的・経済的立場 ・家族，支援者 ・対人関係	・夫（38歳）と2人暮らし ・入院前は会社員（デパート販売員）であった． ・夫と話しあい，今後の療養と子どもをつくることに専念するために会社を退職した．現在は専業主婦である．	・家族の協力はあるか． ・治療により役割の変調をきたさないか．	夫が支援者である．実家は遠方であるため，夫以外の協力は得られにくい． 　会社員時代の友人が多く，対人関係は良好である． 　今回の治療を機に会社

慢性期●卵巣囊腫

パターン	必要な情報項目	患者情報	アセスメントの視点	アセスメント
		・実家，夫の実家は遠方であり，夫以外の協力は得られない． ・会社員時代の友人といまでも仲がよい．		を退職したことで社会的立場に大きな変化があったが，家庭での役割に変調はない．専業主婦となり療養に専念し，健康管理も十分に行えていることから，家庭内での役割を十分に果たしていると考える．挙児希望が強く，退職し社会的な役割がなくなったことが逆にプレッシャーとならないように支援する．
性-生殖	・配偶者(パートナー)，子ども ・家族計画 ・性機能 ・性行為への不安	・夫，子どもなし，強い挙児希望あり ・29歳で恋愛結婚．しばらくは2人だけの生活がよいと避妊していた．高齢出産になるため，そろそろ妊娠をと考えていた矢先に卵巣嚢腫を指摘された． ・卵巣を手術したことで，妊娠しにくい身体になったと考えており，夫に対して申しわけないという気持ちが強い． ・夫にはなんでも話せるが，卵巣機能や妊娠についての心配事はなかなか話せない． ・挙児希望が強いが，術後，性行為が怖くなってしまった．術後約半年経過し，医師から性生活を許可されたが性生活はないと話す．夫も無理に求めなくなったため，患者自身も遠慮してしまう．	・家族計画に変更をきたさないか． ・性に関する問題が生じていないか． ・性機能や性生活について不安はないか．	挙児を強く望んでおり，現在のところ，家族計画変更の必要はない． 　妊娠しにくい身体になったのではないかという遠慮もあり，夫には卵巣機能や性生活への不安を話しにくいと思われる． 　性行為への不安や誤った知識から性生活が困難となっている．術後の性生活に大きな不安をいだいている．夫も患者に遠慮しているためか，性生活に消極的になっている状況である． 　現在は，性的健康が満たされておらず，正しい知識や情報を提供し，健康的な性生活をおくることができるように看護介入する． # 術後の卵巣機能に関する知識不足，性生活への不安に関連した非効果的セクシュアリティパターン

パターン	必要な情報項目	患者情報	アセスメントの視点	アセスメント
コーピング-ストレス耐性	・ストレス対処法 ・問題への対処行動	・以前のストレス発散方法は，友人とのショッピングやおいしい食事であった． ・現在，仕事を辞めたため，自由に使える小遣いが減ってしまったが，ときどき友人と出かけている． ・今回の入院や治療について夫とよく相談している．	・以前のストレス対処法は有効か．変更の必要はあるか．	卵巣囊腫核出術により非常に大きなストレスがかかったと考えられるが，夫とともにそのストレスを乗り越えることができた．ストレスに対する対処能力はあると考えられる． 　友人とのショッピングや食事といった以前の対処行動は有効であり，ストレス耐性への介入は必要ない． 　現在，性生活に困難をきたしており，ストレス状況が考えられるが，パターン"性-生殖"で展開する．
価値-信念	・信仰の有無 ・重要視する価値	・キリスト教系の女子大学を卒業し，キリスト教を信仰している． ・罹患したことで改めて患者自身や夫の健康，子孫を残すことを大切に思う気持ちが非常に強くなった． ・夫と実家の家族を大切にしている．	・治療に影響する宗教や価値観はあるか．	治療に影響する宗教や価値観はない． 　いままで健康に過ごしてきたが，疾患を発症したことにより患者の健康観が大きく変わった．家族の健康を守るという意識も強くなり，現在の生活に大きく影響している． 　患者の健康観を尊重し支援する．また，患者の負担とならないように挙児希望について支援していく．

慢性期 ● 卵巣囊腫

看護診断リスト

看護診断名	パターン	診断・優先の根拠
＃1　術後の卵巣機能に関する知識不足，性生活への不安に関連した非効果的セクシュアリティパターン	性-生殖	術後の性生活や妊娠について大きな不安をいだいている．夫も患者に遠慮しているためか，性生活に消極的になっている状況である．現在は性的健康が満たされておらず，正しい知識や情報を提供し，健康的な性生活をおくることができるように，**最優先**として看護介入する．

看護計画

看護診断	目標とする患者の状態
＃1　術後の卵巣機能に関する知識不足，性生活への不安に関連した非効果的セクシュアリティパターン	●術後の卵巣機能について正しい認識ができる． ●夫とともに術前の性生活を取り戻すことができる．

対　策	根拠および留意点
DP (1)性生活への不安をアセスメントする． 　①夫との性生活に関する話しあいの有無 　②性生活に対する受けとめ方 　③性行為への遠慮や不安，その要因 (2)女性らしさの喪失感をアセスメントする． 　①術後のボディイメージの変化：腹部の創跡 　②女性らしさに対する思い (3)術後の卵巣機能に関する知識をアセスメントする． 　①排卵機能 　②ホルモン分泌機能	▶性生活については羞恥心を伴うため，プライバシーに十分配慮し，無理に話を聞き出すような態度は控える．
TP (1)性生活への思いを受けとめる援助 　①患者が思いを表出しやすい雰囲気をつくる． 　②外来受診時に面談の機会をつくる． 　③面談の際，プライバシーに配慮し，別室で行う． 　④思いを傾聴する姿勢で接する． 　⑤患者や夫の考えに共感を示す． 　⑥いつでも患者を支援していることを話し，安心してもらう．	▶性生活については羞恥心を伴うため，プライバシーに十分配慮する．緊張すると思いが表出しにくくなるため，リラックスした雰囲気で話しあう．受け持ち看護師が中心となりかかわると，信頼関係が構築しやすい．

対　策	根拠および留意点
(2)正しい知識獲得への援助（ EP (3)参照） 　①卵巣機能（排卵，卵巣ホルモン）について説明する． 　②性生活について説明する． **EP** (1)性生活への不安や心配は当然のことであり，患者の思いを夫に表出してもよいことを話す． (2)夫に話しにくいときは，看護師をはじめ医療従事者に相談してよいことを伝える． (3)術後の卵巣機能について説明する． 　①定期検診に問題がなければ，手術が性生活に及ぼす影響はない． 　②卵巣囊腫核出後も排卵は行われる． 　③妊娠は可能である． 　④卵巣囊腫核出後も卵巣ホルモンをはじめ，女性ホルモンは分泌される． 　⑤卵巣囊腫核出術を受けたからといって更年期障害が早まることはない．	▶患者は，卵巣囊腫核出が卵巣機能やホルモンバランスに影響を及ぼし，女性らしさが乏しくなるのではないかという不安をかかえている．正しい認識をもてるように，知識を提供する． ▶性生活はパートナーとの信頼関係が重要である．パートナーに正直な思いを表出することが大切である． ▶卵巣囊腫核出後も卵巣機能は十分に保たれる．妊娠の可能性も十分にあることを伝える．

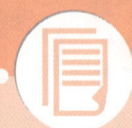

回復期
乳がん患者の看護過程の展開

BASIS

患者：45歳，女性
患者の状況：乳がん(stageⅡ)．全身麻酔(硬膜外麻酔)下で非定型的乳房切除術(胸筋温存乳房切除術，リンパ節郭清術)を施行．術後7日目

乳がん患者の理解に必要な情報

パターン	必要な情報項目	患者情報	アセスメントの視点	アセスメント
健康知覚-健康管理	・入院，手術から現在までの経過 ・疾患についてのとらえ方 ・日常の健康管理 ・指示された治療，日常生活上の認識と実態 ・身体的管理能力 ・知的・情緒的準備状態	・入浴時に右乳房外側にしこりを発見し受診．右乳房外側に直径4cmの腫瘍あり ・外来で夫とともに疾患の説明を受けたのち，セカンドオピニオンを求め他院を受診．その結果，非定型的乳房切除術を決意 ・入院前の体調管理は良好であった． ・全身麻酔下で非定型的乳房切除術(胸筋温存乳房切除術，リンパ節郭清術)を施行 ・術後1日目から手指・肘関節運動開始．術後7日目から肩関節の運動開始 ・リハビリテーションの必要性を理解し，積極的に右上肢の運動を行っている．	・健康管理能力はあるか． ・健康や疾患についての認識はどうか． ・術後のリハビリテーションに必要な自己管理についての認識と実践能力はあるか．	乳がんの告知後，セカンドオピニオンを求め他院を受診するなど，患者は自分で情報を得，熟慮して手術を決意した．健康管理についての自己決定能力はある．今後も，患者が治療を選択できるように情報を提供していく． 入院前の自宅での健康管理を含め，術前の健康管理は十分に行えていた．術後は一時的な身体的健康管理の支援が必要であるが，今後も自己管理していく能力は十分にある． 術後のリハビリテーションが開始され，必要性を理解し，積極的に取り組んでいる．徐々にリハビリテーションを進め，今後の生活に取り込めるように支援する．
栄養-代謝	・身長，体重，BMI ・水分・食事摂取状態	・身長155cm，体重50kg，BMI 20.8 ・術中出血量86mL，閉鎖式ドレーンを留置し，	・手術に伴う栄養状態の変化はないか．	術中から術後にかけての出血は少なく，創状態もよく，術後の経過は良好である．栄養状態の低

パターン	必要な情報項目	患者情報	アセスメントの視点	アセスメント
	・皮膚の状態 ・消化・吸収状態 ・栄養状態データ	・術後5日目に抜去．総出血量160mL ・術後3日間37℃後半の発熱が持続 ・創状態良好で術後7日目に全抜糸 ・術後7日目のバイタルサイン：T 36.8℃，P 66回/分（整脈），R 18回/分，BP 110/60mmHg ・術後7日目TP 7.5g/dL，Alb 3.8g/dL ・術後1日目流動食開始．術後4日目からは常食となった．食事は6～7割摂取している．	・術後の栄養状態がリハビリテーションに影響を与えていないか．	下もみられない． 　食事は術後4日目より常食となった．食事は6～7割摂取しており，栄養状態を維持できることが考えられ，リハビリテーションへの影響はないと思われる．
排泄	・排尿状態 ・排便状態	・術前の排尿は，6～7回/日．排尿困難なし ・術後1日目膀胱カテーテル抜去後，トイレ歩行し排尿あり ・術前の排便は，1回/日規則的にある． ・術後，腸蠕動はすぐに改善した．排便は術後3日目までなく，緩下剤を使用し，術後4日目に多量の硬～軟便あり．その後1回/2日あり	・排尿困難をきたしていないか． ・便秘は持続していないか．	膀胱カテーテル抜去後の排尿困難はなく，排尿状態に問題はない． 　排便は，もともと規則的である．術後一時的に便秘になったが，これは全身麻酔による一時的な腸管麻痺，活動の低下などによる腸蠕動の低下，食事・水分摂取量の減少が原因と考えられる．今後リハビリテーションの進行に伴い，活動の増加が予測され，排便コントロールもはかれると考えられる．
活動-運動	・呼吸器系 ・循環器系 ・ADLの状態 ・リハビリテーションの状況	・術前の心電図，呼吸器機能検査に問題なし ・全身麻酔下で非定型的乳房切除術（胸筋温存乳房切除術，リンパ節郭清術）を施行 ・術後創部を圧迫固定し，術後5日目に除去	・右上肢の可動範囲はどうか． ・術後，右上肢のリハビリテーションは進んでいるか．	術式から，動静脈の結紮や切断により，右上肢の動静脈還流が阻害されることが考えられる．また，リンパ節郭清も行っているため，リンパ液の還流も障害されやすい．術後右上肢に浮腫が持続

回復期 ● 乳がん

パターン	必要な情報項目	患者情報	アセスメントの視点	アセスメント
		・術後右上肢の浮腫が持続している． ・右上肢の鈍痛（重苦しい痛み）あり ・歩行時三角巾で右上肢挙上している．臥床時は，安楽枕を使用して右上肢を挙上している． ・右手指，手関節の運動はゆっくり行える． ・右肩関節可動域は，屈曲（前方挙上）45°，外転（側方挙上）40° ・食事動作は，右手でゆっくり行える． ・整髪は左手で行っている． ・自宅では家事全般を行っていた． ・自宅では布団で寝ていた． ・術後1日目からベッドサイドで手指・肘関節の運動開始 ・術後7日目からリハビリテーション室での機能訓練（肩関節の運動）開始	・右上肢のリハビリテーションに影響を及ぼす因子はないか．	しており，鈍痛の訴えがある．現在のところ右上肢の運動やリハビリテーションに支障をきたしていないが，浮腫の軽減をはかり，リハビリテーションに取り組んでいけるように支援する． 　右上肢に関節可動域制限があり，ADLに介助を要する．術後1日目からリハビリテーションは開始されている．今後も継続して関節可動域の回復や，機能維持をはかる． # 手術侵襲に伴う右肩関節可動域の減少，リンパ流障害に伴う疼痛に関連した身体可動性障害
睡眠-休息	・睡眠時間 ・睡眠を妨げる要因 ・睡眠の満足度 ・休息に関する自覚	・術後は平均6〜7時間/日睡眠をとっている． ・「なかなか寝つけず，病気のことや乳房を失ったことを考えてしまう」と話す．	・右上肢の疼痛により睡眠が阻害されていないか． ・疾患の予後，乳房の喪失による不安が生じ，睡眠に影響を及ぼしていないか．	現在は入眠困難の状態であるが，睡眠時間は確保できている． 　患者の言動から考えると，右上肢の身体的苦痛というよりも，疾患の予後，乳房の喪失による不安が生じ，睡眠に影響していると考えられる．不安や悩みについて傾聴し支援することが必要であり，パターン"自己知覚-自己概念"で展開する．

9 女性生殖器・婦人科疾患

パターン	必要な情報項目	患者情報	アセスメントの視点	アセスメント
認知-知覚	・意識状態,見当識 ・疼痛の程度 ・治療への理解,期待	・術後の意識は清明で見当識障害はなく経過した. ・病期分類(TNM分類):T2aN1bM0,非定型的乳房切除術(胸筋温存乳房切除術,リンパ節郭清術)を施行 ・治療方針を決定する際,乳房温存を期待し,セカンドオピニオンなどで十分検討した.しかし,病期分類からも乳房温存をあきらめ,手術を決意.夫の理解も得られている. ・術後右上肢の浮腫,鈍痛あり	・治療についてどのように認識しているか. ・疼痛コントロールはされているか.	治療方針を決定する際,病期分類からも乳房温存をあきらめ,非定型的乳房切除術での手術を納得して決意した.疾患に関する認識は正確であり,自分で意思決定することができている.認識に関して問題はない. 　術後右上肢の浮腫,鈍痛が持続している.手術操作による動静脈還流,リンパ液の還流が阻害されやすいことが原因である.これがリハビリテーションの阻害因子となることも考えられるため,パターン"活動-運動"で展開する.
自己知覚-自己概念	・疾患や身体に関する発言 ・不安や悩みの表現 ・術後のボディイメージ	・右乳房外側に直径4cmの腫瘍あり ・病期分類(TNM分類):T2aN1bM0 ・非定型的乳房切除術(胸筋温存乳房切除術,リンパ節郭清術)を施行 ・術後7日目に全抜糸.創癒合状態は良好 ・乳房温存を希望していたが,病期分類からも乳房温存をあきらめた. ・術後の創処置や清拭時に傷を全く見ていない. ・「納得して手術を受けたけれど,傷は怖くて見られない.触るのはもっと怖い」と話す. ・告知を受けてから夫とよく話しあっていると話す.	・乳房の喪失についてどのように認識しているか. ・術後のボディイメージをどのようにとらえているか. ・不安や悩みを誰かに表出できているか.	乳房温存を希望していたが,病期分類を知り,あきらめた経緯がある.手術を納得して受けたとはいえ,乳房喪失の実感がわく時期であり,自己のボディイメージをまだ受け入れられない状況であると思われる. 　女性にとって乳房の喪失は,自己の価値観にも大きく影響すると考えられる.患者の気持ちに配慮し,身体的な変化を受け入れられるように支援する. 　夫が支援者であるが,夫でなくとも不安や悩みを表出できるようにはたらきかける. # 乳房喪失に関連したボディイメージ混乱

回復期・乳がん

パターン	必要な情報項目	患者情報	アセスメントの視点	アセスメント
役割-関係	・社会的・経済的役割 ・家族，支援者 ・対人関係 ・コミュニケーション能力	・建築会社の事務の仕事をしている． ・今回の入院で2か月間休暇をとった． ・夫(45歳)，長女(15歳)，長男(11歳)の4人暮らし ・入院中の家事は長女と夫が協力して行っている． ・週末に家族が面会に訪れる．	・家族の協力はあるか． ・入院や手術により役割の変調をきたさないか．	患者は，妻，母親として家庭を支える大切な役割を果たしていた．入院中の家事は長女と夫が協力して行っており，家族の協力は得られている． 　仕事は2か月間休暇をとり，治療やリハビリテーションに専念する環境はできている．しかし，復帰後，しばらくは無理をしないように周囲の人の協力を得る必要があることを指導する． 　現在のところ，疾患や今回の入院による役割-関係の変調の可能性は低いと考える． 　コミュニケーション能力に問題はない．
性-生殖	・配偶者(パートナー)，子ども ・性機能 ・性行為への不安 ・家族計画	・夫，子ども2人あり ・夫は今回の手術について納得している． ・今後挙児の希望はない．	・性に関する問題を生じていないか． ・退院後の性機能や性生活について不安はないか． ・家族計画に変更をきたさないか．	乳房の喪失は女性としての価値観に大きく影響を与え，劣等感や女性でなくなってしまうのではないかという不安，恐れなど，さまざまな感情を生じる可能性がある．身体的な変化を受け入れることができないと，性生活に不安を生じる危険性が高い．夫の協力を得ながら，支援していく． 　子どもは2人おり，挙児の希望はないため，今後の家族計画に変更は生じない．現在のところ家族計画について介入の必要はない．

パターン	必要な情報項目	患者情報	アセスメントの視点	アセスメント
コーピング-ストレス耐性	・ストレスへの反応 ・問題への対処行動	・「病名の告知を受けた際、ショックが大きく、しばらくのあいだ食事ができなかった」と話す． ・ストレス発散方法は、就寝前のビール1缶．夫とともに1日のことを話しあう時間 ・健康のため，1回/週夫とともにフィットネスクラブ(ジム，プール)に通っていた． ・近所に長女の友人宅があり、その母と仲がよく、よく旅行に行っている．	・乳がんの告知、入院、手術というストレスに対処していけるか． ・入院前の対処方法は有効か．入院後に変更の必要はあるか．	乳がんの告知を受け、ショックのため、食事ものどを通らなかった時期がある．大きなストレスが原因で食欲不振となる状況が考えられる．決意して今回の手術に至ったが、現在のところ乳房喪失のショックが大きく、受け入れられない状況である．食欲や日中の過ごし方にストレスによる影響が出現しないかを観察する． 　フィットネスクラブや友人との旅行も対処行動の1つであったが、乳房の喪失により、フィットネスクラブや旅行をためらうことも十分考えられる． 　今後の生活に向けて、対処法のヒントになるように、リマンマ・ブラジャーなどの補整具や患者会の情報を提供する．
価値-信念	・信仰の有無 ・重要視する価値	・信仰する宗教はとくにない． ・「乳がんになって命の大切さや切なさを感じている」と話す． ・夫と2人の子どもを大切にしている．	・治療に影響する信仰や価値観はあるか．	治療に大きく影響を与える信仰はない． 　家族を大切に思っており、家族との時間を十分もてるように支援する．

回復期・乳がん

看護診断リスト

看護診断名	パターン	診断・優先の根拠
#1　乳房喪失に関連したボディイメージ混乱	自己知覚-自己概念	手術を納得して受けたとはいえ，乳房喪失の実感が生じ，自己のボディイメージをまだ受け入れられない状況である．患者にとって乳房の喪失感は自己の価値観にも影響し，不安やストレス，闘病への意欲低下などの原因となることも考えられる．そのため，身体的な自己知覚を受け入れられるように支援する必要があるため，**優先順位1位**とする．
#2　手術侵襲に伴う右肩関節可動域の減少，リンパ流障害に伴う疼痛に関連した身体可動性障害	活動-運動	手術侵襲に伴う右上肢可動域の制限やリンパ液の還流の障害に伴う鈍痛があり，ADLに介助を要する．リハビリテーションを開始し，自動運動や関節可動域の回復をはかっている．継続して機能回復をはかる必要があるため，**優先順位2位**とする．

看護計画

看護診断	目標とする患者の状態
#1　乳房喪失に関連したボディイメージ混乱	●創部を見て，触れることができる． ●乳房喪失の事実を受けとめる言動がある．

対　策	根拠および留意点
DP ⑴ボディイメージの変化についての反応をアセスメントする． 　①言動 　　・自分の身体についての認識 　　・受容過程の心理的変化 　　・否定的な言動の有無（全抜糸後も創部を見ない，全抜糸後も創部を触らない） 　　・喪失した乳房への固執 　②重要他者の反応 　　・夫の言動 　　・2人の子どもの言動 　　・家族の理解，協力 　③補整具に対する反応 　④退院後の生活をイメージして生じる不安	▶受容過程を判断する指標としてさまざまな看護理論を用いてもよいと思われる．例をあげれば，フィンクの危機モデルは危機状況への適応を4つの段階（衝撃，防御的退行，承認，適応）で表している． ▶他者からの評価に，自己認識は大きく左右される．重要他者である夫や子ども，両親などの反応が患者の感情に大きく関与すると考えられる． ▶ボディイメージが混乱している場合，補整具を受け入れられない．しかし，逆に補整具を装着する

対　策	根拠および留意点
(2)感情の変化による影響をアセスメントする． 　①食欲不振の有無 　②睡眠状態 　　・入眠困難の有無 　　・中途覚醒の有無	ことでボディイメージを維持することができる場合もある．患者のこまかな反応を観察し，感情の変化を理解する．
TP (1)感情を表出するための援助 　①傾聴的に接する． 　②支持的な表現で話す． 　③できるだけ受け持ち看護師がかかわる． 　④看護師と2人きりになって話しあう機会をもつ． 　⑤自分の感情を表出してもよいことを話す． 　⑥家族の面会時に家族の時間をもてるように配慮する． 　⑦初回のシャワー浴時には介助を行う． (2)ボディイメージの変化を受け入れるための援助 　①全抜糸後に創部を見てもらう． 　②補整具を紹介する． 　　・パッド 　　・下着（胸帯，リマンマ・ブラジャー） 　　・水着 　　・人工乳房 　③服装などのアドバイスをする． 　④患者会について紹介する．	▶患者は乳房喪失により，身体的な自己知覚に混乱をきたしている状態である．そのため，無理に励ますことよりも支持的なかかわりが必要である． ▶初回のシャワー浴は創部を見る機会である．患者の反応を観察しながら介助を進める． ▶創部が生々しいとショックが大きい．全抜糸し，創部表面がきれいな状態で見てもらうことも1つのプランとして有効である． ▶補整具は患者の反応を見ながら紹介する． ▶患者は，夫とともに1回/週，フィットネスクラブに通っていた．補整水着があることを伝える．
EP (1)遠慮せず，自分の気持ちを表出するように話す． (2)家族の協力を求める． 　①大切な家族に変わりないことを伝えるようにアドバイスをする．	▶患者は家族を大切に思っている．家族の協力を得て乳房喪失を受け入れることができるように支持する．

看護診断	目標とする患者の状態
＃2　手術侵襲に伴う右肩関節可動域の減少，リンパ流障害に伴う疼痛に関連した身体可動性障害	●リハビリテーションのスケジュールに沿って運動療法を行える． ●退院までに右肩関節挙上ができる．

対　策	根拠および留意点
DP (1)右上肢の可動域をアセスメントする． 　①肩関節の伸展，屈曲，内転，外転 　②肘関節の伸展，屈曲 　③手関節の掌屈，背屈 　④手指の掌握 (2)**ADL状況をアセスメントする．** 　①食事動作 　②整髪動作 　③保清動作 　④家事動作 　⑤歩行時の姿勢 (3)リハビリテーションの状況をアセスメントする． 　①スケジュールの進行状況 　②リハビリテーション時の苦痛の有無 (4)右上肢の循環障害についてアセスメントする． 　①血流のうっ滞 　　・右手指の冷感，チアノーゼの有無 　②リンパ流障害 　　・右上肢の浮腫の程度 　　・左右差 (5)右上肢の疼痛についてアセスメントする． 　①右上肢の鈍痛 　　・鈍痛の程度，重苦しさの有無 　　・しびれ感の有無 　②関節痛の有無 (6)リハビリテーションへの意欲 　①必要性の理解 **TP** (1)右上肢の可動域を拡大する援助 　［リハビリテーションプログラムの提示］ 　①術当日 　　・手指の屈伸運動 　②術後1日目からドレーン抜去まで 　　・肘関節の屈伸運動	▶右上肢の関節可動域制限はADLに影響する． ▶家事全般は，家庭での患者の大きな役割である．今後どの程度家事動作が行えるかを把握し，長女の助けを得ながら徐々に機能回復をめざしていく． ▶右腋窩周囲のリンパ節郭清を行っているため，リンパ液の還流が障害され，循環障害，浮腫が生じる．それに伴い鈍痛や重苦しい重圧感が生じ，リハビリテーションの妨げになることが考えられる．

対　策	根拠および留意点
・じゃんけん 　・ボール握り運動 　・髪をとかす 　③ドレーン抜去から全抜糸まで 　・ボールつぶし運動 　・肩関節の上下運動 　・右上肢の挙上(腕の引き上げ運動) 　④術後1〜2週間 　・振り子運動 　・指先タッチ運動，耳タッチ運動 (2)必要時，運動回数設定の変更 (3)右上肢の循環障害を改善する援助 　①右上肢を挙上する． 　・歩行時，三角巾固定する． 　・臥床時，安楽枕やバスタオルで挙上する 　　(手指が下がらないようにする)． 　②右上肢のマッサージを末梢から中枢に向けて行う． (4)右上肢の疼痛を軽減する援助 　①保温 　②右上肢の保護 　・右上肢で血圧測定，採血をしない． **EP** (1)日常生活にリハビリテーションを取り入れるように説明する． (2)退院後も持続した運動が必要であることを説明する． (3)右上肢の循環を促進する方法を説明する． 　(♯2 **TP** (3)を参照) (4)右上肢の疼痛を改善する方法を説明する． 　(♯2 **TP** (4)を参照)	▶リハビリテーションの施行により，一時的に疼痛が増強した場合や浮腫が進行した場合は，創部への負荷を考慮し，回数を加減する． ▶安楽枕やバスタオルを積み上げ，手指を挙上する．手指が下がると，循環障害を助長してしまう． ▶血圧測定や採血は，一時的に右上肢を虚血するため，循環障害のある場合は禁忌である． ▶日常生活にリハビリテーションを取り入れ，機能回復を促進する．

ターミナル期

子宮がん患者の看護過程の展開

> **BASIS**
> 患者：62歳，女性
> 患者の状況：子宮頸がん（Ⅳa期），骨盤腔内リンパ節転移，播種性腹膜転移，骨盤腔内浸潤に伴う直腸腟瘻形成

子宮がん患者の理解に必要な情報

パターン	必要な情報項目	患者情報	アセスメントの視点	アセスメント
健康知覚-健康管理	・現在までの経過，疾患についてのとらえ方 ・身体的管理能力 ・知的・情緒的準備状態	・1年前，不正性器出血を主訴に受診し，細胞診の結果クラスⅣ．CT検査，MRI検査などの結果，子宮頸がん（Ⅳa期）と診断された． ・外来で夫とともに，疾患の進行から手術を行えないことを説明され，放射線療法と化学療法を併用して受けることを決定する． ・併用療法（放射線療法と化学療法）によって腫瘍の縮小がみとめられて退院 ・退院後，夫と2人自宅で穏やかに生活していた． ・1か月前，激しい腹痛と腟からの大量出血があり入院となる． ・精査の結果，子宮頸がん骨盤腔内浸潤に伴う直腸腟瘻形成，骨盤腔内リンパ節転移，播種性腹膜転移 ・入院後，患者の希望で緩和ケア病棟に転棟す	・現在の健康管理能力はどうか．実践力はあるか． ・予後の過ごし方や疾患についての認識はどうか． ・自分の病状を知り，予後の過ごし方を自己決定することができるか．	医師から疾患について説明され，手術を行わず，放射線療法と化学療法の併用で治療することを夫とともに決定した．夫と相談しながら，患者・家族にとってよいと思う治療を納得して選択しており，健康や治療に対する自己決定は十分に行うことができる． 今回の入院でも，自分の病状を考え，緩和ケア病棟でのケアを希望し，予後の過ごし方についても自己決定できていたと考えられる． 前回退院後，自宅で夫とともに病状の変化に注意しながら生活していた．現在，自己管理が身体的に不可能な状況が増え，必要時に援助を受けている． 患者・家族は予後の過ごし方に対してしっかりした考えをもっているため，援助の際には患者・家族の意思を尊重する．

9 女性生殖器・婦人科疾患

パターン	必要な情報項目	患者情報	アセスメントの視点	アセスメント
		る．「緩和ケアは前回の入院のときから考えていた」と話す．		
栄養-代謝	・身長，体重，BMI ・水分・食事摂取状態 ・消化・吸収状態 ・皮膚の状態 ・栄養状態データ	・身長154cm，体重50kg，BMI 21.0 ・粥食が嫌いなため，食事は常食を摂取．毎日次女が患者の好きな惣菜を持参する．食欲は日によって異なるが，2～4割摂取している． ・顔面，体幹，上肢に著明なるいそうあり ・両下半身に著明なリンパ浮腫，皮膚の乾燥あり．腹水貯留による腹部膨満がある． ・不正性器出血，悪臭性の帯下が持続しており，貧血の増強がみられる． ・Hb 8.2g/dL，RBC 290万/μL，Ht 28％，TP 5.5g/dL，Alb 2.8g/dL ・褥瘡なし	・栄養状態は低下していないか． ・疾患の悪化，全身状態の悪化に伴う代謝の亢進はないか． ・腹部膨満による食欲低下はないか． ・リンパ浮腫に伴う皮膚の損傷の危険性はないか． ・硫酸モルヒネ（徐放錠）の副作用はないか． ・リンパ浮腫，腹水に変化はないか．	上半身のるいそうの状態，血液データから，栄養状態の著しい低下がみられる．食事摂取量の低下に伴い，体内での脂質やタンパク質を分解し，エネルギーをつくりだす異化作用の亢進が考えられる．今後の改善は難しいため，栄養状態低下に伴う腹水やリンパ浮腫の増大に留意する． 　食欲の低下には，腹水による腹部膨満や貧血による全身倦怠感，帯下の悪臭などが関与すると考えられる．食欲がないときもあるが，次女の協力もあり，食べられるものを摂取している．今後も次女の協力を得ながら，患者の希望を取り入れた食事を促していく． 　両下肢のリンパ浮腫は，骨盤腔内リンパ節転移によるリンパ管の圧迫，閉塞が原因と考えられる．リンパ浮腫のため，皮膚が乾燥し，損傷しやすい状態になっている．また，患者の苦痛も強いため，徒手リンパドレナージ（MLD）を行い，リンパ浮腫の改善に努める．リンパ浮腫により脆弱化した皮膚の損傷を避け，感染予防に努める． 　現在褥瘡はないが，今

ターミナル期　●子宮がん

パターン	必要な情報項目	患者情報	アセスメントの視点	アセスメント
				後の栄養状態の改善や体動の増加は難しい状態である．今後褥瘡が形成されないように援助していく．
排泄	・排尿状態 ・排便状態 ・直腸腟瘻の状態	・排尿4〜5回/日 ・排尿困難はあるが，ベッドサイドのポータブルトイレで排泄している．立ち上がり時にふらつきが著明 ・排便2〜3回/日．下痢が続いている． ・出血や帯下とともに，直腸腟瘻からの便の排泄（失禁）あり	・排尿困難をきたしていないか． ・麻薬性鎮痛薬の副作用による腸蠕動の低下はないか． ・直腸腟瘻からの排便状態はどうか．	排尿困難は，腫瘍増大に伴う尿管の圧迫によるものと考えられる．ポータブルトイレに移動し排尿している．貧血のため，ふらつきがある．転倒には十分留意する． 下痢が持続しているが，麻薬性鎮痛薬の副作用による腸蠕動の低下はない．下痢の原因は不明だが，直腸腟瘻形成による腸管への刺激や炎症のためと考えられる． 2〜3回/日の排便と便失禁があるため，陰部を保清し，粘膜の損傷を防ぐ． 不正性器出血とともに悪臭性の帯下の排泄のため，外陰部の汚染が持続している．下肢のリンパ浮腫のため，外陰部も腫脹しやすい．十分に保清し感染を予防する．
活動-運動	・ADLの状態 ・呼吸器系 ・循環器系	・放射線療法（体腔内照射）を施行し，一時，腫瘍は縮小したが，その後骨盤腔内のがん浸潤増大．不正性器出血，悪臭性の帯下が続いている． ・T 37.4℃，P 86回/分（整脈），R 26回/分，BP 100/54mmHg	・貧血に伴う全身倦怠感，腹水貯留や下肢浮腫により，ADLに支障をきたしているか． ・腹部膨満により，呼吸	貧血増悪による全身倦怠感があり，体動は減少し，排尿時以外はほとんどベッド上で過ごしている．患者の体調に合わせ，ADLを支援する．患者のいちばんの楽しみは入浴であるため，貧血の状態を考慮しながら，できるだけ清潔ケアを取り入れ

パターン	必要な情報項目	患者情報	アセスメントの視点	アセスメント
		・トイレ以外は，ほとんどベッド上で過ごす．昼のテレビドラマが楽しみで毎日見ている．その後昼寝をするのが日課 ・清潔：2回/週リフトバスにて入浴．患者のいちばんの楽しみであるが，貧血のため，入浴は10分程度しかできない．毎日全身清拭．排泄・汚染時には陰部を洗浄する．	器系，循環器系に及ぼす影響はどうか．	ていく． 　呼吸数の増加がみられる．腹部膨満により横隔膜が挙上し，呼吸が浅表性となり，回数が増加している．現在，呼吸困難の訴えはないが，腹部膨満が増大すると呼吸困難の出現も考えられる．呼吸が安楽な体位を工夫する． 　循環器系では，腫瘍の増大に伴い腹部大動脈の圧迫も考えられる．また，持続する不正性器出血のため，循環血液量の低下が考えられる．出血状況を観察し，異常の早期発見に努める． 　両下肢のリンパ浮腫は，骨盤腔内リンパ節の圧迫，閉塞によるリンパ流の低下が原因である．徒手リンパドレナージを行い，リンパ浮腫の改善に努める．
睡眠-休息	・睡眠時間 ・睡眠を妨げる要因 ・睡眠の満足度	・睡眠時間帯はおおよそ0時～5時30分 ・毎日，就寝前に睡眠薬を使用している． ・両下肢がだるく，重苦しいため夜間に目が覚める． ・3時間程度昼寝するのが日課 ・「夜になり，1人になるといろいろ考えてしまう．眠れない．心配事もあるし，自分自身がいなくなることが寂しい．夫が宿泊すると	・予後，迫りくる死の恐怖などについて不安が生じ，睡眠に影響を及ぼしていないか． ・休息はとれているか．	夜間の睡眠時間は十分に確保できていないが，昼寝することにより，十分に休息ははかられている． 　睡眠薬の使用で，睡眠導入はできているが，両下肢のリンパ浮腫のため，だるさと重苦しさで中途覚醒してしまう．体位の工夫や，就寝前などに徒手リンパドレナージを行うとリンパ浮腫が改善するため，睡眠の確保にもつながると考えられる．

ターミナル期●子宮がん

パターン	必要な情報項目	患者情報	アセスメントの視点	アセスメント
		きは，昔話をしたりして気がまぎれるのか，いつの間にか眠ってしまう．そういう翌朝はぐっすり眠れたという感じがする」と話す．		自分自身が家族のなかからいなくなることに対して喪失感が大きい．夫の宿泊も奨励し，安心して休める環境を整えていく．
認知-知覚	・治療への理解，期待 ・意識状態，見当識 ・疼痛の程度	・精査の結果，子宮頸がん骨盤腔内浸潤に伴う直腸腟瘻形成．骨盤腔内リンパ節転移．播種性の腹膜転移 ・疼痛コントロールについては，硫酸モルヒネ(徐放錠)90mg/日内服，レスキュードーズとして塩酸モルヒネ10mgの使用許可があるが，現在は使用していない． ・両下肢がだるく，重苦しいため夜間目が覚める．	・治療について認識しているか． ・疼痛コントロールははかれているか．	疼痛コントロールについては，硫酸モルヒネ(徐放錠)を内服．レスキュードーズを使用していないことから，現在疼痛コントロールははかれている． 　いまのところ，麻薬性鎮痛薬の副作用の出現はみられない． 　両下肢のリンパ浮腫のため，だるさと重苦しさがあり，睡眠を妨げる要因ともなっている．患者の苦痛も大きく，積極的にリンパ浮腫の改善をはかる必要がある． # 骨盤腔内のがん浸潤に伴うリンパ節・管の圧迫，リンパ流障害に関連した安楽障害
自己知覚-自己概念	・自分についての患者の表現 ・不安や悩みの表現	・放射線療法を施行し，一時，腫瘍は縮小したが，その後骨盤腔内にがん浸潤増大 ・外来で夫とともに，疾患の進行から手術を行えないことを説明され，放射線療法と化学療法を併用して受けることを決定する．予後不良と言われたが，詳しい説明は受けなかった．説明途中から泣き崩れ	・疾患や迫りくる死についてどのように認識しているか． ・不安や悩みを誰かに表出できているか．	予後不良と聞いているが，詳しい説明はまだ受けていない．前回退院後，患者は情報収集し，緩和ケアについて調べていた．はっきりとしたことはわからなくても，自己の死を見つめ，自分なりにどのように死を迎えるかを考えている． 　不安や悩みについて，夫に話すことができており，自己決定をするとき

パターン	必要な情報項目	患者情報	アセスメントの視点	アセスメント
		てしまう． ・「夫の最期を看取るつもりだったのに，自分が看取られること，夫を残して逝くことが切なく悲しい」と話す．また，孫の成長や花嫁姿がみられないことが悔しく，残念に思っている． ・Hb 8.2g/dL，Ht 28％，顔色，眼瞼結膜色ともに不良 ・全身倦怠感が強く，リンパ浮腫や腹部膨満があるため，体動に介助を要する．何をするのもつらいと話す．トイレだけは，なんとか身体を起こして自分ですませたいと話す．		には必ず夫がサポートしている． 　限られた時間を夫とともに過ごすことができるように支援していく． # 迫りくる家族との別れに関連した死の不安 　貧血による全身倦怠感が強い．また，37〜38℃台の発熱が持続しており，全身倦怠感が強い．リンパ浮腫や腹部膨満もあるため体動しにくいと考えられ，何をするのもつらいという，逃れられない全身倦怠感が持続している状況である．身体的な疲労だけでなく，精神的な喪失感も伴っていると考えられる．リラックスできるような環境やケアを取り入れ緩和する． # 持続する不正性器出血による貧血に伴う全身倦怠感，発熱に関連した消耗性疲労
役割-関係	・社会的・経済的立場 ・家族，支援者 ・対人関係 ・コミュニケーション能力	・夫と2人暮らし．長女（38歳），次女（35歳）は結婚し，それぞれ独立．孫1人（3歳，女児） ・夫は付き添いで病室に宿泊することが多い．患者のむくんだ足をマッサージしている． ・夫は，「妻にできるだけのことをしてやりたい．いままで，本当に世話になってばかりだった」と話す． ・長女は仕事があるため，1日おきに夜間に面会	・家族の協力はあるか． ・入院により役割の変調をきたさないか． ・家族は迫りくる患者の死を受け入れられているか．	夫を看取ることができない，夫を残して逝くことや孫の成長がみられないことを悔しく残念に思っている．また，家族の時間経過のなかから自分がいなくなることをたいへん寂しく思っている． 　妻，母親としての役割に変化はなく，家族全員の心の支えとなっている．また，患者も家族全員に支えられており，家族の関係性に介入の必要はないと考えられる．

ターミナル期　子宮がん

パターン	必要な情報項目	患者情報	アセスメントの視点	アセスメント
		に来る． ・次女は専業主婦で，孫を連れて毎日昼間，母親の好きな惣菜を持参して面会に来る．患者は孫がかわいくてしかたない．起きているときは孫と一緒に手遊びやお絵かきをしている． ・次女は，「母の病気は本当に残念だけれど，母の病気をきっかけにして家族の絆が強くなったように思う」と話す． ・「夫の最期を看取るつもりだったのに，自分が看取られること，夫を残して逝くことが切なく悲しい」と話す．また，孫の成長や花嫁姿がみられないことが悔しく，残念に思っている． ・家族全員に囲まれて幸せに感じている．		家族は，迫りくる患者の死を受け入れているようにみえるが，患者を喪失したあとのことを考慮すると，家族のグリーフケアも視野に入れ，患者・家族に悔いが残らないように支援する．
性-生殖	・配偶者（パートナー），子ども ・性機能	・夫と2人暮らし．子どもは娘2人，孫1人 ・患者，夫ともに性生活に関する訴えはない．	・性に関する問題が生じていないか．	現在の状況から，性に関する問題は生じていないと考えられる． 夫は病室に宿泊し，患者が入眠するまで話をしたり，下肢をマッサージしたりしている．そうしたスキンシップや患者を支える気持ちが，夫婦関係を良好に保っていると考えられる．
コーピング-ストレス耐性	・ストレス対処法 ・問題への対	・「心配事があると夜眠れないことが多い．また，食欲が落ちる」と	・子宮がんの告知，再発というスト	心配事があると夜眠れないことも多く，今回の入院についても非常に大

パターン	必要な情報項目	患者情報	アセスメントの視点	アセスメント
	処行動	話す. ・以前は,近所の主婦仲間と一緒にお茶を飲むことでストレスを発散していた. ・近所の主婦仲間に疾患のことは知らせていない. ・いまは,毎日面会に来る次女や夫に話をしている.	レスに対処していけるか. ・入院前の対処法は有効か.入院後に変更の必要はあるか. ・死を前にして患者のストレスや不安はないか.	きなストレスになっていると考えられる. 　夫や娘の支援を得て大きなストレスに対処していると思われる. 　しかし,死を前にして心配事や家族を残して逝く不安もつのると考えられるため,患者・家族に傾聴的に接することで,ストレスや不安を受けとめていく.
価値-信念	・信仰の有無 ・重要視する価値	・信仰する宗教はとくにない. ・家族全員に囲まれて幸せに感じている. ・「夫の最期を看取るつもりだったのに,自分が看取られること,夫を残して逝くことが切なく悲しい」と話す.また,孫の成長や花嫁姿がみられないことが悔しく,残念に思っている. ・家族のいないとき,家族の話になるといつも泣いてしまう.	・治療に影響する信仰や価値観はあるか.	患者の残された時間に大きく影響を与える信仰や価値観はとくにない. 　患者の家族を大切にする気持ちを尊重して支援していく. 　患者は,家族との別れについて,非常に寂しい気持ちを表現している.自分が死を迎えることにより,家族で過ごしていく時間のなかから消えてしまうことを恐れている.家族との時間をつくり,安らかな死を迎えることができるように支援する.

看護診断リスト

看護診断名	パターン	診断・優先の根拠
#1　骨盤腔内のがん浸潤に伴うリンパ節・管の圧迫,リンパ流障害に関連した安楽障害	認知-知覚	硫酸モルヒネ(徐放錠)を内服し,レスキュードーズを使用していないことから,現在疼痛コントロールははかれている.しかし,両下肢のリンパ浮腫のため,だるさと重苦しさがあり,睡眠を妨げる要因になっている.患者の苦痛は大きく,積極的にリンパ浮腫の改善をはかる必要がある.リンパ浮腫による安楽障害を取り除

看護診断名	パターン	診断・優先の根拠
		くことで，不眠や食欲不振，不安などさまざまな随伴症状が軽減されることが考えられるため，優先順位1位とする．
#2 迫りくる家族との別れに関連した死の不安	自己知覚-自己概念	家族との別れについて，非常に寂しい気持ちを表現し，自分が死を迎えることにより，家族で過ごしていく時間のなかから消えてしまうことを恐れている．その不安を軽減し，患者・家族が安らかな最期を過ごせるように支援する必要があるため，優先順位2位とする．
#3 持続する不正性器出血による貧血に伴う全身倦怠感，発熱に関連した消耗性疲労	自己知覚-自己概念	貧血による全身倦怠感が強く，何をするのもつらいという，逃れられない全身倦怠感が持続している状況である．身体的な疲労だけでなく，精神的な喪失感も伴っていると考えられる．リラックスできるような環境やケアを取り入れ緩和していく必要があるため，優先順位3位とする．

看 護 計 画

看護診断	目標とする患者の状態
#1 骨盤腔内のがん浸潤に伴うリンパ節・管の圧迫，リンパ流障害に関連した安楽障害	●両下肢のリンパ浮腫が徒手リンパドレナージにより改善する． ●両下肢のだるさと重苦しさが改善したと表現できる． ●夜間，両下肢のだるさと重苦しさのために中途覚醒しない．

対　策	根拠および留意点
DP (1)安楽障害について主観的情報をアセスメントする． 　①両下肢のだるさ，重苦しさの有無 　②両下肢のしびれの有無 　③ほかの疼痛の部位，程度 　④中途覚醒による苦痛の有無 　⑤熟睡感の有無 (2)両下肢のリンパ浮腫についてアセスメントする． 　①両下肢のリンパ浮腫の程度 　②左右差 　③圧痕の有無	▶患者は子宮がんの末期状態であり，さまざまな疼痛が生じている．ほかの疼痛の有無についてもアセスメントする． ▶患者の苦痛の1つは，夜間の中途覚醒による不眠である．そのため，主観的な情報のなかに睡眠状態を把握する．

対　策	根拠および留意点
④皮膚の状態：皮膚の乾燥の有無，皮膚の落屑の有無，皮膚損傷の有無，下着や寝衣の圧迫による跡の有無 ⑤両下肢の関節可動域の変化 ⑥徒手リンパドレナージによるリンパ浮腫の変化 ⑦検査データ(TP, Albなど) (3) **安楽障害について客観的情報をアセスメントする．** 　①苦痛表情の有無 　②体動時の下肢の動かし方 　③夜間睡眠状態：入眠はスムーズか，中途覚醒の有無 　④家族との過ごし方 　⑤食欲の変化	▶リンパ浮腫は組織液の過剰状態であり，皮膚は組織の膨張により乾燥し張ってくる．そのため，非常に損傷されやすくなっている． ▶リンパ浮腫による大腿径，下腿径の増大により，関節は動かしにくく，屈曲しにくくなる．その状態が続くと関節可動域が縮小する．
TP (1) **リンパ浮腫改善のための援助** 　①徒手リンパドレナージ：2回/日行う(就寝前と患者の希望するとき)．徒手リンパドレナージ前に蒸しタオルで温める．オリーブオイルを使用する． 　②皮膚のケア：2回/週の入浴後と毎日の清拭後は保湿クリームをつける．入浴時は身体洗浄用のスポンジやナイロンタオルは使用しない．石けんはなるべく用いない．用いる場合は乳幼児用の弱酸性の石けんにする． 　③夜間睡眠時は安楽枕で両下肢を挙上する． 　④関節運動を促す． 　⑤自動運動が困難であれば，他動運動を3回/日行う． (2) **苦痛の除去のための援助** 　①アクションパッドを使用する． 　②体位の工夫：側臥位時は安楽枕を膝間に挟み圧迫を避ける．仰臥位時は安楽枕を膝窩，膝間に挟む．	▶睡眠中に下肢のだるさと重苦しさにより中途覚醒している．睡眠前に足浴と徒手リンパドレナージを行い症状の改善をはかる． ▶皮膚が乾燥しているため，皮膚の保護が重要なケアとなる．免疫力も低下しており，小さな傷も感染源となる． ▶身体洗浄用のスポンジやナイロンタオルは，素材に凹凸があり皮膚損傷の原因となる． ▶石けんは界面活性剤のはたらきにより，皮脂や汚れを除去する．皮脂の除去によりさらに乾燥をまねいてしまうことがある． ▶関節運動はリンパ流の改善を促す．
EP (1) **苦痛を生じた場合は，遠慮せずに知らせることを説明する．**	

対　策	根拠および留意点
(2)下肢の徒手リンパドレナージを希望するときはいつでも知らせるように説明する． (3)できるだけ下肢の運動や関節運動を行うことを促す．	▶下肢，関節の動きにより，血流やリンパ流が改善する．

看 護 診 断	目標とする患者の状態
＃２　迫りくる家族との別れに関連した死の不安	●迫りくる死について自分の気持ちを表現することができる． ●家族が今後の生活のなかで，自分のことを忘れないと信じることができる．

対　策	根拠および留意点
DP (1)死の不安や恐怖を示す徴候をアセスメントする． 　①不安の訴え 　②表情の変化：緊張した表情，あきらめの表情 　③顔色の不良 　④睡眠状態：入眠困難，中途覚醒 (2)不安に対する現在のコーピングについてアセスメントする． 　①面会の状況 　②家族との過ごし方 　③症状の増悪についてアセスメントする：疼痛の増強，全身倦怠感の増強，不正性器出血・悪臭性の帯下の持続，下肢のリンパ浮腫の増強 **TP** (1)不安軽減への援助 　①看護師は家族がいない時間に訪室し，なるべく患者を１人にしない． 　②共感的・傾聴的な姿勢をもって援助する． 　③家族との思い出の品をベッドサイドに飾る． 　④自宅をイメージできるように室内の小物やその配置を工夫する． 　⑤就寝前に徒手リンパドレナージを行い，夜間の睡眠を確保する． (2)家族との時間をつくる援助 　①家族の面会があるときは，看護師は必要時のみ訪室する． 　②入浴や清拭の時間は患者を含め，家族と相	▶現在のコーピングは家族，とくに夫との会話である．そのため，家族との過ごし方，面会状況のアセスメントは重要である． ▶症状の増強が死の不安を増大する．症状の増悪を自覚することは，より患者の不安をまねく． ▶患者は，自分の死によって家族とのつながりが途切れてしまうのではないかという不安が大きい．家族とのつながりをいつでも感じることができるように室内を工夫する． ▶家族がケアをする場合は，患者・家族の希望に沿う．

対　策	根拠および留意点
談して決める. ③希望があれば入浴や清拭などの援助も家族に行ってもらう. **EP** (1)家族との時間はずっと続いていること，亡くなったあとでも家族のなかで思い出は生きつづけることを話す. (2)孫の成長をみられないことを非常に残念に思っていることへの共感を示す. (3)泣いたり，感情を表出することは悪いことではないと話す.	▶家族の心理状態や大切な家族との時間を喪失することを十分に理解し，共感的な態度を示すことが大切である.

看護診断	目標とする患者の状態
#3　持続する不正性器出血による貧血に伴う全身倦怠感，発熱に関連した消耗性疲労	●症状の変化に合わせて生活パターンを変更できる. ●自分の体調を考慮し無理をしない.

対　策	根拠および留意点
DP (1)**主観的な情報をアセスメントする**. 　①疲労感，全身倦怠感の有無 　②休息してもとれない疲労感の有無 (2)**客観的な情報をアセスメントする**. 　①表情，言動 　②食欲不振の有無 (3)**貧血の状態をアセスメントする**. 　①めまいや全身倦怠感の有無 　②バイタルサインの変化(とくに頻脈，浅表性の多呼吸) 　③顔色，皮膚色，爪甲色，眼瞼結膜色 　④頭痛・頭重感の有無 　⑤いらいら感の有無 　⑥検査データ(Hb，Ht，RWCなど) (4)**貧血の増悪因子をアセスメントする**. 　①不正性器出血の程度：出血量，出血の性状 (5)**発熱の随伴症状をアセスメントする**. 　①発汗の有無 　②全身倦怠感の増強 (6)**症状や体調の認識をアセスメントする**.	▶各臓器に血液を供給するため，心拍出量と心拍数が増加する．また，酸素供給のため，呼吸運動は促進される．そのため，浅表性の頻呼吸となる. ▶各組織が低酸素となると，主要臓器への血流を維持するため，末梢血管は収縮する．そのため，皮膚や粘膜が蒼白になる.

ターミナル期●子宮がん

対　策	根拠および留意点
TP (1) 全身倦怠感を緩和するための援助 　①環境の調整：大きな物音や話し声は避ける．室内の採光に配慮する． 　②睡眠の確保：夜間の睡眠の確保，昼寝の確保 　③食事への配慮 　　・食べたいものを食べたいときに摂取できるように次女に協力を得る． 　　・栄養補助食品(エンシュア・リキッドなど)を利用して少量で必要なエネルギーを摂取する． 　　・水分摂取を促す． (2) 貧血症状を緩和するための援助 　①安静の保持 　②保温：手浴を計画する，寝具の調節 (3) 発熱の随伴症状を改善する援助 　①クーリング 　②保温 (4) 症状に合わせて生活するための援助 　①症状の変化，つらさを患者と話しあい把握する． 　②ADLの介助を行う． 　③症状に合わせた援助を提案する． 　④気分転換活動を提案する． **EP** (1) 症状の変化に合わせて生活パターンを無理のないように変更することを勧める． (2) 患者が自分の体調を考慮し無理をしないように説明する． (3) 希望をできるだけ援助に取り入れることを説明する．	▶患者がゆっくりとした時間を過ごせるように環境を調整する． ▶昼寝の確保は，夜間の睡眠不足，休息不足を改善することができる．面会時に昼寝している場合は，孫の声などが影響しないように調整する． ▶水分を補給することで脱水の予防に努める． ▶安静を保持することで循環血液量を維持し，組織の酸素不足を改善する． ▶足浴は睡眠前に計画しているため，手浴を計画する． ▶体調に合わせてリクライニング車椅子での散歩などを計画する． ▶援助により，消耗しきった患者の感覚をすべて取り除くことは困難である．しかし，体調や生活パターンを考慮して，患者の希望に合わせた援助を実施することで少しでも消耗性疲労を回復できるように援助する．

●参考文献
1）池田　正ほか：成人看護学9．系統看護学講座 専門13，医学書院，2004．
2）磯部文子監：改訂版外科的療法を受ける患者の看護．学習研究社，1999．
3）岡崎邦泰ほか編著：乳がん術後の運動・生活ガイド――運動療法と日常生活動作の手引き．日本医事新報社，2001．
4）岡留雅夫，塚本直樹：子宮頸がん，子宮体がん．ターミナルケア，13（増刊）：181〜187，2003．
5）小磯謙吉，小林拓郎編：疾病の成り立ちと回復の促進8．新体系看護学10，メヂカルフレンド社，2003．
6）新道幸恵編：母性看護学1．新体系看護学30，メヂカルフレンド社，2003．
7）新道幸恵編：母性看護学2．新体系看護学31，メヂカルフレンド社，2003．
8）関口恵子編：知りたいことがすぐわかる臨床看護技術Q&A．南江堂，2005．
9）舘野政也ほか監：婦人科エキスパートナーシング．改訂第2版，南江堂，2003．
10）田村恵子編：がん患者の症状マネジメント．Nursing Mook 14，学習研究社，2002．
11）東京厚生年金看護専門学校，東京厚生年金病院看護部編：看護診断と病態の関連図．下巻，日総研出版，1997．
12）日本産科婦人科学会，日本病理学会編：卵巣腫瘍取扱い規約　第1部．金原出版，1990．
13）日本産科婦人科学会，日本病理学会，日本医学放射線学会編：子宮頸癌取扱い規約．第2版，金原出版，1997．
14）長谷川雅美，林　優子監：疾患と看護過程実践ガイド．医学芸術社，2005．
15）廣田彰男，丸口ミサヱ編：リンパ浮腫の理解とケア．Nursing Mook 26，学習研究社，2004．
16）古橋洋子監：患者さんの情報収集ガイドブック．クリニカルスタディ・ブック1，メヂカルフレンド社，1998．
17）望月美穂：リンパ浮腫ケアの実際．臨牀看護，30（9）：1388〜1394，2004．
18）山口瑞穂子，関口恵子監：New 疾患別看護過程の展開．2 nd，学習研究社，2006．
19）山口瑞穂子ほか監：急性期．看護診断をふまえた経過別看護1，学習研究社，1995．
20）Carpenito-Moyet, L. J.（新道幸恵監訳）：看護診断ハンドブック．第6版，医学書院，2004．
21）Comer, S.（塚原正人，河野庸二監訳）：看護診断にもとづく急性期看護ケアプラン．医学書院，2000．

第 II 章
経過別看護過程の展開（CASE STUDY）

10 自己免疫疾患・難病

10 自己免疫疾患・難病

- ▶ 自己免疫疾患・難病患者の理解に必要な基礎知識
- ▶ [急性期] 全身性エリテマトーデス患者の看護過程の展開
- ▶ [慢性期] 関節リウマチ患者の看護過程の展開
- ▶ [回復期] 多発性筋炎患者の看護過程の展開
- ▶ [ターミナル期] 筋萎縮性側索硬化症患者の看護過程の展開

自己免疫疾患・難病患者の理解に必要な基礎知識

1. 自己免疫疾患・難病とは

(1) 自己免疫疾患

免疫反応とは，外部から侵入する病原体（細菌，ウイルスなど）を排除しようとするシステムである．本来，免疫とは，宿主である"自己"と"非自己"を認識し，自己を守るために非自己を攻撃して排除しようとする．しかし，なんらかの原因で免疫反応が破綻すると，守るべき自己を攻撃対象と認識して排除しようとする．このような疾患を自己免疫疾患という．自己免疫疾患のうち，結合組織の慢性炎症を起こす疾患群を総称して"膠原病"とよんでいる．膠原病には，全身性エリテマトーデス（SLE：systemic lupus erythematosus），関節リウマチ（RA：rheumatoid arthritis），強皮症（SSc：systemic sclerosis），多発性筋炎（PM：polymyositis），皮膚筋炎（DM：dermatomyositis），結節性多発動脈炎（PN：polyarteritis nodosa），全身性エリテマトーデス様，強皮症様，多発性筋炎様所見が混在する混合性結合組織病（MCTD：mixed connective tissue disease）などが含まれる．

アレルギーとは，過敏反応と同義語で，異物を排除しようと免疫がはたらいた結果，生体に局所的・全身的な障害をもたらす免疫反応である．アレルギーは**表1**のように，主にⅠ型，Ⅱ型，Ⅲ型，Ⅳ型に分類される．

(2) 難病

難病とは，厳密に定義された疾患や概念ではなく，"治りにくい病気"を総称した言葉である．治療が難しく慢性の経過をたどり，社会復帰を著しく困難にする疾患が難病である．また，このような病態によって経済的な問題や介護負担に影響をもたらすため，厚生労働省は難病対策のなかで121の特定疾患を定め，うち45疾患については医療費を公費負担している．それらには自己免疫疾患が多く含まれている（**表2**）．

2. 免疫のしくみ

(1) 体液性免疫と細胞性免疫

免疫は，抗体を介するかどうかによって，体液性免疫と細胞性免疫に分けられる．

表1 アレルギーの分類

	分類	抗体	症状
即時型	I型アレルギー（アナフィラキシー型）	IgE	気管支喘息, 蕁麻疹, 花粉症, アトピー性皮膚炎, アレルギー性鼻炎, アレルギー性結膜炎, 食物アレルギー, アナフィラキシーショックなど
即時型	II型アレルギー（細胞傷害型）	IgG, IgM	自己免疫性溶血性貧血, 血小板減少性紫斑病, 顆粒球減少症, グッドパスチャー症候群など
即時型	III型アレルギー（免疫複合型）	IgG	血清病, 糸球体腎炎, 全身性エリテマトーデス, 関節リウマチなど
遅延型	IV型アレルギー（ツベルクリン型）	感作T細胞	接触性皮膚炎, 結核アレルギー（ツベルクリン反応）, 移植片対宿主反応など

表2 治療研究対象特定疾患（45疾患）

1. ベーチェット病
2. 多発性硬化症
3. 重症筋無力症
4. 全身性エリテマトーデス
5. スモン
6. 再生不良性貧血
7. サルコイドーシス
8. 筋萎縮性側索硬化症
9. 強皮症/皮膚筋炎および多発性筋炎
10. 特発性血小板減少性紫斑病
11. 結節性動脈周囲炎
    (1) 結節性多発動脈炎
    (2) 顕微鏡的多発血管炎
12. 潰瘍性大腸炎
13. 大動脈炎症候群
14. ビュルガー病
15. 天疱瘡
16. 脊髄小脳変性症
17. クローン病
18. 難治性肝炎のうち劇症肝炎
19. 悪性関節リウマチ
20. パーキンソン病関連疾患
    (1) 進行性核上性麻痺
    (2) 大脳皮質基底核変性症
    (3) パーキンソン病
21. アミロイドーシス
22. 後縦靱帯骨化症
23. ハンチントン病
24. モヤモヤ病（ウィリス動脈輪閉塞症）
25. ウェゲナー肉芽腫症
26. 特発性拡張型（うっ血型）心筋症
27. 多系統萎縮症
    (1) 線条体黒質変性症
    (2) オリーブ橋小脳萎縮症
    (3) シャイ・ドレーガー症候群
28. 表皮水疱症（接合部型および栄養障害型）
29. 膿疱性乾癬
30. 広範脊柱管狭窄症
31. 原発性胆汁性肝硬変
32. 重症急性膵炎
33. 特発性大腿骨頭壊死症
34. 混合性結合組織病
35. 原発性免疫不全症候群
36. 特発性間質性肺炎
37. 網膜色素変性症
38. プリオン病
    (1) クロイツフェルト・ヤコブ病
    (2) ゲルストマン・ストロイスラー・シャインカー病
    (3) 致死性家族性不眠症
39. 原発性肺高血圧症
40. 神経線維腫症I型/神経線維腫症II型
41. 亜急性硬化性全脳炎
42. バット・キアリ症候群
43. 特発性慢性肺血栓塞栓症（肺高血圧型）
44. ライソゾーム病
    (1) ライソゾーム病（ファブリー病を除く）
    (2) ライソゾーム病（ファブリー病）
45. 副腎白質ジストロフィー

（厚生労働省健康局疾病対策課）

①体液性免疫：抗体を介する免疫反応．免疫グロブリンが主役になり，抗原を識別して特異的に抗原抗体反応を起こす現象である．
②細胞性免疫：細胞を介する免疫反応．リンパ球から機能分化した感作T細胞が抗体の役割を果たして行う反応である．

(2) **リンパ球とマクロファージ**
　免疫を遂行するのはリンパ球とマクロファージである．
　①リンパ球（図1）
　　・B細胞：骨髄でつくられた幹細胞が分化・成熟してリンパ組織に出ていき，

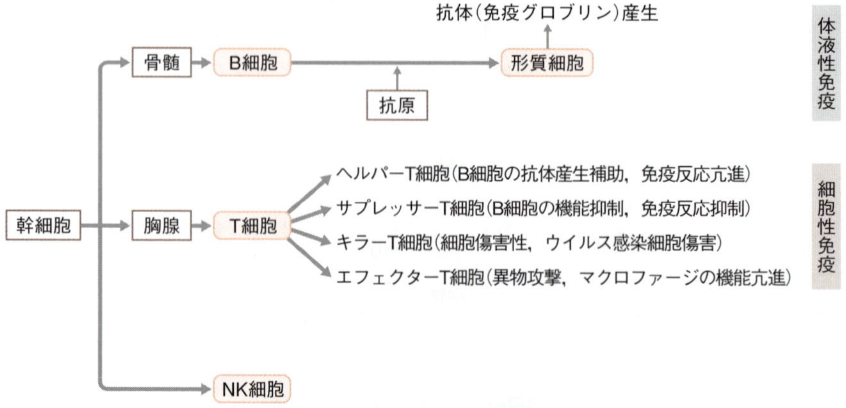

```
                            抗体(免疫グロブリン)産生
         ┌─骨髄─[B細胞]─────────→[形質細胞]        ┐体
         │              ↑                        │液
         │            [抗原]                      │性
         │                                        │免疫
         │                 ┌ヘルパーT細胞(B細胞の抗体産生補助，免疫反応亢進)
         │                 │サプレッサーT細胞(B細胞の機能抑制，免疫反応抑制)
[幹細胞]─┼─胸腺─[T細胞]───┤キラーT細胞(細胞傷害性，ウイルス感染細胞傷害)  ┐細胞性免疫
         │                 └エフェクターT細胞(異物攻撃，マクロファージの機能亢進)
         │
         └───────────→[NK細胞]
```

図1　リンパ球の分化と機能

抗原の刺激を受けて抗体産生細胞に分化したものがB細胞で，T細胞の一部とともに体液性免疫に関係する．
・T細胞：幹細胞が胸腺内で免疫力のあるリンパ細胞に成熟化したものがT細胞で，感作T細胞のもとになり，細胞性免疫に関係する．T細胞は，その機能からキラーT細胞(異物とみなした細胞を直接攻撃・破壊する)，エフェクターT細胞(異物を攻撃したりマクロファージの殺菌能力を高める)，ヘルパーT細胞(B細胞の増殖，抗体や感作T細胞の産生を助ける)，サプレッサーT細胞(B細胞の機能を抑え，抗体や感作T細胞の産生を抑制する)の4つに分けられる．

②マクロファージ：血液中の単球が組織に遊走してマクロファージとなる．大型の単核細胞で代表的な食細胞である．細菌，異物，老廃物を取り込み，殺菌・消化し，腫瘍細胞やウイルス感染細胞も障害する．マクロファージは活性化されると，生理活性物質であるサイトカイン(インターロイキン[IL]，インターフェロン[INF]，コロニー刺激因子[CSF]，腫瘍壊死因子[TNF]など)を産生し，免疫反応に関与する．

(3)**抗体(免疫グロブリン)**

抗原の刺激によってB細胞でつくられ，免疫グロブリンともよばれる．IgG，IgA，IgM，IgD，IgEの5つに分けられる．

①IgG：免疫グロブリンの75～80％を占めるIgGは補体結合性をもち，体液中を循環して感染防御に主要なはたらきをする．また，胎盤通過性があり，生後数か月までの乳児の免疫に貢献する．

②IgA：消化管や気道粘膜などに存在し，外部からの病原体の侵入を阻止する．

③IgM：分子量90万(ほかは15～20万)の巨大な免疫グロブリンであり，抗原の刺激を受けて最初につくられる．IgGと同様に体液中を循環しており，補体結合反応および強い凝集能力がある．

④IgD：主としてB細胞の表面にあって，抗原受容体としてはたらき，同じ特異性をもった抗体をつくると考えられている．総量は免疫グロブリン全体の1％

以下である．
⑤IgE：血清中に極微量しか存在しないが，過敏性反応を引き起こす抗体である．

(4) **補体**

病原体を排除しようとはたらく血液中のタンパク質を総称して補体とよぶ．活性化されて抗体のはたらきを補い，その効果を増大させる機能をもつ．単独でもはたらく．9つのタンパク成分からなり，それぞれC1からC9までの番号がつけられている．

(5) **アレルギーの特徴**

多くのアレルギーにはⅠ型かⅣ型が関与している(表1)．
① Ⅰ型アレルギー(即時型過敏症)：アナフィラキシー型反応ともよばれ，IgE抗体との反応を通じて引き起こされる．抗原が侵入して数分以内に出現する．主なものに蕁麻疹，アトピー性皮膚炎，アレルギー性鼻炎などがある．
② Ⅳ型アレルギー(遅延型過敏症)：感作T細胞とマクロファージが関与する反応で，遅延型反応あるいは細胞過敏反応ともよばれる．抗原が侵入して24〜72時間後に反応が出現する．主なものに，化粧品・絆創膏などの接触によって起こる接触性皮膚炎がある．

3．主な自己免疫疾患・難病

(1) **自己免疫疾患**

自己免疫疾患は，臓器特異性疾患と非臓器特異性疾患に分けられる．臓器特異性疾患では，甲状腺炎のように単一臓器に限局した自己免疫反応が関与する．一方，関節リウマチ，全身性エリテマトーデス，多発性筋炎，強皮症のように種々の臓器や組織の反応が関与するのが非臓器特異性疾患である(表3)．
① 関節リウマチ：慢性の全身性炎症性疾患で特徴的な関節病変を示す．原因は不明だが，遺伝的素因に，細菌，ウイルス，ストレスなどの要因が関連して免疫反応が生じると考えられている．関節の炎症によって，関節可動域の制限，関節変形，亜脱臼，筋力低下などをきたす．滑膜の炎症が進み，パンヌスという滑膜肉芽組織が広がって軟骨から骨まで侵入すると，軟骨・骨破壊による機能障害を引き起こす．

表3　自己免疫疾患の種類

臓器特異性	障害範囲	疾患
強い	単一臓器	慢性甲状腺炎 悪性貧血 自己免疫性萎縮性胃炎 アジソン病　など
弱い	2つ以上の臓器	グッドパスチャー症候群 重症筋無力症 原発性胆汁性肝硬変 シェーグレン症候群　など
なし	ほとんど全身臓器	皮膚筋炎 強皮症 全身性エリテマトーデス　など

(日野原重明監［柏崎禎夫］：感染・免疫系，看護のための臨床医学大系13，p.75，情報開発研究所，1983より改変)

②全身性エリテマトーデス：妊娠可能な女性に好発し，寛解と再燃を繰り返す疾患である．最近ではプロラクチン血症との因果関係が示唆されている．関節痛，発熱，全身倦怠感，皮疹など多彩な症状を呈する．ループス腎炎を伴う全身性エリテマトーデスでは，腎臓の壊死，硬化，瘢痕化を引き起こし，腎不全にいたることもある．こうした合併症の発症によって全身性エリテマトーデスは急性増悪する．

③多発性筋炎：寛解と再燃を繰り返す疾患であり，悪性腫瘍合併患者，抗SRP（シグナル認識粒子）抗体陽性者は治療への反応が悪いといわれている．筋萎縮に陥った患者は筋症状の回復が遅い．副腎皮質ステロイド薬が第一選択であるが，副作用による問題が引き起こされる危険性が高い．

(2) 神経難病

神経難病のなかでも，筋萎縮性側索硬化症（ALS：amyotrophic lateral sclerosis）は，上位と下位の運動ニューロンがおかされる疾患である．運動神経が障害されることによって，全身の随意筋が萎縮し，運動障害，構音障害，嚥下障害，さらに呼吸障害が発現し，身体の自由を奪われながらも意識は清明である．本疾患の成因やメカニズムについてはいまだ不明である．Hammond, W. A. による遺伝説（1881年）があるが，これに該当するのはグアム島のチャモロ族のみである．そのほか，ポリオ，コクサッキー，ヘルペスなどによるウイルス説，シアン，鉛，アルミニウムなどの金属中毒説，内分泌異常説，神経栄養因子欠乏，外傷，抗G_{M1}抗体高値と多巣性の末梢神経伝達障害をきたした免疫異常が報告されているが定説はない．しかし，近年，遺伝子レベルの研究が注目されており，一部の家族性筋萎縮性側索硬化症において21染色体（21q22.1）長腕の異常遺伝子の存在が報告された．わが国でも異なるSOD 1（スーパーオキシドジスムターゼ1）遺伝子変異の存在が明らかにされており，今後臨床像との関係が注目されている．

4. 主な症状

(1) 炎症

すべての自己免疫疾患に共通してみとめられるのが炎症である．発症初期に炎症が抑制できれば，損傷組織の治癒や機能の回復が期待できるが，慢性炎症では不可逆的な組織障害が起こる場合もある．

(2) 関節症状

関節炎は発赤，腫脹，疼痛を伴う．関節リウマチ，膠原病に罹患した患者の多くは，関節痛を訴え，腫脹や変形などの機能障害をきたす．関節症状は，滑膜炎症状と関節破壊による器質的障害に分けられる．病初期には，滑膜炎で重くうずくような痛みがある．朝方に強く，天候の影響を受けやすい．疾患が進行すると，関節破壊と変形をきたすようになる．関節リウマチでは，尺側偏位，スワンネック変形，ボタン穴変形，外反母趾などの特徴的な変形がみられる．ただし，全身性エリテマトーデスでは，関節の変形をきたすことは少ない．

(3) 皮膚症状

自己免疫疾患には多彩な皮膚症状がみられる．全身性エリテマトーデスに特異的な蝶形紅斑は，鼻梁をまたいで両頬部に広がる皮疹である．レイノー現象は，寒冷刺激によって末梢（主に手指・足指）の小血管が発作的な収縮を起こし，皮膚が蒼白化，チアノーゼ，紅潮などの変化を起こす現象で，強皮症，多発性筋炎，混合性結合組織病，全身性エリテマトーデスによくみられる．また，皮膚の結節性病変には，

関節リウマチ患者の肘関節近傍にみられるリウマトイド結節，ベーチェット病などにみられる結節性紅斑がある．強皮症では皮膚の肥厚・硬化をみとめる．

(4)腎炎

全身性エリテマトーデス患者では，ループス腎炎が高い割合で起こる．病理学的な組織型によって病態や予後は異なるが，尿タンパクをみとめ，重症な場合には腎不全に至ることもある．一方，関節リウマチで腎障害を伴うことは少なくない．疾患そのもの，薬剤性のもの，IgA腎症など，ほかの原因による腎炎の合併がある．

(5)間質性肺炎

関節リウマチ，多発性筋炎，皮膚筋炎，混合性結合組織病などでしばしばみられ，慢性の経過をたどる．乾性咳嗽で始まり，進行とともに息切れや安静時の呼吸困難が出現する．胸部聴診で，「パリパリ」という独特のラ音を聴取する．

(6)筋症状

筋萎縮性側索硬化症では，全身の運動神経にかかわる随意筋がおかされる．病初期に上肢または下肢の一側から筋萎縮と筋力低下が始まり，疾患の進行に伴い両側性へと進展する．筋肉の一部がピクピク動く線維束攣縮が，筋力低下と並行して出現する．舌筋や咽頭筋がおかされると構音障害や嚥下障害をきたし，呼吸筋がおかされると呼吸障害を起こす．疾患の進行は一人ひとり異なるが，常に進行性である．

多発性筋炎では，躯幹近位筋優位の筋力低下を特徴とする．自覚症状として，倦怠感，脱力感，しゃがみ立ち困難，荷物が持てない，などがある．筋の自発痛をみとめることもある．数週間から数か月の経過をたどって，左右対称性に徐々に進行する．咽頭筋がおかされると嚥下障害をきたすことがある．

(7)精神症状

全身性エリテマトーデスでは，抑うつ傾向，幻覚・妄想，自殺企図・念慮，不安・焦燥，不眠などが報告されている．これらの症状がステロイド性，尿毒症，感染症などによる二次的症状なのか鑑別が大切である．

5．主な検査	自己免疫疾患・難病は，炎症性病変，自己免疫異常，臓器障害など多様な症状を呈し，慢性に経過しながら疾患を重複することもある．したがって，確定診断は，単一の検査ではなく，諸検査の総合評価によって診断される．

(1)一般臨床検査

①炎症反応：炎症反応の過程では，種々の血液成分の濃度が変化する．この変化をみるために最も多用される検査は，CRPと赤血球沈降速度である．CRPの測定法には，毛細管沈降法などが用いられる．CRP陽性は，活動性炎症の存在を示す．赤血球沈降速度は1時間に赤血球が沈降する距離を測定するもので，感染症，リウマチ熱，溶血性貧血，多くの自己免疫疾患で値が亢進する．

②血球検査：貧血の有無を知るために，血色素，赤血球数，ヘマトクリット値を測定する．自己免疫疾患では，慢性炎症による貧血がみとめられる．白血球数増加は，関節リウマチ，結節性多発動脈炎などの血管炎を伴う疾患でみられ，白血球数減少は，全身性エリテマトーデスや混合性結合組織病にみられる．

③血液生化学検査：血清総タンパクは栄養状態や炎症の程度を把握するために重要である．自己免疫疾患では血清総タンパクとγ-グロブリンが同時に高値を示すことが多い．多発性筋炎や皮膚筋炎では筋原性酵素としてクレアチニン，アルドラーゼ，CK，ALT，AST，LDH値が上昇する．慢性期における炎症活動

性の目安として重要である．また，尿素窒素，クレアチニンは腎障害のある全身性エリテマトーデスで上昇する．そのほか，組織障害との関係で，腎機能，肝機能，電解質などの検査も適宜行われる．

(2) 免疫学的検査

① **免疫グロブリン測定**：免疫電気泳動法により総免疫グロブリン量を測定し，免疫拡散法により各クラスの免疫グロブリン量を測定する．一般にアレルギーや感染症，自己免疫疾患では増加し，一部の白血病や悪性腫瘍，免疫不全症では減少する．

② **リウマトイド因子（RF：rheumatoid factor）**：リウマトイド因子の検査方法には，凝集法によりIgM型リウマトイドを測定するRAテストやRAHA法などがある．酵素免疫吸着法（ELISA）では，クラス別のリウマチ因子をすべて測定でき，関節リウマチの早期から検出される．本因子の存在は関節リウマチ，その他の自己免疫疾患，感染症でもみとめられる．

③ **抗核抗体**：細胞核や細胞質に分布する核酸や核タンパクを抗原とする自己抗体を抗核抗体という．抗核抗体は，自己抗体のなかでも代表的なもので，自己免疫疾患の臨床像や病態を分析するうえで最も有用な手段と考えられる．

・**抗DNA抗体**：抗dsDNA抗体は，全身性エリテマトーデスに特異的でとくにループス腎炎の活動期に一致して高値を示す．抗ssDNA抗体は，ほかの自己免疫疾患でも陽性を示す．

・**抗DNP抗体**：DNAと核タンパク複合体（DNP）に対する抗体で，傷害された白血球の核と結合したものを正常な白血球が貪食するとLE細胞を形成する．全身性エリテマトーデスでは高率に検出され，関節リウマチや強皮症でもみとめることがある．

・**抗ENA抗体**：可溶性核抗原（ENA）に対する抗体で，自己免疫疾患の標識抗体（全身性エリテマトーデスの抗Sm抗体，混合性結合組織病の抗RNP抗体など）を含む．

④ **その他の自己抗体**：多発性筋炎や皮膚筋炎に特異的な抗Jo-1抗体，全身性エリテマトーデスにみられる抗SS-A抗体，中枢神経症状を呈する全身性エリテマトーデスでみられる抗リポゾームP抗体がある．抗赤血球抗体や抗リンパ球抗体は全身性エリテマトーデスでみられる．抗リン脂質抗体（抗カルジオリピン抗体，抗β_2-GPI抗体，梅毒血清反応偽陽性，ループス抗凝固因子などを含む）は，全身性エリテマトーデスをはじめとする多くの自己免疫疾患にみられる．

⑤ **補体価**：補体活性を測定する検査法．血清の溶血能を調べる溶血活性測定法が一般に用いられる．関節リウマチやベーチェット病では，活動性が高いと補体価が上昇する．しかし，全身性エリテマトーデスの活動期で腎機能障害を伴っている場合や血管炎を伴う関節リウマチでは補体価が低下する．急性感染症では，補体価は急性期に上昇し，回復とともに正常化する．

(3) 組織障害の検査

自己免疫疾患ではさまざまな臓器がおかされるため，各臓器の機能を調べる目的で，次の検査を行う．

① **尿検査**：全身性エリテマトーデス，結節性多発動脈炎では腎機能障害をきたしやすく，タンパク尿，血尿，膿尿，円柱尿がみとめられる．定期的な検査とともに，尿の色，量，比重，混濁の観察が大切である．

②画像検査：自己免疫疾患が慢性の経過をたどると，心臓，肺，腎臓，消化器などの全身臓器がおかされ，関節や骨が破壊される．X線検査は障害部位とその程度，臓器病変などを的確に診断するために欠かせない検査である．鑑別診断には，頭蓋・脊椎のX線検査，ミエログラフィ，CT検査，シンチグラフィ，超音波検査，MRI検査などに加え，全身性エリテマトーデスで精神神経症状を伴う場合，筋萎縮性側索硬化症とほかの疾患との鑑別診断時に脳波検査が併用される．

③病理組織検査：鑑別診断に組織生検が行われる．筋の炎症性疾患や筋萎縮性側索硬化症の診断に筋生検は欠かせない．筋萎縮性側索硬化症では，神経原性萎縮がみとめられ，多発性筋炎では筋線維の大小不同，変性，壊死，再生像，筋線維内および間質への細胞浸潤がみとめられる．また，リンパ節生検では，悪性腫瘍の診断や免疫評価が行われる．骨髄生検は，骨髄の細胞成分を検査することを目的とし，リンパ増殖性疾患（骨髄腫，慢性リンパ性白血病など）の診断と治療の評価に欠かせない．そのほか，筋，皮膚，関節滑膜，腎臓，口唇，血管などの生検によって病変部の組織学的所見が得られる．

④筋電図検査：筋萎縮性側索硬化症では，随意筋収縮時には活動電位の減少と高振動電位をみとめ，安静時には線維束攣縮自発電位が罹患筋にみとめられる．多発性筋炎では，自発活動電位亢進や持続時間の短い低電位，多相性の筋ユニット波などを特徴とした筋原性変化が近位筋群にみられる．筋萎縮性側索硬化症，多発性筋炎の鑑別診断には欠かせない検査である．

6．主な治療と看護

(1)関節リウマチ患者の治療と看護

①薬物療法：関節の組織破壊を防ぐ抗リウマチ薬と症状緩和のための薬物が併用される．抗リウマチ薬には，リウマチ寛解導入薬（DMARDs：disease modifying anti-rheumatic drugs）と免疫抑制薬があり，効果出現まで最低3か月を要するが，いったん効果が得られると持続性である．症状緩和のための薬物には，非ステロイド抗炎症薬（NSAIDs：nonsteroidal anti-inflammatory drugs）と副腎皮質ステロイド薬があり，とくにNSAIDsは投与7～10日までに効果が出現する．一方，副腎皮質ステロイド薬低用量で抗炎症効果を示す．近年，病初期からDMARDs（金製剤，ブシラミン，サラゾスルファピリジン，D-ペニシラミンなど）を用い，進行を抑制するための治療が行われるようになった．対症療法としてはNSAIDsを用いて，関節痛，関節炎などの症状を緩和する．間質性肺炎を合併している患者には，ステロイドパルス療法（メチルプレドニゾロン1,000mg/日，3日間連続投与）が行われる．

・薬物療法の副作用：副腎皮質ステロイド薬による出血傾向や易感染状態，NSAIDsによる胃腸障害，腎機能障害，肝機能障害，皮疹などの症状が出現しやすいので注意する．

②手術療法：疼痛コントロールと関節の機能回復を目的に，滑膜切除術，人工関節置換術，変形矯正術が行われる．手術の適応時期は，活動性との関連をみて判断される．手術の不安を軽減するためのオリエンテーション，術後のリハビリテーションについて患者に説明する．

③ADLの管理・援助

・食事の援助：手指関節炎で疼痛，腫脹，変形により機能障害をきたしている

患者は，自力での食事摂取が困難になる．食事は食べやすいように一口大の大きさにし，メラミン製の軽い食器，持ちやすいスプーンやフォークを選択する．
・疼痛への配慮：疼痛は主観的な症状で他者には理解されにくい．周囲の理解がとくに重要となる．
・安静療法：炎症反応が強い場合は安静臥床が必要だが，拘縮・変形を予防するために正しい姿勢，肢位を保持する．
・運動療法：疾患の程度に合わせて坐位や立位，歩行訓練を進める．筋力増強運動は疲労が残らない程度に行う．関節可動域訓練では，近位関節を固定し全可動域にわたって大きくゆっくり行う．その際，疼痛の生じない範囲で行うことが大切である．また，機能訓練の目的を患者が理解して継続的に行えるように援助する．

(2) 全身性エリテマトーデス患者，多発性筋炎患者の治療と看護

①薬物療法：必要に応じて，ステロイドパルス療法が行われる．しかし，多発性筋炎患者で副腎皮質ステロイド薬が無効な患者に対しては，免疫抑制薬や免疫グロブリン大量静脈注射，血漿交換療法が行われることがある．
・全身性エリテマトーデス患者：副腎皮質ステロイド薬と免疫抑制薬（メトトレキサート，アザチオプリン，シクロホスファミド）を用いる．副腎皮質ステロイド薬の量は，疾患の活動性によって異なる．
・多発性筋炎患者：薬物療法の第一選択は副腎皮質ステロイド薬である．プレドニゾロン40〜60mg/日を初期量として，CK値と筋力の回復をモニタリングしながら減量していく．急速に減量すると，症状が再燃することがあるため注意する．

②ADLの管理・援助：副腎皮質ステロイド薬の長期服用は，ステロイド性糖尿病，血圧上昇，低カリウム血症，浮腫などを起こすことがある．食事では，摂取エネルギーの制限，塩分や水分の制限，十分なカリウム摂取が必要となるので，食事療法を適切に守れるように指導する．

③患者への説明：増悪因子には，感染，薬物（抗生物質，かぜ薬），手術，外傷，ストレス，妊娠・分娩，紫外線などがあることを説明する．とくに，全身性エリテマトーデスでは日光照射によって紅斑を誘発するので，皮膚の露出を避ける．また，レイノー現象に対しては手袋や靴下などを着用して手足の保温に努める．疾患の再燃を予防するには服薬管理が重要である．患者の自己判断で副腎皮質ステロイド薬を減量・中止しないように指導する．

(3) 筋萎縮性側索硬化症患者の治療と看護

①薬物療法：リルゾールが，疾患の進行を遅らせる唯一の薬物としてわが国では認可されている．画期的な効果が期待できる薬物はまだなく，開発中である．

②理学療法：運動障害によって関節の拘縮をきたすため，マッサージや他動運動を継続することが重要である．また，構音障害などのため，しだいにコミュニケーション手段を失っていくが，透明な対面式の文字盤，トーキングエイド，意思伝達装置などを取り入れて他者と意思の疎通をはかる工夫が大切である．なかには，インターネット通信によって同病者との情報交換を楽しみ，俳句など趣味の世界を広げている患者もいる．障害されていない随意筋で使用できるセンサースイッチやタッチコールを用いて，可能なかぎり意思の伝達ができる

ように援助する．

(4) 社会資源の活用

　自己免疫疾患・難病では，疾患が徐々に進行し慢性の経過をたどることから，患者は特定の家族・介護者へ依存的になったり，心理的に引きこもって社会との交流を避けがちになりやすい．患者会などへの参加を勧め，自主的に社会参加するように指導する．長期にわたる介護によって，家族・介護者が疲弊しないように定期的にショートステイを勧めるなどレスパイトケア（介護の一時中断，小休止，休息）を行う．経済的な負担も大きなストレスになることが多いため，社会資源をうまく活用できるような援助が必要である．

急性期

全身性エリテマトーデス患者の看護過程の展開

BASIS

患者：37歳，女性
患者の状況：全身性エリテマトーデス（SLE）発症時に2か月入院．退院から3か月後，再燃のため2回目の入院3日目．ループス腎炎，胸膜炎を合併

全身性エリテマトーデス患者の理解に必要な情報

パターン	必要な情報項目	患者情報	アセスメントの視点	アセスメント
健康知覚-健康管理	・指示された治療 ・疾患，治療についての理解 ・予防行動への認識と管理能力 ・疾患への情緒的反応	・退院後もそれまでと同じように，建築事務所の仕事で深夜まで残業をしていた． ・副腎皮質ステロイド薬は8 mg/日まで減量されていた． ・「ステロイド薬は，顔や身体がまん丸になるので，飲んだり飲まなかったりしていた」 ・「今回の入院は検査入院だと思っていたのに，長引いているから，正直言ってショックだわ」 ・「もう1人子どもがほしい」	・疾患や治療についての知識は十分か． ・疾患悪化への認識はあるか． ・疾患をかかえながら仕事をしていくうえで，必要な健康管理行動がとれているか．	退院後の生活でも，発症前と同じように仕事を続けており，負担や時間を考慮せず，かなりストレスフルな生活をしていたと考えられる． 副腎皮質ステロイド薬の副作用によるムーンフェイスを気にして，服薬したりしなかったりであったようだ．前回の入院治療で症状は軽快していたが，短期間で再燃した．全身の浮腫が出現しているにもかかわらず，自覚がないのは問題である． また，妊娠・出産を希望する発言があることから，この疾患の増悪因子についてどの程度理解しているのかを把握する必要がある． 症状が再燃し，急性期ではあるが，ステロイドパルス療法により改善が予想される．したがって，早期より自己管理に向けた指導が必要である．今後，健康状態を管理して

パターン	必要な情報項目	患者情報	アセスメントの視点	アセスメント
				いくために必要な情報を提供する． ＃ 疾患に対する認識不足，副腎皮質ステロイド薬の不適切な服用に関連した非効果的治療計画管理
栄養-代謝	・身長，体重，BMI ・体重の増減 ・食欲の有無 ・消化器症状 ・水分摂取量 ・栄養状態データ ・皮膚・粘膜の状態	・身長155cm，体重56kg，BMI 23.3 ・「退院してから10kgも体重が増えたの．ズボンが履けなくなったので，なんかおかしいと思ったんだけど」 ・ここ数か月，食欲不振が続いていた． ・入院前夜，夕食中に嘔吐した．入院当日のみ指示により絶食 ・朝食にほとんど手をつけていないことが多い． ・最近，かぜを繰り返していた． ・全身に浮腫あり，とくに下肢の浮腫が著明 ・胸部・腹部X線検査で，胸水貯留がみとめられた． ・水分制限のため水分摂取量800mL/日．口渇を訴えている． ・TP 5.4g/dL，Alb 2.9g/dL，C3 48mg/dL，C4 12mg/dL，WBC 3,500/μL ・幼少時から日光に過敏で，日に焼けると赤くなった部位がヒリヒリした． ・頬部に紅斑があり，「化粧でカバーしている」と言う．	・食事摂取状況に問題はないか． ・消化器症状と食事摂取に関連があるか． ・ループス腹膜炎の徴候はないか．	食欲不振が継続し，十分な栄養摂取ができていない．もし，食事摂取量が増加しなければ，栄養状態は悪化し，感染をまねく危険性がある．したがって，食事の開始とともに様子をみて消化のよいものや水分摂取への援助を行う． 消化器症状を訴える場合は，ループス腹膜炎，タンパク漏出性胃腸炎の合併が疑われる．X線検査では腹水所見はみとめられていないことで，ループス腹膜炎は否定される．しかし，胸膜炎の所見がみとめられるため，今後，SLEの活動性の変動に十分注意して観察する．白血球数減少，補体（C3，C4）低下，アルブミン低値は，SLEの活動性が高いことを示唆する． SLEに特有の蝶形紅斑が頬部にみとめられるが，耳介部，手掌，手指，足，爪床などにも紅斑は好発する．紫外線や寒冷によって悪化する可能性があるため，増悪因子について理解が深められるようにかかわる．

パターン	必要な情報項目	患者情報	アセスメントの視点	アセスメント
		・「寒い日に指先が白くなる」と言う．冬期に限らず，簡易カイロを携帯している． ・陰部に化膿疹があり，消毒を希望する．		化膿疹は，副腎皮質ステロイド薬による易感染状態により毛囊炎を起こしている可能性があるため，皮膚の清潔が保てるように援助する． 　今回の入院では，症状の軽快を期待して大量の副腎皮質ステロイド薬の投与が予定されるため，易感染傾向に注意する．とくに上気道感染や尿路感染に注意し，患者が予防的行動をとれるように援助する． #　低栄養状態および副腎皮質ステロイド薬の副作用に関連した感染リスク状態
排泄	・排尿状態 ・腎機能検査データ ・薬物の使用状況	・尿量1,900mL/日 ・膀胱カテーテル留置中 ・「入院6日前から下肢のむくみに気づいたが，定期検診が近いのでそのときに診てもらおうと思った」と言う． ・尿タンパク1g/日，尿沈渣で円柱をみとめる． ・BUN 46mg/dL，Cr 0.38 mg/dL，Cl 98 mEq/L，Na 135mEq/L，K 3.4 mEq/L ・今回入院の薬物療法：ステロイドパルス療法（メチルプレドニゾロン1,000mg/日×3日），人血清アルブミン（アルブミンカッター）＋フロセミド（ラシックス）20mg/日×3日	・浮腫の原因は何か． ・浮腫がADLに影響を及ぼしているか． ・SLEの活動性変動の徴候はあるか． ・皮膚や粘膜に障害がみられるか．	尿タンパク増加や円柱がみとめられており，ループス腎炎の合併が考えられる． 　今後，ループス腎炎が悪化しないように，タンパク尿や顕微鏡的血尿の出現にも注意して観察し，さらにネフローゼ症候群や腎不全へ進展しないように援助する．

パターン	必要な情報項目	患者情報	アセスメントの視点	アセスメント
活動-運動	・呼吸器系 ・循環器系 ・ADLの状態	・胸部X線検査で胸水所見あり ・経皮的動脈血酸素飽和度(SpO_2)98% ・鼻腔カニューレで24時間の酸素療法2L/分 ・R 16回/分 ・P 100回/分,BP 146/96mmHg ・「建築事務所のことが気になるので,酸素が中止になったら,外出を許可してもらえませんか」と訴える.	・胸水が呼吸状態へ影響を及ぼしているか. ・治療状況下で安静は保たれているか.	患者は現在,胸膜炎を併発しており,胸水貯留もみられるため酸素療法中である.呼吸困難は訴えていないが,呼吸状態に注意して観察する. 　SLEにループス腎炎,胸膜炎を併発している場合の治療では,安静が第一に優先される.たとえ酸素療法が中止になっても,すぐに外出できるほどの回復は望めない状態にある.また,副腎皮質ステロイド薬の大量投与(パルス療法)が行われており,易感染状態にある.病室内の安静度で経過をみていくとともに,患者が安静の必要性を理解できるように説明する.
睡眠-休息	・入眠時間 ・睡眠状態 ・睡眠を妨げる要因	・夜中の2時ごろに覚醒したとき,睡眠薬を服用する. ・「夜になると,むなしくて,なんだか涙が出て止まらなくなる」 ・「ステロイド薬を使っているから,その影響で眠れないんじゃないかしら」 ・「昨夜は3時間は寝たかしら」と言う. ・午前中,ベッドでうとうとしている.	・副腎皮質ステロイド薬の副作用による睡眠への影響があるか. ・睡眠と日中の身体的活動の関連がみられるか. ・睡眠薬の服用時間に問題はないか.	疾患のこと,家族のこと,仕事のことが気になって眠れないと考えられる.患者が述べているように,副腎皮質ステロイド薬の副作用によって,不眠を助長している可能性が高い.不安やストレスに感じていることが吐露できるような信頼関係を構築し,周囲を気にせず話せる環境を考慮する. 　夜間の睡眠薬服用が,日中の活動に影響している可能性がある.睡眠薬は,夜間覚醒したときではなく,消灯時に服用してもらい,日中の活動に影響を与えないようにする.

パターン	必要な情報項目	患者情報	アセスメントの視点	アセスメント
認知-知覚	・手指関節の疼痛の有無 ・めまいの有無 ・悪心・嘔吐の有無	・「今朝，寝ててもめまいがしたの．どうしたのかしら」 ・点滴が漏れたため，もう一方の手に変えた． ・点滴漏れの部位に腫脹，発赤がみられる．「重苦しい痛みがある」 ・「吐き気はおさまった」と言う． ・近位指関節の自発痛あり．ときどきファルネシル酸プレドニゾロン（ファルネラート）ゲルを湿布	・めまいの原因は何か． ・膀胱カテーテル留置や点滴治療によって安楽が阻害されていないか． ・手指疼痛部位の変形はないか．	現在，患者は治療のためにチューブ類に体動を制限され，安静を強いられている．こうした状況下におけるストレスからめまいが起こった可能性が考えられる．安静治療中の患者にとってストレスとなる要因をできるだけ除去するようにかかわる． 　手指関節の疼痛に対して副腎皮質ステロイド薬（外用）を使用しているが，疼痛の強さ，腫脹や変形の有無に注意する．
自己知覚-自己概念	・ボディイメージの変化 ・不安の訴え	・鼻腔カニューレや点滴のラインが非常に気になる様子 ・中心静脈注射時にできた傷跡やムーンフェイス，にきびが多くなったことについてもいやがる．鏡を見たがらない． ・頬部に紅斑があり，「化粧でカバーしている」と言う． ・「職場では，小柄で年齢よりもすごく若くみられる」と話す． ・「こんな病気になるなんて信じられない」ととまどいを隠せない様子 ・「夜になると，むなしくて，なんだか涙が出て止まらなくなる」 ・「仕事が忙しいからどうしても忘れることがあって，薬は飲んだり	・副腎皮質ステロイド薬の副作用への不安や恐怖があるか． ・ボディイメージの変化があるか．	副腎皮質ステロイド薬の副作用でムーンフェイスやにきびを生じ，ボディイメージの変化にとまどいを感じている．退院後，副腎皮質ステロイド薬を飲んだり飲まなかったりしたのは，仕事が忙しいという理由だけではなく，ムーンフェイスを気にしていたためと考えられる．鏡を見ることさえ拒絶し，治療に伴う変化を受け入れることができない状況にある． 　今回の症状再燃により，疾患や家事・仕事などに対する不安が予測される． # 症状の再燃に伴う疾患や家事・仕事に関連した不安

パターン	必要な情報項目	患者情報	アセスメントの視点	アセスメント
		飲まなかったり」と語る． ・「仕事，育児，家事を完璧にこなしたい」		
役割-関係	・社会的役割 ・キーパーソン ・家族関係，家族構成	・独身時代から仕事にやりがいをもっていた． ・設計の仕事は深夜にまで及ぶ． ・建築事務所のことが気になってときどき病棟から携帯メールを送っている． ・キーパーソンは夫 ・どんなに忙しくても子どもとの入浴は欠かさない． ・「仕事，育児，家事を完璧にこなしたい」 ・夫，子ども（幼稚園），義母の4人暮らし ・夫と義母は，「育児は女親の役割」と強調 ・「夫は，多忙な会社員だからしようがない」 ・仕事以外に人づきあいがない．	・職場や家庭内の役割がストレスになっていないか． ・キーパーソンが疾患をサポートしていく役割を担っているか．	仕事は，患者にとって生きがいの1つであり欠かせないものだが，深夜まで及ぶ仕事は，身体的・精神的ストレスを増大し，疾患の活動性を助長させる．適度な仕事量に調整する必要がある． 　SLEは慢性的で長期に及ぶため，積極的に疾患を管理していく必要がある．家族が患者の役割を代行し，患者も家族に役割を委譲していけるように，これまでの生活を見直す． 　疾患をかかえながらも仕事を継続できるためには，夫の理解が不可欠である．家庭内の役割変更がスムーズにできるように，患者と家族の相談に応じる．
性-生殖	・配偶者（パートナー），子ども ・月経不順の有無 ・妊娠・出産の経験の有無	・夫，子ども1人 ・「できればもう1人子どもがほしい」と言う． ・月経開始1週間前から関節痛が強くなる． ・前回の入院時にプレドニゾロン（プレドニン）内服を開始してから月経不順	・SLEが月経に影響を及ぼしているか． ・疾患の増悪因子について理解しているか．	SLEにおける妊娠・出産の条件としては，病状が安定していること，重大な臓器障害がないこと（とくに腎機能障害は妊娠の経過および母体に影響が大きい），免疫抑制薬を使用していないことがあげられる．また，医師の管理のもとで計画的に妊娠する必要がある．
コーピング-	・ストレス要	・育児ができないことを	・疾患に合わ	療養中にもかかわらず，

パターン	必要な情報項目	患者情報	アセスメントの視点	アセスメント
ストレス耐性	因 ・ストレス対処法 ・趣味 ・心理的問題	・ストレスに感じている. ・夫の面会を楽しみにしているが，1回/週，日曜しか面会に来ていない. ・週末は，何軒ものデパートでショッピングすることがストレス対処法であった. ・「時間があったらガーデニングをしたい」と語る．ベッドサイドにはガーデニング雑誌が数冊ある.	・せたライフスタイルの変更が必要か． ・ストレスの増強因子は何か． ・適切なストレス対処法を試みているか.	仕事，育児，家事を両立させようとしており，そのことがストレス要因になっている可能性が高い. 　ショッピングも体調がよければストレス対処法として有効であるが，活動が多くなりすぎると全身倦怠感が出現する．身体的・精神的にゆったりとできる音楽や瞑想などのストレス対処法も改善策の1つである. 　ガーデニングは，日光に長時間当たらないように注意して楽しめるように工夫する. 　患者は現在，健康状態に合わせたライフスタイルや行動の変容ができていない．疾患をもって仕事や育児をしていくために，効果的なコーピング行動がとれるようにする.
価値-信念	・信仰の有無 ・家族のしきたり ・人生の価値	・どんなに仕事がたいへんでも，女は育児，男は仕事が役割という価値観が夫と義母にはある. ・「嫁いだ身としては，実家の支援は受けないつもり」と言う.	・治療に影響する価値観，信念はないか.	疾患を発症したいま，仕事，育児，家事を完璧にこなすことは不可能であるため，夫やほかの家族と相談できるかどうかを確認する. 　慢性疾患をもって生活していくうえで，疾患とどのように折り合いをつけていくのか，多方面から自己分析することが重要である.

看護診断リスト

看護診断名	パターン	診断・優先の根拠
#1　低栄養状態および副腎皮質ステロイド薬の副作用に関連した感染リスク状態	栄養-代謝	SLEにループス腎炎，胸膜炎を併発している場合の治療では，安静が第一に優先される．また，現在はステロイドパルス療法が行われており，易感染状態にある．患者は職場への出勤を希望しているが，安静保持の必要性について理解を得るとともに，易感染状態から上気道感染や尿路感染を生じないように援助する必要があるため，**優先順位1位**とする．
#2　疾患に対する認識不足，副腎皮質ステロイド薬の不適切な服用に関連した非効果的治療計画管理	健康知覚-健康管理	前回の退院から3か月しか経過していないにもかかわらず，SLEの再燃によってループス腎炎，胸膜炎を併発している．患者が疾患や増悪因子について正しい認識をもち，症状悪化につながる過度な負担を避け，副腎皮質ステロイド薬を適切に服用して疾患の悪化を防止できるように援助する．したがって，**優先順位2位**とする．
#3　症状の再燃に伴う疾患や家事・仕事に関連した不安	自己知覚-自己概念	仕事，育児，家事を完璧にやり遂げたいという患者自身の意思はあるものの，疾患が悪化した現在はそれらを実行することが難しい．こうした状況に加え，ボディイメージの変化も生じているため，疾患や今後の生活に対して強い不安をいだくと考えられる．**優先順位3位**とする．

看護計画

看護診断	目標とする患者の状態
#1　低栄養状態および副腎皮質ステロイド薬の副作用に関連した感染リスク状態	●感染徴候を示さない． ●栄養状態が低下しない．

対策	根拠および留意点
DP (1)腎炎の状態をアセスメントする． 　①尿量・性状 　②体重の増減 　③浮腫の程度(両下肢，眼瞼などの部位) 　④全身倦怠感の有無	▶ループス腎炎は，SLEの予後を左右する病態の1つである．なかでもタンパク尿や尿沈渣異常の出現は，活動性の上昇を示唆する．腎生検から判断される組織学的病型によって，治療への反応性や予後が異なるため，検査データに注目する．活動

急性期●全身性エリテマトーデス

対　策	根拠および留意点
⑤検査データ：タンパク尿，尿沈渣，腎機能（Cr，BUN），免疫血清学的所見（LE細胞，抗dsDNA抗体価，IgG，抗カルジオリピン抗体，抗Sm抗体，補体など），腎生検	性上昇の徴候としては，ネフローゼ症候群への進展もある．その他，血小板減少症，中枢神経障害，溶血性貧血，心外膜炎，全身性血管炎などを疑わせる症状を注意して観察し，生命への危険を察知する．経時的に副腎皮質ステロイド薬の効果について評価することが重要である．
(2)**全身状態をアセスメントする．** ①皮膚症状 　・紅斑 　・レイノー現象	▶頬部の蝶形紅斑をはじめ，紅斑は耳介部，手掌，手指，足，爪床などに好発する．レイノー現象は小動脈の間欠的血管攣縮によるもので，とくに冬期は注意する．これらの皮膚症状は，紫外線や寒冷によって増悪する危険性がある．
②関節症状	▶関節痛が約90％にみとめられ，活動性の高いときに多い．非変形性のものが大半であるが，15～50％の頻度で関節リウマチに類似した手指のスワンネック変形や尺側偏位などをきたす．
③精神・神経症状	▶精神症状のなかでも抑うつ状態が最も多く，次いで幻覚・妄想，退行状態がみられることがある．
④心臓障害	▶心嚢炎が出現する場合，CRP上昇，胸膜炎，タンパク尿をみとめることが多く，活動性は高い．
⑤呼吸器症状	▶胸膜炎の所見があるときには，労作時呼吸困難，胸痛，易疲労感の有無に注意する．

TP

対　策	根拠および留意点
(1)**皮膚を保護する．**	▶下肢の浮腫を軽減するために，下肢を挙上し安楽な体位を保持する．
①局所への圧迫を防止する． ②ブラインドやカーテンで直射日光を避ける．	▶浮腫への対策として，ゆったりとした靴下を選ぶ． ▶日光刺激によって皮膚が障害されると，治癒しにくい．
(2)**身体を清潔にする．** ①刺激の少ない石けんやシャンプー類を使用する． ②食前の手洗いを励行する．	▶チューブ類挿入部のケアを行い，できるだけ疲労させないように部分清拭を取り入れた援助をする．
(3)**消化がよく，食べやすい食事に配慮する．**	▶利尿薬の投与や水分制限によって口渇を訴える場合が多い．適宜，含嗽や氷片を口に含ませるなどの対応をする．

EP

対　策	根拠および留意点
(1)**現在の病状と薬物療法について説明する．** (2)**食事療法の必要性について説明する**（塩分，水分，タンパク質，カリウムなど）． (3)**安静保持について説明する．** (4)**感染予防について説明する．**	▶ループス腎炎，胸膜炎では，治療内容を患者だけではなく，家族にも説明して理解を得る．塩分・水分制限が必要になる場合は，理解と認識の程度が，治療効果に影響を与える． ▶ステロイドパルス療法によって易感染傾向が増大するため，かぜをひいた家族や友人の面会は遠慮

対　策	根拠および留意点
	してもらう.

看 護 診 断	目 標 と す る 患 者 の 状 態
#2　疾患に対する認識不足，副腎皮質ステロイド薬の不適切な服用に関連した非効果的治療計画管理	●疾患を管理するための予防行動がとれる. ●治療を拒否しない. ●ライフスタイルが無理なく変更できる. ●心身の状態を最適に保つ.

対　策	根拠および留意点
DP (1)治療計画管理状態をアセスメントする. 　①疾患に対する理解の程度：症状，経過，治療法，増悪因子とその予防法 　②生活上の注意点 　③疾患や治療への不安・恐怖 　④重要他者・家族の疾患や治療への理解と協力体制 　⑤経済状態 (2)ストレスをアセスメントする. (3)社会資源を知り，活用しているかをアセスメントする.	▶疾患の経過や症状，治療の理解がどの程度かを把握する．疾患を管理していくうえでの予防行動の必要性，増悪因子についての理解力も把握する．1回目の入院時に，医療従事者から適切な情報が提供されているかどうかが重要である．また，疾患によって引き起こされる心理的・社会的問題を1人で解決しようとして，閉塞感をもっていないかについても注意する. ▶関連する因子として，長期的で複雑な治療によって新たなストレスが生じていないかを把握する.
TP (1)ストレスをためないように会話を試みる. (2)患者が趣味をもてるように一緒に考える. (3)仕事，育児，家事がバランスよく遂行できるように，退院後の1日のスケジュールを確認する.	▶入院中，面会者が少ないと孤立してしまい，疾患のことばかり考えるようになるため，楽しい会話ができるように援助する. ▶ストレスをためないように，ライフスタイルを見直し，発症前の趣味を復活させられるような話題を選択する. ▶仕事一辺倒の生活にならないように，退院後の1日のスケジュールを一緒に確認する.
EP (1)長時間の紫外線曝露を避けるように指導する. (2)退院後，水泳やウォーキングなど，楽しみながら無理のない運動を勧める.	▶短時間であっても，直射日光下では帽子をかぶるようにする．長時間に及ぶ場合は，日傘をさしたり，日焼け止めクリームを塗布するのも有効である．海水浴，登山，スキーなどでは，多量の紫外線を浴びる危険性があるため，細心の注意が必要である. ▶適度な運動によって，関節可動域制限を防止し，筋力や持久力をつける．関節に負担の少ない運動

対　策	根拠および留意点
(3)職場復帰後の仕事量を調整し，とくに育児，家事とのバランスをとるように説明する．	を選択する．ジョギングは，関節や支持組織に負担をかけるのでふさわしくない． ▶職場復帰後は，最初は30分活動したら10分の休息をとる．週末には十分休息をとったり，関節痛や全身倦怠感が強いときは早めに就寝し，疾患が再燃しないように注意する．
(4)妊娠・出産による影響について説明する．	▶SLEでは血管系に症状がみられ，胎盤機能不全のために早産や低出生体重児を出産する確率が高くなる．膠原病の専門医および産婦人科医の管理のもとで妊娠・出産を計画的に進める．
(5)自己判断で副腎皮質ステロイド薬を休薬・中止しないように説明する．	▶副腎皮質ステロイド薬を突然中止すると，急性副腎不全を引き起こし，生命にかかわる急変を起こすことがある．

看護診断	目標とする患者の状態
＃3　症状の再燃に伴う疾患や家事・仕事に関連した不安	●家事についての不安の訴えがない． ●仕事についての不安の訴えがない．

対　策	根拠および留意点
DP (1)不安の状態についてアセスメントする． 　①疾患・治療に関する言動 　　・症状の再燃について 　　・治療について 　　・副腎皮質ステロイド薬に対する思い 　②仕事に関する言動 　③入院中の家事・育児に関する言動 　　・患者自身の訴え 　　・代行者 　　・家族の面会状況，家族関係 (2)不安の増強因子についてアセスメントする． 　①症状の再燃 　②副腎皮質ステロイド薬の治療効果，副作用 　③職場関係者との連絡，面会状況 　④家事・育児についての夫・義母の反応 **TP** (1)患者が疾患への不安・恐怖を表出できるようにかかわる．	 ▶妻として母親としての役割が果たせないことが心理的負担となる． ▶心理的負担はSLEを増悪させるため，何が不安やストレスを増強させるのかを把握しておくことが重要である． ▶ムーンフェイスやにきびによるボディイメージの変化に注意する． ▶症状をコントロールしながら生活することは，患者にとって大きなストレスとなる．SLE患者の死因の5％は自殺であるという報告がある．疾患への不安を共有できるようにかかわる必要がある．

対　策	根拠および留意点
(2)家事や育児の話題について共感的に患者の話を聴く.	▶夫の面会は少ないが，最も不安を受けとめてくれるという期待感は膨らんでいく．その一方で，疾患が与える夫婦関係への影響について不安が増大する可能性がある．患者が語りたいときに自由に語れるように，いつでも聴く姿勢を示す．
(3)家族でめざす目標を立て，共有するように勧める．	▶夫との目標の共有は，回復意欲を高めるうえで重要である．
(4)患者の情報を家族に伝え，協力が得られるようにする．	▶患者だけではなく，家族に対してもタイミングを見計らって疾患や治療の適切な情報を提供する．
EP (1)医療ソーシャルワーカー(MSW)に相談できることを説明する．	▶長期慢性疾患であるため，心理的・社会的支援が重要である．看護師だけで人間関係や経済的な問題にかかわろうとせず，他の医療・福祉専門職と連携をはかる．
(2)医療費の公費負担について説明する．	▶SLEは特定疾患に指定されており，医療費助成制度が適用される．

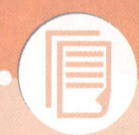

慢性期

関節リウマチ患者の看護過程の展開

BASIS

患者：66歳，男性
患者の状況：8年前に関節リウマチの診断を受ける．間質性肺炎のため，3回目の入院

関節リウマチ患者の理解に必要な情報

パターン	必要な情報項目	患者情報	アセスメントの視点	アセスメント
健康知覚-健康管理	・既往歴，現病歴 ・指示された治療，日常生活上の注意 ・疾患，治療についての理解 ・身体的管理能力 ・知的・情緒的準備状態	・58歳時，夜も眠れないほどの両肩の痛みが出現し，関節リウマチと診断された． ・1年前に間質性肺炎を指摘され，3か月入院．入院中の検査で高血糖を指摘されていた．ステロイドパルス療法を3日間実施したのち，副腎皮質ステロイド薬（プレドニゾロン）15mg/日，アザチオプリン（イムラン）50mg/日を併用 ・半年前に免疫抑制薬をアザチオプリンからシクロスポリン（ネオーラル）17.5mg/日に変更 ・現在，副腎皮質ステロイド薬を15mg/日内服 ・「叔母や叔父が関節リウマチなので，遺伝かな」と話す． ・1年前に会社を退職して警備の仕事をしている． ・最近，労作時の息切れを自覚し，夜間も呼吸	・治療，疾患についての知識は十分か． ・疾患の悪化への認識はあるか． ・疾患をもちながら仕事をしていくうえでの管理行動はとれているか．	1年前に会社を退職し，警備の会社に再就職した．ビルの見回りが主な仕事であるが，労作時に息切れがみられている．週末は，孫の遊び相手になっているが，最近，あまり休息の時間がとれないうえに，呼吸困難から不眠傾向にあった． 「関節リウマチには栄養が必要」と話していること，また，「今回の入院で食事療法を勉強したい」と話していることから，健康管理に対する意欲はあると考えられる．しかし，「栄養が必要」という発言からも，疾患への知識不足が高血糖をまねいている可能性がある．疾患や内服薬についての正しい知識をもとに，退院後どのような生活をおくればよいのかを具体的にイメージできるように援助する． 間質性肺炎の所見があるため，関節リウマチは活動性が高い時期である

10 自己免疫疾患・難病

パターン	必要な情報項目	患者情報	アセスメントの視点	アセスメント
		困難が出現し，眠れないことがあった． ・体重が半年で10kg増加しているが，「関節リウマチにはバランスのとれた栄養が重要」と話す． ・「この病気になってから，5歳の孫を公園で遊ばせるのがつらいけど，よくなって孫の面倒をみるのが楽しみ」と話す． ・関節の痛みに対して，アロエ，ローヤルゼリー，灸など，友人に勧められてよいと思う方法を試している． ・前回，入院時に高血糖が続けば今後，インスリン療法が必要になることを説明されていた．「インスリンを使いたくないから，今回の入院中に食事療法を勉強して帰ろうと思う」と話す．		と考えられ，日常生活について指導する必要がある． # 疾患や治療薬の知識不足に関連した非効果的治療計画管理
栄養-代謝	・身長，体重，BMI ・体重の増減 ・栄養状態データ ・食欲の有無，入院中の食事内容，摂取量	・身長168cm，体重85kg，BMI 30.1 ・半年で10kg増加 ・TP 7.1g/dL，空腹時血糖 182mg/dL，HbA₁c 11.8%，PLT 26.1万/μL，WBC 8,900/μL，Alb 3.1g/dL，RBC 395万/μL，Ht 42.2%，Hb 12.9g/dL ・自宅では，昼食は外食かコンビニ弁当 ・「肥満だから膝関節が痛い」「インスリンを	・食習慣に問題はないか． ・過食傾向にないか． ・食事療法は守られているか．	食欲は旺盛で，糖尿食だけでは足りない様子である．あんぱんなど甘い物を間食していることから，食事療法の必要性を患者に説明する． 　血糖，HbA₁cは高値であり，入院前から高血糖状態にあったことがうかがわれる．副腎皮質ステロイド薬の副作用による糖尿病発症も考えられるが，BMI 30.1と肥満2度であり，エネルギー量を

慢性期 ● 関節リウマチ

パターン	必要な情報項目	患者情報	アセスメントの視点	アセスメント
		使いたくないから，今回の入院中に食事療法を勉強して帰ろうと思う」と話す． ・あんパンや，オレンジジュースなどのペットボトル飲料がベッドサイドに置いてある． ・糖尿病食1,800kcal/日 ・食事は野菜以外全量を摂取している．野菜が嫌いでいつも残している． ・尿量1,900mL/日，水分摂取量1,400mL/日		考えない食事摂取を続けてきた結果，肥満や高血糖状態をまねいたと考えられる． 　体重が半年で10kgも増加したことで，関節痛も悪化している．肥満は糖尿病だけではなく，副腎皮質ステロイド薬の副作用で骨がもろくなっているので，腰椎圧迫骨折の誘因ともなる．今後，効果的に減量できるようなアドバイスが必要である． 　症状が軽快するまで，免疫抑制薬や大量の副腎皮質ステロイド薬が投与されると考えられるため，易感染傾向に注意する．とくにかぜには注意し，患者が予防的行動をとれるように援助する． ＃　副腎皮質ステロイド薬および免疫抑制薬の副作用に関連した感染リスク状態
排泄	・排尿状態 ・排便状態 ・水分出納 ・腎機能検査データ	・排尿5回/日 ・排便1回/3日（入院前も同様）若いころから便秘がちだった．入院中は，車椅子だから，便秘にもなるよ」 ・尿量1,900mL/日，水分摂取量1,400mL/日 ・毎晩睡眠前にセンナ（アローゼン）0.5g/日を内服中 ・「出ないから1回に3袋内服したら，吐き気がする」とベッドに横になっている．	・便秘の原因は何か．	若いころから便秘症だったが，現在安静保持のため，とくに排泄パターンが障害されていると考えられる． 　毎日排便がないと落ち着かず，強迫的になっている．薬物に必要以上に依存しているため，薬物以外の排便を促進するための工夫ができるようにかかわる．また，下剤常用の危険性についても説明する． 　検査データから，腎機

パターン	必要な情報項目	患者情報	アセスメントの視点	アセスメント
		・自宅から市販の浣腸薬を持参している． ・Cl 105mEq/L，Na 137 mEq/L，K 4.4mEq/L， ・BUN 11mg/dL，Cr 0.52mg/dL		能に問題はない． # 習慣的な下剤の使用に関連した知覚的便秘
活動-運動	・呼吸器系 ・循環器系 ・ADLの状態 ・血液生化学・免疫血清検査データ	・胸部CT検査，X線検査で，間質性肺炎の所見あり ・経皮的動脈血酸素飽和度(SpO_2)98%，R 16回/分 ・P 100回/分，BP 162/100mmHg ・C3 100mg/dL，C4 14mg/dL，IgG 1,181 mg/dL，IgA 230mg/dL，IgM 290mg/dL，KL-6（シアル化糖鎖抗原）1,750U/m，抗核抗体302倍 ・やや固めの痰が出る． ・警備の仕事で見回り中に息切れあり ・「手足の筋力がなくなり，手が細くなった」「関節の痛みは日によって違い，朝は手が動かしづらい」と話す． ・両手指にスワンネック変形がみられ，服の着脱時，こまかなボタンさばきに時間がかかる． ・「関節リウマチで死ぬことはないけど，肺炎は怖い．そのうえ糖尿病になってしまった」「学生時代は短距離の選手だったんだ」と懐かしそうに話す． ・朝は，ペットボトルの	・肺炎が呼吸状態に影響を及ぼしているか． ・治療下で安静は保たれているか． ・咳や痰はどのようなときに出るか． ・こわばりは，ADLをどの程度障害させているか．	現在，関節リウマチは活動期にあり，間質性肺炎を併発している．患者は，労作時の呼吸困難を訴えている．酸素療法はしていないが，移動時は安静を保つために車椅子を使用しているので，そのつど援助する．安静時，労作時の呼吸状態に注意して観察する． 　関節炎の進行に伴う関節破壊により，患者の両手指にはスワンネック変形が出現している．関節痛や朝のこわばりもみられるため，食事や薬物内服時に援助が必要である． 　現在安静保持のため，入浴は許可されていないが，副腎皮質ステロイド薬の服用に伴う易感染状態にあるため，清潔を保持し感染防止に努める． 　糖尿病を併発しているので適度な運動が必要であるが，現在，安静が第一に優先されるため，呼吸状態が回復したら運動を勧める． 　現在の安静の必要性と今後の活動の可能性を，患者に理解できるように説明する． # 労作時の呼吸困難と

慢性期 ● 関節リウマチ

パターン	必要な情報項目	患者情報	アセスメントの視点	アセスメント
		ふたの開閉や内服薬の封を切る介助が必要 ・安静度：移動時には車椅子を使用 ・入浴はまだ許可されていないので，全身清拭を介助で行っている．		関節症状の出現に関連したセルフケア不足シンドローム
睡眠-休息	・睡眠状態 ・睡眠を妨げる要因	・朝，手のこわばりと肩関節の痛みで覚醒するが，「痛み止めにあまり頼りたくない」と話す． ・警備の仕事は夜勤があるので，睡眠が不規則になった． ・「一昨年，叔父を自分と同じ病気の合併症で亡くしたんだ．夕べそれを考えていて眠れなくなった」「この病気はあまり長くないんでしょ」と話す． ・睡眠薬を飲む習慣はない．	・十分な睡眠はとれているか． ・副腎皮質ステロイド薬の副作用による心理面への影響があるか． ・睡眠と日中の身体的活動の関連がみられるか． ・睡眠薬の使用にあたって問題はないか．	叔父が同じ疾患の肺合併症で亡くなっているため，自分の今後の病状を心配している． 今回の入院治療で症状が軽快しなければ，予期的な不安をかかえて不眠を助長する危険性は高い．不安やストレスに感じていることに耳を傾け，患者が話せる環境を提供する． 鎮痛薬には頼りたくないと話しているが，十分な睡眠は疾患の回復に欠かせないため，薬物への理解を高めるように援助する．また睡眠薬の使用を勧める．
認知-知覚	・疼痛の部位，程度，持続時間 ・悪心・嘔吐の有無	・「朝のこわばりが強いときには，時間が短い．弱いときは午前中いっぱいこわばりが続く」「痛み止めにあまり頼りたくない」と話す． ・朝，両肩関節が痛い．痛みが強いときは朝起き上がれない．ときにジクロフェナクナトリウム（ボルタレン）坐薬を使用する．しかし，「薬を使うと習慣になるから，なるべくがま	・関節痛が生活に及ぼす影響はどの程度か．	患者は，関節痛がひどいときには朝起き上がれないほどである．入院中の痛みは自制内であるが，朝，覚醒するほどの痛みを経験することもあり，鎮痛のために坐薬を使用しているがうまく挿入できないことがある．患者は，できるだけ鎮痛薬を使用しないようにしているが，痛みをコントロールして快適な生活を過ごすことも重要である．鎮

パターン	必要な情報項目	患者情報	アセスメントの視点	アセスメント
		んしている」「坐薬を入れたあとで出てきて気持ち悪い．失敗して2本使うときもある」 ・下剤を3袋内服したときの吐き気はおさまった． ・「青の信号で渡りきろうと思って走ると，ひどい咳が出る」と話す．		痛薬に対する認識を改めて尋ね，薬物への誤解や偏見がないかを確認する． # 関節の炎症および鎮痛薬使用への抵抗感に関連した慢性疼痛
自己知覚-自己概念	・ボディイメージの変化	・副腎皮質ステロイド薬の副作用によるムーンフェイスが出現している．「特別いやだと思っていないが，自分の顔がすごく変わったと思う」「職場で，最近歩く格好が変だと言われる」と話す． ・「関節リウマチになってつらかったのは，発症から半年ぐらいのあいだで，立てない，歩けない，どうなるんだろうって不安が強かった」	・副腎皮質ステロイド薬の副作用への不安や恐怖があるか． ・ボディイメージの混乱があるか．	ムーンフェイスを気にしていないそぶりであるが，歩き方，体重の増加などのボディイメージの変化にとまどいを隠せない様子である．
役割-関係	・家族関係 ・キーパーソン ・家庭内での役割 ・前回の入院後，変化した役割 ・対人関係	・妻と2人暮らし．息子と娘は独立 ・キーパーソンは妻 ・マンションの同じ階に息子夫婦と孫が住んでいる． ・娘夫婦も近くに住んでおり，一緒に買い物に行ったり，食事に行ったりして仲がよい． ・「妻はスーパーでレジのバイトをしている．いろいろ身体のことを気遣ってくれるのであ	・家庭内役割が負担になっていないか． ・キーパーソンが患者をサポートする役割を担っているか． ・社会的役割が負担になっていないか．	身体のことを気にかけてくれるなど，妻からのサポートが得られる状態である． 子どもたちは家庭をもち近隣に住んでいる．同居はしていないが，孫の面倒をみたり，買い物や食事をともにするなど，子どもたち家族とも関係は良好である． 患者は，妻に面倒をかけているのではないかと気にしているが，関節リ

パターン	必要な情報項目	患者情報	アセスメントの視点	アセスメント
		りがたい」「妻に面倒をかけることが気になっているんだ」と話す. ・患者は結婚当初から洗濯や掃除をしていたが,最近はあまりしていない. ・家族以外の面会者は,教会の友人である. ・「教会でバザーを担当してエンジョイしているよ」 ・同病者と会話する姿がときどきみられる.		ウマチは慢性的で長期に及ぶため,家庭内の役割に無理をすることなく療養できるように援助する. 　患者は社交的で,人間関係にはあまり支障をきたさないと思われる.社会参加も楽しみながら行っている.
性-生殖	・配偶者(パートナー),子ども ・生殖器疾患の既往	・妻,子どもは2人,孫1人 ・生殖器疾患の既往なし	・疾患,治療による性的問題はないか.	いまのところ,性に関する訴えはない.
コーピング-ストレス耐性	・入院前からの趣味 ・ストレス要因 ・ストレス対処法 ・心理的問題	・休日は,孫と水族館や動物園に行くのが楽しみ.「孫が面会に来ないので寂しいんだ」 ・「おいしいものを食べることが楽しみだ」と話す.	・疾患に合わせたライフスタイルの変更が必要か. ・ストレスの増強因子は何か. ・適切なストレス対処法を試みているか.	入院前は,休日孫と出かけることや,おいしいものを食べることが楽しみであった. 　入院により,従来のコーピング行動をとれない.入院の長期化により,今後ストレスが増強する可能性があるため,効果的なコーピング行動がとれるように援助する. 　糖尿病を併発したことで,今後食事を中心としたライフスタイルの変化が必要となるため,そのことがストレスとならないように,患者の受けとめ方や思いに十分耳を傾けながら援助する.
価値-信念	・信仰の有無	・キリスト教を信仰して	・治療に影響	キリスト教を信仰し,

パターン	必要な情報項目	患者情報	アセスメントの視点	アセスメント
	・人生の価値	いる. ・時間を惜しまず，教会の募金やバザーなどの活動に参加している．	するような価値観，信念はないか．	また，教会での活動に参加することに喜びをもっている．信仰が治療に及ぼす影響はないと考えられる．

看護診断リスト

看護診断名	パターン	診断・優先の根拠
#1 労作時の呼吸困難と関節症状の出現に関連したセルフケア不足シンドローム	活動-運動	現在，朝のこわばりが強く，食事動作を部分的に援助する必要がある．また，間質性肺炎の併発から労作時の呼吸困難を訴えている．間質性肺炎は呼吸不全の原因となる重篤な疾患であり，適切な治療とともに十分な安静を保持する必要がある．そのためにまず，生命の危機にさらされる間質性肺炎の状態を的確にとらえ，安静を保持しながら不足しているセルフケアの援助を行う必要があるため，**優先順位1位**とする．
#2 関節の炎症および鎮痛薬使用への抵抗感に関連した慢性疼痛	認知-知覚	関節痛がひどいときは，朝起き上がれないほどである．入院中の痛みは自制内であるが，朝，覚醒するほどの痛みを経験している．しかし，鎮痛薬を使用することに抵抗感をもっており，痛みをがまんすることがある．看護問題を抽出するにあたり，患者の苦痛の優先順位は高く，関節リウマチ患者にとって痛みをコントロールして快適な生活をおくることはQOLを維持するために重要であるため，**優先順位2位**とする．
#3 副腎皮質ステロイド薬および免疫抑制薬の副作用に関連した感染リスク状態	栄養-代謝	長期的に副腎皮質ステロイド薬や免疫抑制薬を内服しており，易感染状態にある．ほかの感染症を予防する必要があるため，**優先順位3位**とする．
#4 疾患や治療薬の知識不足に関連した非効果的治療計画管理	健康知覚-健康管理	疾患や治療薬に対する知識不足が，これまでのエネルギー過剰の食生活，さらには高血糖をまねく原因となる可能性がある．入院前の生活を振り返り，退院後どのような生活をおくればよいのかを具体的にイメージできるように援助する必要があるため，**優先順位4位**とする．

看護診断名	パターン	診断・優先の根拠
#5 習慣的な下剤の使用に関連した知覚的便秘	排泄	排便がないことに強迫的になっており，浣腸薬や下剤を習慣的に使用していた．食事習慣の見直しや下剤の使い方，運動の習慣について指導する必要があるため，優先順位5位とする．

看護計画

看護診断	目標とする患者の状態
#1 労作時の呼吸困難と関節症状の出現に関連したセルフケア不足シンドローム	●呼吸困難や関節症状が増強せず清潔が保てる． ●疲労感なく清潔保持ができる． ●現在の食事摂取量を維持できる． ●安静の必要性を理解し，必要時に援助を求めることができる．

対　策	根拠および留意点
DP (1)間質性肺炎の状態をアセスメントする． 　①バイタルサイン 　②胸部CT検査の所見 　③胸部X線検査の所見 　④SpO₂ 　⑤血液データ(WBCなど) 　⑥呼吸困難の有無と出現時間 　⑦咳・痰の有無 (2)関節症状の程度をアセスメントする． 　①関節痛の有無と程度・部位 　②関節可動域制限の状態 　③握力の変化 　④朝のこわばりの発生時間，持続時間 (3)セルフケア能力のレベル(入院前・現在)をアセスメントする． (4)食事摂取量をアセスメントする． (5)指示されている安静度が保たれているかをアセスメントする． **TP** (1)毎日，全身清拭を実施する． 　①清拭は午後に行う． 　②患者の手の届くところは，タオルを渡し自分で拭くように促す． (2)患者の身体状況に合わせながら，3回/週の	▶セルフケア不足をまねく原因となっている間質性肺炎の活動状況，関節症状，筋力の低下をもとに，患者の現在の全身状態を把握する． ▶関節リウマチ患者の場合，安静によってさらなる筋力低下や関節拘縮をまねく危険性がある．そのため，患者の現在の残存機能状況を正しく把握しておく． ▶午前中はこわばりや関節痛が強いため，保清などのケアは，患者の状態をみながら午後に実施する． ▶関節リウマチの活動期には，関節の炎症鎮静のための安静と，関節可動性の保持という，一見相反するケアをできるかぎり両立させなければならな

対　策	根拠および留意点
洗髪，足浴を実施する． (3)清潔ケア実施時は室温を適切に保ち，疲労感が増強しないように短時間で行う． (4)配膳・下膳を介助する． (5)朝のこわばり，関節痛出現時は，以下のケアを行う． 　①食事トレイをセッティングし，ドレッシング，しょうゆなどのパックは開封しておく． 　②内服薬は封を切り，ペットボトルのふたを開けて手の届く範囲に置き，水分を準備する． (6)患者の思いを聴く． 　①安静の必要性をどのように理解しているか． 　②活動を制限されていることに対してどのように思っているか． (7)介助が必要なときには，看護師を呼ぶように伝える． **EP** (1)安静の必要性について説明する．	い．そのため，全身状態を的確に把握しながら安静のために必要なケアを看護師が提供し，可能なケアを患者自身に行ってもらうことで，セルフケアへのはたらきかけを行う． ▶安静を余儀なくされている患者は，間質性肺炎による呼吸困難や，関節症状による身体的苦痛に加え，思うように動くことができない精神的苦痛もかかえている．援助を受けなければならないことをどのようにとらえているのか，その思いを傾聴していく． ▶関節リウマチの活動期においては，薬物と安静による消炎が第一となる．患者が安静の必要性を理解したうえで援助を受けることは，安静による過度なストレスを避けるためにも重要である．

看　護　診　断	目標とする患者の状態
#2　関節の炎症および鎮痛薬使用への抵抗感に関連した慢性疼痛	●関節痛が緩和し，安楽を保つことができる． ●鎮痛薬について正しく理解し，疼痛が強いときに使用できる．

対　策	根拠および留意点
DP (1)関節症状の程度をアセスメントする． 　①炎症の程度（WBCなど） 　②関節痛の有無と程度・部位（安静時，活動時） 　③関節の腫脹，熱感，発赤 　④朝のこわばりの発生時間，持続時間 (2)関節リウマチの活動性をアセスメントする． 　①血液データ：RBC，Hb，Htなど (3)疼痛が患者に及ぼす影響をアセスメントする． 　①ADL，食事摂取量，睡眠など (4)薬物使用状況とその効果をアセスメントする． (5)鎮痛薬使用に対する患者の思いをアセスメン	▶疼痛は主観的なものであり，他者が客観的に評価できるものではない．患者が体験する痛みを他者に理解されないことはストレスとなり，さらに痛みを増悪させることもある．患者の訴えに十分耳を傾け，痛みを理解する姿勢が必要である．

対　策	根拠および留意点
トする．	
TP (1) 疼痛の存在を認め，共感的に話を聴く． (2) 朝のこわばりが強いときや，疼痛のある場合は，患部を保温する． 　① 温湿布，温浴，サポーターなど (3) 炎症が強く，腫脹，熱感がある場合には，冷罨法を行う． 　① アイスパック，氷嚢など (4) 関節の炎症が激しいときは，関節の安静を保つ． (5) 痛みの強いときには，医師の指示のもとで鎮痛薬を使用する．	▶ 温罨法は，末梢循環を促進し，循環動態を改善することで痛みを緩和する方法の1つである．しかし，局所的な炎症が強い場合には，温罨法などの循環を促進するケアは逆効果であり，一般に冷罨法が実施される．疼痛を引き起こしている関節の状態を十分にアセスメントしたうえで実施する．
EP (1) 鎮痛薬として使用しているジクロフェナクナトリウムの作用・副作用を説明し，習慣性がないことを理解してもらう． (2) 朝のこわばり，疼痛に対する安静と運動の必要性，方法を正しく理解できるように説明する． (3) リラクセーション法を指導する． 　① ゆっくりとした呼吸や深呼吸 　② 音楽を聴く． 　③ イメージトレーニングなど	▶ ジクロフェナクナトリウムの効果が確実で胃腸・肝機能障害が比較的少ない．そのほかの副作用として下痢，血圧低下などがある．患者が薬物に対する正しい知識をもち，不安なく薬物を使用できるようにする． ▶ 炎症の強い時期には局所の安静が必要であるが，過度の安静は筋力低下，関節拘縮をまねく．疼痛や体調に合わせ，活動と安静のバランスをとる． ▶ 非侵襲的な方法によって精神をリラックスさせることは，緊張を緩和し，疼痛緩和に効果があるとされている．方法について患者と十分に話しあい，患者が取り入れられるものを提供する．

看護診断	目標とする患者の状態
#3　副腎皮質ステロイド薬および免疫抑制薬の副作用に関連した感染リスク状態	● 感染の徴候なく経過する． ● 感染の徴候と症状について理解できる． ● 感染の危険因子と必要な生活上の注意点を言える． ● 感染予防のための行動を身につけ，実施できる．

対　策	根拠および留意点
DP (1) 間質性肺炎の状態をアセスメントする． 　#1 **DP** の観察項目に準じる． (2) 感染の徴候をアセスメントする． 　① バイタルサイン 　② 血液データ（WBCなど）	▶ 副腎皮質ステロイド薬の投与時には，新たな感染症を発症したり，すでにある感染症が増悪する危険性がある．とくに副腎皮質ステロイド薬大量投

対　策	根拠および留意点
③痰の量と性状 ④皮膚の状態 (3)副腎皮質ステロイド薬の種類と内服量をアセスメントする． (4)免疫抑制薬の種類と内服量をアセスメントする． (5)う歯や歯周炎の有無をアセスメントする． (6)血糖コントロール状態をアセスメントする． 　①血糖値（空腹時・食後2時間），HbA₁c	与時には，投与していないときと比べて感染の危険性が2倍とされている．そのため，新たな感染の徴候についても十分観察する． ▶高血糖状態にあると，感染防御機構，とくに白血球数減少により易感染状態となる．
TP (1)ベッド上やオーバーテーブル，床頭台の環境整備を十分に行い，入院環境を清潔に保つ． (2)室温・湿度を適切に保つ． (3)ケアの前後には必ず手洗いを行う． (4)食事前後にうがい・手洗いができるように声かけを行う． (5)関節痛が強く移動が困難であれば，手洗い・うがいを介助する． 　①ガーグルベースンの使用 　②おしぼりの準備	▶感染予防の基本は，うがい・手洗いの励行に加えて，患者の過ごす環境を清潔に整えることである． ▶上気道感染のリスクを避けるために有用である．
EP (1)現在の身体状況（易感染状態）について，説明する． (2)副腎皮質ステロイド薬や免疫抑制薬を内服することで，易感染状態になる場合があることを説明する． (3)感染の徴候と症状について説明する． (4)感染を防ぐために食事の前後，また退院後は，外出後にもうがい・手洗いを行うように指導する． (5)病室外へ出るときや，退院後外出するときには，マスクを着用するように指導する． (6)退院後，人混みの多いところへ出かけるときには，とくに感染に注意し，予防行動をとるように指導する． (7)う歯や歯周炎は感染源となるため，口腔内を清潔に保つように指導する．	▶免疫抑制療法を行っている場合には，あらゆる感染症が容易に生じることを，患者自身にまず理解してもらうことが大切である． ▶経過が長期にわたる慢性疾患にとって，基本となるのは自己管理である．患者自身が感染に対して予防行動をとり，また感染の徴候に早期に気づき，受診行動へ結びつけられるように指導する． ▶う歯や歯周炎は，頸部リンパ節炎や感染性心内膜炎の感染源となりうる．

看護診断	目標とする患者の状態
#4　疾患や治療薬の知識不足に関連した非効果的治療計画管理	● 内服薬と糖尿病の関連について理解できる. ● 日常生活上の注意点が理解できる. ● 実現可能な目標体重を設定し, 減量できる.

対　策	根拠および留意点
DP (1) 入院前の食生活をアセスメントする. (2) 糖尿病食の摂取量と満足感をアセスメントする. (3) 体重をアセスメントする. (4) 間食の有無をアセスメントする. (5) 関節リウマチに対する知識をアセスメントする. (6) 副腎皮質ステロイド薬についての知識をアセスメントする. (7) 適切な自己管理がとれない原因をアセスメントする. 　① 疾患, 治療薬に対する知識と理解度 　② 疾患に対する不安と恐怖 　③ 治療への満足感 　④ 家族のサポート状況 　⑤ 信仰の有無, 価値観, 経済状況 　⑥ これまでの医療従事者からの指導状況 　⑦ ストレスコーピング法 (8) 血糖データをアセスメントする. 　① 血糖値(空腹時・食後2時間), HbA$_{1c}$ **TP** (1) 患者とともに, いままでの食習慣を振り返り, 具体的にどのくらいのエネルギーを摂取していたかを話しあう. (2) 食事制限に対する思いを話しあう. (3) 具体的な減量方法と減量の目標について話しあう. **EP** (1) 薬物の副作用で糖尿病が出現していることを, 医師から説明してもらう. (2) 反応や理解度に合わせながら, 以下の点につ	▶「栄養をつけなければ」という間違った思い込みが過体重を引き起こすこともある. まず, 適切な自己管理ができなかった原因を把握することが, 患者の状態に対応した看護を提供するために重要である. ▶ 罹患してからの期間は長いが, そのことから疾患や治療法に対する知識はあると判断するのではなく, 患者個々の知識や理解度を十分に評価する. ▶ 副腎皮質ステロイド薬の内服により, 末梢組織での糖利用低下, 肝臓での糖新生やグリコーゲンの合成の亢進, 耐糖能の低下などの薬理作用がはた

対　策	根拠および留意点
いて，イラストなどの入ったパンフレットを用いて患者に理解しやすいように指導する． ①疾患についての基本的な知識 ②現在使用している内服薬の目的，効果，副作用 ③薬物の長期使用と糖尿病の関連 (3)糖尿病の食事療法について，患者・家族に以下の点を説明する． ①なぜ，食事に気をつけなければならないのか． ②糖尿病が進行するとどのような影響がでるのか． ③日常生活での注意点 　・バランスのよい食事を心がけ，1日3食を規則正しくとる． 　・エネルギーの過剰摂取に注意する． 　・間食はなるべく避ける． 　・水分摂取はジュースではなく，水や緑茶にする． ④外食の上手な選び方 (4)治療食でも満腹感を得る工夫について，以下の点を説明する． ①食事をするときは，ほかのことをしながらではなく，集中して食べる． ②食事前にコップ1杯の水を飲む． ③よく噛んで，ゆっくり食べる．	らき，血糖の上昇をまねく．もともと耐糖能異常がある場合は副腎皮質ステロイド薬の内服により糖尿病が顕在化しやすくなる．そのため，副腎皮質ステロイド薬を内服している患者は，エネルギー量や栄養バランスに注意した食事をすることが大切である． ▶食事に関しては，患者のみでなく妻の協力も必要となる．家族からサポートを得られるように，家族を含めたかかわりを計画する． ▶患者にとって，ライフスタイルを変容していくことは，容易なことではない．これまでの外食を禁じるのではなく，無理なく生活に取り入れられる方法を指導する．

看護診断	目標とする患者の状態
#5　習慣的な下剤の使用に関連した知覚的便秘	●薬物を常用することの危険性について理解できる． ●薬物以外の便秘への対処法を身につけ，実施できる．

対　策	根拠および留意点
DP (1)入院前の生活習慣をアセスメントする． (2)排便パターンと便の性状をアセスメントする． (3)便秘に伴う症状をアセスメントする． ①腹部不快症状，腹部膨満感，腹痛の有無 ②悪心・嘔吐の有無 (4)排便に影響を与える因子についてアセスメントする． ①食事摂取量 ②水分摂取量	▶常習性の便秘では，まず第一にライフスタイル，食事の改善，運動療法による排便習慣や排便リズムの是正をめざす．患者のこれまでの生活習慣を知ることは，生活改善を具体的に指導するうえで重要である． ▶排便回数のみでなく，患者が便秘によってどのような身体症状を有しているのかについて情報を収集し，必要があれば適切な薬物の使用を検討する．

対　策	根拠および留意点
(5) 下剤，浣腸薬の使用状況をアセスメントする． (6) 便秘についての訴え，表情，言動をアセスメントする． **TP** (1) 患者とともに，排便習慣や排便に対する期待について話しあう． (2) 便秘時は，下剤を使用する前に腹部の軽いマッサージやメントールの温湿布を実施する． (3) センナで効果が得られない場合には，医師の指示のもとで薬物を変更する． **EP** (1) 排便は1回/2〜3日だが，毎日は必要でないことを説明する． (2) 下剤や浣腸薬を常用することの危険性について説明する． 　①電解質異常 　②水分不足 　③ビタミン類の吸収不良 　④下痢と便秘の繰り返し (3) 浣腸薬は依存性が強いことを伝える． (4) 薬物以外の対策について説明する． 　①排便はいつも同じ時刻にする． 　②朝食の30分前に，温湯をコップ1杯飲む． 　③水分をコップ6〜10杯/日とる． 　④食物繊維の多い野菜を摂取する． 　⑤6〜10回/日，椅子に腰掛けるか，ベッドに横になって，上半身をねじるように回転させるなどの適度な運動を行う．	▶患者は，強迫的に下剤を使用している可能性がある．単に薬物の使用を控えるように指導するのではなく，排便パターンについてどのようにとらえているのか，どのような状態を期待しているのかを話しあう． ▶1回/2〜3日の排便でも異常ではなく，自然に排便できることが重要であることを伝える． ▶同一薬物の長期使用は習慣性を生じるため，種類の変更か，作用機序の異なる薬物を検討する． ▶薬物に頼るのみではなく，まず，食事を中心とした生活習慣の見直しと，生活に取り入れることができる薬物以外の便秘対策を紹介する． ▶患者は，野菜嫌いなどの偏食があり，もともと便秘傾向があったうえに，入院による活動制限がさらに影響している． ▶現在は活動に制限があるため，安静度に合わせてベッド上で実施可能な運動を指導する．

回復期
多発性筋炎患者の看護過程の展開

BASIS
患者：52歳，女性
患者の状況：3年前に多発性筋炎と診断．ステロイド療法から左大腿骨骨頭無腐性壊死を発症し，左人工骨頭置換術後14日目．リハビリテーションが行われている．

多発性筋炎患者の理解に必要な情報

パターン	必要な情報項目	患者情報	アセスメントの視点	アセスメント
健康知覚-健康管理	・指示された治療，日常生活上の認識と実態 ・身体的管理能力 ・知的・情緒的準備状態 ・治療が身体に及ぼす影響の知識 ・予防的健康習慣の知識	・49歳時に手の動きにくい感じがあり受診したところ，多発性筋炎と診断．半年後に間質性肺炎を発症し，ステロイド療法を開始する．今年になって左下肢に痛みが出現し，整形外科を受診したところ，左大腿骨骨頭無腐性壊死と診断．3か月後に手術のため入院 ・「ステロイド薬をずっと使っているからいろいろ副作用が出てしまったし，きちんと食事療法をしていないからこんなに太ってしまった」 ・「もっと体重を落とさないと足にも悪いね．油ものは控えているけどなかなかやせなくて」 ・「ステロイド薬を減らしたいんだけど，減らせないの．飲みたくないけどね」と話す． ・メチルプレドニゾロン	・自分自身の健康状態をどのように認識しているか． ・生活習慣や健康管理行動はどうか． ・医師や看護師の指示を理解しているか． ・治療に対する理解と態度はどうか． ・現在の身体状況はどうか． ・身体状況や治療の変化に伴うリスクはあるか．	発症以来，ステロイド療法を行い，現在のところ症状は軽快している． 　長期ステロイド療法の副作用について知識はあり，今回大腿骨骨頭無腐性壊死に至った理由もそのためであると認識している．ステロイド療法が本疾患に対して必要な治療であると理解してはいるものの，副作用や合併症によって治療継続への意志が低下する可能性が考えられる． 　人工骨頭置換術後に必要な知識を理解し，今後の生活に適切に取り入れられるように支援する． 　リハビリテーションが適切な段階を経て安全に行われるように支援する．脱臼を起こさないように転倒などの事故防止に努める． # 人工骨頭置換術後の不安定な移動動作に関連した身体損傷リスク状態

パターン	必要な情報項目	患者情報	アセスメントの視点	アセスメント
		・（メドロール）8～12mg/日を内服 ・飲酒習慣，喫煙歴なし ・ピリン系薬物にアレルギーあり ・車椅子への移乗は要介助，走行はフリー ・車椅子移乗時に三角枕を両足のあいだに挟むが，ときおり忘れる． ・「リハビリテーションのときに言われたことは注意してるつもりだけど，つい動いちゃうのよね」 ・自宅はアパートの4階で階段しかない．		
栄養-代謝	・身長，体重，BMI ・食欲，嗜好 ・食物，水分の摂取状況 ・栄養状態データ ・皮膚の状態	・身長152cm，体重62kg，BMI 26.8 ・食欲あり，3回/日摂取．油ものは控えている． ・病院食は毎食全量摂取 ・水または緑茶を約1,500mL/日摂取 ・高血糖のため入院後は糖尿病食（1,280kcal/日）摂取 ・検査データ（術前→術後2週目）：空腹時血糖 141→118mg/dL，TP 6.8→6.6g/dL，Alb 3.8→3.4g/dL，Hb 12.8→12.1g/dL，HbA$_{1c}$ 6.2% ・検査データ（術前→術後2週目）：CRP 0.5→0.4mg/dL ・手術創は回復良好で抜糸も済んだが，創部ガーゼ固定の絆創膏によ	・食事摂取状況はどうか．それに伴う栄養状態の低下がないか． ・偏食はないか． ・高血糖の認識および治療方針の理解はどうか． ・皮膚の状態に異常はないか．	BMIが高く，股関節への負荷を考慮すると，偏食などの食生活の見直しが必要となる．ステロイド療法により，高血糖であるため，必要な知識を得られるように援助するとともにエネルギーの過剰摂取に注意する． 　術後，栄養状態が低下傾向にあるが，食事摂取状況は良好であるため，経過を観察する． 　CRPの上昇はごく軽度で，現在のところ感染の徴候はみられないが，データの変動に注意する． 　創部ガーゼ固定の絆創膏によってびらんを生じており，皮膚の脆弱性が考えられる．早期回復に向けて適切に管理する． # ステロイド療法および過体重に関連した栄

10　自己免疫疾患・難病

パターン	必要な情報項目	患者情報	アセスメントの視点	アセスメント
		る皮膚びらん，乾燥傾向あり ・「血糖値も高いと言われて，びっくりしちゃった．ステロイド薬はいろいろ副作用が出てくるのね」と話す．		養摂取消費バランス異常：必要量以上
排泄	・排尿状態 ・排便状態 ・腹部状態 ・薬物の使用 ・トイレ様式（和式，洋式）	・排尿 8 回/日，尿量 1,300mL/日 ・排便 1 回/日，下剤は使用したことがない． ・腹部膨満感なし，腸音聴取良好 ・自宅では洋式トイレ使用	・尿量が保たれているか． ・排尿回数が減少していないか． ・便秘がないか． ・排泄状況の変化がないか．	尿量は保たれており，排尿回数にも異常はない．便秘はなく，腹部状態に問題はみられない．排泄機能に問題はないと考えられる．
活動-運動	・ADLの状態 ・介助の程度 ・運動，活動に伴う身体の変化および反応 ・歩行，姿勢，補助器具の有無 ・関節可動域 ・リハビリテーションの内容と身体の反応 ・自宅の生活様式 ・凝固・線溶系分子マーカー	・食事，更衣，排泄は自立 ・入浴は移動時介助，セッティングが必要 ・車椅子への移乗は要介助．看護師に一部介助され車椅子でトイレへ行く． ・左下肢 1/3 荷重にて平行棒内歩行訓練，股関節自動屈曲伸展運動，股関節外転筋訓練，大殿筋，大腿四頭筋訓練 ・左下肢に痛みはない． ・左股関節屈曲75°，伸展-5°，外転25°，内転0° ・ホーマンズ徴候なし ・弾性ストッキング着用 ・息子と2人暮らしであり，掃除，洗濯，食事の支度などを患者が行	・援助の必要性はないか． ・運動，活動に伴う身体への影響はないか． ・リハビリテーションの効果はみられているか． ・術後の合併症は起こっていないか． ・リハビリテーションへの反応はどうか． ・関節可動域制限がないか． ・指示された安静度が守られている	車椅子への移乗は可能であるが，まだ左下肢に全体重はかけられないため，介助を要する状況であることを十分説明する． ADLにおいて自立できない項目があるので，必要に応じて援助する． 現在，リハビリテーションは順調に進んでいる．今後も無理のないように痛みに配慮し，支援する． 今後退院に向けて，生活の見直しが必要となる可能性があるため，適切な支援ができるように，自宅のトイレの構造などの詳細な情報を収集する． D-ダイマー高値であり深部静脈血栓症予防のため，弾性ストッキングを着用している．離床もはかれ，リハビリテーショ

回復期　●　多発性筋炎

パターン	必要な情報項目	患者情報	アセスメントの視点	アセスメント
		・っていた． ・発症後もパートで販売の手伝いをしていた． ・自宅はアパートの4階で階段しかない． ・検査データ（術後1週目→術後2週目）：D-ダイマー6.0→3.5μg/mL，FDP 12.2→10.2μg/mL	か． ・退院後の生活で問題となることはあるか．	ンに取り組んでいるが，可動域制限，荷重制限に伴い深部静脈血栓症発症のリスクがあるため，予防に向けて支援を行う． # 人工骨頭置換術に伴う可動域制限，荷重制限に関連した非効果的末梢血管組織循環
睡眠-休息	・睡眠状態 ・就寝，起床時間 ・昼寝の習慣 ・薬物の使用 ・入眠前の習慣 ・就寝環境	・就寝は23時，起床は6時 ・昼寝はしない． ・薬物の使用はなし ・「家ではとくに寝る前にすることはないわね．すぐに寝ちゃう．でも，いまは一応眠れてはいるけど，ときどき目が覚める」と話している． ・自宅ではベッド使用	・睡眠は十分か． ・睡眠を妨げている要因はあるか． ・睡眠状態の変化はあるか．	入院前は睡眠に問題はみられないが，入院後はやや断眠傾向がみられる．今後この状態が助長されないように注意する．
認知-知覚	・感覚，知覚 ・言語，判断，記憶，意思決定能力 ・疼痛の有無	・新聞や雑誌は問題なく読める． ・視力，聴力などに異常はない． ・「手術をしたところの痛みはないけど，つっぱり感がある」と話している．	・感覚，知覚に問題はあるか． ・判断，記憶，意思決定能力はどうか．	現在のところ感覚，知覚に問題はみられない．今後リハビリテーションを行っていく過程で，痛みの出現がないかを確認する．
自己知覚-自己概念	・自分についての患者の表現 ・ボディイメージの変化 ・情緒 ・不安の有無と程度	・「性格は明るいほうだと思う．立ち直りも早いし」 ・「薬のせいでこんな丸い顔になって，最初は見るのもいやだったけど，慣れてきた」 ・「手術の前は痛みがあって，うまく歩けなかったけど，今後はどう	・ボディイメージの変化はあるか．原因は何か． ・不安はあるか，原因は何か． ・情緒不安定になっていないか．	ステロイド療法の副作用によりムーンフェイスとなり，ボディイメージの変化があったが，現在はほぼ受容できているようである． 現時点では，今後どの程度まで歩行できるのかは不明だが，歩行できない場合は，再びボディイ

パターン	必要な情報項目	患者情報	アセスメントの視点	アセスメント
		なるのかしら」	・受容の段階はどうか.	メージの変化が生じ,自己尊重の低下や不安が生じる危険性がある.
役割-関係	・家族,支援者 ・社会的・経済的立場 ・人間関係と役割(家族内,職場など) ・対人関係	・21歳で結婚,夫は10年前に死去,娘(29歳)と息子(26歳)がいる.娘は結婚して別に暮らしており,現在は息子と2人暮らし ・きょうだいに相談している. ・「夫が死んだときは,子どもが2人とも学生だったからたいへんだった」「子どもが一人立ちしてからも仕事は続けていたけど,この病気になってからパートにしたの」「仕事は辞めたくないけど,無理をしないでやっていくわ.あまり子どもには頼りたくない」と話している. ・同室者と会話のやりとりはある.	・役割や関係に変調をきたしているか. ・サポート体制はどうか. ・人間関係に問題はないか. ・コミュニケーション障害があるか.	現時点で家族関係に問題は見あたらないが,これまでの母親としての役割を今後も同じように遂行しようとして無理をする可能性がある. サポートがどの程度得られるのかを確認し,適切な役割行動をとれるように支援する. 同室者との関係は良好である.
性-生殖	・配偶者(パートナー),子ども ・月経の有無 ・性的問題	・夫(10年前に死去),子ども2人 ・50歳ころ閉経	・性や生殖に関する問題はないか.	現在のところ問題はみられない.
コーピング-ストレス耐性	・ストレスの表現 ・ストレス対処法,対処能力	・「いまはそんなにつらいと感じていない.病気もしかたがないと思っている」と話している. ・相談相手はきょうだい	・これまでのストレス対処法に問題はないか. ・感情の変化はどうか.	現在の状況に対し,脅威やストレスを感じていないようである.今後リハビリテーションの進行に伴い,感情の変化がないかどうか注意する.
価値-信念	・信仰の有無	・信仰する宗教はとくに	・治療や機能	現在のところ,治療に

パターン	必要な情報項目	患者情報	アセスメントの視点	アセスメント
	・価値，信念	なし ・特筆すべき習慣なし	障害によって価値観に基づく行動が支障されていないか．	支障をきたすと考えられる信仰や信念はみられない．

看護診断リスト

看護診断名	パターン	診断・優先の根拠
#1 人工骨頭置換術に伴う可動域制限，荷重制限に関連した非効果的末梢血管組織循環	活動-運動	術後2週間が経過し，離床もはかれ，検査値は徐々に落ち着きつつある．しかし，手術部位が股関節であることから，深部静脈血栓症発症の危険性があり，生命の危険に直結する．したがって，**優先順位1位**とする．
#2 人工骨頭置換術後の不安定な移動動作に関連した身体損傷リスク状態	健康知覚-健康管理	活動性が徐々に上昇しているが，右下肢中心での不安定な移動を行っている．今後リハビリテーションが順調に進行すれば，左下肢への荷重も増していくが，不安定な状態は続き，転倒の危険性も十分考えられる．脱臼などの障害をまねかないように，安全にリハビリテーションに取り組み，回復に向かうように援助する． 人工股関節に対する注意点や危険因子の認識が不十分で，不注意な行動がみられる．退院後の生活で適切な行動がとれるように，必要な知識を正しく理解し，安全に行動できることが不可欠であるため，**優先順位2位**とする．
#3 ステロイド療法および過体重に関連した栄養摂取消費バランス異常：必要量以上	栄養-代謝	多発性筋炎の治療のため，現在まで約3年間，副腎皮質ステロイド薬の内服を継続している．高血糖で，BMIも肥満の域にある．退院後血糖値が上昇したり，過体重の状態が続くと，人工股関節に支障をきたす危険性があるため，**優先順位3位**とする．

看 護 計 画

看護診断	目標とする患者の状態
#1　人工骨頭置換術に伴う可動域制限, 荷重制限に関連した非効果的末梢血管組織循環	●深部静脈血栓症が起こらない. ●深部静脈血栓症予防のための行動がとれる.

対　策	根拠および留意点
DP (1)下肢末梢循環の状態についてアセスメントする. 　①下肢末梢静脈の触知の有無, 変化 　②熱感, 冷感, チアノーゼの有無 　③下肢痛 (2)胸部症状の有無についてアセスメントする. 　①突然の激しい胸痛 　②呼吸困難の有無 (3)ホーマンズ徴候の有無についてアセスメントする. (4)検査値についてアセスメントする. (5)弾性ストッキング着用の状況についてアセスメントする. (6)下肢の等張性運動の施行状況についてアセスメントする. (7)水分補給状態についてアセスメントする. **TP** (1)弾性ストッキング着用の介助 (2)水分補給を促す. **EP** (1)下肢の痛み, 熱感, 冷感などが生じた場合には, ただちに看護師に知らせるように説明する. (2)弾性ストッキング着用の必要性および効果について説明し, 着用を促す. (3)等張性運動の必要性および効果について説明し, 運動を促す.	▶循環不全により脈拍数の減少や, 冷感, チアノーゼ, 痛みが生じる. また, 炎症によって熱感や痛みが生じる. ▶血栓が肺へ移動し, 肺塞栓を起こす危険性がある. ▶循環不全があると, ホーマンズ徴候が出現する. ▶線溶系分子マーカー値に注意する. ▶弾性ストッキング着用は静脈血栓症予防に効果がある. ▶等張性運動は静脈還流を促す. ▶水分が適切に補給されないと, 血液の粘性と凝固性が高まる. ▶弾性ストッキングが適切に着用されないと, 二次的障害を起こす可能性がある. ▶症状発現時はすみやかに対処する. ▶患者自身で弾性ストッキングを着用できるように援助する. ▶患者自身が等張性運動を行い, 静脈還流を促すように援助する.

看護診断	目標とする患者の状態
#2　人工骨頭置換術後の不安定な移動動作に関連した身体損傷リスク状態	●移動動作における危険性を理解し，安全な方法で活動できる． ●転倒しないように環境における危険因子を排除する行動がとれる． ●患肢を意識した行動がとれる． ●脱臼を起こさない．

対　策	根拠および留意点
DP (1) 環境の安全性についてアセスメントする． 　①通行を妨げるものの有無 　②車椅子の設置場所 　③ベッドの高さ，ベッド柵の強度 　④トイレ，浴室の設備 　⑤車椅子のブレーキの故障の有無，可動性 　⑥廊下の環境 　⑦床の状況 　⑧エレベータの環境 　⑨夜間のフットライトなどの作動状況 (2) 下肢の状態についてアセスメントする． 　①起立時のふらつきの有無 　②移動時の状況 　③右下肢で体重を支えられるか． 　④筋力の評価 　⑤履物の種類と着用状況 (3) リハビリテーションの状況についてアセスメントする． 　①進行状況 　②内容 (4) 安静度についてアセスメントする． (5) 脱臼の危険因子に関する知識についてアセスメントする． 　①適正肢位 　②日常生活上の危険動作 (6) 肢位保持の状況についてアセスメントする． 　①臥床時 　②車椅子使用時，坐位時 (7) 脱臼症状の有無についてアセスメントする． 　①可動性の著しい低下 　②動きに伴う疼痛 　③手術部位の腫脹 　④手術部位のはじけるような音	▶転倒予防および管理のために，活動範囲内の危険物を排除し，転倒を起こさない環境をつくることが重要である．そのために，考えられる危険因子について確認する． ▶慣れない環境で活動すると，それだけで事故が発生する危険性が高まる．行動しやすく，状況を理解しやすい環境かどうかを確認する． ▶慣れない環境では，運動障害が加わることで転倒の危険性はさらに高まる．体重の大部分を右下肢のみで支えることから，右下肢の筋力を把握することは重要である． ▶履物によっても転倒の危険性が増すため，種類や着用状況を確認する． ▶現在のリハビリテーションの状況から，可能な動作を把握して，転倒しにくい動作方法を考える． ▶股関節周辺および下肢のリハビリテーション状況から筋力の程度を評価する． ▶指示された安静度をふまえて行動する． ▶脱臼予防のために必要な知識を確認する．日常生活における適正肢位と避けるべき動作に関する知識を確認する． ▶実際にどのような行動をとっているか，危険肢位をとっていないかを確認する． ▶脱臼徴候がないかを確認する．

対　策	根拠および留意点
TP (1) 環境を整えるための援助 　①ベッドおよびその周囲，廊下，床，エレベータ，トイレ，浴室 　②車椅子 　③夜間のフットライト	▶転倒予防および管理のために，転倒しにくい環境を整え，危険因子を取り除く．
(2) リハビリテーションを行うための援助 (3) 適正肢位を保持するための援助 　①10～15°の外転中間位（やや外旋ぎみ） 　②臥床時および坐位時は，外転枕を使用して適正肢位を保持する．	▶脱臼予防のために効果的なリハビリテーションについて理解し，適切に患者にかかわる． ▶外転枕を使用する．
(4) 避けるべき動作がみられた場合の援助 　①なぜそうしたのかを聞く． 　②なぜいけないのかを伝える． 　③適切な動作について話しあう．	▶一方的に危険動作をとがめるのではなく，患者自身が考え，納得して適切な動作を行えるようにはたらきかける．
EP (1) 車椅子への移乗方法について説明する． 　①車椅子を適切な位置に置き，ブレーキがかかっているかを確認する． 　②ベッド柵が固定されているかを確認する． 　③靴をきちんと履く． 　④柵および車椅子の肘掛けにつかまりながら，右下肢で立ち上がり移乗する．	▶安全な移乗動作を説明し，自分自身で行えるようにする．
(2) 適正肢位について説明する． 　①やや外股がよい．	▶脱臼予防のための適正肢位を理解し，日常的に適正動作を保持できるようにする．
(3) 日常生活上の危険動作について説明する． 　①危険動作 　　・上半身をひねる． 　　・足を組む． 　　・前かがみになる（80°以上）． 　　・膝が内側を向く． 　②適正動作 　　・トイレは洋式を使用する． 　　・靴はかかとをうしろに上げて履く． 　　・靴下は外股にして履く． 　　・うしろにあるものを取るときは，身体全体をうしろに向ける． 　　・マジックハンドを利用する．	▶脱臼を起こす危険性のある動作を理解し，その動作を避け，適正動作で行動できるようにする． ▶自宅のトイレは洋式なので，問題はないが，外出先などでは注意する．
(4) 自分で行うことが困難な場合や脱臼を起こした場合は，看護師に知らせるように説明する．	▶無理をせず，必要時には他者の援助を得る． ▶脱臼症状が生じた場合，すみやかに対処できるように対処法を考えておく．

看護診断	目標とする患者の状態
#3　ステロイド療法および過体重に関連した栄養摂取消費バランス異常：必要量以上	●ステロイド療法の副作用予防のための行動をとることができる． ●患者が必要な摂取エネルギー量を理解し，適正な体重維持のための食行動がとれる．

対策	根拠および留意点
DP (1) 副腎皮質ステロイド薬の副作用に関する知識についてアセスメントする． 　①高血糖状態の誘発，悪化 　②感染症の誘発，悪化 　③骨粗鬆症，無腐性骨壊死 　④クッシング徴候 　⑤その他	▶副腎皮質ステロイド薬は効果に比例して副作用も起こりやすい．今回の大腿骨骨頭無腐性壊死や高血糖状態も，副腎皮質ステロイド薬の重篤な副作用である．
(2) 副腎皮質ステロイド薬の副作用発現を予防する知識についてアセスメントする．	▶多発性筋炎が原因疾患であるため，副腎皮質ステロイド薬内服は継続しなければならない．したがって，副作用や予防のための知識の理解度を確認する．
(3) 副腎皮質ステロイド薬の内服状況についてアセスメントする．	▶指示された薬物が正しく内服されているか確認する．
(4) 人工骨頭置換術後の日常生活上の注意点の理解，生活調整に関する言動についてアセスメントする． 　①自宅での生活環境，生活パターン 　②入院中の生活行動	▶手術を行った股関節を適切に管理するための知識の確認と，自宅での生活パターンに関する情報を収集する．
(5) 血糖値についてアセスメントする． (6) 食事療法が適切に行われているかアセスメントする．	▶副作用を助長する要因の有無を把握する．
(7) 適正体重の理解についてアセスメントする．	▶目標を明確にするために，適正体重維持の必要性を理解できるように支援する．
TP (1) 食事療法を行うための援助 　①摂取エネルギー量：1,280kcal/日（間食含まず）	▶過剰なエネルギー摂取は血糖値の上昇を助長させる．
EP (1) 副腎皮質ステロイド薬の副作用や，その予防に効果的な方法について説明する． 　①食事，栄養摂取の留意点 　②感染予防	▶今後も副腎皮質ステロイド薬の治療が継続されるため，今回発現した大腿骨骨頭無腐性壊死や高血糖状態について理解し，さらに悪化しないための行動がとれるように支援する．また，ほかの副作用についても理解し，予防行動がとれるように支援する．
(2) 食事療法について説明する．	▶人工股関節をより長く良好な状態で維持するため

対　策	根拠および留意点
①必要な摂取エネルギー ②適正体重維持の必要性 (3) 人工骨頭置換術後の日常生活上の注意点を説明する． 　①自宅での生活を見直す． 　②調整が必要な場合は，どのようにしていくかを患者とともに考える．	には食事療法，適正体重維持の必要性を理解し，知識を習得する． ▶必要な知識を得られるようにはたらきかけるとともに，生活調整が必要な場合は，適切な方法について患者とともに考えていく．

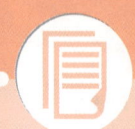

ターミナル期

筋萎縮性側索硬化症患者の看護過程の展開

BASIS

患者：62歳，男性
患者の状況：筋萎縮性側索硬化症（ALS）と診断されて4年目，人工呼吸器装着から2年が経過した．現在在宅療養中で訪問看護を受けているが，1か月前から，コミュニケーション手段がほとんどなくなっている．

筋萎縮性側索硬化症患者の理解に必要な情報

パターン	必要な情報項目	患者情報	アセスメントの視点	アセスメント
健康知覚-健康管理	・発症から現在までの経過 ・疾患についての患者・家族の理解 ・疾患への情緒的反応 ・介護の状況	・4年前，自宅でスリッパが脱げてしまうようになり受診，ALSと診断された． ・2年前に胃瘻を造設，同時期に気管切開術を受け，人工呼吸器を装着した． ・病初期のころにはALS治療薬リルゾールを内服していたが，肝機能が悪化したために中止した． ・1か月前からコミュニケーション手段がほとんどなくなり，妻はわずかに動く下顎の動きで「はい」「いいえ」を読みとっている． ・ナースコールを押せなくなったため，痰の吸引には24時間の介護が必要である．	・疾患の進行に対する心理的変化は表現されているか． ・生命の危機につながる身体的な状態はないか．	随意的に動く筋肉がほとんどないため，妻は夫のサインを読みとることが難しい状態である．そのため，体位変換時，患者の手が身体の下になっていないか，挙上したベッドの高さは適切か，痰がたまって呼吸が苦しくないかなど，患者の状態に配慮しながら介護にあたらなければならない．とくに，呼吸にかかわる徴候を見逃すと，生命の危機にかかわるため，痰の吸引のタイミングは重要である．呼吸器ケアに関する一連の知識・技術を再確認し，患者・家族に指導的にかかわる．
栄養-代謝	・身長，体重，BMI ・体重の増減 ・食事摂取状	・身長170cm，体重58kg（3か月前），BMI 20.8 ・体重は在宅療養になってから測定していない	・抗生物質の副作用による胃腸障害は出現して	発症から2年間は体重減少が激しかったが，現在は落ち着いている．現在，帯状疱疹が胸部

パターン	必要な情報項目	患者情報	アセスメントの視点	アセスメント
	況 ・食欲の有無 ・消化器症状 ・感染徴候	が，3か月前，ショートステイ時の体重は58kg（健康時80kg） ・3回/日経管栄養剤を胃瘻から注入している． ・疾患の進行期（発症から2年間）は1か月に1kgずつ減少していた． ・経管栄養剤を注入する前に，45°にギャッチアップしてファウラー位とする． ・7日前から帯状疱疹が胸部に出現しているため抗生物質を使用．一部に膿疱をみとめる． ・食後薬は，帯状疱疹に対する抗生物質，鎮痛薬，抗不安薬を胃瘻から注入している． ・胸部の帯状疱疹に抗生物質の軟膏を塗布	いないか．	に出現しているため，入浴サービスを見合わせている．一部に膿疱がみられるので，二次感染を起こさないように援助する．そのためには，疲労感を与えないように全身清拭を行い，軟膏を塗布する（1回/日）． 　抗生物質の副作用（消化器症状）に注意し，経管栄養剤注入中・終了後に悪心がみられないか観察する． # 帯状疱疹の出現に関連した感染リスク状態
排泄	・排尿状態 ・排便状態 ・水分出納	・尿量1,500mL/日 ・排尿6回/日 ・排便1回/日，おむつ使用 ・経管栄養剤400mL終了後，湯冷まし200mLを3回/日注入．食後薬注入時は湯冷まし100mLを3回/日，ピコスルファートナトリウム100mL注入．水分総摂取量は2,200mL/日 ・毎晩就寝前にピコスルファートナトリウムを胃瘻から注入している．下剤は便の状態を確認して，適宜中止することがある．	・便秘はないか． ・下剤の使用に問題はないか．	循環血液量低下や電解質の不均衡を防止するために，水分出納やバイタルサインのモニタリングを行い，家族に観察点を指導する．

ターミナル期 ● 筋萎縮性側索硬化症

685

パターン	必要な情報項目	患者情報	アセスメントの視点	アセスメント
活動-運動	・呼吸器系 ・循環器系 ・ADLの状態	・R 16回/分，経皮的動脈血酸素飽和度(SpO_2) 98% ・P 100回/分，BP 142/90mmHg ・2年前に気管切開術を受け，人工呼吸器を装着した． ・ナースコールを押せなくなったため，痰の吸引には24時間の介護が必要である． ・「痰がよく出て，頻繁に吸引しなければならない」と妻は言う． ・痰は粘稠性であり，適宜塩酸ブロムヘキシンを吸入している． ・排便介助時は，リフトを使用しておむつ交換を行っている． ・現在，帯状疱疹が胸部に出現しているため，入浴サービスは，最近1週間見合わせている． ・コミュニケーションは，顎の動きを頼りにしている．「はい」のときには，下顎をわずかに動かす． ・「意思伝達装置は，部屋の隅に眠っている状態なの」と妻は言う． ・着替えが楽にできるように，和式の寝間着を着ている． ・テレビをつけても見る様子がほとんどない．新聞を読み聞かせても，聞いている感じがない． ・罹患前は花屋の仕事を一筋に営んできた．	・呼吸機能に問題はないか． ・帯状疱疹による全身倦怠感はないか． ・家族はどのようにコミュニケーションをとっているか． ・活動はどの程度可能か．	疾患の進行により，自力で排痰できない．さらに，現在は痰の吸引を他者に依頼するコミュニケーション手段も限られている．いまのところSpO_2に異常はみられないが，痰を効果的に吸引できなければガス交換に支障をきたす危険性が高い． ＃ 筋力低下に伴う自力排痰困難に関連した非効果的気道浄化 　おむつ交換は，リフトを使用して援助できている．さらに介護が少しでも楽にできるように社会資源の活用について指導する． 　帯状疱疹による疲労感や全身倦怠感はないか，下顎の動きで確認できるため，コミュニケーションをとって確認する． 　患者は疾患のために仕事や旅行などができないことで，生きがいを失っている可能性がある．コミュニケーション手段が失われつつあること，人工呼吸器を装着して，不動状態であることがさまざまな日常生活への興味を失わせている． 　「ただベッドに横たわっている」という感じを払拭するために，ベッド周囲の環境を変えるなどの工夫をする．車椅子で庭の見える位置に移動するだけでも現在の状況へ変化をもたらす機会にな

パターン	必要な情報項目	患者情報	アセスメントの視点	アセスメント
		・「元気なころは，夫婦でよく温泉旅行に出かけた」と妻は懐かしそうに語る． ・2か月前までは，車椅子で近くの公園へ散歩に出かけていたが，最近は外出していない．		る． # 筋力低下に伴うコミュニケーション障害および不動状態に関連した気分転換活動不足
睡眠-休息	・睡眠状態 ・睡眠を妨げる要因	・帯状疱疹が出現してから，夜間覚醒していることが多い． ・夜間数回，痰の吸引のために妻が起きている． ・「ナースコールが押せなくなったので，熟睡できない」と妻は言う． ・寝る前の体位調整は，妻がしなければ患者は落ち着かないので，長女は「自分はあまり介護の役に立たないのではないか」と思っている(長女の言).	・帯状疱疹の疼痛によって睡眠が障害されていないか． ・介護者の睡眠は十分か． ・介護の交替はできるか．	帯状疱疹の痛みによって，睡眠が障害されている可能性が高いので，苦痛をできるかぎり軽減する． 　介護者が妻に限定されると，妻は介護疲労を回復することができない．妻に代わって援助ができるように，援助のコツを長女やヘルパー，訪問看護師に伝達する．妻は「自分でなければいけない」という意識を変える必要があるため，妻に話を聴き支援する． 　介護者である妻が良眠できることは，介護を継続していくうえで重要である．妻と交替できる人員の確保が必要と思われる．
認知-知覚	・疼痛の部位 ・しびれの有無 ・感覚，知覚 ・コミュニケーション能力	・意識は清明 ・以前から，膝から足先にかけてしびれがあるため，患者が訴えなくても，妻はさすっている． ・体位変換は，下顎を動かして30分ごとに要求する．納得できる体位に調整するまで40〜50	・疼痛はないか． ・視覚，聴覚に問題はないか． ・目で不安を表出できるか．	視覚と聴覚にとくに問題はない．患者は短時間で体位の変換を要求している．これは，ALS患者に特徴的な訴えであるだけではなく，帯状疱疹による疼痛も関連していると考えられる． 　足の角度，手の角度，枕の位置，ベッドのギャ

パターン	必要な情報項目	患者情報	アセスメントの視点	アセスメント
		・分かることもある. ・眼球の動きが鈍くなっており，1つの単語について最後まで文字盤が追えない. ・手や足の位置が気になると，1cm刻みに移動を要求する. ・常に時間が気になるらしく，時計を見えるところに置いている. ・難聴はない.		ッチアップの角度など，好みの位置をできるだけ正確にノートに記録し，ヘルパーや訪問看護師間で統一して援助する. 　顔の表情はないが，視線の力，目の動きによって自分がおかれた状況に反応している可能性がある．言葉にできない患者の気持ちをくみとり，場に応じて対処する．その際に声に出して援助内容を伝え，患者のわずかな反応を見逃さないようにすることで不安を軽減する．
自己知覚-自己概念	・表情 ・ボディイメージの変化	・顔の表情はほとんどない. ・庭にある植木を大きな鏡を使って見せると，一瞬いきいきとした目になるが，日常生活への関心を失っている. ・発症してからは，近所の人が仕事に出かけている時間帯を見計らい車椅子で散歩をしている.	・障害者である自分をどのようにとらえているか.	患者が障害をどのようにとらえているのかは，話せないためわかりにくい．しかし，家族が障害をもった患者をどのようにケアするのかを知ることで間接的に患者の自己像が推測できる．タイミングをみて，家族から情報を収集し，疾患の不安を軽減できるようにかかわる．
役割-関係	・家庭内での役割 ・家族構成，家族関係 ・キーパーソン ・前回の入院後，変化した役割 ・仕事仲間との関係	・患者は仕事に熱心で，朝4時に起床，花の仕入れに出かけて8時に食事，10時には店を開けるという生活を35年間続けてきた. ・妻，長女（結婚して近所に在住），次女（他県に在住，2回/年程度帰省） ・キーパーソンは妻であ	・家庭内役割が負担になっていないか. ・キーパーソンが患者をサポートしていく役割を担っているか. ・社会的役割	介護は，妻がほとんど担当している．長女は近隣に住んでいるため，週末は妻と介護を交替してくれる．今後介護をしていくうえで，介護をうまく分担していく必要がある． 　妻は，長女夫婦を巻き込むことに負い目を感じている．しかし，あらゆ

パターン	必要な情報項目	患者情報	アセスメントの視点	アセスメント
		る．妻が買い物に出かけようとすると，体位変換を訴え，なかなかスムーズに外出できない． ・在宅療養になって，ヘルパーが土日以外は毎日午前中に来ているが，排泄介助は妻以外の人を拒否しがちである． ・長女は週末の介護を妻と代わっているので，妻はこのとき，週1回のショッピングを楽しんでいる． ・長女は痰の吸引が怖いため，経管栄養剤と清拭の援助が主である． ・長女には今年生まれたばかりの子どもがいる．長女は子どもの面倒をみてくれる夫に気を遣っている． ・「娘夫婦にも負担をかけて申しわけない」と妻は言う． ・花屋を営んでいるが，患者の決断でアルバイトの人に任せている． ・在宅療養になってから1回患者会に出席した． ・妻は同病者の家族と電話で連絡をとりあっている．	が負担になっていないか．	る点で患者は妻に依存的であり，妻の疲労は限界に達していると考えられる．妻が介護役割から完全に解放された時間をもてるように，ケア体制を整えることが重要である．
性-生殖	・配偶者（パートナー），子ども ・生殖器疾患の有無	・妻，子ども2人あり ・5年前に前立腺肥大を指摘されたが，とくに症状は出現していない．	・生殖器疾患による影響はあるか．	前立腺肥大はあるものの，症状はないためいまのところ問題はない．

ターミナル期・筋萎縮性側索硬化症

パターン	必要な情報項目	患者情報	アセスメントの視点	アセスメント
コーピング-ストレス耐性	・罹患前からの趣味 ・ストレスの原因 ・ストレス発散法 ・心理的問題 ・人間関係	・テレビや新聞に全く関心がない. ・孫が来てもあまり興味を示さない. 孫はベッドの上で遊びたがっている様子であるが, 患者は無関心 ・人工呼吸器の蛇腹のちょっとした角度に対して敏感に反応し, 下顎を動かして妥協しない. ・「夫に気を遣い, 同じ部屋で食事するのがためらわれて, こそこそ食べる」と妻は言う.	・疾患に合わせたライフスタイルの変更が必要か. ・ストレスの増強因子は何か. ・適切なストレス発散法を試みているか. ・家族のストレス状況はどうか.	疾患のために不動状態となり, 生きがいであった仕事ができなくなり, さまざまなことへの興味を失っている. 　進行性の疾患であるため, 患者・家族の多くは心理的に落ち込む. 患者が楽しみをみつけられるようにかかわり, 妻に対しても同様に対応する. 妻が介護前に楽しんでいた趣味を復活できるような時間や心理的余裕をもてるように支援していく. 　また, 罹患したことで近所づきあいの変化, 家族内の関係が変化した可能性がある. 関係性にも注目して話を傾聴しながら援助する.
価値-信念	・信仰の有無 ・家族のしきたり ・人生の価値	・信仰している宗教はとくにない. ・罹患前に探し回って買った花瓶が, 縁起物としてベッド脇の棚に飾ってある.	・治療に影響する価値観, 信念はないか. ・生きがいになることは何か.	現在の状況を受け入れるためには, 心の支えが重要である.

看護診断リスト

看護診断名	パターン	診断・優先の根拠
＃1　筋力低下に伴う自力排痰困難に関連した非効果的気道浄化	活動-運動	自力で排痰できないため, 24時間誰かが痰の吸引を行う必要がある. しかし, 筋力低下により, 吸引を他者に依頼するコミュニケーション手段が限られている. もし痰を効果的に吸引できなければ, 窒息やガス交換障害をきたし, 生命の危機につながるため, 優先順位1位とする.

10 自己免疫疾患・難病

看護診断名	パターン	診断・優先の根拠
#2 帯状疱疹の出現に関連した感染リスク状態	栄養-代謝	帯状疱疹は一部に膿疱を形成しており，清潔保持と適切な処置がなされなければ，二次感染を起こすため，**優先順位2位**として，悪化しないように予防する．
#3 筋力低下に伴うコミュニケーション障害および不動状態に関連した気分転換活動不足	活動-運動	患者は身体を動かすことがままならないという身体的状況に加え，コミュニケーション手段が失われていくことにストレスを感じている可能性がある．さらに不動状態から日常生活への興味を失っている可能性がある．1日1つでも楽しみを見出せるような援助が必要なため，**優先順位3位**とする．

● 看 護 計 画

看護診断	目標とする患者の状態
#1 筋力低下に伴う自力排痰困難に関連した非効果的気道浄化	●円滑なガス交換ができる． ●窒息を起こさない． ●家族介護者が適宜痰を吸引できる．

対　策	根拠および留意点
DP (1) 呼吸状態をアセスメントする． 　①自覚症状：疲労感，息苦しさ，胸部重圧感 　②バイタルサイン：呼吸回数，脈拍数，血圧 　③気道分泌物：痰の性状・量，血液混入の有無 　④随伴症状：顔色不良，口唇や爪のチアノーゼ 　⑤呼吸困難の有無と出現時間 　⑥痰貯留 (2) 気管カニューレ部の状態をアセスメントする． 　①ガーゼ汚染：痰や血液の付着 　②気管切開部の状態 　③声漏れの有無 　④カフ破損の有無 (3) 人工呼吸器の装着状態をアセスメントする．	▶人工呼吸器の装着中は，呼吸状態を常に把握し，機器の誤作動や接続部のゆるみはないか注意する． ▶コミュニケーション手段が限られ，自覚症状を訴えることが難しいので，チアノーゼの有無に注意する． ▶痰貯留時には，咽頭部や気管部で断続ラ音が聴取される． ▶痰によってガーゼが汚染する場合は，気管切開部から痰が出ていることが原因である． ▶気管切開部の発赤の有無を観察し，感染の早期発見に努める． ▶声漏れがある場合には，呼吸困難になるため，カフエアを完全に抜いて，新たに規定量のエアを注入する．

ターミナル期 ● 筋萎縮性側索硬化症

対　策	根拠および留意点
①設定値の確認 ②接続部のゆるみの有無 ③加湿器の水の補充 ④吸入液の注入 🟠 **TP** (1)排痰の援助 　①喘鳴が聞かれたら痰を吸引する． 　②排痰後は口腔内を清潔にする． (2)人工呼吸器の作動性の確認 　①加湿器の作動性，温度設定 　②人工呼吸器の回路が屈曲・圧迫されず，確実に接続されているか． 　③吸気回路末端部の内壁に結露や水滴がないか確認する． 　④アラームは正しく設定されているか． 　⑤回路は定期的に交換する． 🟠 **EP** (1)人工呼吸器が誤作動を起こしたときのトラブルの対処について指導する． 　①訪問看護ステーションや医師への連絡 　②人工呼吸器や吸引器の製造元への連絡 (2)アンビューバッグの使用について説明する． (3)妻以外の家族に吸引法を説明する．	▶加湿器の水位を確認して，湿度を保つ． ▶吸入液(塩酸ブロムヘキシン，チロキサポール)は，医師の指示に従って使用する． ▶痰の吸引は，いつでもできるようにベッドサイドに準備しておく． ▶粘稠性の痰はチューブでの吸引が不十分になりやすく，患者に不快感を与える．吸引後は痰が十分に吸引できているか確認する． ▶看護師は訪問時に，人工呼吸器などの作動性に異常がないか確認しながらケアする． ▶加湿器の水分を適宜補充する．急激な補充はガス温度の変動をまねくので注意する． ▶患者は身体をほとんど動かせない状態であり，吸入回路が障害されると生命の危機に直結する． ▶結露や水滴は確実に拭き取り，患者の気管に流入することがないように注意する． ▶アラームが鳴ったときの対処法を家族が理解できているか確認する． ▶リークや感染予防のために回路を定期的に交換する．3セットは常備しておく． ▶パンフレットを作成し，家族介護者やヘルパーがどんなときにも対応できるように指導する． ▶呼吸困難が起こったら，1人はベッドサイドから離れないようにし，ほかの家族またはヘルパーから医師へ連絡してもらう． ▶製造元へ直接電話して対応を求めるように説明し，連絡先をベッドサイドに記しておく． ▶吸引操作の不安が解決できるように，手順と注意点を記載したパンフレットを用いて説明する．

看　護　診　断	目標とする患者の状態
＃2　帯状疱疹の出現に関連した感染リスク状態	●二次感染を起こさない． ●帯状疱疹の疼痛を軽減できる．

対　策	根拠および留意点
🟠 **DP** (1)皮疹の状態をアセスメントする． 　①皮疹の部位と性状	▶皮疹は，肋間神経領域である胸背部に好発し，頭頸部，顔面，腰部などにも出現しやすい．一定の

10　自己免疫疾患・難病

対　策	根拠および留意点
②疼痛の有無 (2)薬物の副作用の有無をアセスメントする． **TP** (1)患者にケアを行う前後は必ず手洗いを行う． (2)疲労感を与えないように全身清拭を援助する（1回/日）． (3)疼痛を訴える場合には，医師の指示のもとで鎮痛薬を胃瘻から注入する． (4)局所に冷罨法を行う． (5)皮疹に軟膏を塗布しガーゼで保護する． **EP** (1)皮疹部の処置について家族介護者に説明する． (2)内服薬の注入方法について説明する．	神経支配領域に帯状の紅斑が密集して発生するため，全身を観察する．皮疹は水疱，膿疱，びらん，潰瘍へと変化し，痂皮を形成して約3週間で治癒する．皮疹が悪化しないように援助する． ▶患者の苦痛様表情を見逃さないように援助する． ▶抗生物質の副作用によって消化器症状やアレルギー症状を起こすことがある． ▶皮疹により，瘙痒感や灼熱感がある場合は，保冷材で局所に冷罨法を実施する．このとき，皮膚への刺激に十分に注意する． ▶決められた軟膏を指示どおり塗布し，滲出液がある場合にはガーゼで保護する． ▶急性期を過ぎれば，疼痛や瘙痒感も緩和するため，その時期を乗り切れるように励まし，根気よく処置をするように家族へ指導する． ▶抗生物質や鎮痛薬の使用は，湯冷ましでよく溶解して注入するように指導する．

看護診断	目標とする患者の状態
#3　筋力低下に伴うコミュニケーション障害および不動状態に関連した気分転換活動不足	●1日1つでも楽しい出来事を家族で共有できる． ●コミュニケーション手段を見出す．

対　策	根拠および留意点
DP (1)コミュニケーション障害の程度をアセスメントする． 　①口唇の動き 　②顔の表情 　③コミュニケーション手段 　　・各種コール 　　・カード ・文字盤	▶患者のコミュニケーション手段は限られており，下顎の動きが唯一残されている手段である．しかし，視線の強さ，目の動きなどでも，感情や意思を読みとることはできる．表情の微妙な変化に注意して，患者が何を望んでいるのかを根気強く推しはかる． ▶患者がふだん訴える内容をあらかじめカードに記載しておき，必要時にカードを見せて意思を確認する． ▶コミュニケーション手段として，透明な対面式文

対　策	根拠および留意点
(2)心理的変化をアセスメントする． 　①他者への訴えの有無 　②家族介護者の言動	字盤を用いて，1文字でもわかったら，推測できることをこちらから問いかける． ▶心理的変化は患者だけでなく，家族も共有している場合が多い．患者の心理的変化に伴う家族の変化に目を向け，言動に注意する．
🟧 TP (1)ベッド上やベッドサイドの環境を整える． (2)新聞などの読み物で患者が興味を示す部分を朗読する． (3)好きな音楽をバックミュージックで流す． (4)バイタルサインが落ち着いていれば，車椅子で移動する．	▶ベッドサイドの模様替えによって気分転換をはかれるように援助する． ▶経過が長期にわたるので，家族も話題が少なくなっている可能性がある．家族はできるだけテレビや新聞を読み，話題をベッドサイドで話すように促してみる． ▶ベッドに臥床している時間がほとんどなので，車椅子で移動するだけでも気分転換につながる．
🟧 EP (1)家族介護者が休養できる工夫を提案する． 　①介護者の確保と交替(ボランティアを含む) 　②短期入院 (2)同病者の家族との情報交換を行う． (3)社会資源の活用の情報を提供し，指導する．	▶家族介護者は介護のストレスを直接受けている可能性があるため，主介護者である妻が定期的に休養できるように家族内で相談できる機会を設ける． ▶近くの病院へ短期間だけでも入院できるように連絡・調整し，介護者へのレスパイトケア(障害をもつ人の日常的なケアからの一時的解放)を行う．

●参考文献
1) 池田義雄ほか編：薬の作用・副作用と看護へのいかしかた．第3版，医歯薬出版，2001．
2) 川合眞一編：慢性疾患薬物療法のツボ——関節リウマチ．日本医事新報社，2005．
3) 川合眞一，森脇美登里編：リウマチ・膠原病の治療と看護．南江堂，2001．
4) 黒田寿美恵，金城利雄：関節リウマチ患者の看護・アセスメントの基本．クリニカルスタディ，25(7)：51〜57，2004．
5) 寺尾心一，祖父江元：神経難病 筋萎縮性側索硬化症．綜合臨牀，44(11)：2566〜2572，1995．
6) 中村くるみ，黒田寿美恵：関節リウマチ患者の看護・事例展開．クリニカルスタディ，25(7)：58〜66，2004．
7) 南木敏宏：自己免疫疾患の概念と知見——多発性筋炎・皮膚筋炎．最新医学増刊，60(6)：155〜161，2005．
8) 橋本博史：全身性エリテマトーデス臨床マニュアル．日本医事新報社，2006．
9) 日野原重明監：感染・免疫系．看護のための臨床医学大系13，情報開発研究所，1983．
10) 広畑和志監：標準整形外科学．第5版，医学書院，1993．
11) 松浦美喜雄，浦田幸朋編：リウマチ・膠原病ケア．JJNスペシャル78，医学書院，2006．
12) 道又元裕編：人工呼吸ケア「なぜ・何」大百科．照林社，2005．
13) 山口瑞穂子，関口恵子監：New 疾患別看護過程の展開．2 nd，学習研究社，2006．
14) Carpenito-Moyet, L. J.(新道幸恵監訳)：カルペニート看護診断マニュアル．第3版，医学書院，2005．

第Ⅱ章
経過別看護過程の展開 (CASE STUDY)

11 感染症

11 感染症

▶ 感染症患者の理解に必要な基礎知識
▶ ［急性期］ニューモシスチス肺炎患者（AIDS患者）の看護過程の展開
▶ ［慢性期］HIV感染症患者の看護過程の展開
▶ ［回復期］HIV脳症患者の看護過程の展開
▶ ［ターミナル期］進行性多巣性白質脳症患者（AIDS患者）の看護過程の展開

感染症患者の理解に必要な基礎知識

1. 感染症とは

感染とは、細菌、真菌、寄生虫、原虫、ウイルス、プリオンなどの病原体（表1）が宿主であるヒトの皮膚や粘膜に付着し、増殖を開始する状態をいい、感染症とは炎症性変化が生じ、宿主になんらかの臨床症状が発現した状態を指す。細菌が組織表面に付着し、単に定着している状態をコロニゼーションといい、この状態は感染症発症ではない。たとえば喀痰からメチシリン耐性黄色ブドウ球菌（MRSA）が分離されたとしても、喀痰中に炎症細胞がみられず、臨床症状や炎症所見がない場合は単なるコロニゼーションである。感染症が発症するかどうかは、宿主の感染防御能と病原体の力関係によって決まる。病原体の毒力が強ければ、正常の防御能を有していても感染症が発症し、防御能が低下していれば、弱毒常在菌によっても感染症が発症する。

表1 主な病原体の分類

分類	主な属および種
細菌	ヘリコバクター・ピロリ、大腸菌、ボツリヌス菌、結核菌、緑膿菌（シュードモナス・エルジノーサ）、メチシリン耐性黄色ブドウ球菌（MRSA）、サルモネラなど
真菌	カンジダ、クリプトコッカス、アスペルギルス、白癬菌など
寄生虫	回虫、鉤虫、住血吸虫など
原虫	マラリア原虫、ランブル鞭毛虫、トキソプラズマなど
ウイルス	インフルエンザウイルス、ヘルペスウイルス、A型・B型・C型肝炎ウイルス、ヒト免疫不全ウイルス（HIV）、サイトメガロウイルスなど
その他	プリオンなど

2. 感染防御機構

(1) 体表の防護壁(バリア)と感染防御機能

身体の表面を覆っている皮膚や粘膜は，病原体の侵入を防ぐ最初の防護壁である．外界と接している皮膚は，角質化した上皮細胞が何層にも重積して，物理的・化学的に病原体の侵入を防いでいる(図1)．また，口腔や鼻腔と通じている消化管や気管，尿道口や腟と通じている生殖器の表面は粘膜で覆われており，上皮細胞は粘液によって保護され，病原体が上皮細胞を直接傷害することを防御している．

口腔から侵入した病原体は，唾液や胃液によって殺菌されたり，腸管内の常在細菌群(腸内細菌叢)によって粘膜上皮への定着が阻止される．気管・気管支は線毛細胞の上向性のはたらきにより，気道分泌物とともに喉頭部に排出される．尿道から病原体が侵入した場合，弱酸性の尿と一定間隔の排尿により，病原体が排泄され増殖が抑制される．腟内の常在細菌も分娩が近づくと酸性に傾き病原体の増殖を抑制する．涙には多量のリゾチームが含まれ，グラム陽性菌の多くは殺菌される．この

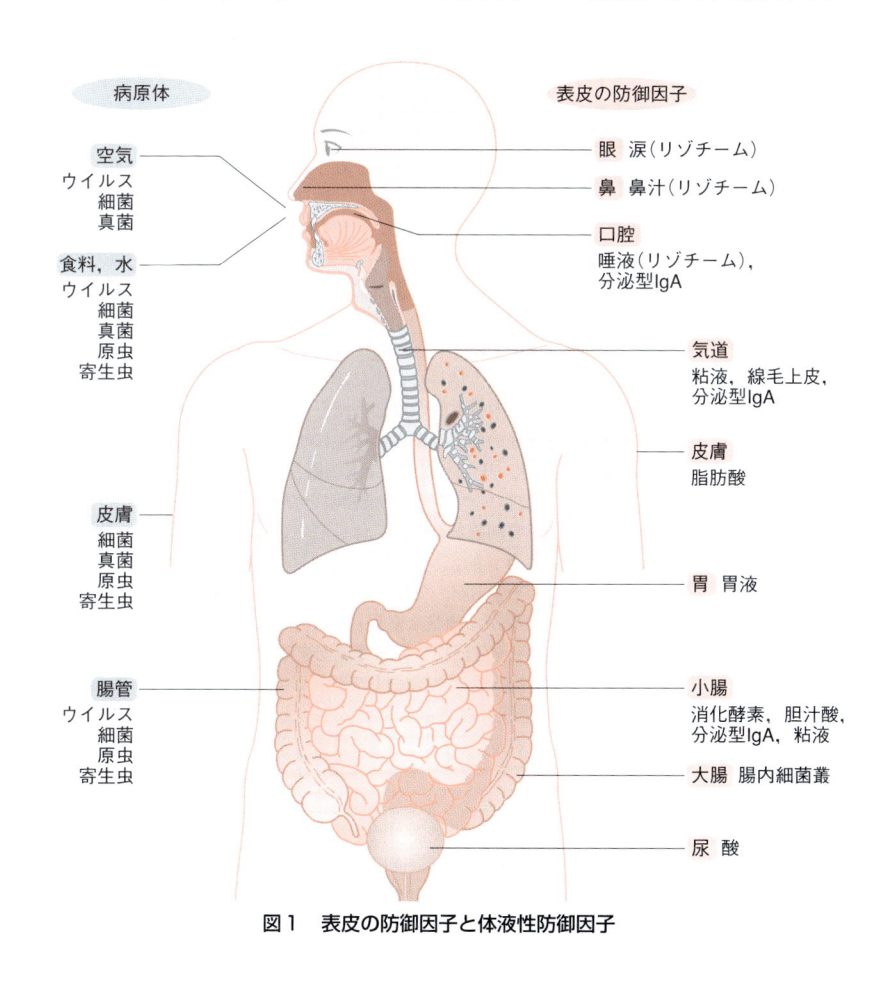

病原体

- 空気
  - ウイルス
  - 細菌
  - 真菌
- 食料，水
  - ウイルス
  - 細菌
  - 真菌
  - 原虫
  - 寄生虫
- 皮膚
  - 細菌
  - 真菌
  - 原虫
  - 寄生虫
- 腸管
  - ウイルス
  - 細菌
  - 原虫
  - 寄生虫

表皮の防御因子

- 眼　涙(リゾチーム)
- 鼻　鼻汁(リゾチーム)
- 口腔　唾液(リゾチーム)，分泌型IgA
- 気道　粘液，線毛上皮，分泌型IgA
- 皮膚　脂肪酸
- 胃　胃液
- 小腸　消化酵素，胆汁酸，分泌型IgA，粘液
- 大腸　腸内細菌叢
- 尿　酸

図1　表皮の防御因子と体液性防御因子

ように，病原体が侵入し付着する部位にはあらかじめ防御機能が備わっている．

(2) **体内の感染防御機能：免疫応答**

① 非特異的免疫(自然免疫)：生まれながらに備わっている免疫である．非特異的免疫に関与する白血球は，単球(マクロファージ)，顆粒球，NK(ナチュラルキラー)細胞で，基本的には，異物に対して直接貪食するという方法で殺菌処理する．

② 特異的免疫(獲得免疫)：後天的に獲得される免疫．特異的免疫に関与する白血球はBリンパ球(B細胞)とTリンパ球(T細胞)で，抗原に出会うとその抗原に特異的な抗体を産生し抗原を処理する．さらにその能力が記憶され，再び同じ抗原に出会うと免疫記憶ですばやく反応する．この免疫記憶により，水痘や麻疹などの再罹患が起こらず，予防接種もこの免疫記憶を利用して疾患を予防する．

③ 生体防御細胞のはたらき：白血球は外部から侵入した病原体を排除する役割をもつ．白血球には顆粒球，リンパ球，単球があり，それぞれ異なったはたらきと有機的な連携によって，病原体を排除する．

・単球：白血球中の約5％を占め，白血球のなかで最も大きな細胞である．血管壁を通り抜けて組織にも移動することができ，移動した単球はマクロファージとよばれる．表皮から真皮，あるいは粘膜上皮から粘膜下に病原体が侵入した場合，組織中に存在するマクロファージが病原体を貪食する．マクロファージは貪食した病原体を分解し，抗原を細胞表面に提示する．これをマクロファージの抗原提示といい，その情報はヘルパーT細胞とよばれるリンパ球に伝達される．マクロファージは病原体が侵入してきた最初の段階で，病原体を貪食し，抗原提示によって抗体産生のための最初のシグナルを発する重要な細胞である．

・顆粒球：白血球の約60％を占める．ギムザ染色により，好中球，好酸球，好塩基球に分類される．感染症は主に細菌感染とウイルス感染に分けられるが，顆粒球の約95％を占める好中球は細菌を貪食し，細胞内で殺菌する．

・リンパ球：白血球の約35％を占め，主にウイルスなどの小さい病原体を攻撃する役割をもつ．リンパ球にはNK細胞，Bリンパ球，Tリンパ球がある．NK細胞はがん細胞，ウイルス感染細胞を直接的に攻撃する．Bリンパ球は抗原に出会うと形質細胞となり，抗体を産生する．産生された抗体は刺激を受けた抗原にのみ特異的に反応する．Tリンパ球には，Bリンパ球の抗体産生を助けるヘルパーT細胞，免疫反応を抑制するサプレッサーT細胞，病原体に感染した細胞やがん細胞を直接殺すキラー(細胞傷害性)T細胞がある．役割の異なるこれらのT細胞を形態で識別することは困難なため，細胞表面のタンパク(細胞マーカー)で識別している．この細胞マーカーはCDで表記され，ヘルパーT細胞は表面にCD4をもち，キラーT細胞，サプレッサーT細胞はCD8をもっている．

3．宿主と感染

(1) **日和見感染症**

日和見感染症とは，感染防御機能が低下し，通常は無害である弱毒病原体によって起こる感染症である．感染防御機能のどこに障害があるかによって，日和見感染症を引き起こす病原体が異なる．白血病や抗がん薬の使用，放射線療法による好中球の低下がある場合には，黄色ブドウ球菌や，緑膿菌などのグラム陰性桿菌，真菌

による日和見感染症を発症しやすく，骨髄移植や免疫抑制薬の使用，悪性リンパ腫，HIVなどで細胞性免疫の低下がある場合には，ウイルス，原虫，真菌，細胞内寄生菌(結核菌，非定型抗酸菌など)による日和見感染症を発症する．

(2)菌交代症

感染症を引き起こした原因菌に対して，広域スペクトラムを有する抗菌薬を長期間使用することによって，スペクトラムからはずれた菌やその薬に耐性のある菌が選択的に異常に増殖し，新たな感染を発症した状態をいう．

4．感染経路と主な感染症	

(1)空気感染

病原体を含む飛沫が気化したあとの小粒子(5μm以下)が長時間空気中に浮遊し，空気の流れによって広い範囲に散布され，気道系に吸引されて感染する場合を空気感染という．肺結核，水痘，麻疹などは空気感染により感染する．

(2)飛沫感染

患者や保菌者の咳，くしゃみ，会話や医療行為(気管吸引や気管支鏡検査)によって飛沫が生じ，その飛沫中の病原体を直接吸入することで感染する場合を飛沫感染という．飛沫粒子は大きく，通常1m以上飛ばないので，離れていれば伝播しない．A群溶血性レンサ球菌，侵襲性髄膜炎菌，ジフテリア菌，マイコプラズマ，インフルエンザウイルス，SARSコロナウイルス，風疹ウイルス，ムンプスウイルスなどは飛沫感染により感染する．

(3)接触感染

接触感染には，患者との直接的な接触によって感染する直接接触感染と，病原体に汚染された物をとおして感染する間接接触感染がある．MRSAやバンコマイシン耐性腸球菌(VRE)などの薬剤耐性菌の感染経路として最も多い．また，クロストリジウム・ディフィシル，ロタウイルス，ノロウイルス，O157，A型肝炎などによる腸管感染症，単純ヘルペスウイルス，膿痂疹，疥癬などの皮膚感染症も接触感染により感染する．

5．感染管理

感染対策の基本的な考え方は，①スタンダードプリコーション(標準予防策)，②感染経路別予防策の2点である．

(1)スタンダードプリコーション

スタンダードプリコーションとは，医療従事者や患者が，認識されている感染や認識されていないコロニゼーションおよび感染から，病原体の曝露を予防するために，すべての患者に実施される感染経路の遮断策である．スタンダードプリコーションは①血液，②すべての体液，分泌物，排泄物(汗以外)，③傷のある皮膚，④粘膜，に適用する．感染経路の遮断を実現するために，適切な手洗いと，手袋，ガウン，マスク，ゴーグルの使用，器具やリネンの扱い，患者の配置や環境整備について規定されている．概要を以下に示す．

　①手洗い：処置ごとの手洗いを基本とする．血液や体液を含む湿性生体物質に触れたあと，患者ケアの前後，手袋をはずしたあとには必ず手を洗う．目に見える汚染がある場合は流水と薬用石けんで手を洗い，目に見える汚染がなければ，アルコール系の手指消毒薬で消毒する．

　②手袋：血液，体液，傷のある皮膚，粘膜に接触する可能性のある場合や，接触した物品・器具に触る場合に手袋を着用する．同じ患者であってもケアや処置

ごとに手袋を交換する．
③マスク，ゴーグル：患者の血液・体液が飛散する可能性がある処置やケアを行うときに使用する．
④ガウン：血液・体液が飛散してユニフォームが汚染する可能性のある処置やケアの際に着用する．汚染が浸透しないように防水性でなければならない．プラスチック製でディスポーザブルのガウンが推奨される．

(2)感染経路別予防策

伝染性が強く，スタンダードプリコーションに加え感染防止対策が必要な病原体が感染・定着している患者に対して行われる予防策であり，空気感染予防策，飛沫感染予防策，接触感染予防策の3つがある．
①空気感染：患者は，周囲の区域に対して陰圧で，1時間に6～12回以上の換気がなされ，独立した戸外排気または高性能ヘパフィルタを備えた個室に入室させる．個室のドアは閉じたままにし，医療従事者が部屋に入るときは，N95以上の規格の微粒子マスクを着用する．患者の移送は制限し，移送が必要な場合は患者に外科用マスクを着用させる．
②飛沫感染：個室管理が望ましいが，不可能な場合は同じ病原体による感染症患者と同室にする．ほかの患者や面会者との距離は，少なくとも1m以上を保つ．ケアや処置で患者の1m以内に接近するときは，外科用マスクを着用する．特別な空調や換気は必要ない．患者の移送を制限し，移送が必要な場合は，患者に外科用マスクを着用させる．
③接触感染：個室管理が望ましいが，不可能な場合は同じ病原体による感染症で，抗菌薬の感受性が同じ患者と同室にする．入室時に手袋を着用する．汚染物に触れたときは手袋を交換し，環境中に汚染を広げないようにする．退室前に手袋をはずし，アルコール系の手指消毒薬で消毒する．患者に接触する可能性がある場合は，入室時にガウンを着用し，退室前に脱ぐ．患者に使用する物品は可能なかぎり患者専用とする．患者の移送を制限する．接触感染予防策は創部からの排膿が過剰な場合や，失禁といった病原体伝播の危険性が増加している場合に適用される．

6. 主な検査と治療

(1)検体の取り扱い

検体はすみやかに検査室へ提出し，ただちに選択培地や目的菌に応じた至適生育環境に接種されなければならない．とくに髄液や血液培養検査検体は保存を前提とせず，すみやかに検査室へ搬送すべきである．抗生物質投与前に検体採取を行う．喀痰や咽頭粘膜から検体採取を行う際は，常在菌の混入を避けるため，採取前にうがいを実施する．尿の場合は，外陰部を清拭し中間尿を採取する．

(2)治療

感染症の治療には大きく分けて，化学療法，免疫療法，外科的処置，対症療法がある．
①化学療法：抗菌薬，抗真菌薬，抗ウイルス薬など
②免疫療法：免疫グロブリン，抗血清，G-CSF製剤など
③外科的処置：感染部位の切除，感染部位のドレナージや切開排膿など
④対症療法：輸液，副腎皮質ステロイド薬，非ステロイド性抗炎症薬など

7. HIV感染症

(1) 病態

HIV感染により進行性に免疫不全症に至る慢性疾患．HIVは主にCD4$^+$リンパ球とマクロファージに感染するレトロウイルスである．HIVが体内に侵入すると，リンパ組織を中心に約$10^{9\sim10}$/日の新しいHIVが絶えず複製される．HIVはCD4$^+$リンパ球に感染し，感染したCD4$^+$リンパ球は半減期1.5日のスピードで死滅していく．体内ではCD4$^+$リンパ球を供給し平衡状態を保とうとするが，死滅する感染細胞数に対して供給されるCD4$^+$リンパ球が追いつかなくなり，CD4$^+$リンパ球は徐々に減少し，免疫不全が進行する．

(2) 病期

① 急性期：HIV感染後2～6週間のあいだに約40～90%の患者が，発熱，咽頭痛，表在リンパ節の腫脹，筋肉痛，関節痛，下痢，頭痛，インフルエンザ様の感染症状を呈する．発疹の出現頻度も高く，EBウイルスによる伝染性単核球症と誤診される場合もある．また，無菌性髄膜炎や急激な免疫力低下による口腔カンジダ症をみとめることがある．体内に侵入したHIVは急速に増殖し，血中HIV-RNA量は$10^{6\sim8}$コピー/mLまで増加する．平均して感染後4週ころからHIV-RNA量は減少しはじめ，HIVを排除する抗体の産生が活発となる．この時期を免疫学的セットポイントとよぶ．その後HIV-RNA量は減少するが，感染後約6か月前後でHIV-RNA量は一定となる．これをウイルス学的セットポイント（図2）とよび，患者の予後に大きく関連する．すなわち，ウイルス学的セットポイントにおけるHIV-RNA量が多い人はHIV感染症の進行が速く，少ない人は進行が遅いと予測される．

② 無症候期：急性期を過ぎると無症候期に移行する．HIV感染から後天性免疫不全症候群（AIDS：acquired immunodeficiency syndrome）発症までの期間（主に無症候期）は個人差が大きく，感染から1～2年でAIDSを発症する患者から，感染後15年以上経過しても免疫力に全く異常がみられない患者までさまざまであ

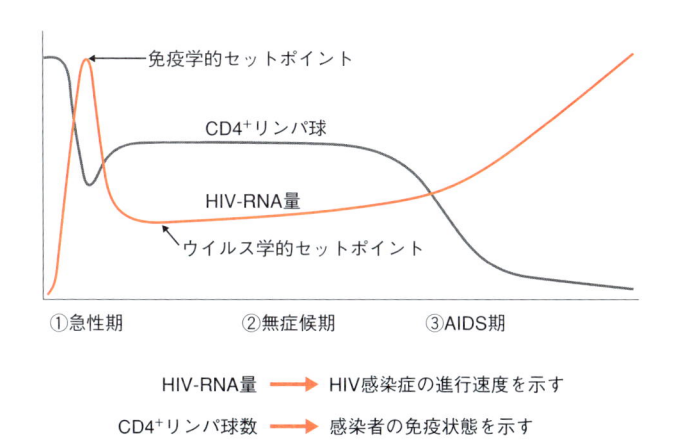

（HIV感染症治療研究会：HIV感染症「治療の手引き」．第9版，p.4，HIV感染症治療研究会事務局，2005より改変）

図2　HIV感染症の経過

表2　厚生労働省サーベイランス委員会によるAIDS診断のための指標疾患

A．真菌症	12．非定型抗酸菌症（①全身に播種したもの，②肺，皮膚，頸部，肺門リンパ節以外の部位に起こったもの）

A．真菌症
1．カンジダ症（食道，気管，気管支，肺）
2．クリプトコッカス症（肺以外）
3．コクシジオイデス症（①全身に播種したもの，②肺，頸部，肺門リンパ節以外の部位に起こったもの）
4．ヒストプラズマ症（①全身に播種したもの，②肺，頸部，肺門リンパ節以外の部位に起こったもの）
5．ニューモシスチス肺炎

B．原虫症
6．トキソプラズマ脳症（生後1か月以後）
7．クリプトスポリジウム症（1か月以上続く下痢を伴ったもの）
8．イソスポラ症（1か月以上続く下痢を伴ったもの）

C．細菌感染症
9．化膿性細菌感染症（13歳未満で，ヘモフィルス，レンサ球菌などの化膿性細菌により以下のいずれかが2年以内に，2つ以上多発あるいは繰り返して起こったもの，①敗血症，②肺炎，③髄膜炎，④骨関節炎，⑤中耳・皮膚粘膜以外の部位や深在臓器の膿瘍）
10．サルモネラ菌血症（再発を繰り返すもので，チフス菌によるものを除く）
11．活動性結核（肺結核*または肺外結核）

12．非定型抗酸菌症（①全身に播種したもの，②肺，皮膚，頸部，肺門リンパ節以外の部位に起こったもの）

D．ウイルス感染症
13．サイトメガロウイルス感染症（生後1か月以後で，肝臓，脾臓，リンパ節以外）
14．単純ヘルペスウイルス感染症（①1か月以上持続する粘膜，皮膚の潰瘍を呈するもの，②生後1か月以後で気管支炎，肺炎，食道炎を併発するもの）
15．進行性多巣性白質脳症

E．腫瘍
16．カポジ肉腫
17．原発性脳リンパ腫
18．非ホジキンリンパ腫（LSG分類により，①大細胞型，免疫芽球型，②バーキット型）
19．浸潤性子宮頸がん*

F．その他
20．反復性肺炎
21．リンパ性間質性肺炎/肺リンパ過形成：LIP/PLH complex（13歳未満）
22．HIV脳症（痴呆または亜急性脳炎）
23．HIV消耗性症候群（全身衰弱またはスリム病）

*HIVによる免疫不全を示唆する症状または所見がみられる場合に限る

（厚生省エイズ動向委員会，1999年）

る．この時期，感染者には自覚症状がほとんどないが，体内ではHIVの増殖が絶えず続き，HIV感染症は確実に進行し，常に感染力をもっている．
③AIDS期：HIV感染症はAIDSとよばれることがあるが，厳密に区別されなければならない．AIDSとは，主にHIVがCD4$^+$リンパ球に感染し，CD4$^+$リンパ球の質的・量的減少をきたした結果，表2に示す23のAIDS指標疾患である日和見感染症や日和見悪性腫瘍を1つ以上併発した状態を指す．とくにCD4$^+$リンパ球が200/μLを下回るとAIDS発症のリスクは高まる（図3）．感染者は，AIDS発症のきっかけとなった日和見感染症の治癒後も，AIDS患者として分類される．

(3)HIV感染症における重要なパラメーター
①CD4$^+$リンパ球：健常者のCD4$^+$リンパ球数は700〜1,500/μLである．HIVはこのCD4$^+$リンパ球に感染し，徐々にこの数を減らしていくため，感染者の免疫状態を表すよい指標である．AIDS指標疾患である日和見感染症の多くが，CD4$^+$リンパ球が200/μL未満で発症し，治療開始基準になっていることから，200という数値はとくに重要である．CD4$^+$リンパ球数の実測結果が出ない施設は，以下の式で計算する．
　白血球数×リンパ球(%)×CD4$^+$リンパ球(%)＝CD4$^+$リンパ球数
②血中HIV-RNA量：HIV感染症の進行の速さ，予後の推定，治療効果を判定する

CD4 (/μL)

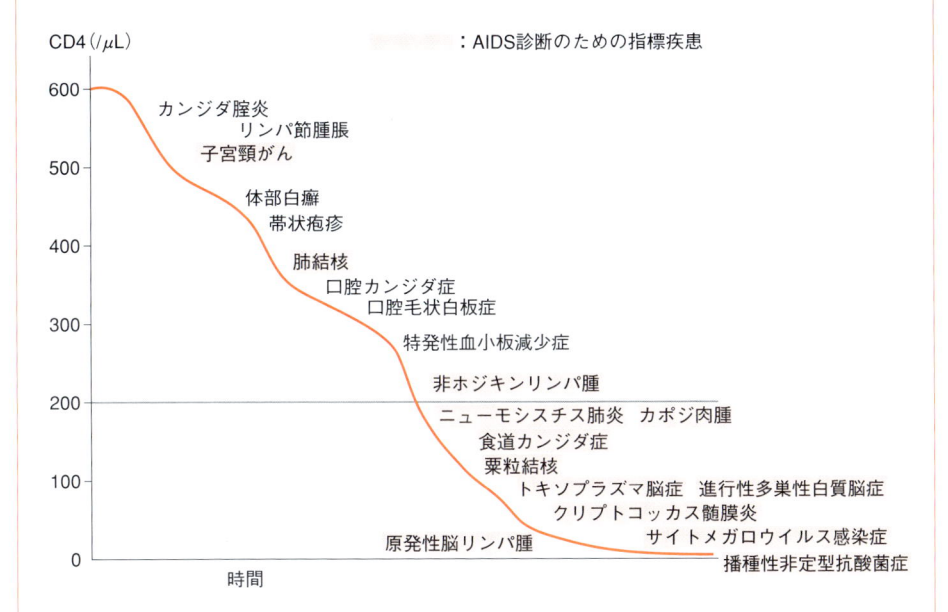

```
600 ┤
    │  カンジダ腟炎
500 ┤      リンパ節腫脹
    │    子宮頸がん
    │
400 ┤      体部白癬
    │       帯状疱疹
    │        肺結核
300 ┤         口腔カンジダ症
    │          口腔毛状白板症
    │           特発性血小板減少症
200 ┤            非ホジキンリンパ腫
    │              ニューモシスチス肺炎  カポジ肉腫
    │              食道カンジダ症
100 ┤              粟粒結核
    │                トキソプラズマ脳症  進行性多巣性白質脳症
    │                 クリプトコッカス髄膜炎
  0 ┤         原発性脳リンパ腫       サイトメガロウイルス感染症
    │                          播種性非定型抗酸菌症
       時間
```

　　　：AIDS診断のための指標疾患

(Hanson, D.L., et al.：Distribution of CD4+ T lymphocytes at diagnosis of acquired immunodeficiency syndrome-defining and other human immunodeficiency virus-related illnesses. The Adult and Adolescent Spectrum of HIV Disease Project Group. Arch Intern Med, 155(14)：1537～1542, 1995を参考に作図)

図3　CD4+リンパ球数減少と発現の可能性がある疾患

うえで重要な指標である．標準法(測定範囲400～750,000コピー/mL)と高感度法(50～100,000コピー/mL)の2つの測定法がある．治療を開始するとすみやかに血中HIV-RNA量は減少し，治療が成功していれば3～6か月以内に検出限界未満(50コピー/mL未満)になる．

(4) HIV感染症の治療

　作用機序の異なる抗HIV薬を組み合わせ，強力にウイルスを抑制する多剤併用療法(HAART：highly active antiretroviral therapy)が主である．感染直後からウイルスは活発に増殖しており，以前は早期からウイルスを抑制する必要があると考えられていたが，いったん治療が開始されると生涯治療が必要なこと，HAARTに伴う副作用の出現，厳格に求められる服薬維持の難しさ，薬剤耐性出現の可能性，医療費の問題などから，治療開始時期は主にCD4+リンパ球数によって決定されるようになった．米国のDHHS(Department of Health & Human Services)のHIV感染症治療ガイドライン(2006年)による治療開始の絶対適応は，AIDSおよびAIDSに関連する重篤な症状がみとめられる場合とCD4+リンパ球数200/μL未満の場合である．治療目標はHIV-RNA量を検出限界未満(50コピー/mL未満)に維持することである．治療薬の選択に関してはガイドラインが頻回に改訂されており，常に最新情報を入手する必要がある．HIV感染症研究会(http://www.hivjp.org/)，抗HIV治療ガイドライン(http://www.acc.go.jp/center/info_frame.htm)，AIDSinfo web site (http://

AIDSinfo.nih.gov/）が参考になる．

(5) 抗HIV薬と副作用（表3）
- 乳酸アシドーシス：発現頻度は低いものの，致死率は50％を超える重篤な副作用である．サニルブジン，ジダノシン，ジドブジンを使用している患者に可能性が高く，とくにサニルブジンは要注意である．核酸系逆転写酵素阻害薬による治療開始後，数か月以降に発現する．乳酸アシドーシスに至らずとも乳酸値の上昇を示すことがあり，高度上昇している場合は治療薬の変更や中止が検討される．症状は倦怠感，悪心・嘔吐，腹部不快感，体重減少，四肢のしびれ，麻痺，筋力低下，肝機能障害である．
- 肝機能障害：治療薬の種類によって，治療開始1週間後から数か月以降まで発現時期はさまざまだが，抗HIV薬すべてに肝機能障害が出現する可能性がある．無症候の場合が多く経過観察で治療を継続できることが多いが，致死的な場合もあるので注意する．核酸系逆転写酵素阻害薬投与例では乳酸アシドーシスを伴う肝機能障害，B型・C型肝炎合併例では肝炎の増悪を念頭におく．
- 高脂血症：硫酸アタザナビルを除くすべてのプロテアーゼ阻害薬投与時に発現する可能性が高い．治療開始後数週間から数か月後よりLDLコレステロール値上昇，TG上昇，TC上昇，HDLコレステロール値低下がみられる．非核酸系逆転写酵素阻害薬や核酸系逆転写酵素阻害薬（サニルブジン）でも発現する可能性がある．LDLコレステロール値上昇，TG上昇がみられる患者は，抗高脂血症薬を開始するか，脂質異常の発現頻度・程度がより低い治療薬への変更が検討される．長期にわたる脂質代謝異常は糖代謝異常とともに，虚血性心疾患や脳血管障害の発症リスクを増大させると考えられている．
- 高血糖・糖尿病：すべてのプロテアーゼ阻害薬で発現する可能性がある．もともと高血糖の患者や糖尿病の家族歴をもつ患者では，糖代謝異常を発現する可能性が高いので，治療開始前から体重コントロール，食事，運動などの指導が必要である．
- 体脂肪の分布異常：プロテアーゼ阻害薬や核酸系逆転写酵素阻害薬であるサニルブジンの使用者で，治療開始数か月後に腹部内臓脂肪の増加，手足・顔面の皮下脂肪の減少がみられる．
- 皮疹：ネビラピン，エファビレンツ，硫酸アバカビル，ホスアンプレナビルカルシウム水和物，アタザナビルなどによる治療開始1〜2週間後に出現することがある．
- 骨壊死，骨減少症，骨粗鬆症：すべてのプロテアーゼ阻害薬で発現の可能性が高い．最も多い発現部位は大腿骨頭で，多剤併用療法を行っている患者の50％に骨密度の減少がみとめられるとの報告もある．
- 血友病患者における出血傾向の増悪：プロテアーゼ阻害薬の使用開始数週間後から出血傾向が増悪する可能性がある．関節内や深部筋組織に起こることがほとんどだが，頭蓋内や消化管に重篤な出血をみることがあるので注意する．

(6) 抗HIV治療の開始に伴う問題
① 免疫再構築症候群：通常は，日和見感染症を発症している場合はHIV感染症よりも日和見感染症の治療が優先され，日和見感染症の沈静化後に抗HIV治療が開始される．抗HIV治療開始後，いったん沈静化した日和見感染症が再び悪化したり，新たな日和見感染症が顕在化したりすることがある．これは強力な抗

11 感染症

表3 HIV感染症に用いられる主な抗HIV薬

薬物（略語）		副作用
核酸系逆転写酵素阻害薬（NRTI）	ジドブジン（AZT/ZDV）	食欲不振，貧血，骨髄抑制（汎血球減少，白血球数減少など），悪心・嘔吐，倦怠感，頭痛
	ジダノシン（ddI）	膵炎，下痢，悪心・嘔吐，末梢神経障害，食欲不振
	ラミブジン（3TC）	食欲不振
	サニルブジン（d4T）	末梢神経障害，膵炎
	硫酸アバカビル（ABC）	過敏症（皮疹，発熱，悪心・嘔吐，下痢，腹痛，眠気，倦怠感，筋痛・関節痛，息切れ，のどの痛み，咳など）
	フマル酸テノホビル ジソプロキシル（TDF）	消化器系症状（下痢，悪心，鼓腸など），まれだが腎不全の報告あり
	エムトリシタビン（FTC）	下痢，浮動性めまい，不眠症，頭痛
非核酸系逆転写酵素阻害薬（NNRTI）	ネビラピン（NVP）	発疹，中毒性表皮壊死症，皮膚粘膜眼症候群，発熱，肝機能障害
	エファビレンツ（EFV）	発疹，めまい，集中力障害，不眠，悪夢
プロテアーゼ阻害薬（PI）	硫酸インジナビル（IDV）	腎石症，悪心・嘔吐，腎不全，皮膚乾燥症
	メシル酸サキナビル（SQV）	消化管障害，頭痛，肝機能障害
	リトナビル（RTV）	悪心・嘔吐，下痢，食欲不振，口周囲感覚異常，味覚異常
	メシル酸ネルフィナビル（NFV）	下痢，発疹，脱力感
	ロピナビル・リトナビル（LPV/RTV）	下痢，悪心・嘔吐，肝機能障害
	硫酸アタザナビル（ATV）	間接ビリルビン血症，PR間隔延長，発疹
	ホスアンプレナビルカルシウム水和物（FPV）	皮疹，下痢，悪心・嘔吐，頭痛

（HIV感染症治療研究会：HIV感染症「治療の手引き」，第10版，p.17，HIV感染症治療研究会事務局，2006より抜粋）

HIV治療の開始により免疫力が急速に改善し，身体に潜んでいた病原体に対する免疫応答が誘導されるためと考えられる．これを免疫再構築症候群（IRS：immune reconstitution syndrome）とよぶ．免疫再構築症候群の発症は予測困難で，CD4$^+$リンパ球数が低い状態で強力な抗HIV治療を開始する場合は注意深い観察が必要となる．免疫再構築症候群を発症すると日和見感染症に対する治療が再度必要となる．抗HIV薬を一時的に中止せざるをえない場合もある．

②薬剤耐性：HIV感染症患者の体内では，$10^{9\sim10}$/日のHIVが産生され，そのうち3万〜30万個の変異HIVが出現するといわれている．HIVは増殖速度が非常に速く，高頻度に変異を起こす．HAARTによってウイルス産生が抑制されると，変異HIV産生も抑制される．しかし，服薬が不十分だと，抗HIV薬の血中濃度

表4 日和見感染症の予防(成人,一次予防)

病原体	開始基準	第一選択	第二選択	終了基準
ニューモシスチス肺炎	CD4＜200/μL,あるいは口腔カンジダ症の発症	スルファメトキサゾール・トリメトプリム 1～2g/日	①ジアフェニルスルホン100mg/日 ②イセチオン酸ペンタミジン吸入300mg/月 ③アトバコン1,500mg/日	CD4＞200/μLが3か月以上持続
結核	①ツベルクリン反応で硬結5mm以上(BCG接種者は除外) ②活動性結核患者との濃厚曝露	イソニアジド300mg/日×9か月	リファンピシン600mg/日×4か月	
トキソプラズマ脳症	トキソプラズマ抗体陽性かつCD4＜100/μL	スルファメトキサゾール・トリメトプリム 2g/日	①スルファメトキサゾール・トリメトプリム1g/日 ②アトバコン1,500mg/日	CD4＞200/μLが3か月以上持続
播種性非結核性抗酸菌症	CD4＜50/μL	①アジスロマイシン水和物1,200mg/週 ②クラリスロマイシン1,000mg分2/日	リファブチン300mg/日	CD4＞100/μLが3か月以上持続
水痘帯状疱疹ウイルス	免疫のない患者が,水痘,帯状疱疹患者に濃厚曝露した場合	96時間以内に水痘帯状疱疹免疫グロブリン		

(U.S. Public Health Service and the Infectious Diseases Society of America, 2002, および木村 哲監:HIV感染症とその合併症——診断と治療ハンドブック,第2版,厚生労働科学研究費補助金エイズ対策研究事業 HIV感染症の医療体制の整備に関する研究,国立国際医療センターエイズ治療・研究開発センター,2006より作表)

が低下し抗HIV薬に耐性をもったHIVが選択的に増殖する.耐性HIVを出現させないためには,100%の服薬が維持されなければならない.一度耐性を獲得すると,その抗HIV薬の治療効果は失われ,同系列の抗HIV薬に対しても同時に耐性を獲得することが多く,これを交差耐性という.初回治療で耐性が獲得され十分な治療効果が得られない場合は,抗HIV薬が変更になるが,変更後に使用できる治療薬は非常に限られる.また,抗HIV薬による初回治療前に,すでに薬剤耐性変異のあるウイルスに感染している患者がおり,治療開始前に薬剤耐性モニタリングの実施が推奨される.

(7)日和見感染症の予防

国内新規のHIV感染者の約30%はHIV感染が判明した時点でAIDSを発症している(エイズ動向委員会報告).さらに,AIDS未発症であってもCD4$^+$リンパ球数減少,高度免疫不全状態にある感染者はかなりの割合に達すると考えられる.免疫不全状態にあっても,多剤併用療法によって免疫力の回復は期待できるが,治療の過程で

表5　日和見感染症の予防（成人，二次予防）

病原体	第一選択	第二選択	終了基準
ニューモシスチス肺炎	スルファメトキサゾール・トリメトプリム1〜2g/日	①ジアフェニルスルホン100mg/日 ②イセチオン酸ペンタミジン吸入300mg/月 ③アトバコン1,500mg/日	CD4>200/μLが3か月以上持続
トキソプラズマ脳症	スルファジアジン500〜1,000mg/日 ピリメタミン25〜50mg/日 ホリナートカルシウム10〜25mg/日	左レジメンでスルファジアジンの代わりにクリンダマイシン900〜1,800mg分3〜4/日	初回6週の治療が完了し，症状が消失しており，CD4>200/μLが6か月以上持続
播種性非結核性抗酸菌症	クラリスロマイシン1,000mg分/日+塩酸エタンブトール15mg/kg/日 （+リファブチン300mg/日）	左レジメンでクラリスロマイシンの代わりにアジスロマイシン水和物500mg/日	初回12か月の治療が完了し，症状が消失しており，CD4>100/μLが6か月以上持続
サイトメガロウイルス感染症	バルガンシクロビル塩酸塩900mg/日	①ガンシクロビル5mg/kg点滴×5〜7回/週 ②ホスカルネットナトリウム水和物90〜120mg/kg点滴×5〜7回/週	初回治療が完了し，活動性病変がなく，CD4>100〜150/μLが6か月以上持続
クリプトコッカス髄膜炎	フルコナゾール200mg/日	①アンホテリシンB0.6〜1mg/kg点滴×3回/週 ②イトラコナゾール200mg/日	初回治療が完了し，症状が消失しており，CD4>100〜200/μLが6か月以上持続
サルモネラ菌血症	塩酸シプロフロキサシン1,000mg分2/日×2か月以上	サルモネラの完全排除は左記処方でしか報告されていない	終了基準は確立されていない

(U.S. Public Health Service and the Infectious Diseases Society of America, 2002，および木村　哲監：HIV感染症とその合併症——診断と治療ハンドブック．第2版，厚生労働科学研究費補助金エイズ対策研究事業 HIV感染症の医療体制の整備に関する研究，国立国際医療センターエイズ治療・研究開発センター，2006より作表)

免疫再構築症候群や新たな日和見感染症を発症する危険性がある．いくつかの日和見感染症では，未発症の日和見感染症を予防する一次予防や，再発を防止する二次予防が確立されており（表4，5），基準に合致する患者には予防が開始される．表4，5に示した予防のほかにHIV感染者に対しては，肺炎レンサ球菌のワクチン，B型肝炎ワクチン，A型肝炎ワクチン，インフルエンザワクチンの接種が推奨されている（Guidelines for preventing opportunistic infections among HIV-infected persons-2002）．

(8)HIV感染症と合併症

①B型肝炎，C型肝炎：HIV感染者に合併したB型肝炎，C型肝炎は肝硬変への進行が速く，HIV感染症治療とともに肝炎治療が必要である．また，抗HIV治療による副作用として肝障害が重篤化する危険性がある．ラミブジン，テノホビル，エムトリシタビンとそれらを含む合剤を使用する場合は，中止後B型肝炎が悪化する可能性がある．

②精神疾患：HIV感染症は生涯にわたる治療が必要であり，精神疾患を合併して

いる患者は，服薬行動を維持することが難しい場合がある．また，抗HIV薬によっては中枢神経症状の副作用が高率に出現するため，精神疾患の有無を把握しておく．

③糖尿病，脳・心血管疾患，腎疾患：抗HIV治療により，さらに悪化する可能性がある．

④性感染症：HIV感染者の梅毒持続感染は，早期に神経梅毒へ移行する危険性が高く，単純ヘルペスの再発と重症化，尖圭コンジローマの難治化の頻度が高い．HIVとヒトパピローマウイルスの混合感染は，ヒトパピローマウイルスの持続感染率を高め，ヒトパピローマウイルス関連腫瘍（子宮頸がんや肛門がん）の発生率が高まる．女性のHIV感染者には，最低でも1回/6か月の子宮頸がん検診（擦過細胞診）が必要である．

急性期

ニューモシスチス肺炎患者(AIDS患者)の看護過程の展開

BASIS

患者：52歳，男性
患者の状況：呼吸困難の増悪があり救急搬送され，入院．入院時のスクリーニング検査でHIV陽性，ニューモシスチス肺炎(カリニ肺炎)の発症が強く疑われている．

ニューモシスチス肺炎患者の理解に必要な情報

パターン	必要な情報項目	患者情報	アセスメントの視点	アセスメント
健康知覚-健康管理	・疾患，治療についての理解 ・周囲の理解，経済状態，サポート体制 ・症状出現から入院までの受診状況 ・精神科受診歴 ・CMV-DNA(サイトメガロウイルス核酸診断)，CMVアンチゲネミア ・トキソプラズマ抗体価，梅毒定性・定量	・入院時に医師から，スクリーニング検査でHIV陽性が判明し，ニューモシスチス肺炎が疑われる状態にあることが説明されている． ・入院について，「肺炎で状態がよくないからすぐ入院しましょうと言われた」と言っている． ・治療に対する拒絶，非協力的な態度なし ・入院前は仕事優先で，医療従事者の勧めにもかかわらず，入院を拒否していた．今回の入院は呼吸困難が強くなり，救急搬送された． ・「1人だから入院費のことが心配」と言っている． ・精神科の受診歴なし ・CMV-DNA 5×10³コピー/mL，CMVアンチゲネミア(抗原陽性細胞)2/2個 ・トキソプラズマ抗体価63倍，RPR(梅毒脂質抗原法)<1倍，TPHA	・入院や治療をどのように理解しているか． ・治療(服薬継続)を自己管理する能力があるか． ・治療継続が可能な環境にあるか． ・治療継続に影響を及ぼすような行動パターンがあるか． ・免疫力の低下により，ほかの日和見感染症を合併している可能性はないか．	入院を拒んでいたのは，主に経済的な理由によるもので，入院中の治療に対して拒絶する様子はない．スクリーニング検査でHIV陽性の結果が出たことについて説明を受けたが，それについてふれようとしない(否認か)．まだ診断が確定しておらず，HIV感染症およびニューモシスチス肺炎について十分に説明されていないため，疾患，治療についてほとんど理解していないと思われる．1人暮らしで家族との交流がないことから，今後の治療継続に際しては，周囲の協力を得にくいと考えられる． 　CMV-DNAやCMVアンチゲネミア，トキソプラズマ抗体は陽性であり，今後サイトメガロウイルス(CMV)感染症やトキソプラズマ脳症が顕在化するおそれがある． ＃　HIV感染症について

パターン	必要な情報項目	患者情報	アセスメントの視点	アセスメント
		(梅毒トレポネーマ抗原法)試験640倍		の知識不足に関連した非効果的健康維持
栄養-代謝	・最近の体重変化，BMI ・食欲の有無 ・食事摂取量 ・口腔粘膜，舌の状態 ・味覚異常 ・口腔内の違和感，疼痛 ・嚥下状態（違和感，つかえ感，疼痛） ・発汗 ・栄養状態データ	・入院1か月前より体重は10kg減少，BMI 16.0 ・食欲減退 ・病院食を5〜8割摂取 ・口腔粘膜，舌に口腔カンジダ症をみとめる． ・味覚の低下あり ・食事摂取時にしみる感じあり ・嚥下時のつかえ感あり ・口渇感，発汗著明 ・TP 7.0g/dL, Alb 3.5g/dL, Hb 13.5g/dL, AST 120IU/L, ALT 30IU/L, LDH 1,060IU/L, TC 101mg/dL, TG 102 mg/dL, HbA1c 6.3%, Ht 36.3%	・ニューモシスチス肺炎の発症に伴い，栄養障害が起こっていないか． ・免疫力低下に伴い，口腔カンジダ症や食道カンジダ症が発症し，摂食状況に影響を及ぼしていないか． ・発熱に伴う発汗により，脱水傾向になっていないか．	最近1か月で体重が急激に減少し，やせが目立つが，血液データは比較的保たれている．ニューモシスチス肺炎の発症に伴い食欲は低下し，食事摂取量が減少している．口腔カンジダ症による味覚低下や易刺激性が生じており，これらが食事摂取量減少の要因となっていると考えられる．嚥下時のつかえ感もあるので，口腔のみならず咽頭後壁，食道にもカンジダ症が発症していると思われる． 肝機能異常，耐糖能の低下がみられる． 発熱に伴い発汗が著明，脱水の徴候がみとめられる．
排泄	・排尿状態 ・排尿時痛 ・ペニス周辺の異常の有無 ・排便状態 ・肛門周囲の腫脹・発赤，痔核 ・赤痢アメーバ抗体価 ・腎機能検査データ	・排尿6回/日，尿量465mL/日，黄色透明 ・排尿時痛なし ・ペニス周辺に潰瘍，尖圭コンジローマなどの異常なし ・排便1〜2回/日，黄色軟便 ・肛門部の異常なし ・赤痢アメーバ抗体価100倍未満 ・BUN 25.2mg/dL, Cr 1.0mg/dL	・ペニス周辺の異常が排尿に影響を及ぼしていないか． ・免疫力低下に伴い，ほかの日和見感染症による下痢が発生していないか． ・肛門性交による肛門周囲の異常，性感染症が排泄に影響	消化管の感染症，性感染症を疑う症状はみられない． 尿量の減少がみられる．腎機能検査データはBUNが高めであるが，脱水によるものと考えられる．

パターン	必要な情報項目	患者情報	アセスメントの視点	アセスメント
			を及ぼしていないか.	
活動-運動	・呼吸困難，胸痛の有無 ・酸素療法の指示，治療薬の指示 ・バイタルサイン，チアノーゼ ・CD4$^+$リンパ球数，CRP，LDH，β-D-グルカン ・抗酸菌，CMV-DNA，CMVアンチゲネミア ・安静の指示 ・ADLの状態	・安静時R 20回/分，呼吸音清明，咳嗽が頻回にあり，白色痰を少量喀出する. ・カニューレにてO_2 4 L/分吸入 ・pH 7.5，$PaCO_2$ 24.8 mmHg，PaO_2 68mmHg，HCO_3^- 19mEq/L ・体動により経皮的動脈血酸素飽和度(SpO_2)は90%前後に低下. 息苦しさを強く訴える. ・T 38.2℃，P 122回/分，BP 110/60mmHg，チアノーゼなし ・ST(スルファメトキサゾール・トリメトプリム)合剤，プレドニゾロン(プレドニン)服薬開始 ・CD4$^+$リンパ球数38/μL，CRP 14.4mg/dL，LDH 1,060IU/L，β-D-グルカン 35.7pg/mL ・抗酸菌塗抹陰性・PCR(核酸増幅法)陰性(気管支肺胞洗浄液)，CMV-DNA 4×10^5コピー/mL(気管支肺胞洗浄液)，CMVアンチゲネミア2/2個 ・安静制限なし ・体動(食事，排泄)によりSpO_2が低下し，呼吸困難が出現. 食事はギャッチアップにより自力摂取. 排泄はベッド上で尿器使用	・ニューモシスチス肺炎による呼吸機能の障害はどの程度か，悪化していないか. ・気胸が起こっていないか. ・ニューモシスチス肺炎以外の日和見感染症により活動・運動に影響がないか. ・ニューモシスチス肺炎に伴う体力の消耗・疲労感の程度はADLにどの程度影響を及ぼしているか.	ニューモシスチス肺炎によりガス交換障害が生じている. PaO_2 70mmHg未満の重症ニューモシスチス肺炎であり，今後気胸を起こす危険性がある. CD4$^+$リンパ球数が低く免疫不全状態で，ニューモシスチス肺炎以外の日和見感染症を併発する危険性がある. とくにCMV-DNA，CMVアンチゲネミア陽性のため，サイトメガロウイルス肺炎，サイトメガロウイルス感染症を合併している可能性がある. ニューモシスチス肺炎以外の肺炎を合併している場合は，ニューモシスチス肺炎治療薬(ST合剤)のみでは症状が改善しない可能性がある. 体動によりSpO_2の低下，息苦しさが増強することから，ADLの制限が生じている. ＃ 呼吸機能障害リスク状態

パターン	必要な情報項目	患者情報	アセスメントの視点	アセスメント
睡眠-休息	・睡眠時間 ・睡眠状態 ・睡眠を妨げる要因（発熱・発汗,呼吸困難,症状に対する不安）	・夜間の睡眠時間は0～7時．中途覚醒はない． ・医療費に関する不安がある． ・安静時は呼吸困難の訴えなし．R20回/分	・症状の悪化,不安などにより,睡眠が障害されていないか．	就寝時間は遅いものの,入眠後の問題はない．
認知-知覚	・視力変化,眼底所見 ・CMV-DNA,CMVアンチゲネミア ・意識状態 ・説明に対する理解 ・情緒的状態	・視力低下の自覚なし．眼底にサイトメガロウイルス網膜炎の所見はない． ・CMV-DNA $5×10^3$ コピー/mL，CMVアンチゲネミア2/2個 ・意識清明 ・理解力良好 ・感情鈍麻なし	・サイトメガロウイルス網膜炎による視力低下の徴候はないか． ・ほかの日和見感染症による中枢神経症状の発現はないか．	眼底所見ではサイトメガロウイルス網膜炎をみとめない．意識状態,理解力など中枢神経の異常を示唆する症状はみとめられない．
自己知覚-自己概念	・自己を否定するような言動	・入院について,「肺炎で状態がよくないからすぐ入院しましょうと言われた」と言っている． ・自己について,否定的な言動はない．	・スクリーニング検査でHIV陽性,ニューモシスチス肺炎の疑いがあることを告げられたことによる自己像の変化はないか．	入院加療の必要性を説明されている段階であり,確定診断に基づく告知がされていないためか,現在のところ自己否定的な言動はみられない．
役割-関係	・家族構成 ・パートナー ・職業 ・公的医療保険加入の有無 ・経済的な問題	・1人暮らし,両親はすでに死亡．きょうだいとは30年以上音信不通 ・現在パートナーはいない． ・会社員．上司には肺炎のため入院していると説明 ・健康保険加入	・今回の入院,今後の療養に対し,身のまわりの援助をしてくれる支援者はいるか． ・精神的支えになる支援	入院や今後の療養を支えてくれる家族,パートナーはいない．入院費用の支払い能力に問題があり,患者の不安が大きい．

パターン	必要な情報項目	患者情報	アセスメントの視点	アセスメント
		・「入院費用が心配．1人だからね」 ・借金あり，貯金なし	者はいるか． ・職業の継続や経済上の問題はないか．	
性-生殖	・パートナー ・性的活動性の程度 ・HIV感染症以外の性感染症の有無	・現在パートナーはいない． ・20年前に同性との性的接触あり ・過去のパートナーとは「連絡がとれない」 ・梅毒既感染，現在活動性のあるHIV感染症以外の性感染症なし	・過去に性的関係のあった人に抗体検査を実施できるか． ・今後他者へ感染を拡大する危険性があるか．	過去の同性との性的接触がHIV感染症発症の要因だと考えられる．しかし，現時点では過去に性的関係のあった人に連絡をとることは，不可能と思われる． 現在特定のパートナーはなく，性的活動性は以前に比べ低下していると思われる．
コーピング-ストレス耐性	・ストレス対処法 ・患者の言動，態度	・「いやなこと，困ったことがあると眠っていた」 ・スクリーニング検査でHIV陽性であることにふれない．	・スクリーニング検査でHIV陽性，ニューモシスチス肺炎の疑いがあることを告げられたこと，症状の持続・悪化，入院加療の受けとめ方と対処はどうか．	まだ確定診断に基づいた説明がされていないが，スクリーニング検査でHIV陽性を告げられたことへの反応が乏しい（知識不足，否認，抑圧か）． 現時点では経済的な問題が主な不安要素であるが，ふだんから適切な対処法を用いていないこと，ソーシャル（家族や友人など）サポートが得られにくいことから，今後，告知によって心理的危機に陥るおそれがある．
価値-信念	・信仰の有無	・信仰する宗教はとくにない．	・治療に影響を及ぼす価値観，信念があるか．	治療に支障をきたすような価値観や信念はない．

看護診断リスト

看護診断名	パターン	診断・優先の根拠
#1 呼吸機能障害リスク状態	活動-運動	肺炎により，肺胞での酸素化が障害されている．頻脈，低酸素血症，呼吸困難，動脈血ガス分析値の異常がみとめられる．肺の酸素化能の低下は，二次的な身体侵襲になるばかりでなく，ADLの制限など，ほかの問題の要因となるため，**優先順位1位**とする．
#2 HIV感染症についての知識不足に関連した非効果的健康維持	健康知覚-健康管理	入院を勧められたにもかかわらず拒否し，症状が強くなってからの救急搬送による入院である．知識不足，健康探求行動の不足，経済資源および家族や友人などのサポートシステムの不足がみとめられる．知識の充足や健康行動の改善が症状の進行に影響するため，**優先順位2位**とする．

看護計画

看護診断	目標とする患者の状態
#1 呼吸機能障害リスク状態	● 労作時に呼吸困難がみられない． ● SpO_2 97%以上を維持する． ● 胸部X線所見に改善がみとめられる．

対　策	根拠および留意点
DP (1)ガス交換障害の程度をモニタリングする． 　①呼吸状態：呼吸数，リズム，深さ 　②息苦しさ，息切れ：活動に伴う変化 　③随伴症状：咳嗽の有無・種類・程度，痰の有無・性状・量，胸部痛，皮下気腫の有無 　④呼吸音：減弱・消失の有無，異所性呼吸音，副雑音の有無 　⑤チアノーゼ，冷感	▶ST合剤を用いた治療により，すみやかな呼吸状態の改善が期待できる．ただし，重症例（PaO_2＜70mmHg，$A-aDO_2$＞35mmHg）で改善の遅延がみとめられる場合は予後不良となる危険性が高い．呼吸状態の変化を注意深く観察する． ▶ニューモシスチス肺炎は労作時の呼吸困難が特徴である． ▶ニューモシスチス肺炎では一般に痰は少ない．痰の量が多い場合は一般細菌による肺炎を合併しているおそれがある． ▶咳嗽により気胸を起こしやすい．

対　策	根拠および留意点
⑥SpO_2モニタ，動脈血ガス分析値 ⑦胸部X線所見，気管支肺胞洗浄液の所見 ⑧その他検査所見（β-D-グルカン，LDH，CRP） (2)ニューモシスチス肺炎治療薬による副作用を観察する． 　①発疹の出現，発熱の増強の有無 　②肝機能障害，白血球数減少，腎機能障害の有無	▶ニューモシスチス肺炎は労作時に急激なSpO_2の低下がみられるため，安静時のみならず労作時のモニタリングが必要である． ▶ST合剤治療開始後7〜10日ころに発疹や発熱などのアレルギー症状が出現することが多い．アレルギー症状が出現した際は，ただちに服薬を中止し，治療薬を変更する必要があるため，注意深く観察する．
TP (1)指示された酸素，治療薬の確実な投与と管理 　①カニューレにてO_2 4 L/分吸入 　②ST合剤，副腎皮質ステロイド薬 (2)心身の安静 　①呼吸状態に合わせてADLを援助する． (3)安楽な体位の工夫 　①ファウラー位，セミファウラー位，患者が安楽な体位 (4)環境の調整 　①室内の温度，湿度を適切に保ち，換気を十分行う．	▶酸素や治療薬の指示は，患者の状態に合わせて変化する．看護師は状態の変化を観察するとともに，医師への報告，指示された酸素や治療薬管理を実施する． ▶体動時に呼吸状態の悪化がみられるので，状態に合わせたADLの援助を行う． ▶免疫力が低下した患者への感染を防ぐため，治療開始後2週間までは個室管理とする．
EP (1)治療の目的・方法を説明する． (2)安静の必要性を説明する． (3)ST合剤の副作用を説明し，症状が現れたらすぐに知らせるように説明する．	▶第1選択薬であるST合剤は，約半数の患者にアレルギーがみとめられる．アレルギー出現時の多くが発疹や発熱を伴うため，患者に十分説明しておく． ▶ST合剤を継続できなかった場合は，ニューモシスチス肺炎治療後にST合剤の脱感作療法が試みられる．これは，治療後も再発予防にST合剤が必要なためである．

看護診断	目標とする患者の状態
#2 HIV感染症についての知識不足に関連した非効果的健康維持	●疾患名と原因を説明できる. ●疾患の進行過程について説明できる. ●疾患の進行を最小限に抑える手段について説明できる. ●日和見感染症の徴候について説明できる. ●疾患の影響と予防法について説明できる.

対　策	根拠および留意点
DP (1) HIV感染症, 後天性免疫不全症候群(AIDS), ニューモシスチス肺炎についての知識レベルをアセスメントする. (2) 治療の必要性の理解度をアセスメントする. (3) HIV感染症, AIDS関連症状に関する理解度をアセスメントする. (4) 日常生活上の留意点に関する理解度をアセスメントする. (5) セルフチェック方法に関する理解度をアセスメントする.	▶転院患者の場合はとくに前医からどのような説明がなされ, 患者がどのように理解しているかを評価する.
TP (1) 指導はプライバシーが保たれる場所で実施する. (2) 質問しやすい環境, 雰囲気をつくる.	▶患者・医療従事者の声が外部に漏れない環境で実施する.
EP (1) HIV感染症の病態・原因について説明する. 　①HIV感染症とCD4$^+$リンパ球, 免疫の関係を説明する. 　②HIV感染症とAIDSの違いを説明する. (2) HIV感染症の経過について説明する. 　①CD4$^+$リンパ球数の減少と日和見感染症の関係を説明する. 　②ウイルス量とHIV感染症の進行との関係について説明する. (3) 治療の根拠, 継続した治療の必要性を説明する. 　①HIV感染症の治療目的と方法を説明する. 　②HIV感染症の治療開始時期, 見通しを説明する. 　③継続した治療の必要性を説明する. (4) 合併症や日和見感染症, その予防について説明する.	▶パンフレットなどを用いて説明する. ▶患者の症状, 理解度に合わせ, 計画的に教育を実施する. 理解が不十分な点は繰り返し説明する. ▶生涯にわたってHIVをコントロールするためには, 初期教育における十分な疾患の理解が重要である.

対　策	根拠および留意点
①現在発症しているニューモシスチス肺炎の病態と治療法を説明する． ②今後起こりうる合併症について説明する． ③日和見感染症の予防治療（一次予防，二次予防）について説明する．	▶患者のCD4$^+$リンパ球数により，発症の可能性がある日和見感染症の一次予防が開始される．確実な予防服薬により，発症が阻止できるため，患者の理解が重要である．
(5)セルフモニタリングの内容と方法を説明する． ①検査データ（CD4$^+$リンパ球数，ウイルス量）の見方を説明する． ②全身の自己観察方法を説明する．	▶基本的な検査データの見方を説明し，自分の病状の評価ができるようにする．経時的なデータ表に自分のデータを記載し，管理するのもよい． ▶口腔内や皮膚の状態，リンパ節，便の状態など，自己観察できるポイントを説明し，習得できるようにする．
(6)感染拡大予防の必要性と方法を説明する． ①血液，体液の取り扱い ②安全な性生活 ③カミソリ，歯ブラシなど日用品の取り扱い ④献血の禁止	
(7)日常生活上の留意点を説明する． ①なま水の摂取を避ける． ②ペットの飼い方 ③土いじりについての注意点 ④スポーツや日焼けについての注意点 ⑤予防接種を受けるときの注意点	▶1分以上沸騰させた水を飲む．ペットボトルや缶入りの飲料は安全である． ▶生後6か月未満（ネコは1年未満）のペットを飼わない． ▶ペットの排泄物に触らない．排泄物を処理したあとや，世話をしたあと，食事の前には必ず手をよく洗う． ▶土いじりをしたあとは，よく手を洗う． ▶生ワクチンの接種は禁止．感染者と同居する人も生ワクチンの接種を避けなければならない．
(8)活用可能なリソースを紹介する．	▶患者団体，患者を支援しているNGO団体などがある．

慢性期

HIV感染症患者の看護過程の展開

> **BASIS**
> 患者：36歳，男性
> 患者の状況：6か月前にHIV感染症と診断される．最近になってCD4$^+$リンパ球数が244/μLに低下し，抗HIV薬による治療開始が検討されている．

HIV感染症患者の理解に必要な情報

パターン	必要な情報項目	患者情報	アセスメントの視点	アセスメント
健康知覚-健康管理	・疾患，治療についての理解 ・治療に対する姿勢 ・受診状況 ・周囲の理解，サポート体制 ・精神科受診歴 ・薬物使用歴	・治療開始について同意している． ・治療に対する拒絶，非協力的な態度なし ・抗HIV薬服薬前にどのような準備が必要か，積極的に質問してくる． ・HIV感染症との診断後，定期的に受診していた． ・抗HIV薬に先行して処方されていたスルファメトキサゾール・トリメトプリム（ST）合剤（バクタ）の飲み忘れはなかった． ・ST合剤による副作用が出たときは，すぐに受診していた． ・弟とパートナーに感染の事実を告白している． ・弟は，担当医師，看護師と面接し，患者の疾患の状態，治療開始について説明を受けた． ・身体障害者手帳および自立支援医療の申請予定である． ・精神科の受診歴なし ・過去に5-MeO（トリプ	・疾患，治療をどのように理解しているか． ・治療（服薬継続）を自己管理する能力があるか． ・継続した治療が可能な環境にあるか． ・治療継続に影響を及ぼすような行動パターンがあるか． ・抗HIV薬の薬物動態やアドヒアランスに影響を及ぼす可能性のある薬物の使用はないか．	HIV感染症についての教育カウンセリングによって，現在の免疫状態と治療の必要性は理解している．治療に対して，迷いや拒絶的な態度はなく，積極的に質問する姿勢がみられ，治療に対する意欲が高まっていると考えられる．いままでの受診行動，服薬管理は適切であり，セルフケア能力は高い．弟とパートナーは感染を承知しており，サポート体制が整っていると考えられる．現在脱法ドラッグを含む薬物の使用はなく，心理面でも経済面でも治療開始の準備は十分に整っていると考えられる． # 効果的治療計画管理：個人

パターン	必要な情報項目	患者情報	アセスメントの視点	アセスメント
		タミン系薬物)，ラッシュ(ニトライト系薬物)などの薬物使用歴があるが，現在の使用は否定している．		
栄養-代謝	・身長，体重，BMI，最近の体重変化 ・食欲の有無 ・食事回数，時間 ・口腔粘膜，舌の状態 ・栄養状態データ	・身長170cm，体重68kg，BMI 23.5，体重減少なし ・食欲減退なし ・食事は規則的に摂取できている． ・口腔粘膜，舌に異常をみとめない． ・Alb 4.3g/dL，Hb 14.4g/dL，AST 25IU/L，ALT 20IU/L，LDH 186IU/L，TC 174mg/dL，TG 75mg/dL，空腹時血糖 113mg/dL	・HIV感染症の進行に伴い，栄養障害が起こっていないか． ・免疫力の低下に伴い，口腔カンジダ症が発生し，摂食状況に影響を及ぼしていないか．	現在のところ栄養状態，摂取状況に問題はなく，脂質および糖代謝異常もみとめない．食事は規則的に摂取されており，食直後に服薬する抗HIV薬が開始になっても，支障はないと思われる．しかし，抗HIV薬の開始後，脂質，糖代謝に異常が出現する可能性がある． PC：抗HIV薬の有害反応
排泄	・排尿状態 ・排尿時痛 ・ペニス周辺の異常の有無 ・腎機能検査データ ・排便状態 ・肛門周囲の腫脹・発赤，痔核 ・赤痢アメーバ抗体価	・排尿6回/日，黄色透明 ・排尿時痛なし ・ペニス周辺に潰瘍，尖圭コンジローマなどの異常なし ・Cr 0.76mg/dL ・排便1〜2回/日，黄色軟便 ・肛門部の異常なし ・赤痢アメーバ抗体価100倍未満	・ペニス周辺の異常はないか． ・性交による肛門周囲の異常はないか． ・肛門部の損傷，性感染症が排泄に影響を及ぼしていないか．	消化管の感染症，性感染症を疑う症状はみられず，排泄パターンは正常である．
活動-運動	・基本的生活習慣 ・バイタルサイン ・全身倦怠感，咳，呼吸困難	・起床，食事，就労，就寝時間は規則的である． ・T 36.7℃，P 82回/分，BP 132/72mmHg ・全身倦怠感，咳，呼吸困難なし ・CD4⁺リンパ球数244/	・規則的な服薬治療が可能な日常生活をおくっているか． ・日和見感染症による活	1日の生活パターンは一定であり，規則的な服薬治療に影響を及ぼす生活習慣はない．CD4⁺リンパ球数は比較的保たれており，自覚症状もなく，現在活動性のある日和見

パターン	必要な情報項目	患者情報	アセスメントの視点	アセスメント
	・CD4$^+$リンパ球数, CRP, LDH ・胸部X線検査	μL, CRP 0.2 mg/dL, LDH 186IU/L ・胸部X線所見に異常なし	動・運動への影響はないか.	感染症による活動・運動への影響はないと考えられる.
睡眠-休息	・睡眠状態(時間, 入眠困難, 中途覚醒)	・夜間の睡眠時間は0時〜7時. 中途覚醒はない. ・熟睡感あり	・症状の悪化, 不安などにより, 睡眠が障害されていないか.	就寝時間は遅いものの, 睡眠に問題は生じていない.
認知-知覚	・眼底所見 ・トキソプラズマ抗体価, 梅毒定性・定量 ・説明に対する理解 ・情緒的状態	・眼底所見に異常をみとめない. ・トキソプラズマ抗体価16倍未満, RPR(梅毒脂質抗原法)＜1倍, TPHA(梅毒トレポネーマ抗原法)＜8倍 ・意識清明 ・理解力良好 ・感情鈍麻なし, 攻撃性なし	・梅毒や日和見感染症による中枢神経症状の出現はないか.	視覚および認知に関して問題はない.
自己知覚-自己概念	・自己を否定するような言動の有無	・「治療を開始する前にどんな準備が必要か」との質問あり ・自己を否定するような発言なし	・抗HIV薬開始に伴い自己像の変化はないか.	抗HIV薬治療による生活の規制に対して否定的な言動はみとめない. 服薬治療を成功させるための方法を考えており, 自己尊重低下などの問題はない.
役割-関係	・家族構成 ・パートナー ・キーパーソン ・医療従事者とのトラブルの有無 ・職業 ・公的医療保険加入の有	・両親と弟の4人家族. 現在は1人暮らし ・弟は患者の疾患について医療従事者から説明を受け, よき理解者になっている. ・現在10年来のパートナーあり ・医療従事者のアドバイスに耳を傾ける態度が	・今後の療養に対し, 精神的な支援者はいるか. ・職業の継続や経済上の問題はないか. ・医療従事者との関係は	今後の療養を支えてくれる家族が存在する. 今後も仕事の継続が可能であり, 役割変更の必要性はない. 医療従事者との関係は良好で, 治療開始における問題はない.

パターン	必要な情報項目	患者情報	アセスメントの視点	アセスメント
	無 ・経済的な問題	みられる. ・担当医師,看護師との関係は良好である. ・就労している. ・健康保険加入	どうか.	
性-生殖	・感染経路 ・パートナー ・性的活動性の程度 ・HIV感染症以外の性感染症の有無 ・安全な性行動に関する知識,態度	・10年来の同性愛者 ・パートナーあり,告白済み ・パートナーとのつきあいと並行し,ほかの男性とも性的関係あり ・パートナーは抗体検査を受けて陰性が判明している. ・現在活動性のあるHIV感染症以外の性感染症なし ・安全な性行動に関する理解は良好である. ・感染判明後の性行動がどのように変化したか不明である.	・過去に性的関係のあった人に抗体検査を実施できるか. ・今後,他者へ感染を拡大する危険性があるか.	過去の同性との性的接触がHIV感染症発症の要因だと考えられる. 現在のパートナー以外に性的関係があった男性がおり,今後その人に抗体検査を実施できる可能性がある. 安全な性行動に関する知識および理解は良好であるが,実行に移せない可能性がある.
コーピング-ストレス耐性	・ストレス対処法 ・患者の言動,態度	・告知直後2,3日は泣いていた.告知直後より1か月ほど有給休暇をとり仕事を休んでいたが,明日より復帰予定 ・弟とパートナーに感染の事実を打ち明け,その後精神的な落ち着きを取り戻した. ・HIV感染者を支援するNGO団体へ行き,ピアカウンセリングを受けたことで疾患の理解を深め,社会生活に自信がもてるようになったと話す.	・生涯続く治療開始に伴うストレスはどうか. ・ストレス対処法は有効か.	弟とパートナーに感染の事実を打ち明け,自らの力で,問題に対処する態度,行動がみとめられる.情動焦点型の対処法と問題焦点型の対処法を用いてストレスに対処しており,問題はない.

パターン	必要な情報項目	患者情報	アセスメントの視点	アセスメント
価値-信念	・信仰する宗教の有無 ・重要視する価値	・信仰する宗教なし	・治療に影響を及ぼす価値観，信念があるか．	治療に支障をきたすような価値観や信念をみとめない．

患者の問題／看護診断リスト

看護診断名	パターン	診断・優先の根拠
#1　効果的治療計画管理：個人	健康知覚-健康管理	教育カウンセリングによって，患者は自分の状態や治療を理解しており，適正な管理がされている．さらに今後の服薬管理に向けても意欲が高まっている状態である．現在，ほかに早期対処すべき問題がなく，自己管理の促進が優先されるため，**優先順位１位**とする．

共同問題	診断・優先の根拠
PC：抗HIV薬の有害反応	今後抗HIV薬開始により副作用が出現する危険性があるため，**優先順位２位**とする．

#：看護問題，PC：共同問題

看 護 計 画

看護診断	目標とする患者の状態
#1　効果的治療計画管理：個人	●抗HIV薬の規則的な服薬が維持できる． ●抗HIV薬の保管方法，服薬量，服薬時間，服薬方法が適切に守れる． ●抗HIV薬の服薬管理が不十分であった場合に，医療従事者に相談できる．

対　策	根拠および留意点
DP (1)治療開始後の服薬状況，服薬率をアセスメントする． 　①必要時には残薬を確認する． (2)治療に対する意欲，態度の変化をアセスメントする． (3)治療開始後のHIV-RNA量の経時的変化をアセスメントする． (4)治療開始後のCD4$^+$リンパ球数の経時的変化	▶治療がうまくいっていれば，治療開始後約３〜６か月でHIV-RNA量は50コピー／mL未満（検出限界以下）に低下し，CD4$^+$リンパ球数は増加傾向がみとめられる． ▶HIV-RNA量が検出限界以下にならない場合は，患者が治療薬を飲んでいない，服薬が不規則になっている，服薬方法が不適切である，薬剤耐性が出

対　策	根拠および留意点
をアセスメントする．	現している，などの可能性が考えられる．
TP (1) 治療開始前に身体障害者手帳，自立支援医療受給の手続きが終了していることを確認する． (2) 患者が気になる点を話しあえる時間を提供する．	▶自立支援医療の支給を受けずに治療を開始すると，多大な医療費の負担が生じる．長期的な治療を継続するためには，経済的な問題を解決しておく．
EP (1) 自己管理を促進する． 　① 治療開始後は検査データをもとに，治療効果を患者とともに確認する． 　② 治療効果がみとめられた場合は，患者の服薬行動を支持的に評価する． (2) 治療開始前の服薬指導が不十分な場合は，以下の点について補足説明を行う． 　① 抗HIV薬の名前と作用を説明する． 　② 抗HIV薬を飲み忘れなく，継続的に服薬しなければならない必要性を説明する． 　　・服薬しなかった場合の自然経過 　　・服薬が不規則になった場合の薬剤耐性出現の可能性 　　・薬剤耐性が出現した場合の不利益 　　・服薬が不規則になった場合の自己申告の重要性 　③ 治療効果の判定方法を説明する． 　④ 抗HIV薬の保管方法を説明する． 　⑤ 抗HIV薬の服薬方法を説明する． 　⑥ 生活パターンに合った抗HIV薬の服薬時間を患者と話しあう． 　⑦ 服薬時間がずれた場合や食事がとれない場合の対処法についても説明する． 　⑧ 抗HIV薬の血中濃度に影響を与える因子を説明する． 　　・食事 　　・アルコール 　　・服薬時間 　　・体質	▶パンフレットやビデオなど，適切な教育媒体を利用する． ▶服薬が不規則になった場合は，薬剤耐性が容易に誘導される．将来使用できる治療薬を残しておくために，不規則な服薬を続けるより，治療を中断したほうがよいと判断される場合がある． ▶処方された治療薬を規則的に飲んでいない場合は，患者が医療従事者に正直に打ち明けることが重要である． ▶抗HIV薬には，服薬時に食事摂取が必須な治療薬，空腹時に服薬しなければならない治療薬，食事摂取と無関係に服薬できる治療薬など，治療薬の種類によって服薬方法が異なる． ▶アルコールの摂取により血中濃度が上昇する抗HIV薬がある． ▶患者の体質によっては，抗HIV薬の血中濃度が異常に上昇したり，重篤な過敏症が出現するため，

対　策	根拠および留意点
・併用薬 ⑨漢方薬，サプリメントを含むほかの併用薬を自己判断で服薬しないように説明する． ⑩麻薬，覚せい剤などの薬物を使用してはならないことを確認する． ⑪服薬に関する質問の相談窓口と連絡先を伝える．	必要に応じて検査が行われる． ▶抗HIV薬には，併用禁忌や併用時の影響が不明な治療薬が多い．それらの治療薬の使用を避けるため，他院や他科で処方される治療薬のすべてを把握しておく．

共同問題	目標
PC：抗HIV薬の有害反応	●異常を早期に発見する．

対　策	根拠および留意点
DP (1)治療開始後に出現した臨床症状の有無をアセスメントする． 　①悪心・嘔吐，食欲不振，下痢などの消化器症状の有無 　②全身倦怠感の有無 　③頭痛の有無 　④発熱・発疹などのアレルギー症状の有無 　⑤ふらつき，めまい，不眠(悪夢)，集中力低下などの中枢神経症状の有無 　⑥手足のしびれなどの末梢神経症状の有無 (2)治療開始後の臨床検査値異常の有無をアセスメントする． 　①肝機能 　②腎機能 　③糖代謝 　④脂質代謝 　⑤造血機能	▶ヌクレオシド系逆転写酵素阻害薬，プロテアーゼ阻害薬のなかには，消化器症状が出現する可能性の高いものが多い． ▶皮疹が出現する可能性がある治療薬としては，硫酸アバカビル(ザイアジェン)，ネビラピン(ビラミューン)，エファビレンツ(ストックリン)，メシル酸ネルフィナビル(ビラセプト)，ホスアンプレナビルカルシウム水和物(レクシヴァ)がある． ▶エファビレンツは，服薬直後より高率に中枢神経症状が出現する． ▶抗HIV薬の多くが肝機能異常出現の可能性を有する．また，硫酸アタザナビル(レイアタッツ)，硫酸インジナビルエタノール付加物(クリキシバン)使用時はビリルビン値が高率に上昇する． ▶フマル酸テノホビル ジソプロキシル(ビリアード)使用時は腎機能障害が出現する可能性がある． ▶糖尿病を合併した患者では，血糖コントロールが不良になることが多い． ▶硫酸アタザナビルを除くプロテアーゼ阻害薬の使用時は，脂質異常が高率に出現する． ▶ジドブジン(レトロビル)使用時は，貧血が出現する可能性がある．

対　策	根拠および留意点
⑥乳酸値	▶ヌクレオシド系逆転写酵素阻害薬を使用している場合(とくにサニルブジン[ゼリット])は常に注意する．乳酸アシドーシスに至る症例はまれだが，致死的である． ▶血友病患者は，プロテアーゼ阻害薬の使用によって出血傾向が増悪する．出血部位によっては致死的な場合もある．
(3)脳・心血管系の異常の有無をアセスメントする． 　①動悸，脈の不整などの自覚症状の有無 　②血圧，脈拍，心電図	▶ロピナビル・リトナビル合剤(カレトラ)使用時は徐脈性不整脈が出現する可能性がある． ▶長期的な高脂血症，高血圧，高血糖の持続により，脳・心血管系疾患のリスクが増加する．
(4)免疫再構築症候群出現の有無をアセスメントする． 　①HIV-RNA量の減少速度 　②CD4$^+$リンパ球数の増加速度 　③日和見感染症発現の有無	▶強力な抗HIV薬治療を開始し，急激な免疫力の回復がみられる時期に，潜在化していた日和見感染症が発症したり，いったん回復したと思われた日和見感染症が再発する場合がある．とくに治療開始前のCD4$^+$リンパ球数が低い患者には注意する．
TP (1)副作用について医療従事者と話しあえる関係や場をつくる． (2)副作用が出現したときは担当医師へ報告する．	▶悪心，全身倦怠感，めまいなどの副作用が軽微であっても長期に持続する場合は，服薬が不規則になる可能性がある．
EP (1)副作用の管理の概要について説明する． 　①治療開始後1週間を目安に，服薬状況と副作用出現の有無を担当医師あるいは看護師に電話連絡するように指導する． 　②副作用の程度によっては治療薬の一時中止，変更の可能性があることを説明する． 　③副作用出現時に自己判断で服薬を中止してはいけないことを説明する． (2)副作用の具体的な管理方法について説明する． 　①各抗HIV薬に出現する副作用を説明する． 　　・可能性のある副作用の内容 　　・各副作用の頻度 　　・各副作用の程度 　　・各副作用の出現時期 　②副作用出現時の対処法を説明する．	▶抗HIV薬治療開始直後から2週間くらいが最も強い副作用を経験する．この時期にうまく副作用に対処できるようにすることや，ただちに服薬中止が必要な副作用を見分けることが重要である．必要時，受診を促す． ▶抗HIV薬のほとんどが，国内の臨床試験を実施せずに早期承認された新薬である．予期せぬ副作用が出現する可能性があるため，副作用のモニタリングは欠かせない． ▶抗HIV薬の副作用情報を記載したパンフレットを用いて説明する． ▶使用する抗HIV薬によって出現する副作用が異なるため，患者が使用する治療薬に合わせた服薬指導が必要である． ▶抗HIV薬長期服薬(服薬開始から数か月以降)後に出現する可能性のある副作用(リポジストロフィー，乳酸アシドーシス，末梢神経障害)についても適宜説明する．

対　策	根拠および留意点
・緊急に対処が必要な副作用を説明する． ・様子をみながら服薬が継続できる副作用を説明する． ③副作用発現時の緊急連絡先を伝える． ④長期的な服薬に伴う脳・心血管疾患のリスクを軽減するために日常生活上の注意点を説明する． 　・定期的な体重測定と体重コントロール 　・高エネルギー食，高脂肪食を避ける． 　・禁煙 　・アルコールの過剰摂取を避ける．	

回復期

HIV脳症患者の看護過程の展開

BASIS

患者：58歳，男性
患者の状況：1か月前にニューモシスチス肺炎（カリニ肺炎），HIV脳症が軽快し退院した．退院後に服薬を自己判断で中断し，肺炎を併発して再入院となった．現在，肺炎が改善し退院を検討中

HIV脳症患者の理解に必要な情報

パターン	必要な情報項目	患者情報	アセスメントの視点	アセスメント
健康知覚-健康管理	・服薬を中断した理由 ・治療（内服薬）についての理解 ・治療薬に関する知識（目的，薬効，副作用，飲み方など） ・患者の治療薬管理状況 ・知的・情緒的準備状態 ・身体的管理能力	・前回退院後，服薬を中断した理由を「面倒だったから」「病気が悪化するなんて思いませんでした」と述べる． ・外泊時に「ちゃんと薬を飲めました」「退院してもきちんと飲めそうです」と発言するものの，外泊から帰ってきたときの残薬数が合わない．1～3回分相当の薬を余分に内服している． ・薬の名前を正確に言えない． ・1回/日の薬と3回/日の薬が区別できない．	・服薬継続の必要性を理解しているか． ・治療（服薬継続）を自己管理する能力があるか．	HIV脳症による認知機能障害もあり，抗HIV薬内服継続の必要性を十分に理解できず，各治療薬の名称，作用，服薬回数，服薬量に関する知識があやふやで自己管理できていない． 今後も服薬中断や不規則な服薬があれば，免疫力の低下を抑制できず，再び日和見感染症を発症する危険性がある． ＃ 治療行動に関する知識不足に関連した非効果的治療計画管理
栄養-代謝	・身長，体重，BMI ・食欲の有無 ・食事摂取量 ・栄養状態データ	・身長170cm，体重69kg，BMI 23.9 ・食欲あり ・病院食（常食）をほぼ全量摂取 ・TP 7.5g/dL，Alb 3.9g/dL，TC 115mg/dL，TG 120mg/dL，空腹時血糖 91mg/dL	・食事は十分に摂取できているか． ・栄養障害が起こっていないか．	現在の栄養状態は，食欲もあり良好である．しかし，今後抗HIV薬の副作用として脂質異常，耐糖能異常が発現する危険性がある．

回復期・HIV脳症

パターン	必要な情報項目	患者情報	アセスメントの視点	アセスメント
排泄	・排尿状態 ・排便状態 ・腎機能検査データ	・排尿3〜6回/日，黄色透明 ・排便1〜2回/日，普通便 ・BUN 12.8mg/dL, Cr 0.62mg/dL	・新たな日和見感染症や性感染症による尿・便の異常がないか． ・抗HIV薬や日和見感染症予防薬による腎機能障害の発現がないか．	現在のところ，排尿，排便に関する異常はみられない．腎機能も正常である．
活動-運動	・運動機能（不安定歩行，下肢の脱力，振戦の有無） ・ADLの状態	・運動機能に問題なし ・食事は食堂でとっている．箸や湯飲みが汚れたままになっていることがある． ・トイレで排尿，排便．失禁もなく完全に自立している． ・1人で入浴は可能だが，入浴をおっくうがることがある． ・ひげが伸びたままになっている．洗濯物がたまっていることがある．	・HIV脳症による運動機能障害はないか，程度はどのくらいか． ・ADLに問題はないか．	現在のところADLに問題はない．HIV脳症による意欲の低下か元来の患者の性格か，身のまわりの環境を適切に整えることが十分にできないことがある．
睡眠-休息	・睡眠状態（時間，入眠困難，中途覚醒）	・睡眠時間は22〜6時．入眠困難，中途覚醒，夜間の不穏状態なし	・睡眠が障害されていないか．	現在のところ良眠できており，問題はない．
認知-知覚	・意識状態（記憶，集中力，作業能率，思考，無気力） ・説明に対する理解 ・精神症状 ・異常行動	・娘の情報によると，外泊中は物忘れが激しく，間違えて隣家に入ったこともあったという． ・治療薬の名前が覚えられない．抗HIV薬とほかの治療薬との区別がつかない． ・入院当初は，無表情で	・HIV脳症による認知障害や行動障害はないか，程度はどのくらいか．	抗HIV薬の開始により，行動が活発化し，無気力状態からの改善がみとめられる．しかし，記憶障害があり，退院後に自力のみで服薬を継続していくことは困難と考えられる．また，日常生活においても，自力で外出先か

パターン	必要な情報項目	患者情報	アセスメントの視点	アセスメント
		・口数が少なく傾眠傾向が強かったが，抗HIV薬の開始に伴い現在は表情が明るくなり，口数が増えている． ・幻覚・妄想はない． ・改訂長谷川式簡易知能評価スケール(HDS-R)は17/30点(軽～中等度の認知障害) ・異常行動なし		ら戻れない，物忘れが激しいなどの症状があり，独居生活では支障が生じる．
自己知覚-自己概念	・自己を否定するような言動	・疾患に対する不安を訴えたり，自己を否定するような言動はない． ・物忘れによってできなかったこと，答えられなかったことをごまかすような言動がある． ・「薬をきちんと飲めそうです」「家でもやれます」 ・「仕事にも行けますよ」	・HIV脳症による物忘れが激しく，身のまわりのことができない状況をどのようにとらえているか．	疾患に関する不安や自己を否定するような発言はないが，症状が回復しつつあることに加え，HIV脳症によって現状認識が甘くなっているためと思われる．退院後も服薬を自己管理し，職場に行けることをアピールする態度がみられ，現状と患者の認識にギャップがうかがえる．
役割-関係	・支援者 ・前回退院時の生活の様子 ・現在の仕事，就業状態 ・経済的な問題	・前回退院時は娘夫婦宅に一時滞在させてもらっていたが，娘夫婦には幼い子どもがおり家でゆっくり休めないことと，職場へ行く道順が覚えられなかったことから，患者の意思で自宅へ戻ってしまった． ・娘夫婦宅では，娘が服薬管理を行っていたが，自宅に戻ってからは服薬を自己判断で中止し，外来通院も途絶えた． ・現在休職中であり，症状改善後の職場復帰は可能である．	・退院後，服薬管理や身のまわりの援助，精神的な支援者はいるか． ・退院後の適切な生活場所はどこか． ・職業の継続や経済上の問題はないか．	退院しても，服薬が継続できる環境にいなければ，日和見感染症を発症し，生命の危険にさらされるおそれがある．現在の患者は，前回の退院時と同様に支援者が必要な状況である．しかし，子どもをかかえた娘夫婦が介護を長期的に行うことは難しい．

回復期・HIV脳症

パターン	必要な情報項目	患者情報	アセスメントの視点	アセスメント
		・職を失わなければ，経済的な問題はいまのところない．		
性-生殖	・配偶者，パートナー，子ども ・性的活動性の程度	・現在特定のパートナーなし，子ども１人 ・過去に同性・異性との性的接触あり ・性的活動性の程度は不明	・他者へ感染を拡大する可能性はないか．	過去の性的接触がHIV感染の要因だと考えられる．現在特定のパートナーはいないが，性的活動の回復により二次感染の可能性がある．
コーピング-ストレス耐性	・入院，治療などによるストレス ・同室者，医療従事者とのトラブル ・患者の言動，態度	・「外泊は最高によかったですね」「外泊は楽しかったな．病院でもがんばろう」 ・同室者，医療従事者とのトラブルなし ・娘は，「自分が面倒をみるしかない」と言っている． ・娘は，面会時に子どもを叱るなど，いらいらした様子 ・前回退院後，社会資源を活用していない．	・ストレスを感じることはあるか，それはどのようなことか． ・どのような対処法をとっているか，それは効果的か．	体調の回復に伴い，入院中の楽しみは週末の外泊となっている．同室者，医療従事者との関係は問題ない． 娘は，患者の退院後の介護を引き受ける覚悟はしているものの，幼い子どもの世話と患者の介護のあいだで，今後に不安と負担を感じている． # 患者の認知機能障害および介護資源の不足に関連した家族介護者役割緊張リスク状態
価値-信念	・信仰の有無 ・重要視する価値	・信仰する宗教はとくになし	・治療に影響を及ぼす価値観，信念があるか．	治療に支障をきたすような価値観や信念をみとめない．

看護診断リスト

看護診断名	パターン	診断・優先の根拠
＃１　治療行動に関する知識不足に関連した非効果的治療計画管理	健康知覚-健康管理	前回退院後は，面倒という理由から自己判断で服薬を中断している．服薬管理が確実に行われないと，疾患の進行や悪化をまねくため，優先順位１位とする．

看護診断名	パターン	診断・優先の根拠
#2 患者の認知機能障害および介護資源の不足に関連した家族介護者役割緊張リスク状態	コーピング-ストレス耐性	介護にあたる娘には子どもの養育の役割があり，また，患者には認知機能障害があるため，前回退院後の在宅療養は適正になされなかった．患者の状況から考えて，疾患の悪化防止のためには家族による介護は不可欠であるため，**優先順位2位**とする．

看護計画

看護診断	目標とする患者の状態
#1 治療行動に関する知識不足に関連した非効果的治療計画管理	●抗HIV薬の保管方法，服薬時間，服薬量，服薬方法を適切に守れる． ●家族のサポートにより服薬を継続できる．

対　策	根拠および留意点
DP (1)抗HIV薬服薬の必要性を理解できているかアセスメントする． (2)治療薬の名称，保管方法，服薬時間，服薬量，服薬方法を理解できているかアセスメントする． (3)家族の疾患，治療，服薬管理の理解の程度をアセスメントする． (4)家族に期待できる支援内容をアセスメントする． (5)外出・外泊時の服薬状況をアセスメントする． 　①外出・外泊中の服薬状況，管理状況を患者・家族に確認する． 　②外出・外泊時に内服薬を管理できたかどうか残薬数を確認する． 　③家族での管理の問題点を患者・家族とともに確認する． (6)HIV-RNA量の経時的変化をアセスメントする． (7)CD4$^+$リンパ球数の経時的変化をアセスメントする．	▶患者同様，家族も疾患や治療に関して十分に理解する必要がある．
TP (1)観察した患者の服薬状況を医師に伝える． (2)治療薬の服薬回数，服薬方法の単純化が可能かどうか医師と話しあい，実行可能な服薬方	▶最も服薬回数の少ない抗HIV薬の組み合わせは1回/日処方である． ▶日和見感染症治療薬や予防薬，その他の内服薬についても抗HIV薬同様，飲み方を単純化できるか

対　策	根拠および留意点
法を検討する． (3)治療薬の性質上，一包化が可能かどうか，医師，薬剤師とともに検討する． **EP** (1)患者・家族に疾患と治療に関する教育を行う． 　①HIV感染症の病態 　②現在の状態と予後 　③治療の必要性 　④治療方法 (2)監視下で服薬行動を確認し，理解が不十分な点を繰り返し説明する． 　①服薬時間になったら，自ら内服薬を看護室へ取りに来るように指導し，服薬時間を自己管理できるかどうか観察する． 　②服薬すべき内服薬を患者に選択してもらい，薬の名称，服薬量を看護師とともに確認する． 　③適切な服薬が実行できた場合は，支持的に評価する． 　④自己管理状況を正確に看護記録に記載し，医療従事者が情報を共有する． (3)外出・外泊時の服薬管理を患者・家族に説明する． 　①外出・外泊時の治療薬の保管は主に娘が行う． 　②服薬時間，服薬量，服薬方法のチェックは娘が行う．服薬忘れや間違いがあるときは，娘が訂正する． 　③服薬状況を記録してもらい，服薬管理方法について不適切な点があれば，患者・家族に再教育を行う．	▶検討する． ▶冷蔵庫保存が必要な抗HIV薬があるので，一包化が困難な場合がある． ▶厳格な服薬管理が必要な疾患・治療法であることを，患者・家族に理解できるようにする． ▶患者自身の能力の限界と，家族の支援の必要性を理解できるようにする． ▶服薬管理のどの部分が自己管理できないのか明確にし，家族とも情報を共有する． ▶病状により，服薬の自己管理状況が改善することもあれば，後退することもある．日々の変化を正確にとらえる． ▶具体的な服薬方法を家族が修得できるように指導する．

看　護　診　断	目 標 と す る 患 者 の 状 態
＃2　患者の認知機能障害および介護資源の不足に関連した家族介護者役割緊張リスク状態	●退院後に適切な支援を受けることができる．

対　策	根拠および留意点
DP (1)患者と家族の人間関係をアセスメントする．	▶退院後も継続的にアセスメントを繰り返し実行す

対　策	根拠および留意点
(2)家族の疾患に関する理解の程度をアセスメントする． (3)家族の患者に対する思い，期待できる支援内容をアセスメントする． (4)娘夫婦宅の住環境をアセスメントする． (5)娘夫婦の対処法・ソーシャルサポートについてアセスメントする．	る． ▶患者・家族の変化をすばやくとらえる．
🟠 **TP** (1)前回退院後，娘夫婦宅で生活していた患者の状況，家族との関係，介護の実際を患者・家族双方から聴く場を設ける． (2)看護師が家族に期待する支援内容を明確に伝える． (3)看護師の提示した依頼内容を家族がどのように考えるか率直な意見を聴く． (4)家族の思い，意向に耳を傾ける． (5)退院後の生活拠点をどこにするのが望ましいか，患者・家族とともに話しあう． (6)利用できる社会資源を紹介する． (7)経済的負担を軽減する方法を紹介する． (8)生活拠点を移す際の諸手続きの手順を紹介する．	▶家族の支援が困難な点を明らかにし，不足する支援や家族の介護負担を軽減できる社会資源の導入を検討する． ▶支援してくれる家族との同居が困難な場合は，近所への引っ越しを含めて検討する． ▶身体障害者手帳の取得，自立支援医療により，医療費の負担が軽減できる． ▶住民登録地で，身体障害者手帳の申請を行う． ▶自立支援医療の「世帯」とは，医療保険単位で考えるため，異なる医療保険に加入している家族は別世帯として扱われる．
🟠 **EP** (1)家族に患者の疾患および現在の状態を説明する． (2)疾患回復の見通しを説明する． (3)介護が必要な時期，期間の見通しについて説明する． (4)娘夫婦のソーシャルサポート源と活用法について説明する．	 ▶医療機関，訪問看護や院外薬局との連携により，服薬を自己管理できない患者に対して結核治療のDOT（直接服薬確認）にならい，抗HIV療法の修正DOTの実践例がある． ▶第三者による服薬支援を検討する場合は，必ず患者に同意を得る．

ターミナル期

進行性多巣性白質脳症患者（AIDS患者）の看護過程の展開

> **BASIS**
> 患者：32歳，男性
> 患者の状況：進行性多巣性白質脳症（PML）によってAIDS（後天性免疫不全症候群）発症．PMLの回復の見込みはない．

進行性多巣性白質脳症患者の理解に必要な情報

パターン	必要な情報項目	患者情報	アセスメントの視点	アセスメント
健康知覚-健康管理	・知的・情緒的準備状態 ・疾患に関する前医の説明内容 ・疾患，治療についての理解 ・トキソプラズマ抗体価 ・CMV-IgG，CMV-DNA，CMVアンチゲネミア ・梅毒定性	・高次機能障害（健忘失語，構成失語，失書，失計算，観念失行，記憶力の低下），認知症（改訂長谷川式簡易知能評価スケール[HDS-R]11/30点） ・前医から，AIDSであること，それによる神経症状が出現していることを説明されている． ・「AIDSであることはわかっている．これからがんばりたい」と兄に対して発言あり ・トキソプラズマ抗体価16倍未満 ・CMV-IgG陰性，CMV-DNA検出限界以下，CMVアンチゲネミア陰性 ・RPR（梅毒脂質抗原法）定性陰性，TPHA（梅毒トレポネーマ抗原法）定性陰性	・AIDS，PMLを発症した現状を理解する能力があるか． ・入院，治療をどのように理解しているか． ・PML治療薬，抗HIV薬，日和見感染予防薬を自己管理できるか． ・ほかの日和見感染症を疑わせる徴候はないか． ・転倒や外傷の危険性を予測し，予防できるか．	前医からHIV感染症，AIDS発症を告知されており，AIDSであることは理解している様子だが，認知力の低下により，患者が疾患をどこまで理解しているか明らかではない．また，転倒や外傷の危険性を患者自身が予測し，回避することが困難である． 抗HIV薬や日和見感染症予防薬が開始されてもPMLのため，服薬を自己管理する能力がない．現在，PML以外の日和見感染症を疑わせる所見はないが，抗HIV薬の治療効果が期待できないため，疾患の急激な進行とさらなる免疫力の低下により，ほかの日和見感染症を起こす危険性がある．
栄養-代謝	・身長，体重，BMI ・嚥下状態	・身長175cm，体重70kg，BMI 22.9 ・軟口蓋反射，咽頭反射	・嚥下障害はないか． ・食事摂取は	軟口蓋反射，咽頭反射が消失しており，今後PMLの進行により，嚥下

パターン	必要な情報項目	患者情報	アセスメントの視点	アセスメント
	・食事摂取状況 ・食事摂取量 ・栄養状態データ	が消失している． ・右顔面，右半身に不全麻痺，同名半盲，左眼瞼下垂 ・嚥下困難なし ・病院食は8割以上摂取 ・TP 7.1g/dL，Alb 4.4g/dL，Hb 13.8g/dL，TC 130 mg/dL，TG 260mg/dL，空腹時血糖 130mg/dL	可能か． ・食事は十分に摂取できているか． ・HIV感染症の進行に伴い栄養障害が起こっていないか．	障害を起こす危険性がある．食欲はあり栄養状態は良好である．ただし中性脂肪値上昇，血糖値上昇がみとめられる．
排泄	・排尿状態 ・排便状態 ・尿意，便意の有無 ・肛門，ペニス周辺の異常の有無 ・赤痢アメーバ抗体価 ・腎機能検査データ	・排尿8回/日，黄色透明 ・排便1回/2日，普通便 ・尿意，便意あり ・排尿・排便困難なし ・肛門周囲に尖圭コンジローマあり ・ペニス周辺に腫脹，発赤，びらん，潰瘍，尖圭コンジローマなどの異常なし ・赤痢アメーバ抗体価 100倍未満 ・BUN 11.0mg/dL，Cr 0.49mg/dL	・PMLによって尿意・便意が消失していないか． ・ほかの日和見感染症による尿・便の異常はないか． ・肛門性交による肛門周囲の異常がないか，性感染症が排泄に影響を及ぼしていないか． ・ペニス周辺の異常が排尿に影響を及ぼしていないか．	消化管および尿路感染症を疑わせる症状はない．肛門周囲に尖圭コンジローマをみとめるが，排泄には影響を及ぼしていない．腎機能は正常である．
活動-運動	・バイタルサイン ・麻痺の程度，筋力，関節可動域 ・ADLの状態 ・JCウイルスDNA	・T 36.6℃，BP 118/60 mmHg，P 78回/分（整脈） ・同名半盲，右半身の不全麻痺．右側の筋力低下あり．関節拘縮なし ・自力歩行は可能だが，	・ADLの障害の程度はどのくらいか（摂食動作，清潔動作，更衣動作，整容動作，排泄動作）．	右同名半盲，右半身の不全麻痺，姿勢の保持困難により，すべての動作に見守りと部分的介助を要する状態である． 歩行時に右側傾斜，ふらつきがあり，歩行時には右側支持が必要である．

パターン	必要な情報項目	患者情報	アセスメントの視点	アセスメント
		・歩行時にふらつき，姿勢の右側傾斜，右側の壁にぶつかる様子がある．端坐位保持時にも右側へ傾き支持を要する． ・洗面：セッティングにより左手で可能 ・入浴：椅子に座りシャワー浴可能．足先，背部，健側左上肢を洗う際は介助を要する． ・更衣：端坐位で上半身の脱衣は自力でできるが，上半身の着衣および下半身の着脱衣は介助を要する． ・排泄：昼間は看護師が付き添いトイレ歩行．夜間は尿器使用．取りこぼしあり ・食事：セッティングにより健側左手で摂取．食べこぼしあり．ペットボトルは大腿部に挟んで固定し，左手でふたを開ける． ・髄液JCウイルスDNA 100倍（陽性）	・自力歩行は可能か．	PMLの進行により麻痺はさらに悪化する可能性がある． # PMLに伴う右片麻痺および認知機能障害に関連したセルフケア不足シンドローム
睡眠-休息	・睡眠状態（時間，入眠困難，中途覚醒） ・睡眠を妨げる要因	・睡眠時間は22〜6時 ・夜間排尿のため，1〜2回中途覚醒あり ・疾患に対する不安がある．	・症状の悪化，不安などにより，睡眠が障害されていないか．	現在，夜間排尿で起きるものの，睡眠時間は確保できており，良眠できている．
認知-知覚	・視野障害の有無 ・その他の特殊感覚 ・体性感覚	・右同名半盲あり，歩行時に右側壁にぶつかる． ・「見えている」と言うが，手探りで物を判断している状態	・感覚障害はどの程度か． ・認知障害はどの程度か．	右同名半盲，体性感覚の低下により外傷の危険性がある．また，記憶力の低下により，一度理解したこともすぐ忘れてし

パターン	必要な情報項目	患者情報	アセスメントの視点	アセスメント
	(皮膚感覚, 深部感覚, 複合感覚)の障害 ・意識状態, 見当識, 記憶, 理解 ・感情表現	・右側の痛覚, 温度覚, 触覚, 振動覚, 位置覚, 識別覚などの低下あり ・「物忘れも激しいし, 部屋の位置もわからなくなってしまうんです」「いろいろすぐ忘れてしまいます」 ・トイレの位置, 自分の部屋がわからなくなってしまう. ・排泄で起きても, 何をしようとしていたかわからなくなることがある. ・ナースコールの押し忘れあり ・健忘失語, 失書, 失計算, 観念失行, 記憶力の低下あり ・兄や医療従事者の前で涙ぐむことあり		まうため, 自力で危険行動を回避することは困難である. 　PMLによると思われる見当識障害, 感情失禁をみとめる. 進行性の疾患のため, 症状はさらに重篤になる可能性がある.
自己知覚-自己概念	・自己を否定するような言動	・「話しにくくなった」 ・記憶力の低下により, いま自分が何をしようとしていたのかわからなくなり, 「もうどうしたらいいのか, 気分が変になってしまう」などの発言あり ・「この薬で本当によくなるのかな」 ・「リハビリテーションもしたほうがいいですね. 早くよくなりたい」	・HIV抗体陽性, PMLによりAIDS発症を告知されたことで自己像が変化したか.	疾患の悪化を自覚し, 身体的変化に混乱している. また, 今後の治療と症状の変化に対する不安がうかがえるが, 治療に対する意欲的な発言もあり, 期待と不安が入り混じっている. 現在のところ自己尊重の低下を示すような言動はみられない. # サポートの不足, 今後の不確かさに関連した不安
役割-関係	・家族構成と関係 ・パートナー	・両親はすでに死亡し, 兄と弟が1人ずついる. ・1人暮らし	・入院, 今後の療養に対し, 身のま	疾患の悪化に伴い, 入院中の支援者が必要だが, 兄, 弟と長期間疎遠だっ

パターン	必要な情報項目	患者情報	アセスメントの視点	アセスメント
	・キーパーソン ・公的医療保険加入の有無 ・経済的な問題 ・コミュニケーション能力	・現在パートナーなし ・兄夫婦にのみ疾患が知らされており、弟には、頭部の疾患と伝えられている. ・今回、発症したことにより、兄、弟とは15年ぶりの再会となった. ・兄の面会は、医師からの病状説明時の1回のみ ・国民健康保険に加入. 高額療養費貸付制度申請中. 身体障害者(免疫機能障害)手帳,自立支援医療は申請予定 ・兄夫婦に経済的なゆとりはない. ・喚語困難,呼称障害(健忘失語)あり ・構音障害あり	わりの援助, 精神的な支援者はいるか. ・経済的問題はないか. ・コミュニケーションに問題はないか.	たこと,兄夫婦に経済的なゆとりがないため患者のサポートに消極的であることより,患者が信頼できる支援者がいない. 　患者は今後に不安を感じている. 　健忘失語による言葉の出にくさ,構音障害による聞きとりにくさがあるものの,コミュニケーションは成立している.
性-生殖	・パートナー ・性的活動性の程度 ・HIV感染症以外の性感染症の有無	・過去に同性との性的接触あり ・パートナーに関しては「忘れた」と言っている. ・入院時・入院中に付き添う男性の姿はない. ・肛門部に尖圭コンジローマあり	・過去に性的関係のあった人に抗体検査を実施できるかどうか. ・今後他者への感染が拡大する可能性があるかどうか.	過去の同性との性的接触がHIV感染症の原因だと考えられる. パートナーを本当に忘れたのか,答えたくないのか不明である. 　現時点では,過去に性的関係のあった人に連絡をとることは不可能と思われる. 　症状から性的活動性は低く,他者への二次感染の可能性は低い.
コーピング-ストレス耐性	・ストレス対処法 ・患者の言動,態度	・まじめで責任感が強く,他人に頼らない性格 ・音楽鑑賞や散歩で気分転換をはかってきた. ・自分が行った動作,こ	・AIDS発症の告知,症状の持続・悪化,入院・治療の受け	急激な身体の変化により,いままでできていたことができなくなり脅威に感じている. それに対し,効果的な対処がとら

パターン	必要な情報項目	患者情報	アセスメントの視点	アセスメント
		れから行う動作がわからなくなり，「自分でもどうしてよいかわからなくなって，パニックに陥る」「もうどうしたらいいのか，気分が変になってしまう」などの発言あり ・PALの治療を開始したときに「すごく身体が重くて，つらいです．この薬で本当によくなるのかな」「このまま死んじゃうのかな」 ・「早く家に帰りたい，もういやだ」 ・面会者の前で泣き出す場面あり	とめ方と対処はどうか．	れていないため混乱している．
価値-信念	・信仰の有無 ・重要視する価値	・信仰する宗教はとくにない．	・治療に影響を及ぼす価値観，信念があるか．	治療に支障をきたすような価値観や信念をみとめない．

看護診断リスト

看護診断名	パターン	診断・優先の根拠
#1 PMLに伴う右片麻痺および認知機能障害に関連したセルフケア不足シンドローム	活動-運動	PMLによる脳の機能障害によって，摂食，入浴／清潔，更衣／整容，排泄などのADLを完遂する能力に障害が生じている．日常生活を安全・安楽に遂行することが重要であるため，**優先順位1位**とする．
#2 サポートの不足，今後の不確かさに関連した不安	自己知覚-自己概念	今後の健康状態（自己像）に関する脅威があり，認知機能障害やサポート不足により対処行動が適正にとれないことで，危惧の感情を訴えている．心理状態の安定・不安定が今後の生活に影響するため，**優先順位2位**とする．

看 護 計 画

看護診断	目標とする患者の状態
#1　PMLに伴う右片麻痺および認知機能障害に関連したセルフケア不足シンドローム	●残存する機能を使い，患者自身でセルフケアの一部を実行できる． ●清潔が保たれる．

対　策	根拠および留意点
DP (1)セルフケア活動への意欲をアセスメントする． (2)セルフケア活動への参加状況をアセスメントする． (3)残存するセルフケア能力をアセスメントする． (4)疾患の進行に伴い，不可能になりつつあるセルフケア活動をアセスメントする． **TP** (1)患者の希望を聴きながら，介助の方法を決定する． (2)患者自身が行えることは，十分な時間を与えて自力で行ってもらう． (3)看護師・家族が統一した方法で援助する． (4)何をすればよいのかわからなくなったときは，短い文章で簡潔に指示を出す． (5)患者が使用する物品はすべて健側に準備し，物品が視界に入っているか，手の届くところにあるか確認する． (6)ナースコールは健側に設置する． (7)摂食の援助 　①可能なかぎり食堂で摂取する． 　②テーブル，椅子が動かないように固定する． 　③椅子は肘掛けのあるものを選択し，右側にクッションを用いて正しい姿勢を保つ． 　④食器，スプーン，フォークなどを左寄りに設置する． 　⑤ご飯，おかず，汁物を置く位置を決めておく． 　⑥食事の内容を伝え，全体を確認するように促し． 　⑦皿や碗を安定させる吸盤式補助具を利用する． 　⑧片手でできない動作（切り分ける，塗る，	▶PMLは短期間に急速に進行する疾患であり，セルフケア能力も急速に低下する可能性がある． ▶認知障害のため，行為の途中で何をしていたのか，また何をすればよいのか，わからなくなることがあるので，簡潔に指示を出し，行為を継続させる． ▶右半身の麻痺があり，右同名半盲により右側の視野欠損があるため，健側（左側）に物品を準備する． ▶気分転換をはかったり，他者との交流の場になるようにする． ▶決まった場所に配置されていれば，視野に入っていなくても食べ残しを予防できる． ▶適宜補助具の使用を検討する．必要時にはエプロンを用意する．

対　策	根拠および留意点
容器の開封)を介助する． 　⑨食べやすい食事の形状を患者と話しあい，適宜変更する． 　⑩食べこぼしを気にしないように声かけする． (8)**入浴／清潔の援助** 　①ストレッチャーによる入浴かシャワーチェアによるシャワー浴を毎日実施する． 　②浴室内に滑り止めマットを敷く． 　③浴室内を移動する際は，手すりを使用する． 　④水温調節や水流の調節を介助する． 　⑤タオルや石けん，シャワーなどの必要物品は健側に設置する． 　⑥背部，足先，健側を洗う際は介助する． 　⑦歯磨き，整髪，ひげ剃り時には，物品を準備し片づけを援助する． 　⑧爪切りは1回／週実施を促し，健側指と足の爪切りは介助する． (9)**更衣／整容の援助** 　①更衣は端坐位で実施する． 　②麻痺側に立ち，姿勢を支持する． 　③着る順番に衣類をそろえ，健側に準備する． 　④脱衣は健側から，着衣は麻痺側から実施するように声をかける． 　⑤下半身の衣類の着脱の一部を介助する． (10)**排泄の援助** 　①可能なかぎり，右麻痺用トイレでの排泄を促す． 　②長時間排泄がない場合は，声をかけ排泄を促す． 　③トイレ歩行時に看護師は麻痺側に立ち姿勢を支持し，健側は手すりにつかまるように声をかける． 　④立位保持困難な場合は坐位で排泄を促す． 　⑤殿部の拭き方がわからなくなったときは指示する．また，不十分な場合は介助する． 　⑥排泄物の流し方を指示する． 　⑦適宜声をかけて様子を把握する． 　**EP** 　(1)寝衣は袖や裾がゆったりとした衣類を選択するように兄夫婦に指導する． 　(2)兄夫婦が参加できる援助は，兄夫婦にもその	▶おにぎり，パン，サンドイッチ，野菜スティック，果物など，手で持って食べられるものを考慮する． ▶温度覚が低下しているため，温度管理は看護師が行う． ▶右麻痺用トイレでない場合はトイレットペーパーを健側に準備する． ▶患者自身で行える動作を増やすために，適切な衣類を選択する．

対　策	根拠および留意点
方法を指導する.	

看　護　診　断	目標とする患者の状態
#2　サポートの不足，今後の不確かさに関連した不安	●不安の内容を言語的あるいは非言語的に表現できる. ●不安によって睡眠を妨げられず，夜間の睡眠が十分に得られる.

対　策	根拠および留意点
DP (1)患者の精神状態をモニタリングする. 　①患者が表出する言葉，態度，表情 　②異常行動の有無 　③治療に対する意欲 　④医療従事者への言動，態度 　⑤兄，弟への言動，態度 　⑥夜間の睡眠状況 (2)兄，弟の面会状況をアセスメントする. (3)疾患に対する理解，認識の程度をアセスメントする. (4)身体的苦痛の有無と程度をアセスメントする.	▶PMLの進行によって，抑うつ傾向が強くなり，無関心，意欲の低下，発語の減少が起こりうる．精神症状がPMLの進行によるものか，不安によるものかを判断することが難しいことがある．
TP (1)症状が回復せず悪化することに対する患者のいらだちや泣くなどの感情を受けとめる． (2)患者の回復への期待，意欲を支持的態度で見守る． (3)疾患に関する説明は，簡単な言葉を用いて行う． (4)患者に行った医師の説明を医療従事者全員が共有し，統一した態度で接する． (5)疾患や治療，検査結果について医師の説明が理解できたかどうか確認し，不十分な場合は再度説明の機会を設ける． (6)疾患説明の際は，できるかぎり兄にも同席してもらう．都合が合わない場合は，兄に別途説明する機会を設ける． (7)患者が希望する面会者を可能なかぎり優先する． (8)天気のよい日は，車椅子で外へ散歩に出かける． (9)身体的な苦痛がある場合は医師に報告し，指示を仰ぐ．	▶患者が表出した不安の内容を記録に残し，医療従事者が情報を共有する． ▶パンフレットなどを用いて説明する． ▶兄と面接し，依頼できる支援内容を確認する． ▶兄，弟に電話をかけたいと希望した場合は援助する．

対　策	根拠および留意点
EP (1) 質問がある場合や医療従事者と話をしたい場合は，いつでも話ができることを説明する． (2) 兄，弟の支援が十分得られない場合は，入院中のサポートを行ってくれる患者支援団体を紹介する．	▶男性同性愛者は，「ぷれいす東京」のバディ活動（HIV感染者，AIDS患者へのケア・サポート）を利用できる．

● 参考文献

1) 木村　哲：HIV-1感染症と日和見感染症．医学のあゆみ，213(10)：869〜875，2005．
2) 木村　哲監：HIV感染症とその合併症——診断と治療ハンドブック．第2版，厚生労働科学研究費補助金エイズ対策研究事業 HIV感染症の医療体制の整備に関する研究，国立国際医療センターエイズ治療・研究開発センター，2006．
3) 木村　哲：成人および青少年HIV感染者におけるCDC日和見感染症治療指針（邦訳）——診断・治療・再発防止について．厚生労働省科学研究費補助金エイズ対策研究事業 HIV感染症の医療体制の整備に関する研究，2006．
4) 後藤　元，斧　康雄：研修医のための感染症クリニカルガイダンス．ヴァンメディカル，2005．
5) 斎藤　厚ほか編：標準感染症学．医学書院，2000．
6) 柴田　清監：医療関連感染の防止対策——患者と医療従事者を守る感染予防のポイント．医学芸術社，2004．
7) 白阪琢磨ほか：HIV診療における外来チーム医療マニュアル．厚生労働科学研究費補助金エイズ対策研究事業，多剤併用療法服薬の精神的，身体的軽減のための研究，2006．
8) 中村哲也ほか：抗HIV治療ガイドライン：厚生労働科学研究費補助金エイズ対策研究事業，HIV感染症の医療体制の整備に関する研究班，2006．
9) 満田年宏：ナースのための院内感染対策——CDCガイドラインを中心に考える基本と実践．照林社，2003．
10) Department of Health and Human Services (DHHS) Panel on Antiretroviral Guidelines for Adults and Adolescents：Guidelines for the use of antiretroviral agents in HIV-1-infected adults and adolescents. 2006.
11) Hanson, D.L. et al.：Distribution of $CD4^+$ T lymphocytes at diagnosis of acquired immunodeficiency syndrome-defining and other human immunodeficiency virus-related illnesses. The Adult and Adolescent Spectrum of HIV Disease Project Group. Arch Intern Med, 155(14)：1537〜1542, 1995.
12) Hayes, C. et al.：Food and water safety for persons infected with human immunodeficiency virus. Clin Infect Dis, 36(Supple 2)：S106〜109, 2003.
13) HIV感染症治療研究会：HIV感染症「治療の手引き」．第9版，HIV感染症治療研究会事務局，2005．
14) Prevention of Opportunistic Infections Working Group：Guidelines for preventing opportunistic infections among HIV-infected persons-2002. U.S. Public Health Service and the Infectious Diseases Society of America, 2002.

第Ⅱ章
経過別看護過程の展開 (CASE STUDY)

12 感覚器疾患

12 感覚器疾患

- ▶ 感覚器疾患患者の理解に必要な基礎知識
- ▶ ［急性期］熱傷患者（小児）の看護過程の展開
- ▶ ［慢性期］角化型疥癬患者の看護過程の展開
- ▶ ［回復期］中途失明患者の看護過程の展開
- ▶ ［ターミナル期］喉頭がん患者の看護過程の展開

感覚器疾患患者の理解に必要な基礎知識

1．感覚・感覚器とは	生物は生体内外の環境変化を感知し対応する．このような環境変化を刺激として受けとめるはたらきを感覚とよび，その受容器官を感覚器という．感覚器で受容された刺激情報は，神経系に伝わり，大脳で認識され知覚となる． 感覚器官は視覚器，平衡聴覚器，嗅覚器，味覚器，外皮からなる． 感覚の種類は特殊感覚，体性感覚，内臓感覚に分けられる．
2．構造	⑴視覚器の構造 　視覚器は，光の刺激を感受する感覚器で，左右の眼球（図1）と副眼器からなる． 　眼球は，眼窩内にある球状の器官（直径約2.4cm，重さ約7g）で，前方は眼瞼，後方は眼窩脂肪体によって保護されている．眼球は視神経を介して脳（視交叉）とつながっている．眼球壁は，外層の眼球線維膜，中層の眼球血管膜（ぶどう膜），内層の網膜の3層の膜からなる．眼球線維膜は角膜と強膜からなり，眼球血管膜は脈絡膜，

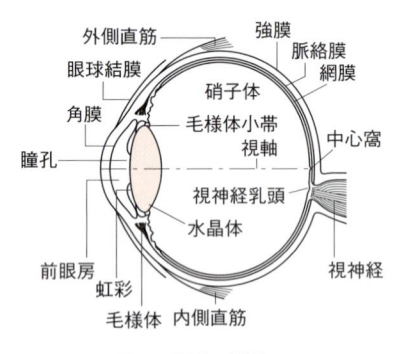

図1　眼球の構造

毛様体，虹彩に分かれる．
　眼球内部には水晶体，硝子体，眼房水(前・後眼房)がある．
　副眼器とは，眼瞼，結膜(眼瞼結膜，眼球結膜)，涙器(涙腺，涙囊)，眼筋などをいう．

(2) 平衡聴覚器の構造

　平衡聴覚器は，聴覚と平衡感覚をつかさどる器官で，外耳，中耳，内耳からなる(図2)．

① 外耳：耳介と外耳道(長さ約2.5〜3 cm)からなる．外耳道の皮膚には，アポクリン汗腺(耳道腺)があり，耳垢を分泌する．

② 中耳：鼓膜，鼓室，耳管からなる．鼓膜は鼓室の外側壁となる薄い膜(厚さ約0.1mm)である．鼓室は内側壁の前庭窓と蝸牛窓により内耳に連なる．鼓室内には，ツチ骨，キヌタ骨，アブミ骨の3つの耳小骨がある．耳管は咽頭と鼓室を結ぶ管(長さ約3.5cm)である．

③ 内耳：側頭骨の錐体内にあり，骨迷路と膜迷路からなる．骨迷路は前庭，骨半規管，蝸牛の3つに分けられる．膜迷路は球形囊と卵形囊，膜半規管，蝸牛管からなる．球形囊と卵形囊は膜半規管とともに平衡感覚をつかさどる．

(3) 嗅覚器の構造

　鼻腔上部の嗅上皮にある嗅細胞が嗅覚の受容器である．嗅細胞は神経細胞の一種で嗅毛をもつ．嗅細胞の基底側は軸索となり，数本が集まって1本の嗅神経となる．

(4) 味覚器の構造

　舌の粘膜にある味蕾(幅20〜40μm，長さ70μm)が味覚の受容器である．味蕾には味を感受する味細胞と，基底細胞，支持細胞がある．味蕾は咽頭や軟口蓋，喉頭蓋にも分布するが，大部分は舌の茸状乳頭，葉状乳頭，有郭乳頭などの舌乳頭に存在する．味蕾の先端部には味孔という小孔が舌表面に開いている(図3)．

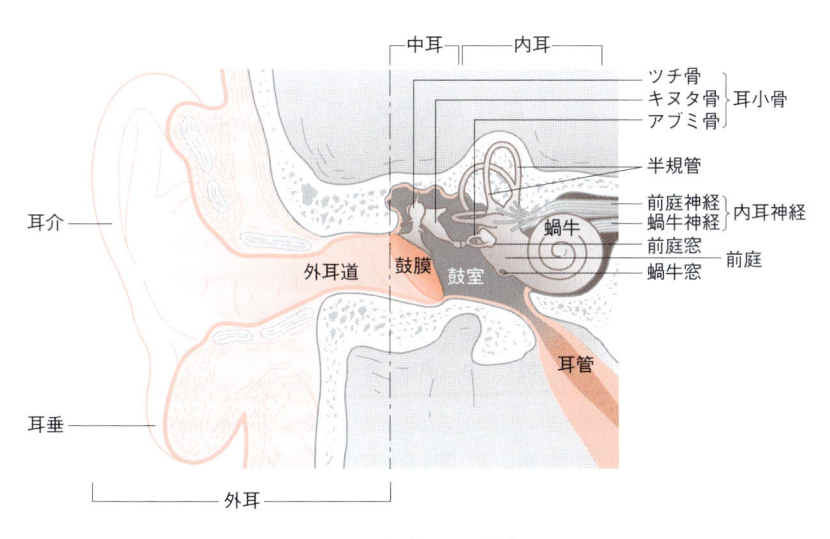

図2　平衡聴覚器の構造

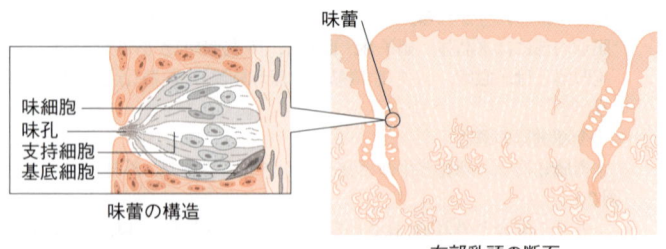

図3　味蕾の組織構造

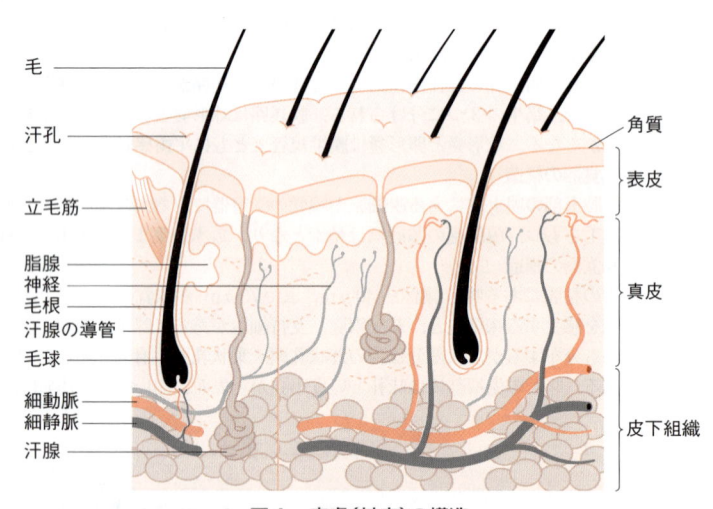

図4　皮膚(外皮)の構造

(5) 外皮の構造

外皮(図4)は，身体の表面を覆う皮膚と付属器官としての角質器，皮膚腺からなる．皮膚は表皮，真皮，皮下組織の3層に分かれる．表皮が角化変形したもの(角質器)が毛や爪である．皮膚腺には汗腺，脂腺，乳腺があり，汗腺にはアポクリン腺とエクリン腺がある．

皮膚には触覚，圧覚，痛覚，温度覚(温覚・冷覚)などの受容器がある．

皮膚は全身を保護し，体温調節，汗や皮脂の分泌を行い，排泄，呼吸などをつかさどる．

3. 感覚の認知，調節

身体の刺激は，感覚受容器によって感受される．感覚受容器を構成し刺激を感受する受容細胞は，刺激を感受すると興奮し，感覚神経にインパルス(活動電位)を発生させる．インパルスが大脳皮質の感覚中枢に到達すると感覚が生じる．

感覚受容器には感覚神経終末が特殊な発達をしてできた一次感覚細胞(視細胞，

嗅細胞など)と，感覚神経から独立した感覚器官が刺激を感受し，その反応が感覚神経に伝達される二次感覚細胞(味細胞，有毛細胞など)がある．

(1) 感覚の一般的性質

① 適刺激：個々の感覚受容器は，ある特定の種類の刺激(適刺激)に対して，とくに敏感に反応する性質をもつ．たとえば，光は視覚受容器の適刺激であり，音は聴覚受容器の適刺激である．

② 刺激の強さ：受容細胞に刺激が与えられても，刺激がある一定の強さにならないと感覚は生じない．

③ 投射：刺激は大脳皮質の感覚野に伝達されてはじめて感覚を生じる．しかし，その感覚は脳ではなく刺激を受けた部位で感じる．これを感覚の投射という．

④ 順応：感覚受容器に持続的に一定の刺激を与えていると，一般に主観的な感覚がしだいに低下していく．これを感覚の順応という．順応の早さは感覚受容器により異なる．

(2) 特殊感覚

特殊感覚には視覚，聴覚，平衡感覚，嗅覚，味覚がある．

身体の特定の部位にある受容器によって感受され，脳神経によって脳に伝えられる．

① 視覚：視覚は網膜の視細胞で感受される．明暗の調節は瞳孔の対光反射によって，遠近の調節は水晶体の厚さの調節によって行われる．

② 聴覚：音は，音波(音振動)として耳に入り外耳道を通って鼓膜を振動させる．音の感覚には音の強弱，高低，音色の区別がある．音の強弱は音波の振幅によって，高低は振動数によって，音色は波形によって決定される．

③ 平衡感覚：重力や速度の変化(加速度)に対して安定した姿勢をとるようにはたらく感覚である．受容器は内耳にあり，前庭と半規管が平衡感覚に関係する．前庭神経によって小脳に伝えられた刺激により運動や姿勢の制御が行われる．また，前庭と半規管からの情報は，視覚や自律機能の中枢とも関連があるため，強い回転運動などによって半規管が刺激されると，めまいや悪心などを生じることがある．

④ 嗅覚：嗅刺激は嗅上皮の嗅細胞で感受される．においは約40万種類あるといわれるが，基本となる原臭はエーテル臭，しょうのう臭，ジャコウ臭，花香，ハッカ臭，刺激臭，腐敗臭などである．嗅覚は個人差が大きく，身体条件や環境条件によって変動する．

⑤ 味覚：味覚は味蕾で感受される．舌の前2/3の味覚は鼓索神経が支配し，後方1/3は舌咽神経が支配する．味覚は甘味，酸味，苦味，塩味の4種が基本味である．主に苦味は舌根，酸味は外側縁，甘味と塩味は舌尖で感じられる．

(3) 体性感覚

体性感覚には皮膚感覚と深部感覚がある．

① 皮膚感覚：触覚，圧覚，痛覚，温度覚を指す．痛覚，温度覚に特別な受容器はなく，感覚神経線維の末端が自由神経終末をなしている．痛覚は機械的・化学的刺激，極端な温度差などによって生じ，生体への侵害刺激に対する防護の役割を果たす．

② 深部感覚：皮膚表面より深部にある筋，腱，関節などの受容器や感覚神経終末が刺激されたときに生じる感覚をいう．これにより身体の位置や運動，振動の

状態などを認識できる．筋肉に存在する筋紡錘という感覚受容器は身体の位置や動きの制御に関連している．腱にはゴルジ腱器官などの張力受容器がある．
③体性感覚の伝導路：手足や体幹からの感覚情報は，脊髄神経の後根を通り脊髄に伝達される．次いで主要な3つの上行性経路(後索路，脊髄視床路，脊髄網様体路)を通り，視床を経て大脳皮質の体性感覚野へ伝達され認識される．顔面からの感覚情報は，三叉神経を通り脳幹と脊髄に伝達されたのち，視床を経て大脳皮質の体性感覚野に伝達される．また，これらの感覚情報は左右交差して伝達されるため，右(左)半身の情報は左(右)半球の大脳皮質に到達する．

(4) 内臓感覚

内臓感覚には内臓痛覚と臓器感覚がある．
①内臓痛覚：身体内部に生じるすべての痛みの感覚をいう．内臓痛覚の受容器は自由神経終末と考えられている．内臓臓器に対する侵害刺激，内臓の拡張・収縮，周辺組織における血流低下，発痛物質(ブラジキニン，ヒスタミン)などによって，内臓痛覚受容器が興奮し痛みを感じる．内臓痛覚に対する中枢機構は十分に解明されていない．
②臓器感覚：空腹，口渇，悪心，尿意，便意などをいう．これは基本的な生命活動と密接にかかわる感覚で，この感覚の刺激によって食行動，性行動，情動行動などが起こる．

4．主な症状

(1) 眼の症状

①視力低下：薬品が目に入ったり，なんらかの外傷，網膜動脈閉塞症，角膜感染などでは，急激な視力低下をきたす．慢性的な視力障害には，網膜色素変性症，老人性白内障，屈折異常などがある．視力に影響する症状として，半盲(視野の半分が見えない)，暗点(視野のなかに見えない部分がある)，色覚異常(すべて，あるいは赤や緑の識別ができない)などがある．
②視野狭窄：視野狭窄とは，一点を固視した状態で同時に見ることができる範囲(視野)の狭窄であり，物の見え方の異常によって気づく．視野の中心部が見えにくい場合と周辺部が見えにくい場合があり，原因としては，網膜や視神経，視路の異常などが考えられる．
③眼痛：三叉神経の第一枝が主に眼痛の原因となる．炎症や潰瘍，緑内障，三叉神経痛などさまざまな原因で起こる．
④充血：目の充血は，結膜や毛様部に発生する．前者は眼球結膜および眼瞼結膜・円蓋部に起こり鮮紅色，後者は角膜や虹彩，毛様体周囲に起こり暗赤色を呈する．
⑤その他の症状：流涙，眼脂，眼のかゆみなどは，視力低下を伴わないが感染やアレルギー症状であり，羞明(光をまぶしく感じる)や異物感は，角膜や虹彩，毛様体などの異常で生じる場合がある．

(2) 耳の症状

①難聴：外耳，中耳の伝音機能障害による伝音性難聴と，内耳，聴神経の感音機能障害による感音性難聴とに分類できる．日常の会話音は，500～2,000Hzの領域で聞こえる．老人性難聴は，蝸牛と高音聴取の神経の退行変化で生じる．
②めまい：周囲が回転したり，ふらつくなどの感覚とともに，眼前が暗くなる，脱力感などを伴うこともある．メニエール病，前庭神経炎，内耳炎などが原因

の場合を末梢性めまい，脳腫瘍，脳循環障害，頭部外傷などが原因の場合を中枢性めまいとよぶ．末梢性めまいでは，めまいは一定方向であり，悪心・嘔吐，耳鳴，難聴などがみられる．中枢性めまいでは，ふらつきが多く，他の神経症状や意識障害をみることもある．

③耳痛：外耳の三叉神経，迷走神経，中耳の顔面・舌咽神経の興奮によって生じる．耳性ヘルペスの痛みは激烈であるが，外耳道軟部の炎症や中耳腔内圧の上昇による鼓膜の膨隆でも，難聴，耳閉感を伴う拍動性の痛みが生じる．中耳の痛みは，鼓膜の切開や穿孔により耳漏をみとめるようになると徐々に改善してくる．歯や口腔，咽頭部の痛みが耳の痛みとして感じられることもある．

④その他の症状：耳鳴は，実際の音がないのに聞こえる症状であり，伝音・感音神経経路の異常な興奮が原因である．耳漏の多くは，外耳・中耳道の炎症が原因で起こるが，頭部外傷によって透明な耳漏をみることがある．これは，外界と頭蓋内が交通していることを示す症状であり，閉鎖手術が必要となる場合がある．耳閉感は，外耳に耳垢がつまった場合や鼻咽腔の炎症で耳管が閉塞した場合に出現する症状である．

(3) 鼻の症状

①嗅覚障害：におい刺激を集めるのは，上鼻甲介，鼻中隔上部の鼻粘膜嗅部にある嗅細胞である．嗅覚の障害には，全くにおいを感じない嗅覚脱失と嗅覚が低下した嗅覚減退とがあるが，かぜのあとに突然生じる場合や鼻腔内の疾患，術後に生じる場合などさまざまである．

②鼻閉：多くの鼻の疾患に共通した症状で，気道(鼻腔および上咽頭)の狭小化または閉塞により起こる．鼻孔から上咽頭部の奇形や屈曲が原因で起こる場合もある．鼻閉によって呼吸がしにくくなると，口呼吸となるが，口呼吸ができない乳児や声門が狭窄を起こすような障害，半回神経麻痺がある場合は呼吸困難が生じる．成人では，降圧薬，血管拡張薬などの薬物服用時に鼻閉が起こる場合がある．

③鼻出血：出血の部位は，鼻中隔前部や中鼻甲介である．なかでもキーゼルバッハ部位(リトル部位)は出血しやすい．外傷や異物による出血が多く，一側性のものは悪性腫瘍や血管腫などでみられる．大出血では，咽頭に流れ込んだ血液で窒息しないように注意する．

④その他の症状：鼻漏には，漿液性，粘液性，膿性の3つがある．アレルギー性鼻炎では漿液性，炎症がある場合は粘液性あるいは膿性となる．鼻声には，鼻づまりなどの場合に聞かれる閉塞性鼻声と，口蓋裂などで空気が漏れる開放性鼻声がある．くしゃみは，鼻粘膜がなんらかの刺激を受けることによって起こる反射的な強い呼気である．アレルギー性物質や異物，機械的・化学的刺激，冷気，悪臭などで生じる．

(4) 皮膚の症状

①疼痛：痛覚受容器に与えられた刺激が一定以上に強い場合は，痛みとして知覚される．最初に起こるのは，ある部位に限局した痛みである．次に，鈍い，うずくような痛みとなる．疼痛は急性の炎症，熱傷，帯状疱疹などで生じる．痛みを伴う腫瘤の場合は，腫瘤の部位，大きさ，形，可動性について継続して観察する．

②皮疹：原発疹と続発疹に大別される．原発疹は，斑，丘疹，水疱，膿疱，囊腫，

蕁麻疹（膨疹）などを指し，続発疹は，感染や皮膚表面の欠損などによって新たな症状を引き起こした発疹で，表皮剥離，びらん，潰瘍，亀裂，痂皮などを指す．その他の皮疹としては，苔癬，膿痂疹，脂漏，脱毛症などがある．
③瘙痒：多くの皮膚症状に伴う症状である．物理的・化学的起瘙痒物質によって引き起こされるが，精神的な原因やアルコール，香辛料，サバなどのヒスタミンを多く含む食品摂取が引き金になって起こる場合もある．
④紫斑：皮膚内および皮下組織内における出血斑の総称である．大きさによって，点状出血，斑状出血，びまん性出血とよばれる．浅いものは鮮紅色調，深いものは赤紫色調を帯びる．紅斑との鑑別は，ガラス板で圧を加えても色調が消退しないことで判別する．

5．主な診察と検査

(1) 問診

感覚器に関する問診では，現病歴や既往歴に加えて，家族内感染の有無や遺伝関係，アレルギーの有無などの情報が必要となる．職業や環境，生活習慣，過労や睡眠不足などのストレス状況が症状の悪化に関連していることもあるので注意する．

(2) 視診，触診

①眼の視診：眼の動きの制限，眼瞼の状態，発赤・腫脹の有無，眼球の位置の異常（外斜あるいは内斜など），球結膜の炎症の有無などを観察する．
②耳鼻咽喉の視診，触診：耳輪，耳介，外耳道入り口は，触診しながら肉眼で形状，左右差の有無などを確認する．口唇，口腔内，咽頭部は，必要時に舌圧子を用いて頬，咽頭粘膜，舌の裏などをていねいに視診する．外耳道深部の視診には耳鏡を用いて光をあてながら鼓膜の状態を観察する．ゴム球を用いて外耳道圧の加圧・減圧を行うことで，鼓膜の可動性が観察できる．外観から左右の対称性や外鼻孔の状態，圧痛の有無をみる．次に光をあてながら鼻鏡を用いて，鼻腔内，鼻甲介，鼻中隔の視診を行うことで，鼻甲介の毛細血管のうっ血状態などが確認できる．中咽頭，下咽頭，喉頭部までの視診時は，診察に適したフレンケル型舌圧子や喉頭鏡を用いる．
③皮膚の視診，触診：全身の皮膚，粘膜の色調を観察する．眼球結膜では黄染の有無，口唇や爪の色によってチアノーゼの有無を観察する．触診では，冷たさや熱感，弾力や浮腫とともに，脱水状態を知るために，乾燥の有無や程度を観察する．弾力をみる場合は，皮膚を軽くつまんで指を離したときの戻り具合を確認する．浮腫の程度は，親指で圧を加えたあとの圧痕の程度（陥没の状態）で，2mm程度を＋，4mm程度を2＋と表現する．

(3) 検査

①視機能の検査：ランドルト環を用いた視力検査，視野検査，色覚検査，光覚検査を行う．瞳孔の検査では，大きさ，形，左右対称をみる．正常な大きさは3～5mmで円形，光をあてると反射的に縮瞳する．これを対光反射という．
②嗅覚機能の検査：さまざまなにおいのする物質を10倍希釈法で薄めて細長い紙につけ，外鼻孔部に近づけて判定させる．においがすると答えたところを○，何のにおいかわかったところを×で示して表す．検査液の種類で，3臭テスト，5臭テスト，10臭テストがある．
③聴覚・平衡感覚の検査：聴覚検査は，検者の話し声や時計の秒針，音叉，オージオメータなどを用いて測定する．難聴になると，聞こえ方に左右差がある．

表1 皮膚感覚の検査法

感覚受容器	使用する器具	検査法
温度覚	試験管に入れた温湯・冷水	皮膚に当て，温かい・冷たいを感じるか
痛覚	鉛筆，安全ピン	軽く突いて痛みを感じるか
振動覚	音叉	骨の突出部に当て，振動を感じるか
触覚	綿，羽根，筆	目を閉じて軽く触れ，感じるか
複合感覚	硬貨など	目を閉じて手に握らせ，何かわかるか

伝音性難聴の検査では，頭頂部に置いた音叉の振動音が患側耳でよく聞こえる（ウェーバテスト）．骨伝導と気伝導の時間を測定する聴力検査も行われる（リンネテスト）．平衡機能検査には，眼振検査，偏倚検査，立ち直り検査などがある．偏倚検査とは，前庭脊髄反射のバランスの乱れを観察する検査で，立ち直り検査とは，開眼時と閉眼時の身体の動きを調べる検査である．立ち直り反射に異常がある場合は，閉眼時に大きな動揺がみられる．

④味覚の検査：味覚は主に舌面で起こるが，軟口蓋，咽頭，喉頭も味覚に関連すると考えられている．味覚の検査では，甘味，酸味，苦味，塩味の4種を基本味とする．水と区別できたときのある物質の最小濃度を"検知域"，味覚を感知しうる最小濃度を"認知域"とし，基本味に対する味覚が適切であるかどうかを調べる．

⑤皮膚感覚の検査（表1）：触覚，痛覚，温度覚，振動覚（触角受容器の興奮の繰り返しで生じる）および複合感覚について適切な診察器具を用いて検査し，感覚異常の有無を調べる．痛みに関しては，小児の場合のフェイススケールなどのように視覚的に痛みの程度を知るためのスケールが用いられる．

6．主な治療

(1) 眼の治療

①視能矯正：眼鏡やコンタクトレンズの装着．小児の弱視や斜視に対しては眼鏡のほか，遮断法が行われる．

②薬物療法：抗生物質や抗炎症薬，血管拡張薬，止血薬，ビタミン剤，眼圧下降薬などが経口・経静脈的に投与される．

③局所療法：点眼，結膜下注射，球後注射があり，点眼薬や眼軟膏が一般的である．抗生物質，抗ウイルス薬，副腎皮質ステロイド薬，抗アレルギー薬，人工涙液，検査のための散瞳薬や局所麻酔薬などが投与される．点眼は眼に1滴だけ滴下し，両眼に点眼するときは，左右別の容器を用いる．

④外科的療法：切開排膿，眼瞼内反症手術（ホッツ法手術），睫毛電気分解法，硝子体手術，光凝固法，冷凍凝固法，裂孔閉鎖術，角膜移植などがある．

(2) 耳鼻咽喉の治療

①安静療法：局所・全身の安静を目的に行う．ベッドから起き上がるとき，ゆっくり介助しながら行うとめまいやふらつきの軽減に有効である．発声にかかわる局所の安静のためには沈黙療法が行われることもある．

②局所療法：点鼻や点耳が行われる．点鼻の場合は事前に鼻腔内を清潔にしてか

表2　熱傷のさまざまな併用療法例

熱傷の深度による分類		主な症状	後遺症	選択される治療法
表皮熱傷	Ⅰ度	発赤, 紅斑	一時的に色素沈着または脱色斑	流水で冷やす
真皮浅層熱傷	浅達性Ⅱ度	水疱, びらん	軽い瘢痕	軟膏, メッシュガーゼによる治療
真皮深層熱傷	深達性Ⅱ度	びらん, 潰瘍	目立つ瘢痕	植皮術
皮下熱傷	Ⅲ度	壊死（炭化）	ひきつれ, ケロイド, 難治性潰瘍	植皮術

ら行い，薬物では，抗生物質や副腎皮質ステロイド薬，血管拡張薬，ビタミン剤などが使用される．点耳では，薬物が鼓膜まで届くように1〜2分間そのままの姿勢を保つ．両耳に点耳するときは，薬物は左右別の容器を用いる．
③理学療法：鼻腔・咽頭部の炎症や腫瘍に対しては，蒸気吸入，ネブライザなどが行われる．
④リハビリテーション：補聴器の使用，読唇術，手話などを習得する．
⑤外科的療法：鼓室粘膜ポリープ除去，鼓膜切開術，中耳チュービング，鼓膜形成術などが行われる．

(3) **皮膚の治療**
①安静療法：局所・全身の安静のために行う．
②局所療法：主として軟膏が用いられる．軟膏には，油脂性，乳剤性，水溶性の3種類がある．使用にあたっては，接触性皮膚炎などの副作用に留意する必要があるが，注射や内服による全身投与と異なり，病変部位の皮膚に限局して用いることができる．
③理学療法：低周波療法，赤外線療法，光線療法，放射線療法，凍結療法，電気療法，レーザー療法などが行われる．痛みや炎症に関しては，温熱・寒冷療法が行われる．
④外科的療法：神経痛に対する神経ブロックのほか，縫縮術や植皮術などが行われる．

皮膚の治療では，熱傷のように局所の皮膚，粘膜の状態に応じて前述のさまざまな治療が併用されることが一般的である（表2）．

急性期

熱傷患者(小児)の看護過程の展開

BASIS

患者：4歳2か月，女児
患者の状況：前胸部から腹部，両大腿前面に熱傷．両親は離婚．母親の虐待(放任)が疑われる．入院2日目(受傷後30時間経過)

熱傷患者の理解に必要な情報

パターン	必要な情報項目	患者情報	アセスメントの視点	アセスメント
健康知覚-健康管理	・受傷前と受診時の患児の様子 ・受傷経過と来院までに受けた処置 ・熱傷の重症度と緊急度 ・疼痛の状態 ・治療に関する理解 ・母子関係 ・患児の1日の生活状況 ・母親の患児に対する養育，健康管理などに関する関心や実施状況 ・家族構成，家族の交友関係	・正常分娩で，発育に問題はない． ・衣類，爪，頭髪に汚れがある． ・自宅でストーブにかかったやかんの熱湯で受傷し，救急車で外来受診．救急車内で衣類，皮膚の付着物除去後，皮膚洗浄．外来処置後ICU搬送 ・前胸部から腹部，両大腿前面(全身に占める割合約20％)，浅達性Ⅱ度の熱傷．熱傷指数10 ・浮腫，滲出液，熱傷部位に水疱をみとめる．骨折などの合併はなし ・外来では激しく泣き，疼痛時苦痛様表情を示した．手で患部を触ろうとするため，両手首に抑制帯を用いていた． ・入院2日目になり，フェノバルビタールナトリウム(ワコビタール)坐薬によって疼痛が緩	・熱傷の重症度，緊急度はどうか． ・応急処置は適切か． ・患児は熱傷治療のための入院治療，安静の必要性を理解できるか． ・母親は，患児が受傷した事実をどのように理解しているか． ・母親は患児の養育や健康管理を行えているか． ・家族のソーシャルサポートの状況はどうか．	熱傷は体前面胸部から大腿部に至る広範囲に及び，体表面積の20％を占める．真皮に達している部位があり，重度の熱傷である．気道熱傷など直接呼吸状態に影響する受傷はないが，今後，滲出液の量が増大することで体液量が不足し，生命に危険が及ぶことも考えられる． 　患児は母親と2人暮らしであり，患児の行動が活発なので母親は養育に困難を感じていたようである． 　受傷後，母親が救急車を呼び，救急隊により適切な処置を受けている．外来では痛みのために泣いていたが，現在疼痛はコントロールされている．受け持ち看護師や医師とのコミュニケーションもはかられているが，処置の必要性についてはそのつど説明し，そばに付き添うなど具体的な援助が必

パターン	必要な情報項目	患者情報	アセスメントの視点	アセスメント
		和されたが，処置時は痛みと不安のため号泣している． ・軽度の刺激で意思疎通がはかれるが，目を閉じていることが多い．受け持ち看護師と医師の問いかけに対する応答はよい． ・患児は治療についての説明を受けているが，十分には理解していない． ・患児の就寝時間は23時．朝食はほとんど食べていない．入浴も面倒になって入らないことが多かった． ・母親が付き添っているが，患児からやや離れた位置に座っている． ・患児から母親を呼ぶ言葉は聞かれない．母親が面会に来ても，自分から甘えようとしない． ・母親は，「いつも育児と仕事で疲れている」「この子にいつもいろいろ要求されて，子どもがいなければいいのにと思う」と発言している． ・母親と患児の2人暮らし．半年前に離婚し，アパートに引っ越して暮らしはじめた．母親は仕事を始めたが，職場の人間関係で悩んでいる．患児は幼稚園に預けているが，活発なのでいろいろ要求されて疲れ果てている．		要である． 　母親の虐待（放任）の可能性が示唆される．患児に対する安定した人間関係と，規則的な生活リズムを取り戻す必要がある． 　母親は，育児，仕事に関して困難を感じている．近くに相談できる人もいないことから，共感的態度で接する必要がある．パターン"役割-関係"で展開する．

12 感覚器疾患

パターン	必要な情報項目	患者情報	アセスメントの視点	アセスメント
		・「最近いらいらしていて，やかんが危ないとは思ったが，どうでもいいと思い，そのままにしていた」と話す． ・近所に母親の親類や友人はいない．母親の両親は他界しており，仕事が休みの日も患児と2人で家にいることが多かった．		
栄養-代謝	・身長，体重，カウプ指数 ・食習慣と発育の状態 ・栄養状態データ ・感染徴候 ・皮膚の状態 ・水分出納 ・脱水徴候 ・薬物の使用 ・活動と安静の状態	・身長95cm，体重12kg，カウプ指数13.3 ・母親は，「偏食がある」「朝食は食べていない」「ジュースが好きで毎日飲んでいる」「動き回っているけれどあまり食べたがらない」と話す． ・歯磨きがされていない．治療されていないう歯がある．う歯は以前痛んだことがあったが，いまは痛みはない． ・幼稚園ではあまり外に出たがらず，屋内にいることが多い．園の昼食やおやつは残さず食べている．偏食は指摘されていない． ・多量の滲出液が予測されるため，20枚程度のガーゼの上にサージカルパッド（ガーゼ巻きコットン）を使用している． ・無菌操作とともに，滲出液量を計測するため，滲出液を含んだガーゼ，包帯などの重量を計測	・成長・発達に見合った体格か． ・食事摂取は適切か． ・口腔内の状態が食事摂取に与える影響はないか． ・活動と栄養摂取とのバランスはどうか． ・創の治癒を阻害する低栄養はないか． ・皮膚の防御機能の状態はどうか． ・感染を増強させるような低栄養があるか． ・循環血液量減少に対する栄養・水分補給ができているか．	患児はカウプ指数から，やせの状態である．幼稚園では偏食もなく昼食やおやつなどをよく食べているということであるが，自宅では朝食が用意されず，母親は「あまり食べたがらない」と話している．自宅での運動は活発であるが，必要なエネルギー量に対して摂取量が不足している可能性が考えられる． 　口腔内の衛生状態が悪く，う歯もある．現在のところ食事摂取には影響しないが，食後の歯磨き習慣がつくようにはたらきかける必要がある． 　食事や歯磨きの不徹底，身体の汚れなどから，母親は患児の日常の養育に関して虐待（放任）の可能性がある．パターン"役割-関係"で展開する． 　受傷した皮膚の修復には十分な栄養が必要である．現在，幼児食をほぼ半量摂取しており，経静脈的にも栄養を補給して

急性期・熱傷

パターン	必要な情報項目	患者情報	アセスメントの視点	アセスメント
		するように指示されている．上層までの滲出はない． ・口腔内や舌の乾燥は観察されない． ・受傷していない部位の皮膚に異常はない． ・幼児食を半量程度食べている．右鼠径部よりIVH（経中心静脈高カロリー輸液）より5％グルコース30mL/時 ・intake：IVHより800mL/日，output：尿量580mL/日 ・TP 6.6g/dL，Alb 4.1g/dL，WBC 8,700/μL，CRP 0.8mg/dL ・アトピー性皮膚炎で肘の内側に色素沈着があり，かさかさしている． ・ベッド上安静．看護師がそばを離れるときは，両手首を抑制中．浮腫の軽減のため下肢を挙上しているが，体動が激しく包帯がゆるんでしまう．		いるため，栄養摂取量は適切に補われている． 　創部は無菌操作で，清潔に保護されているものの，検査データより，軽度の炎症反応がみられる．熱傷により損傷した皮膚は細菌の侵入を受けやすく，熱傷の急性期には全身状態が悪化していることから，生命にかかわるような重症感染症に移行しやすい． 　患児が包帯やガーゼ類を取ろうとすることも考えられるが，ひきつづき感染防止のため清潔な創傷管理を行う． # 熱傷による皮膚の防御層喪失，患児がガーゼ類を取ろうとすることによる創汚染に関連した感染リスク状態 　総排出量1mL/kg/時を目安に輸液調節がなされている．現在，サージカルパッド上層までの滲出はないため，ガーゼ交換は実施しておらず，滲出液の量は不明である．口腔内や舌の粘膜乾燥など，脱水を疑わせる徴候はない．しかし，幼児は細胞外液の割合が高く，受傷後48時間は循環血液量不足によるショックに陥りやすい． 　現在，受傷後30時間が経過しているが，呼吸・循環状態の管理を最優先とする． PC：循環血液量減少

12 感覚器疾患

パターン	必要な情報項目	患者情報	アセスメントの視点	アセスメント
排泄	・入院前後の排泄の状態 ・腎機能検査データ ・イレウスや消化管出血などの徴候	・ときどき夜尿がある． ・幼稚園ではトイレは自立しているが，家では失敗することがある． ・入院前，排便に関する問題はとくになかった． ・創汚染防止と尿量測定の目的で膀胱カテーテルが留置された．膀胱カテーテルの必要性は，患児にわかりやすく説明されている． ・膀胱カテーテルの違和感の訴え，抜こうとする動作はみられない．1回/日，陰部洗浄後は尿道口を消毒する． ・BUN 10mg/dL，Cr 0.38mg/dL，尿比重1.015 ・腹部膨満などの徴候はない．腸蠕動音聴取	・排尿，排便に関する問題はないか． ・膀胱カテーテルの管理に問題はないか． ・出血，イレウスなどの合併症の危険性はないか．	膀胱カテーテルが留置されている．膀胱カテーテルは逆行性感染の原因となるため，毎日陰部洗浄と尿道口の消毒を行う．膀胱カテーテル留置に対する違和感などの訴えがないことから，カテーテルの管理に問題はないと考えられる． 　熱傷後には，消化管からの出血やイレウスなどの合併症を生じやすいため，十分な観察が必要である．現在のところ，食事摂取も可能であり，消化管の異常を示す徴候もみられないことから，排泄に関する問題はない．
活動-運動	・呼吸器系 ・循環器系 ・ADLの状態 ・疼痛や抑制が活動に与える影響 ・遊び，余暇活動 ・麻痺の有無	・R 30回/分（浅促呼吸），経皮的動脈血酸素飽和度（SpO₂）97% ・チアノーゼ，呼吸困難などは生じていない． ・P 130回/分（整，微弱），BP 80/46mmHg，心電図モニタ装着中 ・直腸温36.8℃ ・入院前，自宅ではテレビを見ているか動き回っていた．幼稚園ではあまり屋外で遊ばず，音楽テープで童謡を聞くのを好む． ・ICU入室直後は落ち着かない様子であったが，現在は疼痛も緩和され落ち着いている． ・母親は，「仕事がある	・安静を強いられることが患児にどのような影響を与えるか． ・疼痛や抑制により活動が制限されていないか． ・遊びや余暇活動は適切に実施されているか． ・熱傷により麻痺や関節可動域の制限が生じていないか．	患児は，自宅では活発に動いていたが，幼稚園では室内で音楽を聞くことが好きであることから，入院環境に慣れてくれば，1日のほとんどをベッド上で過ごす生活を受け入れることができると考えられる． 　薬物による疼痛コントロールがはかられているが，体動によって疼痛が生じるため，体位変換時は励ましや援助が必要である． 　両手首の抑制は看護師がベッドサイドを離れるときに行われている．30分ごとに抑制をはずして遊びが取り入れられてお

急性期・熱傷

パターン	必要な情報項目	患者情報	アセスメントの視点	アセスメント
		から日中面会には来られない」と話す. ・看護師がベッドサイドにいるときは両手首の抑制をはずし,自宅から持参した大好きな犬のぬいぐるみで,受け持ち看護師とお散歩ごっこをしている. ・看護師と一緒に遊んだあと,熱傷部位を保護するために抑制が必要であることを説明され,患児はいやがらずに受け入れた. 　次は30分後に抑制をはずして遊ぶことが約束された. ・入院前,食事や排泄は自立していたが,現在の状況は不明である. ・現在,喘鳴や呼吸困難など受傷や疼痛のために生じている問題はない. ・体動時疼痛があるため,体位変換は3人の看護師で行っている. ・四肢麻痺や関節可動性の問題はないが,傾眠がちであり,床上での関節運動の指示が出された.		り,抑制が患児に与える影響に対しても配慮されている. 　しかし,遊びや気分転換のための活動に母親の協力を得ることは困難である.患児は,疼痛が発生することや傾眠がちであることから,自分の意思で動くことができない.関節を動かさないことにより拘縮の危険性も考えられることから,運動できるように励ましていく. # 疼痛,抑制に続発する関節運動の制限に関連した身体可動性障害
睡眠-休息	・睡眠状態 ・入院前の活動時間と休息.睡眠時間	・夜はいったん寝ると朝まで起きない. ・幼稚園に通っているので,自宅では7時に起床,23時ごろ就寝していた. ・1人で布団で寝る.	・疾患,治療,環境の変化により,睡眠に問題が生じていないか.	ICU入室直後であり,現在のところ,睡眠に関する問題はない.

12 感覚器疾患

パターン	必要な情報項目	患者情報	アセスメントの視点	アセスメント
認知-知覚	・疼痛の種類と程度 ・疼痛への対処法 ・面会時の母親の対応	・損傷した皮膚の急性疼痛がある． ・外来では激しく泣き，苦痛様表情であったが，現在は落ち着いている． ・フェノバルビタールナトリウム坐薬によって疼痛緩和 ・処置時は痛みと不安のため号泣している． ・温めた消毒薬を使用し，処置時の疼痛緩和をはかっている． ・処置時の疼痛に対して，処置前に塩酸モルヒネが投与される． ・体動時疼痛があるため，体位変換は3人の看護師で行っている． ・犬のぬいぐるみで遊ぶのが好きである． ・母親は，面会時に患児に声かけをしない．	・疼痛への対処法は有効か． ・疼痛が患児の精神状態に与える影響はどうか． ・患児に安心感を与える環境が整えられているか．	現在，坐薬と処置前に投与される塩酸モルヒネによって，患児は処置時以外は激しい疼痛を感じることがなく，突然の受傷・入院による不安も軽減されている状態である． 体動に伴う疼痛に対しては，受け持ち看護師が関係づくりに努め，患児の好きな遊びを取り入れながら励まして実施できるように援助する． 母親に対しては，面会時に患児が痛みや不安を訴えるときは，声かけをするように促すとともに，患児への対応に変化がみられるかどうかを観察する．
自己知覚-自己概念	・事故や身体に関する発言 ・表情，会話 ・感情の変化と動き ・母親との関係	・「自分1人で入院できるかな？」という看護師の問いに対して「わからない」という返事 ・「痛いことしない？」「どんなことするの？」「いつおうちに帰れるの？」と外来で尋ねていた． ・ICU入室後は，事故や入院に関する発言はない．現在は塩酸モルヒネの作用により傾眠がちである． ・患児は，熱傷部位を見ようとしない．処置中も目を向けない． ・母親は面会に来ても，	・患児の感情の状態はどうか． ・事故や受傷した皮膚についての理解はどうか．	現在，疼痛コントロール目的で塩酸モルヒネを使用しているため，傾眠がちであり，患児が事故や熱傷による創の状態などに関して発言・質問してくることはない． 外来受診時，今後の処置や入院に関して尋ねていたことから，今後，本人からの質問があれば，患児が理解できる言葉で説明する． 母親の面会時の様子より，母子の関係になんらかの問題がある可能性が示唆される．

急性期・熱傷

パターン	必要な情報項目	患者情報	アセスメントの視点	アセスメント
		病室の外にいたり，手を握っていても話しかけていない．		
役割-関係	・家庭での母親との関係 ・幼稚園での友人や担当教員との関係 ・コミュニケーション能力 ・面会状況	・アパートで母親と2人暮らし ・母親は，「幼稚園では，教員や友人とよくおしゃべりをしている」と話す． ・患児のコミュニケーション能力に大きな問題はない． ・ICU入室後，母親は患児の姿を直視しない． ・患児から母親を呼ぶ言葉は聞かれない．母親が面会に来ても，自分から甘えようとしない． ・母親は，「いつも育児と仕事で疲れている」「この子にいつもいろいろ要求されて，子どもがいなければいいのにと思う」と発言している． ・近所に母親の親類や友人はいない． ・母親の面会は3回/週，仕事が終わったあとの予定である．	・母親との関係はどうか． ・幼稚園での人間関係はどうか．	患児と母親の様子から，母子関係になんらかの問題がある可能性が高い．入院時の患児の状態から，爪や頭髪，口腔内の汚れが目立ち，食事に関しても十分な養育が行われていないことが疑われた． 　母親からも，養育に関する困難の発言があり，今回の事故に関しても虐待（放任）をうかがわせる発言があった． 　離婚が引き金となり，母子関係が悪化したと考えられるが，母親には近くに相談できる人がいないことから，医療従事者は共感的な態度で接する． 　患児に対しては，受け持ち看護師が対応し，痛みを伴う処置や援助に際しては，幼児らしい遊びを取り入れながら人間関係を築くことが重要である．入院が長期化することから，子どもらしい安定した規則的な生活リズムをつくることも必要である． # 離婚後，仕事と育児の両立が困難なことに関連したペアレンティング障害
性-生殖	・生殖器の状態	・陰部，生殖器の皮膚はやや発赤がみられるが正常である．	・発達に応じた性の問題はないか．	現在のところ，とくに問題はないと考える．

12 感覚器疾患

パターン	必要な情報項目	患者情報	アセスメントの視点	アセスメント
コーピング-ストレス耐性	・患児のストレスに関する表現や対処法 ・母親のストレスに関する表現や対処法	・患児は外来では泣いていたが，現在は鎮静され傾眠がちである． ・ICU入室後は，疼痛を伴う処置に対しても，興奮したり，暴れたりすることはない． ・母親は，ICU入室後から患児の養育に関する困難さを訴えていた． ・母親は事故のショックからか，目を閉じている患児の手を握りながらも，声をかけることができなかった．	・患児のストレスは適切に表現されているか． ・患児のストレス対処法はどうか． ・母親のストレスは適切に表現されているか． ・母親のストレス対処法はどうか．	現在，患児は傾眠傾向であり，ストレスに関する発言はない．しかし，今後，医療従事者との人間関係を築き，患児の精神的安定をはかるとともに，母親との関係についても修復できるように支援していく． 　母親に関しては，近くに育児や仕事について相談できる人がいないため，入院中は医療従事者が積極的にかかわる．仕事や育児に関する困難にどのように対処するかを母親自身が考えられるように支援する．必要時には社会資源の活用を検討する．
価値-信念	・重要視する価値	・母親は，「すべてを自分でやれと言われても無理よ」「仕事がたいへんで子どものことまで手が回らない」「少し休みたい．疲れた」と話し，外来での処置時涙ぐんでいた．	・母親が最も価値をおくものは何か． ・母親が努力してきたことは何か．	母親は離婚後，仕事と育児のどちらもこなそうと努力してきたと考えられる．離婚し，育児を自分1人で行わなければならなくなったことから，心理的な負担がいっそう増大したと推測される．

患者の問題 / 看護診断リスト

共同問題	診断・優先の根拠
PC：循環血液量減少	受傷後48時間は，全身の浮腫，低タンパク血症，滲出液の増加による循環血液量の不足からショックが起こりうる．また，消化管の浮腫は蠕動運動の低下をまねき，出血や潰瘍の原因となる．さらに，循環血液量の不足は，腎血流量の低下による急性腎不全につながる危険性があり，注意深く監視すべき身体の問題である．現在ショックには至っていないが，生命の危機に

急性期・熱傷

共同問題		診断・優先の根拠
		直結する問題であるため，優先順位1位とし，補液および全身状態の観察を行う．
看護診断名	パターン	診断・優先の根拠
#1　熱傷による皮膚の防御層喪失，患児がガーゼ類を取ろうとすることによる創汚染に関連した感染リスク状態	栄養-代謝	感染が生じると，創の治癒が遅れることはもちろん，敗血症をまねき，全身の臓器がおかされ，致命的となることもある．組織修復や感染防止のための栄養管理とともに，局所の創の清潔な管理が重要である．現在，ガーゼ類の汚染を防ぐ目的で患児の両手首に抑制が実施されているが，創部は湿潤，易感染性であるため，処置時の無菌操作のみでなく，日常生活環境においても常に清潔が保持されなければならない．**優先順位2位**として，継続した感染防止に努める．
#2　疼痛，抑制に続発する関節運動の制限に関連した身体可動性障害	活動-運動	熱傷患者は，疼痛や不快感のため，身体や四肢を動かすことに消極的になりがちである．したがって，関節の拘縮や筋力低下によるADL低下を防ぐため，治療開始後の早期から身体可動性の維持に取り組む必要がある． 　ICUでは，生命を左右する問題の優先度が高くなる．また，苦痛の激しい時期に，患児に対して運動の必要性を説明しても受け入れられないことも多いが，患児の今後の生活能力を維持するために急性期から取り組まなければならない課題であるため，**優先順位3位**として取り組む．
#3　離婚後，仕事と育児の両立が困難なことに関連したペアレンティング障害	役割-関係	母親の離婚が，患児に対する虐待の引き金になっていると考えられる．母親は，身近に仕事や育児に関して相談できる人がいないことから，医療従事者は共感的に対応し，入院期間をとおして母親のストレスを受けとめ，患児への接し方について話しあう機会を提供する．ICU入室中も，患児と母親の関係性に配慮し，可能なかぎり母子関係の修復に向けて援助する必要があるため，**優先順位4位**として継続的に取り組む．

PC：共同問題，#：看護問題
ここでは，PC，#1，#3について，以下に展開する．

看 護 計 画

共同問題	目標
PC：循環血液量減少	●受傷後48時間以内に循環血液量が正常に維持できる． ●全身状態が安定する．

対　策	根拠および留意点
DP (1)代償的な水分補給が必要かどうかをアセスメントする． 　①バイタルサイン 　②皮膚蒼白，四肢冷感，チアノーゼなどの状態 　③水分バランス：補液量，尿量，滲出液量 　④意識の状態：意識レベル 　⑤検査データ：血液検査，動脈血ガス分析値，胸部X線検査，心エコー 　⑥熱傷創部の状態 **TP** (1)体腔内に挿入されたチューブ類を管理する． 　①輸液ラインを管理し，指示された補液を行う． 　②膀胱カテーテルを清潔に管理し，尿量を計測する． 　③酸素マスクを管理し，血液ガスの状態を記録する． (2)創部の修復を促進する． 　①麻薬の投与方法に準じて，投与時間・量を記録し，疼痛コントロールの状態を継続的に評価する． 　②創部を清潔に保持するため，包帯交換を行う． 　③皮膚の冷感に対しては保温を行う． 　④末梢の包帯はゆるく巻き，関節は良肢位に保つ． (3)緊急時に備えて対応を決め，スタッフに周知しておく． **EP** (1)患児が理解できる言葉で，治療の必要性と制限について説明する．	▶心拍数の増加や血圧低下，皮膚蒼白などは，循環血液量の不足を示す． ▶発熱は皮膚や肺から水分を喪失させる． ▶滲出液量の計測は，血液量減少の早期発見につながる． ▶血液検査の結果は，輸血の必要性を判断するのに役立つ． ▶創部の浮腫が増強すると循環血液量は減少する． ▶体腔内に挿入されたチューブ類は感染源となりやすい．患児の理解力や意識の状態から，とくに配慮が必要である． ▶創部は滅菌シーツなどで覆うが，包帯を用いることで創面への刺激が少なく滲出液の吸収が良好になり，創部を効果的に保護することができる． ▶包帯による末梢循環障害と関節拘縮を予防する． ▶循環血液量の不足による急性腎不全や，大量輸血によるうっ血性心不全および肺水腫の危険性がある． ▶患児にとって受け入れがたい処置でも，説明を繰り返すことで徐々に治療の必要性を理解してもらう．

看護診断	目標とする患者の状態
＃１　熱傷による皮膚の防御層喪失，患児がガーゼ類を取ろうとすることによる創汚染に関連した感染リスク状態	●創の感染がみられない． ●熱傷部位の皮膚処置を拒否せずに受け入れ，創部の清潔を保つことができる．

対　策	根拠および留意点
DP (1)感染の徴候をアセスメントする． 　①バイタルサイン 　②感染徴候：発熱，創部の熱感，腫脹，滲出液量，皮膚の状態 　③滲出液の色調，性状，臭気 　④検査データ：WBC，CRP，培養検査，胸部X線検査 　⑤栄養状態：体重，TP，Alb，血糖値 (2)感染の原因・誘因についてアセスメントする． (3)感染による二次的障害（敗血症など）についてアセスメントする．	▶局所感染が重症化すると敗血症を起こす危険性があるため，局所の皮膚の状態や滲出液の性状を観察する． ▶皮膚の細菌に対するバリア機能喪失，末梢循環障害，浮腫などが感染の誘因となる． ▶敗血症により重症化しやすい臓器としては腎臓，肝臓，呼吸器が考えられる．
TP (1)指示された薬物を適切に投与する． (2)創部を清潔に保つ． 　①ベッド上での安楽な体位を工夫する． 　②必要であれば離被架を用いる． (3)処置時は，短時間に終えるように準備や手続きを万全にし，以下の方法で行う． 　①処置室の環境を整える． 　②創が汚染されていなければ，温かい生理食塩液で洗浄する．あるいは，滅菌されたスプレー容器に温めた消毒薬を入れて噴霧する． 　③消毒薬の経皮吸収を考慮し，消毒薬濃度を最小にする． 　④必要時，シーネ固定を行う． 　⑤受傷した皮膚は，受傷直後全面に副腎皮質ステロイド軟膏を塗布し，その上をガーゼで軽く圧迫する． 　⑥創面とガーゼが固着するおそれがある場合	▶浅達性Ⅱ度の熱傷では水疱やびらんがみられ，創の感染を予防するため早期に抗生物質が投与される．薬物の副作用を早期に発見するため，患児に適した薬物の量や投与時間を随時検討する． ▶短い時間で処置を行うことで，患児のストレスを軽減する． ▶痛みの体験を最小限にするため，室温や処置中の不必要な動き・音を調整する． ▶医療従事者がこまやかな配慮をすることで，患児が包帯でいたずらするのを制限できる． ▶シーネ固定は局所の安静には有効であるが，範囲が広い場合はうつ熱に注意する． ▶最近では，痂皮化させずに湿潤環境を保つ方法が一般的であり，ハイドロコロイド塗布などの治療が広まってきている．

対　策	根拠および留意点
は，シリコンガーゼを当てる． 　⑦滲出液がしみ出てくる場合は，上層のサージカルパッドのみを適宜交換する． (4)処置を行う前に看護師と一緒にいる時間をつくり，患児の好きな犬のぬいぐるみを活用して，今日の処置について話しあう． (5)医師の処置中は，受け持ち看護師が付き添い，行っている処置の内容を説明する． (6)可能であれば，受け持ち看護師は時間を決めて母親との面会を行い，母親の不安や感情を受容する． ● EP (1)創部が治癒傾向にあることを患児と母親に説明する． (2)医療従事者に痛みや不安をどう伝えたらよいかを説明する． (3)行われる治療をわかりやすく説明する．	▶処置を行う受け持ち看護師とよい関係性が保持できれば，患児の緊張がやわらぎ，苦痛の軽減が期待できる． ▶処置の内容を知ることで，創部を清潔にすることの大切さを認識できる． ▶母親の不安や精神的動揺は，患児の心理状態に影響し，創を保護しているガーゼを取ろうとするなど落ち着きのない行動の原因となる可能性がある． ▶創処置時の痛みや苦痛は，現在患児にとって最もつらいことである．最大の苦痛を医療従事者に伝えることで患児の不安が軽減し，適切な援助を受けることが可能になる．

看護診断	目標とする患者の状態
#3　離婚後，仕事と育児の両立が困難なことに関連したペアレンティング障害	●患児の生活リズムが規則的になる． ●患児が，母親と良好な人間関係を築くことができる． ●母親が仕事や患児の養育に関する不安を表出し，建設的な方法で問題解決に取り組む決意ができる． ●母親が患児を適切に養育し，必要な健康管理を行うことができる．

対　策	根拠および留意点
● DP (1)面会時の親子の状況をアセスメントする． 　①親子の会話や言動に不自然さがあるか． 　②母親からの話や相談があるか． (2)患児の状況や反応をアセスメントする． 　①不自然な傷 　②衣類や身体が清潔に保たれているか． 　③無表情，おびえた表情，視線をそらすなどの反応 　④周囲とうまくかかわれない． 　⑤ちょっとした注意で極度に態度が固くなってしまう． (3)母親の状況や行動をアセスメントする．	▶虐待を証明することは，虐待している本人が認めないかぎり難しい．子どもの虐待は，それを証明してから対応するのではなく，虐待を疑った時点で，重症度，緊急性，保護の必要性などを判断することが重要である． ▶親子の関係，子どもの反応，親の行動などを観察する．

対　策	根拠および留意点
①地域で孤立していないか． ②母親に飲酒，暴力行為などがないか． ③患児を自宅において外出することが多くないか． ④患児の存在を否定するような言動がないか． ⑤結婚していたとき，夫婦間に暴力がなかったか． ⑥母親が患児に説明したり，慰めたりする機会をつくっているか． ⑦母親の生活上のストレス(狭い住居，長時間労働，低賃金など)の有無 (4) 虐待の原因・誘因についてアセスメントする．	▶虐待の原因・誘因を入院中に確認することは困難と思われる．しかし，患児・母親から相談を受ける可能性がある．
(5) 虐待による二次的問題についてアセスメントする． ①ほかの患児との関係 ②精神的に落ち着いているか． ③医療従事者や母親の顔色をうかがう態度がみられないか．	▶患児の示す二次的問題(問題行動)についてアセスメントすることで，患児にかかわる医療従事者がどのように対応することが適切かを知ることができる．
(6) 看護師が保障すべき環境についてアセスメントする． ①安全で安心できる環境 ②規則的で安定した日課 ③適切な食事，排泄，活動，休息，睡眠 ④清潔と快適な衣類の着用 ⑤患児の素直な感情表現 ⑥医療従事者との信頼関係 ⑦患児の不安や罪悪感が減少，あるいはなくなる．	▶患児に安心，安定した環境を提供し，基本的ニーズを充足させることが看護師に求められる．
🔶 TP	
(1) 患児の安全が保たれていることを優先する． ①面会中の様子を観察・記録する． ②面会中に叱責があったときは，介入する． ③母親の面会時に患児の日中の生活状況を知らせる． (2) 看護師間で情報を共有し記録する．	▶患児の安全確保が最優先される．面会中の様子を観察し，必要であれば同席することによって，患児の緊張を和らげることができる．
(3) 患児にかかわるほかの医療従事者と情報を共有し，患児が安心できる環境，関係性を提供する． ①日課に規則性と安定性をもたせる．	▶患児と接するすべての看護師が，カンファレンスなどで情報を共有し，一貫して安定した対応をする．その対応についてほかの医療従事者にも伝達することが重要である．

対　策	根拠および留意点
②苦痛を伴う処置時には，可能なかぎり付き添い励ます． ③医療従事者に甘えたり，しがみついたりする行動がみられたときは，十分に依存させる． ④受け持ち看護師は毎日，必ず患児との面接時間を確保する．	▶受け持ち看護師は，患児の依存欲求に対して，どこまで満たせばよいのか許容範囲をチームメンバーと適宜相談する．

EP

(1) 育児に困難が生じている原因を母親と話しあう．
(2) 4歳児の健常な発達について母親と話しあう．
(3) 患児へのかかわりを母親と一緒に行う．
(4) 母親に，ほかの親子のかかわりを観察する場を提供する．

▶母親に共感して一緒に考えていくことが重要である．

慢性期

角化型疥癬患者の看護過程の展開

BASIS

患者：78歳，男性
患者の状況：皮膚の変化とかゆみが出現したため，近くの皮膚科を受診し，副腎皮質ステロイド薬を処方されていた．2週間の予定で個室隔離のため入院中

角化型疥癬患者の理解に必要な情報

パターン	必要な情報項目	患者情報	アセスメントの視点	アセスメント
健康知覚-健康管理	・既往歴と麻痺の状態 ・疥癬に伴う皮膚症状の発生時期と経過 ・受診状況，治療方法 ・日常生活の自立度，介護の状況 ・日常の健康管理 ・身体的管理能力 ・知的・情緒的準備状態 ・疥癬虫の存在に関する検査結果 ・感染予防に関する知識と技術（患者・家族）	・5年前脳出血の既往あり，右上下肢運動失調（右不全麻痺） ・ベシル酸アムロジピン（ノルバスク）5 mgを朝1回内服 ・要介護3，日常生活自立度B2 ・患肢（右足）に尖足と浮腫がみられる．立位を安定させ，坐位耐久性を向上させるためにリハビリテーションを実施している． ・日ごろから，右手で手すりをつかみ，伸ばすような運動をしている． ・入院約2か月前からかゆみが出現．かかりつけ医で副腎皮質ステロイド薬（軟膏）を処方され，朝夕塗布していたが，いっこうによくならなかった． ・右手の指のあいだにかゆみがある．自制内であるが，気がつくと左手で触れていることがある．	・在宅での生活を継続するうえで，患者・家族の健康管理上の問題や危険性はないか．	脳梗塞後の右不全麻痺は，しかたがないという認識をもっている．在宅時は嫁が介護しており，心理的・社会的サポートも得られている． 疥癬の罹患について，はっきりと原因を聞かされていないが，感染するという認識がある．自宅での生活について考えようという姿勢があり，感染しないための行動を知ろうとしている． 感染に配慮しながら介護を行うことが，体調不良の嫁にとって困難であろうとの判断から入院治療となった．嫁が主たる介護者であり，患者と介護者との関係は良好である．嫁が健康であれば，在宅での療養生活に大きな問題はないと考えられる． 廃用性萎縮に対しては，介護保険による在宅リハビリテーションが実施されている．不全麻痺であ

パターン	必要な情報項目	患者情報	アセスメントの視点	アセスメント
		・皮膚科を受診し，指のあいだの表皮を調べたところ，疥癬虫が確認され角化型疥癬と診断された． ・入院時，医師から「副腎皮質ステロイド薬を連用していたため，治りが悪くなった．家族にうつるので，入院して完全に治しましょう．入院期間は2週間くらいです」と説明あり ・「この年齢になっては，知り合いもみんなどこか悪い．しかたないね」 ・「どこでうつったんだろう」「気がつかなかった，家族にうつさなくてよかった」という言葉が聞かれる． ・家族は介助後に手洗いを行っていた． ・長男の妻が体調不良で自宅療養ができず，入院となった． ・入院時のX線所見は正常．皮膚組織検査：疥癬トンネル部分の皮膚から，疥癬虫と死骸，糞が多数確認され，角質増殖がみられる．		り，握力と関節屈伸力などの筋肉の脱力があるため，事故を防止するうえでも監視下でのリハビリテーションが望ましいと考えられる．
栄養-代謝	・身長，体重，BMI ・水分・食事摂取量 ・食欲の有無 ・歯，口腔粘膜 ・嚥下状態	・身長152cm, 体重43.6kg, BMI 18.9 ・水分は1,400mL/日摂取している． ・全粥，おかずは刻み，2/3程度を食べている． ・食欲はある． ・総入れ歯を利用，むせ	・現在の栄養・代謝パターンはどうか． ・自宅での食生活が継続できているか． ・改善すべき	個室内での生活であることから，活動量は軽度である．70歳で1,600kcal/日という高齢者の栄養所要量からすると，全粥のエネルギー1,800kcalの約8割として約1,500kcal/日を摂取しており，エネ

慢性期・角化型疥癬

パターン	必要な情報項目	患者情報	アセスメントの視点	アセスメント
	・食習慣 ・家族の食生活パターン ・栄養状態データ ・皮膚の状態 ・瘙痒感の有無と程度 ・感染力の程度 ・感染経路の遮断法	・はない. ・食事は, 持参の自助具のスプーンやトレイを用いて, 自分で摂取する. ・「太りたくない」「家族と一緒に食べていたから, 1人で食べるのは寂しいよ」「病院は夕食が早いから, 朝腹がすく」と話している. ・前胸部と腋窩に発赤あり. 皮下トンネルが2か所ある. ・瘙痒感は「2週間ほど前よりだいぶよくなった」と話している. ・自制内であるが, かゆみが気になって, 指のあいだを触っていることがある. ・角化型疥癬は感染力が強いので, 個室隔離と殺虫薬の使用を指示された. ・殺虫薬としてクロタミトン(オイラックス)軟膏を1回/日塗布し, 24時間後に洗い流すように指示され, 看護師介助のもとで行う. ・衣類や寝衣などについた疥癬虫は, 殺虫薬を用いて死滅させている. ・入院時血液データ: RBC 409万/μL, Hb 13.2g/dL, Ht 40.7%, WBC 4,800/μL, PLT 30.5万/μL, TP 6.5g/dL, 空腹時血糖85mg/dL,Na141mEq/L,K 4.5 mEq/L, Cl 100mEq/L	食習慣はないか.	ルギー収支はほぼ良好である. 　活動量が低下しているが, 食欲などへの影響はない. 1人で食事をすることの寂しさに関する発言があるが, 2週間の入院であり, 個室から出られないことを説明され, やむをえないと話している. 　食欲はあるが, 体重を増やしたくないと考えており, 全量は摂取していない. 介護者に対して負担をかけたくないと感じているための行動である. 栄養状態から考えて無理のない食事制限であるため, このままで問題はない. 　疥癬の感染を受けていることで発赤や皮下トンネルが生じている. 瘙痒感は現在のところ自制内であるが, 室温や乾燥状況などによって増強する危険性がある. 掻くことによって, リネン類や落屑に移った疥癬虫は病変部以外へ拡散し, 他者への感染をまねく. 感染拡大防止と殺虫を徹底する必要がある. #　疥癬病変部, 無意識な掻破に関連した皮膚統合性障害 #　疥癬の感染力に関連した感染仲介リスク状態

パターン	必要な情報項目	患者情報	アセスメントの視点	アセスメント
排泄	・排尿状態 ・排便状態 ・腎機能検査データ	・排尿5〜6回/日，1,000〜2,000mL/日，夜間は1回トイレに起きる． ・自分で尿器を持って排泄し，済んだら尿器をベッド下に下げている． ・排便1回/日，やや軟便 ・便は，訴えがあったとき，介助してポータブルトイレに移動する． ・タンパク（−），糖（−），潜血（−），pH 7.0，BUN 10.3mg/dL，Cr 0.61mg/dL	・排泄機能はどうか． ・自宅での排泄習慣・行動が継続できているか．	排泄や腎機能に関する問題はみられない． 　入院後，夜間の排泄は尿器を使用していた．排泄のために覚醒するが，その後再び入眠できており，二次的問題として睡眠に与える影響もみられない．
活動-運動	・呼吸器系 ・循環器系 ・身体の欠損や麻痺 ・基本的運動能力 ・余暇・運動能力の有無，余暇活動の種類・量・質 ・姿勢と移動動作の状態 ・装具・補助具の使用 ・ADLの状態	・運動後，動悸や呼吸の異常の訴えはない． ・BP 130/70mmHg，P 70〜80回/分（整），T 36.5〜37.0℃，R 16回/分，経皮的動脈血酸素飽和度（SpO$_2$）92％ ・右不全麻痺がある．立ち上がりに介助を要する． ・日常生活では車椅子を使用し，自分で操作することができる． ・右上肢（肩）関節可動域：屈曲95°，伸展10°，外転90°，外旋80°，内旋45° ・手関節可動域：背屈50°，掌屈65° ・前腕，肘は可動域上限を満たしている．指は制限なし，感覚は残っている． ・移動は常に車椅子である．右半身の麻痺があ	・運動，休息，余暇，レクリエーション活動に関して，入院生活がどのような影響を与えているか． ・2週間（予定）の入院中で援助を要する問題があるか．	車椅子での生活が継続できているが，生活範囲が個室内であるため，活動量は少ない． 　ADLの状態は入院前とほぼ同様であり，患者自身でできることはする行動がみられている． 　食事に関しては，自宅での介助と同様でよい． 　排泄に関しては，病室内にトイレがないため，尿器を使用しなければならない．左手で操作はできるが，処理はできない．介助すれば，ベッドの左側に置いたポータブルトイレにゆっくりと移動することができる． 　右不全麻痺に起因する右足の尖足や右手の脱力などの症状は，動作開始時の困難さや，転倒の危険性を増大させる．ゆっくりと動作を待つことが

パターン	必要な情報項目	患者情報	アセスメントの視点	アセスメント
		る．手すりにつかまれば立ち上がることができる． ・食事は，配膳後，右手に自助具を装着して摂取する． ・食後は自分で入れ歯の洗浄を行う． ・排泄は自宅ではトイレで行っていたが，個室内にトイレがないため，尿器とポータブルトイレを使用している．ポータブルトイレへの移動は介助を要する． ・服を渡すと自分で着るが背中のほうは手が回らない．ズボンは足だけ通し，手すりにつかまり立ち上がってもらう．靴は自分で履こうとするが，右足まで手が届かない．寝ながら履いて起きるようにしているため，ベッドの上に靴が載っているときがある． ・自宅では訪問入浴サービスを2回/週受けていた． ・入院後は2回/週，機械浴．臥床状態での入浴となり，「なんだか恥ずかしい」との発言 ・浴槽を消毒する必要があるため，入浴順序は最後に計画されている． ・朝，車椅子に移乗すると，昼食までずっと車椅子で室内を移動している．		できない状況下では患者自身で行う機会が奪われる危険性がある． 　生活環境の違いは，一つひとつの動作をいつもどおりに行うことを困難にし，自宅で行っていた方法で実施できないという状態が生じている． # 右不全麻痺，個室隔離に伴い生活が制限されることに関連したセルフケア不足シンドローム

パターン	必要な情報項目	患者情報	アセスメントの視点	アセスメント
睡眠-休息	・睡眠時間 ・睡眠状態 ・睡眠・休息に関する自覚 ・かゆみが睡眠に与える影響 ・日中のあくびの有無	・入院前は7時起床,20時就寝 ・入院後は21時の消灯時間まで起きてテレビを視聴.6時の検温時間には起床 ・「日中昼寝をしないように」と車椅子に乗っている. ・「家では,寝るのが早いから朝は早く目が覚めるが,やることもないから布団に入っているよ」 ・「どこに行っても,眠れないことはないよ.夜もどうにか眠れているから薬は必要ないね」 ・「寝る前,かゆかったりしたけれど,入院してからかゆみは気にならなくなった.よくなったのかな」 ・日中,あくびはない.	・入院により睡眠・休息に問題が生じていないか.	現在,睡眠に影響するような瘙痒感はない. 個室内での生活のため,刺激が少なくなり気分転換の機会も減少する.日中の昼寝は睡眠に影響を与える危険性が考えられるが,患者は自ら車椅子での生活を心がけ,睡眠に影響がないように配慮している.
認知-知覚	・感覚器の状態 ・かゆみへの対処法 ・かゆみに関する家族の反応・対応 ・かゆみが生活に与える影響	・聴覚,視覚,味覚,嗅覚などの異常なし ・「右は動かないけど,しびれたりはしない」 ・「かゆみは,最近になって気になり,薬をもらったが,つい気になって触ってしまう」 ・家族は,「疥癬だとは気がつかなかった」と話している. ・「入院だなんて退屈だけど,いま,嫁が具合が悪いからしかたないんだ」 ・「かゆくないですかと	・個室隔離,皮膚の保護などに関して適切な知覚,言語・認知力を有しているか. ・かゆみの程度はどうか.	自覚しないで触って,皮膚を傷つける可能性がある. 右半身の運動麻痺があるが,知覚異常はほとんどない. 構音障害があり,こまかな意思疎通ができない.入院・個室での生活により,顔を合わせる人が限られたことで,交流の機会が少なくなる可能性がある.

パターン	必要な情報項目	患者情報	アセスメントの視点	アセスメント
		聞かれるけれど，そんなでもないよ」 ・会話は構音障害があるため，聞きとりにくいが，こちらの話は理解できている．		
自己知覚-自己概念	・発症前後の感情の変化 ・予後に関する期待 ・自分の能力に関する言動 ・ボディイメージの変化 ・障害をもつことに関する言動 ・疾患や身体に関する発言 ・外観，身だしなみ ・表情や会話 ・家族との関係 ・自己の役割に関する意識	・いつも笑顔で親しみやすい．長男夫婦と農業を営んでいた話をよくしてくれる． ・リハビリテーション室で輪投げを行ったとき，しぶしぶ参加したが，左手で投げたため，1つも入らなかった．「部屋に帰る」と途中で帰る． ・「右手が使えないから」という言葉がよく聞かれる． ・構音障害があり発音が不明瞭．嗄声ながら「おはよう」の挨拶に単語復唱はできるが，「口が回りにくい」という発言がある． ・服装には関心があり，きちんとした身なりをしたいと話す． ・「女房に先立たれ，自分のことは自分でできるようになったよ」「いままで一生懸命やってきた仕事を息子ががんばってくれているから，ありがたいよ」	・右不全麻痺，言語的コミュニケーション障害に対して抑うつ的ではないか． ・不安の訴えはないか． ・障害に向きあう姿勢がみられるか．	構音障害のため，言語的コミュニケーションが十分ではない．右不全麻痺があり，介護を必要とすることを受け入れている． 　身体の不自由はあるが，過去の自分を肯定するような言葉や，日常生活をどうにか工夫していこうという姿勢がみられる．
役割-関係	・家族構成 ・地域社会での生活 ・構音障害の	・妻はすでに死去．長男夫婦と同居 ・構音障害があり，言葉は不明瞭で聞きとりに	・介護を受けることに関する問題はないか．	車椅子での生活を受け入れ，家族に介護されるという関係を受け入れている．個室であるため，

12 感覚器疾患

パターン	必要な情報項目	患者情報	アセスメントの視点	アセスメント
	有無と程度 ・舅としての自分に関する言動 ・疾患や介護に関する家族の考え ・家族の感情の観察 ・日中の面会者の有無	くいが，話は理解できている． ・日中は，車椅子をベッドの脇に止め，テレビを見ていることが多い． ・医療従事者が入室するとほっとする様子である． ・「1人暮らしをしていたときを考えれば，長男夫婦が同居してくれて本当にありがたい」「嫁はよくやってくれるよ」 ・「1人じゃ退屈だなぁ」という言葉がたびたび聞かれる． ・「自宅では，近所の人が遊びに来ると，あっという間に時間が過ぎていたのに」と言っている． ・家族「家族にうつることもあると聞いたのですが，ふだんの生活では病気になっても気がつきにくいですよね」 ・家族が面会に来るとうれしそうに車椅子で散歩している．	・経済的な問題はないか． ・介護家族との問題はないか． ・構音障害によるコミュニケーションへの影響はないか．	会話の相手も少なくなり，自分自身の考えや感情の表出に問題が生じている． 　家族は皮膚感染症に関する不安がある． # 構音障害，個室隔離による人間関係の狭小化に関連したコミュニケーション障害
性-生殖	・性的問題	・「女房が病気になったとき，十分なことをしてやれなかった．かわいそうに思うこともあるよ」	・性・生殖に関する問題はないか．	妻に先立たれ寂しく思うこともあるが，現在の生活で性の問題に関する発言はない．
コーピング-ストレス耐性	・ストレスの有無 ・ストレスへの対処法や支援体制	・「嫁にはよくしてもらっているが，やっぱり身体がたいへんだろうな」「ありがたいと思うよ」	・入院生活への適応はどうか． ・ストレスは適度に表現	現在のところ，患者はストレスの自覚はなく，障害はあるものの，自分のおかれている状況は幸運であると感じている．

慢性期●角化型疥癬

パターン	必要な情報項目	患者情報	アセスメントの視点	アセスメント
	・家族のストレス	・嫁「いままでがんばってきましたが，自分の身体がたいへんです」 ・息子「医者にかかっていたのに，よくならないなとは思っていたのです．家族にうつることもあると聞きましたが，ふだんの生活では病気になっても気がつきにくいですね．大丈夫なのでしょうか．なんだか，介護の自信がなくなります」 ・嫁「一度かかると，またかかりやすくなるということもあるのですか」「疥癬という病気は，流行があると聞きました．どうしたら予防できるのでしょう」	されているか． ・ストレスへの対処法はどうか．	家族は感染症に対する知識をどう入手したらよいか，とくに予防に関して困難を感じ表現している． # 疥癬に関する知識不足，家族内感染の不安に関連した家族介護者役割緊張リスク状態
価値-信念	・信仰の有無 ・人生でいちばん大切なことや達成したい事柄 ・健康に関する信念	・仏教を信仰している．入院前は毎日仏壇に手を合わせていた． ・「手伝ってやれないけど，ときどき畑の話もするよ」 ・「もう，息子に任せているからとくに心配ないよ」	・患者が最も価値をおくものは何か． ・信念に合った生活が選択できているか．	これまで十分にがんばってきており，現在も自分の努力が息子によって継続されていると感じている． 　人生への満足度が高い．

看護診断リスト

看護診断名	パターン	診断・優先の根拠
#1　右不全麻痺，個室隔離に伴い生活が制限されることに関連したセルフケア不足シンドローム	活動-運動	慢性的な障害を有する患者は，生活を維持するための身体機能に関する継続した援助を優先して行い，スムーズな在宅生活復帰をはかる必要がある．疥癬は生命の危機に直結する疾患ではないが，個室隔離により孤立化しやすいため，励ますような援助を行う．可能なかぎり現在のADLを維持し，身体機能の退行を防止する必要があるため，**優先順位1位**とする．
#2　疥癬病変部，無意識な掻破に関連した皮膚統合性障害	栄養-代謝	疥癬病変部が気になり，皮膚の掻破により疥癬の皮膚病変を身体各部に拡大し，疥癬の温床を増大させる危険性がある．治療効果に大きく影響するため，**優先順位2位**とする．
#3　疥癬の感染力に関連した感染仲介リスク状態	栄養-代謝	疥癬が入院患者や医療従事者に広がる危険性がある．個室隔離しているが，角化型疥癬では，リネン類や落屑にいる疥癬虫に注意する．潜在的な問題ではあるが，角化型疥癬の強い感染力を考え組織的に取り組む必要があるため，**優先順位3位**とする．
#4　構音障害，個室隔離による人間関係の狭小化に関連したコミュニケーション障害	役割-関係	理解力はあるが，医療従事者に疑問・不安を伝える能力が不足している．緊急を要する問題ではないが，誤った疾患に対する認識や，今後の生活への不安が生じる危険性が高いため，**優先順位4位**とする．
#5　疥癬に関する知識不足，家族内感染の不安に関連した家族介護者役割緊張リスク状態	コーピング-ストレス耐性	自宅療養を継続するうえで，感染症に関する十分な知識がないと，家族が介護を継続することに困難を感じる危険性がある．比較的短期間での退院が予定されており，入院当初から積極的に支援する必要があるため，**優先順位5位**とする．

ここでは，#1，#2について以下に展開する．

看 護 計 画

看護診断	目標とする患者の状態
#1　右不全麻痺，個室隔離に伴い生活が制限されることに関連したセルフケア不足シンドローム	●行動範囲狭小化の影響が最小限になる． ・規則的な入院生活リズムが確保される． ・孤立化しない． ●身体機能の退行を起こさない． ・関節拘縮，筋力低下を起こさない． ・自宅での自立度が維持できる．

対　策	根拠および留意点
DP (1) セルフケア不足の徴候についてアセスメントする． 　①ADLの自立度 　②個室内における生活状況 　③食事摂取状況 　④排泄状況と排泄物の状態 　⑤皮膚，頭髪，爪などの清潔 　⑥整容，衣類の汚染状況 (2) セルフケア不足の原因・誘因についてアセスメントする． 　①右不全麻痺の程度と筋力 　②個室の構造と設備，装具・補助具などの使用状況 (3) セルフケア不足がもたらす二次的障害についてアセスメントする． 　①生活自立度の低下 　②廃用性萎縮症状の出現 **TP** (1) 姿勢と体位保持の援助 　①臥床中は良肢位を保持できるように援助する． 　②浮腫のある患肢を挙上するようにバスタオルなどを丸めて使用する． 　③体位変換を予定に従って行う． 　④椅子に座るときは，三角巾か吊り包帯を使う． (2) 関節可動域の訓練を4回/日行う． (3) 腕をぶらさげるような運動をしない．	▶入院前の生活状況と個室での生活の違いをアセスメントすることで，個室での制限された生活が患者の生活に与える影響を予測し，そのリスクを最小限にできる． ▶右不全麻痺の程度を常に観察し，個室の広さや洗面所などの使い方についてアセスメントすることで，原因・誘因の影響を減少できる． ▶セルフケア不足が生じると，依存的になったり，無力になったりして，自宅での療養生活が継続できなくなる危険性がある．そのため，入院時から継続してアセスメントし，患者の状況を把握する． ▶これらの援助は，拘縮を防ぎ，循環不全によって起こる患肢の浮腫を軽減する． ▶運動は筋の緊張を維持し，拘縮の危険性を低くする． ▶筋肉の過伸展は回復を妨げ，けがや疼痛の原因になる．

対　策	根拠および留意点
(4)食事は配膳し，自助具を用いて食事ができるようにセッティングする． (5)排泄の援助 　①排尿は，清潔な尿器をベッドサイドに用意し，排泄後はすみやかに片づける． 　②排便は，ベッドサイドのポータブルトイレへの移乗を介助する． 　③手洗い後は，患者の手に殺虫薬クロタミトンを塗布する． (6)清潔の援助 　①入浴は機械浴で，最後に行う． 　②全身に塗布したクロタミトンを24時間後に洗い流し，再び全身に塗布する． 　③医師の指示により，1〜2週間続けて行う． 　④爪はとくに念入りに洗う．角質は歯ブラシなどでこすって除去する． 　⑤浴槽周囲の疥癬虫の処理を正しく行う（湯で流す，掃除機を使う）．使用した下着・寝衣はビニール袋に入れ，室内で殺虫薬を1回用いて処理する．	▶自宅と同じ方法で食事ができることは，患者の安心につながる． ▶室内にトイレがある場合は，トイレに誘導する． ▶排泄物をただちに処理することが患者の爽快感につながる． ▶手洗い後はクロタミトンを塗布し，殺虫薬が24時間皮膚の表面に塗布されているようにする． ▶クロタミトンは，24時間以上塗布されていると人体に害を及ぼす．継続する日数は，医師の診断による． ▶爪には疥癬虫が繁殖しやすいので，十分注意する． ▶浴室では洗身後の落屑や衣類についた疥癬虫の拡散を防ぐ．
EP (1)隔離が2週間程度必要であることを説明する． (2)日課について患者と話しあう． (3)気分転換のための方法を話しあう．	▶隔離の必要性を理解することはストレス軽減に役立つ． ▶可能なかぎり自宅での生活リズムを維持する． ▶気分転換活動は個室での生活のストレス軽減に役立つ．

看護診断	目標とする患者の状態
＃2　疥癬病変部，無意識な掻破に関連した皮膚統合性障害	●病変部の皮膚の回復が促進される． 　・乾燥による瘙痒感がない． 　・夜間の皮膚掻破がない． ●疥癬の続発が起こらない． 　・疥癬虫の数が徐々に減少する． 　・病変部が拡大しない．

対　策	根拠および留意点
DP (1)全身の皮膚の疥癬による病変部，および落屑の状態を詳しく観察する． 　①発赤・病変部位の継続的な確認 　②疥癬トンネルの状態	▶疥癬の罹患により，皮膚の防御が障害されるため，病変部の継続的な観察とともに，落屑の状態，かゆみの程度などの随伴症状を確認することで治癒状況を確認することができる．

対　策	根拠および留意点
③瘙痒感の有無と程度 ④皮膚の乾燥・角化状態 ⑤皮膚の掻破の有無 (2)疥癬を悪化させたり，治癒を遅延させる原因・誘因をアセスメントする． 　①皮膚の乾燥度 　②皮膚の角化状況 　③日常的な皮膚の手入れ 　④瘙痒による擦過や掻破の状態 　⑤爪の清潔度 　⑥寝具の状況と室温 (3)皮膚統合性障害の二次的障害についてアセスメントする． 　①出血や発赤の有無 　②炎症などによる皮膚病変の有無	▶乾燥した皮膚や老人性瘙痒症などがみられる状態では，掻くことによって皮膚を傷つけ，疥癬虫が侵入しやすくなる．日常的な皮膚の手入れについて確認することで，病変の拡大を予防できる． ▶常に，出血や発赤などの一般的な皮膚の病変について観察することで，疥癬以外の感染症や廃用性萎縮による皮膚の変化に気づき，予防できる．
TP (1)疥癬への感染が疑われる皮膚は保護する． (2)毎日シーツを交換し，熱処理あるいは殺虫薬を用いる． (3)健康な皮膚の角質化を予防する． (4)瘙痒感が強いときは室温を低めに設定する． (5)個室での隔離期間中，以下の感染予防策を行う． 　①入室者の処置前後の手洗いを厳守する． 　②手袋と予防衣，靴下を着用し，リネン類などはビニール袋に入れて，熱処理(50℃以上で10分間)を行うか，殺虫薬を用いる． 　③ベッドはすぐに他患者に使用しない． 　④患者のケアは最後に行う． 　⑤1回/日，手袋を用いて，薬物を全身に塗布する(頭部，首，耳，足の指，陰部・殿部のあいだ，爪や手指のあいだは念入りに行う)． 　　・入浴後全身に1％γ-BHC軟膏を塗布 　　・6時間後に入浴して洗い流し，その後クロタミトンを塗布し，24時間後に洗い流し，再び全身に塗布する．それを1～2週間(医師の指示による)繰り返す． 　　・卵の孵化後，上記を1クールとして再度	▶指などの場合は包帯，ガーゼなどで覆う． ▶疥癬虫が寝具に生存している危険性が高い．熱処理は50℃以上で10分間行う． ▶角質化した皮膚は，疥癬虫の侵入を受けやすくなる． ▶室温が高いと体温が上昇し，瘙痒感が増強する場合がある． ▶疥癬は，卵が孵化するまでに1週間程度を要するため，必要な期間，継続して殺虫薬を用いる必要がある．全身に塗布した殺虫薬は，人体への害も大きいことより，1％γ-BHC軟膏の場合は6時間，クロタミトンの場合は24時間後に洗い流す．ローションなどで塗りやすくすると毒性が強まることが確認されている．

対　策	根拠および留意点
繰り返し，症状に合わせて治療を行う． 　・麻痺がある側は，押し広げて塗布する． ⑥1か月の潜伏期間を考慮し，感染の機会のあった人をチェックし，予防的治療を行う． 　・クロタミトンを使う場合は，7日間連日，頸部から下の全身に塗布する． 　・1%γ-BHCを塗布する場合は，頸部から下の全身に塗布し，6時間後に洗い流す（1回で十分）． **EP** (1)健康な皮膚の手入れについて話しあう． (2)無意識に掻いてしまうことについて予防策を話しあう．	▶角化型疥癬の感染力は非常に強いため，患者だけでなく家族にも予防的治療を行う． ▶健康な部分を角質化させないことが早期治癒につながる． ▶搔破の予防策を一緒に話しあい，患者自身が提示した予防策を実施することを伝える．

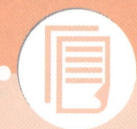

回復期

中途失明患者の看護過程の展開

BASIS

患者：48歳，男性
患者の状況：花火工場で勤務中に火薬が爆発し，両眼を失明した．1級の視覚障害者である．受傷1か月目，リハビリテーション中

中途失明患者の理解に必要な情報

パターン	必要な情報項目	患者情報	アセスメントの視点	アセスメント
健康知覚-健康管理	・受傷前・後の健康についての考え方 ・生活習慣 ・視覚障害に対する認識	・「いままで病気らしい病気をしたことがなかったから，怖くて最初は何もできませんでしたよ．何かにぶつかるような気がして」と話している． ・喫煙歴なし．飲酒はビール1本/日程度 ・指導内容を理解し積極的に訓練を行っている．	・失明による身体損傷の危険性について認識しているか． ・健康状態を維持するために用いている方法は何か． ・失明が患者の行動にどのように影響しているか．	情報の大部分は視覚から得られる．視覚の喪失は日常生活に支障をきたし，転倒や衝突などの危険回避行動が困難となり，身体損傷を引き起こす誘因となる． 　リハビリテーションの基礎訓練が行われ失明直後の恐怖感は減少しているが，ADLや訓練には視覚以外の感覚を駆使しなければならず，周囲の状況の認識には時間を要する． # 情報の入手困難・慣れない環境に関連した身体損傷リスク状態
栄養-代謝	・身長，体重，BMI ・食事摂取量 ・食事摂取行動 ・嗜好 ・口腔粘膜 ・皮膚の状態 ・栄養状態データ	・身長172cm，体重61kg，BMI 20.6 ・食べこぼしがあるが自力でほぼ全量摂取．間食もしている． ・「私は若いころから甘いものが好きなんです」と話しながら，笑顔でまんじゅうを食べている．	・食事をおいしく十分に摂取しているか． ・食事摂取に伴う危険性はないか．	食欲は味覚だけでなく，視覚からの情報にも影響される．失明によって食事を目で楽しむという要素は喪失した．しかし，摂食行動は訓練により自立傾向にあるため，危険のない環境を整えることが重要となる． 　BMIは，障害を受ける

パターン	必要な情報項目	患者情報	アセスメントの視点	アセスメント
		・口腔粘膜の異常はない. ・顔色がよく,皮膚の乾燥はない. ・TP 8.0 g/dL, Alb 5.0 g/dL, Hb 17.0 g/dL, Ht 48%		前と比べて変化はなく,栄養状態データに問題はない.
排泄	・排尿状態 ・排便状態 ・腎機能検査データ	・排尿4〜5回/日 ・ベッドサイドで尿器に排尿 ・排便時,看護師の誘導でトイレに移動するたびに「申しわけない,申しわけない」と繰り返し話している. ・排便は緩下剤を服用し1回/3〜4日.排ガスは毎日ある. ・BUN 12mg/dL, Cr 0.9mg/dL, 尿比重1.018	・腹部膨満感はないか. ・排泄のための移動に困難はないか. ・排泄後の処理はどのようにしているか. ・心理的問題はないか.	入院前と比べ排尿回数に変化はなく,腎機能検査データも基準値内にあることから,排尿に対する問題はない. 便秘の原因として,トイレまでの移動と排便後の処置に援助を必要とするため,看護師や同室者への気兼ね,羞恥心が考えられる. # 移動および排便後の処理に伴う心理的要因に関連した便秘
活動-運動	・ADLの状態 ・活動・運動の量と内容	・清潔,更衣:浴室の位置関係の説明を受けて入浴.更衣も自分で行う. ・食事:食物の位置関係の説明を受けて,手で触れて確認しながら摂取 ・排泄:盲人安全杖(白杖)を使用し,看護師の誘導でトイレに移動して排泄.夜間はベッドサイドにて自分で尿器に排尿 ・移動:看護師と盲人安全杖を使用して移動 ・午前中はリハビリテーション室にて感覚訓練,コミュニケーション訓練(点字など)	・視力障害がADLにどのように影響しているか. ・ADLは何がどの程度できるか.	視覚の喪失によって,清潔,更衣,食事,排泄,移動など,ADLを行うための視覚からの情報が遮断され,行動が制限されている. ADLが自立して行える状態ではないが,ベッド上での行動は自立の傾向にある. 患者自身が自己の残存機能を用いてADLが拡大しつつあることに気づきはじめている. # 視覚的情報不足に関連したセルフケア不足シンドローム

パターン	必要な情報項目	患者情報	アセスメントの視点	アセスメント
		・午後は盲人安全杖を使用しての歩行訓練 ・「食事や着替えは1人でできるようになってきたから，あとは誰にも頼らず自分で歩けるようになるといいな」と話している．		
睡眠-休息	・睡眠・休息状態 ・精神的ストレスの有無	・22時ころ就寝．夜間の覚醒なし． ・「眠るといやなことは忘れてしまうんです」と話す．訓練が上手にできなかった日でも寝つきがよい．	・睡眠・休息が十分にとれているか． ・不安などの心理的問題はないか．	ADLの訓練を受けており，身体活動は活発である．いまのところ睡眠状態はよい．しかし，訓練の失敗はストレスとなり不眠につながる可能性がある．
認知-知覚	・視力障害の程度 ・看護師側からみた認識状況	・身体障害者1級に認定 ・説明に耳を傾け，指導された内容を理解して行動している． ・行動の前には必ず触覚を活用し確認している．	・活動するための情報をどのように収集しているか． ・医療従事者の助言をどのように認識しているか．	外傷による障害で両眼ともに視力はない． 　残存している視覚以外の感覚，とくに触覚や聴覚を駆使して情報を収集しようとしている． 　理解力があり，指導内容が行動に結びついているため，訓練を繰り返すことで視覚障害による認知機能を補う方法が拡大すると考えられる．
自己知覚-自己概念	・自分についての患者の表現 ・表情・態度 ・会話時の状況(視線，声，話し方) ・情動状態	・「目が見えなくなっちゃって．もう花火も見られないね」と目を触りながら小さな声でつぶやく． ・「なさけないね．人の手を借りなきゃ歩けないなんて」と話している．	・視覚障害のある自己をどのように感じているか． ・絶望感，無力感はないか．	失明の事実に直面し，それを現実の出来事として受け入れつつある．しかし，絶望と希望とが揺れ動く気持ちを常に内在させながら毎日をおくっており，ささいな事柄でも自尊心が傷つきやすい． 　将来に対する展望がまだ開けていない． #　現在および今後の生活の困難さに関連した

12 感覚器疾患

パターン	必要な情報項目	患者情報	アセスメントの視点	アセスメント
				不安
役割-関係	・家族構成 ・家族関係 ・家庭内・職場・地域での役割と責任 ・役割に対する満足度 ・疾患が仕事に与える影響の認識	・妻(45歳),長女(23歳),次女(21歳) ・妻の面会は毎日ある.娘2人も週末に面会に来る. ・高校卒業と同時に花火工場に就職し30年になる.	・家族関係,家族の機能は変化していないか. ・職場環境はどのようになっているか. ・視覚障害による対人関係への影響はどうか.	家族のサポートがあり,家族関係に問題はない.しかし,今後,対人関係に影響を受けることが予想される. 花火製造という仕事は生きがいでもあったと推察される.しかし,失明によって職場復帰は不可能となり,将来に対して悲観的になる可能性がある.
性-生殖	・配偶者(パートナー),子ども ・性的問題	・妻,子ども2人あり	・視覚障害による性生活への影響はないか.	視覚機能障害から生じる性機能障害はない.患者は生活に適応しようと努力している. 妻の協力が得られるため,性的問題はないと考えられる.
コーピング-ストレス耐性	・生活上の問題に対する知覚 ・ストレス対処法 ・重要他者	・歩行訓練中に階段でつまずき「これじゃ,1人では無理だな」と話す. ・訓練に失敗し,がっかりするときがあるが,妻と話をすると明るくなる.	・失明に対する反応はどうか. ・ストレスにどのように対処しているか. ・家族のサポート状況はどうか.	失明はいままでの人生のなかで最も大きな危機的状況であると考えられ,その影響は日常生活全般に及ぶ. 訓練の出来・不出来がストレスにつながっているが,妻の支えにより対処できている.
価値-信念	・信仰の有無 ・生きがい,楽しみ ・価値観	・生き方に影響を及ぼす信仰はない. ・妻は「命があってくれて本当によかった.末の子どもも来年は卒業で就職も決まったし,なんとかなるでしょう」と話している.	・人生で大切にしているものは何か. ・人生に対して否定的ではないか. ・障害をどのように受け	障害を受容することは価値観の変容を迫られることでもある.命そのものに価値をおく考え方によって,これからの困難を克服していくものと考えられる.

回復期・中途失明

パターン	必要な情報項目	患者情報	アセスメントの視点	アセスメント
		・患者は「そうだね，命あってこそだね」と妻の言葉に小さくうなずく．	とめているか．	

看　護　診　断　リ　ス　ト

看護診断名	パターン	診断・優先の根拠
#1　視覚的情報不足に関連したセルフケア不足シンドローム	活動-運動	ADLのすべてが視覚障害のために限定される．退院後の生活も視野に入れながら，ADLが自立・拡大するようにはたらきかける． 　日常生活に不便や苦痛を感じる生活は，人生そのものに対する絶望感につながる．訓練を行いADLが拡大することで意欲や自信を回復できるため，**優先順位1位**とする．
#2　現在および今後の生活の困難さに関連した不安	自己知覚-自己概念	視覚の喪失はいままでの生活を一変させ，その変化を受け入れることは容易ではない．暗闇の世界は不安を呼び起こす． 　障害の受容は困難で，絶望と希望とが気持ちのなかで常に揺れ動いている．したがって**優先順位2位**とする．
#3　移動および排便後の処理に伴う心理的要因に関連した便秘	排泄	移動および排便後の処理に対する援助は，羞恥心や気兼ねなどの心理的要因を引き起こす．排泄をがまんすることは便秘の悪化につながるため，心理的要因を理解した援助が望まれる．ADLの拡大にも関連した問題であるため，**優先順位3位**とする．
#4　情報の入手困難・慣れない環境に関連した身体損傷リスク状態	健康知覚-健康管理	視覚が障害されたことによる外部からの情報不足は，危険回避行動の困難につながる．危険に対する認識の程度を把握した援助が必要となる．外傷の程度によっては生命に影響を及ぼす場合もある．未然に防止するための指導が求められるため，**優先順位4位**とする．

看 護 計 画

看護診断	目標とする患者の状態
#1 視覚的情報不足に関連したセルフケア不足シンドローム	● 基本的なADLが自立して安全にできる． ● 日常生活に関する情報を自ら得ようとする．

対　策	根拠および留意点
DP (1) セルフケア能力をアセスメントする． 　①食事動作の自立度 　②排泄動作の自立度 　③清潔・更衣動作の自立度 　④移動動作の自立度	▶日常生活に適応するためにはADLを自立して行わなければならない．現在の自立度をアセスメントすることで具体的な計画が立案できる．
(2) 心理的要因をアセスメントする．	▶視覚喪失に対する受けとめ方，訓練に対する意欲や挫折感などの心理的要因は，相互に関連しながらセルフケア能力に影響を及ぼす．ささいな行動が及ぼす心理的影響を考慮したアセスメントが求められる．
(3) 環境の安全性をアセスメントする．	▶失明前は安全であった環境も，失明により危険因子へと変化するおそれがある．状況判断の際は視覚以外の感覚器からの情報を活用することを促す．
(4) サポートシステムをアセスメントする．	▶家族，他者からの援助が得られるかどうかはセルフケアの拡大に影響を及ぼす．
TP (1) 食事の援助 　①配膳は時計軸を利用して，一定の位置関係（クロックポジション）を決める． 　②手および箸を使用して確認をする． 　③食事用エプロンを活用する． 　④おにぎりなど，自分で摂取できるような食形態に工夫する． 　⑤汁物は適量にする． (2) 排泄の援助 　①トイレ内の物品の位置を一定にする． 　②トイレの種類（洋式，和式），配置，方向，物品の位置を手で触れて確認する． 　③心理面を考慮しながら排泄後の処理の確認を行う． (3) 清潔，更衣の援助 　①衣類の保管場所を一定にする． 　②衣類の前後や裏表は手で触って確認する． 　③洗面所や浴室の環境を整える．	▶配膳の位置関係と併せて，メニューの内容がおいしくイメージできるような説明をすることによって食欲が増進する． ▶患者が自分で摂取することでペースが保たれ，食事をおいしく摂取できるため，安全に自力で摂取できる方法の創意工夫をする． ▶トイレまでの道順，構造，物品の配置などを繰り返し学習することで，適応が可能となる． ▶排泄後の処理に関する確認動作には羞恥心が伴う．患者と相談しながら定位置を決定し，実際に触れて確認することで排泄動作が可能になる． ▶衣類の特徴は，手で触れることによりある程度は確認できる．色は患者の好みを考慮して決定する．

対　策	根拠および留意点
(4)移動の援助 　①盲人安全杖を使用する． 　②環境の整備 　③単独で歩行するための具体的な指導	▶安全に清潔保持が行えるように環境の調整を行う． ▶視覚の喪失は環境がもたらす危険からの回避行動を遅らせる．そのため，病室内外の環境整備が重要となる． ▶障害物の位置などの危険を予見した説明と安全な誘導を行うことで，単独での歩行に自信がもてるようにする．
EP (1)音声時計・触察時計の活用を説明する． (2)環境全般について具体的に繰り返し説明する． (3)視覚以外の感覚器の活用方法について説明する． (4)家族の援助を依頼する．	▶時間の感覚をもつことは，日常生活のリズムに合った行動をするための基本となる． ▶ADLを自立して行うためには状況の確認が不可欠である．身近なことから順序よく段階をふんだ説明を行う． ▶視覚以外の感覚から環境の安全を確認し行動するために，自らの創意工夫が必要となる． ▶患者が自立できるように心身両面での協力を得る．

看護診断	目標とする患者の状態
♯2　現在および今後の生活の困難さに関連した不安	●自分の気持ちを表現できる． ●失明の事実を自覚できる． ●今後の生活について話しあえる．

対　策	根拠および留意点
DP (1)不安をアセスメントする． 　①表情，態度，言語的表現とその内容，身体症状，食欲，睡眠の状態 (2)不安を増強させる因子をアセスメントする． 　①経済状況，リハビリテーションの進行度，家族関係 (3)問題に直面したときのこれまでの対処法をアセスメントする． **TP** (1)ノンバーバルコミュニケーション(タッチング，声の調子)を取り入れる． (2)悲しみや怒りなどの感情表現を受け入れる． (3)話題をそらさずに傾聴して問題に対処する．	▶障害の受容過程は一般に「衝撃の段階」→「悲嘆の段階」→「障害受容と自立の段階」へと進む．回復期にあたる「悲嘆の段階」は，その感情表出に個別性が現れる．不安を克服し障害を受容していくことができるように心理面を把握する． ▶経済的な状況は今後の生活に対する不安に大きな影響を及ぼす． ▶過去の体験は危機的状況を乗り越える力となる． ▶障害受容過程において悲嘆のプロセスを経ることは次の障害受容へとつながる．悲しみや怒りの感

対　策	根拠および留意点
(4)できたことを評価し自信をもたせる.	情を十分に表出できるように援助する. ▶生活全般についての漠然とした不安は，ADLが拡大していくことで解決の方向へと向かう．日々の身体的援助の積み重ねと心理的援助の双方から支援する．
EP (1)ADLについて安全にできるように説明する．	▶視覚以外の感覚器から情報を得られるように，さいなことまでも具体的にわかりやすく説明することで患者の意欲を高める．
(2)援助を求める大切さについて説明する．	▶過度の援助は依存を生じるが，必要な援助を受けることで生活に適応することができる．
(3)患者・家族に社会資源について説明する． (4)家族に今後の生活について話しあう必要性を説明する．	▶社会資源の活用などについて説明をすることで，経済的負担に起因する不安を緩和させる．

看 護 診 断	目標とする患者の状態
#3　移動および排便後の処理に伴う心理的要因に関連した便秘	●自然排便がある． ●排便を抑制しない．

対　策	根拠および留意点
DP (1)便秘をアセスメントする． 　①便の性状・量・回数・時間，残便感の有無 (2)排便への影響因子をアセスメントする． 　①年齢，性格，食事・水分摂取量・内容，運動量，排泄環境，移動状況，心理的負担の有無	▶緩下剤に頼らない自然な排泄ができるように，便の状態を十分把握する． ▶排泄を抑制しがまんすることで，直腸内にとどまった残渣物から水分が吸収され，便秘を助長する誘因となる．排便を抑制する心理状態をアセスメントすることで，患者の人格を尊重した援助が可能となる．
TP (1)排便習慣の確立への援助 　①定期的に排便を促す． 　②トイレまで誘導する． 　③心理面に配慮した排便後の処理 　④患者と相談してトイレの物品の定位置を決める．	▶慣れない環境のなかで排便習慣を確立するためには，排便行動を繰り返すことが必要である．しかし排泄は羞恥心を伴うだけに，自ら援助を求めることに遠慮と苦痛がある．心理面を配慮した看護師主導のかかわりが排便習慣の確立へとつながる．
(2)食事摂取時の援助 　①安全に食事ができる環境の調整 　②十分な水分摂取の確認	▶排泄を意識するあまり，食事摂取を制限する危険性があるので注意する．
(3)排便に伴う心理的負担の軽減 　①ニーズを予測したかかわり 　②プライバシーの保護	▶患者が遠慮せずに排泄行動を行えるようになるためには信頼関係の構築が必須となる．患者が視覚障害者であることを念頭に，プライバシーの保護に十分注意する．

対　策	根拠および留意点
EP (1) トイレへの安全な移動方法，トイレ内の構造と位置，排便後の処理などを詳細に説明する．	▶ 移動や排泄後の処理が自分で行えるようになるためには，はじめに周囲の状況の説明が必要となる．また，繰り返しの説明は排泄行動を容易にさせる．

看護診断	目標とする患者の状態
#4　情報の入手困難・慣れない環境に関連した身体損傷リスク状態	● 転倒，転落，衝突を起こさない． ● 安全に入院生活をおくれる．

対　策	根拠および留意点
DP (1) 環境に対する認識の程度をアセスメントする． 　①病室，廊下，洗面所，トイレなど (2) 視覚以外の感覚器の活用状況をアセスメントする． 　①聴覚，触覚，嗅覚，温度覚 (3) 盲人安全杖を使用しての歩行状況をアセスメントする．	▶ 失明によって周囲の環境は一変する．視覚に代わる感覚訓練の進行度の把握，日常生活への活用状況をアセスメントすることで，環境への認識の程度を把握し，安全対策への計画が立案できる．
TP (1) ベッド周囲，廊下，トイレ，浴室の環境整備 　①ストッパーの確認，物品の定位置，床の水濡れの防止，障害物の排除 (2) 周囲の状況を実際に触れて確認させる． (3) 備品の位置は患者と相談して決定し，勝手に位置を変えない．	▶ 失明によって視覚からの情報が遮断された環境には，さまざまな危険因子が存在する．リスクマネジメントの考え方を医療従事者全員で徹底し，事故防止に努める． ▶ ベッド周囲や室内を患者自身が使いやすいように相談して配置することで安全に行動でき，ADLが拡大する．ADLの拡大は危険を伴うため，物品は定位置とし，変更した場合は患者に必ず伝えるとともに触れさせて確認させる．
EP (1) 危険を回避するための方法について説明する． 　①あせらずゆっくりと行動する． 　②防護姿勢，歩行時の位置のとり方，盲人安全杖の使用方法など (2) 失明がもたらす危険と予防策について家族に理解させる．	▶ 情報の不足は恐怖感を生み，その場に立ちすくむという事態を引き起こす．自ら危険を認識し，回避行動がとれるように具体的な対処方法を指導する． ▶ 患者自身が行う危険回避行動の限界を家族に説明し，理解と協力を得る．

ターミナル期
喉頭がん患者の看護過程の展開

BASIS

患者：72歳，男性
患者の状況：喉頭がん．喉頭全摘出術後の肺・頸部リンパ節転移のため再入院．永久気管孔が造設され食道発声を行う．

喉頭がん患者の理解に必要な情報

パターン	必要な情報項目	患者情報	アセスメントの視点	アセスメント
健康知覚-健康管理	・健康対策 ・生活習慣 ・疾患についてのとらえ方	・がんが再発し，頸部に鈍い痛みが持続．咳・血痰，呼吸困難，全身倦怠感が出現している． ・今回2回目の入院．再入院までの約3年間は外来通院しながら自宅療養．健康管理をかねて毎朝犬の散歩を30分程度行っていた． ・喫煙歴約50年のヘビースモーカーだったが，術後から現在まで3年間，禁煙している．飲酒はときどきビール1本程度 ・術前に喉頭がんの告知を患者・長女が受けている． ・医師から患者・長女への説明は「肺に影があり転移と考えられる．血痰もそのためでしょう」．患者は頸部に触れながらうつむいて説明を聞いていた．	・疾患の原因をどう考えているか． ・治療や看護をどのように受けとめているか． ・現在の健康状態をどう考えているか． ・今後どのような援助を受けたいと考えているか．	喉頭がんの発生には長期に及ぶ喫煙の刺激や飲酒習慣が関与するといわれている．術後から再入院までの3年間禁煙が守られ，健康管理行動はできている． 　告知後に喉頭全摘出術を受け，食道発声法を習得していることから，疾患を理解して対処してきたと考えられる． 　現在，医師からの説明をどのように受けとめ，病状の悪化にどう対処しようとしているのか情報が不足しているため，今後収集していく．
栄養-代謝	・身長，体重，BMI	・身長160cm，体重46kg，BMI 18.0	・栄養状態の低下はない	BMIが標準より低く，栄養状態データも基準値

パターン	必要な情報項目	患者情報	アセスメントの視点	アセスメント
	・食事摂取量・内容 ・嚥下状態 ・皮膚の状態 ・歯，口腔粘膜 ・栄養状態データ	・全粥を半分程度摂取している． ・「飲み込むときが変な感じだね」 ・輸液500mLを2本/日，末梢から行う．浮腫はない． ・頸部から肩にかけて暗赤色の腫脹があり，触れると硬い． ・義歯を装着 ・TP 6.0g/dL，Hb 11.3g/dL，Ht 33.4%	か． ・嚥下障害はどの程度か．	より低下しているため，食事摂取量が不足していると考えられる． 　食事摂取時にのどの違和感がある．症状の悪化に伴って，腫瘍および頸部リンパ節腫脹による外部からの圧迫や疼痛のための嚥下困難を起こす危険性がある． # がん浸潤による頸部への圧迫・疼痛に関連した嚥下障害
排泄	・排尿状態 ・排便状態 ・排泄方法 ・腎機能検査データ ・薬物の使用状況	・排尿5〜6回/日．ときどき失敗するため紙おむつを使用 ・便秘時にはセンノシド（プルゼニド）2錠を睡眠前に内服．1回/2〜3日の硬便，残便感がある．腸蠕動音聴取 ・BUN 10mg/dL，Cr 1.0 mg/dL ・疼痛の鎮痛目的で硫酸モルヒネを内服	・排尿困難はないか． ・腹部膨満感はないか． ・排便困難はないか．	硫酸モルヒネ副作用による排尿遅延はない．咳・血痰，呼吸困難，全身倦怠感のためベッド上で尿器を使用して排尿するが咳・血痰のため間に合わず，患者の希望で紙おむつを使用している．おむつの使用で排尿失敗による不安感が軽減していると推察される． 　便秘の原因として硫酸モルヒネ内服による副作用，永久気管孔造設のため，排便時に効果的に努責できないことが考えられる． # 硫酸モルヒネの副作用・永久気管孔造設により努責が困難なことに関連した便秘
活動-運動	・呼吸器系 ・循環器系 ・ADLの状態	・咳・血痰が頻繁にみられ，呼吸困難感がある． ・排便時，トイレに歩いていく以外は生活の大半をファウラー位で臥床	・ガス交換は問題なくできているか． ・ADLに影響を及ぼす機能障害はな	がん浸潤による気道粘膜の過敏性の亢進や肺転移による咳・血痰が持続し，肺の機能が低下し全身倦怠感がある．肺の機能低下は，体力や筋力の

パターン	必要な情報項目	患者情報	アセスメントの視点	アセスメント
		・T 36.8℃，P 78回/分，R 28回/分 ・動脈血ガス：PaO_2 75mmHg，経皮的動脈血酸素飽和度(SpO_2) 90% ・O_2 2 L/分投与 ・清潔：援助を受けて全身清拭 ・食事：自力で摂取	いか． ・ADLはどの程度できるか．	低下を引き起こすため，今後さらにADLに関する援助が増大するものと考えられる． 　永久気管孔の影響および労作によって咳・血痰が増強し，それが呼吸困難感につながりADLを困難にしている． # 頻繁な咳・血痰に関連したガス交換障害
睡眠-休息	・睡眠・休息の状態 ・睡眠を妨げる要因	・夜間に咳・血痰が出る．「咳が出て目が覚める」 ・頸部にうずくような痛みがあるが，ジアゼパム(セルシン)を就寝前に内服し入眠している．	・睡眠・休息が十分にとれているか． ・不安などの心理的問題はないか．	入眠できるが，咳・血痰の貯留が睡眠を中断させると考えられる．
認知-知覚	・嗅覚の変化 ・疼痛の程度・緩和方法	・「においは大丈夫．それよりも，このあたりが苦しくて，咳が出るとなおさら．身体もだるいし」．頸部をさすりながら途切れ途切れに筆談を交えて話す． ・入院前から頸部に鈍い痛みが持続している． ・硫酸モルヒネ(MSコンチン錠)20mgを2回/日内服(8時と20時)． ・レスキューとしてリン酸コデイン30mgを3～4回/日程度内服	・永久気管孔造設に伴う嗅覚障害の継続はないか． ・がん浸潤による疼痛はないか．	喉頭全摘出に起因する嗅覚障害は食道発声法の習得によって改善されている． 　硫酸モルヒネ内服による認知への影響はない． 　咳嗽が疼痛を増強させる要因の1つとなっている． 　「苦しい」という訴えは呼吸困難のみでなく，がん性疼痛との関連性が強いと考えられる．レスキューが4回/日になる場合もあるので，がんの進行に伴って痛みが増強していると推察される．今後，痛みの状態を的確に把握した苦痛の緩和が求められる． # がん再発による頸部への浸潤に関連した慢性疼痛

パターン	必要な情報項目	患者情報	アセスメントの視点	アセスメント
自己知覚-自己概念	・自分についての患者の表現 ・外見，表情	・長女が「病気のことは何も言わないし尋ねてもきません．前のときはいろいろ聞いてきましたが」と話している． ・「楽になりたい．亡くなった家内に会いたい」と遠くを見つめながらつぶやく．話しかければ応えるが自分からは何も言わない． ・穏やかな表情．医師より肺転移についての説明を受けたあとも動揺する態度はみられない．	・疾患や身体の変化をどう思っているか． ・絶望感，無力感はないか．	いままで治療や看護を積極的に受け入れてきた患者が何も尋ねなくなったことは，がんの告知が術前になされていたこと，術後の時間的経過のなかでがん再発を自らの身体で自覚し，治癒が望めないことを予感した態度と推察できる． 　他界した妻に会いたいという言葉は，死を予期した発言とも受け取れる．しかし，それは苦痛からの解放であって死そのものを望んでいるとはいえない．現在はもの思いに沈みがちな傾向にあるが，表情も穏やかなため，温かく見守る．
役割-関係	・家族構成 ・社会的・経済的立場 ・コミュニケーション能力	・妻とは20年前に死別 ・長女夫婦，孫3人と同居し，家計は長女夫婦が担う． ・近県に居住している娘2人が孫をつれて交代で面会に来る． ・食道発声法による会話で途切れ途切れに話す．長い会話になると筆談になる． ・身体障害者3級	・家族関係，家族の機能は変化していないか． ・経済的な問題はないか．	食道発声法を用いるコミュニケーションと筆談で意思の疎通がはかられている．しかし，咳・血痰により会話が中断されることが頻回にある．今後疾患の悪化に伴い食道発声法が困難になり，表現能力がさらに障害されると考えられる． 　身体障害者3級に該当するため，優遇措置が受けられ年金もあることから経済的問題はない． #　がん再発に伴う食道発声困難に関連した言語的コミュニケーション障害
性-生殖	・配偶者（パートナー），	・妻とは20年前に死別，子ども（娘）3人	・性について問題を認識	肺・頸部転移が及ぼす全身状態の悪化によって，

パターン	必要な情報項目	患者情報	アセスメントの視点	アセスメント
	子ども ・性的問題 ・生殖器疾患の既往	・生殖器疾患の既往はない.	しているか.	性に対する関心は薄れており問題はないと考えられる.
コーピング-ストレス耐性	・コミュニケーション方法の変化 ・ストレス対処法	・「喉頭全摘出前はおしゃべりで，よく私たちを笑わせたものだった」との長女の発言がある. ・娘や孫の面会を楽しみにしている.	・食道発声法をストレスと感じているか. ・ストレスに対してどのように対処してきたか. ・家族のサポート状況はどうか.	健康時には饒舌だった患者が無口になったことを考えると，食道発声法はストレスと考えられる. しかし，家族，医療従事者との会話は，筆談を交えることで支障なく意思の疎通ができている. 娘たちが頻回に訪れ，それがストレスの対処につながると推察される.
価値-信念	・信仰の有無 ・価値観	・特定の宗派には属していない. ・妻を亡くしてから，ときおり写経を行っていた. ・「人に迷惑をかけてはいけないと，おりに触れて話していた」との長女の発言がある.	・信仰は闘病の支えになるか. ・生きていくうえでの支えは何か. ・疾患をどのように受けとめているか.	日本古来の民間信仰や仏教が精神生活に影響を及ぼしていると考えられる. それが直接に予後不良のがん疾患に対峙する力になっているかどうかは不明である. がんに対峙するというよりもむしろ，日々の闘病生活のなかで淡々と時間が経過していると推察される.

看 護 診 断 リ ス ト

看護診断名	パターン	診断・優先の根拠
#1 がん再発による頸部への浸潤に関連した慢性疼痛	認知-知覚	がん末期の痛みは，身体的・精神的・社会的・霊的な苦痛が互いに複雑に影響しあって患者の痛みの体験へとつながる. これらトータルペイン(全人的苦痛)の一要素として身体的痛みをとらえた援助が必要となる. 入院前から鈍い痛みが頸部に持続し，疼痛コントロールが不十分である. 持続的な痛みはQOLを低下させる. そのため，**優先順位1位**とする.

看護診断名	パターン	診断・優先の根拠
＃2　硫酸モルヒネの副作用・永久気管孔造設により努責が困難なことに関連した便秘	排泄	硫酸モルヒネの副作用である便秘への援助は，疼痛コントロールと並行して行う必要がある．永久気管孔を造設している患者は努責が困難なため便秘を増強させる．その結果身体的苦痛が増し，食欲不振にもつながるため，**優先順位2位**とする．
＃3　がん浸潤による頸部への圧迫・疼痛に関連した嚥下障害	栄養代謝	ターミナル期の患者にとって，食べることは残された数少ない楽しみの1つでもある．食べる楽しみを維持することは生きる意欲につながる．したがって，**優先順位3位**とし，経口摂取が維持できるように援助する．
＃4　頻繁な咳・血痰に関連したガス交換障害	活動-運動	がんの肺転移および頸部への浸潤に起因したガス交換障害，咳・血痰の貯留および永久気管孔の影響による労作時の呼吸困難が自覚されている．障害の程度は高度ではないが，身体的な苦痛は安楽障害をきたし，精神的な苦痛を引き起こす要因となる．したがって，**優先順位4位**とする．
＃5　がん再発に伴う食道発声困難に関連した言語的コミュニケーション障害	役割-関係	食道発声法による会話はがん浸潤の拡大に伴って会話時の負担感が増大し，言語的コミュニケーションの障害を増強させる原因になると考えられる． 　コミュニケーション障害は意思疎通を困難にし，苦痛，ストレスを増強させるため，**優先順位5位**とし，心身両面からの援助を行う．

ここでは，＃1，＃3，＃5について以下に展開する．

看護計画

看護診断	目標とする患者の状態
＃1　がん再発による頸部への浸潤に関連した慢性疼痛	● 疼痛によりQOLを低下させない． ● 疼痛が緩和されたことを言動で表現することができる．
対　策	根拠および留意点
DP ⑴痛みの程度をアセスメントする． 　①疼痛の部位，性質（鈍い痛み，ズキズキす	▶疼痛をコントロールするためには，主観的で個人的な痛みの程度をできるだけ正確に評価しなけれ

対　策	根拠および留意点
る痛みなど），強さ，持続時間 　②痛みの増強因子，誘発因子 　③鎮痛薬投与時間との関連 　④副作用の有無 (2)心理状態をアセスメントする． (3)痛みに対する認識をアセスメントする． (4)家族関係をアセスメントする． **TP** (1)鎮痛薬の正確な投与 　①生活に合わせて投与時間を決定し使用する． 　②痛みが増強したり緩和しない場合は，医師の指示を得てレスキューを使用する． (2)精神面への援助 　①患者の感情を受け入れ傾聴的に接する． 　②孤立感や孤独感を与えないように対応する． 　③音楽などで気分転換をはかる． 　④家族と時間を共有できるように配慮する． (3)ADLへの援助 　①保清は全身状態を考慮し，患者と相談しながら苦痛の少ない時間帯（徐放性鎮痛薬内服後2〜3時間）に行う． 　②安楽な体位への援助 　③寝衣・寝具の調整 (4)環境の調整 **EP** (1)疾患，病態を十分に説明する．	ばならない（フェイス・ペイン・スケール，ビジュアル・アナログ・スケールなどの活用）．現在の状況をアセスメントすることで具体的な計画が立案できる． ▶がん末期の痛みは，身体的・精神的・社会的・霊的な苦痛が互いに複雑に影響しあうトータルペインである．予後に対する受けとめ方，孤独や絶望感などの心理的要因は相互に関連しながら身体的な痛みに影響を及ぼす．心理状態を考慮したアセスメントが求められる． ▶痛みに対しての反応や対処法には個人差が大きい．痛みは緩和できることを説明して，がまんせず表現するように促す． ▶家族の精神的な支えは心身両面に影響を及ぼす． ▶徐放性オピオイド鎮痛薬の血中濃度半減期は12時間である．痛みが出現してから使用する方法では除痛効果が得られない．投与時間を厳守して定期的に使用する．がん性疼痛はがんの進行に伴って痛みが増強する．当初より鎮痛薬の最適な量を決定することは困難である．オピオイド鎮痛薬には極量がないので，速効性のレスキューを使用し，迅速で柔軟に対応しながら適切な量を決定する． ▶身体的な痛みの感覚は感情や人間関係など心理的・社会的な要因の影響を受けて変化する．そのため，疼痛緩和への援助は鎮痛薬の投与と並行して精神面への援助を行う．表現しない，あるいは表現されていない心への配慮が求められる． ▶痛みによりADLが制限される身体的不自由は，QOLを低下させ，自己概念にも影響を及ぼす苦痛である．その人らしくあるためにニーズに応じたこまやかな援助が求められる． ▶痛みは感覚を鋭敏にし，感情を不安定にさせる．周囲の物音やひそひそ声などが刺激となって痛みを増強させる場合もある．心身ともに穏やかに過ごせるような静かな環境の提供が望まれる． ▶進行する症状に対する不安は，その原因が十分に説明されないと痛みを増強させ絶望感をまねく．

対　策	根拠および留意点
(2)薬物の効果や必要性を具体的に繰り返し説明する． (3)痛みをがまんする弊害について説明する． (4)家族に支援を依頼する．	▶疼痛コントロールには痛みを抑える十分な量の鎮痛薬の投与が必要である．硫酸モルヒネに対して無用な不安や恐怖心をいだかないように説明する． ▶精神的安寧が得られるように心身両面での協力を得る．

看護診断	目標とする患者の状態
＃3　がん浸潤による頸部への圧迫・疼痛に関連した嚥下障害	●食物を少量ずつ摂取できる． ●食事を楽しめる．

対　策	根拠および留意点
DP (1)嚥下状態をアセスメントする． 　①食事摂取量，飲み込みにくさの程度，口腔内の状態 (2)嚥下障害を増強させる因子をアセスメントする． 　①疾患の進行，嚥下時の疼痛，食形態 (3)心理状態をアセスメントする． **TP** (1)食形態の変更 　①飲み込みやすい形態にする． 　②とろみをつける． 　③差し入れの協力を長女に求める． (2)口腔内の状態を確認，清潔を保持する． (3)食事時の患者の反応を確認する． **EP** (1)ゆっくりと少量ずつ摂取するように説明する． (2)食べやすい形態のものを摂取するように説明する． (3)食事時の楽しい雰囲気がつくりだせるように，家族に協力を求める．	▶食事を味わい楽しむためには，食べやすい食事の提供が必須である．嚥下の状態を的確に把握することで適切な食事への援助が可能となる． ▶「食べる」ことに対する意欲は心理的状態の影響を受ける． ▶食事の援助を家族とともに行う過程で，家族がやがて訪れる死別の悲しみを受け入れる準備ができる．家族が差し入れる食物は，患者と家族をつなぐ役割も果たす． ▶口腔・口唇粘膜の維持，舌苔の除去など，口腔内の清潔を援助することで感染を予防して食事を味わうことができる． ▶食事の状態を患者に尋ねることは苦痛を与える．反応をきめこまかく直接確認することが大切となる． ▶がん浸潤によって頸部が圧迫されると固形物は飲み込みにくくなる．食事を味わうためには，量よりも内容を重視する． ▶食事摂取には心理的要因が影響する．食事時に家族と楽しい時間がもてるように家族の協力を得る．

看護診断	目標とする患者の状態
＃5　がん再発に伴う食道発声困難に関連した言語的コミュニケーション障害	●残存機能を活用して意思の疎通がはかれる． ●コミュニケーション障害に伴うストレスが生じない．

対　策	根拠および留意点
DP (1)意思疎通状態をアセスメントする． 　①表情，態度，食道発声法による言語的コミュニケーションの状況，非言語的表現とその内容 (2)言語的コミュニケーション障害を増強させる因子をアセスメントする． 　①疾患の進行，身体的苦痛，全身の生理的状態 (3)心理状態をアセスメントする．	▶コミュニケーションは生活の基本である．習得したコミュニケーション手段が断たれてしまうことはQOLの低下につながる．食道発声法によるコミュニケーション方法の限界を把握し，それに代わる非言語的表現方法をアセスメントすることで今後のコミュニケーション方法を計画立案する． ▶がん浸潤による症状の悪化は食道発声法によるコミュニケーション方法に影響を及ぼす． ▶食道発声法の障害は「失声」という喉頭全摘出術に続く二度目の喪失体験を強いる結果となる．失声した過去を想起させることで，不安や絶望感などの心理的苦痛を増強し闘病意欲を低下させる要因となる．過去の体験が影響を及ぼす心理的側面へのアセスメントが必要である．
TP (1)コミュニケーション手段の工夫 　①筆談，口話法，ジェスチャー，サイン，絵・文字カードや文字板などの利用 (2)ノンバーバルコミュニケーション(非言語的コミュニケーション)を取り入れる． (3)精神的支援 (4)環境の調整	▶残存機能の活用はコミュニケーションの維持につながる．日常生活上のニーズを充足させるコミュニケーション手段を開発・工夫する． ▶一説では，コミュニケーション全体の9割前後を占めるともいわれるノンバーバルコミュニケーションには，表情，視線，姿勢，ジェスチャー，タッチングなどの身体的動作や近言語(声の大きさ，アクセント，話す速さ)，対人距離などがある．これらノンバーバルコミュニケーションがもつ感情表出や相互作用の調整などの機能を理解したかかわりが求められる． ▶乾燥した空気や塵埃は喉頭に機械的刺激を与え食道発声法をさらに困難にする．心身の安静が保たれるように物理的・人的環境を調整する．
EP (1)食道発声法以外の伝達手段を活用するように伝える． (2)家族にノンバーバルコミュニケーションの意義を説明する．	▶コミュニケーション手段を拡大することで身体的負担が軽減でき，ゆるやかなコミュニケーション手段の変換が可能となる． ▶家族とのコミュニケーション障害は患者の闘病意欲を失わせる．また，患者・家族の双方に不安や混乱を引き起こす誘因ともなる．ノンバーバルコミュニケーションを説明することで患者・家族の信頼関係の維持に努める．

●参考文献

1）氏家幸子監：リハビリテーション患者の看護．第2版，成人看護学D，廣川書店，2003．
2）大西和子：悪性腫瘍のアセスメントと看護．中央法規出版，2003．
3）柏木哲夫，藤腹明子編：ターミナルケア．系統看護学講座 別巻10，医学書院，2000．
4）久保　武ほか編著：耳鼻咽喉科ナーシングプラクティス．文光堂，1998．
5）黒田裕子監：感覚・認知機能障害をもつ人の看護．臨床看護学セミナー7，メヂカルフレンド社，1997．
6）黒田裕子監：消化・吸収・代謝機能障害をもつ人の看護．臨床看護学セミナー5，メヂカルフレンド社，1997．
7）堺　章：新訂 目でみるからだのメカニズム．医学書院，2000．
8）佐藤昭夫，佐伯由香編：人体の構造と機能．第2版，医歯薬出版，2003．
9）関口恵子編：根拠がわかる症状別看護過程──こころとからだの56症状・事例展開と関連図．南江堂，2002．
10）高木永子監：New 看護過程に沿った対症看護──病態生理と看護のポイント．学習研究社，2005．
11）高野廣子：解剖生理学．南山堂，2002．
12）竹内修二：解剖生理学．改訂版，クイックマスター・ブックスK-1，医学芸術社，2003．
13）田崎京二，小川哲郎編：感覚の生理学．新生理学体系9，医学書院，1989．
14）日野原重明監：眼疾患．看護のための最新医学講座20，中山書店，2001．
15）日野原重明総監：がん看護マニュアル．ナーシングマニュアル1，学習研究社，2001．
16）日野原重明，井村裕夫監：耳鼻咽喉科疾患．看護のための最新医学講座21，中山書店，2002．
17）平山正実編：生と死の看護論．新体系看護学35，メヂカルフレンド社，2002．
18）森山　寛編：耳鼻咽喉科エキスパートナーシング．南江堂，2002．
19）森山　寛編著：耳鼻咽喉科看護の知識と実際．メディカ出版，2001．
20）山口瑞穂子，関口恵子編：New 疾患別看護過程の展開．2nd，学習研究社，2006．
21）山口瑞穂子ほか編：終末期．看護診断をふまえた経過別看護4，学習研究社，1995．
22）吉川文雄，星　猛ほか：解剖生理学．第3版，標準看護学講座2，金原出版，1991．

13

第Ⅱ章
経過別看護過程の展開 (CASE STUDY)

精神疾患

13 精神疾患

- ▶ 精神疾患患者の理解に必要な基礎知識
- ▶ ［急性期］統合失調症患者の看護過程の展開
- ▶ ［慢性期］うつ病患者の看護過程の展開
- ▶ ［回復期］神経症性障害患者の看護過程の展開
- ▶ ［ターミナル期］アルツハイマー病患者の看護過程の展開

精神疾患患者の理解に必要な基礎知識

1. 精神の健康と不健康

精神は，人間の機能を統括する最も高度な機能をもつ．精神は，脳のはたらき，身体の状態，さらには自我意識や思考，感情，意欲などと深い関係がある．精神の健康とは，これらが正常に機能している状態といえる．

一般的に精神の健康と不健康，正常と異常を区分する基準は以下のとおりである．

(1) 平均基準，価値基準

多数者正常の原則であり，平均的，世間並みのものを正常，健康とする．これは量的な基準であり，多数者の判断が必ずしも正常とはかぎらず，質的な判断ではない．社会的価値観，社会情勢により異なる．

(2) 適応概念からの見方

社会生活，状況に適応している状態を健康とする．精神症状は状況に適応できず，危機状況に陥っていることのサインであると考える．危機について，キャプラン，G.は以下のように分類している．

　①発達的危機：発達段階の課題を達成できない場合の危機

　②状況的危機：愛と依存の対象の喪失（親の離婚，死別など），受験の失敗，失業，重病などの際に遭遇する危機

　③偶発的危機：大火事，大洪水，飛行機事故，地震などに遭遇した場合の危機

(3) 発達論的な見方

精神の良好な健康は，人生のなかで遭遇する発達危機を乗り越え，発達課題を達成することと考える見方である．フロイト，S.によると，精神症状は発達段階での未解決な精神的葛藤の現れとされる．

(4) 医学的価値判断

医学的見地から正常と異常の判断をする．米国精神医学会による疾患分類DSM (Diagnostic and Statistical Manual of Mental Disorders)-Ⅳ（表1）や，WHOの国際疾病分類ICD (International Classification of Diseases)-10（表2）などがある．

(5) 多元的判断

表1　米国精神医学会による疾患分類(DSM-Ⅳ)

1. 通常，幼児期，小児期または青年期に初めて診断される障害
2. せん妄，痴呆，健忘性障害，および他の認知障害
3. 一般身体疾患による精神疾患
4. 物質関連障害
5. 統合失調症および他の精神病性障害
6. 気分障害
7. 不安障害
8. 身体表現性障害
9. 虚偽性障害
10. 解離性障害
11. 性障害および性同一性障害
12. 摂食障害
13. 睡眠障害
14. 他のどこにも分類されない衝動制御の障害
15. 適応障害
16. パーソナリティ障害
17. 臨床的関与の対象となることのある他の状態

(1994年)

表2　国際疾病分類(ICD-10)

症状性を含む器質性精神障害
精神作用物質使用による精神および行動の障害
統合失調症，統合失調症型障害および妄想性障害
気分(感情)障害
神経症性障害，ストレス関連障害および身体表現性障害
生理的障害および身体的要因に関連した行動症候群
成人の人格および行動の障害
知的障害(精神遅滞)
心理的発達の障害
小児(児童)期および青年期に通常発症する行動および情緒の障害

(WHO，2003年)

対人関係，生活障害などの側面から精神の正常と異常，健康状態を判断する．
①対人関係：健康者は他者との満足な関係を継続し，維持できる．不健康者は対人関係の場や深さが限定されている．
②生活障害：身体的異常はみとめられないにもかかわらず，日常生活に支障をきたし，社会的役割が果たせない状態を不健康とする．

2. 主な原因	原因は明らかでないものが多く，脳の障害や心理的・社会的要因，環境など諸説がある．さらに原因は単一ではなく，いくつかの原因が関与するといわれている． (1) **身体的要因(外因)** 　身体疾患あるいは薬物，中毒性物質が中枢神経系へ侵襲・影響して生じる． 　①器質性精神障害：脳腫瘍，脳血管障害，脳炎など 　②症状性精神病：内分泌疾患，膠原病，尿毒症，肝機能障害など 　③中毒性精神障害：アルコール精神病，その他の薬物中毒など (2) **心因** 　心理的・環境的な出来事(肉親の死，災害，経済的問題，失恋など)により生じる．

	神経症，心因反応などが心因によるとされる．発症は性格，環境，自律神経や内分泌機能の変化などの身体的要因とも関連するといわれている． (3) 内因 　身体的要因や心因もなく発症する．統合失調症，躁うつ病（双極性障害）など本態性の精神障害といわれるものである．原因不明であるが，遺伝的素因や脳の代謝障害，心理的・社会的負担との相互作用により発症するといわれている．神経伝達物質である脳のドパミン受容体の増加，大脳皮質の連合野機能障害や左右大脳半球間の連合野機能障害により思考や意欲に障害を起こす．
3．主な診察と検査	診断方法として確立したものはない．面接と行動観察が基本であり，内科学的検査，心理学的検査は補助的に行われる場合が多い． (1) 面接法 　主訴，現病歴，既往歴，家族歴，生活史，生活習慣，性格などの基礎的情報や精神症状に関する問診が行われる．また話し方，態度，表情や服装などにも注意する． (2) 検査 ①脳波：てんかん，意識障害，頭部外傷などでは脳波上に変化がみられる． ②神経画像検査：若年性の統合失調症や認知症症状を示す高齢者は，CT検査，MRI検査などで，脳室の拡大や脳溝の開大をみとめる場合がある．PET (positron emission tomography)は，ポジトロン（陽電子）を放出するアイソトープで標識された薬物を注射し，その体内分布を画像化する．統合失調症では，陰性型の患者の脳では前頭葉が黒くなり，陽性型の患者の脳では右側頭葉の機能低下がみられる． ③神経心理学的検査：器質性の幻覚，記憶障害，情動障害に対して，失語検査，記銘力検査が行われる．認知症の場合，改訂長谷川式簡易知能評価スケール(HDS-R)が使用される． ④心理検査：知能検査として一般的に行われるのはビネー式知能検査とウェクスラー式知能検査である．パーソナリティ（人格）検査では，ロールシャッハテスト，ミネソタ多面人格テストがある．
4．主な症状	精神症状は，記憶，意識，思考，感情，意欲などの精神機能の障害により出現する．精神症状の現れ方を経過からみると以下のとおりである． (1) 急性期の主な症状や行動の異常 　精神症状は比較的急速に，一般的には幻覚・妄想などの激しい陽性症状が出現し，変化に富む．時間・日単位で症状が変化し，回復後はもとの状態に戻るか，一定の障害を残して慢性期に移行する． ①意識障害：脳腫瘍，脳炎，脳血管障害などの器質的な疾患の場合にみられる． ②幻覚・妄想状態：幻覚とは，現実に存在しないものを知覚することである．幻覚は患者だけにしか体験されない．統合失調症のほかに，中毒性精神障害，側頭葉てんかんなどの場合にもみられる．妄想とは，誤った訂正のきかない考えをいう．統合失調症，うつ病などの際にみられる．統合失調症の場合は被害妄想，うつ病の場合は罪業妄想をもつ場合が多い． ③緊張病状態（興奮状態，昏迷状態）：興奮状態とは，ささいな刺激で異常に興奮する状態である．思考も障害され支離滅裂となり，単語を並べるだけの「言葉

のサラダ」となる．昏迷状態とは，外からの刺激に反応しない状態である．意識は清明であり，非常に強い精神抑制がかかっているため，拒絶的な状態となる．興奮と昏迷がみられるのは，ほとんどの場合，緊張型の統合失調症である．
④躁状態とうつ状態：病的な気分となった状態である．思考・行動・身体の状態も大きく影響を受け，数週間～数か月持続する．

躁状態は，気分の高揚を自覚し，自信に満ちた状態となり，誇大的な妄想をもつ．したがって他人から言動を注意されると怒りやすい．時間感覚が速くなり，考えていることをすぐに実行に移し，金銭感覚もなくなる．また睡眠時間が極端に短くなる．

うつ状態は気分の落ち込みを自覚し，自分はだめな人間と考える．時間感覚が遅くなり，思考の流れも停滞し，なかなか決心がつかない．身体的にも不調を感じ，医療機関で「異常はない」と言われると，「わかってくれない」と困惑する．常に心配事ばかりを考え，罪業的な妄想が出現し，自殺を企図することもある．

躁状態もうつ状態も，患者は気分の変化を十分自覚しているが，病識のないことが多い．躁状態では十分に健康と思い込んでおり，うつ状態では気力の低下は認めても，身体の病気と思い込み，自分のふがいなさを感じていたりする．

躁状態，うつ状態がみられるのは，気分障害(躁うつ病)が最も多く，その他に統合失調症などでみられる．
⑤不安状態：漠然とした何かに対して心配，あるいはいらいらしている状態である．したがって，不安な感情とともに，身体が落ち着かない，疲れやすいなどの全身症状や動悸などの循環器症状，悪心，下痢，口渇などの消化器症状，めまい，手足のふるえなどの神経症状，頻尿などの泌尿器症状といった身体症状も出現する．

不安の対象が明瞭な場合は恐怖症とよばれ，恐怖の対象により，対人恐怖，乗物恐怖，雷恐怖，不潔恐怖などがある．

不安状態はあらゆる精神疾患でみられるが，とくに不安障害で顕著にみられる．

(2) 慢性期の主な症状や行動の異常

急性期に出現していた症状が軽減する．症状の変化は乏しいが，徐々に症状は動いている．自発性低下，情動の平坦化などの陰性症状が出現しやすい．
① 認知症状：記憶障害，失見当識，計算・抽象思考の障害，判断力の障害，人格の変化などが加わった状態である．前述の障害により，仕事や日常生活に支障をきたす．しかし，意識障害はなく，喜怒哀楽などの感情は残っていることが多い．
② 無為，自閉：意欲がなく，目的をもった生活ができず，終日無為に過ごす状態である．主として統合失調症の患者にみられる陰性症状である．
③ 神経症症状(心気状態，強迫状態，離人状態など)：心気状態とは，ささいな身体の不調に悩み，重大な病気ではないかと心配する状態である．強迫状態は，患者自身も気にしなくてよいとわかっている事柄が気になってしまう状態である．強い不安を訴え，確認を求める．

(3) 特殊な状態

急性期・慢性期といった状態，経過でとらえきれない精神症状は，次のとおりで

ある．
① 自殺念慮：うつ病患者の自殺は，症状が強い時期には精神抑制が強く実行できないため，発症の当初と回復期に多い．統合失調症患者の自殺は，幻覚・妄想により行動が支配されている時期と，現実的な生活に直面する回復期に多い．ストレスを感じたときの衝動的な行為としてリストカットがみられることもあり，若い女性に多い．神経症，摂食障害，境界性人格障害などでもみられることが多い．狂言自殺は精神疾患にかぎらず広くみとめられるが，ヒステリーや人格障害でよくみられる．
② 操作的行為：自分の求めることを実現するために，周囲の者を動かそうとする行為である．境界性人格障害，神経症，そのほか思春期の患者によくみられる．
③ 食行動の異常：食欲の低下がみられるのは，うつ病，統合失調症，神経性無食欲症であり，食欲が亢進するのは躁病，統合失調症，精神遅滞，認知症，神経性大食症である．

5．主な治療

(1) 薬物療法

① 抗精神病薬（メジャートランキライザ，強力精神安定薬）
- 基本的な薬理作用は抗幻覚・妄想作用と鎮静作用である．
- 統合失調症と外因性精神病（アルコールによる振戦せん妄，高齢者の夜間せん妄，覚醒剤中毒の幻覚など）に主に使用される．外因性精神病には少量で効果がある．急性期は慢性期より薬物の効果がよい．
- 薬物の種類と特徴を表3に示す．
- 主な副作用は錐体外路症状，自律神経症状，悪性症候群である．
- 錐体外路症状：抗精神病薬のドパミン受容体遮断作用が黒質線条体ドパミン

表3　主な抗精神病薬の特徴

種類		一般名（商品名）	標準投与量 (mg/日)	特徴・副作用
定型抗精神病薬（従来型）	フェノチアジン系	塩酸クロルプロマジン（コントミン） レボメプロマジン（ヒルナミン） 塩酸チオリダジン（メレリル） フルフェナジン（フルメジン）	50〜450 25〜200 30〜400 1〜10	・強い抗精神病作用とともに鎮静作用，自律神経症状の出現傾向がある ・錐体外路症状は中程度
	ブチロフェノン系	ハロペリドール（セレネース）	0.75〜6	・抗精神病作用と錐体外路症状が強く，鎮静作用や自律神経症状は弱い ・速効性があり，急性期治療に広く使用される
	ベンズアミド系	スルピリド（ドグマチール）	150〜600	・抗潰瘍薬．中等量で抗うつ作用，大量で抗精神病作用がある
非定型抗精神病薬		オランザピン（ジプレキサ） フマル酸クエチアピン（セロクエル） リスペリドン（リスパダール） 塩酸ペロスピロン水和物（ルーラン）	5〜10 150〜600 2〜6 12〜48	・錐体外路症状，内分泌系副作用が少なく，陽性・陰性症状の両方に有効である ・従来型より認知・抑うつ症状の改善が期待できる

系に及び出現する．ドパミン受容体遮断作用の強いハロペリドールで出現しやすく，非定型抗精神病薬では出現しにくい．短期使用および長期使用で出現することがある．

［短期使用で出現：抗コリン薬などの抗パーキンソン薬が有効］
　a．パーキンソニズム：服用開始数日～数週で出現．四肢の筋固縮，手指振戦，寡動，仮面様顔貌，小刻み前屈歩行など
　b．アカシジア(静座不能)：下肢にむずむずした異常知覚，焦燥感
　c．急性ジストニア：服用後数日で急激に出現．筋の不随意収縮による頸部痙性捻転，舌の突出，四肢体幹の捻転，眼球上転など

［長期使用で出現］
　a．遅発性ジスキネジア：服用開始後数年以上で出現．口周辺や顔面，頸部を中心とする不随意運動
　b．遅発性ジストニア：筋の不随意収縮によるもので，頸部や四肢体幹の痙性捻転が長期服用後に出現

・自律神経症状：鼻閉，口渇，便秘，起立性低血圧(立ちくらみ)
・悪性症候群：まれであるが最も重篤な副作用で，生命に直結する症状である．発熱，意識障害とともに，頻脈などの自律神経症状，筋固縮などの錐体外路症状が出現する．検査所見では白血球数増加，CK増加がみとめられる．発症時は，ただちに抗精神病薬を中止し，十分な補液で脱水を防止し全身管理を行い，末梢性筋弛緩薬(ダントロレンナトリウム)やドパミン作動薬(レボドパ，メシル酸ブロモクリプチン)などで治療する．

②抗うつ薬
・抑うつ気分や意欲低下を改善する目的で使用する．
・主な抗うつ薬を表4に示す．最近では，選択的セロトニン再取り込み阻害薬(SSRI：selective serotonin reuptake inhibitor)，セロトニン・ノルアドレナリン再取り込み阻害薬(SNRI：serotonin noradrenaline reuptake inhibitor)の使用頻度も高い．
・副作用は，三環系抗うつ薬，四環系抗うつ薬のもつ抗コリン作用，抗ヒスタミン作用，抗ノルアドレナリン作用と関連する．口渇，便秘，尿閉は抗コリン作用，眠気は抗ヒスタミン作用，起立性低血圧(立ちくらみ)は抗ノルアド

表4　主な抗うつ薬

種類	一般名(商品名)	標準投与量(mg/日)
三環系抗うつ薬	塩酸アミトリプチリン(トリプタノール) 塩酸イミプラミン(トフラニール) 塩酸クロミプラミン(アナフラニール) アモキサピン(アモキサン)	30～150 25～200 50～100 25～150
四環系抗うつ薬	塩酸マプロチリン(ルジオミール) 塩酸ミアンセリン(テトラミド)	30～75 30～60
SSRI	マレイン酸フルボキサミン(デプロメール) 塩酸パロキセチン水和物(パキシル)	50～150 20～40
SNRI	塩酸ミルナシプラン(トレドミン)	50～100

レナリン作用に関連する．

③気分安定薬(抗躁薬)
・炭酸リチウムが代表的であり，抗躁薬として躁病や躁うつ病の躁状態に使用される．また，躁うつ病の再発予防作用も明らかにされ，気分安定薬とよばれている．
・炭酸リチウムの投与量は400～1,200mg/日であり，有効血中濃度は0.4～1.2mEq/Lである．治療濃度と中毒濃度が接近していて，1.5mEq/L以上で運動失調や構音障害がみられ，2.0mEq/L以上になると意識障害を生じる．定期的な血中濃度のモニタリングが必要となる．

④抗不安薬(マイナートランキライザ)
・主にパニック障害，強迫神経症，全般性不安障害，ヒステリーなどの神経症性障害や心身症に対して用いられる．
・主な抗不安薬は表5のとおりである．眠気，ふらつき，めまい，脱力，全身倦怠感などの副作用が出現するが，これはベンゾジアゼピン系薬物の鎮静催眠作用と筋弛緩作用によるものである．

⑤睡眠薬
・主な睡眠薬は表6のとおりである．
・短時間型は入眠障害に適している．翌朝への持ち越し効果がなく，目覚めが

表5 主な抗不安薬

種類		一般名(商品名)	標準投与量 (mg/日)
ベンゾジアゼピン系	短・中時間型	エチゾラム(デパス) クロチアゼパム(リーゼ) ロラゼパム(ワイパックス) アルプラゾラム(ソラナックス) ブロマゼパム(レキソタン，セニラン)	1.5～3 15～30 1～3 1.2～2.4 3～15
	長時間型	ジアゼパム(セルシン，ホリゾン) クロルジアゼポキシド(バランス，コントール) オキサゾラム(セレナール) ロフラゼプ酸エチル(メイラックス)	4～20 20～60 30～60 2
セロトニン作動性		クエン酸タンドスピロン(セディール)	30～60

表6 主な睡眠薬

種類	一般名(商品名)	標準投与量 (mg/日)
短時間型	酒石酸ゾルピデム(マイスリー) トリアゾラム(ハルシオン) ゾピクロン(アモバン) ブロチゾラム(レンドルミン) 塩酸リルマザホン(リスミー)	5～10 0.125～0.5 7.5～10 0.25 1～2
中間・長時間型	フルニトラゼパム(サイレース) エスタゾラム(ユーロジン) ニトラゼパム(ベンザリン，ネルボン) ハロキサゾラム(ソメリン) 塩酸フルラゼパム(ダルメート，ベノジール)	0.5～2 1～4 5～10 5～10 10～30

よいが，連用後に中断すると不眠となりやすい．
- 中間型および長時間型は中途覚醒，早朝覚醒や熟眠障害に適しているが，翌日に効果が持ち越されて眠気が残ることがある．しかし，連用後に中断しても不眠となることはない．また，不安の強い場合には日中の抗不安作用を期待できる．

(2) 作業療法
- 急性期を過ぎ，病状が安定したあとで行われる．
- 生活のなかの作業場面を通じ，心身の健康な側面にはたらきかけて自発性を引き出し，集中力を高め，対人交流により協調性を養い，病状の改善をはかり社会適応性を高める治療である．
- 退院に向けての体力回復や慢性期の自閉的な生活傾向の改善，集団に所属した行動に慣れることなど，個人の社会適応レベルを考慮して内容を考慮する．
- 作業内容には，農作業，園芸などの屋外作業や，木工，陶芸，手芸，パンづくりなどの屋内作業がある．

(3) レクリエーション療法
- 遊びやスポーツ，芸術的活動などのレクリエーション活動は，患者にとって気分転換や慰安となる．また，医療従事者も言語を介しなくても患者と接近でき，理解を深めることができる．その結果，緊張を緩和し，転換や昇華などの防衛機制もはたらき，対人関係の改善なども期待できる．
- 実施に際しては，患者の状態を考慮するとともに，主体的な参加や種目選択の自由などを保障することが必要である．

(4) 修正型電気痙攣療法(m-ECT：modified electroconvulsive therapy)
- 昏迷状態，自殺の危険性の高いうつ病，非定型性精神障害や統合失調症による興奮状態，薬物療法による副作用が強い場合に適応となる速効性のある治療である．
- 痙攣による脊椎骨圧迫骨折，脱臼，筋肉痛などの危険性がなく，高齢者にも安全に実施できる．
- 治療効果，安全性，方法，治療期間，副作用について患者・家族への十分な説明を行い，同意を得ることが重要である．
- 以下のように実施する．

   ［施行前］
   　治療前6時間は経口摂取禁止となる．排尿を誘導し，義歯，時計，指輪などの貴金属類を除去し，水分補給と薬物投与のための静脈路を確保(点滴)する．治療開始30〜60分前は前与薬(口腔・気道分泌物の抑制，徐脈と不全収縮を予防するために硫酸アトロピン0.5mgを筋肉注射)とバイタルサイン測定を行い，状態を観察する．不安が強いときは，隣にいて必要な説明を行い，安心感を与える．

   ［施行時］
   　全身麻酔下で実施されるため，ICUまたは手術室に移送する．両側の前頭側部に電極を置き通電する(100V，5〜6秒間)．

   ［施行後］
   　病室への帰室後は，意識レベルを観察し，覚醒状態に応じてベッドからの転落を防止する．30分ごとにバイタルサインを測定する．帰室後1時間は安

静を保ち，完全な覚醒と筋肉の回復を把握したあとに，水分と食事を勧める．精神状態の変化が激しいので，継続的な状態の観察が必要である．

(5) 社会生活技能訓練(SST：social skills training)

認知障害と対人能力の低下のある患者に対し，能力に応じた練習を体系的に実施し，生活技能を修得し，生活の質を高めるために行う集団療法である．

急性期

統合失調症患者の看護過程の展開

BASIS
患者：20歳，男性
患者の状況：幻覚・妄想，暴力的言動の出現で医療保護入院3日目

統合失調症患者の理解に必要な情報

パターン	必要な情報項目	患者情報	アセスメントの視点	アセスメント
健康知覚-健康管理	・指示された治療，日常生活上の注意 ・身体的管理能力 ・知的・情緒的準備状態	・大学受験時に幻覚・妄想体験が出現．受験に失敗後予備校への通学の電車の中で，みんなが自分のことを噂していると思い，前に座っていた人に殴りかかろうとする．帰宅後も電話が盗聴されていると騒ぎ，母親に伴われ救急受診し，医療保護入院となる． ・入院に対しては「病気ではない」と拒否し，意味不明のことを大声で叫び，興奮状態である． ・統合失調症(急性幻覚・妄想状態，幻聴あるいは錯聴，過敏な自己関係づけ，現実見当識は中程度欠如，病識はなし)と診断 ・保護室への入室 ・薬物療法での鎮静．向精神薬ハロペリドール(セレネース)5mgやビペリデン(アキネトン)5mgを1〜2時間かけて，2回/日点滴	・幻覚・妄想による興奮状態はどうか． ・過鎮静による意識障害に伴う事故の危険性はないか． ・向精神薬の使用による錐体外路症状の出現はないか．	幻覚・妄想による興奮状態は，向精神薬の使用により，現在は軽減している． 　現在は意識低下や錐体外路症状も出現していないが，向精神薬は一般に半減期が長く，大量の使用により過度の鎮静や錐体外路症状などの副作用を引き起こす危険性がある． 　幻覚・妄想による興奮を助長しないよう，患者にとって安心で安楽な環境の提供と，不足する日常生活の援助を行うことで，安全を確保する． 　意識状態，全身状態の十分な観察を行い，意識障害や錐体外路症状による事故防止に努める． **♯　幻覚・妄想による興奮状態，向精神薬の使用による過鎮静に伴う意識の低下，錐体外路症状の発現に関連した身体損傷リスク状態**

パターン	必要な情報項目	患者情報	アセスメントの視点	アセスメント
		静脈注射（生理食塩液100mLで溶解．使用後，浅眠状態となり興奮は治まる．		
栄養-代謝	・身長，体重，BMI ・食事摂取量 ・皮膚の状態 ・歯，口腔粘膜，消化・吸収機能，嚥下状態 ・栄養状態データ	・身長170cm，体重65kg，BMI 22.5 ・食事は普通食，副食のみを食べ，主食はほとんど手をつけず摂取しない．時間をおいて勧めると半分摂取する．水分はコーラを500mL/日と緑茶を500mL/日摂取 ・皮膚の乾燥はない． ・嚥下障害，口唇の乾燥はみられない． ・口臭がある．歯，口腔粘膜の異常はみられない． ・TP 7.4g/dL，Alb 4.0g/dL，Hb 14.5g/dL	・意識状態，幻覚・妄想による栄養状態の低下，水分・電解質の異常はないか．	現在のところ向精神薬による嚥下障害もなく，皮膚の状態やデータによると栄養状態低下や水分不足はない． 　幻覚・妄想状態により拒食傾向にあり，この状態が持続すると，栄養状態が低下する危険性がある．したがって，少しでも食事や水分摂取への援助を行う必要がある．
排泄	・排尿状態 ・排便状態 ・腹部の状態 ・発汗，尿量 ・影響要因（運動，使用薬物など）	・尿量1,000mL/日，尿失禁なし．尿意があり，ベッドサイドで尿器を使用して排尿する． ・入院後排便はない．便意の訴えはない．便失禁なし ・腹部膨満が軽度ある． ・顔面に発汗がときおりみられる． ・鎮静薬を使用．向精神薬ハロペリドール5mgを生理食塩液100mLで溶解し，1～2時間かけて2回/日点滴 ・保護室で安静状態	・尿失禁はないか． ・向精神薬の使用による便秘はないか． ・精神運動性緊張状態による発汗量の増加，尿量の減少はないか．	発汗がみられるが，現在のところ排尿に異常はみられない．しかし，食事・水分摂取不足になると尿量が減少し，電解質バランスが崩れたり，膀胱炎を併発することがあるので注意する． 　排便がなく便秘状態である．また便意の訴えはないが，これは幻覚・妄想状態で便意が意識されていないか，便意があっても排便行動に結びつかずに排便反射が抑制されていることが考えられる． 　さらに向精神薬の使用による腸蠕動の低下も考

パターン	必要な情報項目	患者情報	アセスメントの視点	アセスメント
				えられる．この状態が持続すればイレウスを引き起こす危険性もあるため，排便を促す援助を行う． ♯　幻覚・妄想状態により便意の訴えがないこと，向精神薬の使用による腸蠕動の抑制に関連した便秘
活動-運動	・ADLの状態 ・呼吸器系 ・循環器系	・食事は自分からは手をつけようとしない．促すと少し摂取する．嚥下困難や咀嚼困難はない． ・排尿動作は，ベッドサイドで尿器を使用して自力で行える． ・髪はボサボサで脂っぽい．発汗もあり，皮膚も汚れている．口臭あり ・R 16回/分，正常 ・P 72回/分(整脈)．BP 120/80mmHg	・幻覚・妄想状態によるADLへの支障はないか． ・呼吸器系，循環器系への影響はないか．	幻覚・妄想状態，向精神薬の使用による鎮静作用により，ADLが障害されている．したがって現在は，不足する日常生活への援助が必要である．パターン"健康知覚-健康管理"で展開する． 　呼吸器系，循環器系には異常はない．しかし，向精神薬の使用により低血圧，心室頻拍などの副作用が生じる危険性もある．十分に観察し，副作用の早期発見に努める．
睡眠-休息	・睡眠時間 ・睡眠のリズム，眠りの深さ ・睡眠状態（入眠困難，中途覚醒） ・睡眠を妨げる要因 ・睡眠を促す手段	・入院前も睡眠薬を内服し夜間入眠するが，中途覚醒する． ・幻覚・妄想，興奮状態 ・鎮静薬の使用（向精神薬ハロペリドール5mgやビペリデン5mgを生理食塩液100mLで溶解し，1～2時間かけて2回/日点滴）で，日中はほとんど浅眠状態で臥床 ・就寝前にはニトラゼパム（ベンザリン）10mgを内服し睡眠する．	・幻覚・妄想，興奮状態による睡眠への影響はないか． ・睡眠，休息はとれているか．	急性期であり幻覚・妄想，興奮状態による睡眠障害がある．しかし，症状を鎮静するための持続的睡眠療法により，現在は睡眠が確保されている． 　過鎮静による呼吸抑制，異常発汗，体動制限，失禁なども考えられる．したがって，睡眠中の十分な観察と安心して十分な睡眠がとれるように，環境調整への援助を行う．

パターン	必要な情報項目	患者情報	アセスメントの視点	アセスメント
認知-知覚	・意識状態，感覚，知覚 ・疾患，検査，治療に対する自覚，知識 ・関係する病状，治療	・現実見当識は中程度欠如 ・急性幻覚・妄想状態，幻聴あるいは錯聴，過敏な自己関係づけ（電話が盗聴されている，母親の顔色が悪いのは脅迫を受けているためと思い込むなど） ・入院に対しては「病気ではない」と拒否し，意味不明のことを大声で叫び，興奮状態である． ・統合失調症，病識はなしと診断 ・鎮静薬の使用（向精神薬ハロペリドール5 mgやビペリデン5 mgを生理食塩液100 mLで溶解し，1〜2時間かけて2回/日点滴）により浅眠状態 ・保護室への入室	・現実見当識はあるか．	幻覚・妄想状態により現実見当識が低下している．また，向精神薬や睡眠薬の使用による鎮静により意識レベルも低下し，疾患や入院について把握できていない． 　状態が落ち着いてきたら，ADLへの援助をとおして，現実見当識がもてるようにかかわる．
自己知覚-自己概念	・自分についての患者の表現 ・外見，表情，服装，言動などの生活行動 ・感情，知覚・認識，注意・判断力	・気が小さく，自信がなく，他人にどうみられているか，気になる性格 ・大学受験の失敗 ・幻覚・妄想状態，興奮状態	・自己の見方に対する変化はあるか．	元来，自信がない性格のうえに，大学受験の失敗による挫折感からの自己尊重の低下がみられる．また，幻覚・妄想により不安，緊張も考えられたため，静かで落ち着いた環境を提供する．
役割-関係	・現在の仕事，就業状態 ・家族，同居者，家族関係の変化 ・支援者	・20歳の予備校生 ・父母と妹の4人家族 ・両親ともに働いており，経済的には安定している． ・両親の面会はある．	・対人関係，コミュニケーションに支障はないか． ・疾患や入院	両親とも健在で経済的問題はない．現在は，家族の危機状況はみられない． 　幻覚・妄想により実際に存在しない対象と，非

パターン	必要な情報項目	患者情報	アセスメントの視点	アセスメント
	・対人関係 ・情動（心理的変調）	・友人は少ない． ・幻覚・妄想状態，興奮状態	による社会的・経済的立場に影響はないか． ・家族関係や役割の変化などによる家族の危機はないか．	現実的な内容の会話をし，現実的な対人関係が築けていない．現在は急性期であり，鎮静し休息をとる時期であるが，できるだけ言語的交流が可能となるように，患者の思いを理解して言葉をかけていく．
性-生殖	・配偶者（パートナー） ・性的問題についての表現	・未婚 ・日中，浅眠状態であり，とくに性的な言動はない．	・性，生殖の問題はないか．	鎮静状態であり，現在は性的問題はないと考える．
コーピング-ストレス耐性	・ストレスに関する表現 ・ストレス対処法 ・喪失 ・生活行動面の変化 ・感情 ・知覚・認識 ・薬物，アルコールへの依存度 ・支援者 ・影響する因子（治療，処置など）	・再度の受験を前に，また失敗するのではないかと話す．トラブルがあるとすぐに避ける（母親の言）． ・統合失調症（急性幻覚・妄想状態，幻聴あるいは錯聴，過敏な自己関係づけ，現実見当識は中程度欠如，病識はなし）と診断 ・鎮静薬の使用 ・薬物，アルコールへの依存なし	・感情が強く激しく表出され，持続されているか． ・興奮状態による自傷，他傷の危険性はないか．	今回，再度の受験というストレスが加わったことで，急性の幻覚・妄想が出現したと考えられる．現在は向精神薬の使用で鎮静がはかられている． しかし急性状態であり，精神運動性興奮や衝動的行為が出現し，自傷，他傷の危険性もある．したがって行動を制限し，刺激のない環境調整を行い，自傷，他傷を予防する．
価値-信念	・信仰の有無 ・家族のしきたり ・患者の信じるルール ・生活上の価値	・患者・家族ともに，とくに信仰する宗教はない．	・社会生活を行ううえで価値観に基づく行動が支障となっているか．	現在，治療に支障をきたす宗教，信念などはない．患者の価値観を損なうことなくかかわっていく．

看護診断リスト

看護診断名	パターン	診断・優先の根拠
＃1　幻覚・妄想による興奮状態，向精神薬の使用による過鎮静に伴う意識の低下，錐体外路症状の発現に関連した身体損傷リスク状態	健康知覚-健康管理	患者が興奮し，非常に混乱している急性期においては，興奮を助長しないようにすることが重要である． 　鎮静をはかるとともに，患者に外傷を負わせないように，安全を確保することが重要であるため，**優先順位1位**とする．
＃2　幻覚・妄想状態により便意の訴えがないこと，向精神薬の使用による腸蠕動の抑制に関連した便秘	排泄	入院後3日間，排便がない状態である．興奮，鎮静状態であり便意の訴えもなく，さらに向精神薬の使用による腸蠕動の低下も考えられる．この状態が持続すればイレウスを引き起こす危険性もある．**優先順位2位**とし，すみやかに排便を促す援助をする．

ここでは，統合失調症に特徴的なものとして＃1を展開する．

看護計画

看護診断	目標とする患者の状態
＃1　幻覚・妄想による興奮状態，向精神薬の使用による過鎮静に伴う意識の低下，錐体外路症状の発現に関連した身体損傷リスク状態	●幻覚・妄想による興奮状態が長引かない． ●点滴静脈注射のラインを抜去しない． ●ベッドから転落しない． ●身体の外傷を起こさない．

対　策	根拠および留意点
DP (1) **身体損傷のリスクファクタについてアセスメントする．** 　①幻覚・妄想状態 　　・幻覚・妄想の訴え 　　・幻覚・妄想に支配された言動の有無と程度 　　・興奮状態の程度 　　・現実見当識の有無と程度 　②全身状態，意識状態 　　・体温，脈拍，呼吸，血圧 　　・意識レベル，昏迷 　③向精神薬の実施状況	▶とくに幻聴，錯覚による訴えに注意する． ▶過敏に自己関係づけのある危険な言動の出現はないかを注意する． ▶興奮状態で混乱し，暴力的・衝動的な行動となる場合がある． ▶ADLへの援助に対する反応より把握する． ▶向精神薬の使用による循環器系への影響として，低血圧，心室頻拍が出現する場合があるので注意する． ▶緊張病性興奮は激しい興奮から急に昏迷になると，危機的状態となる場合もある． ▶適切な向精神薬の使用により興奮状態が鎮静し，

対　策	根拠および留意点
・指示の薬物，方法，時間 ・効果：鎮静状態，睡眠状態，血液データ ・副作用：過鎮静（意識レベルの低下，呼吸抑制，異常発汗，体動抑制，尿失禁など），錐体外路症状（急性ジストニア，アカシジア，パーキンソニズム） ④保護室の環境 ・室内気温，湿度，音，換気，採光，臭気や清掃状態，周囲の物品とその配置 ⑤ADLへの影響 ・食事：水分の摂取状態，食事内容と摂取量，時間，食事動作，嚥下・咀しゃく状態，援助に対する反応 ・排泄：排尿・排便状態，援助に対する反応 ・清潔，更衣：口腔・身体の保清状況，保清動作，援助に対する反応 (2)**治療，入院に対する患者・家族の反応についてアセスメントする．** ①保護室入室に対する患者・家族の反応 ②薬物療法に対する患者・家族の反応 ③看護援助に対する患者の反応	安全が確保される．しかし，過鎮静や副作用が出現する危険性もあるので，薬物の反応を十分観察するとともに血液データを把握し，早期に発見・予防する． ▶点滴静脈注射による指示薬が確実に施行されているか，点滴の抜去の危険性がないかを注意する． ▶刺激，危険となるものがないかを確認する． ▶向精神薬の副作用として嚥下困難，咀しゃく困難がみられる場合がある． ▶水分・食事摂取量の減少や向精神薬により便秘となりやすい．また，向精神薬の副作用で尿閉をきたす危険性もある． ▶過鎮静による体動抑制，発汗に伴う褥瘡を生じる危険性もある． ▶患者・家族の反応により病識や治療，入院に対する理解度を把握する．急性期の患者の安全を守るうえで，患者・家族の反応や理解は重要である．

TP

(1)**幻覚・妄想，興奮状態を助長しないための援助**

①幻覚・妄想による不安，恐怖に対して受容的にかかわる．
・常に温かい保護的態度で接する．
・幻覚内容については否定も同意もしない．

・幻覚内容について聞き出したりしない．議論したり，説得したりしない．
②簡潔で指示的・支持的なかかわり
・直接的でわかりやすい言葉で話すように心がける．
③現実的な言葉がけにする．
・起床時にはカーテンを開け，陽光を取り入れ，朝だということ，朝食を持ってきたなど言葉をかける．
④患者と目線を同じ高さとし，正面からでは

▶急性期は幻覚・妄想に怯え，その実体を信じているため，受容的に接することで緊張，不安は軽減する．
▶否定することにより，看護師への不信感や患者の孤立感が増す．同意により，幻覚・妄想を助長する．
▶聞き出すことで妄想世界を拡大し，議論や説得により妄想を増強し，看護師との関係成立を妨げる．
▶急性期で入院当初は混乱した状態であるため，わかりやすい言葉を用いる．
▶幻覚・妄想に左右された患者のエネルギーを最小限に抑えて，現実見当識や言語的交流の回復をはかる．

▶威圧感を与えない．

対　策	根拠および留意点
なく，側面より穏やかに話しかける． (2) 指示の薬物療法の確実な施行の援助 　①指示の薬物の種類，量，時間，方法について確認し，確実に施行する． 　②点滴静脈注射を施行する際は，複数のスタッフでかかわり，点滴部位は固定する． 　③点滴終了後はしばらくベッドサイドに付き添う．錐体外路症状や過鎮静による意識状態の低下があれば，すみやかに医師に報告し，指示を実行する．	▶安全で確実な治療を実施するため，薬物の確認は重要である． ▶向精神薬の副作用である錐体外路症状や過鎮静の早期発見と対応が重要である．
(3) 安全と安静のための環境調整 　①落ち着いた外界の刺激の少ない，安心できる個室(保護室)とする． 　②照明は少し暗くし，静かな環境とする．室温や寝具を整える．換気にも留意する． 　③カレンダーや時計が見えるようにする． 　④私物の持ち込みはしないようにする． 　⑤ベッド周辺を整頓し，タッチガード(転落防止帯)による体幹の抑制を行う．ベッド柵をつける． 　⑥保護室のテレビモニタは患者の視野に入らない位置とする．	▶幻覚・妄想による興奮を助長しないように，刺激の少ない，安全で安楽な環境を整える． ▶急性期症状の鎮静や向精神薬の効果を高めるためにも必要である． ▶時間や場所の現実見当識を高める． ▶私物の持ち込みにより部屋が乱雑となり，刺激や事故の要因となる場合がある． ▶ベッドよりの転落，点滴注射の抜去などによる身体損傷防止のため，圧迫感の少ないタッチガードを使用する．その際，すり抜けないように正確に行う． ▶電話が盗聴されているという幻覚・妄想があるため，刺激を少なくする．
(4) 不足する日常生活への援助 　①急性期であり，看護師との信頼関係ができるまでは，複数のスタッフでかかる． 　②薬物療法の効果，鎮静の程度をみながら援助を行う． 　③水分・食事摂取への援助 　　・食事を摂取していない場合は，時間をおいて食事を勧めるが，無理に勧めない． 　　・飲水は食事後や身体の保清，更衣後に勧める．好きな飲み物(コーラ)をベッドサイドに置き，自由に飲めるようにする． 　④排泄への援助 　　・点滴静脈注射終了後には排尿を促し，ベッドサイドで援助する． 　　・便意についても確認し，排便の際，ポータブル便器で介助する． 　⑤清潔への援助	▶幻覚・妄想状態，興奮状態，現実見当識障害により自己管理能力が低下しているため，身体管理ができない．不足なADLへの援助を行い，安全を確保する． ▶急性期は薬物療法により鎮静していることもあり，経口的な摂取が不十分となることが多い．無理に勧めず，不足する栄養，水分は点滴静脈注射などによる補液の指示を受ける． ▶ベッドより立ち上がる際には，ゆっくり起き上がるように援助し，起立性低血圧の出現を防止する． ▶急性期で保護室に入室しており，とくに保清への

対　策	根拠および留意点
・排泄後に陰部洗浄を実施する． ・発汗があったときに，更衣，清拭を実施する． ・食後の含嗽，歯磨きを援助する． ・洗髪を実施する． **EP** (1) 入院治療計画書に基づいて，患者・家族に担当医師　，看護師より説明する． 　①入院治療の目的と内容 　　・病状：急性期症状 　　・向精神薬の使用について，その利点と副作用 　　・保護室での治療：心身の十分な休息と密接な治療を行うため 　　・入院期間 　　・看護処置 (2) 治療，看護援助を行う際は，必ず患者に説明をしてから行う．その際は簡潔にわかりやすく，現実的な説明をする．	援助が必要となる． ▶皮膚の状態や実施中の患者の反応についても十分観察する． ▶口臭があり，入院前も口内の保清が不足していたため，援助を行う． ▶髪の汚れが目立つため，鎮静状況，睡眠状況を確認し，刺激しないように手早く行う． ▶簡潔に，わかりやすく説明する． ▶説明だけでなく同意が必要だが，急性期の場合，患者には同意を得ることは困難である．心身の十分な休息の必要性について説明し，少しでも理解を得るように努める． ▶家族も同行して保護室に入室することで，家族に安心を与える． ▶急性期の治療，処置は迅速に対応する．しかし，治療，処置の必要性を説明せずに実施することで，患者の緊張や恐怖を助長し，さらに興奮を高める．患者の刺激とならないように，必要な内容を穏やかにはっきりと簡潔に伝えることが必要である．

慢性期

うつ病患者の看護過程の展開

> **BASIS**
> **患者**：78歳，女性
> **患者の状況**：10年前うつ病と診断され，3回目の入院．入院後2週間経過．食欲低下や睡眠障害は改善しているが，気分の落ち込みがあり，情緒的に不安定である．

うつ病患者の理解に必要な情報

パターン	必要な情報項目	患者情報	アセスメントの視点	アセスメント
健康知覚-健康管理	・健康状態の認識（疾患の理解，入院の理由・目的） ・指示された治療，日常生活上の認識と実態 ・身体的管理能力 ・知的・情緒的準備状態	・出産後にうつ状態となるが，治療せず（詳細不明） ・50歳時，子宮筋腫摘出術後に不眠が出現するが治療せず．58歳時，白内障で通院治療 ・68歳時，自宅で転倒．腰を打撲する．とくに治療は受けず．その後気分が沈みがちで「みんなに迷惑をかけている，死にたい」と言うようになり，リストカット（左手首）．うつ病と診断され入院治療．今回は3回目の入院である．定期的な外来受診はしていない． ・今回は，無気力感，疲労感，不眠，食欲低下，腹部膨満感を強く訴え，患者の希望で入院する．現在は食欲もあり，不眠も軽減している． ・同居する長女の夫が危篤状態となり，患者の家事負担が増加していた．	・疾患，治療に対する理解・受容はされているか． ・治療を継続するうえで支障をきたす要因はないか．	今回のうつ状態の誘因として，家事負担の増加による疲労が考えられる．また加齢による体力低下を自覚し，気分が落ち込んだとも考えられる． 　現在，入院による休息と抗うつ薬・抗不安薬の服用により，うつ状態は軽減している． 　患者の病識は「便秘の治療のための入院」であり，疾患に対する正しい認識が不足している．排便への固執はうつ状態を示すバロメータともいえる．このような場合，下剤の乱用や頻回な歩行による疲労感の増大に伴い，さらにうつ状態が悪化する危険性がある． 　また定期的な外来通院がされていないことから，今後の健康管理をするうえで，十分な休息と定期的な受診が必要である． 　したがって，家族（とくに長女）の協力を得て健康管理ができるように

パターン	必要な情報項目	患者情報	アセスメントの視点	アセスメント
		・入院目的について，患者は「入院は便秘の治療のため」と話す．長女の話では「うつ状態になると便が気になるようだ」 ・指示薬：抗うつ薬（塩酸ミルナシプラン［トレドミン］）100mg/日，抗不安薬（ロラゼパム［ワイパックス］）1mg/日，非定型抗精神病薬（フマル酸クエチアピン［セロクエル］）50mg/日，緩下剤（センノシド［プルゼニド］）24mg/日は，拒否することなく服用する． ・下剤を頻回に希望する．排便を促すための運動として廊下を往復する．疲労時は休息をとっている． ・ADLは自立している． ・やや記憶力低下があるが理解力に問題はない． ・気分は沈みがちであり，うつ状態である．		援助する．パターン"自己知覚-自己概念"で展開する．
栄養-代謝	・身長，体重，BMI ・食事摂取量 ・皮膚の状態 ・歯，口腔粘膜，消化・吸収機能，嚥下状態 ・栄養状態データ	・身長145cm，体重51kg，BMI 24.2，体重の変動はない． ・入院前は食欲低下がみられ，食事摂取量が減少していた．入院後は普通食，主食1/2，副食全量摂取する．「食べると便がつまってしまう」との発言がある． ・水分は350mL/日のペットボトル2本と食後に緑茶を600mL摂取	・うつ状態，排便へのこだわりによる栄養状態の低下，水分・電解質の異常はないか．	栄養状態を示すTP，Albがともに低い．これは入院後やや改善傾向にあるものの，食欲低下および「食べると便がつまる」との誤った認識による食事摂取量の減少が原因と考える． 食事摂取量の低下によりさらに便秘となり，また食事摂取量も減少し，栄養状態が悪化する悪循環にも陥る．

パターン	必要な情報項目	患者情報	アセスメントの視点	アセスメント
		・皮膚の乾燥なし ・嚥下障害，口唇の乾燥はみられない． ・義歯装着 ・TP 5.9g/dL，Alb 3.1g/dL，Hb 16.0g/dL，WBC 5,890/μL，RBC 427万/μL，Na 146 mEq/dL，K 4.0mEq/L，CRP 0.3 mg/dL		しかし，低栄養による身体症状はなく，年齢や活動量から，現在の食事摂取量で栄養状態に問題はないと考える． 　これ以上食事摂取量が低下しないように配慮して，食事の援助を行う．
排泄	・排尿状態 ・排便状態 ・腹部の状態 ・発汗，尿量 ・影響要因（運動，使用薬物など）	・尿量1,000mL/日，尿失禁がときおりある． ・入院前より便秘，腹部膨満感がある．入院時腹部X線所見で便貯留著明のため，グリセリン浣腸，摘便を実施し，硬便・普通便を多量に排泄する．その後就寝前に緩下剤（センノシド）を服用し，毎日排便がある（軟便中等量）． ・「まだ便がたまっているのではないか」と下剤を頻回に希望する． ・長女の話では「うつ状態になると便が気になるようだ」 ・腹鳴良好，腹部膨満はないが，腹部膨満感の訴えは持続している． ・発汗はない． ・内服薬：抗うつ薬塩酸ミルナシプラン100mg/日，抗不安薬ロラゼパム1 mg/日，非定型抗精神病薬フマル酸クエチアピン50mg/日，緩下剤センノシド24mg/日 ・排便を促すため廊下を	・尿失禁はないか． ・抗うつ薬の使用による便秘はないか．	ときおり尿失禁がみられるが，これは心因性，加齢による骨盤底筋群の弛緩が原因と考えられる．失禁は羞恥心や自尊心の低下につながる．患者はうつ状態なので，とくに失禁時の援助に配慮する． 　入院前より便秘傾向がある．これはうつ状態による自律神経への影響から腸蠕動が低下し，便が貯留したと考える．また便秘は抗うつ薬の影響も考えられる． 　入院後，浣腸，摘便，下剤の使用により便秘は改善したが，いまだに排便に固執している．これは，まだ便が貯留しているという患者の思いがあると考えられる．患者の訴えを傾聴するとともに，腹部聴診，排便状態を確認する必要がある． 　うつ状態の悪化に伴い排便への固執が増強し，下剤を乱用する危険性がある．家族にも協力を求め，服薬管理を援助する． 　パターン"自己知覚-自己

パターン	必要な情報項目	患者情報	アセスメントの視点	アセスメント
		往復する.		概念"で展開する.
活動-運動	・ADLの状態と移動動作の状態 ・日常生活に必要な体力 ・身体機能障害 ・レクリエーション,余暇活動 ・家事維持管理 ・呼吸器系 ・循環器系	・食事,入浴,更衣,整容動作,排泄行動などADLは自立している. ・疲労感があり,歩行などの運動量が増すと下肢にしびれがある. ・院内レクリエーションは促すと参加する.趣味はない.根気が続かないとのこと ・家事は長女が行っていたが,婿の看病のためこの2〜3か月は患者が家事を行っていた. ・R 20回/分,正常,P 82回/分(整脈),BP 118/80mmHg	・うつ状態がADLに及ぼす影響はないか. ・呼吸器系,循環器系への影響はないか.	気分の落ち込みはあるが,ADLは自立しており問題ない. 　歩行時に下肢のしびれがあるが,これは以前の腰部打撲による神経圧迫症状と考えられる.しびれがあっても排便を促す歩行を続けることがあるため,休息の援助を行う. 　排便への固執がさらに悪化すれば,身体症状への心気妄想に発展する危険性がある.患者の訴えを傾聴しながら,気分転換の援助を行う.パターン"自己知覚-自己概念"で展開する. 　呼吸器系,循環器系に異常はない.しかし抗うつ薬,抗不安薬の服用により,起立性低血圧などの副作用が生じる危険性がある.十分に観察し副作用の早期発見に努める.
睡眠-休息	・睡眠時間 ・睡眠のリズム,眠りの深さ ・睡眠障害(入眠困難,中途覚醒) ・睡眠を妨げる要因 ・睡眠を促す手段	・夜間睡眠は6〜7時間.排尿で約1回起きるが,睡眠の深さも普通である.入眠困難があり,睡眠に対する満足感はない.昼寝を30分程度とっている. ・日中,排便を促すために廊下を歩行している.疲労時には休息をとっている. ・入眠困難時は,睡眠薬(酒石酸ゾルピデム[マイスリー]5 mg,	・うつ症状による睡眠障害はないか. ・休息はとれているか.	うつ症状である入眠困難がある.睡眠薬の服用により睡眠はとれているが,患者に満足感はない.うつ状態の回復に伴って睡眠への満足感も得られると思われる. 　日中も疲労時には休息がとれている. 　したがって,訴えや睡眠・休息状況を観察し,活動と休息のバランスがとれるように援助する.

パターン	必要な情報項目	患者情報	アセスメントの視点	アセスメント
		フルニトラゼパム［サイレース］1 mg）服用		
認知-知覚	・意識状態 ・感覚，知覚 ・疾患，検査，治療に対する自覚，認識	・見当識あり，理解力もある． ・20年前に白内障の手術を受けている．現在，結膜炎で点眼薬（クロモグリク酸ナトリウム［インタール］）が処方されている．視力は右0.7，左0.5で生活に支障はない． ・歩行などの運動時に膝関節痛や下肢に軽度のしびれがあるが，休息により軽減する． ・聴覚などほかの感覚知覚障害はない． ・医師，看護師，家族から「うつ病であり休息が必要である」ことを説明されている． ・患者の期待「入院時は腹部膨満感を取り除き，便秘を解消してほしい」 ・排便があっても「少ししか出ていない」「便があるからお尻が重い」などの訴えがある．	・感覚・知覚や認識状態に影響はないか．	膝関節痛，下肢の軽度のしびれは，以前の腰部の打撲による神経圧迫症状と考えられる．しかし軽度で，休息により軽減されているため，今後も状態を観察する． 排便に対する固執がある．これはうつ状態により，便秘という身体症状に過敏となり，心気的傾向にあると考える．便秘への予期不安が強く，軽度の腹部膨満感に対しても便秘であると認知するのではないかと思われる． したがって，排便への援助を行うとともに，患者のつらい気持ちに共感し，便秘とならないように身体症状の観察に努める．
自己知覚-自己概念	・自分についての患者の表現 ・感情，知覚・認識，注意・判断力 ・外見，表情，服装，言動などの生活行動	・自分のことを神経質だと思っている． ・「自分は根気が続かない」「何もできない」「寝てばかりいると，家に帰ってから家族に怒られる」など気分の落ち込みがある． ・更衣，整容も行われ，表情も穏やかだが，排	・自己の見方に対する変化はあるか． ・うつ状態による自己否定がないか．	気分の落ち込みが続いている．入院時より軽減したが，「何もできない」などの劣等感や自己否定的な発言がある． 「寝てばかりいると，家に帰ってから家族に怒られる」といった発言は，休息への罪悪感があると考えられる．

パターン	必要な情報項目	患者情報	アセスメントの視点	アセスメント
	・治療薬	便に対する固執がみられる．「入院は便秘の治療のため」との発言がある． ・食欲低下が改善し，睡眠薬の使用で睡眠状態もコントロールされている． ・内服薬：抗うつ薬塩酸ミルナシプラン100mg/日，抗不安薬ロラゼパム1mg/日，非定型抗精神病薬フマル酸クエチアピン50mg/日		思うように活動できなければ，さらなる自己尊重の低下から活動に対して消極的となり，引きこもりがちになるおそれがある．また食欲低下，睡眠障害，疲労感などの身体症状を引き起こすことも考えられる． 　患者の訴えを傾聴し，安心できるようにタッチングなどのかかわりをもち共感的態度で接する． 　現在はうつ状態により，排便に固執し心気的傾向にある．「入院は便秘の治療のため」との発言は，うつ病に対する認識がなく，現在の状態を受け入れられていない． 　入院前よりよくなっていることを伝えて安心させ，便秘予防対策や気分転換活動を患者とともに考え，支持的にかかわる． ＃　うつ状態による劣等感や自己否定的な発言，病状を受けとめていないことに関連した自己尊重慢性的低下
役割-関係	・家族，同居者，家族関係の変化 ・役割 ・支援者 ・対人関係	・80歳の夫（高血圧，呼吸器疾患をもつが，ADLは自立）と長女家族（婿は最近死去，中学生の孫）の5人で生活する． ・住居は住宅街の一戸建て，経済的な問題はない． ・長女が婿の看病で多忙な期間は患者が家事を	・家族関係や役割の変化などによる家族の危機はないか． ・対人関係，コミュニケーションに支障はないか．	今回の入院で家族内での関係や役割に変化はない．しかし，長女は最近夫を亡くしたばかりであり，また，ほぼ毎日面会に来ているため，負担が増していることが考えられる． 　うつ病は慢性疾患であり，長期の治療，生活管理が必要となる．退院後

パターン	必要な情報項目	患者情報	アセスメントの視点	アセスメント
		行っていた．今後は以前と同様に長女が家事を行う． ・毎日，長女の面会がある． ・自分から他者に話しかけることはない．ほかの患者，看護師から話しかけられれば穏やかに話す． ・「寝てばかりいると，家に帰ってから怒られる」と話している．		の生活に，家族は不安をもっていることも考えられる．したがって，長女や夫と話す機会をもち，不安や疑問がないかなどを確認し，必要に応じて医師を含めた対応を行う． 　「寝てばかりいると，家に帰ってから家族に怒られる」との発言がある．退院後も患者の疲労度に合わせた適度な休息が必要となるが，うつ病に対する家族の理解度（休息の必要性，共感的・受容的態度で接することの重要性など）についても確認し，長女の負担も考慮した退院後の生活をともに考える．
性-生殖	・配偶者（パートナー），子ども ・性的問題についての表現	・夫，子どもあり ・とくに性的な言動はない．	・性，生殖の問題はないか．	年齢的にも，性的問題はないと考えられる．
コーピング-ストレス耐性	・ストレスに関する表現 ・ストレス対処法 ・喪失，変化 ・薬物，アルコールへの依存度 ・影響する因子（治療，処置など）	・現在，排便のほかに訴えはない． ・ストレス対処法はとくにない．趣味はなく，家でテレビを観たりして過ごす． ・以前，リストカットしたことがある． ・長女が婚を看病することにより，患者の家事の負担が増した． ・婚の死去に関してとくに訴えはない． ・飲酒，喫煙はない．薬	・自傷行為の危険性はないか．	現在，希死念慮，不安，焦燥感もなく自傷行為の危険性は低いと考える．しかし，気分の落ち込みがあり，以前リストカットしたこともあり，患者の言動には十分注意する． 　ストレスへの対処法をもたず，コーピング能力も低いと考えられる．ストレスとならないように刺激の少ない環境調整を行う．

パターン	必要な情報項目	患者情報	アセスメントの視点	アセスメント
		物への依存傾向はない（入院後は下剤の要求あり）． ・視力の低下（20年前に白内障手術．現在，結膜炎で点眼，視力は右0.7，左0.5） ・歩行などの運動時に膝関節痛や下肢に軽度のしびれがある．		
価値-信念	・信仰の有無 ・家族のしきたり ・患者の信じるルール ・生活上の価値	患者・家族ともとくに信仰する宗教はない．	・価値観に影響を及ぼすことがあるか．	高齢であり，長年生きてきたなかで，自分なりの価値，信念をもっていると考えられるが，現在，治療に影響を及ぼす言動はない．患者の言動を観察していく．

看護診断リスト

看護診断名	パターン	診断・優先の根拠
#1 うつ状態による劣等感や自己否定的な発言，病状を受けとめていないことに関連した自己尊重慢性的低下	自己知覚-自己概念	うつ状態による気分の落ち込みがあり，劣等感，自己否定的な発言がある．このままの状態が続けば，さらに自己尊重が低下し，引きこもりがちとなり，再度，食欲低下，睡眠障害，疲労感，便秘などの身体症状を引き起こす． また，うつ病に対する理解が不十分なため，休息をとることや意欲がないことに罪悪感をいだいている．思うように活動できなければ，さらに自己尊重が低下する． したがって，患者の訴えを傾聴し，共感的態度で接し，うつ病に対する理解が得られるように援助する．できる範囲の気分転換活動（レクリエーションなど）を取り入れ，さらなる自己尊重の低下を防ぐことを，**最優先**とする．

看 護 計 画

看護診断	目標とする患者の状態
#1　うつ状態による劣等感や自己否定的な発言，病状を受けとめていないことに関連した自己尊重慢性的低下	●話をしているときやレクリエーション時に笑顔がみられ，楽しめたとの発言がある． ●排便以外の話を自ら進んでできる．

対　策	根拠および留意点
DP (1)自己尊重低下の状態についてアセスメントする． 　①自己のとらえ方 　　・自己卑下，自己嫌悪など自己を否定する発言の有無と程度（入院生活に対する罪悪感など） 　　・自己像に対する主観的満足度 　　・希死念慮の有無と程度 　②うつ状態 　　・機嫌の良否，活気の有無（表情，言動），日内変動 　　・身体愁訴（全身倦怠感，頭痛，肩こり，眼の疲れ，背部痛，腰痛，腹痛，下痢，便秘，動悸，息苦しさなど） 　　・身体リズムの変調（入眠困難，中途覚醒，浅眠，早朝覚醒などの睡眠障害，食欲低下，体重減少） (2)病識についてアセスメントする． 　①患者・家族のうつ病に対する認識，理解状況 　②患者・家族の抗うつ薬，抗不安薬など使用薬物に対する認識，理解 (3)生活に及ぼす影響についてアセスメントする． 　①ADL：食事，排泄，保清，活動状況 　②活動，関心の状況 　　・対人関係，周囲への関心の程度（家族，看護師，ほかの患者との会話状況） 　　・活動に対する意欲の程度（レクリエーションに対する思いなど） 　　・日中の過ごし方	▶うつ病の重症化に伴い，マイナス思考となり自己尊重の低下が強くなる． ▶自殺のリスクファクターとして，高齢者，リストカットの既往，近親者の死などの重要な人間関係（サポート体制）の欠損などがあるため，十分注意する． ▶うつ状態では不安，焦燥感，自信喪失，自責感や希死念慮より憂うつな気分となる．うつが強い場合は笑顔が全くみられない． ▶身体症状は，うつ状態が悪化するなかでしだいに程度や症状が増大し，部分的症状から全体的症状へと発展していく． ▶うつ病では入眠困難などの睡眠障害が出現することが多い．大脳皮質全体の緊張により生じる．睡眠障害により食欲低下，食事摂取量の減少，便秘にもつながる． ▶患者は排便への固執があり，排便状態の観察はとくに重要である． ▶患者が治療を継続するためには，患者・家族が疾患，薬物療法に対する正しい知識をもつことが必要となる． ▶日常生活はうつ状態からだけでなく，薬物療法による副作用からも影響を受ける． ▶うつ状態では疲労感，自信喪失，集中力や思考力の低下などにより活動，周囲への関心が低下する．

対　策	根拠および留意点
(4)治療の効果，反応についてアセスメントする． 　①使用薬物の効果，副作用の有無と程度 　②休息 　③レクリエーション	▶抗うつ薬によって，睡眠障害，食欲不振などのうつ状態が改善されることが多い．しかし，抑うつ感の改善は比較的遅い． ▶抗うつ薬の副作用には，抗コリン作用による口渇，便秘，排尿困難，眠気，ふらつき，起立性低血圧，心電図異常などがある．
TP (1)**うつ症状を悪化させないようなかかわり** 　①患者の思い，訴えを傾聴，共感し，否定的判断的態度をとらない．	▶患者がつらく困っていることを十分に聴くことにより，患者の不安を軽減し，患者との信頼関係を構築する基盤ともなる．さらに，解決すべき問題を患者と共有できる．
②客観的事実を伝える(腹部の状態，腸蠕動など)． 　③環境の調整 　　・刺激のない落ち着いた環境を整える． 　　・危険物をベッド周辺に置かないようにする．ハサミなどの刃物，ベルトなどの紐類は説明して預かる．	▶患者が否定されたと思わないように，会話のなかで自然に伝える． ▶休息ができるように静かな環境を整える． ▶回復へのあせりが強い場合は，希死念慮が生じることがある．言動に常に注意し，危険物がないように環境を整える．
(2)**身体症状を悪化させないための援助** 　①便秘，腹部膨満感への援助 　　・腹部の聴診(午前，午後) 　　・排便の性状，量を観察する． 　　・腹部マッサージ，温罨法 　　・指示された緩下剤の確実な投与 　②疲労感，全身倦怠感を訴えるときは休息を促す．	▶患者は排便に固執しており，便秘，腹部膨満感によりうつ状態が悪化する．毎日排便がある場合でも，患者の訴えがある場合は，対応することが必要である．
(3)**自己尊重を高めるための援助** 　①気分転換活動への援助 　　・一緒に散歩する，テレビを観る． 　　・興味・関心のある話題を提供し，会話をする．話をする時間は30分程度とし，適宜，疲労度をたずね，表情を確認しながら話す．疲労がある場合はすぐに止める．	▶うつ病患者は，几帳面で神経質な性格特性をもつ場合が多い．疲労感があっても無理をして体力を消耗し，うつ状態が悪化する．休息は治療であることを説明し，罪悪感をもたないように休息を促す． ▶気分転換をはかることにより，排便への固執が減少する． ▶うつ状態の場合，午前中は気分が悪く，午後では幾分よくなる(日内変動)ので，気分転換活動は患者の気分のよいとき(午後)を見はからって勧める．
・レクリエーションへの参加を促す．無理には勧めない． 　②リラクセーションをはかる． 　　・入浴，足浴 　　・音楽鑑賞 　③整容への支援	▶レクリエーション内容は，患者の興味・関心，楽しみとなるものとする． ▶身なりを整えることは自己尊重を高める．洗髪，

対　策	根拠および留意点
・入浴後の整髪を実施 ④できたことをさりげなくほめる． (4)指示の薬物療法の確実な施行 　①指示の薬物の種類，量，時間，服用方法について確認し，確実に施行する．	整髪は女性にとって，とくに重要である．援助の際は，患者の好む方法を確認して行う． ▶人間はほめられることで自己尊重が高まる．ただし，うつ状態で自己尊重が低い患者では，自分の思いを否定されたと受けとめる場合がある．したがって，入院時と比べた生活行動の変化を伝えるなど，さりげなくほめる． ▶抗うつ薬の効果が出現するのは，3〜4週間後である．しかし効果・反応は個人差がある．効果がない場合や副作用が強い場合は，ほかの薬物に変更される．したがって，指示された薬物を確実に服用することが重要となる．
EP (1)疾患を理解し，現在の状況を受けとめるための援助 　①できないことや休息に対する罪悪感，腹部膨満感に対するつらい思いを傾聴し，共感を示す． 　②疾患，服薬に対する説明(薬物の効果と発現時間，個人差) 　③休息を勧めながら，現状を肯定的に受けとめるように説明する．疲れやすかったり，頭や身体がうまく動かなかったりするのは，うつ状態からくるものであること，疾患を治していくうえで休息は重要であり，治療であることなどを伝える． 　④家族に対しても，患者が休息をとることに罪悪感をもたないように，休息の必要性，受容的・共感的態度が必要であることを説明する． (2)活動に対する説明 　①活動制限はないので，希望する活動を申し出るように伝える． 　②活動中に疲労感がある場合や気分が落ち込んでいる場合は，がまんしないで活動を中止するように伝える．	▶患者の認識を高めるには，まず，医療従事者が患者の苦痛を受けとめ，共感することが重要である． ▶中途覚醒の減少，食事量が増加傾向にあること，会話時間が長くなっていることなどより，抑うつ状態が改善していることを伝える． ▶うつ病はゆっくりであるが，必ず改善することを伝える． ▶家族の認識，理解に応じて説明する． ▶あせりが強い場合は活動量が増えることも考えられる．

回復期

神経症性障害患者の看護過程の展開

BASIS

患者：60歳，女性
患者の状況：疲労感，歩行困難を訴え，神経症性障害と診断．休息を目的に入院10日目．訴えは，やや減少している．

神経症性障害患者の理解に必要な情報

パターン	必要な情報項目	患者情報	アセスメントの視点	アセスメント
健康知覚-健康管理	・健康状態の認識（疾患の理解，入院の理由・目的） ・指示された治療，日常生活上の認識と実態 ・身体的管理能力 ・知的・情緒的準備状態	・7年前，姑の介護疲れで，「地面に足がくっつく感じ」「腰がギューと締まる」と訴える．自律神経失調症と診断され内服治療で改善する． ・3年前にペットの死を経験．隣に息子夫婦が転居し，育児の手伝いなどにより疲労が増強し，歩行困難が出現する．頭部MRI，腰部MRI，筋電図などの諸検査では異常がなく，神経症性障害と診断され入院する． ・今回，疲労感と歩行困難の訴えが持続し，患者・家族の希望で休息を目的に入院した． ・患者は「神経の病気であり，ストレスをためすぎて病気になった．今回の入院でゆっくり休む」と発言する． ・内服薬は入院前より指示どおりに服用している．	・疾患，治療に対する理解・受容はされているか． ・治療を継続するうえで支障をきたす要因はないか． ・向精神薬による副作用はないか．	疲労感，歩行困難を訴えているが，MRIなどの諸検査や実際の歩行状態より，器質的な原因ではなく失行と考えられる．なんらかのストレスや疲労に対処できず，身体症状に変化（転換）した状態であり，ヒステリー症状と考えられる．このまま進展すると，知覚障害や下痢，嘔吐，尿閉などの自律神経症状に転換されることもある． 　患者にとって，疲労感，歩行困難は苦痛である．また「神経の病気」という発言は，自律神経障害と精神障害のどちらを指しているのか不明であるが，ストレスの蓄積が疾患の原因という認識はある． 　したがって，心的葛藤と身体症状との関係を認識できるように援助し，苦痛軽減をはかることが重要である．パターン"コーピング-ストレス耐

パターン	必要な情報項目	患者情報	アセスメントの視点	アセスメント
		・内服薬は，定型抗精神病薬スルピリド（ドグマチール）200mg/日，抗不安薬ブロマゼパム（レキソタン）5mg/日．不眠，不安・不穏時には，抗不安薬エチゾラム（デパス），ロラゼパム（ワイパックス），ジアゼパム（ホリゾン）の指示がある． ・入院後に薬が合わないとの訴えがあり，何度か変更した． ・「腰がぐらつく」と歩行困難を訴え，廊下の壁を伝い歩きする．歩行状態は安定しているが，小刻み歩行がみられる． ・理解力はある．「神経の病気」と認識している． ・不安の訴えがある（疾患が治るのか，薬が合っているのか，また1人で歩くことに対して）．		性"で展開する． 　服薬に関する不安や固執がある．これは抗不安薬の長年の服用や，薬物を変更しても身体症状が改善しないことによるものと考えられる．今後，症状の改善がみられないと不安がさらに増強し，拒薬する可能性がある．服薬状況を確認し，薬物に対する患者の不安を傾聴して服薬管理ができるように支援する． 　小刻み歩行はスルピリドやブロマゼパムの副作用であるパーキンソン症状と考えられる．さらにめまい，ふらつきに注意し，転倒しないように事故防止に努める．
栄養-代謝	・身長，体重，BMI ・食事摂取量 ・皮膚の状態 ・歯，口腔粘膜，消化・吸収機能，嚥下状態 ・栄養状態データ	・身長154cm，体重69kg，BMI 29.1，体重の変動はない． ・入院前は食事を患者がつくり，規則正しく摂取していた． ・入院後も食欲はあり，普通食を全量摂取する．間食なし ・高血圧で食生活に注意していた．現在の血圧は132/80mmHg．濃い味を好む．	・不安，転換症状による栄養状態の低下，水分・電解質の異常はないか．	食事は全量摂取しており，食生活にとくに問題はない． 　BMIは29.1と肥満1度であるが，とくに検査データにおいて栄養・代謝状態における問題はない．今後，不安の増強や不眠などの症状出現により，食事摂取状況の変化が予測される．したがって，食事摂取状況の観察と栄養状態データの把握に努

パターン	必要な情報項目	患者情報	アセスメントの視点	アセスメント
		・水分は緑茶を1,000mL/日摂取 ・皮膚の乾燥なし ・嚥下障害，口唇の乾燥はみられない． ・TP 6.8g/dL，Alb 4.0g/dL，Hb 13.6g/dL，WBC 5,650/μL，RBC 465万/μL，Na 146 mEq/dL，K 3.6 mEq/L		める． 　高血圧の既往があるが，これは肥満，ストレス，食生活などの影響と考えられる．現在血圧に問題はない．ひきつづき不安症状とともに観察していく．
排泄	・排尿状態 ・排便状態 ・発汗，尿量 ・腎機能検査データ ・影響要因（運動，使用薬物など）	・排尿7回/日，尿量普通 ・入院前から便秘傾向であるが，入院後，いまのところ毎日排便がある． ・便通のための対策として「カボチャ，ヒジキをよく食べる」 ・発汗はあまりない． ・BUN 11.6mg/dL，Cr 0.64 mg/dL ・内服薬：定型抗精神病薬スルピリド，抗不安薬ブロマゼパム．不眠，不安・不穏時には，抗不安薬エチゾラム，ロラゼパム，ジアゼパムの指示がある．	・向精神薬の副作用による排尿障害はないか． ・尿失禁はないか． ・向精神薬の副作用による便秘はないか．	現在排尿状態に問題はない．しかし定型抗精神病薬，抗不安薬を長期間使用しており，今後患者の状態に適した薬物の変更が考えられる．定型抗精神病薬，抗不安薬の抗コリン作用に関連した腸蠕動の抑制による便秘や腎機能障害などの副作用も考えられる．薬物の服用状態に応じて観察する． 　便秘傾向であるが，自らの解消法をもっており，排便状態に問題はない．しかし現在の食事は病院食であるため，排便状態に注意する．
活動-運動	・ADLの状態 ・日常生活に必要な体力 ・身体機能障害 ・レクリエーション，余暇活動 ・家事維持管理 ・呼吸器系	・入院前は食事，入浴，更衣，整容動作，排泄行動などのADLは自立していた． ・入院後は，疲労感と「腰がぐらつく」と歩行困難を訴え，廊下の壁を伝い歩きする．歩行状態は安定しているが，小刻み歩行がみられる．ADLは支援が必	・疲労感，歩行困難がADLに及ぼす影響はないか． ・呼吸器系，循環器系への影響はないか．	疲労感，歩行困難を訴え，ADLに支援が必要な状態である． 　訴えは，ストレスや疲労に対処できず，身体症状に変化（転換）した状態であり，ヒステリー症状と考えられる．身体機能障害はないが，患者にとっては苦痛であり，ADLに支障をきたしている．

パターン	必要な情報項目	患者情報	アセスメントの視点	アセスメント
	・循環器系	要な状態である． ・趣味はとくにない．犬をペットとしてかわいがっていたが，3年前に死んだあとは飼っていない． ・入院前は家事を行い，隣に住む孫の世話もしていた．7年前までは寝たきりの姑の介護を1人で行っていた． ・R 18回/分（正常），P 78回/分（整脈），BP 132/70mmHg ・以前，高血圧と指摘され，降圧薬を服用していたが，現在は服薬中止，血圧の経過観察中		したがって，不足するADLへの援助を行うが，援助に際しては，退院後のADLが困難にならないように注意する．また，患者の訴えを否定することは症状の悪化，ADLの低下をまねくおそれがある．さらに，今回の入院は休息目的であるため，これまでの日常生活の精神的負担に受容的態度で接し，共感し，活動と休息のバランスをとりながらかかわっていく． 　呼吸状態にはとくに問題はない．しかし抗精神病薬，抗不安薬の副作用として，呼吸抑制などの出現も考えられるので観察を行う． 　高血圧の既往があるが，現在，血圧は安定している．降圧薬の服用中止により血圧が上昇する危険性もあるので，経過を観察する．
睡眠-休息	・睡眠時間 ・睡眠のリズム，眠りの深さ ・睡眠障害（入眠困難，中途覚醒） ・睡眠を妨げる要因 ・睡眠を促す手段	・入院前から不眠を訴えている．8時間/日以上の睡眠を望んでいる． ・病室は6人部屋であり，他患者の状態，いびきなどが気になり，眠れないと抗不安薬（エチゾラム）を服用する． ・個室に移り，不眠の訴えは減少する．睡眠状態は日によって異なる．	・不安による睡眠障害はないか．休息はとれているか．	入院前から不眠の訴えがある．これは神経症性障害による症状の1つとも考えられる．現在は抗不安薬の服用や環境調整により，精神的にもリラックスできていることで不眠の訴えは軽減している．しかし，今後も向精神薬の副作用やストレスの増強などにより睡眠障害の出現が考えられる． 　したがって，適切な睡眠薬の服用やリラックス

13 精神疾患

パターン	必要な情報項目	患者情報	アセスメントの視点	アセスメント
				できる環境の提供，精神状態への配慮などを行い，十分な睡眠の確保に努めるとともに，睡眠状態について観察する．
認知-知覚	・意識状態 ・感覚，知覚 ・疾患，検査，治療に対する自覚，知識 ・治療への期待 ・その他の関連情報	・見当識，理解力はある． ・反射，視覚，聴覚その他の感覚障害はない． ・疼痛はない． ・「神経の病気」であり，ストレスが原因であると理解している． ・「早く歩けるようになりたい」「自分に合う薬を見つけて治して帰りたい」 ・歩行状態は安定しているが，歩行困難の訴えがある（諸検査で異常所見はない）．	・感覚，知覚や認識状態に影響はないか．	歩行状態は安定しているが，歩行困難の訴えがある．器質的な障害はみとめられず，身体症状に変化（転換）した状態であり，ヒステリー症状と考えられる． 自覚症状であるため，他者からの否定的な発言は症状の悪化をまねく．したがって，患者が自己の身体をどのように認識しているかを観察し，その認識に合わせながら共感的な態度で接する．
自己知覚-自己概念	・自分についての患者の表現 ・外見，表情，服装，言動などの生活行動 ・感情，知覚・認識，注意・判断力 ・治療薬	・明るく前向きな性格であり，主婦としての自覚が強く，責任感が強い（患者の言）． ・主婦，嫁，母，祖母としてこれまでがんばってきたことを話す． ・「主人はお義母さんを放っておけと言ったけれど，嫁としてできなかった」 ・「疲れた」「腰がぐらつく」．何も聞かなくても「歩けないから」と言うが，入院当初より歩行困難の訴えが減少している．移動時に付き添うと肩につかまることもなく歩き，廊下の手すりにつかまる程	・自己の見方に対する変化はあるか．	歩行困難，疲労感の訴えがある．この状態，苦痛により，日常生活に支障をきたしていると自覚しており，これまでの苦労やつらさを誰かに理解してほしいという思いが強いと思われる． また，主婦，嫁，母，祖母としてがんばってきた自分を認めているが，症状の悪化，入院により家事などが行えなくなり，自信を喪失し患者自身についての感じ方，見方に否定的な変化をきたしていると考えられる． しかし，入院直後に比べ，ストレスや疲労状態についての表出が多くな

回復期 ● 神経症性障害

パターン	必要な情報項目	患者情報	アセスメントの視点	アセスメント
		度のときもある. ・表情は日によって異なる. ・内服薬：定型抗精神病薬スルピリド，抗不安薬ブロマゼパム．不眠，不安・不穏時には，抗不安薬エチゾラム，ロラゼパム，ジアゼパムの指示がある.		り，歩行困難の訴えも減少傾向にある. 　患者が自分の感情，考え方，見方を表出できるようにかかわる.
役割-関係	・家族，同居者，家族関係の変化 ・役割 ・支援者，キーパーソン ・対人関係	・夫(62歳)は健康で会社員である．子ども2人は独立し，夫婦と姑との3人暮らしである．家事と姑の介護をすべて患者が行っていた. ・3年前に息子夫婦が隣に転居．嫁も働いているので孫(2歳)の保育園の送り迎えなどの世話をしていた. ・姑は現在入院中である．姑と夫との仲はよくなく，夫は病院にも面会に行かない. ・患者の入院により，夫は家事を行っている．2，3回/週，面会に来る. ・キーパーソンは夫である. ・気分のよいときは，看護師やほかの患者と会話をする.	・家族関係や役割の変化などによる家族の危機はないか. ・対人関係，コミュニケーションに支障はないか.	入院前は夫の協力もなく，姑と夫とのあいだに挟まれ，家族関係はストレスの多い，居心地の悪いものであったと思われる. 　今回の入院で夫は面会にもたびたび訪れ，いちばんの支援者になっていると考える. 　今後も夫や息子夫婦と話す機会をもち，不安や疑問がないかなどを確認し，必要に応じて医師を含めた対応をする.
性-生殖	・配偶者(パートナー)，子ども ・性的問題についての表現	・夫，子ども2人あり ・50歳で閉経 ・とくに性的言動はない.	・性，生殖の問題はないか.	性的な言動はみられず，性的問題はないと思われる.

パターン	必要な情報項目	患者情報	アセスメントの視点	アセスメント
コーピング-ストレス耐性	・ストレスに関する表現 ・ストレス対処法 ・喪失,変化 ・薬物,アルコールへの依存度 ・影響する因子(治療,処置など)	・歩けないことにストレスを感じている. ・「子育ても主人とお義母さんに挟まれてすごく苦労した」 ・「この病気になってから食事も手抜きになっていた.手間をかけてつくれないのもストレス」 ・「身体がこんなだから精神的にも休めないの」 ・ストレスへの対処法はとくにない.趣味もとくにない.以前は犬を飼っていた.犬といると癒されることがあったが,3年前に死んだので,その後は飼う気がしないと話す. ・飲酒,喫煙はしない.薬物への依存傾向はない.	・ストレスが十分表出されているか. ・ストレスの原因や対処できないことを自覚しているか.	歩けないことや身体症状の出現のため,役割遂行ができないことによるストレスの表出がある.しかし,心的葛藤が歩行困難の訴えという身体症状に変化(転換)している自覚はない. 　患者は真面目で,いやなことであっても口にせずがまんして行ってきている.さまざまな疲労とともにストレスが蓄積していったのではないか.ストレスへの対処法をもたず,ストレス耐性の限界を超え,今回の発症に至ったと考えられる. 　入院により日常のストレスから解放され,症状も改善傾向にあるが,退院後の生活ではストレスに対処できず,症状が再燃する危険性がある. 　したがって患者を受け入れ,とくに身体症状には注目しない支援的な関係を築き,退院後のストレス対処について,患者とともに考え見出していけるようにかかわる.また家族にも協力を求める. # 心的葛藤と身体症状との関係を認識していないこと,疲労によるストレス耐性の低下,ストレス対処法の欠如に関連した非効果的コーピング
価値-信念	・信仰の有無 ・家族のしき	・患者・家族に信仰する宗教はとくにない.	・価値観に影響を及ぼす	患者は自分の生活の価値を,主婦として家事か

回復期・神経症性障害

パターン	必要な情報項目	患者情報	アセスメントの視点	アセスメント
	たり ・患者の信じるルール ・生活上の価値	・患者の信じるルールはなく，主婦としての役割に価値を見出していた． ・家族のしきたりはとくにない．	ことがあるか．	ら介護，孫の世話まで完璧に果たすことにあると考え実行してきた．しかし，今回の発症が価値観に影響を及ぼすことが考えられる．様子を観察し，患者がその変化を受容できるように支援していく．

看護診断リスト

看護診断名	パターン	診断・優先の根拠
#1　心的葛藤と身体症状との関係を認識していないこと，疲労によるストレス耐性の低下，ストレス対処法の欠如に関連した非効果的コーピング	コーピング-ストレス耐性	現在は入院により日常のストレスから解放され，症状も改善傾向にある．しかし，心的葛藤が歩行困難の訴えという身体症状に変化(転換)しているという自覚はない． 　退院後の生活では，またストレスに対処できず，症状が再燃する危険性があるため，**最優先**とする．

看護計画

看護診断	目標とする患者の状態
#1　心的葛藤と身体症状との関係を認識していないこと，疲労によるストレス耐性の低下，ストレス対処法の欠如に関連した非効果的コーピング	●歩行困難の訴えが軽減する． ●現在行っているADLが維持・拡大できる． ●「よく眠れた」という発言がある． ●言葉による感情の表出がある． ●「リラックスできている」という発言がある．

対　策	根拠および留意点
DP (1)心的葛藤と身体症状の関係についてアセスメントする． 　①心的葛藤の訴え 　　・日常生活のストレス 　　・薬物療法，疾患，家庭生活，歩行困難に対する不安 　　・表情 　②身体症状	▶患者を受け入れ，不安の内容を傾聴する． ▶歩行困難，入院による日常生活のストレスが，心的葛藤をさらに増大する．精神的に刺激の少ない環境を整えるためにも，日常生活のストレスを把握する．

対　策	根拠および留意点
・歩行困難の訴えと歩行状態：歩行の安定性，ふらつきの有無と程度，小刻み歩行の有無と程度 ・疲労，全身倦怠感の有無と程度 ・睡眠状態：睡眠に対する訴え，寝つき，中途覚醒，浅眠，早朝覚醒 ・食欲と食事摂取量，体重の変化 ③心的葛藤と身体症状との関係についての患者の認識 ④検査所見 　・運動機能に関する検査所見：MRI（頭部，腰部），筋電図，血液検査所見 (2)疲労への対処状況をアセスメントする． 　①日中の過ごし方 　②休息のとり方 　③食事，排泄，保清などのADLの状況 (3)ストレス対処法についてアセスメントする． 　①対人関係，周囲への関心の程度（家族，看護師，ほかの患者との会話状況） 　②気分転換活動に対する意欲の程度（レクリエーションに対する思いなど） (4)治療の効果，反応についてアセスメントする． 　①服薬状況（拒薬の有無，程度） 　②使用薬物の効果，副作用の有無と程度 　③休息 　④気分転換活動，レクリエーション (5)家族の認識・反応についてアセスメントする． **TP** (1)**身体症状を悪化させないような関与** 　①患者の思い，訴えを傾聴，共感し，否定的・判断的態度をとらない． 　　・不安の原因について一緒に考え，患者の気持ちが整理できるように努める． 　　・話を聴く場合は，あまり長時間にならないようにする． 　②患者ができていることに目を向ける．	▶歩行状態について，患者の訴えと客観的な観察の相違を明確にする． ▶薬物の使用，時間，場所，睡眠状況，疲労度，観察者の存在の有無による相違，患者の情動の変化がないかアセスメントする． ▶身体症状の出現，悪化には心的葛藤があることが多い．心的葛藤は，対処できない，満たされていないニーズともいえる．身体症状は心的葛藤の1つの表現と考えられる． ▶歩行困難の背後に身体生理的な異常がないか，常に確認する． ▶退院後の生活について支援を検討するうえで，現在の疲労状態とその対応状況を把握することが基盤となる． ▶退院後のストレス対処法を検討するうえで，いままでのストレスへの対処法について把握する． ▶抗不安薬の使用により心身の休息が得られ，レクリエーションへの参加につながることが多い． ▶副作用としてパーキンソン症状（小刻み歩行など）が出現することがある． ▶心的葛藤と身体症状との関係について，家族に十分な理解を得ることが必要である．そのためにも，疾患，症状に対する家族の認識や反応を把握する． ▶患者を受け入れ，とくに歩行困難の訴え，歩行状態には注目しない支援的な関係を築くことが重要である． ▶医療従事者に受け入れられないことで，傷つき体験をいだきやすく，不安や抑うつ状態となることがある． ▶訴えを繰り返し話すことで，症状が悪化することもある．また疲労感を感じる． ▶患者の訴えは揺れ動き，看護師の心理に影響を与えることがある．看護師自身の心の安定をはかる．

対　策	根拠および留意点
③歩行困難の訴えに対する援助を行う． 　・移動時，歩行困難の訴えが強く，ふらつきが強い場合はそばに付き添う． (2)疲労感への対処法の支援 　①不眠，疲労感への対処法について一緒に考える． 　　・活動と休息のバランスを考えた生活リズムにする． 　②休息への支援 　　・環境の調整(室温，騒音，ベッド周囲の整備) 　　・疲労感，全身倦怠感がある場合は休息を促す． 　　・睡眠状態が不良の場合は，適度な昼寝をとるように促す． (3)ストレス対処法の支援 　①感情の表出を促す． 　　・静かな環境で，看護師はゆっくりとかかわる． 　②気分転換活動への援助 　　・一緒に散歩をしたり，テレビを見る． 　　・興味・関心のある話題を提供し，会話をする． 　　・レクリエーションへの参加を促す． 　③リラクセーションをはかる． 　　・入浴 　　・音楽鑑賞 　④ADL拡大への支援 　　・入浴，洗髪，整容動作，洗濯など 　　・できていることを，さりげなくほめる． (4)指示された薬物療法の確実な施行 　①指示された薬物の種類，量，時間，方法について確認し，確実に施行する． **EP** (1)感情が引き起こす生理的反応について説明する． 　①心臓の鼓動が速くなる，手に汗をかく，筋肉が緊張するなど (2)激しい心的葛藤と身体症状との関連性につい	▶身体生理的な異常がない場合でも，患者にとっては歩行困難であり，つらい状態である．また，薬物療法の副作用や睡眠不足などでふらつきが生じ，歩行に問題が生じる場合もある． ▶余裕のなさは症状によるものでもあり，また，疲労感やコーピング能力の低下にもつながる．できるだけ休息をとり，疲労を感じないようにする． ▶感情の表出は，患者が自己の感情を認識し，管理する第一歩となる． ▶患者が不安，否定的または不快な感情を表出できるようにする． ▶負担にならないようにする．無理には勧めない． ▶患者の好みを考慮し，リラックスできる方法を検討する．家族からも情報を得る． ▶現実的なADLの拡大は，病人役割行動の減少につながり，退院後の生活に向けたリハビリテーションともなる． ▶不安や不眠が強い場合は，抗不安薬を使用するが，長期間の使用により薬物への依存，副作用の出現の危険性がある． ▶生理的反応の確認により，自分の感情を自覚する．感情の自覚により，感情を直接表出でき，歩行困難などの身体症状による感情表現が減少する． ▶患者が心的葛藤と身体症状との関連を考えられる

対　策	根拠および留意点
て説明し，患者と話しあう． ①心理的防衛反応として身体症状が出現することがあることを説明する． (3)服薬指導 ①服薬による不安，固執に的を絞って説明する． (4)退院後のストレス対処法について説明 ①休息 ②感情の表出，ニーズの充足を求める適切な方法を説明し，患者とともに考える(リラクセーション法，自己表現法など)． (5)家族指導 ①疾患，治療について ・激しい心的葛藤と身体症状との関連性，心理的防衛反応としての身体症状 ②身体症状に注目しない支援的なかかわり方 ③日常のストレッサーの減少 ・不眠，疲労感がある場合の休息の促し ・家事，介護に対する夫，息子夫婦の協力	ように促す． ▶薬物に対する患者の不安を解消できるように説明する． ▶退院後の生活では，主婦としての家事，介護などにより疲労，ストレスの増大が予測される．今後，ストレス軽減への対処法を身につけていく． ▶症状コントロールには，疾患，治療に対する家族の正しい理解が必要となる． ▶身体症状の訴えの奥にある心理的苦痛を理解するような対応について説明する． ▶完璧な主婦でありたいと思い，それが実施できない場合にストレスになると考えられる． ▶キーパーソンである夫の理解，協力はとくに重要である．

ターミナル期

アルツハイマー病患者の看護過程の展開

BASIS

患者：86歳，女性
患者の状況：10年前にアルツハイマー病と診断され，徐々に重症化して長期臥床状態となり，現在は老人介護施設入居中

アルツハイマー病患者の理解に必要な情報

パターン	必要な情報項目	患者情報	アセスメントの視点	アセスメント
健康知覚-健康管理	・認知症の程度，危険認知力 ・既往歴 ・身体的管理能力 ・家族の反応，希望	・15年前，夫の死後，うつ傾向となる．10年前より記憶障害，見当識障害が顕著になり家事ができなくなる．さらに転倒も頻回となり，尿失禁もみられるようになり受診し，アルツハイマー病と診断 ・2，3年前までは，「生きているのも容易なことではない」「孫に会いたい，どこにいるのか」「家に帰りたい」など，ときおり思い出したように話すことがあった． ・改訂長谷川式簡易知能評価スケール（HDS-R）10/30点．頭部MRI検査，SPECTの結果などからアルツハイマー病と診断される． ・同居の次男夫婦は仕事をもち，介護困難のため，老人介護施設に入居する． ・高血圧の既往があるが，降圧薬は記憶障害，見	・急性増悪の危険性はないか． ・疾患に対する家族の認識はどうか．	意思の疎通困難，傾眠状態，嚥下障害が出現している．これは脳萎縮が徐々に進行し，高度の認知機能低下によるものと思われる．この状態は，生命維持能力が低下した段階で，他者のケアを受けなければ生命維持に支障があるターミナル期といえる． 　免疫機能の低下をもとに感染症を併発する危険性がある．現在，発熱はないが，嚥下障害があるため誤嚥性肺炎を起こす危険性が高い．意思の疎通が困難であり，不快，苦痛を訴えることができない．したがって身体面の変化を注意深く観察して健康を管理する必要がある． 　家族は医師の説明でターミナル期であることを理解している．しかし今後の経過，状態の変化に不安を感じている様子がみられる．家族に今後予

パターン	必要な情報項目	患者情報	アセスメントの視点	アセスメント
		・当識障害が出現したため現在服用していない． ・入居後は落ち着きがなく昼夜逆転し，ほかの入居者とのトラブルがあるが徐々に落ち着く．ADLのほとんどを一部介助で行う． ・入居後7年経過．この1年はほとんど臥床しがちで傾眠状態となり，意思の疎通がはかれなくなる．ADLは全面介助が必要となり，嚥下障害も出現している． ・家族は医師からターミナル期にあること，誤嚥性肺炎や尿路感染を併発する危険性があることを説明されている． ・発熱なし ・家族は，長年入居している介護施設での看取りを希望していた．しかし，医師の説明後，不安そうな表情で「今後どうなるのかしら」とつぶやく．		測される状態の変化について十分に説明し，家族の希望を確認する．
栄養-代謝	・身長，体重，BMI ・食事内容，食事摂取量 ・歯，口腔粘膜，消化・吸収機能，嚥下状態 ・栄養状態データ	・身長153cm，体重42kg（6か月前に測定．臥床状態になり測定していないが，全体的に小さくなっている），BMI 17.9 ・嚥下障害時の特別食（1,800kcal/日） ・経口的に食事摂取（全面介助），摂取量は約2/3 ・水分は800mL/日（水，ソーダ水，緑茶）摂取	・栄養状態はどうか．	検査データでは栄養状態は低下傾向にある．現在はかろうじて経口摂取できているが，嚥下困難もあり，近いうちには経口摂取困難，栄養状態の低下が予測される． 　食事の経口摂取は，栄養補給だけでなく，感覚を刺激し，生きる実感を得るうえで重要である．また家族も自然な経口摂取を希望している．誤嚥

ターミナル期●アルツハイマー病

パターン	必要な情報項目	患者情報	アセスメントの視点	アセスメント
		・仙骨部にNPUAPの深度による分類ではステージⅡ度の褥瘡(0.7～1 cm) ・失禁状態でおむつを使用，2～3回/日の下痢便 ・義歯なし，口腔内の異常なし．水分摂取時に嚥下障害がみられる． ・TP 5.3g/dL，Alb 2.4g/dL，Hb 13.6g/dL，WBC 5,880/μL，RBC 416万/μL ・褥瘡に対しては，微温湯，弱酸性石けん(ビオレu)で洗浄後，ジメチルイソプロピルアズレン(アズノール)軟膏を塗付したガーゼを貼付 ・経鼻経管栄養は，患者が苦痛様表情で抜去し，またその様子を見た家族の希望により実施していない．		を防止し，できるだけ経口摂取できるような援助を行う． 　仙骨部に褥瘡がある．これは臥床状態で傾眠がちであることや，栄養状態が不良であること，さらに失禁状態でおむつを使用していることが原因と考えられる． 　現在の褥瘡はステージⅡ度であるが，これ以上進行しないように，圧迫を除去し，皮下組織を保護し，タンパク質や栄養素が不足しないように援助する． # 脳萎縮の進行に伴う免疫機能の低下，嚥下障害の出現に関連した感染リスク状態
排泄	・排尿状態 ・排便状態 ・排便時の反応 ・発汗 ・電解質検査データ ・腎機能検査データ ・影響要因(運動，使用薬物など)	・尿量は約1,000mL/日 ・尿意・便意の訴えは全くみられない． ・失禁状態でおむつを使用，2～3回/日の下痢便 ・排便に際して表情，動作の変化は全くない． ・発汗は少ない． ・Na 145mEq/L，K 3.1 mEq/L ・BUN 13.9mg/dL，Cr 0.64mg/dL ・薬物は使用していない．	・排尿状態はどうか． ・排便状態はどうか． ・腎機能の低下はないか．	尿失禁状態であるが，尿量が保たれていること，腎機能検査データも基準値内であることから，認知症の進行による機能性尿失禁である．また加齢により，膀胱の収縮力低下，残尿量の増加により細菌尿が生じやすく，尿路感染を起こす危険性が高い．したがって陰部の保清に努める．パターン"栄養代謝"で展開する． 　便失禁は，加齢に伴う肛門括約筋の弛緩や認知

パターン	必要な情報項目	患者情報	アセスメントの視点	アセスメント
				力の低下により便意を訴えないこと，さらに下痢便によるものと考えられる．下痢の悪化により褥瘡も進行する．さらに脱水および電解質のアンバランスが生じる．現在，カリウムが軽度低下している．これは下痢によるものと考えられる．したがって，水分を補給し脱水予防に努めるとともに，肛門周囲，陰部の保清が必要である．
活動-運動	・ADLの状態 ・日常生活に必要な体力 ・身体機能障害 ・呼吸器系 ・循環器系	・長期臥床状態で，ほとんど終日閉眼，傾眠状態 ・食事の際は起坐位となり自力で摂取するが，ほかのADLは全面介助が必要である． ・5年前から筋力が低下し，四肢の拘縮，上肢の振戦が出現した．抗パーキンソン病薬を内服し，一時的に改善したが，嚥下障害が出現したため服薬を中止した． ・R 24回/分(リズム，深さ不規則)，P 82回/分(整脈)，BP 102/60 mmHg ・以前，高血圧を指摘され，降圧薬を服用していたが，現在は中止している．	・ADLに必要な現存能力はどの程度あるか． ・心地よい生活環境とするにはどのようなADLの援助が必要か． ・呼吸器系，循環器系の変調はないか．	長期臥床状態は，認知症の進行，重症化による．また，歩行しないことや脳萎縮による錐体外路症状として，筋固縮，四肢の拘縮，上肢の振戦が出現している．このままではさらに廃用症候群が進行する．したがってADLの援助の際は，患者にとって心地よい状態にするとともに，少しでも患者が四肢を動かすように工夫，配慮する．パターン"認知-知覚"で展開する． 　呼吸状態は不規則で，嚥下障害もあり，誤嚥性肺炎などを引き起こす危険性があるため，十分観察する． 　高血圧の既往があるが，脳萎縮の進行に伴う代謝，循環障害により血圧は低下傾向にある．バイタルサインを注意深く観察していく．

パターン	必要な情報項目	患者情報	アセスメントの視点	アセスメント
睡眠-休息	・睡眠状態	・傾眠状態でほとんど閉眼している．	・睡眠状態はどうか．	日中も浅眠状態であり昼夜の区別がなく，睡眠パターンが混乱している．これは脳萎縮に伴う代謝，循環障害によるものと考えられる．穏やかで有効な環境刺激により，日中の生活リズムを整える援助を行う．
認知-知覚	・意識状態 ・感覚，知覚 ・記憶，認知 ・その他の関連情報	・話しかけると，ときおり開眼する．また顔をしかめたり，身体を動かす様子がみられる． ・HDS-R 10/30点 ・70歳ころより難聴（右）がある． ・薬物は使用していない．	・意識レベルはどうか． ・感覚，知覚はどうか． ・記憶，認知はどうか．	呼びかけに対する反応より，意識レベルはⅡ-20（ジャパン・コーマ・スケール［JCS］）である．記憶，認知は長期にわたり回復不能な状態に低下しており，慢性混乱の状態といえる．難聴もあり，ときおり示す苦痛様表情は，意思の疎通がはかれない患者の苦痛や不快を訴えるサインと考えられる．したがってQOLを高め，混乱状態を改善するために苦痛の除去に努め，心地よい状態にするための援助を行う． ♯ 大脳皮質の進行性退化により意思の疎通がはかれないことに関連した慢性混乱
自己知覚-自己概念	・外見，表情，服装，言動などの生活行動 ・感情，知覚・認識，注意・判断力 ・治療薬	・長期臥床状態である． ・衣類の選択，更衣は全くできない． ・ADLは全面的な介助が必要である． ・ほとんど終日閉眼，傾眠状態であるが，呼びかけにときおり開眼し，意味不明な言葉を一言，二言発する．	・自分の存在に対する意識，思いはどうか．	意味不明の言葉を一言，二言発する程度で，脳萎縮が進行し認知力が低下しているなかで，自己の存在をどのように意識しているかは不明である．しかし，患者の発する言葉には，患者なりの意味があり，また自己の存在を訴えているのではない

パターン	必要な情報項目	患者情報	アセスメントの視点	アセスメント
		・現在，薬物は使用していない．		かと考えられる．患者がその人らしさを実感できるような，人間としての尊厳が保たれるような援助を行う．
役割-関係	・家族，同居者，家族関係の変化 ・経済状態 ・住まい，地域 ・支援者 ・対人関係	・夫は15年前に死去．子どもは息子２人で次男夫婦と３人暮らし．商店街に隣接した住宅街にある一戸建ての二世帯住宅で，食事などもすべて別にしていた． ・自宅は患者名義であり，夫の残した遺産と年金で経済的には不自由のない生活をしていた． ・次男夫婦の１人娘は結婚して米国で暮らす．嫁も働いており，孫が小さいころには面倒をみていた． ・長男夫婦は隣県で暮らす．子どもはいない．長男の嫁と患者との関係はよくないが，長男はよく面会に来る．しかし患者は，相手が誰かわかっていない様子である．意味不明な単語を一言，二言話すときもある． ・長男夫婦はいままで同居して面倒をみていた次男夫婦の意見に従う姿勢を示す．しかし遺産については臥床する患者の横で長男と次男が口論をする場面がみられる．	・家族関係や役割の変化などによる家族の危機はないか． ・家族の患者に対する思いはどうか． ・家族はどのようなターミナル期を望んでいるか．	施設入居前は同居の次男夫婦，とくに嫁の介護負担は大きかったが，現在は家族関係や役割の変化などの問題はとくにない． 経済的な問題はないが，遺産について長男と次男が対立している様子である．患者のターミナル期に家族が一致してかかわれるように支援する．
性-生殖	・配偶者（パ	・夫（15年前に死去），息	・性的異常言	現在，とくに性的異常

パターン	必要な情報項目	患者情報	アセスメントの視点	アセスメント
	ートナー)，子ども ・性的問題についての表現	子2人 ・介護施設に入居する前は「亡くなった夫に愛人がいた」など，事実と異なると思われる妄想的な発言がみられた．	動はないか．	言動はなく，問題はない．
コーピング-ストレス耐性	・ストレスに関する表現 ・喪失，変化 ・趣味 ・ストレス対処法 ・薬物，アルコールへの依存 ・家族のストレス	・15年前，夫の死後，うつ傾向となる．10年前にアルツハイマー病と診断されたが，2，3年前までは，「生きているのも容易なことではない」「孫に会いたい，どこにいるのか」「家に帰りたい」など，ときおり思い出したように話すことがあった． ・ほとんど終日閉眼，傾眠状態であるが，呼びかけにときおり開眼し，意味不明な言葉を一言，二言発する． ・趣味はとくにないが，犬をペットとしてかわいがっていた． ・夫が船員で家にいないことが多かったため，昔から患者のペースで暮らしていた．好きなときに食べ，眠る．買い物が大好きであった． ・介護施設入居2〜3年前より飲酒量，喫煙量が増えていた(タバコ1箱/日，ビール2〜3缶/2日)． ・「介護負担軽減のため，姑を施設に入居させた．最期までこの施設でみてほしいと思う．しかし長男夫婦や近所に住	・感情は表出されているか． ・家族のストレスはないか．	2，3年前までは，生きていることや気ままな生活ができなくなったことに対する反応がときおりみられていた．現在はほとんど発語もなく，ストレスについては不明だが，表情などから把握していく． 　家族，とくに同居する次男の嫁は，自分の役割に責任を感じ，患者が施設で最期を迎えることに対する葛藤，罪悪感があるのではないかと思われる．次男の嫁に対する心理的支援を行う．

パターン	必要な情報項目	患者情報	アセスメントの視点	アセスメント
		む親戚は，どう思っているのかしら」(次男の妻の言)		
価値-信念	・信仰の有無	・患者・家族が信仰する宗教はとくにない．	・ターミナル期をどのように生きたいと思っているか．	認知症が進行した現在，患者がターミナル期をどのように生きたいのか不明である．家族や看護師は，患者らしい生き方をくみとっていくことが重要になる．

看護診断リスト

看護診断名	パターン	診断・優先の根拠
#1 脳萎縮の進行に伴う免疫機能の低下，嚥下障害の出現に関連した感染リスク状態	栄養-代謝	免疫機能が低下し，嚥下障害も出現しているため，誤嚥性肺炎を起こす危険性が高い．生命維持機能が低下したターミナル期であり，アルツハイマー病の高齢者にとっては死に直結する．したがって，**優先順位1位**とする．
#2 大脳皮質の進行性退化により意思の疎通がはかれないことに関連した慢性混乱	認知-知覚	認知力は長期にわたって回復不能な状態まで低下し，慢性混乱の状態である．意思の疎通がはかれない患者の苦痛や不快を取り除き，心地よい状態にする援助が必要であるため，**優先順位2位**とする．

看護計画

看護診断	目標とする患者の状態
#1 脳萎縮の進行に伴う免疫機能の低下，嚥下障害の出現に関連した感染リスク状態	●食事摂取時に誤嚥しない． ●感染徴候が出現しない． ・発熱，咳，痰，喘鳴音 ・尿の混濁 ・検査データの悪化

対　策	根拠および留意点
DP (1)感染徴候についてアセスメントする． 　①臨床症状の有無と程度 　　・発熱，咳，痰，喘鳴 　　・尿混濁，尿量 　　・褥瘡の状態，程度 　②血液検査データ(WBCなど) (2)嚥下状態についてアセスメントする． 　①誤嚥の有無と程度 　②食事摂取内容，量，時間 　③食事摂取状態(表情，姿勢，拒食の有無 　　と程度) 　④口腔内の荒れの有無と程度 　⑤歯の状態 (3)失禁の状態(排泄状態，失禁の有無と程度)，患者の反応，失禁時のケア内容についてアセスメントする． (4)褥瘡(部位，程度，処置)についてアセスメントする． (5)感染症の危険性に対する家族の理解度をアセスメントする． **TP** (1)誤嚥防止への援助 　①食事前に口腔内の保清を行う． 　②むせにくい食事を少量ずつ提供する． 　　・半固形で水分が多く，むせにくい食事にする(間食はヨーグルト，プリン，アイスクリームなど)． 　　・液体は半固形の食品と混ぜ合わせるか，増粘剤を使用する． 　　・唾液が分泌されるようなにおいと味のある食品を選ぶ． 　　・適温(熱すぎず，冷たすぎない)にする． 　　・口の中に食物がある場合，嚥下されない場合，患者に苦痛様表情がみられた場合	▶介護施設入居中であり，血液検査などは頻回に行われない．また患者が自覚症状を訴えられないので，看護師は身体症状を注意深く観察することが重要である． ▶進行したアルツハイマー病患者では，免疫機能が低下しているため，誤嚥性肺炎，仙骨部褥瘡からの感染，失禁から尿路感染を発症する危険性が高い． ▶誤嚥する食物や飲み物について把握する．一般的に誤嚥することが多いのは，さらさらした液体，固形物である． ▶食事摂取時間，摂取時の体位・姿勢で嚥下状態は変化する． ▶口腔内が荒れ，口腔カンジダ症を起こしている場合や歯に異常がある場合は，噛むと痛み，嚥下が困難になり，誤嚥や拒食を起こす． ▶脳萎縮が進行した重度の場合は，排泄が認知できず失禁は避けられない．加齢とともに生理的にも病的にも膀胱機能は変化し，免疫機能の変化とあいまって細菌尿を生じ，尿路感染症を起こしやすい． ▶長期臥床状態では褥瘡が発生しやすい．褥瘡ができ，皮膚が損傷されれば細菌が侵入し，局所感染から全身感染となる． ▶感染症は死に直結する．家族の理解状況を把握することは，家族支援を行うために重要となる． ▶口腔内が乾燥している場合はとくに必要である． ▶咽頭筋による送り込みが容易な軟らかい食物を選ぶ． ▶さらさらした液体はむせることが多い． ▶口の中でバラバラにならず，1つにまとまる食品がよい場合もある． ▶熱すぎるものや冷たすぎるものは，窒息につながることがある． ▶咽頭の神経・筋肉系の障害で嚥下が障害されるこ

対　策	根拠および留意点
は，無理に飲み込ませない．何回かに分けてゆっくり咀しゃくや嚥下をするようにかかわる．口の中に食物が完全にないことを必ず確認してから，次の食物を提供する． ③食事時の患者の体位・姿勢と看護師の姿勢 　・患者は起坐位（ベッドを45°挙上，頭部は少し前方に傾け，枕で頭を支える） 　・看護師は患者の横に立つか座る． ④食事時の環境，食器の工夫 　・静かな明るい環境とする． 　・食器は落ち着いたはっきりした色とする． ⑤ゆっくりした食事時間の確保 　・ゆっくりと見守り，介助する． ⑥食事後の口腔内の保清 (2)尿路感染防止への援助 ①尿失禁に対して尿漏れ，かぶれの少ない高齢者用の長時間パッドを使用する． ②陰部の保清（パッド交換時には陰部を洗浄し乾燥） (3)褥瘡の悪化防止への援助 ①指示の褥瘡処置（弱酸性石けん，微温湯での洗浄とジメチルイソプロピルアズレン軟膏ガーゼの貼用）の確実な施行 (4)環境調整 ①個室にする． ②患者にかかわる家族，面会者，職員の手洗いの励行 **EP** (1)家族への説明 ①感染の要因，リスク ②感染に対する予防策 ③感染が起こった場合の治療とその決定 ④感染予防策の必要性について ⑤感染予防策（入室前の手洗い方法，必要に応じたマスク，手袋などの着用）	とがある． ▶口の中の食物がなくなるまで，数回，嚥下が必要な場合がある．咀しゃくや嚥下を忘れていることもあり，のどに触るなどの合図で嚥下を促す． ▶口の中，のどの奥に大量の食物をためて，窒息する場合がある． ▶嚥下しやすい体位，姿勢とする． ▶患者が食事に集中しやすいように，看護師は患者の身体の位置に配慮する． ▶食事，嚥下に集中できるような環境を整える． ▶高齢や認知症の進行により，視覚が低下し，色や影のコントラストがわかりにくくなる． ▶尿を十分吸収するパッドを使用することで，患者の不快感が減少する． ▶免疫機能が低下しているため，易感染状態である．患者周囲からの感染防止を徹底する． ▶患者の現在の身体状態は，とくに感染症のリスクが高く，発症は死に直結することを理解してもらう． ▶かぜなどで体調不良の際には，患者の援助にはかかわらない．

看護診断	目標とする患者の状態
#2　大脳皮質の進行性退化により意思の疎通がはかれないことに関連した慢性混乱	●苦痛様表情が減少する． ●落ち着きのない体動が減少する． ●落ち着いて夜間を過ごす（昼夜逆転しない）．

対　策	根拠および留意点
DP (1) 非言語的な苦痛様表情，反応についてアセスメントする． 　①苦痛様表情の有無と程度 　②落ち着きのなさ，不穏状態の有無と程度 　③体動の有無と程度 (2) 接触に対する言語的，非言語的反応についてアセスメントする． 　①いつ，どのような場面で，誰の，どのようなかかわりに，どのような表情や反応を示すのか． (3) 生活リズムについてアセスメントする． 　①夜間の睡眠状態 　②日中と夜間の状態や反応の相違 (4) 意思の疎通がはかれないことに対する家族の反応についてアセスメントする． **TP** (1) 心地よい環境の提供 　①日中はときおり落ち着いた音楽を流す（更衣，褥瘡処置など患者にとって体動のある不快なケア時，不穏言動がみられたときなど）． 　②穏やかで有効な環境刺激 　　・室内の人数は患者を含めて3人以内とする． 　　・室内環境の整備：鏡や人物を描いた絵画などを置かない． (2) 心地よい日常生活への援助 　①保清時，更衣などの際に四肢の屈伸運動，マッサージ，足浴を実施 　②排泄の援助 　③食事，更衣の援助 (3) 看護師の積極的刺激 　①微笑などの肯定的表現と穏やかな声によるかかわり 　②くつろいだ柔軟な話し方，対応（無理強い	▶脳萎縮が進行し重症化したターミナル期では，言語による意思の疎通が困難であり，痛みや苦痛を的確に把握できない．しかし，十分な観察により，それなりに一貫した非言語的な表現がみられる． ▶ターミナル期でも，積極的な接触や外的環境の刺激に反応する能力が残存する． ▶混乱状態は睡眠の変化として現れる．日中，穏やかな環境刺激により生活リズムが整う場合がある． ▶静かな音楽は，患者の緊張を和らげ気分を安定させる．さらに援助に行き詰まりを感じる看護師にとっても安らぎが得られる．とくに患者が発病前に好んでいた音楽はよい刺激となる． ▶脳萎縮の進行により外部刺激の理解が困難となり，混乱がひどくなる． ▶基本的な健康ニーズを確実に維持することは，患者の心地よさにつながる． ▶拘縮予防のためにも運動やマッサージを行う． ▶意思の疎通がはかれない脳萎縮が進行した患者でも，積極的刺激や積極的なかかわりに反応することがある． ▶柔軟に対応しないと患者・看護師の双方が欲求不

対　策	根拠および留意点
しない，時間を十分にかけたケア）	満となり，患者はケアに強く抵抗するようになる． ▶予定以上の時間が必要な場合は，約束の時間やほかの業務を延期したり，予定を組み直す必要がある．
③接触刺激：保清，更衣などのADL援助の際に手による接触刺激を注意しながら行う．	▶接触刺激が効果的なこともある．患者の反応・効果を確認しながら行う．
EP (1) **家族への情報提供，指導** 　①苦痛表現の理解 　②援助に対する反応 　③積極的刺激，接触刺激について	▶患者の苦痛表現に対する家族の不安，心配は大きい．家族とともに積極的刺激，接触刺激を行うことにより，家族も満たされる．また信頼している家族のかかわりは，患者によい刺激を与える．

● 参考文献
1）井上新平, 野嶋佐由美編著：精神科. Clinical Nursing Guide 11, メディカ出版, 1998.
2）上島国利, 渡辺雅幸編著：ナースの精神医学. 改訂2版, 中外医学社, 2005.
3）川野雅資：精神科Ⅱ. 改訂版, 看護観察のキーポイントシリーズ, 中央法規出版, 2005.
4）関口恵子編：根拠がわかる症状別看護過程——こころとからだの56症状・事例展開と関連図. 南江堂, 2002.
5）野村総一郎, 樋口輝彦編：標準精神医学. 第3版, 医学書院, 2005.
6）水島　裕編：今日の治療薬2006. 南江堂, 2006.
7）山口瑞穂子, 関口恵子監：New疾患別看護過程の展開. 2nd, 学習研究社, 2006.
8）山口瑞穂子ほか監：急性期. 看護診断をふまえた経過別看護1, 学習研究社, 1995.

あ行

IFN療法 ················· 307, 313
ICFの概念と構成要素 ············ 35
アカシジア ················· 811, 821
悪性リンパ腫 ··············· 219, 238
足病変 ············· 373, 374, 380
アセスメントの視点
　················· 10, 24, 39, 60
圧受容器 ························ 78
圧痛 ··························· 533
アテトーゼ ······················ 403
RA ··························· 636
アルツハイマー病 ················ 846
アレルギーの特徴 ················ 639
アレルギーの分類 ················ 637
安静療法
　········ 151, 535, 644, 755, 756
安全 ··························· 794
安楽死 ························· 53
安楽障害
　···················· 129, 133,
　332, 335, 515, 519, 624, 628
ESWL ························ 536
胃がん ························ 295
易感染状態 ····················· 348
意識障害 ················· 401, 808
維持期リハビリテーション ········ 36
意思決定 ······················· 58
移植療法 ······················· 218
痛み ··························· 53
一般病棟 ······················· 51
易疲労感 ············ 202, 203, 519
医療保険によるリハビリテーション
　···························38
インターフェロン療法 ·········· 307
ウェクスラー式知能検査 ······ 808
ウェーバテスト ················· 755
ウェルニッケ失語 ················ 402
うつ状態 ······················· 809

うつ病 ························· 824
運動管理 ······················· 371
運動器 ························· 464
――疾患 ······················· 464
運動機能障害 ··················· 402
運動機能評価 ··················· 472
運動失調 ······················· 402
運動性失語 ····················· 402
運動の指令と制御 ··············· 468
運動の調節 ····················· 469
運動反射 ······················· 468
運動麻痺 ················· 402, 469
――の分類 ····················· 469
運動療法 ··· 21, 352, 407, 473, 644
――の種類 ····················· 473
エアリーク ······················ 86
永久気管孔 ····················· 795
AIDS ··············· 703, 711, 718
――診断のための指標疾患 ··· 704
栄養摂取消費バランス異常
　············ 316, 323, 674, 682
栄養-代謝 ··· 11, 25, 40, 46, 61, 66
ALS ··························· 640
SSc ··························· 636
SLE ··················· 636, 646
X線検査 ··· 150, 290, 351, 405, 535
HIV感染症 ··············· 703, 720
――の経過 ····················· 703
HIV脳症 ······················· 729
HD ··························· 536
ADL訓練 ······················· 36
ADLの援助 ····················· 59
ADLの管理・援助 ········ 643, 644
ADLの障害 ····················· 54
FAB分類 ······················· 218
MRI検査
　··· 81, 290, 351, 405, 535, 808
嚥下 ··················· 280, 390
――障害 ·········· 796, 802, 853
援助 ············· 17, 32, 48, 68
炎症 ··························· 640

炎症反応 ······················· 641
黄疸 ··························· 286
嘔吐の原因 ····················· 286
OGTT ························· 349
悪心・嘔吐 ····················· 285
オピオイド ······················ 801
温度覚 ························· 755

か行

外陰部 ························· 580
――瘙痒感 ····················· 584
外呼吸 ························· 74
介護老人福祉施設 ··············· 52
外傷 ··························· 9
――予防行動 ············ 259, 262
外診 ··························· 585
外性器 ························· 580
――の構造 ····················· 581
疥癬 ··················· 772, 783
咳嗽 ··························· 78
――の原因となる主要疾患 ··· 79
改訂長谷川式簡易知能評価スケ
　ール ···················· 405, 808
開頭クリッピング術 ·········· 409
回復期 ························· 34
――リハビリテーション ······ 36
潰瘍性大腸炎 ··················· 315
外来がん化学療法 ··············· 21
化学療法
　···················· 83, 216,
　222, 238, 244, 589, 591, 702
核医学検査 ··· 150, 351, 405, 535
喀痰検査 ······················· 82
拡張型心筋症 ··················· 191
獲得免疫 ······················· 700
下肢痛 ··················· 163, 166
下肢リンパ性浮腫 ··············· 575
下垂体 ························· 342
ガス交換 ··············· 77, 142
――障害 ··· 88, 92, 713, 716, 797

画像検査
　……………… 81, 150, 290,
　351, 405, 472, 535, 585, 643
家族 …………………… 99, 105, 459
　──の特徴 ………………… 38, 56
　──への援助 ………………… 59
家族介護者役割緊張リスク状態
　……… 428, 433, 732, 734, 780
過体重 ……………………………… 682
価値-信念 ……………… 14, 29, 44, 65
過鎮静 ……………………………… 820
角化型疥癬 ………………………… 772
喀血 …………………………………… 78
活動-運動 … 12, 26, 41, 46, 62, 66
活動耐性低下 …… 114, 117, 183, 187
カテーテルアブレーション … 152
カテーテル焼灼術 ……………… 152
下腹部膨隆 ………………………… 584
下部消化管造影 …………………… 291
カリニ肺炎 ………………………… 711
顆粒球 ……………………………… 700
カルドスコピー ………………… 586
肝炎ウイルスマーカー ………… 292
がん化学療法 ………………………… 8
感覚器疾患 ………………………… 748
感覚検査 …………………………… 404
感覚障害 …………………………… 470
感覚性失語 ………………………… 402
冠危険因子 ………………………… 176
眼球の構造 ………………………… 748
間欠性跛行 ………………………… 148
肝硬変 ……………………………… 327
看護援助 …………… 17, 32, 48, 68
看護計画 …………… 17, 32, 48, 68
看護実践計画 ……… 17, 33, 48, 68
看護診断 …………… 15, 30, 45, 65
観察・診断計画 …… 17, 32, 48, 68
間質性肺炎 … 641, 658, 666, 668
患者の問題 ………… 15, 30, 45, 65
肝生検 ……………………………… 291
がん性疼痛 ………………………… 519

肝性脳症 ………… 288, 327, 337
　──の昏睡度分類 ………… 288
関節運動の異常 ………………… 471
関節可動域 ……………………… 465
　──訓練 …………………………… 36
関節鏡検査 ……………………… 472
関節症状 ………… 640, 666, 667
関節痛 …………………………… 471
関節の構造 ……………………… 465
関節の種類 ……………………… 466
関節リウマチ… 636, 639, 643, 658
感染 ………………………………… 9
　──防御機能 ………… 699, 700
　──予防 ………………………… 482
　──予防行動 … 231, 259, 261
感染管理 ………………………… 701
感染経路 ………………………… 701
　──別予防策 ………………… 702
感染症 …………… 244, 698, 701
感染性傷害 ………………………… 4
感染仲介リスク状態 …………… 774
感染徴候 ………………………… 231
感染リスク状態
　……… 224, 231, 266, 475, 481,
　539, 543, 647, 653, 660, 668,
　685, 692, 760, 768, 848, 853
肝臓の機能 ……………………… 283
眼痛 ……………………………… 752
冠動脈 …………………… 142, 143
冠動脈バイパス術 ……………… 154
間脳 ……………………………… 398
緩和ケア病棟 …………………… 51
関連痛 …………………………… 282
期外収縮 ………………………… 147
気管・気管支の構造 …………… 75
気管支鏡検査 …………………… 81
気管内吸引 ……………………… 82
起坐呼吸 ………………………… 146
器質性精神障害 ………………… 807
基礎体温 ………………………… 586
気道 ……………………………… 74

気分転換活動不足 ……… 687, 693
記銘力障害 ……………………… 458
虐待 …………………… 757, 770
嗅覚 ……………………………… 751
嗅覚機能の検査 ………………… 754
嗅覚器の構造 …………………… 749
嗅覚障害 ………………………… 753
急性期 ……………………………… 4
　──リハビリテーション …… 36
急性骨髄性白血病 ……… 218, 222
急性ジストニア ………… 811, 821
急性疾患 …………………………… 4
急性腎不全 ……………………… 533
急性膵炎の全体関連図 …………… 8
急性疼痛
　…………………………… 90, 95,
　300, 305, 540, 542, 595, 601
急性リンパ性白血病 …………… 218
キューブラー・ロスの死にゆく
　過程の5段階 ………………… 56
教育・指導・情報提供計画
　…………………… 18, 33, 49, 69
教育入院 ………………………… 364
胸郭 ……………………………… 76
胸腔穿刺 ………………………… 82
胸腔ドレナージ ………………… 82
胸腔ドレーン …………………… 95
凝固亢進状態 …………………… 214
凝固・線溶系検査 ……………… 289
狭心症 …………………………… 169
胸水 ……………………………… 147
胸腺 ……………………………… 345
胸痛 …………………… 79, 146
強迫状態 ………………………… 809
強皮症 …………………………… 636
恐怖 …………………… 387, 389
胸部X線検査 …………………… 150
胸部単純X線検査 ……………… 81
胸膜炎 …………………………… 646
胸膜腔 …………………………… 76
胸膜疾患 ………………………… 79

INDEX

局所療法 …………… 755, 756	血管造影 ………………… 291	抗精神病薬 ……………… 810
筋萎縮性側索硬化症	血球検査 ………………… 641	抗体 …………………… 638
…………… 640, 644, 684	血球の形態模式図 ……… 211	後天性免疫不全症候群… 703, 718
菌交代症 ………………… 701	月経周期における変化 … 583	喉頭がん ………………… 795
筋症状 …………………… 641	月経周期の調節 ………… 582	喉頭全摘出術 …………… 795
緊張性気胸 ………………… 86	血行動態モニタリング … 150	更年期症状 ……………… 584
緊張病状態 ……………… 808	血漿膠質浸透圧 ………… 213	抗不安薬 ………………… 812
筋電図検査 ……… 406, 472, 643	結節性多発動脈炎 ……… 636	興奮状態 ………………… 808
筋肉 ……………………… 468	血栓傾向 ………………… 214	誤嚥 ……………… 390, 854
筋力検査 ………………… 472	血痰 ………………………… 78	呼気時胸郭圧迫法 ………… 84
筋力増強訓練 ……………… 36	血尿 ……………………… 531	呼吸 ………………………… 74
筋力低下 ……… 471, 691, 693	血便 ……………………… 285	──リハビリテーション …… 37
空間の認識 ……………… 397	欠乏性傷害 ………………… 4	呼吸器系 …………………… 74
空気感染 …………… 701, 702	下痢 …………………… 284, 322	──の全体 ………………… 75
口すぼめ呼吸 ………… 84, 120	牽引療法 ………………… 473	呼吸器疾患 ………………… 74
クモ膜下出血 …………… 409	幻覚・妄想 …………… 815, 820	呼吸機能 …………………… 76
グラスゴー・コーマ・スケール … 404	──状態 ……………… 808	──検査 …………………… 82
グリコヘモグロビン …… 349	健康 …………………… 2, 806	呼吸訓練 …………………… 84
ケアリング ………………… 58	──の概念 ………………… 2	呼吸困難
経過別リハビリテーション …… 36	──の水準 ………………… 2	……………… 55, 80, 122,
経口ブドウ糖負荷試験 … 349	健康水準と看護の主な目的 …… 3	133, 134, 146, 335, 360, 666
経尿道的切除術 ………… 536	健康知覚-健康管理	呼吸性アシドーシス ……… 77
経皮的冠動脈インターベンション	… 10, 15, 24, 30, 40, 45, 60, 65	呼吸性アルカローシス …… 77
………………………… 152	言語的コミュニケーション障害	呼吸中枢 …………………… 78
経皮的冠動脈形成術 … 152, 169	………………… 798, 802	呼吸理学療法 ………… 83, 119
経皮的心肺補助 ………… 154	検体の取り扱い ………… 702	国際疾病分類 …………… 807
外科的処置 ……………… 702	見当識障害 …………… 418, 458	国際生活機能分類 ………… 35
外科的療法 …………… 755, 756	抗うつ薬 ………………… 811	個室隔離 ………………… 782
下血 ……………………… 285	抗HIV薬 ………………… 707	骨壊死 …………………… 706
下血・血便や吐血がみられる主な	──の有害反応 …… 721, 726	骨格筋 …………………… 468
消化器疾患 ……………… 285	光覚検査 ………………… 754	骨減少症 ………………… 706
血圧異常 ………………… 148	効果的治療計画管理 …… 720, 724	骨髄腫細胞増殖 ………… 272
血圧値の分類 …………… 148	抗がん薬 ………………… 217	骨髄生検 ………………… 216
血液 ……………………… 210	高血圧 …………………… 148	骨髄穿刺 ………………… 216
──一般検査 ……… 289, 349	高血糖 …………………… 706	骨折 ……………………… 469
──型検査 ……………… 215	膠原病 …………………… 636	骨粗鬆症 ………………… 706
──検査 ……………… 82, 151	高脂血症 ………………… 706	骨肉腫 …………………… 509
──生化学検査	高次脳機能障害 …… 401, 405	骨盤内血管造影法 ……… 586
……… 289, 349, 534, 641	後出血 ………… 360, 361, 598	固定療法 ………………… 472
血液透析 …………… 536, 545	甲状腺 …………………… 343	ゴードンの機能的健康パターン
血管系 …………………… 144	甲状腺がん ……………… 383	………………… 10, 24, 39, 60

コーピング-ストレス耐性
　………… 14, 29, 32, 44, 48, 64
コミュニケーション障害
　……………… 693, 779, 802
コルポスコピー ……………… 586
昏迷状態 ……………………… 808

さ行

細菌学的検査 ………………… 585
再生不良性貧血 ………… 220, 249
　──の重症度分類 ……… 221
在宅 …………………………… 52
　──がん化学療法 ……… 21
　──酸素療法 ……… 21, 112
　──中心静脈栄養法 …… 21
サイトカイン ………………… 6
細胞間情報伝達物質 ………… 6
細胞傷害 ……………………… 4
細胞診 ………………………… 585
細胞性免疫 …………………… 637
作業療法 ………………… 473, 813
嗄声 …………………………… 389
酸塩基平衡 …………………… 77
酸素飽和度 …………………… 81
酸素療法 …………………… 82, 152
残尿感 ………………………… 531
COPD ………………………… 112
視覚 …………………………… 751
視覚器の構造 ………………… 748
視覚的情報不足 ……………… 791
C型肝炎 ………………… 307, 709
色覚検査 ……………………… 754
子宮がん ……………………… 620
子宮鏡診 ……………………… 586
子宮筋腫 ………………… 586, 592
子宮頸がん ……………… 590, 620
　──臨床進行期分類 …… 590
子宮頸部細胞診のクラス分類… 586
子宮消息子検診法 …………… 585
刺激生成異常 ………………… 147

刺激伝導異常 ………………… 147
刺激伝導系 ……………… 144, 145
自己管理 ………………… 562, 725
自己決定 ……………………… 52
自己尊重慢性的低下 …… 829, 832
自己知覚-自己概念
　…… 13, 28, 31, 43, 47, 63, 67
自己免疫疾患 …………… 636, 639
　──の種類 ……………… 639
自殺念慮 ……………………… 810
支持療法 ………………… 21, 216
視診
　…………… 80, 149, 214,
　289, 349, 403, 472, 534, 754
ジストニア …………………… 403
自然気胸 ……………………… 86
自然免疫 ……………………… 700
耳痛 …………………………… 753
失禁型尿路変更術 …………… 536
失行 …………………………… 401
失語症 ………………………… 402
失認 …………………………… 401
失明 …………………………… 786
CT検査
　……………………… 81,
　150, 290, 351, 405, 535, 808
視能矯正 ……………………… 755
死の不安 …… 199, 205, 625, 630
紫斑 …………………………… 754
CVP …………………………… 150
自閉 …………………………… 809
社会資源 ……………………… 645
社会生活技能訓練 …………… 814
社会的特徴 …………… 22, 37, 56
視野狭窄 ……………………… 752
視野検査 ……………………… 754
ジャパン・コーマ・スケール … 404
縦隔 …………………………… 76
充血 …………………………… 752
修正型電気痙攣療法 ………… 813
終末期 ………………………… 51

宿主 …………………………… 700
手術療法
　7, 84, 154, 294, 352, 407, 473,
　　536, 586, 587, 589, 590, 643
出血 ………… 299, 302, 594, 598
出血傾向 ………… 214, 233, 249
出血性ショック ……………… 598
腫瘍性疾患 …………………… 472
腫瘍マーカー ………………… 291
循環 …………………………… 142
循環器系 ……………………… 142
循環器疾患 …………………… 142
循環血液量減少 ………… 760, 767
消化液の分泌 ………………… 282
消化管 ………………………… 283
　──ホルモン …………… 283
消化器疾患 …………………… 280
消化器の構造 …………… 280, 281
消化酵素 ……………………… 282
松果体 ………………………… 343
症状性精神病 ………………… 807
小児喘息 ……………………… 98
小脳 …………………………… 398
上皮小体 ……………………… 343
上部消化管造影 ……………… 291
消耗性疲労
　… 199, 202, 228, 236, 625, 631
食行動の異常 ………………… 810
食事管理 ……………………… 371
食事療法… 152, 293, 352, 535, 682
触診
　……………………… 80, 149,
　215, 289, 349, 472, 534, 754
食欲不振 ……………………… 53
女性生殖器疾患 ……………… 580
触覚 …………………………… 755
ショック ……………………… 148
自律神経症状 ………………… 584
視力検査 ……………………… 754
視力低下 ……………………… 752
心エコー図 …………………… 150

腎炎	641, 653	
人格検査	808	
心悸亢進	146	
心気状態	809	
腎機能検査	534	
心胸比	150	
心筋	142	
心筋の虚血	187	
心筋梗塞	180	
——急性期リハビリテーションプログラム	153	
神経	466	
神経因性膀胱	505	
神経学的検査	403	
神経症症状	809	
神経症性障害	835	
神経心理学的検査	405	
神経性の調節	145	
神経痛	471	
神経難病	640	
人工血管置換術	154	
人工呼吸器	691	
人工呼吸療法	85	
心室細動	147	
侵襲による生体反応	5	
腎性浮腫	532	
腎臓	528	
心臓カテーテル検査	150	
心臓カテーテル治療	152	
心臓性喘息	146	
心臓の構造	142	
心臓のポンプ機能	144	
心臓ペーシング	152	
心臓リハビリテーション	152, 180	
——プログラム	188	
身体可動性障害	438, 446, 612, 618, 762	
身体所見	289	
身体損傷リスク状態	223, 233, 328, 337, 374, 380, 410, 418, 421, 430, 436, 443, 449, 458, 474, 483, 673, 680, 786, 794, 815, 820	
身体的苦しみ	54	
身体的症状	4	
身体的特徴	22, 37, 53	
身体的発育異常	347	
身体の恒常性	4	
心的葛藤と身体症状の関係	842	
心電図	149	
振動覚	755	
腎・泌尿器	528	
——の構造	529	
深部感覚	404, 751	
深部静脈血栓症	595, 599	
腎不全	533	
心房細動	147	
心房粗動	147	
心理検査	808	
心理的症状	6	
心理的特徴	22, 37, 55	
膵臓	345	
錐体外路症状	810, 820	
水分制限	551	
水分摂取	433	
——不足	432	
髄膜の構造	395	
睡眠・休息	13, 27, 42, 63	
睡眠薬	812	
スクイージング	84	
スタンダードプリコーション	701	
ステロイド療法	682	
ストレス	842	
——に対する身体の反応	5	
スピリチュアルケア	59	
スピリチュアルペイン	55	
スメアテスト	585	
スワン-ガンツカテーテル	150	
性感染症	710	
性器出血	583	
生検検査	535	
静座不能	811	
性周期	582	
生殖	582	
精神疾患	709, 806	
精神症状	347, 641	
——の主な評価尺度	68	
精神的ケア	58	
成人ネフローゼ症候群の診断基準	533	
性生活	608	
性-生殖	14, 28, 31, 44, 64	
性腺	345	
精巣	345	
生体反応	4	
生体防御細胞	700	
脊髄	400	
——の横断面	399	
——の断面	467	
脊髄神経	400	
脊髄損傷	496	
脊柱・脊髄神経の構造と支配	399, 467	
摂食・嚥下障害のリハビリテーション	37	
接触感染	701, 702	
セデーション	57	
セルフケア不足シンドローム	662, 666, 738, 742, 776, 782, 787, 791	
遷延性排尿	531	
全身倦怠感	53, 202, 203, 236, 347, 519	
全身症状	347	
全身性エリテマトーデス	636, 640, 644, 646	
喘息	105	
——発作	98	
仙痛	533	
蠕動運動	281	
喘鳴	80	
せん妄	55	
臓器感覚	752	

造血幹細胞 ……………… 212
造血器 …………………… 210
双合診 …………………… 585
操作的行為 ……………… 810
躁状態 …………………… 809
瘙痒 ……………………… 754
組織診 …………………… 585
咀しゃく ………………… 280
尊厳死 ……………………… 52
ゾンデ検診法 …………… 585

た行

体位排痰法 ………………… 84
体液 ……………………… 530
体液性の調節 …………… 145
体液性免疫 ……………… 637
体外衝撃波結石破砕術… 536, 538
帯下 ……………………… 583
代謝 ……………………… 342
代謝疾患 ………………… 348
代謝性アシドーシス ……… 77
代謝性アルカローシス …… 78
体循環 …………………… 142
　　──と肺循環 ……… 143
体循環系 ………………… 76
帯状疱疹 ………………… 692
対症療法 ………… 21, 57, 702
体性感覚 ………………… 751
体性痛 …………………… 286
大腿骨頸部骨折 ………… 474
大腿骨骨頭無腐性壊死 … 673
大動脈内バルンパンピング … 154
大脳 ……………………… 395
　　──の前頭断面 …… 397
大脳皮質の機能局在 …… 396
多剤併用療法 …………… 705
打診 ……………… 80, 289
脱臼 ……………… 469, 474, 483
脱力感 …………………… 347
多尿 ……………………… 531

多発性筋炎 … 636, 640, 644, 673
多発性骨髄腫 ……… 221, 264
　　──の病期分類 …… 221
WHOがん疼痛治療ラダー … 58
ターミナル期 ……………… 51
痰 ………………………… 78
単球 ……………………… 700
端坐位のとり方 ………… 408
単純X線検査 …………… 351
胆嚢・胆管造影 ………… 291
痰の種類と主な疾患 …… 79
チアノーゼ ……… 80, 147
知覚（感覚）障害 ……… 470
知覚神経の分布 ………… 470
知覚的便秘 ……… 661, 671
知識不足
　………… 115, 121, 244, 258,
　380, 494, 551, 562, 608, 718, 733
腟拡大鏡診 ……………… 586
腟鏡診 …………………… 585
窒息 ……………… 390, 443, 691
窒息リスク状態 …… 384, 390
知能検査 ………………… 405
遅発性ジスキネジア …… 811
遅発性ジストニア ……… 811
注意障害 ………………… 402
中心静脈圧 ……………… 150
中枢神経 ………… 394, 466, 467
注腸造影 ………………… 291
中毒 ……………………… 9
中毒性傷害 ……………… 4
中毒性精神障害 ………… 807
中途失明 ………………… 786
超音波検査 …… 290, 351, 535
聴覚 ……………………… 751
　　──検査 …………… 754
聴覚・平衡感覚の検査 … 754
腸管の炎症 ……………… 323
聴診 ……………… 80, 149, 289
腸内細菌叢 ……………… 699
直腸診 …………………… 585

椎間板ヘルニア ………… 485
痛覚 ……………………… 755
DM ……………………… 636
低血圧 …………………… 148
TUR …………………… 536
テタニー ………… 358, 362
電解質 …………………… 535
転倒 ……………… 430, 458
転倒・転落 ……………… 445
頭蓋内圧亢進 … 403, 412, 417
動悸 ……………………… 146
統合失調症 ……………… 815
洞性徐脈 ………………… 147
洞性頻脈 ………………… 147
透析療法 ………… 21, 536
疼痛
　… 95, 272, 305, 471, 492, 532,
　542, 575, 583, 601, 753, 800
　──緩和 …………… 57, 521
　──コントロール… 264, 485
　──部位 …………… 287
糖尿病 ……… 364, 373, 706, 710
　──の主な症状 ……… 348
　──の検査 ………… 349
糖尿病性腎症 …………… 380
頭部MRI検査 ……………… 405
頭部CT検査 ……………… 405
頭部単純X線検査 ……… 405
洞房ブロック …………… 147
動脈血ガス分析 ………… 80
　──の基準値 ………… 81
動脈硬化 ………………… 163
動脈拍動の触知 ………… 164
特異的免疫 ……………… 700
吐血 ……………………… 285
徒手筋力テスト … 403, 404, 472
徒手リンパドレナージ… 576, 629
ドレナージ ……………… 84
　──の管理 …………… 94
トレンデレンブルグ跛行 … 471
鈍痛 ……………………… 533

な行

内呼吸 …………………………… 74
内視鏡検査 ……… 291, 535, 585
内診 …………………………… 585
内性器 ………………………… 580
　──の構造 ………………… 581
内臓感覚 ……………………… 752
内臓痛 ………………………… 286
内臓痛覚 ……………………… 752
内分泌 ………………………… 342
内分泌学的検査………… 349, 350
内分泌疾患 …………………… 348
内分泌腺と主なホルモン …… 343
内分泌・代謝疾患 …………… 342
難聴 …………………………… 752
難病 ……………………… 23, 636
２型糖尿病……………… 364, 373
２点識別覚 …………………… 405
乳がん ………………… 588, 610
　──の種類 ……………… 589
乳酸アシドーシス …………… 706
乳汁産生・分泌 ……………… 582
乳汁分泌 ……………………… 582
乳房 …………………………… 581
　──喪失 ………………… 616
　──の構造 ……………… 581
ニューモシスチス肺炎… 711, 729
尿 ……………………………… 530
　──検査 ……… 290, 534, 642
尿管 …………………………… 528
尿失禁 ………………………… 532
尿線細小 ……………………… 532
尿線途絶 ……………………… 532
尿道 …………………………… 530
尿閉 …………………………… 532
尿路感染症……………… 505, 543
尿路結石症 …………………… 538
認知症症状 …………………… 809
認知-知覚
　…… 13, 27, 31, 42, 47, 63, 66
認知リハビリテーション……… 37
熱傷 …………………………… 757
　──のさまざまな併用療法例
　…………………………… 756
ネフローゼ症候群 …………… 554
ネフローゼ性浮腫 …………… 532
ネフロンの構造 ……………… 529
脳幹 …………………………… 398
脳血管撮影 …………………… 405
脳梗塞 ………………………… 435
脳腫瘍 ………………………… 449
脳神経 ………………………… 401
　──の種類と機能 ……… 400
脳・神経疾患 ………………… 394
脳脊髄液検査 ………………… 406
脳脊髄液の循環 ……………… 395
脳動脈瘤の重症度分類 ……… 409
脳の栄養血管 ………………… 398
脳の正中断面 ………………… 398
脳波 …………………………… 808
　──検査 ………………… 406
ノーマライゼーション………… 36
ノンバーバルコミュニケーション
　…………………………… 792, 803

は行

肺 ……………………………… 74
肺がん ………………………… 125
肺循環 …………………… 76, 142
排泄 …………………… 11, 26,
　31, 41, 46, 62, 66, 430, 530
排痰法 ………………………… 84
肺動脈圧 ……………………… 150
肺動脈楔入圧 ………………… 150
排尿機能検査 ………………… 534
排尿障害 ……… 499, 505, 531, 584
肺の虚脱 ………………… 92, 95
肺胞 …………………………… 76
　──でのガス交換 ………… 77
　──と血管 ………………… 76
パーキンソニズム……… 811, 821
パーキンソン病 ……………… 420
拍動のメカニズム …………… 144
バセドウ病 …………………… 353
パーソナリティ検査 ………… 808
白血球数減少 ………………… 213
白血球数増加 ………………… 213
バリズム ……………………… 403
反回神経浸潤 ………………… 390
ハンス・セリエの適応モデル …… 5
半側空間無視…………… 397, 402
半側身体失認 ………………… 402
PN …………………………… 636
PM …………………………… 636
Ｂ型肝炎 ……………………… 709
非言語的コミュニケーション … 803
非効果的気道浄化……… 686, 691
非効果的健康維持……… 712, 718
非効果的呼吸パターン… 356, 360
非効果的コーピング …… 841, 842
非効果的セクシュアリティパタ
　ーン ………………… 606, 608
非効果的治療計画管理
　………………………… 99, 105,
　155, 170, 176, 181, 238, 244,
　250, 258, 308, 313, 365, 370,
　486, 494, 546, 551, 556, 562,
　647, 655, 659, 670, 729, 733
非効果的末梢血管組織循環
　………………… 158, 163, 676, 679
腓骨神経麻痺…………… 477, 480
非失禁型尿路変更術 ………… 536
皮質脊髄路 …………………… 468
脾腫 …………………………… 214
鼻出血 ………………………… 753
皮疹 …………………… 692, 706, 753
非侵襲的疼痛緩和 …………… 273
ヒステロスコピー …………… 586
悲嘆 …………………………… 55
　──のプロセス ……… 136, 389

PD ……………………………… 537	フェイススケール …………… 84	ヘルニア ……………………… 469
PTCA ………………………… 152, 169	フォレスター分類 …………… 151	便検査 ………………………… 290
非特異的免疫 ………………… 700	フォンテイン分類 …………… 148	弁置換術 ……………………… 154
ビネー式知能検査 …………… 808	負荷心電図 …………………… 149	便秘
BBT …………………………… 586	腹腔鏡診 ……………………… 586	……………… 53, 182, 189, 247,
皮膚感覚 ……………………… 751	副甲状腺 ……………………… 343	284, 432, 787, 793, 796, 817
──の検査 ………………… 755	腹式呼吸 …………… 84, 94, 120	便秘リスク状態 ………… 422, 432
皮膚筋炎 ……………………… 636	腹式単純子宮全摘術 ………… 592	防御機構 ……………………… 78
皮膚症状 ……………………… 640	副腎 …………………………… 345	膀胱 …………………………… 530
皮膚統合性障害	腹水 …………………… 147, 288	膀胱がん ……………………… 567
……………… 498, 504, 774, 783	腹痛 …………………………… 286	膀胱タンポナーデ …………… 567
皮膚統合性障害リスク状態	腹部単純X線検査 …………… 290	放散痛 …………………… 146, 287
… 157, 194, 266, 274, 317, 322	腹部膨満感 …………………… 584	房室ブロック ………………… 147
皮膚の構造 …………………… 750	腹膜透析 ……………………… 537	放射線療法
鼻閉 …………………………… 753	服薬管理 ……………………… 371	……… 8, 83, 294, 351, 589, 591
非ホジキンリンパ腫 …… 219, 238	浮腫 …………………… 147, 532	乏尿 …………………………… 531
──のWF国際分類 ……… 220	婦人科疾患 …………………… 580	歩行障害 ……………………… 166
飛沫感染 ………………… 701, 702	不随意運動 …………………… 403	ホジキンリンパ腫 …………… 219
ヒュー-ジョーンズ分類 ……… 80	不正性器出血 ………………… 631	──の病期分類 …………… 220
病原体の分類 ………………… 698	──の主な種類 …………… 583	補助循環装置 ………………… 154
表在感覚 ……………………… 404	不整脈 ………………………… 146	補助人工心臓 ………………… 154
標準12誘導心電図 …………… 149	物理的傷害 …………………… 4	ホスピス ……………………… 51
標準予防策 …………………… 701	不定愁訴 ……………………… 584	保存的療法 …………………… 472
表皮の防御因子と体液性防御因	不眠 …………………………… 53	補体 …………………………… 639
子 …………………………… 699	ブローカ失語 ………………… 402	発作性頻拍 …………………… 147
病理組織検査 ………………… 643	分化誘導療法 ………………… 216	発作性夜間呼吸困難 ………… 146
日和見感染症	振子運動 ……………………… 282	HOT ………………… 21, 112, 122
……………… 700, 708, 709, 718	分節運動 ……………………… 282	ボディイメージ混乱
──の予防 …………… 708, 709	ペアレンティング障害… 764, 769	……… 502, 559, 564, 613, 616
疲労 …………………………… 843	平衡感覚 ……………………… 751	骨の構造 ……………………… 465
──感 ……………………… 335	平衡聴覚器の構造 …………… 749	ホーマンズサイン …………… 600
貧血 …………………… 213, 249, 631	米国精神医学会による疾患分類	ホーマンズ徴候 ……………… 679
頻尿 …………………………… 531	………………………………… 807	ホメオスタシス ……………… 4
不安	閉塞性動脈硬化症 …………… 155	ホルター心電図 ……………… 150
55, 160, 166, 259, 261, 263,	──の症状分類 …………… 148	ホルモン ……………………… 530
320, 324, 516, 523, 599, 608,	ペインスケール ……………… 84	──の種類と作用 ………… 344
625, 630, 650, 655, 789, 792	ベインブリッジ反射 ………… 145	ホルモン療法 …………… 216, 589
──状態 …………………… 809	ペースメーカ ………………… 114	ホーン-ヤールの重症度分類… 420
ファンコニ貧血 ……………… 220	──治療 …………………… 152	
フィードバック機構 ………… 346	ヘモグロビンの酸素解離曲線… 81	
フィンクの危機モデル ……… 6	ヘーリング-ブロイエル反射… 78	

ま行

マクロファージ………… 638, 700
末梢血液検査 ………………… 215
末梢神経 ………… 400, 467, 468
末梢性神経血管性機能障害リス
　ク状態………………… 477, 480
慢性肝炎 …………………………… 307
慢性期 ……………………………… 19
慢性混乱………………… 850, 856
慢性疾患 …………………………… 19
慢性腎不全…………… 533, 545
　──の透析導入基準 ……… 537
慢性疼痛
　………… 269, 272, 490, 492,
　572, 575, 663, 667, 797, 800
慢性閉塞性肺疾患 …………… 112
味覚 ……………………………… 751
　──の検査 ………………… 755
味覚器の構造 ………………… 749
右半身麻痺 …………………… 458
右不全麻痺 …………………… 782
ミネソタ多面人格テスト …… 808
味蕾の組織構造 ……………… 750
ムーアの手術に伴う4相の分類
　……………………………………… 7
無為 ……………………………… 809
無尿 ……………………………… 531
メニスクス …………………… 465
めまい ………………………… 752
免疫学的検査…………… 349, 642
免疫機能の低下 ……………… 853
免疫グロブリン ……………… 638
免疫再構築症候群……… 706, 727
免疫療法……………… 216, 702
面接法 ………………………… 808
目標 ……………… 15, 30, 45, 65
モニタ心電図 ………………… 150
問診 ………… 80, 149, 214, 289,
　348, 403, 472, 534, 584, 754

や行

薬剤耐性 ……………………… 707
薬物療法
　……20, 83, 151, 216, 293, 351,
　406, 536, 643, 644, 755, 810
役割-関係 … 13, 28, 31, 43, 64, 68
幽門側胃切除術 ……………… 295
輸液療法 ……………………… 535
輸血療法 ……………………… 218
腰背部痛 ……………………… 133
予期悲嘆 …… 130, 136, 455, 459
抑うつ ………………………… 55

ら行

ラパロスコピー ……………… 586
卵巣 …………………………… 345
卵巣腫瘍 ……………………… 587
　──の臨床病理学的分類 … 588
卵巣嚢腫…………… 587, 603
理学療法 ………… 473, 644, 756
離床 …………………………… 447
離人状態 ……………………… 809
立体覚 ………………………… 404
リハビリテーション
　………… 34, 407, 435, 618, 756
リビングウィル ………………… 52
リラクセーション …………… 135
リンネテスト ………………… 755
リンパ球…………… 637, 700
　──の分化と機能 ………… 638
リンパ節腫脹 ………………… 214
リンパ節生検 ………………… 216
リンパ浮腫 …………………… 628
リンパ流障害………… 618, 628
ループス腎炎 ………………… 646
レイノー現象 ………………… 654
レクリエーション療法 ……… 813
レスキュー …………………… 801
労作性狭心症 ………………… 169
労作性呼吸困難 ……………… 146
ROM ………………………… 36, 465
ロールシャッハテスト ……… 808

経過別看護過程の展開

| 2007年2月15日 | 初　版　第1刷発行 |
| 2015年1月7日 | 初　版　第6刷発行 |

監　修	関口　恵子 （せきぐち　けいこ）
発行人	影山　博之
編集人	向井　直人
発行所	株式会社 学研メディカル秀潤社 〒141-8414　東京都品川区西五反田 2-11-8
発売元	株式会社 学研マーケティング 〒141-8415　東京都品川区西五反田 2-11-8
ＤＴＰ	開成堂印刷株式会社
印刷所	図書印刷株式会社
製本所	株式会社若林製本工場

この本に関する各種お問い合わせ先
【電話の場合】
●編集内容については Tel 03-6431-1237（編集部）
●在庫、不良品（落丁、乱丁）については Tel 03-6431-1234（営業部）
【文書の場合】
●〒141-8418　東京都品川区西五反田 2-11-8
　　学研お客様センター『経過別看護過程の展開』係

©K.Sekiguchi. 2007.　Printed in Japan
●ショメイ：ケイカベツカンゴカテイノテンカイ
本書の無断転載、複製、複写（コピー）、翻訳を禁じます。
本書に掲載する著作物の複製権・翻訳権・上映権・譲渡権・公衆送信権（送信可能化権を含む）は株式会社学研メディカル秀潤社が管理します。
本書を代行業者等の第三者に依頼してスキャンやデジタル化することは、たとえ個人や家庭内の利用であっても、著作権法上、認められておりません。

JCOPY 〈(社) 出版者著作権管理機構委託出版物〉
本書の無断複写は著作権法上での例外を除き禁じられています。複写される場合は、そのつど事前に、(社)出版者著作権管理機構（電話 03-3513-6969, FAX 03-3513-6979, e-mail: info@jcopy.or.jp）の許諾を得てください。